Docteur, j'ai...

4e édition

Mise en page : Nord Compo, d'après une maquette créée par Jennifer Freuler
Couverture : Jennifer Freuler

RMS éditions / Médecine et Hygiène
46 chemin de la Mousse
1225 Chêne-Bourg
Suisse

livres@medhyg.ch – www.medhyg.ch

ISBN 978-2-88049-426-1
ISBN de la 3e édition : 978-2-88049-415-5

Docteur, j'ai

4e ÉDITION

Marc-André Raetzo
et Alexandre Restellini

RMS EDITIONS

MÉDECINE & HYGIÈNE

Table des matières

Les problèmes urologiques

Les accidents

Liste des auteurs

Dan Adler Spécialiste FMH pneumologie et médecine interne, médecin adjoint agrégé du Service de pneumologie, HUG

Thomas Agoritsas Spécialiste FMH médecine interne générale, médecin adjoint agrégé, Service de médecine interne générale, HUG

Monique Amaudruz Spécialiste FMH gynécologie, Groupe médical d'Onex

Jean-Marie Annoni Professeur, spécialiste FMH neurologie, médecin agréé, Hôpital Fribourgeois

Jesus F. Arroyo Spécialiste FMH médecine interne générale, Clinique La Colline, Genève

Dave Baer Spécialiste FMH médecine interne générale et d'urgence SSMUS/SGNOR, médecin répondant des urgences de la Clinique et Permanence d'Onex

Jean-François Balavoine Professeur, spécialiste FMH médecine interne générale, Genève

Alan Barkun Professeur, Département de Médecine, Division de Gastroentérologie, Faculté de Médecine, directeur de l'endoscopie thérapeutique, directeur responsable de qualité en gastro-entérologie, Université McGill et Centre universitaire de santé McGilL, Montréal, Canada

David Bertolini Spécialiste FMH gastroentérologie et hépatologie

Alain Bigin Younossian Spécialiste FMH pneumologie, médecine intensive et médecine interne, médecin chef des Services de pneumologie, Unité cardio-pulmonaire et Soins intensifs, Hôpital de la Tour, Meyrin/Genève

Emmanuel Cauchy Spécialiste Médecine de montagne, Médecine d'urgence, Directeur Ifremont Chamonix, directeur de Sportaltitude Onex/Genève

Florian Charbonnier Spécialiste FMH pneumologie et médecine interne, pneumologue au Centre médical de la Servette, médecin associé au Service de pneumologie, Département des spécialités de médecine, HUG

Francesc Conti Spécialiste FMH cardiologie

Sophie Cunningham Spécialiste FMH gastroentérologie et hépatologie

Pauline Darbellay Farhoumand Médecin Adjointe, Service de médecine interne générale, HUG

Philippe de Pierre Spécialiste FMH chirurgie digestive Groupe Médical d'Onex/Genève

Nicolas de Tonnac	Spécialiste FMH psychiatrie Genève
Serge de Vallière	Spécialiste FMH médecine interne générale, Infectiologie et médecine tropicale, Policlinique Médicale Universitaire, Lausanne
Jean-Pierre Dederding	Spécialiste FMH médecine interne générale et gastroentérologie, Clinique de Valère – Sion, Clinique Générale-Beaulieu – Genève
Michel Delétraz	Diététicien, Service d'enseignement thérapeutique pour maladies chroniques, HUG
Guy Donati	FEBO, Spécialiste FMH ophtalmologie et ophtalmochirurgie, Privat Docent à la faculté de médecine de l'Université de Genève, Président de l'Ordre des Ophtalmologues Genevois, Centre Ophtalmologique de la Colline, Genève
Michael Drepper	Spécialiste FMH gastroentérologie, Hôpital de La Tour, Meyrin/Genève
Bernard Exquis	Spécialiste FMH onco-hématologie, Cité-générations, Clinique d'Onex/Genève
Amir-Ali Fassa	Spécialiste FMH médecine interne générale et cardiologie, Hôpital de la Tour, Meyrin/Genève
Isabelle Frésard	Spécialiste FMH pneumologie, médecin adjoint du Service de pneumologie, Hôpital du Valais, et médecin associée aux Services de pneumologie et de réhabilitation respiratoire, Hôpital de la Tour, Meyrin/Genève
Annick Galetto-Lacour	Professeure, médecin adjointe agrégée du chef de service, Service d'accueil et d'urgences pédiatriques, Département de l'enfant et de l'adolescent, HUG
Jean-Michel Gaspoz	Professeur, médecin-chef du Service de médecine de premier recours, chef du Département hospitalier de médecine communautaire, de premier recours et des urgences, directeur du Département académique de santé et médecine communautaires, HUG
Stéphane Genevay	Médecin adjoint, Service de rhumatologie, HUG
Marc Girardin	Spécialiste FMH gastroentérologie et hépatologie, Groupe médical d'Onex/Genève
Alain Golay	Professeur, spécialiste FHM endocrinologie-diabétologie, médecin-chef du Service d'enseignement thérapeutique pour maladies chroniques, HUG
Nicolas Goossens	Spécialiste FMH gastroentérologie et hépatologie, chef de clinique, HUG
Jean-Philippe Guyot	Professeur, médecin chef du Service d'oto-rhino-laryngologie et de chirurgie cervico-faciale, Département des neurosciences cliniques, HUG,

Faculté de médecine de Genève, Faculté de Psychologie et des Sciences de l'Education, Université de Genève, Institut des sciences du langage et de la communication, Faculté des Lettres, Université de Neuchâtel

José Haba Rubio — Spécialiste FMH neurologie, médecin cadre au Centre d'investigation et de recherche sur le sommeil, CHUV

Catherine Haenni Chevalley — Psychologue-psychothérapeute FSP, Service d'enseignement thérapeutique pour maladies chroniques, HUG

Fabien Higelin — Spécialiste FMH médecine interne générale, médecin associé à l'Unité d'urgence ambulatoire, Service de médecine de premier recours, HUG

Christian Hillion — Spécialiste FMH neurologie, Genève

Noëlle Junod Perron — Spécialiste FMH médecine interne générale, médecin adjointe agrégée, Institut de médecine de premier recours, HUG

Laurent Kaiser — Professeur, chef du Service des maladies infectieuses et responsable du Laboratoire de virologie, HUG

Omar Kherad — Spécialiste FMH médecine interne générale, médecin chef, Hôpital de la Tour, Meyrin/Genève

Sandra Leal — Spécialiste FMH Médecine Physique et Réadaptation Médecine de montagne SSMM, Médecine du sport SSMS. Directrice sportaltitude Onex/Genève

Didier Locca — Spécialiste FMH cardiologie, Centre Cardiovasculaire du Grand-Chêne, Lausanne

Grégoire Mayor — Spécialiste FMH urologie, médecin adjoint, hôpital neuchâtelois

Van Nam Tran — Spécialiste FMH cardiologie, Centre Cardiovasculaire du Grand-Chêne, Lausanne

Gaelle Ory — Spécialiste FMH gastroentérologie et hépatologie, Groupe médical d'Onex/Genève

Claudine Pasqualini — Spécialiste FMH rhumatologie, Carouge, Genève

Zoltan Pataky — Médecin adjoint, chef de clinique, Service d'enseignement thérapeutique pour maladies chroniques, HUG

Francesco Patella — Médecine générale, Groupe Médical de Praz-Palud, Echallens

Arnaud Perrier — Professeur, directeur médical, HUG

Klara Pósfay Barbe — Professeure, Cheffe du Service de pédiatrie générale, responsable de l'Unité des maladies infectieuses pédiatriques, Hôpital des Enfants, HUG

Christa Prins	Spécialiste FMH dermatologie, Cite-Générations, Clinique et Permanence d'Onex/Genève
Marc-André Raetzo	Spécialiste FMH médecine interne générale et pneumologie, chargé d'enseignement, directeur Réseau DELTA, Clinique et Permanence d'Onex – Arsanté
Murielle Reiner	Psychologue-psychothérapeute FSP, Service d'enseignement thérapeutique pour maladies chroniques, HUG
Julien Renard	Spécialiste FMH urologie, Hôpital de Bellinzone
Alexandre Restellini	Spécialiste FMH gastroentérologie et hépatologie, Groupe médical d'Onex/Genève
Sophie Restellini	Spécialiste FMH gastroentérologie et hépatologie, cheffe de clinique dans le Service de gastroentérologie et hépatologie, HUG ; professeure associée au Centre Universitaire de Santé McGill, Montréal, Canada
Laurence Rochat	Spécialiste FMH en médecine interne générale, DTM (diploma in tropical medicine), cheffe de clinique au Centre de vaccination et médecine des Voyages, Policlinique Médicale Universitaire, Lausanne
Bruno Roche	Professeur, spécialiste FMH chirurgie et proctologie
Laurent Spahr	Médecin adjoint agrégé, Service de gastro-entérologie et hépatologie, HUG
Philippe Staeger	Spécialiste FMH médecine interne générale, médecin chef Centre de Médecine Générale, Policlinique Médicale Universitaire Lausanne
Tomoe Stampfli	Spécialiste FMH cardiologie et médecine interne, médecin cheffe des Services de cardiologie non invasive et Unité cardio-pulmonaire, Hôpital de la Tour, Meyrin/Genève
Michael Zellweger	Spécialiste FMH médecine interne générale et néphrologie, Groupe médical d'Onex/Genève
Marc Zimmermann	Spécialiste FMH médecine interne et cardiologie, Hôpital de La Tour, Meyrin/Genève

CHUV	Centre hospitalier universitaire vaudois
FMH	*Foederatio Medicorum Helveticorum*, Fédération des médecins suisses
HUG	Hôpitaux universitaires de Genève

Préface

Quatrième édition…

La première édition de l'ouvrage que vous avez entre les mains date de 1996. Depuis deux autres éditions ont suivi en français, et deux sous forme de traductions, en allemand et en italien. La troisième édition date de 2006, 12 ans déjà. Il était temps de mettre un coup de peinture sur l'édifice. Nous souhaitons remercier ici toutes les personnes courageuses qui ont pris le temps de nous aider à refaire le chemin que nous avons déjà fait trois fois. Ce n'est pas facile, car il s'agit de reconstruire une consultation médicale idéale sur la base d'exigences « *evidence based medicine* ». Ce qui suppose d'accepter de décrire ce qui paraît naturel à un clinicien expérimenté dans une consultation ambulatoire ; chercher des informations, prendre une décision, la partager avec le patient.

En avant… marche

Dans l'armée suisse, le service de parc des véhicules impose un contrôle des clignotants avant chaque mise en route, même si la probabilité d'une panne est minime. Pas d'incertitude, on fait *toujours tout tout* le temps. Avec les patients, on ne peut pas faire de même… Comment choisir ? Les cliniciens aguerris se basent généralement sur ce qu'ils appellent l'expérience, la reconnaissance de schémas (scripts) ou encore sur leur intuition.

Quelles informations sont utiles dans une consultation ?

En fait, il est possible de formaliser ce processus de décision. L'ensemble de ce livre est construit selon cette démarche. Dans une consultation médicale, le patient se présente avec une situation particulière pour laquelle on peut estimer la probabilité des différents diagnostics possibles *avant* de commencer la consultation (probabilité a priori). Certaines informations (anamnèse, examen physique, examens complémentaires) augmentent ou diminuent cette probabilité a priori. Lorsque l'absence d'une information exclut quasiment un diagnostic, on dit qu'elle a une sensibilité élevée (le diagnostic concerné se présente toujours ou presque toujours avec cette information). La présence d'une autre information peut parfois permettre d'affirmer un diagnostic (spécificité élevée). Les scores cliniques sont basés sur ce principe, nous les avons utilisés chaque fois que cela était possible. Nous avons également identifié pour chaque situation clinique une série d'informations qui ont plus d'importance que d'autres et nous les avons appelées : « questions essentielles ». Nous avons par ailleurs développé un simulateur de consultations médicales[1]

1 www.vips2.ch

qui permet aux médecins de s'entraîner à identifier les informations les plus utiles dans différentes situations cliniques. Ce travail autour du raisonnement clinique est à la base du travail sur la qualité du réseau Delta[2]. Évaluer ainsi les différentes probabilités des différents diagnostics possibles n'est que la première étape. Il s'agit ensuite de prendre une décision. La consultation médicale a une forme de tragédie antique : unité de lieu, d'action et de temps. À la fin de la consultation, on doit décider : laisser partir le patient, l'hospitaliser, demander ou non des examens complémentaires, donner ou non un traitement. Et ces décisions sont aussi basées sur l'évaluation des probabilités à la suite de la récolte d'informations.

Comment évaluer les décisions de fin de consultation ?

Nous avons également essayé de formaliser cette évaluation. En premier lieu, en nous appuyant sur une évaluation critique de la littérature médicale. À partir de cette évaluation, nous avons complété chaque chapitre avec de petits ☺. Avec un smiley, il s'agit d'un savoir relevant de *l'Eminence Based Medicine*, autrement dit l'avis d'un auteur ou le consensus d'une organisation. Avec deux smileys, le savoir relève d'études prospectives ou d'une étude randomisée isolée. Avec trois smileys, il est fondé sur des méta-analyses d'études randomisées contrôlées. Une approximation de l'efficacité de la décision est ensuite proposée. Considérons par exemple que les statines ne sont efficaces que dans 25 % des cas, et que le risque cardio-vasculaire est de 12 %. Vous devez traiter tous les patients pour que les patients éventuellement touchés puissent bénéficier du traitement, car vous ignorez qui sera épargné. Si vous traitez 100 patients, au final, seuls les 25 % de 12 % de ces patients (3 patients) vont bénéficier du traitement, tous les autres seront exposés aux effets secondaires sans bénéficier du médicament. Il faut donc traiter 100 patients pour que 3 en bénéficient, ce qui veut dire 33 patients pour qu'un en bénéficie (NNT = 33). Dans les chapitres de ce livre, nous avons essayé de calculer ces NNT chaque fois que c'était possible. Il ne s'agit pas d'un critère magique, mais simplement d'une manière de souligner que la probabilité d'un événement à venir n'est jamais de 100 % et que même les traitements efficaces ne le sont pas pour tout le monde. Si on veut traiter moins de gens « pour rien », il faut soit trouver un traitement plus efficace, soit fixer le seuil de décision par exemple à 20 % au lieu de 12 % de risque. Ce seuil thérapeutique est totalement arbitraire. Il doit faire l'objet d'une décision partagée avec le patient. Si nous avons donc un souhait, c'est celui-ci : que ce livre vous donne les bases solides d'une discussion, puis d'une décision, avec votre patient.

Marc-André Raetzo Alexandre Restellini

2 www.reseau-delta.ch

Mode d'emploi

Marc-André Raetzo, Alexandre Restellini

Ce livre repose essentiellement sur l'idée qu'une des principales qualités du médecin en pratique ambulatoire (en plus de ses compétences relationnelles) est la capacité de décider dans l'incertitude. Dans tous les cas, lorsque la consultation se termine, une décision est prise, alors qu'il est très rare d'avoir tous les éléments d'un diagnostic précis.

À la suite de ce livre, un des auteurs a d'ailleurs développé un simulateur de consultations médicales sur internet www.vips2.ch. Dans une situation donnée, il est en effet probablement important de s'entraîner à 1) identifier quelles sont les questions essentielles les plus pertinentes dans une situation donnée, puis 2) connaître les décisions pertinentes en rapport avec les réponses possibles à ces questions.

Ce livre est une tentative de répondre à ces deux problèmes.

Organisation du texte

La structure de ce livre nécessite quelques explications.

La plainte « Docteur, j'ai... » est tirée du langage du patient.

Le préambule permet de situer l'importance relative du problème.

La première consultation aborde en premier lieu les questions essentielles :

Les questions essentielles sont celles qu'il faut se poser face à une plainte donnée, et qui vous permettront d'identifier des situations dangereuses pour votre patient. Nous avons dressé pour chaque plainte une liste de ces questions essentielles, sur la base de l'expérience des cliniciens, après revue de la littérature médicale récente et informatisée (Medline), après avoir également testé les logiciels d'intelligence artificielle (Illiad, QMR).

A) Si vous avez répondu « non » à toutes ces questions essentielles

Nous avons établi une attitude à suivre, qui permet d'assumer avec sécurité l'incertitude diagnostique indissociable de la pratique ambulatoire, en utilisant le plus souvent le temps comme élément essentiel pour prendre en charge le patient.

Nous avons également tenté de suivre le patient au cours des consultations suivantes.

Le graphisme utilisé permet de savoir si on se trouve au niveau de la première, de la deuxième ou de la troisième consultation, et ainsi de suite.

B) Si vous avez répondu « oui » à une ou plusieurs des questions essentielles

Si vous répondez « oui » à l'une ou l'autre des questions essentielles, l'attitude change entièrement. Cette attitude particulière est abordée dans la deuxième partie du chapitre, après le texte sur les consultations. Elle représente une situation spécifique qui nécessite d'emblée une attitude immédiate particulière (par exemple hospitalisation d'urgence).

Vous trouverez à cet endroit pour chaque question essentielle une description de cette question, avec une définition de ce que veut dire « oui » ou « non », ainsi qu'une stratégie diagnostique et thérapeutique adaptée.

Plusieurs « oui » sont possibles. Retourner systématiquement aux questions essentielles suivantes, après avoir pris connaissance des conséquences d'un « oui » particulier.

Niveau de preuve

Les références ont été obtenues par revue systématique de la littérature sur Medline, en regardant également les références des articles trouvés. Nous avons aussi utilisé les CD Cochrane, Uptodate, Best Evidence, Illiad, QMR.

Ces références ont été classées de ☺ à ☺☺☺ en utilisant les critères suivants :

Niveau	Type d'étude	Classification
I	Étude contrôlée et randomisée (ou revue systématique d'essais cliniques randomisés et contrôlés)	☺☺☺
II	Étude contrôlée, mais non randomisée	☺☺
III	Étude de cohorte prospective	☺☺
IV	Étude de cohorte rétrospective ou étude de cas témoin	☺
V	Étude de série de cas, opinion d'experts, analyse décisionnelle	☺

NNT : number needed to treat – nombre de personnes à traiter

L'efficacité d'un traitement ne doit pas seulement être évaluée sur la base de la solidité de la littérature (niveaux de preuves), mais également en fonction de son utilité et de l'importance de l'effet.

La meilleure manière de présenter ceci au lecteur, afin qu'il puisse se faire une idée, c'est le NNT. Le NNT *(number needed to treat)* représente le nombre de patients à traiter pour obtenir le résultat considéré pour un seul patient. Il est très facile à calculer ; il suffit de prendre l'inverse de la diminution du risque absolu. Pour mieux comprendre ces notions de risque relatif et de risque absolu et utiliser le NNT à bon escient, voici un exemple tiré de la littérature.

Considérons un patient avec hypercholestérolémie ; il a un taux de complication cardiovasculaire sur 5 ans de 5 %. C'est son risque absolu. S'il prend un médicament qui réduit ce risque de 30 % (réduction du risque relatif), ce qui est globalement assez bien démontré dans la littérature, ☺☺☺[1] son risque absolu devient 3,5 % ; il a donc bénéficié d'une réduction du risque absolu de 1,5 % (5 % moins 3,5 %). L'inverse de cette diminution du risque absolu (1/0,015 = 66) est le NNT.

Pour une réduction du risque relatif constante, le NNT va dépendre de la probabilité du risque. Dans le tableau ci-dessous, vous trouvez différentes catégories de patients avec des valeurs de cholestérol différentes. Le risque cardiovasculaire **sur 5 ans** est calculé en fonction de l'équation de Framingham sur 5 ans. Si on prend la première ligne du tableau, on peut calculer le NNT de la manière suivante :

- Pour ce type de patient, risque sur 5 ans : 0,11 % (risque absolu).
- Réduction du risque avec statines : 30 % (réduction du risque relatif).
- Diminution du risque avec statines : (30 % × 0,11 %) = 0,033 % (réduction du risque absolu).
- NNT = 1/0,033 % = 3030.

Sexe	Age	Facteur de risques cardiovasculaires	CT(mmol/l)	CT/ HDL-C	Framingham risque c-v	NNT
Femme	30 ans	130 sys	8,1	6,6	0,11 %	3030
Femme	30 ans	Fumeuse 130 sys	8,1	6,6	0,29 %	1149
Femme	30 ans	Fumeuse, 155 sys	6,6	5,1	0,22 %	1515
Homme	30 ans	130 sys	8,1	6,6	1,00 %	333
Femme	30 ans	Fumeuse, 155 sys, DM	6,6	5,1	0,86 %	388
Homme	30 ans	Fumeur	6,6	5,1	1,29 %	258
Femme	60 ans		8,1	6,6	3,90 %	85
Homme	50 ans		8,1	6,6	5,79 %	58
Femme	60 ans	Fumeuse	6,6	5,1	6,76 %	49
Homme	50 ans	Fumeur	6,6	5,1	6,93 %	48
Femme	60 ans	Fumeuse, 155 sys	6,6	5,1	8,99 %	37
Femme	60 ans	Fumeuse, 155 sys, DM	6,6	5,1	16,00 %	21
Homme	60 ans	180 sys	6,6	5,1	16,97 %	20
		Post-infarctus			28,00 %	11

Variation du NNT en fonction du risque absolu pour une réduction fixe du risque relatif de 30 %.

À noter que le nombre de gens à traiter pendant 5 ans pour éviter un événement cardiovasculaire (NNT) varie selon ce tableau entre 11 et 3030.
La décision finale se prend dans le cadre de la relation médecin-malade, en fonction des attentes et de la capacité à gérer l'angoisse.

On définit exactement de la même manière, le NNH, ou *number needed to harm,* qui correspond cette fois-ci au nombre de patients qu'il faut traiter pour avoir une complication donnée.

Valeur prédictive

Lorsqu'un test est pratiqué chez un patient, il est important de connaître les limites du résultat, qu'il soit positif ou négatif. La valeur prédictive positive (VPP) donne le % de tests vrais positifs (test positif chez un patient qui a la maladie) sur l'ensemble des tests positifs (vrais et faux positifs). La valeur prédictive négative (VPN) permet quant à elle de connaître le % de tests vrais négatifs (test négatif chez un patient qui n'a pas la maladie) sur l'ensemble des tests négatifs (vrais et faux négatifs). Une VPP élevée confirme la présence de la maladie, une VPN haute permet d'exclure la maladie. De quoi dépendent principalement ces VPP et VPN ?
La VPP dépend principalement de la prévalence de la maladie ou sa probabilité d'une part, et de la spécificité (SP) du test en question d'autre part. La spécificité rend compte de la capacité d'un test à être négatif quand le patient n'a pas la maladie (ou % de vrais négatifs).
La VPN dépend principalement de la prévalence de la maladie ou sa probabilité d'une part, et de la sensibilité (SE) du test en question. La sensibilité est la propriété d'un test à être positif quand le patient a la maladie (ou % de vrais positifs).

Ainsi qu'en témoigne le tableau suivant, avec deux probabilités de la maladie, 1 et 20 %, et des sensibilités (SE) et spécificités (SP) variant entre 80 et 95 %. La spécificité rend compte de la capacité d'un test à être négatif quand le patient n'a pas la maladie (ou % de vrais négatifs), tandis que la sensibilité est la propriété d'un test à être positif quand le patient a la maladie (ou % de vrais positifs).

Probabilité de la maladie	Caractéristiques des tests	VPP	VPN
1 %	SE 80 % SP 80 %	4 %	99,8 %
	SE 95 % SP 95 %	16 %	> 99,9 %
	SE 80 % SP 95 %	14 %	99,8 %
	SE 95 % SP 80 %	5 %	> 99,9 %
20 %	SE 80 % SP 80 %	50 %	94 %
	SE 95 % SP 95 %	83 %	99 %
	SE 80 % SP 95 %	80 %	95 %
	SE 95 % SP 80 %	54 %	98 %

Ce tableau illustre à l'évidence que, dans les conditions de dépistage où la prévalence de la maladie est par définition basse, souvent de l'ordre de 1 %, un test positif, pour une spécificité entre 80 et 95 %, **ne sera un vrai positif que dans 4-14 % des cas.** En d'autres termes, 86-96 % des tests positifs sont **des faux positifs,** des sujets sans maladie pour lesquels des tests complémentaires, souvent multiples et coûteux, vont être entrepris pour exclure ce faux diagnostic.

Lorsque la prévalence de la maladie monte à 20 %, avec une spécificité de 80 %, un test positif sur deux sera un faux positif.

Il est aussi clair que, lorsque la prévalence de la maladie est basse, un test négatif a infiniment plus de chances (plus de 99 % !) d'être un vrai négatif qu'un faux négatif. Il permet donc **d'exclure la maladie.** Par contre, pour un patient chez qui la présomption de la maladie est forte, un test négatif aura plus de chances d'être un faux négatif, cette conclusion devant toutefois être tempérée selon la valeur de la sensibilité.

Réactions

Nous sommes très intéressés par vos réactions, à tous les niveaux : forme, philosophie, données. Vous pouvez nous adresser ces questions/ critiques / réactions/suggestions/propositions à

Marc-André Raetzo, Alexandre Restellini
Groupe Médical d'Onex
3 route de Loëx
1213 ONEX SUISSE
www.gmo.ch
fax : +41 22 879 50 59
ou à cette adresse e-mail : raetzo@gmo.ch, www.reseau-delta.ch

Remerciements

Cette réédition n'aurait pas vu le jour sans l'énergie infatigable des différents auteurs et co-auteurs et l'aide précieuse de la rédaction de Médecine & Hygiène, ainsi que de toute leur équipe. Que chacun soit ici remercié. Merci à Mademoiselle Oxana Iatlouk pour son aide en matière informatique et la réalisation des tableaux.

Marc-André Raetzo
Alexandre Restellini

Avertissement

Ce livre ne doit pas être utilisé par des personnes non-médecins pour prendre des décisions concernant des patients. Il ne s'agit pas d'un livre de recettes utilisables par chacun, car beaucoup de notions importantes sont sous-entendues dans nos textes, en tenant compte de la formation reçue par les lecteurs médecins. Il ne s'agit pas non plus de règles absolues à suivre dans toutes les situations, mais plutôt d'un cadre de réflexion pour éviter d'oublier des points importants dans la prise en charge des patients en pratique ambulatoire.

Du point de vue thérapeutique, les auteurs ont pris la précaution de vérifier à chaque fois les doses et les formes utilisées. Néanmoins, le lecteur est prié de les vérifier en cas de doute avant prescription.

La dénomination commune internationale (DCI) a été utilisée systématiquement. Un nom de spécialité a parfois été choisi au hasard, afin d'aider le clinicien à s'orienter.

Nous nous excusons par avance auprès des firmes pharmaceutiques dont les produits n'ont pas été cités.

Les auteurs et l'éditeur déclinent toute responsabilité pour d'éventuelles conséquences d'un usage de ce livre qui ne tienne pas compte de ces avertissements.

Liste des abréviations

5PDE 5-phosphodiestérase
AC anticoagulants
ACTH *adreno cortico trophic hormone*
AINS anti-inflammatoire non stéroïdien
AIT accident ischémique transitoire
ALAT alanine amino transférase
AP anémie pernicieuse
ASAT aspartate amino transférase
ASP abdomen sans préparation
ATG anticorps anti-transglutaminase
ATM articulation temporomandibulaire
AVC accident vasculaire cérébral
BAB brachioantébrachial
BK bacille de Koch
BZD benzodiazépines
CBP cirrhose biliaire primitive
CCR cancer colorectal
CIVD coagulation intravasculaire disséminée
CK créatine kinase
CMV cytomégalovirus
cp comprimé
CPK créatine phosphokinase
CRP protéine C réactive
CT-scan tomographie assistée par ordinateur, *computerized tomography*
CVF capacité vitale forcée
DBG dysplasie de bas grade
DHG dysplasie de haut grade
DSM-IV Diagnostic and Statistical Manual – Revision 4
EBM *evidence based medicine*
EBO endobrachyœsophage
ECA enzyme de conversion de l'angiotensine
ECG électrocardiogramme
EEG électroencéphalogramme
EGG électrogastrographie
EHEC *E. coli* entéro-hémorragiques
EIEC *E. coli* entéro-invasives
ENG électronystamogramme
EP embolie pulmonaire
ERCP cholangiopancréatographie rétrograde
ESV extrasystoles supraventriculaires ou ventriculaires
ETEC *E. coli* entérotoxigènes
EUS échoendoscopie
FAN facteurs antinucléaires
FAP *familial adenomatous polyposis*
FR facteur rhumatoïde
FR fréquence respiratoire
FSC formule sanguine complète
FUO fièvre d'origine indéterminée (*fever of unknown origin)*
GB/GR globules blancs/globules rouges
GCA gastrite chronique atrophique
GEU grossesse extra-utérine
HC hydrate de carbone
HELLP (syndrome) *haemolysis elevated liver enzymes and low platelets*
HIC hypertension intracrânienne
HNPCC *hereditary non polyposis colorectal cancer*
Hp *Helicobacter pylori*
HSA hémorragie sous-arachnoïdienne
HTA hypertension artérielle
IBD *inflammatory bowel disease*
IG index glycémique
IHA index d'apnée-hypopnée

IMAO inhibiteur de la monoamine oxydase
IMC indice de masse corporelle
IPP inhibiteur de la pompe à protons
IRM imagerie par résonance magnétique
IRS inhibiteur de la recapture de sérotonine
IVRS infection des voies respiratoires supérieures
LKM (-anti) microsome de rein (anti-)
MAC *Mycobacterium avium complex*
MAR manométrie ano-rectale
MCV volume globulaire moyen (*mean corpuscular volume)*
MDCT *multidetector-row computed tomography*
MI métaplasie intestinale
MICI maladies inflammatoires chroniques intestinales
MMM (régime) manger moitié moins
MNI mononucléose infectieuse
MPOC maladie pulmonaire obstructive chronique
MRCP cholangiographie par résonance magnétique
MSI *microsatellite instability*
MSLT *multiple sleep latency*
nCpap masque nasal à pression positive continue
NNS number needed to screen
NNT number needed to treat
OGD œsogastroduodénoscopie
ORL oto-rhino-laryngologie
p.o. per os
PA périmètre abdominal
$PaCO_2$ pression partielle en dioxyde de carbone
PBF ponction biopsie du foie
PC perte de connaissance
PCC pneumonie à *Pneumocystis carinii*
PCR *polymerase chain reaction*
PCT procalcitonine
PEA potentiel évoqué auditif
PEP/nPEP prophylaxie post-expositionnelle
PET tomographie par émission de positrons *(positron emission tomography)*
PGE1 prostaglandine synthétique
PMN polymorphonucléaire
PSA *prostatic specific antigen*
PSMF *protein sparing modified fasting diet*
PTT temps de thromboplastine partielle
PTT pulse transit time, temps de transit du pouls
PUPPP éruption polymorohe de la grossesse (pruritic urticarial papules and plaques of pregnancy)
QUALY années de vie ajustées pour la qualité *(quality-adjusted life years)*
RAA rhumatisme articulaire aigu
RCUH recto-colite ulcéreuse hémorragique
RRAI réflexe recto-anal inhibiteur
REM sommeil paradoxal
RPC recommandations pour la pratique clinique
SA spondylarthrite ankylosante
SAE sphincter anal externe
SAI sphincter anal interne
SaO_2 saturation artérielle en oxygène
SAS syndrome d'apnées du sommeil
SC surface corporelle
SCUT sous-cutané
SEP sclérose en plaques
SII syndrome de l'intestin irritable
SIM/MUS symptome inexplicable médicalement *(medically unexplained symptom)*
SNA système nerveux autonome
SNC système nerveux central

SNFT symptomes neurologiques focaux transitoires
SOC syndrome pulmonaire obstructif chronique
TAH tension artérielle humérale
TBC tuberculose
TCC traumatismes cranio-cérébraux
TFI troubles fonctionnels intestinaux
TMP triméthoprime
TMP-SMX co-trimoxazole
TP temps de prothrombine
TSH thyréostimuline
TTCm temps de transit colique aux marqueurs
TVP thrombose veineuse profonde
UACS *airway cough syndrome*
UARS syndrome de résistance des voies aériennes supérieures (*upper airway resistance syndrome)*
UB ulcère bulbaire
UDCA acide ursodésoxycholique
UG ulcère gastrique
UI unité internationale
US ultra-sons
VBE virus d'Epstein-Barr
VCA *virus capsid antigen*
VDRL (test) *Veneral Disease Research Laboratory*
VEMS volume expiratoire maximal en 1 seconde
VHA (HAV) virus de l'hépatite A
VIH virus de l'immunodéficience humaine
VIP *vasoactive intestinal polypeptide*
VMA acide vanilmandélique urinaire
VPH virus du papillome humain
VS vitesse de sédimentation
WPW syndrome de Wolf-Parkinson-White
YOS *Yale observation scale*

Docteur,

je désire un check-up

Marc-André Raetzo et Alexandre Restellini

Préambule

Le patient vient vous demander de faire un contrôle de santé. En premier lieu, il est indispensable de comprendre **pourquoi le patient consulte**. Le patient ne consulte jamais par hasard, il est important de pouvoir trouver la raison de la consultation et de répondre à sa demande implicite. A-t-il vécu récemment un événement grave parmi ses proches ? A-t-il peur d'une séroconversion VIH à la suite de contacts à risque ?

Puis il faut s'assurer que le patient est **vraiment asymptomatique**. Un patient habitué à avoir des difficultés à monter les étages ne signalera pas spontanément cette dyspnée d'effort pourtant pathologique. Une modification du transit intestinal peut passer inaperçue. La notion de normalité en matière de transit est très personnelle ; faire attention en particulier aux changements d'habitude d'exonération à partir de 50 ans. Les « découvertes » faites au cours de cette partie de l'entretien doivent être prises en compte pour elles-mêmes, avec les investigations et les traitements qui s'imposent. Elles ne font pas partie du « check-up » au sens strict du terme, le patient n'étant pas véritablement asymptomatique. Se référer aux différents chapitres du livre.

Enfin, il faut vérifier les **antécédents du patient**, qui ne sont souvent pas présentés spontanément et qui pourraient cependant nécessiter un contrôle régulier. Ce chapitre ne peut pas prendre en compte toutes les possibilités spécifiques à chaque patient. On peut prendre l'exemple du diabète de type II, pour lequel un certain nombre de contrôles devraient être organisés régulièrement : hémoglobine glyquée, microalbuminurie, tension artérielle, contrôle des pieds et des yeux, etc.

Le travail du check-up consistera ensuite à **estimer les risques** pour votre patient d'éventuels problèmes de santé à venir, afin de mettre en place soit un dépistage, soit des manœuvres de prévention. L'intérêt de ces interventions est fortement lié au risque individuel de votre patient.

Les risques concernés comprennent les maladies cardiovasculaires, les cancers, le diabète, les maladies infectieuses, les dépendances, les fractures sur ostéoporose. Ces risques vont dépendre de plusieurs facteurs, qu'il convient de passer en revue :
1) le capital génétique (histoire familiale) ;
2) les antécédents personnels médicochirurgicaux ;
3) les comportements (par exemple alimentation, exercice et tabagisme) ;
4) certains éléments de l'examen physique ;
5) certains examens complémentaires.

1re consultation

Les questions essentielles

Vous devez vous poser ces questions essentielles :

1) Pourquoi le patient consulte-t-il ce jour ?

2) Est-il vraiment asymptomatique ?

3) Antécédents ou traitements médicaux ?

Prendre en charge ces différents éléments (voir préambule et les autres chapitres du livre). Il convient néanmoins ensuite de continuer avec la marche à suivre ci-dessous.

Vous vous trouvez maintenant devant un patient qui vient simplement pour un contrôle périodique, il est asymptomatique, sans antécédents ni traitement médical.
Vous devez alors aborder les points suivants :

1) anamnèse familiale (voir page 3) ;

2) alimentation, tabac, alcool (voir page 3) ;

3) activité physique (voir page 9) ;

4) sexualité (voir page 10) ;

5) vaccinations (voir page 10) ;

6) évaluation des facteurs de risque de cancer (voir page 13) ;

7) examen physique (voir page 17) ;

8) examens complémentaires (voir page 19).

1) Anamnèse familiale

– *Maladies cardiovasculaires précoces ?*
(homme < 55 ans, femmes < 65 ans) dans la famille proche (parents, frères et sœurs) ? Voir « Probabilité de maladies cardiovasculaires », p. 40. Il est à noter que le risque cardiovasculaire est pratiquement deux fois plus élevé chez les patients avec une anamnèse familiale positive et que des changements de comportement peuvent diminuer ce risque de plus de 50 % ☺☺☺[1].
– *Diabète dans la famille ?* Voir « Diabète et intolérance au glucose », p. 51.
– *Cancers dans la famille ?* Cancers multiples chez un individu ou dans la famille, ou cancers à un âge inhabituel ? Cancer du sein, de la peau ou du côlon dans la famille ? Voir « facteurs de risque pour un cancer ? », p. 13 et « Indication à la coloscopie », p. 28.

2) Alimentation, tabac, alcool

L'alimentation modifie le risque de maladies cardiovasculaires, mais également de diabète, d'ostéoporose et de cancer. La consommation de viande rouge sur le long terme, surtout en consommation quotidienne sur un barbecue, est associée à une augmentation du risque de CCR, surtout du côlon gauche ☺☺[2], mais ces données sont contestées ☺☺[3]. La viande rouge a été classée dans le groupe des carcinogènes de type 1 au même titre que l'alcool et la cigarette par un groupe d'experts de l'OMS.
Le risque de cancers oropharyngés est essentiellement lié à la consommation totale de tabac et d'alcool fort. Le risque peut augmenter de 25 à 35 fois pour les gros fumeurs et buveurs ☺☺[4]. L'alcool fort augmente davantage le risque que le vin ou la bière ☺☺[5]. Un ancien fumeur retrouve le risque de la population normale après plus de 20 ans d'arrêt du tabac ☺☺[6]. Il n'existe pas de stratégie validée de dépistage pour ce type de cancer. La prévention passe de toute évidence par la diminution de la consommation de tabac ou d'alcool (surtout les alcools forts).

De nombreuses études soutiennent les recommandations « classiques » : moins de viande rouge, de sucre raffiné et de graisses, davantage de fruits et de légumes, peu d'alcool, pas de tabac.
Voir ci-dessous les données de la littérature concernant ces recommandations.

Alimentation

Régime méditerranéen

Une étude randomisée montre qu'un régime méditerranéen diminue de 30 % les événements cardiovasculaires sur 5 ans ☺☺☺[7].

Dans une cohorte de plus de 22 000 personnes suivies pendant 44 mois, (tableau 1) une augmentation de 2 points du score « régime méditerranéen » est associée à un risque relatif de 67 % (diminution du risque de 33 %) pour les maladies cardiovasculaires et de 76 % pour les cancers ☺☺[8].

Groupe d'aliments	Pour un score idéal il faudrait consommer...
Huile d'olive ou de colza	au moins 6 repas contenant ces huiles par semaine (2,8 dl)
Légumes	au moins 3 portions/j (525 g)
Fruits et noix	au moins 3 portions/j (360 g)
Céréales	au moins 160 g/j
Viande rouge	pas plus de 1 portion/j (100 g)
Poisson	au moins 2 portions/sem (150 g)
Légumineuses	au moins 1 portion/sem (50 g)
Produits laitiers gras	pas plus de 190 g/j (par exemple 1 yoghourt au lait entier)
Vin	4-17 verres/sem (femmes) ; 7-35 verres/sem (hommes)

Tableau 1 : Les 9 critères pour le calcul du score méditerranéen. Un point pour chaque item (max 9 points). Légumineuses = lentilles, pois, soja, tofu, etc.

En prévention *secondaire* après infarctus, une étude d'intervention, la Lyon's study ☺☺[9], a démontré une réduction de 72 % des événements cardiovasculaires. L'étude proposait au groupe d'intervention le régime suivant :

- davantage de pain/céréales complets, de légumes et de légumes verts, de poisson ;
- moins de viande autre que volaille ;
- pas un jour sans un fruit ;
- huile d'olive ou de colza comme seule huile ;
- beurre et crème remplacés par de la margarine de colza.

Index glycémique

Un certain nombre de données nous indiquent que les hydrates de carbone (HC) avec index glycémique (IG) ☺[10] élevé pourraient être en grande partie responsables de l'épidémie d'obésité et de diabète dans nos civilisations occidentales.

Les aliments avec IG élevé ont pour conséquence une hyperglycémie postprandiale et une augmentation de la sécrétion d'insuline ☺[11].

Une intervention diététique avec des aliments à faible IG a été plus efficace (perte de poids et amélioration du profil lipidique) que d'autres régimes ☺☺☺[12], ☺☺[13].

Il existe des tables des index glycémiques ☺☺[14]. À noter qu'il est difficile de calculer ces index dans une alimentation normale, qui mélange toutes sortes d'aliments.

Tabac

Il n'est probablement pas nécessaire de parler de la toxicité du tabac (maladies cardiovasculaires, cancers, emphysème). Ce qui est moins connu, c'est qu'il semble que même une petite consommation de tabac a un effet nocif : si on fume 1-10 cigarettes par jour, la mortalité globale augmenterait d'un facteur de 1,64-2,13 et la probabilité de cancer du poumon de 8,25-16,35 fois ☺☺[15].

L'évolution vers une maladie pulmonaire obstructive chronique semble dépendre de facteurs génétiques, car une partie seulement des gros fumeurs vont être concernés. Pour détecter cette maladie, on doit considérer de faire une mesure des fonctions pulmonaires si le patient consomme plus de 10 UPA (10 UPA = 1 paquet par jour pendant 10 ans ou 2 paquets par jour pendant 5 ans). Un fumeur sur quatre environ détruit ses poumons. En général, après 10 UPA, il est possible d'identifier les patients qui seront atteints. On sait que les fumeurs perdent chaque année en moyenne 100 à 130 ml de VEMS (volume expiratoire maximum seconde). Pour les non-fumeurs, la chute naturelle du VEMS est de 20 à 30 ml par année.

Arrêt de la cigarette

La technique d'entretien motivationnel a été validée pour aider vos patients fumeurs à arrêter de fumer ☺☺☺[16]. Des recherches ont actuellement lieu pour évaluer la récompense financière comme outil motivationnel ☺☺[17]. Malgré le fait que la cigarette électronique ne diminue pas la dépendance à la nicotine ☺☺[18], elle ne semble pas avoir de toxicité significative et elle ne devrait pas être interdite ☺[19].

Alcool

L'alcool à des effets négatifs sur pratiquement tout l'organisme. En plus de la détection des patients dépendants dont la prise en charge n'est pas facile, il est important de considérer les patients figurant dans la catégorie « alcool à risque » car il existe une intervention validée facile à mettre en œuvre, « l'intervention brève », qui a une efficacité démontrée dans ce groupe important de patients consommant de l'alcool. À noter de plus que l'alcool, comme le tabac, semble être un facteur de risque pour le cancer colorectal ☺[20].

Le questionnaire AUDIT ☺☺☺[21] (tableau 2) prend en compte aussi bien la consommation habituelle que l'attitude par rapport à l'alcool. Ce questionnaire identifie quatre catégories d'attitude par rapport à l'alcool :

1) abstinence complète ;

2) consommation limitée (femmes < 17 verres/sem ; hommes < 25 verres/sem) – voir la figure ci-dessous : Composition d'un verre standard – avec probablement un effet bénéfique sur le risque cardiovasculaire ;
3) alcool à risque (risque élevé de passage à une dépendance et risque d'accident) ;
4) alcoolisme (dépendance).

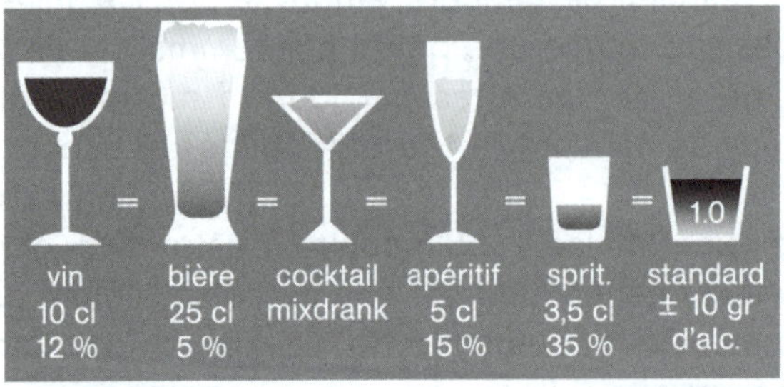
=
1.0
vin
10 cl
12 %
bière
25 cl
5 %
cocktail
mixdrank
apéritif
5 cl
15 %
sprit.
3,5 cl
35 %
standard
± 10 gr
d'alc.

Figure 1. Composition d'un « verre standard »

QUESTIONNAIRE AUDIT

1/ Combien de fois vous arrive-t-il de consommer de l'alcool ?

Jamais	≤ 1 ×/mois	2-4 ×/mois	2-3 ×/sem	≥ 4 ×/sem
0	1	2	3	4

2/ Combien de boissons standard (10-12 g d'alcool pur) buvez-vous au cours d'une journée ordinaire où vous buvez de l'alcool ?

1-2	3-4	5-6	7-9	> 010
0	1	2	3	4

3/ Au cours d'une même occasion, combien de fois vous arrive-t-il de boire six boissons standard (10-12 g d'alcool pur) ou plus ?

Jamais	< 1 ×/mois	1 ×/mois	1 ×/sem	1 ×/j ou presque
0	1	2	3	4

4/ Dans l'année écoulée, combien de fois avez-vous observé que vous n'étiez plus capable de vous arrêter de boire après avoir commencé ?

Jamais	< 1 ×/mois	1 ×/mois	1 ×/sem	1 ×/j ou presque
0	1	2	3	4

QUESTIONNAIRE AUDIT				
5/ Dans l'année écoulée, combien de fois le fait d'avoir bu de l'alcool vous a-t-il empêché de faire ce qu'on attendait normalement de vous ?				
Jamais	< 1 ×/mois	1 ×/mois	1 ×/sem	1 ×/j ou presque
0	1	2	3	4
6/ Dans l'année écoulée, combien de fois, après une période de forte consommation, avez-vous dû boire de l'alcool dès le matin pour vous remettre en forme ?				
Jamais	< 1 ×/mois	1 ×/mois	1 ×/sem	1 ×/j ou presque
0	1	2	3	4
7/ Dans l'année écoulée, combien de fois avez-vous eu un sentiment de culpabilité ou de regret après avoir bu ?				
Jamais	< 1 ×/mois	1 ×/mois	1 ×/sem	1 ×/j ou presque
0	1	2	3	4
8/ Dans l'année écoulée, combien de fois avez-vous été incapable de vous souvenir de ce qui s'était passé la nuit précédente parce que vous aviez bu ?				
Jamais	< 1 ×/mois	1 ×/mois	1 ×/sem	1 ×/j ou presque
0	1	2	3	4
9/ Vous êtes-vous blessé ou avez-vous blessé quelqu'un parce que vous aviez bu ?				
Non	Oui, mais pas dans l'année écoulée		Oui, au cours de l'année écoulée	
0	2		4	
10/ Est-ce qu'un ami ou un médecin ou un autre professionnel de santé s'est déjà préoccupé de votre consommation d'alcool et vous a conseillé de la diminuer ?				
Non	Oui, mais pas dans l'année écoulée		Oui, au cours de l'année écoulée	
0	2		4	

Tableau 2 : Questionnaire AUDIT pour la consommation d'alcool. Score ≥ 5 : consommation à risque. Score ≥ 8 : alcool à risque/usage nocif (7 chez la femme) Score ≥ 12 : alcoolodépendance probable (11 chez la femme)

À noter que le groupe « alcool à risque » est important, d'abord du fait que beaucoup de patients sont concernés, et ensuite parce qu'il existe une intervention validée, « l'intervention brève », qui s'adresse à cette catégorie de buveurs.

Prise en charge des patients « alcool à risque »
Utiliser l'intervention brève. Cet outil a été validé en pratique ambulatoire. Pour des patients de 18 à 30 ans, la proportion de gros buveurs passe de 39 à 18 % (NNT = 4,7), les accidents (de 9 *versus* 20 NNT = 10) et les visites aux urgences diminuent de manière importante. Le bénéfice persiste après 4 ans ☺☺☺[22], ☺☺[23].
Le patient doit suivre les étapes suivantes :

1) Faire la liste des bénéfices si diminution de l'absorption d'alcool.

2) Fixer un but :
- Hommes : maximum 3 verres standard 5 ×/sem.
- Femmes : maximum 2 verres standard 5 ×/sem.

3) Comment atteindre ce but ?
- Premier verre seulement après le début du repas.
- Étancher la soif avec des boissons non alcoolisées avant de commencer l'alcool.
- Prendre une boisson non alcoolisée en même temps que chaque boisson avec alcool.
- Boire à petites gorgées.
- Planifier des activités aux heures de consommation d'alcool.
- Faire de l'exercice au lieu de boire si stressé ou agacé.
- Trouver de nouveaux centres d'intérêt.
- Éviter le « bistrot » après le travail.
- Éviter de passer trop de temps avec les amis qui boivent avec vous.
- En cas de pression (« prends un verre avec nous »), invoquer des raisons médicales.

4) « Est-ce que je tiens le cap ? »
- Noter tous les 3 mois la consommation de la semaine passée.
- Repérer les moments difficiles et chercher des activités alternatives.
- Revoir les raisons pour lesquelles la diminution de consommation a été décidée.
- Revenir demander de l'aide.

Prise en charge de la dépendance à l'alcool
L'anamnèse vous a éventuellement permis de poser un diagnostic d'alcoolisme. L'entretien motivationnel a une certaine efficacité dans la prise en charge de

ces patients ☺☺☺[24]. Ce type d'intervention pourrait également se pratiquer par entretien téléphonique ☺☺[25].
Le sevrage peut être pratiqué sans hospitalisation, avec le soutien de benzodiazépines, par exemple oxazépam 15 mg 8-10 cp/j. Diminuer chaque jour la dose de 20 % de la première dose, afin d'éviter de donner plus de 5 à 6 jours de benzodiazépines. Ajuster la dose en fonction de l'importance de l'alcoolisme et de l'utilisation antérieure de benzodiazépines.
L'entretien motivationnel est ici fondamental pour accompagner votre patient dans une stratégie de changement (voir « Arrêt de la cigarette », p. 47).
L'acamprosate améliore le taux d'abstinents à 6-12 mois (NNT = 9). Le bénéfice existe encore à 2 ans, mais est moins élevé (NNT = 45) ☺☺☺[237]. La naltrexone, antagoniste des opiacés à 50 mg/j améliore également le nombre de patients abstinents à court terme (mois) ☺☺☺[238] (NNT = 5). Pour les deux médicaments, le succès dépend de l'observance des patients, qui n'est pas toujours facile à obtenir.
Il existe une controverse importante sur l'utilisation du baclofène. Une revue *Cochrane* considère qu'il n'existe que peu d'études, qu'elles sont peu significatives et conclut qu'il faut davantage de données pour prendre position ☺[26].

3) Activité physique

Les recommandations habituelles : (30 minutes d'activité physique 6 jours/7) sont basés sur de nombreuses études ☺☺[27]. À noter qu'il est possible de fractionner ces séances et que des activités physiques peu importantes sont malgré tout associées à des bénéfices significatifs.

Une revue de la littérature évalue à 24 % la diminution du risque cardiovasculaire avec une activité modérée et 34 % pour une activité plus importante ☺☺[28].
Une activité physique régulière même modérée diminue très probablement également la mortalité cardiovasculaire.
En prévention primaire, on constate après 4,5 ans une diminution de 44 % de la mortalité chez les personnes inactives qui commencent à faire de l'exercice régulièrement ☺☺[29] (NNT = 121).
Après un suivi de 25 ans, la diminution de la mortalité cardiovasculaire chez les personnes physiquement actives est de 40 % ☺☺[30] (NNT = 157 fumeurs, 333 non-fumeurs).
Un exercice significatif (transpiration) de 1,5 heure/semaine (même en une fois) ou une marche vigoureuse de 3 heures/semaine sont associés à 30-40 % de réduction des événements cardiovasculaires dans une étude prospective de 12 ans chez des infirmières ☺☺[31] (NNT = 181-242).
Une étude récente au Danemark montre que commencer le vélo comme moyen de transport diminue de 26 % le risque cardiovasculaire ☺☺[32].

Une activité sportive régulière réduit le **risque de cancer** colorectal droit et gauche ☺[33].

D'autre part, une activité physique régulière protège de l'**ostéoporose** (voir ci-dessous) et améliore la qualité de vie des personnes limitées du point de vue pulmonaire ☺☺☺[34].

Enfin, le « brisk walking » (marche rapide) 1,5 h/sem (3 × 30 min), avec une perte de poids de 7 %, diminue de 58 % la probabilité d'évolution vers un **diabète** (NNT = 6,9 pour des patients avec glycémie à jeun entre 5,3 et 6,9) ☺☺☺[35].

4) La sexualité du patient représente-t-elle un risque infectieux ?

L'orientation sexuelle du patient ainsi que le nombre de ses partenaires méritent d'être précisés. Ce sujet, parfois délicat, est fréquemment négligé par les médecins, alors qu'il permet l'instauration d'un dialogue souvent efficace sur les mesures de prévention :

- Informer le patient sur les facteurs de risque liés à sa sexualité.
- Personnaliser l'information fournie (homosexualité, hétérosexualité, types de rapports : oraux, anaux).
- Insister sur le fait qu'il n'existe pas de situation « sûre » (l'hétérosexualité est souvent considérée à tort comme non dangereuse) et sur l'importance de l'utilisation systématique du préservatif.

5) Le carnet de vaccinations est-il à jour ?

Les causes d'un taux de vaccination insuffisant sont multiples :

- manque d'informations et oublis (diphtérie/tétanos – personnes âgées) ;
- manque de conviction des médecins (rougeole/pneumocoque) ;
- mauvaise image dans la presse (rougeole, hépatite B) ;
- sentiment d'inefficacité chez les patients et les médecins (grippe) ;
- difficulté de recommencer chaque année (grippe) ;
- pour les enfants, se rapporter aux guides de pratique pédiatriques ☺[36].

L'OFSP a publié des recommandations de vaccination ☺[37]

Il faut se rappeler que les vaccinations sont utiles pour le patient, mais aussi pour la collectivité. Au-dessus d'un certain taux de couverture de vaccination, les épidémies ne peuvent plus survenir. Il s'agit de l'immunité dite « de troupeau ». La vaccination peut donc être considérée comme un « devoir civique ». Il faut aussi rappeler que les parents opposés aux vaccinations sont, eux, généralement vaccinés, et qu'ils ne demandent pas à leurs enfants s'ils sont prêts à courir le risque de complications parfois gravissimes par absence de protection vaccinale.

Diphtérie, tétanos, coqueluche

Il faut faire au minimum 3 injections puis un rappel tous les 20 ans (nouvelles directives). Une épidémie de diphtérie en Russie en 1992 (2 300 cas en 6 mois) ☺[38] a démontré le danger d'une diminution de la couverture vaccinale.
Il est actuellement conseillé d'associer systématiquement le vaccin contre la diphtérie à celui du tétanos en cas de rappel. En raison du danger que courent les nouveau-nés et les femmes enceintes, il est actuellement fortement conseillé d'ajouter la coqueluche à ces deux vaccins. Dans les trois cas, il s'agit d'une vaccination contre une endotoxine et non pas contre la bactérie responsable de la maladie.

Poliomyélite

Le vaccin oral est actuellement déconseillé car il s'accompagne d'une incidence de poliomyélite vaccinale de 1 sur 400 000 à 750 000 pour la primovaccination, et de 1 sur 5 millions pour les doses suivantes. Cette incidence de poliomyélite vaccinale est plus grande que le risque d'une maladie « sauvage » attrapée accidentellement.
Le vaccin inactivé (sans risque d'infection vaccinale) par voie parentérale IPV doit lui être substitué, en tout cas pour les premières doses. L'OMS espère éradiquer cette maladie prochainement. Il est difficile de savoir à quel moment il sera possible d'arrêter les programmes de vaccination ☺☺[39]. Un rappel tous les 20 ans est conseillé.

Hépatite B

Le vaccin est conseillé pour les personnes en contact avec du sang (professionnels de la santé), mais également pour les enfants et les adolescents ☺☺☺[40]. Un taux d'anticorps au-delà de 10 unités protège de la maladie ☺☺[41]. La réponse immunologique diminue avec le temps, mais garde encore un effet à long terme ☺[42]. Il est néanmoins conseillé de faire un rappel tous les 20 ans en cas d'exposition au risque. Sur plus de 36 millions de doses, aucun lien avec des affections neurologiques n'a pu être démontré ☺☺[43] (OR = 1 [0,74 ; 1,37]) ☺☺☺[44].

Rubéole

Une infection rubéolique au cours d'une grossesse s'accompagne de 7 % de malformations... Dans les cas où il est difficile de vacciner (doute pendant une grossesse), le dosage des anticorps avec un taux anticorps antirubéole à plus de 1,8 permet de conclure à une immunité et d'éviter ainsi la vaccination. Il n'est alors pas nécessaire de revacciner.

Attention

S'assurer que la patiente n'est pas enceinte au moment de la vaccination contre la rubéole, et l'avertir de pratiquer une contraception efficace pendant les trois mois qui suivent cette vaccination : il s'agit d'un vaccin vivant...

Oreillons

Une revue sur 5 ans des complications rapporte une incidence de 12,3 % d'hospitalisations (méningite, encéphalite, pancréatite, orchite). L'âge moyen des personnes atteintes est de 17 ans. Deux doses de vaccins diminuent le risque de 71 % ☺☺[45]. Un rappel autour de 40 ans est suffisant.

Grippe

Chez les patients de plus de 65 ans atteints de maladie pulmonaire chronique, la grippe s'accompagne de 15 % de complications (mortalité, infection des voies aériennes, décompensation cardiaque). Le vaccin entraîne une diminution de 50 % des complications chez les personnes vaccinées ☺☺[46] (NNT = 13). Le bénéfice est également démontré pour les personnes plus jeunes, avec une diminution de 42 % des journées de travail manquées ☺☺☺[47] (NNT = 2). Sur plus de 25 000 personnes de plus de 65 ans suivies pendant 3 années d'épidémie, le vaccin (avec environ 50 % de couverture vaccinale) diminue les hospitalisations pour pneumonie de 50 % (NNT = 240), pour infection respiratoire inférieure de 30 % (NNT = 97) ; il diminue également la mortalité de 50 % (NNT = 214) ☺☺[48]. Le vaccin diminue l'absentéisme pour le personnel de santé ☺☺☺[49]. Pratiqué chez les employés, il diminue la mortalité des résidents dans les maisons de retraite ☺☺[50].

Pneumocoque

La vaccination contre le pneumocoque diminue l'incidence des pneumonies à pneumocoques même chez les personnes âgées ☺☺☺[51,52]. Cette vaccination est bien tolérée et devrait être proposée à toutes les personnes fragiles (âge, maladie pulmonaire). On considère par analogie à d'autres vaccins que les patients devraient être revaccinés tous les 5 ans ☺[53].

La surveillance des souches responsables d'atteinte invasive en Suisse montre que le vaccin 23-valent couvre 92,4 % des souches, alors que le vaccin 7-valent n'en couvre que 56,4 % ☺☺☺[54].

Rougeole

Affection hautement contagieuse (pratiquement 100 % de transmission), la rougeole entraîne 22,7 % de complications, dont 0,1 % d'encéphalites et 0,32 % de décès. Une épidémie récente (aux Pays-Bas, 2 451 cas) s'est accompagnée de 0,1 % de mortalité, 0,2 % d'encéphalites, 16,9 % de complications diverses (pneumonies, hospitalisations). Elle a touché une population particulière : celle qui avait refusé toute vaccination ☺☺[55]. Le vaccin entraîne 1-2 problèmes neurologiques pour 10 millions de vaccinations ☺☺[56]. Un rappel avant 12 ans est actuellement recommandé, en raison de la fréquence de non-réponse après une seule injection. Le problème de la vaccination, malgré les objectifs de la collectivité (OMS) qui espère éradiquer cette maladie ☺☺☺[57], c'est que les individus refusent souvent la vaccination par peur d'effets secondaires.

Papillomavirus

L'infection persistante à HPV est la seule cause du cancer du col. Le vaccin diminue de plus de 90 % les lésions précancéreuses du col de l'utérus ☺☺☺[58]. Il est à noter que l'infection HPV est également liée aux cancers de la région anale et ORL.

6) Facteurs de risque pour un cancer ?

Cancer du poumon

Un arrêt de la consommation de tabac diminue la probabilité de cancer du poumon. Cette diminution commence après 5 ans d'abstinence et atteint 80-90 % de réduction de risque après 15 ans. À long terme, cette probabilité reste cependant plus élevée que pour des non-fumeurs ☺☺☺[59,60].

Cancer du sein

Sur l'ensemble des femmes avec un cancer du sein, 20-30 % ont une parente avec un cancer du sein, mais on ne trouve toutefois une tendance familiale réelle que dans 5-10 % des cas. La plupart des cancers du sein « familiaux » surviennent donc « par hasard ». Certains facteurs (tableau 3) permettent de prédire une augmentation du risque de cancer du sein.

Facteur de protection
Premières règles après 13 ans. Pas d'antécédents de biopsies du sein
Pas de cancer du sein chez la mère ou la (les) sœur(s)
Premier enfant avant 20 ans

Tableau 3 : Facteurs prédictifs de risque diminué de cancer du sein

Une partie du risque évalué ci-dessus est lié à des mutations (BRCA1 et BRCA2). Vous trouverez sur Internet des outils de calcul de probabilité de la présence de ces mutations :
www4.utsouthwestern.edu/breasthealth/cagene
www.myriadtests.com

Le tableau 4 montre que pour la petite minorité de personnes porteuses de la mutation, le risque de plusieurs types de cancer est fortement augmenté.

	Mutation BRCA1/2 absente	**Mutation BRCA1/2 présente**
ca sein	12,5 %	55-85 %
ca ovaire	1,5 %	25-50 %
ca prostate	15 %	35-40 %
ca pancréas	1,3 %	10 %

Tableau 4 : Probabilité de souffrir un jour d'un cancer (ca) en fonction de la présence de la mutation

Le conseil génétique reste une intervention délicate. Que proposer à une femme ayant 50 % de probabilité de développer un cancer du sein ? Quel est le seuil de probabilité qui permet d'envisager par exemple l'ablation des deux seins ou de commencer une chimiothérapie prophylactique ? Il faut bien réfléchir avant de proposer un conseil génétique. Des consultations spécialisées multidisciplinaires ont été créées un peu partout pour gérer ce problème très délicat.

Cancer du col de l'utérus

On considère actuellement que l'infection par certaines souches de papillomavirus (VPH) est une cause nécessaire pour le développement de ce cancer ☺☺[61,62]. Certains types de VPH sont à très haut risque ☺☺[63]. La vaccination prévient la majorité des lésions précancéreuses (voir p. 13).

Des stratégies de dépistage avec frottis du col et/ou recherche de VPH font l'objet de multiples recherches.

Pour prédire une colposcopie pathologique, la recherche de VPH est plus sensible mais moins spécifique que le frottis du col (frottis *versus* VPH sensibilité 60 % *versus* 90 % – spécificité 82 % *versus* 75 % pour une prévalence d'anomalies à la colposcopie de 3,2 %) ☺☺[64], ☺☺[65].

Une recherche de VPH négative ne permet pas d'exclure une colposcopie pathologique. Pour l'instant, on recommande encore un dépistage avec frottis du col 1 fois tous les 3 ans, après 2 dépistages annuels négatifs ☺[66].

Il est à noter qu'il n'existe pas d'études randomisées démontrant le bénéfice du dépistage du cancer du col (!). Le dépistage a diminué, mais pas supprimé l'incidence du cancer du col.

L'absence de dépistage minimal tous les 3 ans explique environ la moitié des cas de cancer, l'autre moitié s'explique soit par les faux négatifs du frottis, soit par une prise en charge insuffisante des frottis pathologiques (...) ☺☺[67,68,69].

Cancer colorectal (CCR)

Le cancer colorectal est la seconde cause de mortalité par maladie tumorale chez la femme et la troisième chez l'homme ☺☺[70]. Le CCR est responsable de 10 % de la mortalité due au cancer. Un tiers des patients avec CCR meurt de sa maladie.

Dans la prévention primaire du CCR, les facteurs de risques environnementaux sont liés à l'alimentation et à l'hygiène de vie (obésité) ce qui explique la grande variabilité de l'incidence de la maladie dans le monde. Voir « Alimentation », p. 3, « Tabac », p. 5.

Facteurs de risques non alimentaires

Le diabète sucré est associé à une augmentation de l'incidence du CCR de 30 % ☺☺[71]. L'effet de la cholécystectomie comme facteur favorisant le CCR est contesté ☺[72]. L'incidence du CCR est également augmentée en cas d'obésité, d'acromégalie, de transplantation rénale et d'anastomose urétérocolique.

Pour ce qui est des facteurs protecteurs

Alimentaires

Le rôle de la caféine (thé, café, chocolat) est controversé ☺[73]. Un régime riche en fruits et végétaux ainsi qu'en fibres est souvent proposé mais son rôle protecteur reste également discuté, semble minime et dépendant du type de fibre ☺☺[74,75], ☺[76]. Un certain nombre d'études toutes discutées suggèrent un effet protecteur de l'acide folique ☺☺[77], de la vitamine B6 ☺☺[78], du calcium, de la vitamine D et du magnésium ☺☺[79] sur l'apparition de polypes et du CCR. Sur la base de ces études non conclusives et parfois contradictoires, nous ne proposons aucun supplément vitaminé systématique avec l'alimentation. La consommation de poisson est associée à une baisse de l'incidence de CCR ☺☺[80].

Non alimentaires

Une activité sportive régulière réduit le risque de CCR droit et gauche ☺[81], voir « Activité physique », p. 9.

Pour ce qui est des médicaments, un grand nombre d'études laisse suggérer que l'aspirine et les AINS offrent un effet protecteur en prise régulière sur l'apparition du CCR ☺☺☺[82] et la récidive des polypes coliques. L'effet protecteur de l'hormothérapie postménopausique, des statines ☺[83], des antioxydants et des biphosphonates n'est pas clairement démontré.

Sur la base de ces informations, on peut donc recommander dans la prévention des polypes et du CCR un régime riche en fruits, légumes et fibres, pauvre en viande rouge, de l'exercice physique régulier avec maintien du poids, d'éviter de fumer et de boire en excès ainsi qu'un régime varié sans supplément vitaminique systématique.

Mélanomes

Une histoire familiale de mélanome augmente la probabilité d'être atteint par cette maladie (10 % des mélanomes sont « familiaux »). D'autres facteurs prédictifs ont été démontrés.

Le calcul du risque est basé sur la présence d'antécédents familiaux de mélanomes (RR = 2,2), du nombre de nævi normaux (plus de 50 RR = 5, plus de 100 RR = 17) de la présence de nævi atypiques, de la notion de coups de soleils importants avant 20 ans (RR = 2), de l'âge avancé, du sexe masculin et de la couleur des cheveux (blonds RR = 1,5 ou roux RR = 1,9).

Remarque

Un nævus atypique ou dysplasique est une lésion avec des bords irréguliers, une coloration inhomogène, plus grande que des nævi normaux (qui sont généralement d'un diamètre < 0,6 cm).

Une modélisation basée sur la Nurses' Health Study permet d'estimer le risque de nævus atypique en fonction de ces facteurs ☺☺[84].

La notion d'un risque individuel élevé devrait faire insister sur les méthodes de prévention connues avec évaluation régulière par un dermatologue par une cartographie annuelle computorisée.

Cancer de l'endomètre

L'obésité dans la période postménopausique et la prise d'œstrogènes lors de la ménopause non contrebalancée par des progestatifs sont des facteurs de risque bien connus pour le cancer de l'endomètre.

Il n'existe pas de stratégie validée de dépistage pour la population générale. En cas de syndrome du cancer colorectal familial sans polypose HNPCC « hereditary non polyposis colorectal carcinoma » (voir sous « Coloscopie »), en raison du risque très élevé de cancer de l'endomètre (40-60 %), un dépistage annuel à partir de 35 ans par biopsies endométriales pourrait être indiqué.

Autres cancers avec tendance familiale

Il s'agit d'affections rares, comme le carcinome médullaire de la thyroïde, le phéochromocytome et l'hyperplasie parathyroïdienne.

En cas d'agrégation familiale, on doit suspecter la présence soit d'un MEN (« multiple endocrine neoplasia ») de type 1 ou 2 :

– MEN type 2 : la mutation est présente à une fréquence de 2,5/100 000 dans la population générale. En l'absence d'histoire familiale, 6 à 25 % des personnes souffrant de cancers médullaires de la thyroïde ont une mutation. Si le cancer a commencé avant 35 ans, ou en présence d'une histoire familiale, l'incidence augmente. Plus de 90 % des personnes porteuses de la mutation auront un cancer médullaire de la thyroïde. Le bénéfice d'un dépistage de la famille n'est pas démontré.

– MEN type 1 : la mutation est présente chez 1/100 000 individu. On peut suspecter cette mutation par la présence d'un des cancers suivants chez un patient ou un parent proche avant 50 ans : cancer de la parathyroïde (100 % si avant 50 ans), cancer du pancréas ou de l'hypophyse. L'hyperparathyroïdisme est très fréquent chez les personnes porteuses de la mutation, mais représente seulement 1 % des hyperparathyroïdismes primaires. Le bénéfice pour les personnes dépistées n'a pas été démontré.

Informations peu ou pas utiles dans l'anamnèse

Existe-t-il des troubles mnésiques (personnes âgées) ?

Dans la plupart des cas, ce sont les patients ou leur famille qui posent cette question, inquiets à l'idée d'une maladie d'Alzheimer débutante. Avec l'avancée en âge, les troubles cognitifs augmentent ☺☺[85], mais cette augmentation est liée à de multiples facteurs en interaction complexe tout au long de l'existence (notamment des facteurs de risque cardiovasculaires, mais aussi style de vie, parcours de vie, antécédents de dépression, niveau d'éducation, maintien de relations et de rôles sociaux...) ☺[86].

L'intérêt d'un diagnostic précoce est limité par la très faible efficacité des médicaments dans la vie de tous les jours : l'autonomie des patients n'est pas améliorée de manière sensible et le déclin cognitif n'est pas retardé[87] ☺☺☺

NB : Certaines études montrent même une plus forte aggravation à long terme chez les personnes sous inhibiteurs.

En revanche, il importe de mettre l'accent sur des mesures de prévention, et de donner à la personne qui présente des troubles et surtout à son entourage des stratégies permettant de faire face aux difficultés cognitives et d'optimiser la qualité de vie ☺[88].

Existe-t-il des hémorragies sous-arachnoïdiennes (HSA) dans la famille ?

Les familles au premier degré de patients ayant souffert d'HSA sont elles-mêmes à risque de souffrir de cette affection. Une étude portant sur 193 patients ayant souffert d'HSA semble démontrer que le bénéfice du dépistage de toute la famille est discutable ☺☺[89]. On trouve 18 anévrismes, qui sont opérés. L'espérance de vie (calculée en fonction du risque connu dans la littérature de mourir d'un anévrisme) est augmentée de 0,9 année. Ce bénéfice est toutefois obtenu au prix de 19 années de fonction diminuée par personne opérée, en raison de l'importance des complications postopératoires.

7) L'examen clinique du check-up

L'examen physique n'a qu'un faible rendement dans le contexte d'un bilan de santé. Les conférences de consensus ne proposent que le dépistage de l'hypertension artérielle. Il est cependant probablement utile d'examiner attentivement le patient pour rechercher :

- une hypertension artérielle (bénéfice prouvé) ;
- des ganglions (lymphome encore asymptomatique ?) ;
- des facteurs de risque pour le cancer de la peau (présence de nævi ?) ;
- une dysplasie muqueuse dans la cavité orale (précancérose ?) ;
- des affections dentaires (gingivite ? éducation au brossage des dents) ;
- des nodules au niveau des seins (dépistage du cancer du sein) ;
- un souffle cardiaque (sportifs ? prophylaxie antibiotique ? - voir p. 19) ;
- un anévrisme abdominal ;
- examen gynécologique ? (voir ci-dessus « Probabilité de cancer du col ») ;
- une anomalie testiculaire (séminotératome chez les moins de 35 ans ? Si palpation pathologique, pratiquer une échographie des testicules et demander un avis spécialisé) ;
- une mesure de l'IMC et du tour de taille.

La tension artérielle humérale est prise en position assise, après 15 minutes de repos. En cas de valeurs pathologiques, demander au patient de revenir à plusieurs reprises se faire prendre la tension.
L'urgence de traiter une hypertension *en urgence* dépend des signes d'atteinte grave des organes cibles (angor, dyspnée, céphalées, état confusionnel). En cas de doute, faire un fond d'œil. Un œdème de la papille signe une encéphalopathie hypertensive et motive une admission en urgence à l'hôpital. En l'absence de signes de gravité (atteinte d'organe), reprendre la tension après 15 minutes de repos.
À noter que c'est la tension prise au cabinet qui est utilisée pour calculer le risque cardiovasculaire. L'intérêt de faire un enregistrement de 24 heures est donc relatif, puisque c'est sur la base de l'estimation du risque cardiovasculaire qu'on décide d'un traitement, même si on a démontré un rapport entre la tension de 24 heures et les complications cardiovasculaires ☺☺☺[89].
Les valeurs des enregistrements sur 24 heures sont plus basses que les valeurs au cabinet. La prise de TAH à répétition sur 30 minutes au cabinet du médecin par un appareil automatique semble donner les mêmes informations qu'un profil tensionnel de 24 heures ou la prise de tension à domicile ☺☺[90,91,92].
À noter que pour ces trois méthodes, les valeurs « normales » seront plus basses que la tension prise au cabinet.
Proposer ces trois méthodes si vous avez un doute concernant une hypertension masquée (anomalies vasculaires et tension au cabinet normale) ou une hypertension « blouse blanche ».
L'auscultation cardiaque chez de jeunes sportifs peut amener à proposer une échographie. Une étude italienne a démontré le bénéfice d'exclure de la compétition les patients souffrant de cardiomyopathie hypertrophique afin de limiter le risque de mort subite liée à l'exercice ☺☺[90].

Le bénéfice de prescrire une *prophylaxie antibiotique* chez des patients avec valvulopathie n'a jamais été démontré par des études prospectives. Des données rétrospectives sérieuses mettent en doute l'utilité de prendre ce type de précaution avant traitement dentaire par exemple ☺[91]. Il n'est donc pas certain que la découverte d'un souffle chez une personne non sportive et *asymptomatique* doive systématiquement faire l'objet d'une échographie.

Le toucher rectal (pour la détection d'un cancer de la prostate) a une sensibilité de 59 % et une spécificité de 94 %. Ce n'est donc pas un outil de dépistage valide, puisqu'il manque environ la moitié des cancers ☺☺[94]. Moins de 10 % des cancers colorectaux sont palpés au toucher rectal. Voir ci-dessous sous « PSA ».

Le périmètre abdominal (PA) est prédictif d'un syndrome métabolique, qui est un des éléments prédictifs de diabète. Les sujets masculins avec indice de masse corporel > 30 + PA > 102 cm augmentent leur risque d'avoir un diabète de plus de deux fois ☺☺[95].

8) Les examens complémentaires du check-up

L'utilité de *la plupart* des examens biologiques dans le cadre d'un check-up n'a pas été démontrée chez les patients *asymptomatiques*.

Les dosages des lipides et de la glycémie permettent d'évaluer les risques de maladie cardiovasculaire et de diabète. Certains auteurs considèrent qu'il est *inutile* de doser les lipides sanguins avant 40 ans, car quelles que soient les valeurs, le risque cardiovasculaire sera en dessous du seuil d'intervention en prévention primaire. D'autres estiment qu'il faut savoir le plus tôt possible quel est le risque d'un patient pour justifier des interventions notamment comportementales. La fréquence des contrôles ne répond pas à des critères objectifs.

Lipides TG, LDL, HDL

Le site suisse du GSLA propose un calcul de risque qui inclut les triglycérides, en plus des LDL et des HDL ☺[93]. Les tables (SCORE ou Framingham) utilisent soit le cholestérol total seul, soit le rapport HDL/cholestérol total. Le dosage des LDL est délicat, cette valeur est le plus souvent calculée.

$$\text{LDL cholestérol} = \text{cholestérol total} - \text{HDL cholestérol} - (0{,}45 \times \text{triglycérides totaux}).$$

Glycémie

Selon l'American Diabetes Association (ADA) ☺☺[96], le dosage de la glycémie doit être pratiqué tous les 3 ans chez toutes les personnes âgées de plus de 45 ans. Le dosage sera effectué plus tôt et plus souvent si :
– le patient est obèse (IMC ≥ 30) ;
– présence d'un diabète chez un parent du 1er degré ;

– le patient appartient à un groupe ethnique à risque (afro-américain, hispano-américain, Indiens d'Amérique) ;
– il existe une notion de diabète gestationnel ou d'enfant macrosome (> 4,5 kg) ;
– il existe une hypertension (plus de 140/90).

Il est possible d'estimer le risque de diabète sur la base d'un questionnaire (tableau 5).

question	réponse	score
Age ?	< 40 (0 points)	
	40-49 (1 point)	
	50-59 (1 point)	
	≥ 60 (3 points)	
Sexe ?	Femme (0 point)	
	Homme (1 point)	
AF diabète ?	Non (0 point)	
	Oui (1 point)	
Hypertendu ?	Non (0 point)	
	Oui (1 point)	
Poids ?	Normal (0 point)	
	Surpoids (1 point)	
	Obèse (2 point)	
	Obèsité extrème (3 point)	
Sédentaire	Oui (0 point)	
	Non (1 point)	
TOTAL		
Score ≥ 4 risque élevé de diabète ou prédiabète		
Score ≥ 4 risque élevé de diabète		

Tableau 5 : Calcul du risque de diabète ☺[94]

Transaminases

Le dosage des transaminases n'est pas recommandé en routine en raison de son faible rendement. Une étude sur 19 877 soldats de l'US Air Force n'a permis de détecter que 8 hépatites chroniques. Nous ne recommandons ce dosage que pour les patients qui ont une anamnèse à risque (transfusions, injections, tatouages et sexualité à risque). En plus de détecter une éventuelle atteinte hépatique, le dosage des transaminases pourrait avoir le mérite de sensibiliser les patients au risque encouru lors de pratiques à risques.

Alcoolisme

Certains médecins utilisent des tests biologiques (dosages de la CDT et de la gamma-Gt, mesure du volume globulaire moyen [MCV]) pour dépister un alcoolisme (tableau 6). Ces tests ont cependant des limites importantes. En pratique, pour le dépistage, il vaut mieux se baser sur le questionnaire AUDIT (voir p. 5).

Mesure	Sensibilité	Spécificité
Dosage de la CDT	36-80 %	85-98 %
Dosage de la gamma-Gt	80 %	88 %
Mesure du MCV (volume globulaire moyen)	45 %	92 %

Tableau 6 : Performances de différents tests biologiques pour le diagnostic d'alcoolisme. Il faut considérer avec prudence les résultats de ces tests ☺☺[95]. Par exemple, avec une probabilité d'alcoolisme de 20 % (cabinet de médecine générale), un MCV élevé fait passer la probabilité d'alcoolisme de 20 à 58 %. Si le MCV est normal, la probabilité est encore de 13 %. Dans la situation d'une alcoolisation aiguë, la probabilité d'un alcoolisme chronique sera beaucoup plus élevée que 20 %. Dans cette situation uniquement un test positif permet d'affirmer le diagnostic

« Prostate specific antigen » (PSA)

Le cancer de la prostate est très fréquent. Dans une série d'autopsie faite chez des patients totalement asymptomatiques, 86 % des personnes de plus de 80 ans ont un cancer de la prostate, dont 60 % de « high grade intraepithelial neoplasia » (tableau 7).

Âge	N	% PCa	N loci	% HGPIN
18-30	9	0 (0/9)	0	0 (0/9)
31-40	20	15,0 (3/20)	3	10,0 (2/20)
41-50	30	26,6 (8/30)	11	16,6 (5/30)
51-60	28	32,1 (9/28)	13	25,0 (7/28)
61-70	20	50,0 (10/20)	11	55,0 (11/20)
71-80	17	64,7 (11/17)	13	58,8 (10/17)
81-95	15	86,6 (13/15)	13	60,0 (9/15)
Total	139	38,8(54/139)	64	31,6 (44/139)

Tableau 7 : Dans une série d'autopsie % de cancer de la prostate (Pca) et pourcentage de « high grade intraepithelial neoplasia » parmi ces cancers ☺[96]

Les stratégies de dépistage se basent sur le PSA. Les études montrent un bénéfice relatif de ce dépistage avec des effets secondaires importants. Le toucher rectal n'est pas très performant (voir p. 19).
Les recommandations sont *de discuter avec le patient AVANT de doser le PSA*, en lui présentant les avantages et les inconvénients de ce dépistage. Si on pratique un dosage sans le demander au patient, une fois qu'on a mis en évidence un PSA élevée, il devient difficile de l'ignorer...

Le bénéfice
Après 13 ans, l'étude ERSP montre qu'on évite 1,28 décès pour 1 000 dépistages. Il faut donc inviter 781 personnes à faire une PSA pour éviter un décès. Sur 27 patients diagnostiqués et traités, un seul va en bénéficier (mortalité) ☺☺☺[97]. Après 13 ans d'observation, l'étude américaine, par contre, ne trouve pas de différence de mortalité entre le groupe « dépistage » et le groupe témoin ☺☺☺[98]. Une explication proposée est le fait que les patients du groupe témoin ont aussi eu des dépistages.
L'explication pour une efficacité relative du dépistage tient au fait que le cancer de la prostate peut évoluer très lentement (on meurt d'autre chose) et que dans d'autres situations fréquentes, il y a déjà des métastases au moment du diagnostic. Dans les deux cas, une opération ne change pas le pronostic. Il est difficile d'être absolument certain qu'on se trouve dans la situation intermédiaire : un cancer agressif sans métastase qui justifierait de subir les inconvénients des traitements.

Les effets secondaires
Un groupe allemand a enregistré le degré d'incontinence et d'impuissance avant et après intervention sur 400 patients. Avec un âge moyen de 64 ans, ces symptômes étaient déjà fréquents, mais l'opération aggrave nettement les choses (tableau 8)

INCONTINENCE	avant op	après op	% +/-
Aucune	89.90 %	32.50 %	- 64 %
faible	6.50 %	29.70 %	357 %
moyenne	2.90 %	30.50 %	952 %
forte	0.70 %	7.20 %	1029 %
totale	10.10 %	67.40 %	667 %

IMPUISSANCE	avant op	après op	% +/-
aucune	33.60 %	5.40 %	16 %
faible	20.20 %	7.40 %	37 %
moyenne	13.60 %	10.70 %	79 %
moyenne forte	13.80 %	13.40 %	97 %
forte	18.80 %	64.10 %	341 %
totale	66.40 %	94.60 %	142 %

Tableau 8 : Incontinence et impuissance avant et après prostatectomie ☺[99]

Le diagnostic et le traitement d'un cancer de la prostate bénéficient à environ 1 patient sur 20. Le bénéfice sur la mortalité n'est effectif que 9 à 13 ans après l'opération.
Après opération, sur 7 patients qui n'avaient aucun problème d'impuissance, 6 auront des difficultés et sur 3 patients sans incontinence, 2 auront une incontinence. Lorsque l'espérance de vie à 10 ans est faible, il faut probablement abandonner la surveillance, les ennuis dépassant les bénéfices ☺[100].

Saturation de la transferrine

L'hémochromatose est une maladie autosomique récessive. Dans les pays européens (ouest et nord), la prévalence de l'atteinte homozygote est estimée entre 1/200 ☺[101] et 0,3/1 000 ☺☺[102].
Environ 20-30 % de ces patients souffriront de surcharge en fer.
Un dosage de la saturation en transferrine après 30 ans pourrait être utile en fonction de la prévalence de cette affection. Une valeur de saturation de la transferrine > 50 % (femmes) ou > 60 % (hommes) suggère fortement le diagnostic (sensibilité 92 % spécificité 93 %) ☺☺[103].
Un patient atteint de la maladie devrait être testé génétiquement. S'il a des enfants, et qu'il est homozygote pour C282Y, il faut tester l'épouse. Si elle est hétérozygote, il faut tester les enfants ☺[104] (80-100 % des patients ont une mutation C282Y – cystéine changée en tyrosine).

Dosage de la vitamine D

Le déficit en vitamine D est un problème fréquent, touchant la moitié des personnes âgées en bonne santé et 80 % des personnes aux antécédents de fracture de la hanche ☺[105,106,107]. Plusieurs études randomisées contrôlées regroupées dans des méta-analyses ont démontré que la vitamine D (avec suppléments de calcium) contribue à prévenir les chutes (−15 %) et les fractures (−20-30 %) chez les personnes âgées ☺☺☺[108,109]. L'impact de la vitamine D sur d'autres maladies est plus débattu, remettant en question son dépistage systématique dans la population globale ☺☺☺[110], ☺☺[111], ☺[112,113]. Or, le nombre des dosages de la vitamine D sous sa forme 25(OH)D a considérablement augmenté depuis une dizaine d'années pour devenir le premier poste de dépenses pour la biologie en ambulatoire ☺[114]. Les dernières recommandations internationales s'accordent à dire que le dosage sanguin de la 25(OH)D n'est pertinent *que* chez les patients présentant un risque élevé de carence sévère en vitamine D (tableau 9 ☺[115,116]).

Maladies métaboliques osseuses dont ostéoporose, ostéomalacie, hyperparathyroïdie, hypocalcémie
Fracture sur traumatisme mineur
Chutes et/ou avec difficulté à se lever
Grossesse
Néphropathies chroniques
Insuffisance hépatique
Syndrome de malabsorption (dont chirurgie bariatrique)
Obésité
VIH
Individus avec peau foncée et/ou femmes voilées
Utilisateurs de protection solaire pour raisons dermatologiques
Contrôle après supplémentation pour carence
Traitements antiépileptiques, antirétroviraux

Tableau 9 : Situation où un dosage de la 25(OH)D est recommandé

La question du dosage de la vitamine D peut aussi se poser chez des patients d'âge non gériatrique présentant une faiblesse et une fatigue musculaires, associées ou non à une douleur, car une substitution en vitamine D peut améliorer ces symptômes ☺[117], ☺☺[118].

Enfin, plusieurs sociétés médicales de même que l'OFSP recommandent de substituer toutes les personnes âgées de > 60 ans avec 800 à 1 000 U/j sans effectuer au préalable un dosage la vitamine D ☺[119].
La détermination des valeurs de référence pour la concentration en vitamine D reste encore aujourd'hui un sujet de débat. Le tableau 10 donne les valeurs cibles de la vitamine D résumées à titre indicatif par certains experts ☺[120]. Il convient toutefois de rappeler que des données épidémiologiques ont révélé une forte variabilité saisonnière, y compris à l'échelle individuelle ☺[121]. Dans le cadre d'une médecine de précision, il faudrait intégrer cette variabilité dans des outils d'aide à l'analyse décisionnelle avant de débuter une substitution.

Adéquates (population générale) Optimales (prévention des chutes et fractures)	> 50 nmol/l (20 ng/ml) > 75 nmol/l (30 ng/ml)
Insuffisance	25-50 nmol/l (10-20 ng/ml)
Carence	< 25 nmol/l (10 ng/ml)
Quelles doses prescrire ?	
Si âge > 60 ans ou insuffisance	800 à 1 000 U/j ou 5 600-7 000 U/sem
Si carence	1 500-2 000 U/j ou 300 000 U 1 × puis 800 à 1 000 U/k

Tableau 10 : Valeurs cibles de vitamine D et traitement de substitution recommandé

TSH

On voit régulièrement que cette analyse est demandée systématiquement lors des contrôles de santé chez des patients *asymptomatiques*. Ceci est certainement basé sur la notion d'hypothyroïdie subclinique, patients non symptomatiques, avec T4 libre normale, mais avec TSH élevée. Les médecins considèrent qu'il faut traiter ces patients pour diminuer des symptômes mineurs ou pour éviter une évolution vers une hypothyroïdie clinique.
Une grande étude a mis ces patients soit sous placebo, soit sous substitution. Aucune différence entre les deux groupes n'est mise en évidence. L'hypothyroïdie subclinique n'existe pas, aucune raison de la traiter, donc aucune raison de la dépister. Chez des patients *non symptomatiques*, aucun intérêt de tester la TSH ☺☺☺[122].

La mammographie

Pratiquer une mammographie chaque année après 35 ans en cas de facteurs de risques (voir ci-dessus) ; sinon tous les 2 ans entre 50 et 69 ans (recommandations genevoises).

Entre 50 et 69 ans, pendant une période d'observation de 12 ans, si une mammographie est pratiquée tous les 2 ans, la mortalité dans le groupe étudié est de 3,9/1'000 *versus* 5,1/1'000 dans le groupe témoin ☺☺☺[123] (NNT = 833). Ces résultats (assez) favorables ne peuvent être obtenus que si la qualité des interprétations (mammographies et histologie) est élevée. Dans certains programmes moins bien contrôlés, on note une absence de bénéfice de la mammographie.

Il faut relever que ce résultat (1,2 décès évité pour 1 000 femmes radiographiées tous les 2 ans pendant 10 ans) est obtenu au prix d'un grand nombre de biopsies. De plus, 6 femmes devront vivre pendant plusieurs années avec un diagnostic de cancer du sein, mais sans bénéfice, puisque la diminution de la mortalité par le dépistage n'est « que » de l'ordre de 20 % ☺☺☺[124].

Après 69 ans, le bénéfice relatif (40 % de réduction) et absolu (en raison de l'augmentation de probabilité d'avoir un cancer) est plus important ☺☺☺[125] (NNT = 373).

Avant 50 ans, le bénéfice de la mammographie est probablement identique ☺☺[126], mais l'incidence plus faible de cancers impose de faire beaucoup plus de mammographies pour éviter un décès par cancer du sein (NNT beaucoup plus grand). D'autre part, le nombre de faux positifs est plus grand (avec la morbidité qui s'y rapporte). Le dépistage doit donc être discuté individuellement.

L'électrocardiogramme de repos

C'est un examen d'une utilité discutable. On pourrait le justifier si le patient n'en a jamais passé auparavant et s'il présente plus de 2 facteurs de risque cardiovasculaire. L'ECG serait utile pour évaluer le risque cardiovasculaire, selon l'étude de Framingham qui inclut l'hypertrophie ventriculaire gauche électrocardiographique dans les facteurs permettant de mesurer ce risque. D'autre part, on disposerait d'un comparatif en cas de problèmes par la suite.

Remarque

Le test d'effort est inutile dans un contexte de check-up chez un patient asymptomatique. Sa principale utilité pourrait être de rassurer un patient anxieux, par exemple à la suite de la mort subite d'un proche. Un test d'effort tous les 5 ans pourrait se justifier chez un conducteur de collectivité (avion, bus). La valeur prédictive négative d'accidents coronariens est relativement bonne si le test d'effort est négatif cliniquement à l'ECG et si le test d'effort est maximal (fréquence maximale pour l'âge 220-âge atteinte) ☺[127].

Voir « Docteur, j'ai des douleurs dans la poitrine », p. 339.

Échographie de l'abdomen (recherche d'anévrisme de l'aorte)

Nous proposons de pratiquer cet examen chez les hommes fumeurs de plus de 65 ans.
L'incidence d'un nouvel AAA à 10 ans est de 0-4 %, un dépistage à 65 ans semble suffisant[128]☺.
L'incidence d'un anévrisme de l'aorte (AA) dépend de l'âge, du fait d'avoir fumé et d'être un homme. Une histoire familiale semble jouer un rôle moins important. Il est facile de détecter un anévrisme de l'aorte (échographie sensibilité 95 % spécificité 100 %). L'incidence de rupture d'un anévrisme à un an est de 9 % (diamètre 5,5-5,9 cm) 10 % (6,0-6,9 cm) 33 % (> 7,0 cm) ☺☺[129].
L'opération par voie directe a une mortalité de 3-4 % et un taux de complications sévères d'environ 30 % avec un risque significatif d'impuissance. La réparation par voie endovasculaire est moins bien évaluée, le risque ultérieur de passage à une opération par voie ouverte est de l'ordre de 2 % avec une mortalité de 24 %.
L'opération diminue la mortalité d'un anévrisme de 42 % (95 % CI, 22 % to 58 %) NNT = 715 ☺☺[130].

Dépistage du cancer du poumon

La radiographie du thorax chez les fumeurs
Lorsque votre patient est asymptomatique (pas d'hémoptysie, pas de toux inhabituelle, pas de baisse de l'état général, pas de douleurs [métastases]), *l'absence d'utilité* de cet examen dans la prévention du cancer bronchique a été démontrée par plusieurs grandes études, et la plupart des associations médicales (American Thoracic Society) *déconseillent* de le pratiquer.
Il est néanmoins probablement utile, même si cela n'est pas démontré, d'avoir une radiographie du thorax de base chez un patient tabagique chronique.

Le dépistage par CT spiralé « low dose »
Une étude démontre une réduction de 20 % de la mortalité par cette stratégie ☺☺☺[131]. On trouve par ailleurs trois études négatives, qui en tout totalisent environ 9 000 patients ☺☺[132].
Sur 1 000 patients dépistés on a 9 décès par cancer du poumon versus 11 pour les patients sans dépistage. Il faut dépister entre 430 et 575 patients à haut risque de cancer pour prévenir un décès.
Le dépistage par CT met en évidence dans 56 % des cas des nodules (dont 97, % de faux positifs), imposant 7 % de procédures invasives, avec pour 12 % d'entre elles des complications majeures ☺☺☺[133,134]. Le bénéfice est en rapport avec le risque (gros fumeur) alors que tous les participants sont à risque des complications. C'est la raison pour laquelle il faut certainement réserver ce type de dépistage pour les patients à haut risque.

La mise en évidence d'un triplement des cas de leucémies et des cancers du cerveau chez des enfants soumis à des scanners dans les 20 ans qui précèdent ☺☺[135] nous rappelle que l'irradiation peut avoir des effets à plus long terme et qu'il faut certainement tout tenter pour faire arrêter nos patients de fumer, plutôt que de les soumettre à des CT à répétition.

Minéralométrie

Il est possible d'évaluer le risque de fracture sur ostéoporose *sans faire* de minéralométrie. Cet examen n'est d'ailleurs généralement pas remboursé en Suisse. L'université de Sheffield a construit un outil d'évaluation de ce risque accessible sur leur site internet. On peut faire le calcul sans avoir fait de minéralométrie ☺☺[136]. Pour l'interprétation et les décisions thérapeutiques, voir sous « 2e consultation ».

Dépistage du cancer du côlon

Colonoscopie, coloscopie virtuelle, sigmoïdoscopie, recherche de sang dans les selles

Le cancer colorectal (CCR) est une affection fréquente et létale. Il représente la seconde cause de mortalité par cancer, le deuxième cancer diagnostiqué chez la femme et le troisième chez l'homme. En Suisse, environ 4 000 nouveaux cas de CCR sont diagnostiqués chaque année dont près d'un tiers en décède dans les 5 ans. 90 % des patients ont plus de 50 ans au moment du diagnostic. Le dépistage permet l'excision des polypes et des cancers encore localisés par la voie endoscopique. La baisse de l'incidence et de la mortalité du CCR aux États-Unis depuis les années 2000 est attribuée pour plus de 50 % au dépistage. La majorité des CCR se développe à partir de polypes sur une durée d'environ 10 ans ☺[137]. Dans plus de deux tiers des cas, il s'agit d'adénomes de moins de 1 cm, souvent multiples (30 à 50 %), dont la prévalence augmente avec l'âge (30 % à 50 ans, 50 % à 70 ans). La dangerosité des polypes dépend de leur taille, de leur nombre et de leur composante histologique ☺[138]. Dans 22 à 36 % des cas, il s'agit d'adénomes plans, comprenant plus souvent une dysplasie de haut grade ou un cancer, ce qui rend leur dépistage difficile, parfois même à la coloscopie optique ☺[139].

Avant de décider comment et quand pratiquer un dépistage, vous devez déterminer par l'anamnèse à quel groupe de risque appartient votre patient. En raison de l'apparition précoce du CCR dans certaines situations à haut et très haut risque (voir ci-dessous), il convient de poser les questions suivantes dès l'âge de 40 ans, puis tous les 5 ans.

Rechercher un risque familial :

– Connaissez-vous un proche parent du premier ou second degré[1] qui a présenté des polypes ou un CCR du côlon et à quel âge a-t-il eu ses problèmes digestifs ?

– Connaissez-vous un proche parent jeune qui a été investigué pour une maladie héréditaire avec un CCR ou un autre cancer inhabituel[2] ?

Rechercher un risque personnel :

– Avez-vous déjà été traité pour des polypes ou un CCR ?

– Souffrez-vous d'une maladie inflammatoire du côlon (MICI : colite ulcéreuse ou maladie de Crohn) ou d'une affection qui a nécessité une irradiation du petit bassin (par exemple maladie de Hodgkin ou autre cancer dans l'adolescence, cancer de la prostate) ?

Remarque

1 Parents du 1er degré : père/mère, frère(s)/sœur(s), fil(s)/fille(s) ; parents du 2e degré : grands-parents, oncle(s), tante(s), neveu(x), nièce(s).

2 On définit un *cancer inhabituel* par les caractéristiques suivantes :

• un cancer qui survient chez un patient anormalement jeune ;

• l'apparition de tumeurs multiples dans le même organe, ou bilatérales dans des organes pairs ;

• l'apparition de plusieurs tumeurs primaires de type histologique différent ;

• une histoire familiale de cancers du même type chez un ou plusieurs parents du 1er degré ;

• plus d'un cancer dans la famille.

Si vous avez répondu « oui » à une de ces questions, votre patient présente un risque élevé à très élevé de polype ou de CCR. Il s'agit d'une minorité des patients (10 %), voir p. 32.

Si vous avez répondu « non » à toutes ces questions, votre patient présente un risque modéré de développer un polype ou un CCR lié uniquement à l'âge. Il s'agit de la majorité des patients (90 %) de plus de 50 ans, asymptomatiques et sans facteur de risque.

Pour ces patients, nous proposons comme examen de dépistage de choix la coloscopie optique tous les 10 ans dès l'âge de 50 ans ou la recherche de sang dans les selles par une méthode immunologique annuellement comme stratégie alternative de dépistage.

La décision de proposer un dépistage chez un patient de plus de 75 ans doit se baser essentiellement sur les comorbidités, l'espérance de vie (plus de 10 ans) et le risque personnel de CCR plutôt que sur l'âge uniquement.

Il est fréquent de ne proposer que la coloscopie optique car elle est plus performante dans le diagnostic des polypes qui représentent la cible du dépistage. Il est cependant important de proposer le choix à votre patient entre une coloscopie optique et la recherche de sang dans les selles. Il est démontré qu'on augmente ainsi fortement la probabilité (69 % versus 38 %) que le patient utilise au moins une de ces deux méthodes de dépistage ☺☺[140].

La recherche de sang dans les selles

Le Gaïac est la seule méthode de dépistage ayant fait l'objet de nombreuses études contrôlées randomisées sur le long terme. Elle permet une diminution de la mortalité du CCR au mieux d'un tiers des patients environ pendant 30 ans d'observation (NNS = 339 pour prévenir un décès par CCR) ☺☺☺[141], ☺☺[142-143]. Cette méthode de dépistage est peu performante et présente de nombreux inconvénients.

Elle a été abandonnée au profit des *méthodes immunologiques* ☺[144-146], ☺☺[147-148], qui permettent la détection de sang dans les selles par des anticorps dirigés contre la globine de l'Hb humaine. La plupart des tests sont qualitatifs et signalent simplement la présence d'Hb humaine dans les selles. L'utilisation de tests quantitatifs est recommandée car en déterminant la quantité de microgrammes d'Hb par gramme de selles il est possible de modifier les performances des tests. Un seuil de test de 20 mcg d'Hb/g de selles permet de définir un test comme positif et assure la meilleure sensibilité et spécificité pour le diagnostic du CCR.

Les tests immunologiques ne nécessitent qu'un prélèvement unique de selles sans régime spécifique, sans arrêt des anticoagulants ou des antiplaquettaires. Ils présentent une sensibilité moyenne de 74 à 79 % pour le diagnostic des CCR avec une spécificité de 94 à 96 %. Pour les polypes avancés, la performance des tests diffère de façon importante selon le seuil de positivité retenu dans de nombreuses études : sensibilité de 6 à 56 % et spécificité de 68 à 96 %. Le dépistage par la recherche de sang dans les selles est plus facilement accepté par le patient que les autres méthodes.

Si le test est positif, il faut impérativement proposer rapidement une coloscopie optique. Sur 20 ans de suivi, environ 30 % des participants à ce type de dépistage auront une colonoscopie en raison d'un test positif. En l'absence d'anémie ferriprive ou de signes d'appel gastriques, un test positif ne doit pas être une indication à faire en plus une gastroscopie.

La coloscopie optique ☺[149]

La coloscopie optique pratiquée comme examen de dépistage fait l'objet d'études contrôlées randomisées dont les résultats ne seront connus seulement que dans quelques années.

Un faisceau d'arguments laisse cependant penser qu'elle représente actuellement l'examen de dépistage de choix dans les pays industrialisés où l'accès à la coloscopie est facilité car :

- les patients qui ont bénéficié de la résection de polypes coliques ont un risque de développer des polypes avancés ou un CCR réduit de 76 à 90 % par rapport au reste de la population ☺☺[150], ☺[151,152] ;
- comparativement aux patients chez qui un CCR est découvert, les cas contrôles sans CCR qui ont bénéficié dans les 10 ans auparavant d'une coloscopie ont une réduction très significative des CCR droits, gauches et rectaux ☺[153] ;
- la coloscopie de dépistage permet de mettre en évidence une prévalence d'adénomes deux fois plus importante que celle détectée par la sigmoïdoscopie ainsi que des lésions qui ne seraient pas démontrées par l'inspection uniquement du côlon gauche ☺[154] ;
- une méta-analyse de nombreuses études observationnelles met en évidence une réduction du risque de développer un CCR et d'en décéder de 40 à 60 % grâce à la coloscopie comparativement à la sigmoïdoscopie ☺[155] ;
- bien que 60 % des cancers apparaissent au niveau du côlon gauche, plusieurs études ont démontré le déplacement au cours de ces 30 dernières années du cancer colique dans des zones plus proximales, particulièrement chez les femmes et pour le CCR cæcal ☺[156-158].

Entre 50 et 54 ans, il faut faire une coloscopie chez 35 patients pour sauver une vie. Si le collectif est en bonne santé, ce chiffre (NNS – « number needed to screen ») se maintient jusqu'à 80 ans. En cas de polymorbidité, le NNS est moins intéressant (130 entre 50 et 54 ans). Ce n'est donc pas l'âge qui limite le bien-fondé du dépistage mais l'état de santé du patient.

On propose actuellement un examen tous les 10 ans car l'incidence du CCR à 5 ans après une coloscopie normale est d'environ 0 % et celle d'un adénome avec dysplasie avancée < 1,3 % si la coloscopie a été effectuée dans de bonnes conditions ☺[159-162].

La coloscopie virtuelle

Les techniques de colographie par scanner (coloCT) et de résonance magnétique nucléaire ont évolué rapidement. Leur sensibilité pour le dépistage des polypes de petite taille (< 1 cm) est incertaine ☺[163]. Pour les polypes > 10 mm la coloCT a une sensibilité de 67 à 97 % et une spécificité de 96 à 98 % ☺☺[164].

La coloscopie virtuelle nécessite la même préparation que pour la coloscopie optique mais pas de sédation.

Cette méthode ne peut pas être recommandée comme dépistage car :

- elle présente un rapport coût efficacité qui reste incertain par rapport à la coloscopie optique car une coloscopie virtuelle anormale impose une coloscopie optique ;
- l'impact des polypes plans manqués (jusqu'à 36 %) sur l'incidence du CCR est redouté en raison de leur potentiel malin important ;

– l'impact favorable sur la survie de la découverte de lésions extradigestives est très incertain ;
– le risque lié à l'irradiation du patient tous les 5 ans n'est pas nul, et son coût doit être pris en compte.

Les autres méthodes de dépistage

– La *sigmoïdoscopie* avec polypectomie réduit la mortalité du CCR ☺☺[165], ☺☺☺[166]. Cependant ce type de surveillance malgré son coût initial sensiblement plus bas présente des inconvénients importants : une sigmoïdoscopie par rapport à une coloscopie manque pratiquement 65 % des lésions significatives ☺☺[167], la préparation par lavement, souvent insuffisante, empêche la progression de l'endoscope et la détection des polypes ☺[168], la sigmoïdoscopie est souvent douloureuse et amène le patient à renoncer à la coloscopie par crainte de l'examen.
– La recherche combinée du sang dans les selles par une méthode immunologique avec celle du « DNA tumoral » dans les selles tous les 3 ans représente une technique prometteuse ☺☺[169].
– La *vidéocapsule* manque de sensibilité pour le diagnostic des polypes.
– La recherche de *marqueurs tumoraux* dans le sang manque encore de performance dans le diagnostic du CCR et surtout des polypes.
– Le *lavement baryté* ne fait plus partie de l'arsenal de détection du CCR.
– À noter que ni la coloscopie virtuelle, ni l'utilisation du DNA tumoral combiné avec la recherche de sang dans les selles n'ont fait l'objet d'études coût/bénéfice.

Vous avez identifié à l'anamnèse personnelle ou familiale un patient à haut risque de développer un cancer colique. Pour ce groupe de patient, la seule méthode diagnostique est la coloscopie optique car elle est la méthode la plus sensible pour le diagnostic des polypes et du CCR.

Anamnèse personnelle

Le patient est connu pour un CCR ou des polypes

Chez un patient connu pour un CCR, le risque de nouveau CCR (métachrone) est de 1,4 fois plus fréquent que dans le reste de la population ☺[170]. Le bénéfice sur la survie du suivi par la coloscopie optique est significatif ☺☺[171]. Pour les polypes, la cadence des contrôles est guidée par la taille du polype (< ou > 1 cm), leur nombre (> 2) et leur type histologique (composante tubulovilleuse ou présence d'une dysplasie de haut grade) ☺[172].

Surveillance après résection d'un CCR

CARCINOME COLIQUE	Mois postopératoires						
T3/4 ou N+, M0	6	12	18	24	36	48	60
Examen clinique et CEA[1]	Trimestriel la 1re année		Semestriel les 2e et 3e années			+	+
Coloscopie[7]		+				+	
CT thoraco-abdominal[2]		+		+	+	+	+
CARCINOME COLIQUE	Mois postopératoires						
T1/T2 N0	6	12	18	24	36	48	60
CEA[3]		+		+		+	+
Coloscopie[7]		+				+	
CARCINOME RECTAL	Mois postopératoires						
T1-4, N±, M0[4]	6	12	18	24	36	48	60
Examen clinique[5] Et CEA[3]	Trimestriel la 1re année		Semestriel les 2e et 3e années			+	+
Coloscopie[7]		+				+	
Rectosigmoïdoscopie flexible	+		+	+			
Endosonographie[3,6] ou MRI du bassin[3,6]	+	+	+	+			
CT thoraco-abdominal et pelvien[2,3,6]		+		+	+	+	+

Tableau 11 : Remarques : pas de suivi pour les stades I, pour les stades II et III :
1. Il est vivement recommandé de faire un dosage de routine du CEA avant l'opération. Une augmentation du taux du CEA postopératoire demande une investigation radiologique élargie.
2. CT double contraste multidétecteur (produite de contraste oral et intraveineux) comme standard. Après un traitement combiné d'un cancer du côlon ou du rectum, des contrôles après 5 ans pourraient se justifier dans certains cas.
3. Pas indiqué pour les cancers T1N0 après résection totale (TME).
4. Exception : carcinome pT1 au niveau d'un polype (catégorie de risque III). Suivi selon « Les recommandations consensuelles pour le suivi des polypes colorectaux après ablation endoscopique ».
5. Pour le CA rectal distal : palpation régulière de l'anastomose rectale recommandée.
6. En cas de lésion suspecte, ponction à l'aiguille fine.
7. Puis coloscopie optique de contrôle tous les 5 ans.

<table>
<tr><th colspan="4">Surveillance par coloscopie optique après résection des polypes colorectaux</th></tr>
<tr><td>Catégorie de risque</td><td>Caractéristiques des polypes (histologie, critères additionnels)</td><td>Intervalle pour la coloscopie de surveillance après résection d'un polype</td><td>Intervalle pour la coloscopie de suivi après coloscopie sans polype</td></tr>
<tr><td rowspan="4">I</td><td>Polype hyperplasique
• au niveau du rectosigmoïde de < 1 cm</td><td colspan="2">Coloscopie de dépistage tous les 10 ans, 5 ans si anamnèse familiale de CCR ou de polypes avancés</td></tr>
<tr><td>• au niveau du rectosigmoïde de > 1 cm ou
• au-dessus du rectosigmoïde</td><td rowspan="2">5 ans</td><td rowspan="2">Coloscopie de dépistage tous les 10 ans, 5 ans si anamnèse familiale de CCR ou de polypes avancés</td></tr>
<tr><td>Adénome tubulaire
• ≤ 2 polypes et
• ≤ 1 cm de taille et
• absence de dysplasie de haut grade</td></tr>
<tr><td>« Sessile Serrated Adenoma » (SSA)
• < 1 cm et sans dysplasie</td><td>5 ans</td><td>5 ans</td></tr>
<tr><td rowspan="3">II</td><td>Adénome tubulaire
• ≥ 3 polypes ou
• > 1 cm de taille* ou
• dysplasie de haut grade</td><td rowspan="3">3 ans</td><td rowspan="3">5 ans</td></tr>
<tr><td>Adénome (tubulo-)villeux</td></tr>
<tr><td>« Traditional Serrated Adenoma » (TSA) ou « Sessile Serrated Adenoma »
• ≥ 1 cm ou avec dysplasie</td></tr>
</table>

Surveillance par coloscopie optique après résection des polypes colorectaux			
III	**Carcinome pT1 dans un polype sessile** • polypectomie endoscopique complète et • limite de résection histologiquement en tissu sain et • différenciation G1-2 et • aucune angio-invasion et • < 1 000 µm d'invasion **Carcinome pT1 dans un polype pédiculé** • polypectomie endoscopique complète et • pédicule sans infiltration tumorale (degré Haggit 1-2)	≤ 3 mois contrôle endoscopique du site de résection puis coloscopie dans 3 ans	5 ans
IV	**Carcinome pT1 dans un polype** • pas tous les critères de la catégorie de risque III sont remplis	Présentation au Tumor board Résection chirurgicale indiquée	

Tableau 12 surveillance en cas d'antécédents personnels
* Pour les adénomes de plus de 2 cm, une coloscopie de contrôle à 3 mois est proposée pour s'assurer de la résection complète de la lésion.

Le patient est porteur d'une maladie inflammatoire du côlon (MICI) de type Crohn ou RCH (recto-colite hémorragique), d'une affection qui a nécessité une irradiation du pelvis ou est porteur d'une anastomose urétérocolique

Dans les MICI, le risque de CCR est important si la maladie est étendue (pancolite), évolue depuis plus 8 à 10 ans, et s'accompagne d'une cholangite sclérosante ☺[173].

En cas de carcinome prostatique ou vésical irradié, le risque de développer un cancer rectal est plus élevé dans les 5 ans ☺☺[174]. Le risque lié à une d'irradiation du pelvis pour une autre raison (par exemple maladie de Hodgkin dans l'adolescence) est significatif ☺[175].

La présence d'une anastomose urétérocolique augmente l'incidence du CCR à proximité ☺[176].

Rectocolite hémorragique et maladie de Crohn	Coloscopie après 6-8 ans de maladie, puis selon calcul de risque**
En cas d'irradiation du pelvis	Coloscopie 5 ans post-irradiation puis tous les 5 ans (?)
Urétérosigmoïdostomie	Coloscopie 2 ans après l'opération puis tous les 5 ans (?)

Tableau 13 : Surveillance par coloscopie avec chromoendoscopie pour biopsies ciblées en fonction des antécédents du patient

** Remarque

L'attitude sera dictée par l'histologie et le niveau de risque :

- Colectomie si DHG (dysplasie de haut grade) ou DBG (dysplasie de bas grade) multifocale confirmée en zone plate.
- Coloscopie annuelle si présence d'une cholangite sclérosante primitive et/ou un antécédent personnel de dysplasie.
- Coloscopie tous les 1 à 2 ans en cas de risque élevé (3 ou 4 points cumulés).
- Coloscopie tous les 3 à 4 ans en cas de risque modéré (1 à 2 points cumulés) voir ci-dessous pour calcul du risque par des points :

• antécédent familial de CCR du premier degré avant 50 ans (1 point) ;
• extension de la maladie macro- ou microscopique au-delà de l'angle gauche (1 point) ;
• persistance d'une activité inflammatoire malgré le traitement (1 point) ;
• présence de pseudopolype(s) ou de sténose(s) (1 point).

Le patient a un proche parent qui a présenté un CCR ou des polypes du côlon

5 à 10 % des patients ont un parent du 1er ou 2nd degré qui a eu un CCR. Le risque de développer un CCR est doublé si un parent du premier degré est atteint de CCR, et 6 fois plus important en cas de nombreux parents de moins de 50 ans avec CCR ☺[177,178], ☺☺[179]. La cadence des coloscopies est guidée par le degré de parenté avec le patient porteur de CCR et par l'âge au cours duquel il l'a développé. Une agrégation familiale peut être due au hasard, à une exposition familiale commune (habitudes alimentaires), à une prédisposition génétique ou à des à des interactions entre le hasard, l'environnement et les facteurs génétiques.

1 cas de cancer colorectal ou de polype(s) adénomateux avancé(s) chez un parent < 60 ans du 1er degré ou 2 cas de CCR chez des parents du 1er degré à tous âges	coloscopie dès 40 ans ou 10 ans avant l'âge au cours duquel a été diagnostiqué le cancer chez le proche parent (cas index), puis tous les 5 ans
1 cas de cancer colorectal ou de polype(s) adénomateux avancés chez un parent du 1er degré diagnostiqué > 60 ans ou ≥ 2 cas de CCR chez des parents de 2e degré	débuter la coloscopie dès 50 ans puis tous les 10 ans

Tableau 14 : Histoire de cancer ou de polypes dans la famille

Vous trouvez un ou des cas de cancers inhabituels chez plusieurs parents avec trois patients apparentés qui sont atteints de l'un des cancers suivants : cancer colorectal, cancer de l'endomètre, cancer de l'intestin grêle, cancer des voies urinaires excrétrices avec :

1. un des patients est apparenté au premier degré avec les autres ;
2. deux générations successives sont atteintes ;
3. un des cas est diagnostiqué < 50 ans (par exemple cancer de l'endomètre avant 50 ans) ;
4. une polypose familiale est exclue.

Il s'agit des critères cliniques diagnostiques d'Amsterdam II pour chercher à identifier un **syndrome de Lynch** (HNPCC pour « Hereditary Non-Polyposis Colorectal Cancer » ou cancer colorectal héréditaire sans polypose).

Si votre patient rentre dans un de ces cas de figure, il peut s'agir d'un syndrome de Lynch, insuffisamment diagnostiqué qui représente entre 1 à 6 % des cas de CCR. Les individus symptomatiques développent précocement des CCR à partir de polypes plans avancés situés à droite avec un risque cumulatif de 52 % pour les femmes et de 70 % chez les hommes (âge moyen du diagnostic de 48 ans). Le CCR est souvent multiple (7 à 10 % de cancer synchrone) avec un risque de cancer métachrone majeur (de 16 % à 10 ans, 62 % à 30 ans postrésection) ☺[180] si une colectomie totale n'est pas réalisée. Les principales manifestations extracoliques du syndrome HNPCC consistent en des cancers de nombreux organes (cancers apparentés) avec un risque cumulatif variable selon le génotype du Lynch : de l'endomètre (66 %), de l'estomac (6 %), de l'ovaire (24 %), des voies urinaires excrétrices (20 %), des voies biliaires et pancréas (4 %), de l'intestin grêle (6 %), du SNC (gliomes 2,5 %), et des téguments (tumeurs des glandes sébacées 44 %) ☺[181]. Le dépistage génétique est également disponible dans cette affection. Il est effectué préférentiellement dans tous les nouveaux cas de CCR, de cancer de l'endomètre avant 50 ans et lorsque les critères d'Amsterdam II ou de Bethesda sont présents dans la famille du patient.

L'identification d'un syndrome HNPCC dans une famille permet de concentrer les efforts de surveillance et de prévention sur les individus identifiés comme porteurs de la prédisposition.
La surveillance par coloscopie est efficace et permet de diminuer l'incidence de cancer du côlon et sa mortalité. Sur 252 sujets (groupe intervention 133 *versus* 119 contrôles) suivis pendant 15 ans, on a constaté l'apparition de 8 cancers dans le groupe « intervention » *versus* 19 (NNT = 10), 0 *versus* 9 morts par cancer du côlon (NNT = 13) ☺[182,183].

Il existe une notion de polypes multiples (plus de 100) dans la famille ou chez le patient

Il s'agit probablement d'une **polypose familiale adénomateuse** (FAP « familial adenomatous polyposis ») qui représente moins de 1 % des CCR. Les polypes se développent dès l'adolescence et les symptômes dès l'âge de 16 ans. La mutation (autosomale dominante) est présente à une fréquence de 1/20 000 individus. Sans traitement, le risque de développer un CCR est de 100 % avant 45 ans. Il existe une forme atténuée (AFAP « attenuated familial adenomatous polyposis ») caractérisée par la présence de moins de 100 polypes avec une prédominance droite. L'apparition des polypes est souvent plus tardive (44 ans) dans cette situation avec un âge moyen d'apparition du CRC à 56 ans. Le risque de développer un CCR est de 70 % à 65 ans.

Il existe une notion de polypes multiples (moins de 100) dans la famille ou chez le patient

Le patient est probablement porteur d'une mutation MYH (MAP « MYH-associated polypose »**).** Il s'agit d'une mutation autosomale récessive intéressant le gène MYH responsable des réparations du génome. Une mutation bi-allélique est rencontrée dans 15 à 30 % des formes classiques de polypose sans mutation du gène APC.
Le patient présente généralement de 10 à 100 (jusqu'à 750) polypes, intéressant surtout le côlon gauche. L'âge d'apparition moyen est de 50 ans. Le risque de CCR sans polypose est fréquent mais pas évalué de manière précise. Les affections associées sont essentiellement les polypes gastriques, les carcinomes duodénaux et les cancers du sein.

Surveillance en fonction de l'anamnèse familiale	
CCR héréditaire sans polypose (HNPCC), si diagnostic confirmé génétiquement ou en cas de très haute suspicion sans confirmation génétique possible	Coloscopie annuelle dès l'âge de 20-25 ans, ou 2 à 5 ans avant l'âge du diagnostic de cancer chez le plus jeune patient HNPCC atteint dans la famille puis annuellement dès 40 ans
	Dès l'apparition de polypes, discuter la colectomie
	Examen gynécologique annuel dès 30 ans ou 2 à 5 ans avant l'âge du diagnostic de cancer chez le plus jeune patient HNPCC atteint dans la famille
	OGD dès 30 à 35 ans, éradication de HP
	Examen urinaire dès 30 à 35 ans
Polypose familiale adénomateuse	Sigmoïdoscopie annuelle dès l'âge de 10 à 12 ans ou coloscopie si polypes visualisés à la sigmoïdoscopie avec contrôle annuel jusqu'à l'âge de 40 ans
Si diagnostic confirmé génétiquement ou en cas de très haute suspicion clinique sans confirmation génétique (FAP)	Dès l'apparition d'adénomes multiples > 1 cm, ou d'adénomes avancés (avec composante villeuse ou DHG), discuter la colectomie. Sinon continuer la surveillance avec polypectomie
	Œsogastroduodénoscopie (OGD) dès 35 à 30 ans puis à 3 à 5 ans. Résection des gros polypes fundiques.
	Adapter les contrôles selon le type, le nombre de polypes et la présence d'une dysplasie, visualisation du duodénum pour rechercher des anomalies papillaires et des polypes avec un endoscope à vision latérale et résection au besoin
	Examen de la thyroïde et TSH annuellement dès 10 ans
	US hépatique et dosage de l'AFP (alpha-fœtoprotéine) dès 5 ans jusqu'à l'âge de 10 ans
	Examen gynécologique annuel dès 25 ans

Surveillance en fonction de l'anamnèse familiale	
Polypose familiale atténuée (AFAP)	Coloscopie annuelle dès 20 ans avec polypectomies répétées
	Pour OGD *idem* à FAP
Mutation MYH (MAP) (si diagnostic confirmé génétiquement ou très haute suspicion clinique sans confirmation génétique)	Coloscopie et OGD dès 20 ans
	Examen gynécologique annuel dès 25 ans

Tableau 15 : Surveillance du cancer du côlon et des polypes du côlon en cas d'anamnèse familiale

2e consultation

Vous avez reçu les résultats des examens demandés à la première consultation. Avec les éléments de votre première consultation (anamnèse et examen physique), vous allez pouvoir évaluer la probabilité de certaines affections et discuter d'éventuelles interventions :

A) Probabilité de maladie cardiovasculaire.
B) Probabilité de diabète.
C) Risque de fracture sur ostéoporose.
D) Prise en charge des problèmes d'alcool.
E) Probabilité de problèmes hépatiques.

A) Probabilité de maladie cardiovasculaire

Il est maintenant clairement admis que *la décision de commencer un traitement* visant à prévenir les maladies cardiovasculaires ne dépend pas de valeurs seuils du cholestérol ou de la tension artérielle, mais bien plutôt de la probabilité de maladie cardiovasculaire. Il faut donc accorder une importance particulière à l'estimation de ce risque.

Cette probabilité est évaluée classiquement par :
- les valeurs de tension artérielle ;
- les valeurs des lipides sanguins ;
- la présence d'un tabagisme ;
- la présence de diabète ou d'antécédents de maladies cardiovasculaires ;
- la présence de maladies cardiovasculaires précoces dans la famille (père < 55 ans et/ou mère < 65 ans).

Des données solides nous permettent de dire que le risque est également modifié par les **habitudes alimentaires** (voir p. 4) **et l'activité physique** (voir p. 9)

Comment calculer la probabilité ?

1) Tables de calcul

Il existe des manières très différentes de calculer la probabilité de maladie cardiovasculaire :
- *L'étude de Framingham* ☺☺[184] permet de calculer la probabilité de *maladies coronariennes mortelles et non mortelles* à 10 ans. Ce calcul n'est pas valide pour l'Europe. Laurier a validé une modification de la formule pour l'Europe ☺☺[185].
- *L'étude « SCORE »* ☺☺[186] évalue pour l'Europe la probabilité de *maladie coronarienne mortelle uniquement.* Il va de soi que cette probabilité est de loin inférieure à celle calculée par l'équation de Framingham. À noter que SCORE propose deux types de calculs, un pour le nord de l'Europe (haut risque) et un pour le sud (la Belgique est considérée comme étant dans le sud).
- *Procam* a calculé le risque de *maladies mortelles et non mortelles*, mais uniquement pour les hommes.
- *Le site www.gsla.ch* propose un calcul basé sur les équations de Procam, adapté pour la Suisse et qui calcule la probabilité *d'atteinte cardiovasculaire mortelle et non mortelle.*

À noter que les études d'intervention (acide folique et vitamine B) pour abaisser les taux **d'homocystéine** n'ont pas diminué le risque cardiovasculaire ☺☺☺[187]. Il est donc peu utile de s'y intéresser.
Une fois calculé le risque de votre patient, on peut prendre en compte quelques informations.

2) Correction pour anamnèse familiale (AF)

L'anamnèse *familiale* de maladies cardiovasculaires précoces (hommes < 55 ans, femmes < 65 ans) double environ ce risque (RR hommes/RR femmes 2/1,7) ☺[188]. Le site du GSLA tient compte de cette information au contraire des autres calculs. Le risque relatif (RR) a été validé pour Framingham. Un patient dont le père a eu un infarctus à 52 ans a un risque qui augmente d'un facteur deux environ.

3) Corrections pour les comportements

Dans la première partie, vous avez pu évaluer l'adhérence à un score alimentaire méditerranéen. Par rapport à un score moyen de la population, une augmentation de deux points de ce score diminue le risque cardiovasculaire de 33 %, le bénéfice maximal pourrait être une réduction du risque de plus de 70 % ☺☺[189].

4) Correction pour le contenu en calcium des artères ?

Des données préliminaires semblent indiquer qu'un score calcique = 0 (calcifications coronariennes objectivées par un CT scan) permet d'identifier une population dont le risque cardiovasculaire serait beaucoup moins important (figure 1). Le coût de l'examen (irradiation, angoisse, prix) ne justifie pas d'utiliser cet examen pour la prévention primaire systématiquement, qui peut éventuellement être utile dans des cas limites ☺☺☺[190,191].

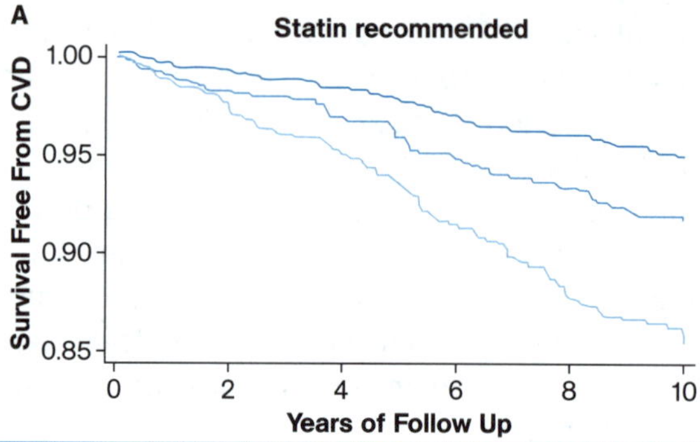

Figure 1 : Survie sans atteinte cardiovasculaire chez des patients avec indication théorique de statines selon le contenu en calcium des artères par CT (bleu = 0, rouge 1-100, noir > 200) ☺[192]

5) Autres corrections

La mesure de l'épaisseur de l'intima des carotides, l'index de tension cheville-poignet et la « high sensititivity C-reactive protein » améliorent les scores de risque, mais de manière peu importante ☺☺☺[193]. Nous ne proposons pas d'inclure ces éléments dans le calcul de risque.

Quel seuil d'intervention ?

Les milieux autorisés ☺[194] ont fixé la probabilité à partir de laquelle il faut commencer une intervention médicamenteuse, alors que l'efficacité de l'intervention reste identique quelle que soit cette probabilité (par exemple diminution du risque cardiovasculaire de 30 % pour les statines) (tableaux 16 et 17).

Risque	% Efficacité/effet secondaire	% concerné	NNT/NNH
10 %	30 %	10 % × 30 % = 3,0 %	1/3,0 % = 33
5 %	30 %	5 % × 30 % = 1,5 %	1/1,5 % = 66
1 %	30 %	1 % × 30 % = 0,3 %	1/0,3 % = 333
100 %	20 %	20 % × 100 % = 20 %	NNH = 5

Tableau 16 : Calcul de NNT (« number needed to treat ») et NNH (« number needed to harm ») pour différentes probabilités de maladie

La société européenne de cardiologie fixe le seuil de traitement à 5 % de risque de mortalité (SCORE) coronarienne à 10 ans ☺[195].

Si l'on utilise le calcul de risque de maladies cardiovasculaires (par exemple Framingham), le seuil est généralement fixé autour de 20 % à 10 ans ☺[196]. Pour les propositions du GSLA (infarctus mortels et non mortels), voir le tableau 17 :

Situation clinique	Risque	Traitement – but LDL
Maladie coronarienne	Très élevé	Statines < 1,8 ou dim 50 %
Diabète	Très élevé	Statines < 1,8 ou dim 50 %
Insuffisance rénale DFG < 30	Très élevé	Statines < 1,8 ou dim 50 %
LDL > 4,9	Élevé	Statines < 2,5
TAH > 160/100	Élevé	Statines < 2,5
Insuffisance rénale DFG 30-60	Élevé	Statines < 2,5
Calcul risque CV > 20 %	Élevé	Statines < 2,5
Calcul risque CV 10-20 %	Intermédiaire	Statines < 3,0
Calcul risque CV 0-10	Faible	Style de vie

Tableau 17 : proposition de traitement du GSLA en fonction de différents critères
DFG filtration glomérulaire www.gsla.ch

Le seuil d'intervention est arbitraire, il est lié à un risque « acceptable ». La décision implique un certain nombre de patients à traiter « pour rien ». En effet, le traitement n'a pas 100 % d'efficacité, et des patients vont prendre le médicament sans éviter une atteinte cardiovasculaire. D'un autre côté le risque n'est pas de 100 % et un grand nombre de patients avec ou sans médicaments n'auront jamais d'infarctus. Le bénéfice dépend donc du traitement de son efficacité et de la probabilité de l'affection traitée. On peut calculer la chose avec le NNT (« number needed to treat »). Voir tableau 16. À noter que tout le monde est exposé aux effets secondaires, alors que seules les personnes à risque vont vraiment bénéficier du traitement.

À noter également que des patients de plus de 65 ans qui n'ont pas de problème cardiovasculaire (prévention primaire) ne profitent apparemment pas clairement de la prescription de statines ☺☺☺[197], soit parce qu'ils sont protégés génétiquement, soit encore parce que leur mode de vie est plus favorable.

Quelles interventions choisir ? Médicaments, style de vie, les deux ?

Si l'on considère un risque de départ de 10 % et que le patient débute un programme alimentaire (hypothèse diminution risque 70 %), le risque va diminuer à 3 %. Si on ajoute un traitement de statines (diminution risque 30 %), le bénéfice absolu ne sera plus que de 1 % (30 % de 3 %)

(NNT = 100). On pourrait considérer que le médicament devient inutile (NNT = élevé)

Idéalement, il faudrait commencer par l'intervention la plus efficace.
Si l'on considère l'étude d'une cohorte importante *d'infirmières*, plus de 80 % des événements coronariens pourraient être évités par l'observance de certains modes de vie (sans cigarette, IMC < 25, consommation modérée d'alcool, exercice physique régulier, alimentation pauvre en graisses animales, riche en céréales et folates) ☺☺☺[198].
On retrouve à peu près les mêmes éléments pour les *hommes* dans l'étude Honolulu Heart Program ☺☺[199] : la probabilité d'arriver de manière exceptionnelle en bonne santé à 85 ans passe de 55 % à 9 % en présence des 6 facteurs défavorables identifiés au début de l'étude (IMC > 25, force de préhension diminuée, intolérance au glucose, TG > 1,7 mmol/l, > 3 verres d'alcool/j, fumeur ou ex-fumeur > 140/90 ou traitement antihypertenseur).

Médicaments *versus* modification comportements ?

Quelle est la meilleure méthode ? Il s'agit d'une question fondamentale.
On considère souvent qu'il est beaucoup plus facile d'obtenir d'un patient qu'il prenne un médicament plutôt qu'il change de comportement. Ceci dit, en Angleterre, moins de 30 % des patients avec une maladie cardiovasculaire établie (prévention secondaire) et seulement 2,2 % des patients avec une probabilité de plus de 30 % de maladie cardiovasculaire (prévention primaire) prennent régulièrement des statines ☺☺[200]. Prendre un médicament ou changer de comportement sont donc probablement à long terme tous les deux difficiles à obtenir.

Le lien entre des comportements (alimentation, exercice) et les maladies cardiovasculaires est pourtant maintenant solidement établi ☺[201], ☺☺[202].
Cependant, l'opportunité d'intégrer la promotion des changements de comportement dans la pratique médicale est souvent manquée, pour des raisons psychologiques, sociales, par manque d'outils validés ou d'appui de la collectivité ☺☺[203]. Les interventions dans le domaine comportemental n'ont pourtant pas d'effets secondaires, sont bénéfique pour beaucoup de dimensions (bien-être, diminution de la dyspnée, des dépressions, des cancers, des maladies cardiovasculaires). Les soignants sont souvent découragés devant la difficulté et manquent d'outils spécifiques pour accompagner les patients dans des changements de comportements.
Il est possible d'obtenir des changements de comportement. Une étude randomisée qui utilise ces principes a obtenu un changement de comportement pour environ 25 % de la population notamment pour l'alimentation et le tabagisme ☺☺☺[204]. L'entretien motivationnel est une technique qui a démontré son efficacité ☺☺☺[205].

À noter que la responsabilité de l'État est également engagée, avec parfois des décisions potentiellement néfastes. En Californie, il a été calculé que l'assouplissement de mesures drastiques contre le tabagisme *pourrait avoir été la cause de 8 300 morts* ☺[206].

Mesures non médicamenteuses

Exercice (Voir sous « 1re consultation », p. 9)
Les activités physiques recommandées, au choix : 3 × 30 min/sem effort avec transpiration (50-70 % fréquence cardiaque maximale [220-âge]) ou 30 minutes d'exercice la plupart des jours de la semaine (marche rapide, jardinage, vélo).

Attention
Une étude a montré que l'absence d'entraînement régulier est associée à une augmentation importante des morts subites à l'effort ☺☺[207]. Il faut donc (re)commencer progressivement et faire de l'exercice régulièrement.

Alimentation (Voir sous « 1re consultation », p. 4)
Les aliments semblent jouer un rôle important, soit en intervenant au niveau de la sécrétion d'insuline, soit en diminuant l'absorption de cholestérol, soit en diminuant l'oxydation des lipoprotéines. Il semble en effet que les LDL oxydées prédisent mieux que le taux de LDL le risque cardiovasculaire ☺☺[208], ☺[209]. Les oméga-3 (huile de colza, poisson gras) ainsi que les polyphénols (vin, huile olive) ont une activité antioxydante.
Certains aliments diminuent l'absorption du cholestérol. Il s'agit des phytostérols, que l'on trouve essentiellement dans les graines, les légumineuses (pois, lentilles, soja, etc.), les noix et les huiles végétales. Les stérols passent dans le sang, où ils sont facilement oxydés (et potentiellement pathogènes…). Les stérols sont métabolisés en stanols. Les deux diminuent l'absorption de cholestérol.
L'index glycémique des aliments[210]☺☺ intervient probablement par l'intermédiaire des modifications de sécrétion d'insuline (voir la « 1re consultation »). De plus, la qualité des produits semble également importante. On a appelé le « Swiss paradox » la constatation que l'alimentation des animaux (alpages *versus* alimentation en plaine) changeait la composition des graisses du lait et avait un effet favorable sur le risque cardiovasculaire ☺[211].
Finalement, de plus en plus, on considère que les bactéries du tube digestif (le microbiote) jouent un rôle important pour les maladies cardiovasculaires et que l'effet néfaste ou bénéfique de l'alimentation pourrait passer par la modification de la flore intestinale ☺[212].

Quelques études
– Après un infarctus, un régime riche en acide alphalinolénique (oméga-3) pendant 27 mois permet une diminution de 72 % des événements cardiovasculaires[213]☺☺☺ (Lyon's study NNT = 7). D'autres études vont dans le même sens ☺☺☺[214].
– La consommation de céréales complètes pendant 10 ans pourrait diminuer la fréquence d'infarctus ☺☺[215] (NNT = 148). Un régime riche en fibres pendant 6 ans diminue de 41 % le risque d'infarctus du myocarde chez des hommes de 40 à 75 ans ☺☺[216] (NNT = 145).
– Une consommation importante de fruits et de légumes pendant 8 à 14 ans diminue de 30 % le risque d'accident vasculaire cérébral ☺☺[217] (NNT = 290).
Toujours en prévention secondaire, plusieurs études ont démontré l'utilité d'un régime pauvre en cholestérol (100-120 mg/j) ou très pauvre (végétarien : 5 mg/j) sur l'évolution de sténoses coronariennes. Les lésions (démontrées par coronarographie) diminuent sous régime et augmentent dans le groupe contrôle ☺☺☺[218].
– Les suppléments d'oméga-3 diminuent le risque d'infarctus (RR = 0,7 CI = 0,6-0,8), de mort subite (RR = 0,7), et la mortalité totale (RR = 0,8) ☺☺☺[219].

Nous proposons donc un régime pauvre en viande, beurre et crème, et riche en fruits, légumes, légumineuses, oléagineux, poissons (tableau 18). Les fromages ne semblent pas poser de problème, en particulier les fromages de chèvre et de brebis, car les graisses sont transformées.

Catégorie		Acide	Source	Bénéfique
polysaturés			viande, beurre, lait	non
mono-insaturés		oléique	huile d'olive	(oui)
polyinsaturés	oméga-3	alpha-linolénique	huile de colza, lin, pourpier, noix	oui
polyinsaturés	oméga-3	eicosatétraénoïque	poisson	oui
polyinsaturés	oméga-3	docosahexaénoïque	poisson	oui
polyinsaturés	oméga-6	linoléique	huile de tournesol	?
polyphénols	antioxydants		huile d'olive, fruits, légumes, vin	oui

Tableau 18 : Composants de certaines huiles et graisses comestibles

Alcool
Une consommation modérée d'alcool (entre un verre par semaine et 2 verres par jour) diminue le risque de maladie coronarienne et celui d'accident vasculaire cérébral ☺☺☺[220] (NNT = 488). Un à 7 verres d'alcool par semaine diminue

aussi la mortalité globale ☺☺☺[221] (NNT = 111). Ce bénéfice est à mettre en équilibre avec la toxicité potentielle de l'alcool (atteinte hépatique, risque de dépendance)... Le bénéfice serait lié à l'alcool, et semble légèrement supérieur avec le vin rouge ☺[222].

Tabac
Une étude prospective sur 12 ans a permis de démontrer que l'arrêt de la cigarette diminuait de 24 % le risque de mortalité cardiovasculaire dans les deux premières années. Après 10 à 14 ans d'arrêt de la cigarette, le risque cardiovasculaire était le même que chez des non-fumeurs ☺☺[223]. Concernant les coronariens qui continuent de fumer, le risque de mortalité est 1,6 fois plus élevé que chez les personnes qui arrêtent de fumer ☺☺[224].
Les patchs de nicotine permettent de surmonter la période de sevrage physique de 3 à 6 semaines. Le bupropion pourrait être utile : une étude sur 893 patients démontre les résultats suivants en matière d'abstinence tabagique après une année d'observation : placebo 15,6 %, patch de nicotine 16,4 %, bupropion (150 mg/j × 3 j puis 2 × 150 mg/j × 60 j) 30,3 %, patch et bupropion 35,5 % ☺☺☺[225]. La varénicline est un peu plus efficace, les proportions de non-fumeurs à 4 puis à 40 semaines pour varénicline 2 × 1 mg/j *versus* bupropion *versus* placebo sont les suivants : 48 %-33 %-17 %, puis 23 %-16 %-9 % ☺☺☺[226].

Revoir les patients régulièrement pendant les premiers mois.

Traitements médicamenteux

– L'aspirine diminue de 13 % les accidents vasculaires ischémiques chez les femmes, et de 32 % la probabilité d'infarctus chez les hommes. Ceci s'accompagne toutefois d'une augmentation dans les deux sexes des hémorragies (avec transfusions) d'environ 55 %. Le NNH (nombre de patients à traiter pour avoir cet effet secondaire) varie entre 300 et 400, ce qui relativise son importance ☺☺☺[227]. La dose généralement efficace est de 100 mg/j ☺☺☺[228]. La décision de donner ce médicament dépend donc des risques relatifs de maladie cardiovasculaire et d'hémorragies. Si la probabilité de maladies cardiovasculaires est de 5 % chez une femme, le NNT est de 154 et le NNH de 300.
– Les statines diminuent le risque de maladies cardiovasculaires d'environ 30 %, que ce soit en prévention primaire ☺☺[229] (avant infarctus par exemple) ou en prévention secondaire ☺☺☺[230] (après infarctus).
Un nouveau médicament injectable (alirocumab anti-PCSK9) fait baisser les LDL de plus de 50 % ☺☺☺[231]. Il est probable que cette baisse très importante des LDL s'accompagne d'une baisse de plus de 30 % de l'incidence des maladies cardiovasculaires. Les études sur les statines semblent montrer qu'il n'y a pas de seuil inférieur pour la diminution du risque de mortalité globale, estimé à 10 % de réduction pour chaque diminution de 1 mmol/l des LDL ☺☺☺[232].

Le résultat des études à ce sujet pour l'alirocumab devrait être publié courant 2017 ☺[233].
À noter néanmoins que ce nouveau médicament a également des effets secondaires (myalgies, troubles neurocognitives), le prix est très élevé et n'est actuellement pas remboursé par les assurances-maladies (mai 2017).
À noter également un autre traitement qui pourrait apporter le même bénéfice que l'alirocumab, mais avec une injection semestriel ☺☺[234]. Pour ce traitement également, il faut faire la preuve qu'on ne traite pas seulement une valeur de laboratoire, mais qu'on diminue le risque.
– Les antihypertenseurs diminuent l'incidence de problèmes cardiovasculaires d'environ 16 % et celle d'accidents vasculaires cérébraux de 40 % ☺☺☺[235].
La définition d'une tension artérielle humérale (TAH) *normale* est en rapport avec le risque cardiovasculaire, contrairement à d'autres valeurs de laboratoire. En effet, si l'on décide de fixer une TAH normale à 140/90 mmHg, 68 % seulement de la population américaine (par exemple) est « normale », alors que la définition habituelle d'une valeur normale de laboratoire implique que 95 % de la population soit « normale ». En fait, pour la tension artérielle, la normalité est en rapport avec le seuil décisionnel de traitement. Ce seuil est inévitablement fixé par le nombre de patients que vous acceptez de traiter pour « rien » afin qu'un d'entre eux évite un problème médical défini.
On considère que des valeurs élevées de tension artérielle augmentent en particulier la probabilité des maladies coronariennes et celle des accidents vasculaires cérébraux (AVC). Le risque de mortalité cardiovasculaire s'élève progressivement, sans seuil. Chaque élévation de 10 mmHg pour la systolique et de 5 mmHg pour la diastolique augmente la mortalité de 28 % ☺☺☺[236]. La diminution de ces valeurs tensionnelles par le traitement diminue la fréquence de ces événements. Des études à moyen terme (4 ou 5 ans) montrent que cette réduction est d'environ 40 % pour les AVC et d'environ 16 % pour les accidents coronariens (tableau 19).
À plus long terme, les données issues de l'étude de Framingham semblent démontrer un bénéfice plus important. Dans cette étude, des patients de 50-59 ans ont été suivis pendant 20 ans ☺☺☺[237]. Le traitement de l'hypertension diminue la mortalité cardiovasculaire de manière importante, aussi bien pour les hommes (de 28 à 13 % avec le traitement [NNT = 7]) que pour les femmes (de 19 à 9 % [NNT = 10]).

Personnes concernées	Type d'événement	Réduction
Population générale et diastolique entre 90-104 mmHg	AVC	40 %
Méta-analyse < 59 ans et diastolique entre 90-115	AVC	40 %
Méta-analyse < 59 ans et diastolique entre 90-115	Événement coronarien	16 %
Population générale et diastolique entre 90-104	Événement coronarien	9 %

Tableau 19 : Effet d'un traitement médicamenteux de l'hypertension sur la réduction des événements cardiovasculaires et cérébraux ☺☺☺[238,239,240,241]

Pour une diminution comparable de la tension, toutes les classes médicamenteuses sont équivalentes en termes de réduction de risque ☺☺☺[242]. Un contrôle de la tension peut être obtenu dans 70 % des cas en passant d'une monothérapie à une autre monothérapie ; il est utile de tester plus d'une classe médicamenteuse ☺☺☺[243]. Adapter le traitement en fonction des effets secondaires. En cas d'insuffisance cardiaque ou d'infarctus, les inhibiteurs de l'enzyme de conversion (ACE) ou les bêtabloqueurs doivent être envisagés. En cas de pathologie rénale associée, l'utilisation d'ACE devrait être envisagée.

Démontrer un effet ne suffit pas à poser une indication de traitement. En effet, avec la même réduction du risque, le bénéfice est beaucoup plus important (et le nombre de patients à traiter [NNT] plus petit) lorsque le risque est élevé. Voir le tableau 20.

Âge	Sexe	TAH systolique	Événement concerné	Risque	Réduction	NNT
30 ans	Masculin	150 mmHg	Événement coronarien	1,8 %	16 %	347
50 ans	Masculin	150 mmHg	Événement coronarien	9,6 %	16 %	65
75 ans	Masculin	150 mmHg	Événement coronarien	23,8 %	16 %	26
30 ans	Masculin	150 mmHg	AVC	0,3 %	40 %	806
50 ans	Masculin	150 mmHg	AVC	1,9 %	40 %	126
75 ans	Masculin	150 mmHg	AVC	8,4 %	40 %	30

Tableau 20 : Risque coronarien et cérébral calculé selon les données de l'étude de Framingham ☺☺☺[244] pour différents types de patients, avec le calcul du NNT, tenant compte d'une réduction de 40 % des AVC et de 16 % des accidents coronariens par un traitement de l'hypertension pendant 10 ans. On considère généralement qu'un NNT > 50 n'est plus très intéressant à cause d'un mauvais rapport coût/bénéfice. On voit ici qu'une personne âgée bénéficie beaucoup plus du traitement.

Les recommandations actuelles ☺[245] se basent sur les valeurs de tension artérielle et sur le calcul du risque cardiovasculaire (voir tableau 21).

Fram SCORE	TAH		
Systolique	130-139	140-179	± 180
Diastolique	85-89	90-109	± 110
< 1-5 % < 4 %	*Tnm*	*Tnm*	Médicaments
15-20 % 4-5 %	*Tnm*	*Tnm*	Médicaments
20-30 % 5-8 %	Médicaments	Médicaments	Médicaments
> 30 % > 8 %	Médicaments	Médicaments	Médicaments

Tableau 21 : Recommandations de traitement pour l'hypertension ☺[246]
Fram : risque selon Framingham. SCORE : risque selon SCORE
(voir ci-dessus, p. 36) med : traitement médicamenteux.
Tnm : traitement non médicamenteux. Les mesures diététiques (perte de poids, diminution de l'apport de sel et d'alcool) peuvent permettre à 38 % des patients sous traitement antihypertenseur d'arrêter leurs médicaments contre 5 % dans le groupe témoin ☺☺☺ (NNT = 3).

B) Diabète et intolérance au glucose

Une glycémie à jeun entre 5,3 et 6,9 est considérée comme une **intolérance au glucose** et s'accompagne d'une évolution vers un diabète dans les 3 ans dans environ 11 % des cas.
C'est chez ces patients que l'efficacité d'un changement de comportement a été démontrée (perte de poids de 7 % et 150 min/sem d'exercice NNT = 6,9). La metformine a également une certaine efficacité (NNT = 13,9) ☺☺☺[247].
Un travail portant sur 5 102 patients diabétiques de type II pendant 10 ans a démontré qu'il n'existe pas de seuil pour les complications du diabète, que chaque diminution de 1 % de l'HbA1c réduit de 35 % les complications microangiopathiques, de 25 % la mortalité due au diabète et de 18 % les infarctus ☺☺☺[248]. Cette étude a également montré qu'il faut traiter agressivement l'hypertension (but < 140/85), que le bon contrôle glycémique est difficile et qu'aucune des substances utilisées seules n'est généralement suffisante. À noter que le bénéfice d'avoir une glyquée basse doit être évalué en fonction du risque d'hypoglycémie chez des personnes âgées polymorbides.
À noter l'intérêt récent pour l'index glycémique ☺[249]. À quantités d'hydrates de carbone (HC) égales, certains aliments déclenchent une élévation de la glycémie et une réaction insulinique plus grande que d'autres (index glycémique élevé). Des interventions visant à augmenter l'absorption d'HC à *faible index glycémique* ont permis de démontrer une amélioration des valeurs lipidiques et une meilleure perte de poids, lorsque ces mesures sont associées à un régime hypocalorique ☺☺☺[250].
Le **diagnostic de diabète** est posé si la glycémie veineuse à jeun (soit après 8 heures de jeûne) est ± 7,0 mmol/l (1,26 g/l) à 2 reprises, ou si la glycémie veineuse à 2 heures postsurcharge de glucose (75 g glucose dissous dans 250-300 ml H_2O) est ± 11,1 mmol/l. Les nouvelles recommandations permettent de se baser sur le seul dosage à jeun de la glycémie.
Pendant longtemps on considérait qu'il ne fallait pas utiliser l'HbA1C pour le diagnostic du diabète. Ceci était dû à l'absence de normalisation de ce test. Les ROC curve d'une glycémie à jeun ou de l'HbA1c pour le diagnostic de diabète sont comparables, respectivement de 0,97 et 0,92 ☺☺[251]. La sensibilité et la spécificité pour la définition d'un « prédiabète » de la glycémie à jeun (5,6-6,9 mmol/l) et de l'HbA1C (6,0 -6,4 %) sont respectivement de 25 %-94 % pour la glycémie et 39 %-79 % pour l'HbA1c ☺☺[252]. On voit que l'HbA1C détecte un peu plus de patients à risque (sensibilité plus élevée), mais va inquiéter à tort davantage de patients (spécificité plus basse).
Voir tableau 22 Critères biologiques pour le diagnostic de diabète OMS et American Diabetes Association.

Diagnostic		OMS	ADA	
Diabètes	HbA1C	Peut être utilisé	Recommandé	> 6,5 %
	Glycémie à jeun	Recommandé	Recommandé	> 7,0 mmol/L
	Test surcharge 2 h	Recommandé	Recommandé	> 11,1 mmol/L
Intolérance au glucose	Glycémie à jeun	6,1-6,9 mmol/L	5,6-6,9 mmol/L	
	Test surcharge 2 h			7,8-11,1 mmol/L$

Tableau 22 : Critères biologiques pour le diagnostic de diabète ☺[253] American Diabetes Association (ADA)

C) Probabilité de fracture sur ostéoporose

Pendant longtemps, on traitait des valeurs de densitométrie. Le fluor était recommandé pour le traitement de l'ostéoporose. Il augmentait la densité de l'os surtout trabéculaire de 8,2 %. Les études ont montré qu'il causait une augmentation des fractures non vertébrales de 3,2 fois, du moins à la dose importante de 75 mg/j. *Augmenter la densité de l'os ne veut pas toujours dire diminuer le risque de fracture…* ☺[254].

Le tableau 23 illustre bien la complexité du problème, qui comprend la nutrition, le risque de chute et la fragilité osseuse. Il faut aborder le problème dans sa globalité et non pas simplement donner un traitement médicamenteux. Les éléments de ce tableau donnent des indices des domaines à investiguer et traiter.

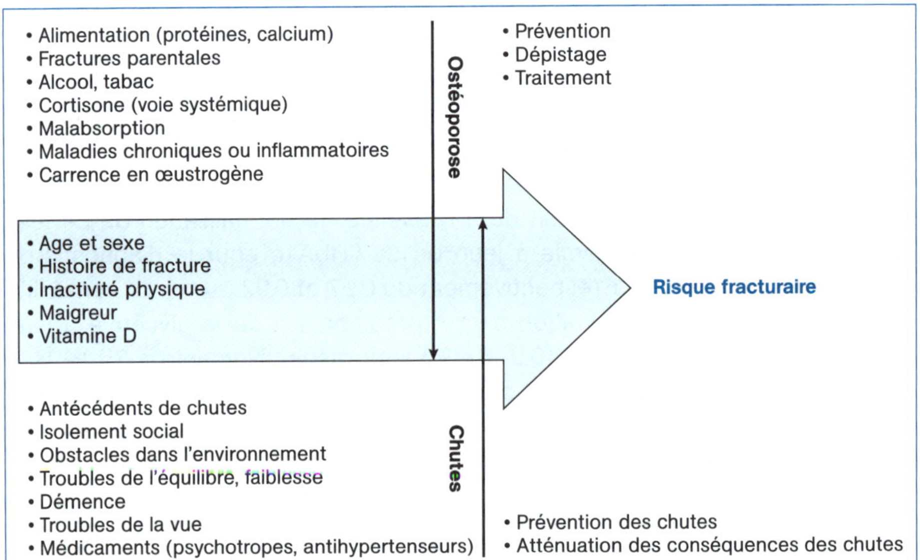

Tableau 23 : Approche multidimensionnelle du risque fracturaire ☺[255]

L'exercice diminue le nombre de chutes (NNT = 20) et augmente la densité de l'os ☺☺[256].

Le taï-chi et la rythmique Jaques-Dalcroze diminuent les chutes. Voir « Docteur, j'ai fait une chute ».

En plus de la prise en charge des facteurs potentiellement réversibles, il faut considérer un traitement médicamenteux de l'ostéoporose.

Vous avez calculé un score clinique prédictif de fracture (voir FRAX dans « 1re consultation », p. 28). Les valeurs de minéralométrie ne sont qu'un élément (d'ailleurs pas indispensable) de ce calcul. On ne traite pas une valeur de radiologie, mais un risque.

Comme le risque n'est jamais de 100 % et que le traitement n'est pas efficace à 100 %, on doit décider d'un seuil de décision thérapeutique. L'Association suisse contre l'ostéoporose (ASCO) propose des seuils de traitement en fonction du risque fracturaire calculé par FRAX (tableau 24).

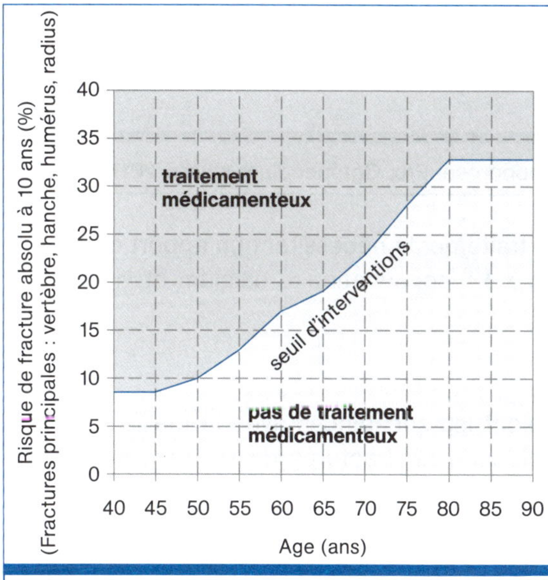

Age	seuil % FRAX
50 ans	≥ 10 %
55 ans	> 13 %
60 ans	> 17 %
65 ans	> 20 %
70 ans	> 23 %
75 ans	> 28 %
> 80 ans	> 33 %

Tableau 24 : Seuil de décision pour l'introduction d'un traitement médicamenteux de l'ostéoporose ☺[257]

Traitement médicamenteux de l'ostéoporose

DCI	exemple	fréquence	frs/emb	n doses/emb	frs/dose	doses/an	frs/ans	fract non vertébrales
alendronate cp	fosamax	hebdomadaire	47.25	4	11.81	52	614	
alendronate cp	*helvapharm*	hebdomadaire	33.60	4	8.40	52	437	
raloxifene cp	evista	journalier	53.90	28	1.93	365	703	- efficace
zoledronic iv	aclasta	annuel	420.60	1	420.85	1	421	
zoledronic iv	*généric*	annuel	197.85	1	197.85	1	198	
denosumab s/c	prolia	semestriel	333.45	1	333.45	2	667	
teriparatide s/c	forsteo	journalier	531.30	30	17.71	365	6'464	
ibandronate cp	bonviva	mensuel	50.65	1	50.65	12	608	- efficace
ibandronate iv	bonviva	trimestriel	81.05	1	81.05	4	324	- efficace

prix compendium suisse 5 juin 2017

Tableau 25 : Traitement de l'ostéoporose. Prix Compendium suisse 2017

D'une manière générale, tous les traitements nécessitent un apport correct en calcium et vitamine D. Voir sous « 1re consultation », calcium et vitamine D, p. 24.

Les bisphosphonates

L'alendronate et le zolédronate sont les substances avec le meilleur rapport coût/bénéfice. Ils diminuent l'incidence de fractures de manière importante (RR = 0,40-0,60 ☺☺☺[258]).
Pour ces deux substances, il y a des génériques disponibles (tableau 25).

Le raloxifène

C'est un modulateur sélectif des récepteurs des œstrogènes. Sur 6 828 femmes postménopausiques ostéoporotiques (densitométrie) mais sans fractures vertébrales suivies 36 mois, 69 mg de raloxifène/j *versus* placebo permettent de diminuer de 35 % (NNT = 29) l'incidence des fractures vertébrales (6,6 % *versus* 10,1 %). Pas d'incidence sur les fractures non vertébrales ☺☺☺[259]. Une étude plus récente confirme ces chiffres et démontre l'absence d'effets cardiovasculaires potentiels ☺☺☺[260].

Tériparatide (Forsteo)

Médicament injectable (stylo) 1 ×/j. Coût élevé. Pas d'informations pour une éventuelle efficacité sur les fractures de hanche. En principe réservé aux personnes souffrant de fractures vertébrales multiples avec échec thérapeutique.

Denosumab

C'est un anticorps monoclonal contre le récepteur d'une cytokine ostéoclaste ☺☺☺[261]. Il diminue la destruction de l'os, augmente la densité et diminue l'incidence des fractures. Il est administré par voie sous-cutanée tous les 6 mois. Ce traitement n'est pas utilisé en première intention en raison de son coût et de l'efficacité des biphosphonates.

Substitution hormonale

Une revue *Cochrane* fait récemment le point sur ce traitement ☺☺☺[262]. Les œstrogènes diminuent le risque de fractures. Un traitement combiné œstrogène-progestérone augmente les risques de maladie cardiovasculaire, de maladie thromboembolique veineuse, d'accident vasculaire cérébral, de cancer du sein, de problème vésiculaires, de mort par cancer du poumon. Pour les personnes de plus de 65 ans, ce traitement augmente le risque de démence. Un traitement d'œstrogène seul augmente le risque de maladie thromboembolique, mais réduit le risque de cancer du sein et de fractures.
En Europe, la substitution se fait essentiellement avec des doses moins élevées par voie transdermique, ce qui évite le premier passage hépatique. Des données isolées semblent montrer que ceci pourrait permettre d'éviter un certain nombre d'effets secondaires.
En pratique, la substitution est un traitement suffisant pour la prévention des fractures, même s'il n'est pas recommandé pour ceci.

D) Prise en charge d'une élévation des transaminases

Des transaminases (à > de 1,5 fois la norme) peuvent être le reflet d'une hépatite chronique chez des patients asymptomatiques ☺[263]. Demander d'office un avis spécialisé.

E) Prise en charge des problèmes d'alcool

À la première consultation, vous avez évalué l'attitude de votre patient par rapport à l'alcool avec le questionnaire AUDIT.
Si vous avez déterminé que votre patient est dans **la catégorie « *alcool à risque* »**, vous pouvez utiliser l'intervention brève. Pour les patients dépendants, l'entretien motivationnel est un outil utile. Voir sous « 1re consultation ».

Bibliographie

1. Amit V. Khera, M. D., Emdin C. A., D. Phil., Drake I. Genetic risk, adherence to a healthy lifestyle, and coronary disease. *N Engl J Med.* 2016;375:2349-58.
2. Bouvard V., Loomis D., Guyton K. Z., *et al.* Carcinogenicity of consumption of red and processed meat. *Lancet Oncol.* 2015;16:1559-600.
3. Beresford S. A., Johnson K. C., Ritenbaugh C., *et al.* Low-fat dietary pattern and risk of colorectal cancer: the women's health initiative randomized controlled dietary modification trial. *JAMA.* 2006;295:643-54.
4. Blot W. J., McLaughlin J. K., Winn D. M., Austin D. F., Greenberg R. S., Preston-Martin S., Bernstein L., Schoenberg J. B., Stemhagen A., Fraumeni J. F. Jr. Smoking and drinking in relation to oral and pharyngeal cancer. *Cancer Res.* 1988;48:3282-7.
5. Huang W. Y., Winn D. M., Brown L. M., Gridley G., Bravo-Otero E., Diehl S. R., Fraumeni J. F. Jr, Hayes R. B. Alcohol concentration and risk of oral cancer in Puerto Rico. *Am J Epidemiol.* 2003;157:881-7. Castellsagué X., Quintana M. J., Martínez M. C., Nieto A., Sanchez M. J., Juan A., Monner A., Carrera M., Agudo A., Quer M., Munoz N., Herrero R., Franceschi S., Bosch F. X. The role of type of tobacco and type of alcoholic beverage in oral carcinogenesis. *Int J Cancer.* 2004;108:741-9.

   Maier H., Dietz A., Gewelke U., Heller W. D., Weidauer H. Tobacco and alcohol and the risk of head and neck cancer. *Clin Investig.* 1992;70:320-7.
6. Sweden A. U., Lewin F., Norell S. E., Johansson H., Gustavsson P., Wennerberg J., Biörklund A., Rutqvist L. E. Smoking tobacco, oral snuff, and alcohol in the etiology of squamous cell carcinoma of the head and neck: A population-based case-referent study in Sweden. *Cancer.* 1998;82:1367-75.
7. Estruch R., Ros E., Salas-Salvadó J. Primary prevention of pardiovascular disease with a Mediterranean diet. *N Engl J Med.* 2013;368:1279-90.
8. Trichopoulou A., Costacou T., Bamia C., Trichopoulos D. Adherence to a Mediterranean diet and survival in a Greek population. *N Engl J Med.* 2003;348:2599-608.
9. De Lorgeril M., Salen P., Martin J. L., Monjaud I., Delaye J., Mamelle N. Mediterranean diet, traditional risk factors, and the rate of cardiovascular complications after myocardial infarction. *Circulation.* 1999;99:779-85.
10. Brouns F., Bjork I., Frayn K. N., *et al.* Glycaemic index methodology. *Nutrition Res Rev.* 2005;18;145-71.
11. Jenkins D. J., Kendall C. W., Augustin L. S., *et al.* Glycemic index: Overview of implications in health and disease. *Am J Clin Nutr.* 2002;76:266S-73S.
12. McMillan-Price J., Petocz P., Atkinson F., O'neill K., Samman S., Steinbeck K., Caterson I., Brand-Miller J. Comparison of 4 diets of varying glycemic load on weight loss and cardiovascular risk reduction in overweight and obese young adults: A randomized controlled trial. *Arch Intern Med.* 2006;166:1466-75.
13. Juanola-Falgarona M., *et al.* Effect of the glycemic index of the diet on weight loss, modulation of satiety, inflammation, and other metabolic risk factors: a randomized controlled trial. *Am J Clin Nutr.* 2014 Jul;100(1):27-35.
14. Foster-Powell K., Holt S. H. A., Brand-Miller J. C. International table of glycemic index and glycemic load values: 2002. *Am J Clin Nutr.* 2002;76: 5-56.
15. Inoue-Choi M., Liao L. M., Reyes-Guzman C. Association of long-term, low-intensity smoking with all-cause and cause-specific mortality in the national institutes of health – AARP Diet and Health Study. *JAMA Intern Med.* 2017;177(1):87-95.
16. Lindson-Hawley N., Thompson T. P., Begh R. Motivational interviewing for smoking cessation. *Cochrane Database Syst Rev.* 2015 Mar 2;(3).
17. Etter J. F., Schmid F. Effects of large financial incentives for long-term smoking cessation: a randomized trial. *J Am Coll Cardiol.* 2016 Aug 23;68(8):777-85.
18. Etter J. F., Eissenberg T. Dependence levels in users of electronic cigarettes, nicotine gums and tobacco cigarettes. *Drug Alcohol Depend.* 2015 Feb 1;147:68-75.
19. Flahault A., Etter J. F. Electronic cigarettes: it is urgent to promote them to save lives. *Int J Public Health.* 2014 Oct;59(5):681-2.
20. Zisman A. L., Nickolov A., Brand R. E., *et al.* Associations between the age at diagnosis and location of colorectal cancer and the use of alcohol and tobacco: Implications for screening. *Arch Intern Med.* 2006;166:629-43.
21. http://whqlibdoc.who.int/hq/2001/WHO_MSD_MSB_01.6a.pdf (accès 23 avril 2017).
    www.unige.ch/cyberdocuments/theses2003/AccicttoC/these_body.html (accès 23 avril 2017).
22. Grossberg P. M., Brown D. D., Fleming M. F. Brief physician advice for high-risk drinking among young adults. *Ann Fam Med.* 2004;2:474-80.
23. Bray J. W., Cowell A. J., Hinde J. M. A systematic review and meta-analysis of health care utilization outcomes in alcohol screening and brief intervention trials. *Med Care.* 2011 Mar;49(3):287-94.
24. Smedslund G., Berg R. C., Hammerstrøm K. T., Steiro A., Leiknes K. A., Dahl H. M., Karlsen K. Motivational interviewing for substance abuse.

Cochrane Database Syst Rev. 2011 May 11;(5):CD008063.
25. Jiang S., Wu L., Gao X. Beyond face-to-face individual counseling: a systematic review on alternative modes of motivational interviewing in substance abuse treatment and prevention. *Addict Behav.* 2017 May 22;73:216-35.
26. Liu J., Wang L. N. Baclofen for alcohol withdrawal. *Cochrane Database Syst Rev.* 2015 Apr 3;(4).
27. Sesso H. D., Paffenbarger R. S. Jr., Lee I. M. Physical activity and coronary heart disease in men – The Harvard Alumni Health Study. *Circulation.* 2000;102:975-80.
28. Li J., Loerbroks A., Angerer P. Physical activity and risk of cardiovascular disease: what does the new epidemiological evidence show?. *Curr Opin Cardiol.* 2013 Sep;28(5):575-83.
29. Blair S. N., Kohl H. W., Barlow C. E., Paffenbarger R. S. Jr., Gibbons L. W., Macera C. A. Changes in physical fitness and all-cause mortality. A prospective study of healthy and unhealthy men. *JAMA.* 1995;273:1093-8.
30. Hedblad B., Ogren M., Isacsson S. O., Janzon L. Reduced cardiovascular mortality risk in male smokers who are physically active. Results from a 25-year follow-up of the prospective population study men born in 1914. *Arch Intern Med* 1997;157:893-9.
31. Manson J. E., Hu F. B., Rich-Edwards J. W., *et al.* A prospective study of walking as compared with vigorous exercise in the prevention of coronary heart disease in women. *N Engl J Med.* 1999;341:650-8.
32. Blond K., *et al.* Prospective study of bicycling and risk of coronary heart disease in danish men and women. *Circulation.* 2016 Nov 1;134(18):1409-11.
33. Boyle T., Keegel T., Bull F., *et al.* Physical activity and risks of proximal and distal colon cancers: a systematic review and meta-analysis. J Natl Cancer Ins 2012;104:1548-61.
34. Griffiths T. L., Burr M. L., Campbell I. A., *et al.* Results at 1 year of outpatient multidisciplinary pulmonary rehabilitation: a randomised controlled trial. *Lancet.* 2000;355:362-8.
35. Diabetes prevention program research group. Reduction in the incidence of type 2 diabetes with lifestyle intervention of metformin. *N Engl J Med.* 2002;346:393-403.
36. www.bag.admin.ch/dam/bag/fr/dokumente/mt/i-und-b/factsheets-impfungen/schweizerischer-impfplan-zusammenfassung.pdf.download.pdf/schweizerischer-impfplan-zusammenfassung-fr.pdf
37. www.bag.admin.ch/dam/bag/fr/dokumente/mt/i-und-b/richtlinien-empfehlungen/allgemeine-empfehlungen/schweizerischer-impfplan.pdf.download.pdf/schweizerischer-impfplan-fr.pdf (juin 2017).
38. Office fédéral de la santé publique. Communiqué de presse, 21 décembre 1992.
39. John T. J. The final stages of the global eradication of polio. *N Engl J Med.* 2000;343:806-7.
40. Groupe d'étude canadienne sur l'examen périodique. Guide canadien de médecine clinique préventive, *Canadian Medical Association.* Ottawa, septembre 1994.
41. Hadler S. C., *et al.* Long-term immunogenicity and efficacy of hepatitis B vaccine in homosexual men. *N Engl J Med.* 1986 Jul 24;315(4):209-14.
42. Averhoff F., Mahoney F., Coleman P., Schatz G., Hurwitz E., Margolis H. Immunogenicity of hepatitis B Vaccines. Implications for persons at occupational risk of hepatitis B virus infection. *Am J Prev Med.* 1998 Jul;15(1):1-8.
43. Woo E. J., Miller N. B., Ball R; VAERS Working Group. Adverse events after hepatitis A B combination vaccine. *Vaccine.* 2006;24:2685-91.
44. Farez M. F., Correale J. Immunizations and risk of multiple sclerosis: systematic review and meta-analysis. *J Neurol.* 2011 Jul;258(7):1197-206.
45. Orlíková H., *et al.* Protective effect of vaccination against mumps complications, Czech Republic, 2007-2012. *BMC Public Health.* 2016 Apr 1;16:293.
46. Hak E., van Essen G. A., Buskens E., Stalman W., de Melker R. A. Is immunising all patients with chronic lung disease in the community against influenza cost effective? Evidence from a general practice based clinical prospective cohort study in Utrecht, The Netherlands. *J Epidemiol Community Health.* 1998;52:120-5.
47. Nichol K. I., Lind A., Margolis K. L., *et al.* The effectiveness of vaccination against influenza in healthy, working adults. *N Engl J Med.* 1995;333:889-93.
48. Nichol K. L., Margolis K. L., Wuorenma J., Von Sternberg T. The efficacy and cost effectiveness of vaccination against influenza among elderly persons living in the community. *N Engl J Med.* 1994;331:778-84.
Gross P. A., Hermogenes A. W., Sacks H. S., Lau J., Levandowski R. A. The efficacy of influenza vaccine in elderly persons. A meta-analysis and review of the literature. *Ann Intern Med.* 1995;123:518-27.
49. Wilde J. A., McMillan J. A., Serwint J., Butta J., O'Riordan M. A., Steinhoff M. C. Effectiveness of influenza vaccine in health care professionals: a randomized trial. *JAMA.* 1999;281:908-13.
50. Potter J., Stott D. J., Roberts M. A., Elder A. G., O'Donnell B., Knight P. V., Carman W. F. Influenza vaccination of health care workers in long-term-care hospitals reduces the mortality of elderly patients. *J Infect Dis.* 1997;175:1-6.
51. Dear K., Holden J., Andrews R., Tatham D. Vaccines for preventing pneumococcal infection in adults. *Cochrane Database Syst Rev.* 2003;(4):CD000422.
52. Bonten M. J., *et al.* Polysaccharide conjugate vaccine against pneumococcal pneumonia in adults. *N Engl J Med.* 2015;372:1114-25.

53. Ketterer J. P., Rochat T. H. Vaccin anti-pneumococcique. *Med Hyg.* 1999;57:2329-33.
54. Infections à pneumocoques invasifs en Suisse. Bulletin de l'Office fédéral de la santé publique. 2000;20:381-5.
55. Measles United States 1990. *MMWR.* 1991;40: 369. 76 Measles Outbreak - Netherlands, April 1999-January 2000. MMWR 2000;49:299-303.
56. Nakayama T., Onoda K. Vaccine adverse events reported in post-marketing study of the Kitasato Institute from 1994 to 2004. *Vaccine.* 2007;25:570-6.
57. De Quadros C. A., Hersh B. S., Nogueira A. C., Carrasco P. A., da Silveira C. M. Measles eradication: Experience in the Americas. *Bull World Health Organ.* 1998;76(S2):47-52.
58. Deleré Y., *et al.* The efficacy and duration of vaccine protection against human papillomavirus: a systematic review and meta-analysis. *Dtsch Arztebl Int.* 2014 Sep 1;111(35-36):584-91.
59. Peto R., Darby S., Deo H., Silcocks P., Whitley E., Doll R. Smoking, smoking cessation, and lung cancer in the UK since 1950: Combination of national statistics with two case-control studies. *BMJ.* 2000;321:323-9.
60. Godtfredsen N. S., Prescott E., Osler M. Effect of smoking reduction on lung cancer risk. *JAMA.* 2005;294:1505-10.
61. Wallin K. L., Wiklund F., Angström T., *et al.* Type-specific persistence of human papillomavirus DNA before the development of invasive cervical cancer. *N Engl J Med.* 1999;341:1633-8.
62. Gerber S., Gremlich S. Vaccin prophylactique anti-VPH: « un grand pas pour l'humanité et... » des questions pour notre société !. *Rev Med Suisse.* 2006;84.
63. Munoz N., Bosch F. X., de Sanjos S., Herrero R., Castellsagué X., Shah K. V., Snijders P. J., Meijer C. J. Epidemiologic classification of human papillomavirus types associated with cervical cancer. *N Engl J Med.* 2003;348:518-27.
64. Kulasingam S. L., Hughes J. P., Kiviat N. B., Mao C., Weiss N. S., Kuypers J. M., Koutsky L. A. Evaluation of human papillomavirus testing in primary screening for cervical abnormalities: Comparison of sensitivity, specificity, and frequency of referral. *JAMA.* 2002;288:1749-57.
65. Mayrand M. H., Duarte-Franco E., Coutlee F., Rodrigues I., Walter S. D., Ratnam S., Franco E. L.; CCCaST Study Group. Randomized controlled trial of human papillomavirus testing versus Pap cytology in the primary screening for cervical cancer precursors: design, methods and preliminary accrual results of the Canadian cervical cancer screening trial (CCCaST). *Int J Cancer.* 2006;119:615-23.
66. ANDEM. Pratique des frottis cervicaux pour le dépistage du cancer du col. *Recommandations et références médicales.* 1995;T2:9-24.
67. Quinn M., *et al.* Effect of screening on incidence of and mortality from cancer of cervix in England: Evaluation based on routinely collected statistics. *BMJ.* 1999;318:904-8.
68. Stuart G. C., McGregor S. E., Duggan M. A., Nation J. G. Review of the screening history of Alberta women with invasive cervical cancer. *CMAJ.* 1997;157:513-9.
69. Leyden W. A., Manos M. M., Geiger A. M., Weinmann S., Mouchawar J., Bischoff K., Yood M. U., Gilbert J., Taplin S. H. Cervical cancer in women with comprehensive health care access: attributable factors in the screening process. *J Natl Cancer Inst.* 2005;97:675-83.
70. Jemal A., Siegel R., Ward E., *et al.* Cancer statistics, 2006. CA Cancer J Clin 2006;56:106-30.
71. Deng L., Zhao L., Wang J., *et al.* Diabetes mellitus and the incidence of colorectal cancer: an updated systematic review and meta-analysis. *Dig Dis Sci.* 2012;57:1576-85.
72. Reid F. D., Mercer P. M., Harrison M., Bates T. Cholecystectomy as a risk factor for colorectal cancer: a meta-analysis. *Scand J Gastroenterol.* 1996;31:160-9.
73. Giovannucci E. Meta-analysis of coffee consumption and risk of colorectal cancer. *Am J Epidemiol.* 1998;147:1043-52.
74. Park Y., Hunter D. J., Spiegelman D., *et al.* Dietary fiber intake and risk of colorectal cancer a pooled analysis of prospective cohort studies. *JAMA.* 2005;294:2849-57.
75. Aune D., Chan D. S., Lau R., *et al.* Dietary fiber, whole grains, and risk of colorectal cancer: systematic review and the dose-response meta-analysis of prospective studies. *BMJ.* 2011;343d 6617.
76. Kunzmann A. T., Coleman H. G., Huang W. Y., *et al.* Dietary fiber intake and risk of colorectal cancer and incident and recurrent adenoma in the prostate, lung colorectal, and ovarian cancer screening trial. *Am J Clin Nutr.* 2015;102:881-90. Asano T., McLeod R. S. Dietary fibre for the prevention of colorectal adenomas and carcinomas. *Cochrane Database Syst Rev.* 2002;CD003430.
77. Lee J. E., Willett W. C., Fuchs C. S., *et al.* Folate acid for the prevention of colorectal cancer and adenoma: modification by time. *Am J Clin Nutr.* 2011;93:817-25.
78. Larsson S. C., Orsini N., Wolk A. Vitamine B6 and risk of colorectal cancer: a meta-analysis of prospective studies. *JAMA.* 2010;303:1077-83.
79. Larsson S. C., Bergkvist L., Wolk A. Magnesium intake in relation to risk of colorectal cancer in women. *JAMA.* 2005;293:86-9.
80. Wu S., Feng B., Li K., *et al.* Fish consumption and colorectal cancer risk in humans: a systematic review and meta-analysis. *Am J Med.* 2012;125;551-9.
81. Boyle T., Keegel T., Bull F., *et al.* Physical activity and risks of proximal and distal colon cancers: a systematic review and meta-analysis. *J Natl Cancer Inst.* 2012 ;104:1548-61.
82. Rothwell P. M., Wilson M., Elwin C. E., *et al.* Long-term effect of aspirin on colorectal cancer

incidence and mortality: 20 -year follow-up of five randomised trials. *Lancet.* 2010;376:1741-50. Rothwell P. M., Fowkes F. G., Belch J. F., *et al.* Effect of daily aspirin on long-term risk of death due to cancer: analysis of individual patient data from randomised trials. *Lancet.* 2011;377:31-41.

83. Singh H., Mahmud S. M., Turner D., *et al.* Long-term use of statins and risk of colorectal cancer: a population-based study. *Am J Gastroenterol.* 2009;104:3015-23.
84. Cho E., Rosner B. A., Feskanich D., Colditz G. A. Risk factors and individual probabilities of melanoma for whites. *J Clin Oncol.* 2005;23:2669-75.
85. Von Strauss E., Viitanen M., De Ronchi D., *et al.* Aging and the occurrence of dementia: findings from a population-based cohort with a large sample. *Archs Neurol.* 1999;587-92.
86. Walhovd K. B., Fjell A. M., Epseseth T. Cognitive decline and brain pathology in aging – need for a dimensional, lifespan and systems vulnerability view. *Scand J Psychol.* 2014;244-54.
87. Cooper C., Mukadam N., Katona C., *et al.* Systematic review of the effectiveness of pharmacological interventions to improve quality of life and well-being in people with dementia. *Int Psychogeriatr.* 2012;856-70.
88. Van der Linden M., Juillerat Van der Linden A.-C. A life-course and multifactorial approach to Alzheimer's disease: Implications for research, clinical assessment and intervention practices. *Dementia.* 2017;doi:10.1177/1471301216657270.
89. Dolan E. Superiority of ambulatory over clinic blood pressure measurement in predicting mortality. The dublin outcome study. *Hypertension.* 2005;46:156-61.
90. Van der Wel M. C., *et al.* A novel approach to office blood pressure measurement: 30-minute office blood pressure vs daytime ambulatory blood pressure. *Ann Fam Med.* 2011 Mar-Apr;9(2):128-35.
91. Staessen J. A. Predicting cardiovascular risk using conventional vs ambulatory blood pressure in older patients with systolic hypertension. Systolic Hypertension in Europe Trial Investigators. *JAMA.* 1999 Aug 11;282(6):539-46.
92. Sega R., Facchetti R., Bombelli M., Cesana G., Corrao G., Grassi G., Mancia G. Prognostic value of ambulatory and home blood pressures compared with office blood pressure in the general population: follow-up results from the Pressioni Arteriose Monitorate e Loro Associazioni (PAMELA) study. *Circulation.* 2005;111:1777-83.
93. www.gsla.ch
94. Bang H., Edwards A. M., Bomback A. S., Ballantyne C. M., Brillon D., Callahan M. A., Teutsch S. M., Mushlin A. I., Kern L. M. Development and validation of a patient self-assessment score for diabetes Risk. *Ann Intern Med.* 2009;151(11):775-83.
95. Nikolic J., Vadas L., Unger P., Krähenbühl B. La CDT, nouveau marqueur de la consommation d'alcool, est-elle un détecteur de l'alcoolisme ?. *Med Hyg.* 1994;52:1938-41.
96. Stamatiou K., Alevizos A., Mariolis A., Sofras F. The prevalence of prostate carcinoma and its precursor in Hungary: an autopsy study. *Eur Urol.* 2005;48:739-44.
97. Schröder F. H., *et al.* Screening and prostate cancer mortality: results of the European Randomised Study of Screening for Prostate Cancer (ERSPC) at 13 years of follow-up. *Lancet.* 2014 Dec 6;384(9959):2027-35.
98. Andriole G. L., *et al.* Prostate cancer screening in the randomized prostate, Lung, colorectal, and ovarian cancer screening trial: mortality results after 13 years of follow-up. *Natl Cancer Inst.* 2012 Jan 18;104(2):125-32.
99. Kranz J., Deserno O., Fischer K., Anheuser P., Reisch B., Steffens J. Radical prostatectomy in a certified prostate cancer center: medical treatment and outcome. *Urologe A.* 2014 Sep;53(9):1350-7.
100. Walter L., Bertenthal D., Lindquist K., *et al.* PSA screening among elderly men with limited life expectancies. *JAMA.* 2006;296:2336-42.
101. Adams P. C. Population screening of Hemochromatosis. *Hepatology.* 1999;29:1324-7.
102. Balan V., Baldus W., Fairbanks V., *et al.* Screening hemochromatosis: A cost-effectiveness study based on 12,258 patients. *Gastroenterology.* 1994;107:453-9.
103. Edwards C. Q., Griffen L. M., Goldgar D., Drummond C., Skolnick M. H., Kushner J. P. Prevalence of hemochromatosis among 11,065 presumably healthy blood donors. *N Engl J Med.* 1988;318:1355-62.
104. El-Serag H. B., Inadomi J. M., Kowdley K. V. Screening for hereditary hemochromatosis in sibling and children of affected patients. A cost-effectiveness analysis. *Ann Intern Med.* 2000;132:261-9.
105. Holick M. F. Vitamin D deficiency. *N Engl J Med.* 2007;357:266-81.
106. Bischoff-Ferrari H. A., Can U., Staehelin H. B., *et al.* Severe vitamin D deficiency in Swiss hip fracture patients. *Bone* 2008:42 (3) 597-602.
107. Maier S., Sidelnikov E., Dawson-Hughes B., *et al.* Before and after hip fracture: vitamin D deficiency may not be treated sufficiently. *Osteoporos Int.* 2013;24(11):2765-73.
108. Bischoff-Ferrari H. A., Willett W. C., Wong J. B., *et al.* Prevention of nonvertebral fractures with oral vitamin D and dose dependency: a meta-analysis of randomized controlled trials. *Arch Intern Med.* 2009;169:551-61.
109. Bischoff-Ferrari H. A., Dawson-Hughes B., Staehelin H. B., *et al.* Fall prevention with supplemental and active forms of vitamin D: a meta-analysis of randomised controlled trials. *BMJ.* 2009;339:b3692.
110. Bjelakovic G., Gluud L. L., Nikolova D., *et al.* Vitamin D supplementation for prevention of

mortality in adults. *Cochrane Database Syst Rev.* 2014;(1):CD007470.

111. Jacobs E. T., Kohler L. N., Kunihiro A. G., *et al.* Vitamin D and colorectal, breast and prostate cancers: a review of the epidemiological evidence. *J Cancer.* 2016;7(3):232-40.

112. Kennel K. A., Drake M. T., Hurley D. L. Vitamin D deficiency in adults: when to test and how to treat. *Mayo Clin Proc.* 2010 Aug;85(8):752-58.

113. Guessous I. Role of Vitamin D deficiency in extraskeletal complications: predictor of health outcome or marker of health status?. *Biomed Res Int.* 2015;2015:563403.

114. Utilité clinique du dosage de la vitamine D. Haute Autorité de Santé : rapport d'évaluation technologique. 2013.

115. Kennel K. A., Drake M. T., Hurley D. L. Vitamin D deficiency in adults: when to test and how to treat. *Mayo Clin Proc.* 2010 Aug;85(8):752-58. [DOUBLON DE LA NOTE 112]

116. Utilité clinique du dosage de la vitamin D. Haute Autorité de Santé : rapport d'évaluation technologique. 2013. [DOUBLON DE LA NOTE 114]
Holick M. F., Binkley N. C., Bischoff-Ferrari H. A., *et al.* Evaluation, treatment, and prevention of vitamin D deficiency: An endocrine society clinical practice guideline. *J Clin Endocrinol Metab.* 2011;96:1911-30.
LeBlanc E., Chou R., Zakher B., Daeges M., Pappas M. Screening for vitamin D deficiency: systematic review for the U.S. Preventive Services Task Force Recommendation [Internet]. Rockville (MD): *Agency for Healthcare Research and Quality (US)*; 2014 Nov. Report No.: 13-05183-EF-1.
Vitamin D Testing Protocol. *British Columbia Recommendations and Topic.* Revised 2013.
Bischoff-Ferrari H. A., Rosemann T., Grob D., *et al.* Supplémentation en vitamine D dans la pratique. *Forum Med Suisse.* 2014;14(50):949-53.
Recommandations de l'OFSP concernant l'apport en vitamine D. 2012.

117. Amstutz V., Cornuz J., Krieg M. A., *et al.* Vitamine D: actualité et recommandations. *Rev Med Suisse.* 2011;7.

118. El-Hajj Fuleihan G., Nabulsi M., Tamim H., *et al.* Effect of vitamin D replacement on musculoskeletal parameters in school children: a randomized controlled trial. *J Clin Endocrinol Metab.* 2006 Feb;91(2):405-12.

119. Recommandations de l'OFSP concernant l'apport en vitamine D. 2012. [DOUBLON DE LA FIN DE LA NOTE 116]

120. Bischoff-Ferrari H. A., Rosemann T., Grob D., *et al.* Supplémentation en vitamine D dans la pratique. *Forum Med Suisse.* 2014 ;14 (50):949-53.

121. Guessous I., Dudler V., Glatz N., *et al.* Vitamin D levels and associated factors: a population-based study in Switzerland. Swiss Med Wkly. 2012;142:w13719

122. Stott D. J., Rodond N., Kearney P. M., *et al.* Thyroid hormone therapy for older adults with subclinical hypothyroidism. *N Engl J Med.* 2017 Apr 3 2017.

123. Nyström L., Rutqvist L. E., Wall S., Lindgren A., Lindqvist M., Rydén S., Andersson I., Bjurstam N., Fagerberg G., Frisell J., *et al.* Breast cancer screening with mammography: Overview of swedish randomised trials. *Lancet.* 1993;341:973-8.

124. Nyström L., Andersson I., Bjurstam N., *et al.* Long-term effects of mammography screening: updated overview of the Swedish randomised trials. *Lancet.* 2002;359:909-19.

125. Van Dijck J. A., Verbeek A. L., Beex L. V., Hendriks J. H., Holland R., Mravunac M., Straatman H., Werre J. M. Breast-cancer mortality in a non-randomized trial on mammographic screening in women over age 65. *Int J Cancer.* 1997;70:164-8.

126. 16-year mortality from breast cancer in the UK trial of early detection of breast cancer. *Lancet.* 1999;353:1909-14.

127. Mark D. B., Shaw L., Harrell F. E. Jr, Hlatky M. A., Lee K. L., Bengtson J. R., McCants C. B., Califf R. M., Pryor D. B. Prognostic value of a treadmill exercise score in outpatients with suspected coronary artery disease. *N Engl J Med.* 1991;325(12):849-53.
Goraya T. Y., Jacobsen S. J., Pellikka P. A., Miller T. D., Khan A., Weston S. A., Gersh B. J., Roger V. L. Prognostic value of treadmill exercise testing in elderly persons. *Ann Intern Med.* 2000;132:862-70.

128. U.S. Preventive Services Task Force. Screening for abdominal aortic aneurysm: recommendation statement. *Ann Intern Med.* 2005;142:198-202ie.

129. Lederle F. A., Johnson G. R., Wilson S. E., Ballard D. J., Jordan W. D. Jr, Blebea J., *et al.* Rupture rate of large abdominal aortic aneurysms in patients refusing or unfit for elective repair. *JAMA.* 2002;287:2968-72.

130. Ashton H. A., Buxton M. J., Day N. E., Kim L. G., Marteau T. M., Scott R. A., *et al.* The Multicentre Aneurysm Screening Study (MASS) into the effect of abdominal aortic aneurysm screening on mortality in men: a randomised controlled trial. *Lancet.* 2002;360:1531-9.

131. The National Lung Screening Trial Research Team. Reduced lung-cancer mortality with low-dose computed tomographic screening. *N Engl J Med.* 2011;365:395-409.

132. Ali M. U., Miller J., Peirson L., *et al.* Screening for long cancer: a systematic review and meta-analysis. *Prev Medicine.* 2016;89:301-14.

133. De Koning H. J., *et al.* Benefits and harms of CT lung cancer screening strategies: a comparative modeling study for the US Preventive Services Task Force. *Ann Intern Med.* 2014 160:311-20.

134. Kinsinger L. S., *et al.* Implementation of lung cancer Screening in the veterans health administration. *JAMA Intern Med.* 2017 Mar 1;177(3):399-406.

135. Pearce M. S. Radiation exposure from CT scans in childhood and subsequent risk of leukaemia

and brain tumours: a retrospective cohort study. *Lancet.* 2012 Aug 4;380(9840):499-505.
136. www.sheffield.ac.uk/FRAX/tool.aspx?country=15
137. Winawer S. J., Fletcher R. H., Miller L., *et al.* Colorectal cancer screening: clinical guidelines and rationale. *Gastroenterology.* 1997;12:594-642.
138. O'Brien M. J., Winawer S. J., Zauber A. G., *et al.* The National Polyp Study: patient and polyp characteristics associated with high-grade dysplasia in colorectal adenomas. *Gastroenterology.* 1990;98:371-9.
139. Soetikno R. M., Kaltenbach T., Rouse R. V., *et al.* Prevalence of nonpolypoid (flat and depressed) colorectal neoplasms in asymptomatic and symptomatic adults. *JAMA.* 2008;299:1027-35.
140. John M. Inadomi. Adherence to colorectal cancer screening: a randomized clinical trial of competing strategies. *Arch Intern Med.* 2012;172(7):575-82.
141. Mandel J. S., Bond J. H., Church T. R., *et al.* Reducing mortality from colorectal cancer by screening for fecal occult blood. Minnesota Colon Cancer Control Study. *N Engl J Med.* 1993;328:1365-71.
142. Holme O., Bretthauer M., Fretheim A., *et al.* Flexible sigmoidoscopy versus faecal occult blood testing for colorectal cancer screening in asymptomatic individuals. *Cochrane Database syst Rev.* 2013;CD0099259.
143. Lin J. S., Piper M. A., Perdue L. A., *et al.* Screening for colorectal cancer: updated evidence report and systematic review for the US Preventive Services Task Force. *JAMA.* 2016;315:2576-94.
144. Robertson D. J., Lee J. K., Boland R., *et al.* Recommendations on fecal immunochemical testing to screen for colorectal neoplasia: a consensus statement by the US Multi-Society Task Force on Colorectal Cancer. *Am J Gastroenterol.* 2017;112:37-53.
145. US Preventive Services Task Force, Bibbins-Domingo K., Grossman D. C., *et al.* Screening for colorectal cancer: US Preventive Services Task Force Recommendation Statement. *JAMA.* 2016;315;2564-75.
146. Lee J. K., Liles E. G., Bent S., *et al.* Accuracy of fecal immunochemical tests for colorectal cancer: systematic review and meta-analysis. *Ann Intern Med.* 2014;160:171.
147. Hol L., van Leerdam M. E., van Ballegooijen M., *et al.* Screening for colorectal cancer: randomised trial comparing guaiac-based and immunochemical faecal occult blood testing and flexible sigmoidoscopy. *Gut.* 2010;59:62-8.
148. Quintero E., Castells A., Bujanda L., *et al.* Colonoscopy versus fecal immunochemical testing in colorectal-cancer screening. *N Engl J Med.* 2012;366:697-706.
149. Rex D. C., Boland R., Dominitz J. A., *et al.* Colorectal Cancer Screening: Recommendations for Physicians and Patients from U.S Multi-Society Task Force on Colorectal Cancer. *Am J Gastroenterol.* 2017;112:1016-30.
150. Winawer S. J., Zauber A. G., Ho M. N., *et al.* Prevention of colorectal cancer by colonoscopic polypectomy. The National Polyp Study Workgroup. *N Engl J Med.* 1993;329:1977-81.
151. Nishihara R., Wu K., Lochhead P., *et al.* Long-term colorectal cancer incidence and mortality after lower endoscopy. *N Engl J Med.* 2013;369:1095-105.
152. Zauber A. G., Winawer S. J., O'Brien M. J., *et al.* Colonoscopic polypectomy and long-term prevention of colorectal-cancer deaths. *N Engl J Med* 2012;366:687-96.
153. Brenner H., Chang-Claude J., Jansen L., *et al.* Reduced risk of colorectal up to years after screening, surveillance, or diagnostic colonoscopy. *Gastroenterology.* 2014;146:708-17.
154. Doubeni C. A., Weinmann S., Adams K., *et al.* Screening colonoscopy and risk for incident late-stage colorectal cancer diagnosis in average-risk adults: a nested case-control study. *Ann Intern Med.* 2013;158:312-20.
155. Brenner H., Stock C., Hoffmeister M. Effect of screening sigmoïdoscopy and screening colonoscopy on colorectal cancer incidence and mortality: systematic review and meta-analysis of randomised controlled trials and observational studies. *BMJ.* 2014:348:g2467.
156. Kee F., Wilson R. H., Gilliland R., *et al.* Changing site distribution of colorectal cancer. *BMJ.* 1992;305:158-62.
157. Mamazza J., Gordon P. H. The changing distribution of large intestinal cancer. *Dis Colon Rectum* 1982;25:558-62.
158. Vukasin A. P., Ballantyne G. H., Flannery J. T., *et al.* Increasing incidence of cecal and sigmoid carcinoma. Data from the Connectcut Tumor Registry. *Cancer.* 1990;66:2442-9.
159. Imperiale T. F., Glowinsky E. S., Lin-Cooper C., *et al.* Five-years of colorectal cancer neoplasia after negative screening colonoscopy. *N Engl J Med.* 2008;359;1218-24.
160. Brenner H., Haug U., Arndt V., *et al.* Low risk of colorectal cancer and advance adenomas more than 10 years after negative colonoscopy. *Gastroenterology.* 2010;138:870-6.
161. Singh H., Turner D., Xue L., *et al.* Risk of developing colorectal cancer following a negative colonoscopy examination: evidence for a 10-year interval between colonoscopies. *JAMA.* 2006;295:2366-73.
162. Lakoff J., Paszat L. F., Saskin R., *et al.* Risk of developing proximal versus distal colorectal cancer after a negative colonoscopy: a population-base study. *Clin Gastroenterol Hepatold.* 2008;6:117-21.
163. Cotton P. B., Durkalski V. L., Pineau B. C., *et al.* Computed tomographic colonography (virtual colonoscopy): A multicenter comparison with standard colonoscopy for detection of colorectal neoplasia. *JAMA.* 2004;291:1713-9.

164. Lin J. S., Piper M. A., Perdue L. A., *et al.* Screening for colorectal cancer: updated evidence report and systematic review for the US Preventive Services Task Force. *JAMA.* 2016;315:2576-94.
165. Hol L., van Leerdam M. E., van Ballegooijen M., *et al.* Screening for colorectal cancer: randomised trial comparing guaiac-based and immunochemical feacal occult blood testing and flexible sigmoidoscopy. *Gut.* 2010;59:62-68.
166. Elmunzer B. J., Hayward R. A., Schoenfeld P. S., *et al.* Effect of flexible sigmoidoscopy-based screening on incidence and mortality colorectal cancer: a systematic review and meta-analysis of randomized controlled trials. *PLoS Med.* 2012;9:e1001352.
167. Schoenfeld P., Cash B., Flood A., *et al.* Colonoscopic screening of average-risk women for colorectal neoplasia. *N Engl J Med.* 2005;352:2061-8.
168. Walther L. C., de Garmo P., Covinsky K. E. Association of older age and female sex with inadequate reach of screening flexible sigmoïdoscopy. *Am J Med.* 2004;116:174-8.
169. Imperiale T. F., Ransohoff D. F., Itzkowitz S. H., *et al.* Multitarget stool DNA testing for colorectal-cancer screening. *N Engl J Med.* 2014;370:1287-97.
170. Raj K. P., Taylor T. H., Wray C., *et al.* Risk of second primary colorectal cancer among colorectal cancer cases. A population-based analysis. *J Carcinog.* 2011;10:6.
171. Renehan A. G., Egger M., Saunders M. P., *et al.* Impact on survival of intensive follow up after curative resection for colorectal cancer: systematic review and meta-analysis of randomised trials. *BMJ.* 2002;324:813.
172. Atkin W. S., Morson B. C., Cuzick J. Long-term risk of colorectal cancer after excision of rectosigmoid adenomas. *N Engl J Med.* 1992;326:658-62.
173. Lakatos P. L., Lakatos L. Risk for colorectal cancer in ulcerative colitis: changes, causes and management strategies. World J *Gastroenterol.* 2008;14:3937-47.
174. Desautels D., Czaykowsky P., Nugent Z., *et al.* Risk of colorectal cancer after the diagnosis of prostate cancer: A population-based study. *Cancer.* 2016:122:1254-60.
175. Nottage K., McFarlane J., Krasin M. J., *et al.* Secondary colorectal carcinoma after childhood cancer. *J Clin Oncol.* 2012;30:2552-8.
176. Muhammad N. K., Naqvi A. H., Lee R. E. Carcinoma of sigmoid colon following urinary diversion: a case report and review of literature. *World J Surg Oncol.* 2004;20:7819-22.
177. Johns L. E., Houlston R. S. A systematic review and meta-analysis of familial coloretal cancer risk. *Am J Gastroenterol.* 2001;96:2992-3003.
178. Henrikson N. B., Webber E. M., Goddard K. A., *et al.* Family history and the natural history of colorectal cancer: systematic review. *Genet Med.* 2015;17:702-12.
179. Ng S. C., Lau J. Y., Chan F. K., *et al.* Risk of advanced adenomas in siblings of individual with advanced adenomas. a cross-sectional study. *Gastroenterology.* 2016;150:608-16.
180. Parry S., Win A. K., Parry B., *et al.* Metachronous colorectal cancer risk for mismatch repair gene mutation carriers: the advantage of more extensive colon surgery. *Gut.* 2011;60:950-7.
181. Järvinen H. J., Aarnio M., Mustonen H., Aktan-Collan K., Aaltonen L. A., Peltomäki P., De La Chapelle A., Mecklin J. P. Controlled 15-year trial on screening for colorectal cancer in families with hereditary nonpolyposis colorectal cancer. *Gastroenterology.* 2000;118:829-34.
182. Bandipalliam P., Chen L. M., Allen B., *et al.* Gynecologic cancer as a « sentinel cancer » for women with hereditary nonpolyposis colorectal cancer syndrome. *Obstet Gynecol* 2005;105:569-74.
183. Järvinen J. J., Aarnio M., Mustonen H., *et al.* Controlled 15 years trial on screening for colorectal cancer in families with non hereditary nonpolyposis colorectal cancer. *Gastroenterology.* 2000;118:829-34.
184. Anderson K. M., Wilson P. W., Odell P. M., Kannel W. B. An updated coronary risk profile. A statement for health professionals. *Circulation.* 1991;83;356-62.
185. Laurier D., Nguyen P. C., Cazelles B., Segond P. Estimation of CHD risk in a French working population using a modified Framingham model. *J Clin Epidemiol.* 1994;47:1353-64.
186. Conroya R. M., Pyöräläb K., Fitzgerald A. P., Sans S., Menotti A., De Backer G., De Bacquer D., Ducimetière P., Jousilahtig P., Keilh U., Njølstadi I., Oga-novj R. G., Thomsenk T., Tunstall-Pedoel H., Tverdalm A., Wedeln H., Whincupo P., Wilhelmsenn L., Grahama I. M., on behalf of the SCORE project group 1. Estimation of ten-year risk of fatal cardiovascular disease in Europe: The SCORE project. *Eur Heart J.* 2003;24:987-1003.
187. The Heart Outcomes Prevention Evaluation (HOPE) 2 Investigators. Homocysteine lowering with folic acid and B vitamins. in vascular disease. *N Engl J Med.* 2006;354:1567-77.
Liebson P. R. Women's Health Initiative (WHI) Dietary Trial and Norwegian Vitamin Trial (NORVIT). *Prev Cardiol.* 2006;9:178-82.
188. Lloyd-Jones D. M., Nam B. H., D'Agostino R. B. Jr., Levy D., Murabito J. M., Wang T. J., Wilson P. W., O'Donnell C. J. Parental cardiovascular disease as a risk factor for cardiovascular disease in middle-aged adults. A prospective study of parents and offspring. *JAMA.* 2004;291:2204-11.
189. Trichopoulou A., Costacou T., Bamia C., Trichopoulos D. Adherence to a Mediterranean diet and survival in a Greek population. *N Engl J Med.* 2003;348:2599-608.

190. Waugh N., Black C., Walker S., McIntyre L., Cummins E., Hillis G. The effectiveness and cost-effectiveness of computed tomography screening for coronary artery disease: systematic review. *Health Technol Assess.* 2006 Oct;10(39):iii-iv, ix-x, 1-41.
191. Yeboah J., *et al.* Comparison of novel risk markers for improvement in cardiovascular risk assessment in intermediate-risk individuals. *JAMA.* 2012;308(8):788-95.
192. Nasir K. Implications of coronary artery calcium testing among statin candidates according to American College of Cardiology/American Heart Association Cholesterol Management Guidelines: MESA (Multi-Ethnic Study of Atherosclerosis). *J Am Coll Cardiol.* 2015 Oct 13;66(15):1657-68.
193. Yeboah J., *et al.* Comparison of novel risk markers for improvement in cardiovascular risk assessment in intermediate-risk individuals. *JAMA.* 2012;308(8):788-95.
194. Coluche a dit : « les milieux autorisés sont les milieux qui s'autorisent ». Reste encore à savoir quels incitatifs les amènent à prendre position sur les seuils d'intervention.
195. De Backer G., *et al.* European guidelines on cardiovascular disease prevention in clinical practice: third joint task force of european and other societies on cardiovascular disease prevention in clinical practice. *Eur Heart J.* 2003;24:1601.
196. Riesen W. F., Darioli R., Noseda G., Bertel O., Buser P. Recommandations pour la prévention de l'athérosclérose. *Bulletin des médecins suisses.* 2005;86:2055.
197. Han B. H., *et al.* Effect of statin treatment vs usual care on primary cardiovascular prevention among older adults: The ALLHAT-LLT randomized clinical trial. *JAMA Intern Med.* 2017 Jul 1;177(7):955-65.
198. Stampfer M. J., Hu F. B., Manson J. E., *et al.* Primary prevention of coronary heart disease in women through diet and lifestyle. *N Engl J Med.* 2000;343:16-22.
199. Willcox B. J., He Q., Chen R., *et al.* Midlife risk factors and healthy survival in men. *JAMA.* 2006;296:2343-50.
200. Primatesta P., Poulter N. Lipid concentrations and the use of lipid lowering drugs: evidence from a national cross-sectional survey. *BMJ.* 2000;321:1322-5.
201. Roberts C. K., Barnard R. J. Effects of exercise and diet on chronic disease. *J Appl Physiol.* 2005;98:3-30. http://jap.physiology.org/cgi/content/full/98/1/3
202. Stampfer M. J., Hu F. B., Manson J. E., Rimm E. B., Willett W. C. Primary prevention of coronary heart disease in women through diet and lifestyle. *N Engl J Med.* 2000;343:16-22.
203. Ribera A. P., McKenna J., Riddoch C. Physical activity promotion in general practices of Barcelona: a case study. *Health Educ Res.* 2006;21:538-48.
204. Prochaska J. O., Velicer W. F., Redding C., Rossi J. S., Goldstein M., DePue J., Greene G. W., Rossi S. R., Sun X., Fava J. L., Laforge R., Rakowski W., Plummer B. A. Stage-based expert systems to guide a population of primary care patients to quit smoking, eat healthier, prevent skin cancer, and receive regular mammograms. *Prev Med.* 2005;41:406-16.
205. Lindson-Hawley N., Thompson T. P., Begh R. Motivational interviewing for smoking cessation. Cochrane Database Syst Rev. 2015 Mar 2;(3).
206. Fichtenberg C., Glantz S. A. Association of the California Tobacco Control Program with declines in cigarette consumption and mortality from heart disease. *N Engl J Med.* 2000;343:1772-7.
207. Albert C. M., Mittleman M. A., Chae C. U., Lee I. M., Hennekens C. H., Manson J. E. Triggering of sudden death from cardiac causes by vigorous exertion. *N Engl J Med.* 2000;343:1355-61.
208. Holvoet P., Kritchevsky S. B., Tracy R. P., Mertens A., Rubin S. M., Butler J., Goodpaster B., Harris T. B. The metabolic syndrome, circulating oxidized LDL, and risk of myocardial infarction in well-functioning elderly people in the health, aging, and body composition cohort. *Diabetes.* 2004;53:1068-73.
209. Toshima S., Hasegawa A., Kurabayashi M., Itabe H., Takano T., Sugano J., Shimamura K., Kimura J., Michishita I., Suzuki T., Nagai R. Circulating oxidized low density lipoprotein levels: a biochemical risk marker for coronary heart disease. *Arterioscler Thromb Vasc Biol.* 2000;20:2243-7.
210. McMillan-Price J., Petocz P., Atkinson F., O'neill K., Samman S., Steinbeck K., Caterson I., Brand-Miller J. Comparison of 4 diets of varying glycemic load on weight loss and cardiovascular risk reduction in overweight and obese young adults: a randomized controlled trial. *Arch Intern Med.* 2006;166:1466-75.
211. Hauswirth C. B., Scheeder M. R., Beer J. H. High omega-3 fatty acid content in alpine cheese: the basis for an alpine paradox. *Circulation.* 2004;6;109:103-7.
212. Tang W. H., Kitai T., Hazen S. L. Gut microbiota in cardiovascular health and disease. *Circ Res.* 2017 Mar 31;120(7):1183-96.
213. De Lorgeril M., Salen P., Martin J. L., Mamelle N., *et al.* Effect of a mediterranean type of diet on the rate of cardiovascular complications in patients with coronary artery disease. Insights into the cardio-protective effect of certain nutriments. *J Am Coll Cardiol.* 1996;28:1103-8.
214. Estruch R., Martínez-González M. A., Corella D., Salas-Salvado J., Ruiz-Gutiérrez V., Covas M. I., Fiol M., Gomez-Gracia E., Lopez-Sabater M. C., Vinyoles E., Aros F., Conde M., Lahoz C., Lapetra J., Saez G., Ros E. Effects of a Mediterranean-style diet on cardiovascular risk factors: a randomized trial. *Ann Intern Med.* 2006;145:1-11.
215. Liu S., Stampfer M. J., Hu F. B., Giovannucci E., Rimm E., Manson J. E., Hennekens C. H., Willett W. C. Whole-grain consumption and risk of coro-

nary heart disease: Results from the Nurses' Health Study. *Am J Clin Nutr.* 1999;70:412-9.

216. Rimm E. B., Ascherio A., Giovannucci E., Spiegelman D., Stampfer M. J., Willett W. C. Vegetable, fruit, and cereal fiber intake and risk of coronary heart disease among men. *JAMA.* 1996 Feb;14;275:447-51.

217. Joshipura K. J., Ascherio A., Manson J. E., Stampfer M. J., Rimm E. B., Speizer F. E., Hennekens C. H., Spiegelman D., Willett W. C. Fruit and vegetable intake in relation to risk of ischemic stroke. *JAMA.* 1999;282:1233-9.

218. Watts G. F., Lewis B., Brunt J. N., Lewis E. S. Effects on coronary artery disease of lipid-lowering diet, or diet plus cholestyramine, in the St Thomas' Atherosclerosis Regression Study (STARS). *Lancet.* 1992;339:563-9.
Ornish D., Brown S. E., Scherwitz L. W. Can lifestyle changes reverse coronary heart disease? The lifestyle heart trial. *Lancet.* 1990;336:129-33.

219. Bucher H. C., Hengstler P., Schindler C., Meier G. N-3 polyunsaturated fatty acids in coronary heart disease: a meta-analysis of randomized controlled trials. *Am J Med.* 2002;112:298-304.

220. Berger K., Ajani U. A., Kase C. S., *et al.* Light-to-moderate alcohol consumption and the risk of stroke among US male physicians. *N Engl J Med.* 1999;341:1557-64.

221. Gaziano J. M., Gaziano T. A., Glynn R. J., Sesso H. D., Ajani U. A., Stampfer M. J., Manson J. E., Hennekens C. H., Buring J. E. Light-to-moderate alcohol consumption and mortality in the Physicians' Health Study enrollment cohort. *J Am Coll Cardiol.* 2000;35:96-105.

222. Opie L. H., Lecour S. The red wine hypotesis: from concepts to protective signalling molecules. *Eur Heart J* 2007;28:1683-93.

223. Kawachi I., Colditz G. A., Stampfer M. J., Willett W. C., Manson J. E., Rosner B., Hunter D. J., Hennekens C. H., Speizer F. E. Smoking cessation in relation to total mortality rates in women. A prospective cohort study. *Ann Intern Med.* 1993;119:992-1000. Kawachi I., Colditz G. A., Stampfer M. J., Willett W. C., Manson J. E., Rosner B., Speizer F. E., Hennekens C. H. Smoking cessation and time course of decreased risks of coronary heart disease in middle-aged women. *Arch Intern Med.* 1994;154:169-75.

224. Hermanson B., Omenn G. S., Kronmal R. A., Gersh B. J. Beneficial six-year outcome of smoking cessation in older men and women with coronary artery disease. Results from the CASS registry. *N Engl J Med.* 1988;319:1365-9.

225. Jorenby D. E., Leischow S. J., Nides M. A., *et al.* A controlled trial of sustained-release bupropion, a nicotine patch or both for smoking cessation. *N Engl J Med.* 1999;340:685-91.

226. Nides M., Oncken C., Gonzales D., *et al.* Smoking cessation with varenicline, a selective alpha4beta2 nicotinic receptor partial agonist: results from a 7-week, randomized, placebo- and bupropion-controlled trial with 1-year follow-up. *Arch Intern Med.* 2006;166:1561-8.

227. Berger J. S., Roncaglioni M. C., Avanzini F., *et al.* Aspirin for the primary prevention of cardiovascular events in women and men. A sex-specific meta-analysis of randomized controlled trials. *JAMA.* 2006;295:306-13.

228. Patrono C., García Rodríguez L., Landolfi R., Baigent C. Low-dose aspirin for the prevention of athero-thrombosis. *N Engl J Med.* 2005;353:2373-83.

229. Shepherd J., Cobbe S. M., Ford I., Isles C. G., Lorimer A. R., MacFarlane P. W., McKillop J. H., Packard C. J. West of Scotland Coronary Prevention Study Group. Prevention of coronary heart disease with pravastatin in men with hypercholesterolemia. *N Engl J Med.* 1995;333:1301-7.

230. LaRosa J. C., He J., Vupputuri S. Effect of statins on risk of coronary disease: A meta-analysis of randomized controlled trials. *JAMA.* 1999;282:2340-6.

231. Ginsberg H. N., Rader D. J.,Raal F. J., Guyton J. R., Baccara-Dinet M. T., Lorenzato C., Pordy R., Stroes E. Efficacy and Safety of Alirocumab in Patients with Heterozygous Familial Hypercholesterolemia and LDL-C of 160 mg/dl or higher. *Cardiovasc Drugs Ther.* 2016;30:473-83.

232. Cholesterol Treatment Trialists' (CTT) Collaboration. Efficacy and safety of more intensive lowering of LDL cholesterol: a meta-analysis of data from 170 000 participants in 26 randomised trials. *Lancet.* 2010;376:1670-81.

233. Petrova-Slater I., Denegri A., Pasotti E., Rossi M. G., Spirk D., Riesen W. F., Moccetti T., Moccetti M., Inhibiteurs de la PCSK9. *Rev Med Suisse.* 2017:821-5.

234. Fitzgerald K. A Highly Durable RNAi Therapeutic Inhibitor of PCSK9. *N Engl J Med.* 2017 Jan 5;376(1):41-51.

235. Hebert P. R., Moser M., Mayer J., Glynn R. J., Hennekens C. H. Recent evidence on drug therapy of mild to moderate hypertension and decreased risk of coronary heart disease. *Arch Intern Med.* 1993;153:578-81.

236. van den Hoogen P. C., Feskens E. J., Nagelkerke N. J., *et al.* The relation between blood pressure and mortality due to coronary heart disease among men in different parts of the world. Seven Countries Study Research Group. *N Engl J Med.* 2000;342:1-8.

237. Sytkowski P. A., D'Agostino R. B., Belanger A. J., *et al.* Secular trends in long-term sustained hypertension, long-term treatment, and cardiovascular mortality. The Framingham Heart Study 1950 to 1990. *Circulation.* 1996;93:697-703.

238. Hebert P. R., Fiebach N., Eberlein K. A., *et al.* The community-based randomized trials of pharmacologic treatment of mild-to-moderate hypertension. *Am J Epidemiol.* 1988;127:581-90.

239. Hebert P. R., Fiebach N., Eberlein K. A., *et al.* The community-based randomized trials of

pharmacologic treatment of mild-to-moderate hypertension. *Am J Epidemiol.* 1988;127:581-90. [DOUBLON DE LA NOTE 238]

240. Hebert P. R., Moser M., Mayer J., *et al.* Recent evidence on drug therapy of mild to moderate hypertension and decreased risk of coronary heart disease. Arch *Intern Med.* 1993;153:578-81.

241. Hebert P. R., Fiebach N., Eberlein K. A., *et al.* The community-based randomized trials of pharma-cologic treatment of mild-to-moderate hypertension. *Am J Epidemiol.* 1988;127:581-90. [DOUBLON DE LA NOTE 238]

242. Turnbull F. Effects of different blood-pressure-lowering regimens on major cardiovascular events: Results of prospectively-designed overviews of randomised trials. *Lancet.* 2003;362:1527-35.

243. Materson B. J., Reda D. J., Preston R. A., Cushman W. C., Massie B. M., Freis E. D., Kochar M. S., Hamburger R. J., Fye C., Lakshman R., *et al.* Response to a second single antihypertensive agent used as monotherapy for hypertension after failure of the initial drug. Department of Veterans Affairs Cooperative Study Group on Antihypertensive Agents. *Arch Intern Med.* 1995;155:1757-62.

244. www.hbroussais.fr/cgi-bin/fram.p

245. European guidelines for hypertension. *J Hypertens.* 2003;21:1011-53. 216 Stamler R., Stamler J., Grimm R., *et al.* Nutritional therapy for high blood pressure. Final report of a four-year randomized controlled trial – the Hypertension Control Program. *JAMA.* 1987;257:1484-91.

246. European guidelines for hypertension. *J Hypertens.* 2003;21:1011-53. 216 Stamler R., Stamler J., Grimm R., *et al.* Nutritional therapy for high blood pressure. Final report of a four-year randomized controlled trial – the Hypertension Control Program. *JAMA.* 1987;257:1484-91. [DOUBLON DE LA NOTE 245]

247. Diabetes prevention program group. Reduction in incidence of type 2 diabetes with lifestyle intervention or metformin. *N Engl J Med.* 2002;346:393-403.

248. Intensive blood-glucose control with sulphonylureas or insulin compared with conventional treatment and risk of complications in patients with type 2 diabetes (UKPDS 33). UK Prospective Diabetes Study (UKPDS) Group. *Lancet.* 1998;352:837-53.

249. Jenkins D. J. A., Wolever T. M. S., Rodney H., Taylor R. H., *et al.* Glycemic index of foods: A physiological basis for carbohydrate exchange. *Am J Clin Nutr.* 1981;34:362-6.

250. McMillan-Price J., Petocz P., Atkinson F., O'neill K., Samman S., Steinbeck K., Caterson I., Brand-Miller J. Comparison of 4 diets of varying glycemic load on weight loss and cardiovascular risk reduction in overweight and obese young adults: a randomized controlled trial. *Arch Intern Med.* 2006;166:1466-75.

251. Tatsch E., Bochi G. V., Piva S. J., Pereira R. S., Kober H., De Carvalho J. A., Sangoi M. B., Duarte M. M., Moresco R. N. Hba(1c) as a tool for the diagnosis of type 2 diabetes: comparison with fasting glucose. *Clin Lab.* 2012;58(3-4):347-50.

252. Barry E., Roberts S., Oke J., Vijayaraghavan S., Normansell R., Greenhalgh T. Efficacy and effectiveness of screen and treat policies in prevention of type 2 diabetes: systematic review and meta-analysis of screening tests and interventions. *BMJ.* 2017;356.

253. Rydé L., Grant P. J., *et al.* ESC Guidelines on diabetes, pre-diabetes, and cardiovascular diseases developed in collaboration with the EASD. *Eur Heart J.* 2013;34:3035-87.

254. Erviti J., Gorricho J., Saiz L. C., Perry T., Wright J. M. Rethinking the appraisal and approval of drugs for fracture prevention. *Front Pharmacol.* 2017 May 15;8:265.

255. Lamy O., Kraenzlin M. Ostéoporose ;: évaluation du risque fracturaire. *Rev Med Suisse.* 2011;7:1018-9.

256. Caldwell L. M., Creed G. Exercise for preventing and treating osteoporosis in postmenopausal women. *Cochrane Database Syst Rev.* 2011 Jul 6;(7):CD000333.

257. Kraenzlin M. E.. Recommandations de l'ASCO1 pour la prise en charge des patients avec ostéoporose. *Rev Med Suisse.* 2013;1272-8.

258. Crandall C. J., *et al.* Comparative effectiveness of pharmacologic treatments to prevent fractures. An updated systematic review. *Ann Intern Med.* 2014;161:711-23.

259. Ettinger B., Black D. M., Mitlak B. H., *et al.* Reduction of vertebral fracture risk in postmenopausal women with osteoporosis treated with raloxifene: Results from a 3-year randomized clinical trial. Multiple Outcomes of Raloxifene Evaluation (MORE) Investigators. *JAMA.* 1999;282:637-45.

260. Barrett-Connor E., Mosa L., Collins P., *et al.* Effects of raloxifene on cardiovascular events and breast cancer in postmenopausal women. *N Engl J Med.* 2006;355:125-37.

261. Papapoulos S., *et al.* The effect of 8 or 5 years of denosumab treatment in postmenopausal women with osteoporosis: results from the FREEDOM Extension study. *Osteoporos Int.* 2015 Dec;26(12):2773-83.

262. Marjoribanks J., *et al.* Long-term hormone therapy for perimenopausal and postmenopausal women. *Cochrane Database Syst Rev.* 2017 Jan 17;1:CD004143. doi: 10.1002/14651858.CD004143.pub5.

263. Pratt D. S., Kaplan M. M. Evaluation of abnormal liver-enzyme results in asymptomatic patients. *N Engl J Med.* 2000;342:1266-71.

Docteur,

j'ai des problèmes de sommeil

Marc-André Raetzo et José Haba-Rubio

Préambule

Parmi les troubles du sommeil, l'insomnie, en constante augmentation dans les pays occidentaux, en constitue le volet le plus important. Aux États-Unis, elle motive plus de 5 millions de consultations par an. Son traitement est encore très souvent synonyme de prescription de somnifères. Mais il convient de faire attention à ces médicaments qui ont un effet limité dans le temps, et peuvent engendrer une dépendance. La place des somnifères est actuellement bien codifiée, et leur prescription doit répondre à des règles précises.

Par ailleurs, il ne s'agit que d'un traitement symptomatique et il convient dans chaque cas de vérifier s'il n'existe pas un traitement étiologique des troubles du sommeil ☺[1]. Les approches comportementales de l'insomnie sont prometteuses.

L'insomnie se définit par la présence de troubles nocturnes **et** diurnes, et ce malgré un contexte adéquat pour le sommeil de nuit.

1re consultation

Les questions essentielles ☺[2]

1. Votre patient n'a pas de difficultés nocturnes ? OUI **p. 76**

- pas de difficultés à s'endormir
- pas de réveils fréquents
- pas de réveil matinal précoce
- pas de sommeil de mauvaise qualité (sommeil non réparateur)

2. Votre patient n'a pas de problème la journée en rapport avec le sommeil ? OUI **p. 79**

- pas de fatigue, baisse de motivation, d'énergie ou d'initiative
- pas de somnolence diurne
- pas de troubles de la concentration, ni de la mémoire
- pas de mauvais fonctionnement professionnel ou scolaire
- pas d'irritabilité ni d'instabilité de l'humeur
- pas de tendance aux erreurs ou aux accidents

3. Vous suspectez une cause spécifique d'insomnie ? OUI **p. 80**

- somatique
- psychiatrique
- médicamenteuse, notamment une prise chronique de somnifères
- comportementale
- travail posté (« shift work »)
- troubles cognitifs

NON **Vous avez répondu « non » à toutes ces questions essentielles**

Le patient présente donc une insomnie, qui se définit par la présence de troubles nocturnes ET diurnes malgré un contexte adéquat pour le sommeil de nuit. Vous ne suspectez pas de cause spécifique à ces difficultés. Vous pouvez proposer un traitement sans pratiquer d'investigations complémentaires ☺☺☺[3-5].

Le traitement symptomatique de l'insomnie

Ce traitement s'applique seulement si vous avez répondu trois fois « non » aux « questions essentielles » ci-dessus.

La situation est différente s'il s'agit d'une insomnie récente ou ancienne.

Insomnie ancienne (ou chronique)
Souvent, ces patients prennent déjà des somnifères ; pour la prise en charge à proposer, se reporter directement au paragraphe « 2e consultation ».

Insomnie récente (ou de court terme)

Dans la plupart des cas, le patient présente une insomnie en rapport avec des difficultés psychosociales aiguës, crises ou pertes (décès, chômage, déménagement…). La mise en évidence de cette crise ou perte est essentielle. Le partage avec le patient permet de dédramatiser les troubles du sommeil, et d'éviter ainsi le passage à une insomnie chronique.

Agenda du sommeil
Un agenda du sommeil peut être proposé afin de faciliter une auto-évaluation.

Hygiène de sommeil
Dans tous les cas, et avant d'envisager un traitement symptomatique, il faut proposer des règles d'hygiène de sommeil :
- dormir selon les besoins, mais pas plus ; éviter si possible toutes les siestes, en particulier les siestes longues (> 30 minutes) ou trop tardives (après 16 heures) ;
- adopter un horaire régulier de coucher et surtout de lever : cet horaire constant a un effet synchroniseur sur le cycle veille-sommeil ;
- limiter le bruit, la lumière et une température excessive dans la chambre à coucher ;
- éviter la caféine, l'alcool et la nicotine ;
- pratiquer un exercice physique dans la journée, mais en général pas après 17 heures ;
- éviter les repas trop copieux le soir.

Médicaments
L'alcool induit une somnolence, mais il est associé ensuite à une très mauvaise qualité de sommeil. Il est donc en soi une cause de troubles du sommeil.
Le traitement de l'insomnie ne devrait jamais être médicamenteux à long terme, car tous les traitements médicamenteux finissent par provoquer une ***accoutumance*** et une ***dépendance***, et la prise de somnifère peut devenir un problème en soi.
En plus de la dépendance, la prise continue d'un somnifère peut en effet avoir paradoxalement un effet *délétère*, avec un sommeil de mauvaise qualité (sommeil léger, fragmenté avec réveils multiples). Ce risque peut survenir dès 4 semaines de traitement continu, parfois après quelques mois. Un certain nombre d'études permettent de penser que la chose concerne toutes les molécules ☺[6], ☺☺☺[7], ☺[8]. Des études déjà anciennes ☺[9] ont montré chez des

insomniaques chroniques consommant 1 à 2 comprimés de benzodiazépines que « les enregistrements polygraphiques de leur sommeil étaient plus perturbés qu'en l'absence de tout hypnotique ».
Les benzodiazépines ont des *effets secondaires* bien démontrés : sédation résiduelle diurne, troubles cognitifs ☺☺[10], incoordination, somnolence, vertiges, chutes ☺☺☺[11,12]. Les fractures sont également fréquentes avec ces médicaments ☺☺☺[13].
Par ailleurs s'ils sont efficaces à court terme (un mois), après six mois, l'effet de ces médicaments n'est pas différent de celui d'un placebo. Les thérapies comportementales sont plus efficaces ☺☺☺[14].
Néanmoins, un traitement ciblé ***de courte durée*** peut être utile pour les patients présentant une insomnie récente sévère, en plus de la prise en charge globale de la cause.
Les médicaments les plus souvent proposés pour traiter l'insomnie sont les benzodiazépines, les agonistes gabaergiques non benzodiazépiniques (zolpidem, zopiclone), les antihistaminiques type H1 non phénothiaziniques, les antidépresseurs, la phytothérapie et la mélatonine.

Benzodiazépines

Le choix d'un hypnotique s'appuiera sur :
- le type d'insomnie (insomnie d'endormissement ou difficulté de maintien du sommeil) ;
- le délai d'action du produit (Tmax) et sa demi-vie ;
- l'état physiologique du patient (âge, état rénal et hépatique) ;
- la prise en compte des effets résiduels, variables selon la dose et le type de produit ;
- le type d'activité susceptible d'être pratiquée par le patient après la prise du produit ;
- le risque d'effet rebond de l'insomnie, sachant que les produits à demi-vie courte semblent exposer plus que les autres à un risque plus ou moins prononcé de cet effet ;
- le risque d'interactions médicamenteuses, notamment avec d'autres psychotropes (éviter de cumuler plusieurs médicaments psychotropes).

Le choix peut être guidé par le tableau 1.

L'effet rebond pourrait être évité par une prescription de la plus faible dose efficace, et réduit par une diminution progressive de cette dose.
Utiliser ces médicaments selon leur durée d'action, en fonction des plaintes des patients (difficultés d'endormissement, réveils multiples, réveils précoces).
La durée de prescription est limitée à 4 semaines, incluant la période de diminution de la dose.

Remarques

Le zolpidem et la zopiclone sont des médicaments à action rapide. Ils n'appartiennent pas au groupe des benzodiazépines, même si leur mécanisme d'action est similaire. Le risque potentiel de dépendance et de phénomène de rebond oblige à les prescrire comme les benzodiazépines, c'est-à-dire pour une période limitée, ou pour un traitement intermittent ☺☺[15].

Produit	Dose (mg)	Effet résiduel après absorption 4-8 h	8-12 h	12-16 h	16-22 h
Zolpidem	10	modéré	improbable	improbable	improbable
Témazépam	20	modéré	improbable	improbable	improbable
Triazolam	0,125	modéré	improbable	improbable	improbable
Lormétazépam	1	sévère	mineur	improbable	improbable
Triazolam	0,25	sévère	mineur	improbable	improbable
Zolpidem	20	sévère	mineur	improbable	improbable
Lormétazépam	2	sévère	modéré	improbable	improbable
Loprazolam	1	sévère	modéré	improbable	improbable
Flunitrazépam	1	sévère	modéré	improbable	improbable
Triazolam	0,5	sévère	modéré	improbable	improbable
Zopiclone	7,5	sévère	modéré	improbable	improbable
Nitrazépam	5	sévère	mineur ?	mineur	improbable ou mineur
Flunitrazépam	2	sévère	modéré	mineur ou modéré	mineur
Nitrazépam	10	sévère	modéré	modéré	modéré
Loprazolam	2	sévère	sévère	sévère	modéré

Tableau 1 : Classement des effets résiduels des hypnotiques BZD et apparentés selon l'altération des performances psychomotrices aux diverses doses ☺[16]

Attention

Les somnifères à action très rapide comme le zolpidem ou le midazolam (dormicum) peuvent être dangereux s'ils ne sont pas pris au lit (chute, comportement inadapté).

Quelques erreurs à éviter lors de la prescription de benzodiazépines

- Prescrire ou renouveler un hypnotique de façon systématique.
- Associer deux anxiolytiques ou deux hypnotiques.
- Renouveler une ordonnance sans réévaluer la situation du patient et sans proposer un traitement alternatif non médicamenteux.
- Méconnaître une dépression ou un autre trouble psychiatrique.
- Négliger un symptôme évocateur de syndrome d'apnées du sommeil (ronflements sonores, somnolence diurne, céphalées au réveil, excès de poids).
- Prescrire un hypnotique en présence d'une pathologie respiratoire.
- Arrêter brutalement un traitement hypnotique.

Antihistaminiques de type H1 non phénothiaziniques

Cela concerne la diphénhydramine et la doxylamine.

La doxylamine possède l'indication « Insomnie occasionnelle ou transitoire chez l'adulte » et elle est autorisée chez la femme enceinte, mais il est recommandé d'éviter la prise du médicament pendant le premier trimestre.

Une efficacité modérée est démontrée à court terme sur l'insomnie légère, mais des effets résiduels diurnes, des effets anticholinergiques et une accoutumance rapide en font un rapport bénéfices/risques défavorable.

La doxépine 3-6 mg/j a un effet comparable ☺☺☺[17].

Antidépresseurs

Avec les limitations légales concernant la prescription de benzodiazépines, on voit de plus en plus souvent les médecins prescrire des antidépresseurs sédatifs (tels que la trazodone, la mirtazapine, la miansérine, ou certains antidépresseurs tricycliques). Ils ont un effet sédatif souvent à des doses plus faibles que celles nécessaires pour le traitement de la dépression. Ceci ne repose que sur peu de données de la littérature, et ils n'ont pas l'indication « Insomnie ». L'effet de ces médicaments est probablement limité aux troubles du sommeil accompagnant un état dépressif. Voir ci-dessous p. 115.

L'utilisation d'antipsychotiques atypiques comme la rispéridone, la quétiapine ou l'olanzapine n'a pas de base scientifique ☺☺[18].

Phytothérapie

Sur une liste de 19 plantes publiée par la haute autorité en santé peu ont fait l'objet d'études argumentées. La valériane a été davantage étudiée mais il n'y a pas de travaux assez solides pour pouvoir en tirer des conclusions probantes. Une revue récente conclut à l'absence d'effet des plantes ☺☺[19].

Mélatonine

La mélatonine a un intérêt certain dans le traitement des troubles du rythme circadien veille-sommeil (comme le syndrome de retard de phase, en cas d'horaires de travail décalés, ou lié au décalage horaire ou « jet lag »). La mélatonine à libération prolongée (2 mg) est autorisée en Suisse, en monothérapie, pour le traitement à court terme de l'insomnie primaire chez des patients de 55 ans ou plus ☺☺☺[20]. À prendre 30-60 minutes avant le coucher.

Vous devez revoir votre patient après une ou deux semaines de traitement. Votre prescription médicamenteuse doit être limitée à ce délai.

2e consultation

Cette consultation est nécessaire pour pouvoir s'assurer que les troubles du sommeil sont bien la conséquence d'un problème psychosocial aigu, et que ce problème commence à trouver une ébauche de solution.
Il est également important de rechercher systématiquement une éventuelle affection psychiatrique, qui peut ne pas être évidente lors de la première consultation.

Il faut savoir que l'insomnie (difficultés à s'endormir et à maintenir le sommeil avec somnolence diurne) peut être secondaire à un syndrome d'apnées du sommeil, avec en plus souvent des patients qui ne présentent pas d'obésité. Ils ne ronflent pas forcément, leur difficulté vient du fait qu'ils sont réveillés à chaque apnée, et donc n'arrivent pas à s'endormir.
Interroger le partenaire de lit et faire éventuellement une oxymétrie nocturne ☺[21].

Si les troubles du sommeil persistent plus de 3 semaines, il convient dès cette deuxième consultation de proposer des *traitements comportementaux de l'insomnie* ☺☺☺[22].
Les meilleurs résultats sont obtenus avec « le contrôle par le stimulus », « la restriction du temps de sommeil » et « les techniques de relaxation » ☺☺☺[23,24], ☺☺[25], ☺[26,27].

Ces stratégies non médicamenteuses sont particulièrement importantes pour les patients souffrant d'insomnies chroniques qui prennent des somnifères depuis longtemps et viennent vous demander un traitement « plus efficace ». Pour ces patients, en plus des traitements non médicamenteux, il convient de proposer un sevrage des somnifères (voir p. 82).

Le contrôle par le stimulus

Le but du traitement consiste à refaire du lit un endroit inducteur du sommeil, alors qu'il est devenu pour l'insomniaque un inducteur d'éveil souvent pénible. Il associe également quelques consignes qui permettent de remettre en place un rythme nycthéméral mieux adapté.

Il faut avant tout *restreindre le temps passé au lit* au sommeil et aux activités sexuelles. En effet, il faut dissocier le lit de toute activité non compatible avec le sommeil comme lire, regarder la télévision, manger.

Il faut en plus demander au patient de respecter les consignes suivantes :

1. N'allez au lit que lorsque vous avez vraiment sommeil.
2. Ne restez pas au lit si vous ne vous endormez pas rapidement (dans les 20 minutes), sortez de votre chambre à coucher et trouvez une occupation calme, en attendant le sommeil, ce qui vous ramène au point 1 ci-dessus. Alternativement, il peut être possible de lire dans le lit en attendant la première « attaque de paupière ».
3. Levez-vous chaque jour à la même heure.
4. Évitez de faire des siestes.
5. Évitez les substances ou les activités stimulantes en fin de journée.
6. Suivez ce programme au minimum plusieurs semaines.

Il convient d'expliquer aux patients que l'insomnie au salon ne fatigue pas plus que l'insomnie dans le lit. Il est possible que pendant les premières nuits, les patients passent beaucoup de temps dans leur cuisine, leur salon ou à lire, mais s'ils respectent les points 3 et 4, ils reconstruiront progressivement leur sommeil. Il convient également de bien préciser que tout ceci prend du temps, et que tout aménagement du rythme nycthéméral ne se produit souvent qu'après plusieurs semaines. Faites confiance à votre corps.

La restriction du temps de sommeil

Ce traitement est parfois moins facile à accepter que le précédent. Son but est de produire un léger état de privation de sommeil afin d'amener le patient à ressentir de la somnolence au moment du coucher, pour rétablir l'homéostasie veille-sommeil et améliorer la perception du sommeil.

- On vise à obtenir un coefficient d'efficacité du sommeil :
  ([temps de sommeil/temps passé au lit] × 100) égal à 85 % au minimum.
- On calcule le temps moyen de sommeil du patient à partir d'un agenda, tenu pendant au moins 8 jours, et on prescrit un temps passé au lit égal à cette durée.

- La restriction de sommeil se pratique en allant se coucher volontairement plus tard (15 minutes plus tard que la durée de sommeil estimée ci-dessus), mais en maintenant constante l'heure du lever. Si au bout de 10 jours, l'efficacité du sommeil ne s'améliore pas, on retarde l'heure du coucher de 15 minutes supplémentaires.
- Le temps passé au lit ne doit jamais être inférieur à 5 heures.
- Les siestes diurnes sont interdites.

Par la suite, en fonction de l'amélioration obtenue, le temps de sommeil peut être augmenté progressivement, de 15 minutes en 15 minutes, en avançant l'heure du coucher.

Cette technique est efficace mais peut être difficile, au moins au début, car la privation de sommeil entraîne une baisse de la vigilance diurne. Elle peut nécessiter un arrêt de travail de quelques jours pour en éviter les conséquences.

Les techniques de relaxation

Il est très important de réserver une période de calme dans la demi-heure qui précède les tentatives d'endormissement. On « tombe » endormi, ce qui signifie que le sommeil ne peut s'obtenir activement. Il faut se mettre dans une situation passive, et pour ceci, toutes les techniques de relaxation sont utilisables (relaxation selon Schultz, biofeedback, sophrologie, autohypnose). Vous pouvez essayer dans un premier temps une technique simple :
- prévoir une période d'au minimum 30 minutes de calme avant d'aller se coucher ;
- une fois au lit, éviter toute activité, en dehors de la sexualité ;
- se concentrer sur la respiration, en expirant lentement ;
- puis détendre successivement les muscles autour des yeux, la nuque, les épaules, les bras, le ventre, les cuisses, les jambes, qui deviennent progressivement lourdes ;
- continuer les exercices respiratoires.

Dans les cas difficiles, ou en cas d'échec, vous pouvez également adresser votre patient à un spécialiste pour un enseignement d'une technique particulière.

OUI **Vous avez répondu « oui » à toutes ces questions essentielles**

1. Il n'existe pas réellement de difficultés nocturnes

Le patient souffre de troubles diurnes (somnolence, fatigue, irritabilité), mais vous ne trouvez pas à l'anamnèse :
- de difficultés à s'endormir ;
- de réveils précoces ;
- ou de réveils fréquents.

Ici les somnifères ne sont pas seulement inutiles, mais contre-indiqués.

En effet, ce sont ces patients chez qui on doit soupçonner :
a) un syndrome d'apnées au cours du sommeil ;
b) une narcolepsie ;
c) des mouvements périodiques des jambes ;
d) un syndrome des jambes sans repos ;
e) un abus de sédatifs ou un sevrage de stimulants (amphétamines) ;
f) une dépression.

Dans ces situations, on doit pour s'orienter se poser les questions suivantes :

a) S'agit-il d'un syndrome d'apnées au cours du sommeil ?

Posez la question suivante : « Est-ce qu'on vous a signalé que vous ronfliez ou que vous aviez une respiration irrégulière la nuit ? »
En cas de réponse positive, voir « Docteur, je ronfle », p. 289.

b) S'agit-il d'une narcolepsie ?

Rechercher les symptômes caractéristiques.

- *Endormissements diurnes* 100 % des cas par définition

« Est-ce qu'il vous arrive de vous endormir dans la journée ? » Pour être significatifs, ces endormissements incoercibles doivent apparaître en l'absence de manque de sommeil, plus de deux fois par jour, et avoir une durée de 5 à 30 minutes. Ils sont en général très rafraîchissants.

- *Les hallucinations hypnagogiques (à l'endormissement) ou hypnopompiques (au moment du réveil)*

« Est-ce qu'il vous arrive de voir des images particulières au moment de vous endormir ou de vous réveiller ? »
Il s'agit le plus souvent d'hallucinations vivaces, multimodales ou globales, combinant souvent des phénomènes visuels, auditifs et tactiles, survenant lors de la transition veille-sommeil, accompagnées souvent d'affects anxieux.

– *La paralysie du sommeil*
« Est-ce qu'il vous arrive de vous sentir paralysé soit à l'endormissement, soit au réveil ? »
Ces brefs accès de paralysie des mouvements volontaires peuvent être levés par une stimulation externe (toucher, bruit), ou par un mouvement vigoureux des yeux, seul mouvement que le patient est encore capable d'accomplir. La respiration est épargnée et la conscience habituellement conservée. L'expérience peut durer dans certains cas plusieurs minutes et peut être très pénible.

– *La cataplexie*
« Est-ce qu'il vous arrive d'avoir des faiblesses musculaires soudaines lors des émotions ? »
Ces chutes brutales du tonus musculaire peuvent être très localisées, comme au niveau de la mâchoire, ou plus généralisées ; elles surviennent lors d'émotions de tout type, mais particulièrement lors des émotions positives comme le rire. Cette chute du tonus dure en général moins de 2 minutes, elle n'est pas accompagnée d'autres symptômes (perte de connaissance, amnésie, difficultés respiratoires, sudations). La présence d'accès de cataplexie est considérée pathognomonique de la narcolepsie de type 1 (narcolepsie avec cataplexie ou syndrome de déficit en hypocrétine).

Si vous suspectez une narcolepsie, vous devez confirmer ce diagnostic en adressant votre patient à un spécialiste, en raison des implications médicolégales et des difficultés du traitement. Le diagnostic se pose par un test itératif de latence à l'endormissement, avec enregistrement de l'EEG, à la suite d'une polysomnographie nocturne. Le traitement est du domaine du spécialiste (psychostimulants pour la somnolence diurne, antidépresseurs pour la cataplexie et les symptômes associés, oxybate de sodium) ☺[28].

c) S'agit-il d'un syndrome de mouvements périodiques des jambes (« periodic limb movement disorder ») ?

Il s'agit de mouvements répétitifs et très stéréotypés qui se produisent pendant le sommeil. Il s'agit le plus souvent d'une extension lente du gros orteil avec dorsiflexion du pied, parfois une flexion du genou ou même de la hanche, rarement des membres supérieurs ☺[29,30,31].
Ces mouvements surviennent périodiquement et sont en général accompagnés de microéveils qui sont la cause de la somnolence.
C'est souvent le partenaire de lit qui peut seul en témoigner, le patient ne s'en apercevant pas.
Cette affection est fréquente après 50 ans et coexiste avec le syndrome des jambes sans repos dans > 80 % des cas. Le diagnostic se pose par polysomnographie.

Critères de l'insomnie liée à un syndrome de mouvements périodiques des membres ☺[32]
- Le patient réunit les critères de l'insomnie.
- L'enregistrement polysomnographique montre des mouvements stéréotypés des membres qui :
• ont une durée de 0,5 à 10 secondes ;
• ont une amplitude ≥ 25 % de l'amplitude de dorsiflexion du gros orteil ;
• surviennent par séquences de 4 mouvements ou plus ;
• et sont séparés par plus de 5 secondes et moins de 90 secondes.
- L'indice d'événement dépasse 5 par heure pour un enfant et 15 par heure pour un adulte.
- D'autres troubles du sommeil coexistants, incluant le syndrome des jambes sans repos, ne peuvent rendre compte de l'insomnie existante, ni de l'activité de mouvements périodiques des membres.

d) S'agit-il d'un syndrome des jambes sans repos (« restless legs syndrome ») ?

Ce syndrome est caractérisé par le besoin compulsif de bouger les jambes, s'accompagnant de paresthésies, surtout au coucher ou pendant la nuit. Le mouvement (marche ou étirements) permet un soulagement. Les membres supérieurs sont parfois atteints. Ce trouble peut entraîner une insomnie d'endormissement. Le diagnostic est clinique. La polysomnographie peut permettre de mettre en évidence des mouvements périodiques des jambes associés.

Critères diagnostiques du syndrome des jambes sans repos ☺[33]
Critères minimaux obligatoires :
- compulsion à bouger les membres inférieurs (souvent associée à, ou causée par, des paresthésies) ;
- compulsion maximum au repos et à l'inactivité (le plus souvent assis ou couché) ;
- soulagée ou améliorée par le mouvement (marche ou étirements, au moins tant que dure l'activité) ;
- maximum le soir ou la nuit (au moins au début, indépendamment du niveau d'activité).

e) S'agit-il d'un abus de sédatifs ou d'un sevrage de stimulants ?

Cette situation est plus fréquente qu'on ne le pense habituellement. Refaire l'anamnèse médicamenteuse.

f) S'agit-il d'une dépression ?

Rechercher les signes et symptômes d'une dépression (voir « Docteur, je suis fatigué », p. 123). Certaines dépressions se manifestent essentiellement par un retrait de la vie active et une fuite dans le sommeil. Ces patients restent en permanence au lit, se lèvent tard, sans avoir pour autant de la peine à se coucher le soir.

Polysomnographie

Si vous ne pouvez pas vous orienter avec les questions ci-dessus, et s'il est clair que votre patient souffre de difficultés diurnes (somnolence essentiellement), sans réelles difficultés nocturnes, vous devez poursuivre les investigations.

Si vous avez un doute concernant une apnée du sommeil, commencer par une oxymétrie nocturne (voir « Docteur, je ronfle », p. 289).

Sinon, adresser votre patient au spécialiste (pneumologue, neurologue, centre de sommeil) pour discuter de l'indication à une polysomnographie. Cet examen permet non seulement de poser un diagnostic, mais également de déterminer un pronostic. Il comprend un enregistrement pendant le sommeil de l'activité électroencéphalographique, de l'activité électromyographique et des mouvements oculaires. On enregistre également les mouvements respiratoires, le flux d'air au niveau nasobuccal, l'électrocardiogramme, ainsi que la saturation en oxygène (oxymètre de pouls). Voir « Docteur, je ronfle », p. 289.

La polysomnographie *est indiquée* lorsque sont suspectés des troubles associés à l'insomnie ☺[34] :

- des troubles du sommeil liés à la respiration (ronflements, somnolence diurne) ;
- des mouvements périodiques des membres (signalement du conjoint) ;

ou en cas de :

- sommeil conservé, mais non réparateur, sans dépression associée ;
- diagnostic clinique incertain ;
- traitement bien conduit s'avérant inefficace.

La polysomnographie *n'est pas indiquée en première intention* pour le diagnostic de l'insomnie transitoire ou chronique, ni pour le diagnostic de l'insomnie due à des troubles psychiatriques (consensus d'experts).

2. Il n'existe pas de difficultés diurnes

Le patient se plaint de troubles nocturnes, mais l'anamnèse ne retrouve pas dans la journée :

- de fatigue ;
- de somnolence ;
- de troubles de la concentration ;
- d'irritabilité.

Les personnes qui se plaignent de symptômes nocturnes en l'absence d'un retentissement pendant la journée ne sont pas considérées comme ayant une insomnie qui justifierait une prise en charge clinique, mais ont besoin de réassurance et de conseils éducatifs sur le sommeil ☺[35].
Il peut tout simplement s'agir d'un court dormeur constitutionnel. Ce genre de problème concerne aussi certains **patients âgés** qui font la sieste, se couchent de bonne heure, et se plaignent de se réveiller trop tôt le matin, ou d'avoir de la peine à trouver le sommeil le soir (hygiène de sommeil inadéquat). En revanche, la journée, ils ne se plaignent d'aucune difficulté ☺[36,37]. Il faut prendre du temps pour expliquer à ces patients que la quantité totale de sommeil à disposition pour un individu est limitée, et qu'avec l'âge, cette durée diminue, sans que l'on puisse parler d'insomnie. La réponse est pédagogique. Il est impossible de régler ce type de faux problèmes avec des médicaments.

Agenda du sommeil

Il peut être utile de demander à ces patients de remplir un agenda du sommeil, en notant l'heure du coucher, du lever, d'éventuelles siestes, ainsi que le nombre de réveils. Ce type de graphique peut être considéré comme une prescription paradoxale du symptôme (« montrez-moi comme vous dormez mal »), et comme un outil éducatif.

Dans le syndrome de retard de phase, on observe un retard significatif de la phase de l'épisode majeur de sommeil par rapport au temps de sommeil et au réveil desiré ou nécessaire ☺[38]. C'est un phénomène fréquent dans l'adolescence, pour des raisons physiologiques et comportementales. Ils ne peuvent s'endormir avant 2 ou 3 heures du matin. S'ils peuvent dormir 7 ou 8 heures, ils se sentent parfaitement bien, et n'ont donc pas vraiment de conséquence diurne de leurs difficultés nocturnes. La réponse à ce type de plainte est également pédagogique.
Il faut impérativement fixer une heure constante de lever pour tous les jours de la semaine, y compris le week-end, et interdire les siestes. L'utilisation de la luminothérapie au réveil (10 000 lux, 30 min) et la mélatonine (3 mg, 3 heures avant d'aller au lit) peuvent être efficaces.

3. Il existe une cause spécifique à l'insomnie

Il s'agit des insomnies dites secondaires[39] ☺. Il faut rechercher des causes d'insomnie :
a) somatiques ;
b) psychiatriques ;
c) médicamenteuses ;
d) comportementales ;

e) travail posté (« shift work ») ;
f) troubles cognitifs.

a) On passera rapidement sur les causes somatiques d'une éventuelle insomnie

La question simple à poser est : « Qu'est-ce qui vous empêche de dormir ? »
La gêne ou l'inconfort lié à une dyspnée, une toux, une nycturie, un prurit, un reflux gastro-œsophagien ou une neuropathie sont faciles à identifier.
Le syndrome des jambes sans repos peut rendre l'endormissement difficile (voir ci-dessus).
On connaît moins l'inconfort lié à un syndrome parkinsonien, avec une rigidité qui gêne le patient au moment de s'endormir.
Les conséquences de douleurs chroniques liées au cancer ou aux affections rhumatismales sont également importantes et parfois sous-estimées.
Un traitement symptomatique de l'insomnie (voir ci-dessus) peut s'avérer nécessaire, le temps de régler le problème somatique ☺[40].

b) Les troubles psychiatriques s'accompagnent souvent de troubles du sommeil

Il convient de rechercher :
- les troubles dépressifs ;
- les troubles bipolaires ;
- les troubles anxieux généralisés ;
- les attaques de panique ;
- les troubles compulsifs ;
- la schizophrénie ;
- l'hypomanie ;
- l'anorexie mentale ;
- l'alcoolisme chronique ;
- la toxicomanie.

En principe, l'amélioration du trouble psychiatrique devrait s'accompagner d'une normalisation des troubles du sommeil. Il est parfois nécessaire de donner un traitement symptomatique.

c) Les médicaments en eux-mêmes peuvent perturber le sommeil

En principe, vous connaissez les médicaments que prend votre patient.
La question simple à poser est : « Qu'est-ce que vous prenez comme médicaments en plus de ceux que je vous prescris ? »
- Certains médicaments perturbent le sommeil : cortisone, dopamine, dérivés amphétaminiques et autres substances psychoactives (caféine, nicotine, cocaïne, alcool...).
- L'effet des hormones thyroïdiennes ou des sympathicomimétiques est délétère sur le sommeil.

- Les bêtabloqueurs lipophiles (par exemple propranolol) peuvent également perturber le sommeil.

Pour ces médicaments, arrêter le traitement ou changer de molécule.

- Les *hypnotiques* utilisés de manière inadéquate (usage prolongé) sont paradoxalement une cause d'insomnie. En effet, au bout de quelques semaines, ils perdent leur effet (accoutumance), mais de plus ont un effet néfaste sur le sommeil (réduction du sommeil lent profond, fragmentation du sommeil, réduction du sommeil paradoxal).

De nombreux patients prennent des somnifères tous les jours depuis de nombreuses années. Le plus souvent, ils sont persuadés de l'efficacité de leur médicament car, lorsqu'ils oublient de le prendre, ils ne dorment pas. Cette insomnie « de rebond » des jours sans somnifères est liée au sevrage ☺[41].
Il paraît souvent *brutal* et *inutile* d'imposer un sevrage à ces patients qui prennent ces médicaments depuis longtemps, *qui ne se plaignent pas* de troubles du sommeil, ni d'effets indésirables particuliers. Théoriquement, ils devraient mieux dormir après un sevrage, et il conviendrait de le leur proposer. En pratique, c'est très difficile et probablement inutile si le patient ne se plaint pas de son sommeil.
La situation est différente avec les patients qui viennent se plaindre de l'inefficacité de leur somnifère, et qui demandent une molécule « plus efficace ». Le sevrage de benzodiazépines est le seul traitement de cette cause d'insomnie ☺☺[42]. Le sevrage d'hypnotiques permettra par la suite de les utiliser adéquatement, une fois qu'ils auront retrouvé leur efficacité (voir « traitement symptomatique »).
Il convient de pratiquer un sevrage très doucement, sur une période de minimum 6 semaines, en diminuant très progressivement les doses ☺[43]. La durée du sevrage peut s'étendre sur plusieurs mois chez des utilisateurs de longue durée. Un moyen de faire ceci consiste à demander par exemple à votre patient de compter le nombre total de comprimés pris par semaine, par exemple 7 cp/semaine, puis de lui demander de ne prendre que 6 cp/semaine, en essayant de ne pas prendre d'emblée le somnifère en allant se coucher. On peut ainsi diminuer (par exemple) la consommation hebdomadaire de 1/2 cp ou 1 cp toutes les deux semaines, ce qui fait une durée de sevrage d'au minimum 14 semaines.
Utiliser les traitements comportementaux en parallèle et voir le patient régulièrement pendant cette période de sevrage. Le sommeil était mauvais, il risque de devenir encore plus mauvais jusqu'au sevrage complet.

d) Il existe deux catégories de troubles du sommeil d'origine comportementale

Les insomnies conditionnées

La question simple à poser est : « Vous arrive-t-il de bien dormir lorsque vous dormez ailleurs que dans votre lit ? »
Il s'agit de patients qui ont eu à un moment donné des difficultés à dormir associées à des épisodes psychosociaux pénibles, et qui ont fini par associer leur lit à des difficultés à s'endormir. En revanche, ces difficultés disparaissent lorsqu'ils dorment ailleurs.
Ce trouble perpétue une insomnie, même si la cause (divorce, accident, faillite, décès d'un proche...) est complètement oubliée.
Le traitement repose sur le contrôle par le stimulus (voir « traitement symptomatique » ci-dessus, sous « 1re consultation », p. 68).

L'acharnement à s'endormir

La question à poser est : « Que faites-vous lorsque vous n'arrivez pas à dormir ? »
Les patients, typiquement, s'efforcent à tout prix de trouver le sommeil, et par là même aggravent leurs difficultés.
La réponse, c'est la relaxation. Recommander une période de calme de 20 à 30 minutes avant d'aller se mettre au lit. Enseigner au patient une technique simple de relaxation (voir « traitement symptomatique » ci-dessus, sous « 1re consultation », p. 68).

Attention

Plusieurs causes peuvent s'associer. Il est rare qu'un seul traitement étiologique puisse régler l'insomnie de votre patient. Il est pratiquement toujours nécessaire d'associer un traitement comportemental (contrôle par le stimulus, restriction du temps passé au lit, relaxation) aux autres traitements étiologiques. L'utilisation adéquate de somnifères (voir « traitement symptomatique ») reste tout à fait possible, lorsque ces somnifères ne sont pas en eux-mêmes la cause de l'insomnie.

e) Travail posté (« shift work »)

Les personnes qui ont des horaires irréguliers nocturnes ont très souvent des difficultés de sommeil. Une étude fait la revue de ce qu'on peut leur proposer ☺[44].

- Faire une sieste courte de 20 minutes (turbosieste) pendant le travail est utile.
- Éviter des repas trop riches en sucre.
- L'exposition à la lumière peut améliorer la resynchronisation ☺☺[45].
- Techniques comportementales.

- Tenir compte des habitudes de l'employé pour la fixation des horaires, par exemple pour les employés habitués à se lever tôt *versus* ceux qui se couchent tard.

Les personnes qui souffrent de « jet lag » se trouvent dans une situation comparable ☺[46].

f) Des troubles cognitifs

Ces patients ont souvent des troubles du sommeil importants avec des conséquences parfois dramatiques sur les proches aidants. Un article récent passe en revue ce qu'on peut faire ☺☺[47,48].

Prendre en charge une atteinte parkinsonienne associée à l'anxiété, la dépression, les douleurs, aide ces patients de la même manière que des patients sans troubles mnésiques.

L'activité physique peut avoir un effet bénéfique.

L'exposition à une lumière intense le matin (2 500-10 000 lux 1-2 h) améliore le sommeil.

La mélatonine a un effet positif modeste (augmentation de 25 min de temps de sommeil) ☺☺☺[49], mais augmente un peu le risque de chute et dans une étude augmenterait la fréquence d'état dépressif.

La trazodone, dans une étude, augmente le temps de sommeil de 42,5 minutes ☺☺[50], toujours avec des risques de chute et de fracture et d'aggravation des troubles cognitifs.

Bibliographie

1. Waldvogel F., Hovaguimian T., Dubuis J., Garrone G., Haynal A., Naville P. A., Raetzo M. A., Riba F. Insomnies en pratique générale vidéocassette. Université de Genève, 1989.
2. American Academy of Sleep Medicine. International Classification of Sleep Disorders, 3rd ed, American Academy of Sleep Medicine, Darien, IL 2014.
3. Gillin J. C., *et al.* Drug therapy: the diagnosis and management of insomnia. *N Engl J Med.* 1990;322:239-48.
4. Schroeck J., Ford J., Conway E. L., Kurtzhalts K. E., Gee M. E., Vollmer K. A., Mergenhagen K. A. Review of safety and efficacy of sleep medicines in older adults. *Clin Ther.* 2016;38(11):2340-72.
5. Kupfer D. J., Charles F., Reynolds C. F. 3rd. Management of insomnia. *N Engl J Med.* 1997;336:341.
6. Del Giorno R., Cesch A., Gabutti L. Benzodiazépines chez les patients âgés : le côté sombre d'une pilule magique. *Rev Med Suisse.* 2017;13:282-4.
7. Pat-Horenczyk R., Hacohen D., Herer P., Lavie P. The effects of substituting zopiclone in withdrawal from chronic use of benzodiazepine hypnotics. *Psychopharmacology (Berl).* 1998;140:450-7.
8. Coldwell S. E., Kaufman E., Milgrom P., Kharasch E. D., Chen P., Mautz D., Ramsay D. S. Acute tolerance and reversal of the motor control effects of midazolam. *Pharmacol Biochem Behav.* 1998;59:537-45. Schweizer E., Case W. G., Garcia-Espana F., Greenblatt D. J., Rickels K. Progesterone co-administration in patients discontinuing long-term benzodiazepine therapy: effects on withdrawal severity and taper outcome. *Psychopharmacology (Berl).* 1995;117:424-9. Ingum J., Bjørklund R., Vølden R., Morland J. Development of acute tolerance after oral doses of diazepam and flunitrazepam. *Psychopharmacology (Berl).* 1994;113:304-10. Lee A., Lader M. Tolerance and rebound during and after short-term administration of quazepam, triazolam and placebo to healthy human volunteers. *Int Clin Psychopharmacol.* 1988;3:31-47.
9. Schneider-Helmert (1988), cité par Garma (Garma L.). Clinique de l'insomnie. Paris, PUF, 1994.
10. Sophie Billioti de Gage, *et al.* Benzodiazepine use and risk of dementia: prospective population based study. *BMJ.* 2012;345:e6231.
11. Glass J., Lanctôt K. L., Herrmann N., Sproule B. A., Busto U. E. Sedative hypnotics in older people

with insomnia: Meta-analysis of risks and benefits. *BMJ.* 2005;331:1169. Markota M., Rummans T. A., Bostwick J. M., Lapid M. I. Benzodiazepine use in older adults: dangers, management, and alternative therapies. *Mayo Clin Proc.* 2016 Nov;91(11):1632-9.

12. Woolcott J. C., Richardson K. J.. Meta-analysis of the impact of 9 medication classes on falls in elderly persons. *Arch Intern Med.* 2009;169(21):1952-60.
13. Cumming R. G., Le Couteur D. G. Benzodiazepines and risk of hip fractures in older people: a review of the evidence. *CNS Drugs.* 2003;17(11):825-37. Xing D., Ma X. L., Ma J. X., Wang J., Yang Y., Chen Y. Association between use of benzodiazepines and risk of fractures: a meta-analysis. *Osteoporos Int.* 2014 Jan;25(1):105-20.
14. Sivertsen B., Omvik S., Pallesen S., *et al.* Cognitive behavioral therapy vs zopiclone for treatment of chronic primary insomnia in older adults: A randomized controlled trial. *JAMA.* 2006; 295: 2851-8. Trauer J. M., Qian M. Y., Doyle J. S., Rajaratnam S. M., Cunnington D. Cognitive behavioral therapy for chronic insomnia: a systematic review and meta-analysis. *Ann Intern Med.* 2015;163(3):191. Wu J. Q., Appleman E. R., Salazar R. D., Ong J. C. Cognitive behavioral therapy for insomnia comorbid with psychiatric and medical conditions: a meta-analysis. *JAMA Intern Med.* 2015 Sep;175(9):1461-72.
   Riedel B., Lichstein K., Peterson B. A., Epperson M. T., Means M. K., Aguillard R. N. A comparison of the efficacy of stimulus control for medicated and nonmedicated insomniacs. *Behav Modif.* 1998;22(1):3
   Miller C. B., Espie C. A., Epstein D. R., Friedman L., Morin C. M., Pigeon W. R., Spielman A. J., Kyle S. D. The evidence base of sleep restriction therapy for treating insomnia disorder. *Sleep Med Rev.* 2014 Oct;18(5):415-24.
15. MacFarlane J., Morin C. M. Hypnotics in insomnia: the experience of zolpidem. *Clin Ther.* 2014;36:1676-701.
16. Vermeeren A. Residual effects of hypnotics: epidemiology and clinical implications. CNS Drugs. 2004;18(5):297-328.
17. Yeung W.-F. Chung K.-F. Yung K.-P. Ng T. H. Doxepin for insomnia: a systematic review of randomized placebo-controlled trials. *Sleep Med Rev.* 2015 Feb;19:75-83.
18. Thompson W., Quay T. A., Rojas-Fernandez C., Farrell B., Bjerre L. M. Atypical antipsychotics for insomnia: a systematic review. *Sleep Med.* 2016 Jun;22:13-7.
19. Leach M. J, Page A. T. Herbal medicine for insomnia: a systematic review and meta-analysis. *Sleep Med Rev.* 2015;24:1-12.
20. Wade A. G., Ford I., Crawford G., McConnachie A., Nir T., Laudon M., Zisapel N. Nightly treatment of primary insomnia with prolonged release melatonin for 6 months: a randomized placebo controlled trial on age and endogenous melatonin as predictors of efficacy and safety. *BMC Med.* 2010 Aug 16;8:51.
21. Sweetman A. M., Lack L. C., Catcheside P. G., Antic N. A., Chai-Coetzer C. L., Smith S. S., Douglas J. A., McEvoy R. D. Developing a successful treatment for co-morbid insomnia and sleep apnoea. *Sleep Med Rev.* 2016 May 6. S1087-0792(16)30010-7.
22. Trauer J. M., Qian M. Y., Doyle J. S., Rajaratnam S. M., Cunnington D. Cognitive behavioral therapy for chronic insomnia: a systematic review and meta-analysis. *Ann Intern Med.* 2015;163:191-204.
23. Montgomery P., Dennis J. Cognitive behavioural interventions for sleep problems in adults aged 60+. *Cochrane Database Syst Rev.* 2003;(1).
24. Morin C. M., Colecchi C., Stone J., Sood R., Brink D. Behavioral and pharmacological therapies for late-life insomnia: a randomized controlled trial. JAMA. 1999;281:991-9.
25. Murtagh D. R., Greenwood K. M. Identifying effective psychological treatments for insomnia: a meta-analysis. *J Consult Clin Psychol.* 1995;63:79-89.
26. Morin C. M., Culbert J. P., Schwartz S. M. Nonpharmacological treatments for insomnia, a meta-analysis of treatment efficacy. *Am J Psychiatry.* 1994;151:1172-80.
27. Espie C. A. ABC of sleep disorders. Practical management of insomnia: behavioural and cognitive techniques. *BMJ.* 1993;306:509-11.
28. Mittler M. M., Aldrich M. S., Koob G. F., *et al.* ASDA standards of practice: narcolepsy and its treatment with stimulants. *Sleep.* 1994;17:352.
29. Coccagna G. Restless legs syndrome/periodic leg movements in sleep. *In* Thorpy MJ (ed): Handbook of Sleep Disorders. New York, Marcel Dekker, 1990, p. 457.
30. Monplaisir J., Lapierre O., Warnes H., *et al.* The treatment of the restless leg syndrome with or without periodic leg movement in sleep. *Sleep.* 1992;15:301.
31. Kaplan P. W., Allen R. P., Buchholz D. W., *et al.* A double-blind, placebo-controlled study of the treatment of periodic limb movements in sleep using carbidopa/levodopa and propoxyphene. *Sleep.* 1993;16:717.
32. Edinger J. D., *et al.* Derivation of research diagnostic criteria for insomnia: report of an American Academy of Sleep Medicine Work Group. *Sleep.* 2004;27:1567-96.
33. Allen R. P., *et al.* Restless legs syndrome: diagnostic criteria, special considerations, and epidemiology. A report from the restless legs syndrome diagnosis and epidemiology workshop at the National Institutes of Health. *Sleep Med.* 2003;4:101-19.
34. Prise en charge du patient adulte se plaignant d'insomnie en médecine générale. « Recommandation de pratique clinique » HAS à paraître.
35. American Academy of Sleep Medicine. *International classification of sleep disorders.* 3rd ed. Darien, IL: American Academy of Sleep Medicine, 2014.

36. Gottlieb G. L. Sleep disorders and their management. Special considerations in the elderly. *Am J Med.* 1990;88:29S-33S.
37. Prinz P. N., *et al.* Geriatrics: sleep disorders and aging. *N Engl J Med.* 1990;323:520-6.
38. ICSD-3.
39. ICSD-3.
40. Schmidt P. J. Evaluation and treatment of sleep disorders in the medical setting. *Gen Hosp Psychiatry.* 1988;10:10-5.
41. Moore N., Pariente A., Bégaud B. Why are benzodiazepines not yet controlled substances?. *JAMA Psychiatry.* 2015;72(2):110-1.
42. Curran H. V., Collins R., Fletcher S., Kee S. C., Woods B., Iliffe S. Older adults and withdrawal from benzodiazepine hypnotics in general practice: effects on cognitive function, sleep, mood and quality of life. *Psychol Med.* 2003 Oct;33(7):1223-37.
43. Tannenbaum C., Martin P., Tamblyn R., Benedetti A., Ahmed S. Reduction of inappropriate benzodiazepine prescriptions among older adults through direct patient education: the EMPOWER cluster randomized trial. *JAMA Intern Med.* 2014;176(6)890-8.
44. Richter K., Acker J., Adam S., Niklewski G. Prevention of fatigue and insomnia in shift workers-a review of non-pharmacological measures. *EPMA J.* 2016 Aug 2;7:16.
45. Bougrine S., Mollard R., Ignazi G., Coblentz A. Appropriate use of bright light promotes a durable adaptation to night-shifts and accelerates readjustment during recovery after a period of night-shifts. *Work Stress.* 1995 Apr-Sep;9(2-3):314-26.
46. Reid K. J., Abbott S. M. Jet lag and shift work disorder. *Sleep Med Clin.* 2015 Dec;10(4):523-35.
47. Ooms S., Ju Y. E. Treatment of sleep disorders in dementia. *Curr Treat Options Neurol.* 2016;18:40.
48. McCleery J., Cohen D. A., Sharpley A. L. Pharmacotherapies for sleep disturbances in dementia. *Cochrane Database Syst Rev.* 2016 Nov 16;11:CD009178.
49. Xu J., Wang L. L., Dammer E. B., Li C. B., Xu G., Chen S. D., Wang G. Melatonin for sleep disorders and cognition in dementia: a meta-analysis of randomized controlled trials. *Am J Alzheimers Dis Other Demen.* 2015;30(5):439-47.
50. Camargos E. F., Louzada L. L., Quintas J. L., Naves J. O., Louzada F. M., Nóbrega O. T. Trazodone improves sleep parameters in Alzheimer disease patients: a randomized, double-blind, and placebo-controlled study. Am J Geriatr Psychiatry. 2014;22(12):1565-74.

Docteur,

j'ai la grippe

Omar Kherad et Marc-André Raetzo

Préambule

La grippe (influenza) chez l'homme est une maladie infectieuse aiguë des voies respiratoires, provoquée par différents virus *Influenza* de type A et B qui se modifient en permanence. Dans les régions au climat tempéré, elle survient chaque hiver (grippe saisonnière). Dans l'inconscient collectif, la grippe représente le plus souvent une affection fébrile, avec un malaise généralisé, de la fièvre, un peu de toux, « le nez qui coule et la gorge qui gratte ». À ce titre, elle est souvent confondue avec un simple refroidissement ou une infection (bénigne) des voies respiratoires supérieures (IVRS) causée par d'autres virus. Elle peut aussi être confondue avec des infections bactériennes des voies respiratoires, pour lesquelles un traitement antibiotique peut être parfois nécessaire, comme une pharyngite bactérienne, une sinusite ou une pneumonie.

En l'absence d'un tableau typique, il faut exclure d'autres affections systémiques plus graves comme une malaria, une méningite ou une infection bactérienne disséminée. Certains patients à risque nécessitent une attention toute particulière en raison de complications parfois sévères de la grippe.

1re consultation

Les questions essentielles

1. Les symptômes typiques d'une grippe sont absents ? OUI **p. 94**

Une grippe s'accompagne normalement des signes et symptômes suivants :

- **début brutal, myalgies, céphalées, état fébrile (> 38°)**
- **mal de gorge modéré**
- **toux modérée, non productive, n'empêchant pas le patient de dormir**
- **écoulement nasal bilatéral non purulent, avec éternuements,**

sans céphalées localisées

---

2. Les symptômes durent-ils depuis plus d'une semaine ? OUI **p. 95**

---

3. Présence d'un ou plusieurs critères de gravité ? OUI **p. 95**

- **impossibilité à avaler la salive**
- **dyspnée**
- **auscultation pulmonaire pathologique**
- **état confusionnel**
- **mauvais état général**

---

4. Peut-il s'agir d'une pharyngite bactérienne ? OUI **p. 96**

Si $\geq$ 2 des signes ou symptômes suivants :

- **fièvre de plus de 38,5 °C**
- **exsudats amygdaliens bilatéraux**
- **adénopathies bilatérales douloureuses**
- **absence de toux et de rhume**

---

5. Peut-il s'agir d'une rhinosinusite ? OUI **p. 100**

Si un ou plus des signes et symptômes suivants :

- **écoulement nasal ou postérieur purulent**
- **céphalées localisées, frontales, maxillaires ou ethmoïdales**
- **inefficacité des décongestionnants nasaux**

NON Vous avez répondu « non » à toutes ces questions essentielles

Vous vous trouvez devant un patient qui présente un état grippal typique depuis moins d'une semaine, avec écoulement nasal clair, un mal de gorge modéré, sans état confusionnel, sans difficulté à avaler la salive, sans symptômes de sinusite ou de pharyngite bactérienne, avec une auscultation pulmonaire normale.

Cliniquement, la grippe à *Influenza* est difficile à distinguer des autres IVRS. Seule la mise en culture virale d'un prélèvement nasopharyngé ou des PCR peut poser un diagnostic de certitude, mais ces tests ne sont pas recommandés en pratique. Le diagnostic de grippe *Influenza* A ou B doit être suspecté en période d'épidémie (> 50/100 000 habitants) et lorsque le tableau clinique montre un début brutal avec des symptômes généraux sévères ☺[1].
À ce stade, qu'il s'agisse d'une grippe ou d'une IVRS bénigne, vous pouvez initier un traitement dit « symptomatique ». Il n'y a pas besoin de pratiquer d'investigations. Il faut néanmoins s'assurer que le patient n'est pas dans un groupe à risque et d'avoir bien répondu « non » aux questions essentielles. Le patient peut être rassuré sur la bénignité de la maladie qui dure habituellement quelques jours (7-10 j).

Contagiosité

Certains comportements pourraient réduire les risques de transmission du virus, dont la période d'incubation est courte, par exemple tousser/éternuer dans le creux de son coude ou dans un mouchoir jetable, rester chez soi, veiller à une bonne hygiène des mains et porter un masque ☺[2]. Le patient peut être contagieux 24 heures avant le début des symptômes et ce durant 3-5 jours.
Si votre patient a des personnes fragiles dans son entourage, on peut considérer le fait de proposer une prévention pour ces personnes à risque de contracter l'infection.
En prévention, le zanamivir et l'oseltamivir diminuent de 70-90 % la probabilité de développer une grippe ☺☺[17]. Toutefois, il faut > 1 000 doses du médicament pour prévenir une grippe dans la population générale, sans parler des effets secondaires (nausées, céphalées, troubles psychiatriques). Vous pouvez considérer malgré tout cette prévention dans un contexte fortement épidémique et si le risque d'exposition au virus est élevé pour des personnes très fragiles, non vaccinées durant les 2 dernières semaines, en attendant l'effet de la vaccination. Le traitement devrait alors être débuté dans les 2 jours suivant l'exposition au risque, et poursuivi pour 7-10 jours☺[15].

Traitement de la grippe

Le patient fait-il partie d'un groupe à risque ?

Adultes > 65 ans
Maladie chronique (cardiovasculaire, pneumopathie, hépatique, métabolique, neurologique)
Immunosuppression (VIH, cancer, traitement immunosuppresseur, corticoïdes)
Femme enceinte ou en « post-partum » (2 sem. après accouchement)
Obésité morbide > 40 BMI
Résident en établissement médico-sociaux

Tableau 1 : Groupe à risque de complications de la grippe

Cette population est considérée à risque et nécessite une attention particulière d'autant plus que la grippe peut aussi se manifester sans fièvre[1]. Les IVRS sont de plus rares chez les personnes âgées (> 65 ans).
Pratiquer un examen clinique complet et détaillé. Ne pas hésiter à pratiquer une **radiographie du thorax** à la recherche d'une pneumonie sans toux et sans auscultation.

Les antiviraux

De nombreux guides de pratique proposent de traiter toutes les personnes à risque avec des antiviraux (tableau 1). Une revue *Cochrane* récente a établi que ces traitements ont une efficacité modeste en réduisant la durée des symptômes d'environ 1 jour (-21 heures ; IC95 % = -12,9 à -29,5) et n'ont pas d'effet sur les hospitalisations (OR = 0,95 ; IC95 % = 0,57-1,61) ☺☺☺[11,12].
Des éditoriaux font une analyse extrêmement critique d'un tel traitement. Au vu de l'efficacité discutable, nous considérons qu'il faut laisser la décision d'un traitement à l'appréciation du clinicien pour des patients extrêmement fragiles ☺[15].
Remarque : l'efficacité du traitement disparaît à plus de 48 heures du début des symptômes, or ce délai est souvent en plus dépassé en pratique ☺[13].

En l'absence de facteur de risque, un traitement antiviral n'est donc **PAS** indiqué de manière systématique pour une grippe non compliquée, en raison de son efficacité limitée, de son coût et du risque de résistance.

Traitements antiviraux :

- Les adamantanes (l'amantadine et la rimantadine) n'agissent que sur l'*Influenza* A avec un taux élevé de résistance, raison pour laquelle ils ne sont plus utilisés en pratique☺[10].
- Les inhibiteurs de la neuraminidase (zanamivir et oseltamivir) sont actifs sur les *Influenza* A et B. Les résistances à ces substances apparaissent toutefois rapidement. Pas d'évidence de malformations du fœtus ☺☺[10a].

Oseltamivir (Tamiflu®) 2 ×75 mg/j p. o. durant 5 jours ; réduire la dose à 1 × 75 mg/j si insuffisance rénale avec une clearance < 30 ml/min ; contre-indication si insuffisance rénale avec clearance < 10 ml/min ; effets indésirables : nausées, vomissements.

Zanamivir (Relenza®) 2 ×2 doses de 5 mg/j par inhalation buccale durant 5 jours ;

Effets indésirables : bronchospasme en cas d'asthme ou BPCO.

La durée du traitement est habituellement de 5 jours mais peut être prolongée chez les patients sévèrement immunosupprimés ou en cas de détection persistante du virus dans les prélèvements nasopharyngés ☺[16].

Pour les femmes enceintes, il convient de peser le risque-bénéfice du traitement et d'engager la patiente dans un processus de décision partagée en prenant en considération la sévérité du tableau clinique. Si l'indication au traitement est retenue, l'oseltamivir reste le premier choix.

Le traitement « symptomatique » de la grippe ☺[3,4-6]

Il est important de contrôler la fièvre chez des personnes fragiles (insuffisance cardiaque, etc.). Ne pas oublier de revoir la prescription éventuelle de diurétiques chez des patients qui pourraient être déshydratés, s'assurer qu'ils boivent correctement (eau + sel...).

Les antidouleurs et fébrifuges

Anti-inflammatoires non stéroïdiens (AINS), par exemple acide acétylsalicylique 1 000 mg 3 ×/j p. o. (éviter chez personnes > 65 ans). En cas d'allergie ou d'intolérance aux AINS, donner du paracétamol 500 mg 4 × 1-2 cp/j. Pour rappel, 500 mg de paracétamol suffisent pour obtenir l'effet fébrifuge uniquement sans exposer inutilement le patient à un risque de toxicité hépatique.

Attention

L'acide acétylsalicylique n'est en principe pas recommandé pour les enfants de moins de 7 ans, afin d'éviter l'apparition d'un syndrome de Reye (encéphalopathie et lyse hépatique) ☺[7].

Les antitussifs

Ils sont souvent réclamés par les patients. Or, la toux est souvent secondaire à un écoulement postérieur, et le traitement de la rhinorrhée peut suffire à améliorer les symptômes (voir ci-dessous « Les vasoconstricteurs nasaux »). À cause de leur efficacité contestée, nous ne proposons donc pas de traitement antitussif avec des agents supprimant la toux (par exemple dextrométhorphane) ou facilitant l'expectoration (par exemple guaïfénésine), mais un traitement de l'écoulement nasal et de l'inflammation.
À noter que deux études contrôlées ont démontré que la codéine n'a aucune efficacité sur la toux dans les infections des voies aériennes supérieures par rapport au placebo ☺☺[6, 8, 9].

Les vasoconstricteurs nasaux

En utilisation locale, il s'agit de sympathicomimétiques. Ils sont en vente libre ; éviter une utilisation prolongée (rhinite atrophique, accoutumance). En pratique insister sur l'importance d'un traitement court, au maximum de 3 jours ☺☺☺[5]. Au-delà, il convient de remplacer par une solution saline.

Exemples de vasoconstricteur par voie nasale en gouttes ou spray
- Oxymétazoline : Nasivine® gouttes nasales 0,05 %, 2-3 × 1-2 gouttes/narine/jour.
- Xylométazoline : Spray nasal Neo Spirig® 0,1 % 3-4 × 1 nébulisation/narine/jour.

Par voie orale, on utilise les vasoconstricteurs sympathicomimétiques de préférence en association avec des antihistaminiques ☺☺[4] ; les antihistaminiques agissent probablement par leur action de type atropinique. Donner par exemple une association de carbinoxamine et de phényléphrine ou de phénylpropanolamine.

Exemples de vasoconstricteur par voie orale
- Pseudoéphédrine : Rinoral®, 2 × 1 caps/j p. o.
- Phényléphrine-chlophenamine : Triocaps R®, 2 × 1 caps/j p. o.

Une récente revue *Cochrane* a également démontré un bénéfice d'une triple association (sympathomimétiques, antihistaminiques et antalgiques) ☺[4].

Attention

Les bénéfices marginaux de ces traitements sont à mettre en balance avec leurs effets secondaires qui sont non négligeables. Les antihistaminiques sont en effet source de somnolence et les sympathicomimétiques oraux sont contre-indiqués si la tension artérielle est mal contrôlée.

La médecine alternative

Les médicaments issus de la médecine alternative sont largement prescrits lors d'épidémie, malgré l'absence de preuve scientifique solide. La plupart des spécialités homéopathiques, tels que l'Oscillococcinum, n'ont souvent aucun intérêt en dehors de leur effet placebo ☺[14]. La prescription de ces traitements doit être laissée à la discrétion du médecin et du patient, après s'être assurés de leur innocuité.

Hospitalisation

La plupart du temps, l'hospitalisation sera nécessaire lorsque la grippe vient déstabiliser une pathologie chronique sous-jacente. L'isolement social et l'âge élevé sont également une incitation à l'hospitalisation. La présentation d'emblée avec une pneumopathie virale ou une surinfection bactérienne est également une indication d'hospitalisation.

2e consultation

Un diagnostic clair d'infection banale des voies respiratoires supérieures ou de grippe non compliquée chez un patient peu inquiétant, qui paraît compliant, ne mérite pas de visite de contrôle.

Reconvoquer en fonction de :
- votre degré d'incertitude quant au diagnostic positif d'IVRS. En particulier si vous avez un doute sur une pneumonie, une éventuelle sinusite, au moment de la première consultation (rhinorrhée non claire, céphalée maxillaire) ;
- la tendance du patient à sous-estimer la gravité de sa maladie.

Dire au patient qu'il convient de revenir consulter si :
- la température dépasse 38,5 °C ;
- la toux change de caractère (pneumonie ?) ;
- la congestion nasale ne répond pas aux vasoconstricteurs (sinusite ?) ;
- l'évolution n'est pas spontanément favorable en 2-3 jours ;
- de nouveaux symptômes apparaissent.

Jusqu'à 25 % de la mortalité de la grippe est due à une pneumonie secondaire (surinfection). Il faut suspecter cette complication lorsque l'évolution n'est pas favorable, typiquement avec une amélioration suivie d'une péjoration.

Attention

Un diagnostic peu clair chez un patient peu compliant ou inquiet, mérite une visite de contrôle dans les jours qui suivent.

OUI Vous avez répondu « oui » à une ou plusieurs des questions essentielles

1. Absence de symptômes localisés typiques

Une infection des voies respiratoires supérieures (IVRS) comprenant la grippe s'accompagne généralement d'une rhinorrhée bilatérale claire, sans céphalées localisées, généralement précédée d'éternuements. Le patient a également fréquemment un mal de gorge, ainsi qu'une toux discrète qui ne l'empêche pas de dormir. Le début est brutal, les myalgies sont souvent importantes.
En l'absence de ces signes et symptômes, il faut toujours envisager un autre diagnostic.

Pour les patients qui ne présentent **pas de symptômes d'infection des voies aériennes supérieures**, rechercher une affection systémique (bactériémie, malaria, pyélonéphrite, etc.).

Si la **rhinorrhée** est unilatérale, purulente, accompagnée de **céphalées localisées**, vous devez suspecter une sinusite, surtout si les symptômes durent depuis plus de quelques jours (voir ci-dessous).
Si la **toux** est au premier plan, empêchant le patient de dormir, vous devez suspecter une pneumonie. Ausculter attentivement et pratiquer éventuellement une radiographie du thorax (voir « Docteur, je tousse », p. 361).
Faire un examen physique détaillé, et, en l'absence de pistes cliniques, se poser en particulier les questions ci-dessous :

Retour de voyage en pays d'endémie malarique ?

- Se méfier des « grippes » au retour de voyage.

Existe-t-il des signes de méningisme ou des lésions cutanées suspectes (pétéchies) ?

- Le patient doit être hospitalisé sans délai, avec le diagnostic de suspicion de méningite.

Existe-t-il des facteurs de risque pour une séroconversion VIH ?

- Une infection aiguë à VIH peut se présenter comme une affection grippale. L'effet bénéfique d'un traitement à la zidovudine dès la séroconversion impose un diagnostic précoce. Chez les personnes à risque, avec l'accord du patient, demander une sérologie VIH et un antigène p24, pour détecter au plus vite une infection ☺[21].

2. Les symptômes durent depuis plus d'une semaine

Une affection banale des voies aériennes (IVRS) ou une grippe à *Influenza* guérit en général en moins d'une semaine. Si votre patient est malade depuis plus d'une semaine, ou s'il présente une aggravation des symptômes après une amélioration transitoire, il faut envisager des diagnostics alternatifs ou une surinfection bactérienne.

Pour les patients fébriles qui toussent depuis plus d'une semaine, vous devez exclure une *sinusite* ou une *pneumonie*

Le diagnostic de sinusite se pose essentiellement sur la clinique (voir p. 118). En l'absence d'éléments en faveur d'une sinusite, au moindre doute, pratiquer une radiographie du thorax pour exclure une pneumonie (voir « Docteur, je tousse », p. 407). Les personnes âgées en particulier peuvent présenter une pneumonie sans toux et avec une auscultation normale.
Rechercher éventuellement une séroconversion VIH (si facteurs de risque, avec l'accord de votre patient), une mononucléose infectieuse (virus d'Epstein-Barr) ou une infection à cytomégalovirus (CMV) (voir p. 118). Ces affections peuvent être prises pour une IVRS dans un premier temps.

3. Il existe des symptômes de gravité

Le patient n'arrive plus à avaler sa salive

C'est un signe de gravité extrême. Vous devez considérer une hospitalisation en urgence pour trois diagnostics :

a) Un abcès amygdalien (esquinancie)
Vous pouvez poser ce diagnostic lorsque vous observez un gonflement unilatéral d'une amygdale, avec une adénopathie satellite, chez des patients toxiques et algiques. Le traitement est en principe chirurgical par drainage. Éviter la prise d'aspirine (risque de saignement durant le drainage). Sous surveillance du spécialiste, le traitement antibiotique parentéral peut parfois éviter l'intervention. et/ou une hospitalisation avec un traitement de ceftriaxone 2 g i.v. le premier jour, puis 1 g/j i.m. avec comme alternative de l'amoxicilline ou du co-amoxiclav.

b) Une cellulite de la base de la langue (angine de Ludwig)
L'examen clinique permet de l'objectiver, déjà à l'inspection du cou du patient, avec un œdème et une inflammation sous-mandibulaire importante. Le traitement parentéral doit avoir lieu en milieu hospitalier.

c) Une épiglottite
L'hospitalisation d'urgence est indispensable avec prise en charge par un spécialiste ORL.

Attention

Il existe un risque de devoir intuber rapidement dans des conditions difficiles, surtout si on essaie de visualiser l'épiglotte. Si la situation n'est pas trop grave, il est plus prudent de faire une radiographie de profil pour visualiser l'œdème de l'épiglotte et confirmer le diagnostic. Le germe le plus souvent en cause est l'*Haemophilus influenzae*.

Le patient est dyspnéique

Ce symptôme doit suggérer :

a) Une épiglottite

Avec une dyspnée surtout inspiratoire et des difficultés à avaler la salive (voir ci-dessus). Hospitaliser en urgence sans examiner la gorge (voir ci-dessus).

b) Une pneumonie

Ausculter attentivement et pratiquer une radiographie du thorax. Voir « Docteur, je tousse », p. 407.

L'auscultation pulmonaire est anormale

Considérer la possibilité d'une pneumonie. Voir « Docteur, je tousse », p. 407.

Le patient est confus

Se méfier d'une méningite débutante, d'une malaria, d'une bactériémie (cholécystite, péritonite, pyélonéphrite, pneumonie) particulièrement chez des personnes âgées ou institutionnalisées.

4. Présence d'une pharyngite

La pharyngite est un motif de consultation extrêmement fréquent. La grande majorité des pharyngites sont d'origine virale, alors que seulement 5-15 % sont d'origine bactérienne. Des antibiotiques sont donnés de manière inappropriée dans 73 % des cas ☺☺[22].

Rechercher des adénopathies généralisées

Dans cette situation, chez les adolescents ou les jeunes adultes, une pharyngite peut être associée à une **mononucléose infectieuse**. En pratique, rechercher des adénopathies généralisées (cervicales, axillaires, inguinales) et des pétéchies du palais. Un de ces signes cliniques augmente de manière importante la probabilité de cette maladie ☺[23].

Une formule sanguine (lymphocytose atypique, thrombocytopénie) et des sérologies doivent être pratiquées. Les antibiotiques sont contre-indiqués (augmentation des réactions allergiques aux aminopénicillines), le traitement est symptomatique, les stéroïdes sont indiqués en cas de complications graves (thrombocytopénies ou adénopathies obstruant les voies aériennes par exemple). Le traitement antibiotique est contre-indiqué (réactions allergiques fréquentes). Chez ces patients avec adénopathies généralisées, en l'absence de diagnostic sérologique de mononucléose infectieuse, la possibilité d'une atteinte à **cytomégalovirus** (CMV) ou d'une séroconversion **VIH** doit être considérée. Faire des sérologies.

Pour des hommes avec relations sexuelles orales, rechercher systématiquement une syphilis et des gonocoques en cas de pharyngite (voir « Docteur, j'ai un ganglion »).

Sinon, en l'absence d'adénopathies généralisées, si votre patient se plaint d'odynophagie et que vous observez une inflammation du pharynx, vous devez envisager le diagnostic de **pharyngite à streptocoque bêta-hémolytique du groupe A** (SBHA), pour lequel un traitement antibiotique pourrait être indiqué. (voir ci-dessous le paragraphe « But du traitement »)

En pratique, nous proposons d'utiliser le score clinique de Centor ci-dessous ☺☺☺[24] :
Chez l'adulte, en présence de < 2 signes en faveur d'une pharyngite à streptocoques et s'il existe des signes en faveur d'une atteinte virale (rhume, toux, diarrhées), la probabilité d'infection à streptocoques est très faible ☺☺[24] (tableau 2).
Les signes et symptôme d'une pharyngite SBHA sont les suivants (score de Centor) :

- fièvre de plus de 38,5 °C
- exsudat amygdalien
- adénopathies bilatérales douloureuses
- absence de toux et de rhume ou diarrhée

Présence d'un seul critère : pas d'investigations, pas de traitement.
Présence de 2 à 4 critères : test rapide ; si positif, traitement antibiotique, si négatif, pas de traitement ☺☺☺[25].

Nombre de critères +	Probabilité de culture positive
0	2,5 %
1	6,5 %
2	15,0 %
3	32,0 %
4	56,0 %

Tableau 2 : Probabilité de culture positive en fonction du nombre de critères positifs ☺[24]

	Sensibilité	**Spécificité**
Strep A Plus (Abbott)	84,2 %	88,9 %
Concise Strep A (Hybritech)	82,4 %	92,3/ %
Cards Plus (Pacific Biotech)	84,2 %	90,7 %

Tableau 3 : Performances de tests rapides pour diagnostic de SBHA ☺[26]

Les performances des tests rapides (tableau 3) permettent de se passer de la culture. Si le test est positif, traiter ; si le test est négatif, ne pas traiter. La validité du test dépend de la technique : il faut frotter vigoureusement les deux amygdales et le fond de la gorge.
En cas de doute sur la valeur du frottis (mauvaise collaboration du patient), si le test rapide est négatif, demander une culture.
Donner une ordonnance et téléphoner au patient lorsque le résultat de la culture est connu.

Traitements Symptomatique

Pour les symptômes, utiliser le paracétamol ou les AINS (voir « Les antidouleurs et fébrifuges » ci-dessus).

Antibiotique

Un traitement antibiotique pour toutes les pharyngites est inutile 2 à 3 fois sur 4 ☺☺☺[22,27] Seuls 25 à 45 % des patients se présentant avec un mal de gorge ont en réalité une infection à SBHA pouvant bénéficier de la prescription d'antibiotiques. La stratégie combinant le score clinique et le test rapide est efficace et efficiente pour optimiser le traitement antibiotique et limiter considérablement la surprescription d'antibiotique☺☺[25].

But du traitement

On considère actuellement dans les pays développés que le RAA n'est plus une raison en soi de donner des antibiotiques car la maladie a pratiquement disparu. Par ailleurs, le seul traitement prouvé dans cette indication (benzathine-pénicilline IM) n'est plus utilisé ☺☺☺[28]. Le bénéfice absolu du traitement est modeste en raison du faible taux de complications.
La décision de traiter dépend donc de l'idée qu'on se fait du bénéfice.
Chez l'adulte, le traitement antibiotique prescrit dans les 2 premiers jours diminue la durée de la symptomatologie d'environ un jour et le nombre de patients symptomatiques à 3 jours (NNT = 21) ☺☺☺[29]. L'antibiothérapie diminue aussi la transmission de la maladie à autrui et le risque d'otite moyenne (RR = 0,30 ; IC95 % = 0.15-0.58), de rhinosinusite aiguë (RR = 0,48 ; IC95 % = 0,08-2,76), d'abcès pharyngé (RR = 0,15 ; IC95 % = 0.05-0.47) ou du très rare rhumatisme articulaire aigu avec cardite (RR = 0,22 ; IC95 % = 0.02-2.08) ☺☺☺[29].
Sans traitement, 70 % des patients sont encore symptomatiques au 4e jour et 30 % au 7e jour, respectivement 50 et 10 % avec l'antibiothérapie. La stratégie proposant un traitement « en réserve », en cas d'aggravation est acceptable ☺☺[30].

Quel antibiotique ?

1er choix

Pénicilline V, 3 × Mio U/j p. o. pendant 10 jours ☺☺☺[31].
La pénicilline a un spectre restreint avec une efficacité supérieure ou égale à tous les autres antibiotiques pour la pharyngite streptococcique, à un moindre coût. Si la pénicilline est arrêtée après 3 jours de traitement, la probabilité de rechute est plus élevée que si la pénicilline est interrompue après 7 jours de traitement (50 contre 34 % respectivement) ☺☺[32].

Alternative

Amoxicilline 2 × 500 mg/j pendant 10 jours
Cefpodoxime 2 × 200 mg/j pendant 5 jours

Si allergie aux bêtalactames :

Clarithromycine 250 mg 2 ×/j pendant 10 jours
Clindamicine 300 mg 3 ×/j pendant 10 jours
Azithromycine 500 mg ☺1 puis 250 mg J2-J5
Remarque : L'azithromycine serait à déconseiller (55 % seulement d'éradication) ☺☺☺[32].

Danger de résistance à l'antibiothérapie ?

Il n'existe pas d'évidence de résistance du SBHA à la pénicilline dans la littérature. La résistance à l'érythromycine varie selon les régions de 3 % à 30 %. Elle est croisée avec tous les macrolides testés ☺☺[33, 34].

« Et pour mon mal de gorge ? »

On trouve toutes sortes de pastilles à sucer. Certaines contiennent des anesthésiques locaux. Certains spécialistes recommandent l'utilisation de gargarismes avec soit de l'eau salée, soit du bicarbonate de soude (une cuillère à café dissoute dans un grand verre d'eau) dans l'idée d'un effet local bénéfique.

5. Présence de symptômes suggestifs d'une rhinosinusite

Le diagnostic de rhinosinusite est principalement clinique avec une rhinorrhée ± purulente > 1 semaine, une congestion ou obstruction nasale et des céphalées localisées (frontales, maxillaires ou ethmoïdales), souvent aggravée par l'inclinaison de la tête en avant ☺☺[35]. Le patient rapporte souvent une inefficacité des décongestionnants nasaux.
Il est inutile de pratiquer une imagerie des sinus à ce stade sauf en cas de signe de gravité ☺☺[36].

Les signes de gravité qui suggèrent une complication infectieuse de la sinusite (méningite, cellulite orbitaire ou périorbitaire) sont les suivants :
- troubles de la vision (diplopie, diminution de la vision) ;
- œdème périorbitaire ;
- état confusionnel ;
- céphalées importantes avec signes méningés.

Hospitaliser ces patients

Dans la très grande majorité des cas, la rhinosinusite aiguë est d'origine virale. Seul 0.5-2 % des rhinosinusites sont en effet d'origine bactérienne. Il n'existe malheureusement pas de caractéristiques cliniques permettant de distinguer une rhinosinusite aiguë d'origine bactérienne ou virale. La purulence des sécrétions, comme seul facteur, ne permet pas de retenir une infection bactérienne et les biomarqueurs n'ont pas des performances diagnostiques suffisantes pour être systématiquement utilisés ☺☺[37,38].

Le traitement de la rhinosinusite

Anti-inflammatoires

Premier choix : anti-inflammatoires non stéroïdiens (AINS), par exemple acide acétylsalicylique 3 × 1 000 mg/j aux repas. Deuxième choix : prednisone 0,5 mg/kg/j p. o. × 5 j surtout dans un contexte allergique et en cas de contre-indications aux anti-inflammatoires. Attention aux effets secondaires.

Les vasoconstricteurs nasaux

Les traitements vasoconstricteurs sont identiques à ceux utilisés dans les IVRS (voir ci-dessus, p. 92). Les solutions salines de NaCl 0,9 % ou à base d'eau de mer intranasale, permettent de soulager les symptômes et de diminuer le recours aux médicaments, particulièrement chez les patients qui souffrent de rhinosinusites à répétition ☺[39].

Corticoïdes topiques
Les corticoïdes intranasaux en monothérapie pour une rhinosinusite aiguë virale ou avec un antibiotique pour une rhinosinusite aiguë bactérienne ont une efficacité modérée sur la résolution des symptômes (RR = 1,11 ; IC95 % = 1,04-1,18, NNT = 15) ☺[37,40] et ne sont pas vraiment recommandés.

Antibiotiques
La sinusite devrait probablement être considérée comme un foyer infectieux dans une cavité fermée. Par analogie avec les abcès, cette hypothèse favorise essentiellement un traitement mécanique (drainage). Ceci explique également pourquoi les antibiotiques ont un effet discutable dans la sinusite ☺☺[33,41]. Une étude amoxicilline contre placebo n'a pas démontré d'avantage du traitement ☺☺☺[42]. Dans l'ensemble, les antibiotiques sont donc prescrits beaucoup trop souvent ☺☺[43].
Selon un consensus d'experts, les antibiotiques doivent être réservés aux patients suivants[37] :
- durée des symptômes et signes depuis ≥ **10 jours** sans amélioration ;
- début des symptômes et signes sévères tels que fièvre élevée (> 39 °C), rhinorrhée purulente ou douleur faciale durant au moins 3 jours consécutifs en début de maladie ;
- évolution en 2 temps avec des symptômes et signes initiaux de rhinosinusite virale qui s'améliorent en 5-6 jours puis s'aggravent ;
- présence de signes de gravité.

Les germes habituellement en cause dans la sinusite aiguë sont les *Streptococcus pneumoniae*, *Haemophilus influenzae*, et le *Moraxella catarrhalis* dans une moindre mesure ☺[44].
Plusieurs études ayant démontré des réponses similaires en comparant un traitement de courte et de longue durée, nous recommandons de traiter 5 à 7 jours ☺☺☺[45,46].
Si le traitement n'apporte pas une défervescence dans les 3 jours, demander l'avis d'un spécialiste.

Nous proposons dans un premier temps d'utiliser au choix :
- Co-amoxiclav 3 × 625 mg/j × 5-7 jours
- Céphalosporines de 2e génération comme la Céfuroxime 2 × 250 mg/j × 5-7 jours
- Céphalosporines de 3e génération comme la Cefpodoxime 2 × 200 mg/j × 5 jours

Alternative en cas d'allergie aux bêtalactames :
- Clarithromycine 2 × 250 mg/j p. o. durant 5-7 jours
- Azithromycine 1 × 500 mg/j p. o. durant 3 jours

À réserver pour les formes sévères ou résistantes
- Lévofloxacine 500 mg/j p. o. durant 7-10 jours
- Moxifloxacine 400 mg/j p. o. durant 7-10 jours

Remarques

Les antibiotiques suivants sont à éviter :
- Les macrolides, telles que la roxithromycine ou la clarithromycine, car ils sont peu efficaces contre l'*Haemophilus*.
- L'amoxicilline seule est souvent inefficace actuellement contre l'*Haemophilus* et le *Moraxella catarrhalis*.
- Les quinolones respiratoires comme la moxifloxacine ou la lévofloxacine semblent efficaces contre la plupart des germes responsables de sinusite, avec une efficacité comparable à la céfuroxime mais un coût plus élevé[47].

Références

1. OFSP. Stratégie nationale de prévention de la grippe saisonnière (GRIPS) 2015-2018, 2016.
2. Aiello A. E., Murray G. F., Perez V., *et al.* Mask use, hand hygiene, and seasonal influenza-like illness among young adults: a randomized intervention trial. *J Infect Dis.* 2010;201:491-8.
3. Smith M. B., Feldman W. Over-the-counter cold medications. A critical review of clinical trials between 1950 and 1991. *JAMA.* 1993;269:2258-63.
4. De Sutter A. I., van Driel M. L., Kumar A. A., *et al.* Oral antihistamine-decongestant-analgesic combinations for the common cold. *Cochrane Database Syst Rev.* 2012:CD004976.
5. Deckx L., De Sutter A. I., Guo L., *et al.* Nasal decongestants in monotherapy for the common cold. *Cochrane Database Syst Rev.* 2016;10:CD009612.
6. Smith S. M., Schroeder K., Fahey T. Over-the-counter (OTC) medications for acute cough in children and adults in community settings. *Cochrane Database Syst Rev.* 2014:CD001831.
7. Waldman R. J., Hall W. N., McGee H., *et al.* Aspirin as a risk factor in Reye's syndrome. *JAMA.* 1982;247:3089-94.
8. Eccles R., Morris S., Jawad M. Lack of effect of codeine in the treatment of cough associated with acute upper respiratory tract infection. *J Clin Pharm Ther.* 1992;17:175-80.
9. Freestone C., Eccles R. Assessment of the antitussive efficacy of codeine in cough associated with common cold. *J Pharm Pharmacol.* 1997;49:1045-9.
10. Fiore A. E., Fry A., Shay D., *et al.* Antiviral agents for the treatment and chemoprophylaxis of influenza --- recommendations of the Advisory Committee on Immunization Practices (ACIP). *MMWR Recomm Rep.* 2011;60:1-24.
11. Graner S., Svenson T., *et al.* Neuraminidase inhibitor during pregnancy and risk of neonatal outcomes and congenital malformations: population based European register study: *BMJ.* 2017;356:j269.
12. Jefferson T., Jones M. A., Doshi P., *et al.* Neuraminidase inhibitors for preventing and treating influenza in healthy adults and children. *Cochrane Database Syst Rev* 2012;1:CD008965.
13. Krumholz H. M. Neuraminidase inhibitors for influenza. BMJ. 2014;348:g2548.
14. Harper S. A., Fukuda K., Uyeki T. M., *et al.* Prevention and control of influenza: recommendations of the Advisory Committee on Immunization Practices (ACIP). *MMWR Recomm Rep.* 2004;53:1-40.
15. Mathie R. T., Frye J., Fisher P. Homeopathic Oscillococcinum(R) for preventing and treating influenza and influenza-like illness. *Cochrane Database Syst Rev.* 2015;1:CD001957.
16. Jefferson T., Jones M. A., Doshi P., *et al.* Neuraminidase inhibitors for preventing and treating influenza in healthy adults and children. *Cochrane Database Syst Rev.* 2014:CD008965.

17. Ebell M. Oseltamivir and zanamivir have limited effect on symptoms and don not reduce hospitalisation or serious complications of influenza. *Evid Based Med.* 2014;19:211.
18. Control CfD. Influenza antiviral medications: summary for clinicians: www.cdc.gov/flu/professionals/antivirals/summary-clinicians.htm, 2016.
19. Cooper N. J., Sutton A. J., Abrams K. R., *et al.* Effectiveness of neuraminidase inhibitors in treatment and prevention of influenza A and B: systematic review and meta-analyses of randomised controlled trials. *BMJ.* 2003;326:1235.
20. Hayward A. C., Harling R., Wetten S., *et al.* Effectiveness of an influenza vaccine programme for care home staff to prevent death, morbidity, and health service use among residents: cluster randomised controlled trial. *BMJ.* 2006;333:1241.
21. Van Buynder P. G., Konrad S., Van Buynder J. L., *et al.* The comparative effectiveness of adjuvanted and unadjuvanted trivalent inactivated influenza vaccine (TIV) in the elderly. *Vaccine.* 2013;31:6122-8.
22. Kherad O., Spada A., Zumwald C., *et al.* Obstacles to influenza vaccination in the frail elderly receiving home care: the primary care physician's perspective. *Swiss Med Wkly.* 2009;139:615-6.
23. Cohen M. S., Gay C. L., Busch M. P., *et al.* The detection of acute HIV infection. *J Infect Dis.* 2010;202 Suppl 2:S270-7.
24. Linder J. A., Stafford R. S. Antibiotic treatment of adults with sore throat by community primary care physicians: a national survey, 1989-1999. *JAMA.* 2001;286:1181-6.
25. Auwaerter P. G. Infectious mononucleosis in middle age. JAMA. 1999;281:454-9.
26. Centor R. M., Witherspoon J. M., Dalton H. P., *et al.* The diagnosis of strep throat in adults in the emergency room. *Med Decis Making.* 1981;1:239-46.
27. Humair J. P., Revaz S. A., Bovier P., *et al.* Management of acute pharyngitis in adults: reliability of rapid streptococcal tests and clinical findings. *Arch Intern Med.* 2006;166:640-4.
28. Schmuziger N., Frei R., Hauser R., *et al.* [Reliability of the rapid Streptococcus A test]. *HNO.* 1996;44:365-9.
29. Dagnelie C. F., van der Graaf Y., De Melker R. A. Do patients with sore throat benefit from penicillin? A randomized double-blind placebo-controlled clinical trial with penicillin V in general practice. *Br J Gen Pract.* 1996;46:589-93.
30. Denny F. W., Wannamaker L. W., Brink W. R., *et al.* Prevention of rheumatic fever; treatment of the preceding streptococcic infection. *J Am Med Assoc.* 1950;143:151-3.
31. Spinks A., Glasziou P. P., Del Mar C. B. Antibiotics for sore throat. *Cochrane Database Syst Rev.* 2013:CD000023.
32. De la Poza Abad M., Mas Dalmau G., Moreno Bakedano M., *et al.* Prescription strategies in acute uncomplicated respiratory infections: a randomized clinical trial. *JAMA Intern Med.* 2016;176:21-9.
33. Shulman S. T., Bisno A. L., Clegg H. W., *et al.* Clinical practice guideline for the diagnosis and management of group A streptococcal pharyngitis: 2012 update by the Infectious Diseases Society of America. *Clin Infect Dis.* 2012;55:1279-82.
34. Zwart S., Sachs A. P., Ruijs G. J., *et al.* Penicillin for acute sore throat: randomised double blind trial of seven days versus three days treatment or placebo in adults. *BMJ.* 2000;320:150-4.
35. Bucher H. C., Tschudi P., Young J., *et al.* Effect of amoxicillin-clavulanate in clinically diagnosed acute rhinosinusitis: a placebo-controlled, double-blind, randomized trial in general practice. *Arch Intern Med.* 2003;163:1793-8.
36. Cocuzza C., Blandino G., Mattina R., *et al.* Antibiotic susceptibility of group A streptococci in 2 Italian cities: Milano and Catania. *Microb Drug Resist.* 1997;3:379-84.
37. Williams J. W. Jr., Simel D. L. Does this patient have sinusitis? Diagnosing acute sinusitis by history and physical examination. *JAMA.* 1993;270:1242-6.
38. Gwaltney J. M. Jr., Phillips C. D., Miller R. D., *et al.* Computed tomographic study of the common cold. *N Engl J Med.* 1994;330:25-30.
39. Chow A. W., Benninger M. S., Brook I., *et al.* IDSA clinical practice guideline for acute bacterial rhinosinusitis in children and adults. Clin Infect Dis. 2012;54:e72-e112.
40. Egger M., Raetzo M. A., Kherad O. [Sputum purulence: practical guide to introduce antibiotic therapy]. *Rev Med Suisse.* 2016;12:250,252-5.
41. King D., Mitchell B., Williams C. P., *et al.* Saline nasal irrigation for acute upper respiratory tract infections. *Cochrane Database Syst Rev.* 2015:CD006821.
42. Zalmanovici Trestioreanu A., Yaphe J. Intranasal steroids for acute sinusitis. *Cochrane Database Syst Rev.* 2013:CD005149.
43. De Sutter A., Lemiengre M., Van Maele G., *et al.* Predicting prognosis and effect of antibiotic treatment in rhinosinusitis. *Ann Fam Med.* 2006;4:486-93.
44. van Buchem F. L., Knottnerus J. A., Schrijnemaekers V. J., *et al.* Primary-care-based randomised placebo-controlled trial of antibiotic treatment in acute maxillary sinusitis. *Lancet.* 1997;349:683-7.
45. Varonen H., Rautakorpi U. M., Huikko S., *et al.* Management of acute maxillary sinusitis in Finnish primary care. Results from the nationwide MIKSTRA study. *Scand J Prim Health Care.* 2004;22:122-7.
46. Hamory B. H., Sande M. A., Sydnor A. Jr., *et al.* Etiology and antimicrobial therapy of acute maxillary sinusitis. *J Infect Dis.* 1979;139:197-202.

47. Williams J. W. Jr., Holleman D. R. Jr., Samsa G. P, *et al.* Randomized controlled trial of 3 vs 10 days of trimethoprim/sulfamethoxazole for acute maxillary sinusitis. *JAMA.* 1995;273:1015-21.
48. Rosenfeld R. M., Piccirillo J. F., Chandrasekhar S. S., *et al.* Clinical practice guideline (update): adult sinusitis. *Otolaryngol Head Neck Surg.* 2015;152:S1-S39.
49. Siegert R., Gehanno P., Nikolaidis P., *et al.* A comparison of the safety and efficacy of moxifloxacin (BAY 12-8039) and cefuroxime axetil in the treatment of acute bacterial sinusitis in adults. The Sinusitis Study Group. *Respir Med.* 2000;94:337-44.

Docteur,

j'ai mal partout

Marc-André Raetzo

Préambule

Le titre de cet article est un peu provocateur. Le but est d'aider le praticien face aux patients « difficiles », dont les plaintes ne sont pas consistantes avec les résultats des investigations cliniques et paracliniques. Ces plaintes peuvent être uniques ou multiples, sous forme de douleurs ou d'une gêne mal systématisée J[1,39]. Les auteurs anglo-saxons parlent de « medically unexplained symptoms » (MUS). Nous parlerons de symptômes inexpliqués médicalement (SIM). En consultation ambulatoire de premier recours, plus de 50 % des patients n'ont pas de maladie organique, et moins d'un tiers des nouveaux problèmes ont une base organique ☺[2,3].

Ces cas représentent une charge importante pour notre système de santé, aussi bien en termes de dépenses ☺☺[4-6] qu'en termes de prise en charge subjective pour le médecin traitant ☺[7,8]. Ils représentent 41 % du nomadisme médical, 2 % des consultations et 9 % des coûts totaux ☺☺[9].

Dans une étude sur un grand collectif, l'âge moyen des patients est de 48 ans, et 79 % sont des femmes ☺☺☺[10]. Ces patients induisent d'autre part des traitements non seulement inutiles, mais dangereux ☺☺[11].

Certains patients présentent parfois une affection organique peu fréquente à laquelle il faut penser. Souvent, le bilan clinique et paraclinique est non contributif. Il est toujours difficile d'être certain d'avoir pensé à toutes les affections possibles et d'avoir demandé tous les tests nécessaires. Cette démarche introduit souvent un doute lorsqu'on affirme au patient (de manière discutable, voir p. 113) qu'« il n'a rien ». L'observation scrupuleuse des symptômes au cours du temps donne parfois la réponse. Il faut savoir qu'il est possible de poser avec sécurité un diagnostic de trouble somatoforme de manière positive, et non par exclusion. Cette démarche permet alors d'utiliser avec confiance des outils bienvenus pour prendre en charge ces patients souvent frustrants ☺[12].

1re consultation

Les questions essentielles

1. Les plaintes sont présentes depuis moins de 3 semaines ? OUI **p. 116**

2. La douleur est de type inflammatoire ? OUI **p. 116**
C'est-à-dire : douleur nocturne, réveillant le patient, s'accompagnant d'une raideur matinale et plutôt calmée par les mouvements de la journée ?

3. L'état général n'est pas conservé ? OUI **p. 117**

4. Présence d'une piste organique ? OUI **p. 117**
- état fébrile
- présence de plaintes systématisées ou localisées
- hypotension
- signes d'hypothyroïdie
- anomalies à l'examen neurologique

5. Notion d'exposition à des toxiques ? OUI **p. 118**
- tétrachlorure de carbone
- sulfure de carbone

6. Prise actuelle ou récente de médicaments ? OUI **p. 118**

7. Notion de stress psychosocial récent ? OUI **p. 119**

8. Notion d'épisode paroxystique avec malaise ? OUI **p. 119**

NON Vous avez répondu « non » à toutes ces questions essentielles

Vous êtes devant un patient algique, sans baisse de l'état général, symptomatique depuis plus de 3 semaines, et pour qui l'examen clinique ne permet pas d'expliquer les plaintes.

Il convient de pratiquer un bilan biologique pour exclure des affections qui peuvent se présenter avec une symptomatologie douloureuse, sans signes évidents à l'examen clinique :
- VS, protéine C réactive (collagénose, myélome, maladie de Horton, rhumatismes, néoplasie ?) ;
- glycémie (diabète ?) ;
- formule sanguine complète (hémopathies, macrocytose d'une maladie de Biermer, anémie des hémoglobinopathies, éosinophilie de la trichinose ?) ;
- CK, LDH, aldolase (myopathie ?) ;
- ALAT, ASAT (hépatite, myopathie ?) ;
- phosphatase alcaline (pathologies osseuses ?) ;
- calcium, phosphates (hyperparathyroïdisme ?) ;

- potassium (insuffisance surrénalienne ?) ;
- TSH (dysthyroïdie ?) ;
- bandelette urinaire (diabète, néphropathie ?) ;
- Vitamine D (une déficience peut s'accompagner de douleurs diffuses).

Vous devez revoir votre patient avec le résultat de ces investigations.
Vous devez lui demander de consulter plus tôt si des symptômes nouveaux apparaissent.

2e consultation

Votre bilan est anormal
Suivre les pistes ainsi découvertes.

Votre bilan est normal et le patient présente toujours les mêmes plaintes
Reposez-vous les « questions essentielles » et répétez un examen clinique attentif. En l'absence de pistes clinique et paraclinique, il convient maintenant de détecter de manière positive un éventuel trouble somatoforme. Il pourrait s'agir soit d'un trouble fonctionnel, soit d'une somatisation, soit d'une hypocondrie. Ces diagnostics ne se posent pas par exclusion. Il est tout à fait possible de les affirmer sur la base de critères bien définis. Cette démarche permet de proposer une prise en charge spécifique.

Pour s'orienter, il convient d'évaluer attentivement comment votre patient réagit lorsque vous lui faites part du résultat négatif des investigations.
Lorsque vous faites part à des patients des résultats normaux des investigations de leur problème, leurs réactions permettent de les classer dans 3 catégories :
a) le patient est rassuré ;
b) le patient n'est pas rassuré, et vous posez un diagnostic de trouble de somatisation ou d'hypocondrie ;
c) le patient n'est pas rassuré, et vous ne pouvez pas poser de diagnostic de trouble somatoforme.

1. Le patient est rassuré par vos explications

Dans cette situation, un trouble de somatisation ou une hypocondrie sont pratiquement exclus, car par définition, les patients qui présentent une de ces deux affections ne peuvent pas être rassurés.
Il pourrait s'agir d'un trouble fonctionnel.

Pour cette affection, le diagnostic et le traitement sont intimement liés. On peut identifier plusieurs étapes.

- *Explorer les croyances et les représentations du patient concernant ses troubles :* dans le trouble fonctionnel, le patient ne devrait pas avoir de préoccupation extrême de souffrir d'une maladie grave ; il ne devrait pas présenter d'interprétations erronées de sensations ou de signes physiques banals. Il vous dira volontiers « je ne sais pas ce que j'ai », plutôt que « ces ballonnements prouvent qu'il y a une obstruction, et je suis sûr que c'est un cancer ».

- *Reconnaître la réalité des plaintes*, même si elles paraissent insuffisamment expliquées par les trouvailles physiques, afin de permettre au patient de se sentir compris. C'est une étape importante, qui permet au patient d'établir un lien thérapeutique.

- *Trouver le facteur de stress psychosocial associé.* Le patient n'est généralement pas conscient d'un rapport possible entre ce facteur pourtant généralement évident et sa maladie actuelle.

- *Intégrer les plaintes physiques dans la globalité de la souffrance* du patient. À la suite de la découverte du facteur de stress psychosocial, vous pouvez par exemple dire au patient : « Eh bien, j'imagine que ça ne doit pas être facile de supporter ceci, cela doit vous envahir complètement… » Ceci permet d'effectuer la transition vers l'étape suivante.

- *Suggérer un lien entre les plaintes du patient et le stress psychosocial.* « Ne pensez-vous pas que ces ennuis pourraient être en rapport avec votre souffrance actuelle ? »

- *Encourager les activités sources de détente et de plaisir.* La relaxation peut être utile pour réduire les symptômes liés à des tensions musculaires (céphalées de tension, dorsalgies). Il n'est pas nécessaire d'attendre la disparition de tous les symptômes pour reprendre les activités habituelles.

Un diagnostic de trouble fonctionnel est posé lorsque vous avez les éléments suivants :
- plaintes physiques, avec explications organiques insuffisantes ;
- retentissement socioprofessionnel ;
- le patient se laisse rassurer par le résultat négatif du bilan ;
- présence d'un facteur psychosocial déclenchant ;
- acceptation thérapeutique d'un lien entre ce facteur et le trouble physique ;
- disparition des symptômes.

Si vous posez un diagnostic de trouble fonctionnel, vous n'avez en principe pas besoin de faire des examens complémentaires, mais vous devez absolument revoir votre patient pour confirmer la disparition des symptômes, et pour accompagner votre patient dans ses difficultés. En effet, la guérison du patient fait partie des critères diagnostiques.

Si vous ne posez pas le diagnostic de trouble fonctionnel, si vous ne trouvez pas de facteur psychosocial déclenchant, si le patient ne peut pas faire le lien avec son affection actuelle, ou si ceci ne permet pas de faire disparaître les plaintes, vous ne pouvez pas exclure une affection organique sous-jacente. Il faut toutefois accepter qu'un facteur de stress psychosocial puisse exister, sans pouvoir le découvrir avant plusieurs consultations. Le lien thérapeutique et la fréquence des consultations jouent un rôle important.
Revoir soigneusement l'anamnèse et l'examen clinique à la recherche d'une piste clinique (revoir « Les questions essentielles »). En l'absence de piste, vous devez donc par prudence pratiquer un bilan complémentaire qui comprend les examens suivants :
- facteurs antinucléaires (lupus ?) ;
- facteur rhumatoïde (arthrite rhumatoïde débutante ?) ;
- immunoélectrophorèse (myélome ?) ;
- VDRL (syphilis ?) ;
- VIH ? Après accord de votre patient, si facteurs de risque connus ou soupçonnés.
  Pour les hommes de race noire :
- électrophorèse de l'hémoglobine (drépanocytose)

Remarque

La recherche d'une maladie de Lyme comme cause d'une fatigue chronique n'est pas recommandée. Les troubles à long terme à la suite d'une maladie de Lyme sont le plus probablement en rapport avec des dysfonctions antérieures à l'atteinte aiguë ☺☺[37,38].
Vous devez revoir votre patient avec le résultat de ces examens. Voir sous « 3e consultation ».

2. Le patient n'est pas rassuré par le résultat négatif du bilan

Il est possible que vous vous trouviez en face d'un patient présentant une hypocondrie ou un trouble de somatisation.
Dans ces deux affections, par définition, le patient ne peut pas être rassuré. Pour poser un diagnostic positif, vous devez en premier lieu explorer les croyances et représentations du patient concernant ses troubles :

Le patient croit souffrir d'une maladie grave

Il s'agit certainement d'une hypocondrie.
Dans cette affection, la préoccupation d'avoir une maladie grave est centrale ; elle s'appuie sur une interprétation erronée de signes et symptômes banaux. De nombreuses erreurs sont commises avec ces patients difficiles et peu gratifiants. Ils seront consommateurs d'examens parfois coûteux, répétés, ainsi que de gestes invasifs.
Vous avez certainement connu certains de ces cas, dont les dossiers s'épaississent au cours des années et qui multiplient les consultations chez divers médecins. Ces patients trouvent toujours à terme un chirurgien qui fera l'opération qu'ils exigent, ou le spécialiste « incontesté » qui posera un diagnostic différentiel qui relancera la quête au diagnostic.
L'hypocondrie peut être le problème en soi, ou être un symptôme d'une dépression ou d'autres troubles psychiques.

Le *diagnostic d'hypocondrie* est suggéré par des patients qui présentent :
- des plaintes physiques avec explications organiques insuffisantes ;
- un refus d'un lien entre leur souffrance et un éventuel facteur de stress psychosocial ;
- une impossibilité de les rassurer avec le résultat négatif du bilan ;
- une croyance en une maladie grave, sans conviction délirante ;
- une surconsommation médicale.

Ce diagnostic sera définitivement posé au cours du temps, lorsque vous aurez de plus constaté que tous les traitements symptomatiques sont inefficaces, voire aggravent le trouble. Il convient cependant de suivre ces patients attentivement, en se reposant régulièrement les « questions essentielles » listées au début de cet article.

Le patient ne semble pas essentiellement préoccupé d'avoir une maladie grave

Il pourrait s'agir d'un trouble de somatisation.
À ce stade de votre démarche, le diagnostic de cette affection est posé si vous retrouvez 2 ou plus des 7 symptômes suivants :
- amnésie ;
- dyspnée ;
- difficultés de déglutition ;
- vomissements ;
- règles douloureuses ;
- brûlures d'organes génitaux ;
- douleurs des extrémités.

Vous aurez ainsi posé un diagnostic de trouble de somatisation sur la base des éléments suivants :
- plaintes physiques avec explications organiques insuffisantes ;
- refus d'un lien entre les plaintes et un éventuel facteur de stress ;
- impossibilité de rassurer le patient avec un bilan physique négatif ;
- absence de préoccupation précise d'avoir une maladie grave ;
- 2 ou plus des 7 symptômes ci-dessus.

Cette affection rare est plus fréquente chez les femmes, avec un début des symptômes généralement avant 30 ans. On retrouve une anamnèse familiale dans environ 20 % des cas.
Les plaintes persistent pendant des années, sous la forme d'une collection de symptômes, présentés de manière souvent dramatique, mais sans que le patient soit principalement préoccupé d'avoir une maladie grave. Ceci entraîne une multiplication des consultations, souvent chez plusieurs médecins en même temps.

3. Votre patient présente des symptômes inexplicables médicalement (SIM), mais ne rentre pas dans une des deux catégories ci-dessus

Revoir soigneusement l'anamnèse et l'examen clinique à la recherche d'une piste clinique (revoir « Les questions essentielles »).
En l'absence de piste, vous devez par prudence pratiquer un bilan complémentaire comme proposé p. 106.

Vous devez revoir votre patient avec le résultat de ces examens. Voir sous « 3e consultation ».

Traitement de l'hypocondrie, du trouble de somatisation et des patients souffrant de symptômes inexplicables médicalement

L'orientation de ces patients vers une consultation psychiatrique dans un contexte d'étude diminue les coûts de prise en charge ☺☺☺[13]. Un avis psychiatrique améliore les patients et également les coûts ☺☺[14]. Il n'est cependant généralement pas possible d'utiliser cette stratégie avec des patients qui refusent systématiquement une étiquette de trouble mental...
L'analyse détaillée des consultations de ces patients difficiles permet de démontrer que souvent, c'est le médecin qui interprète les plaintes en termes somatiques, avec peu d'empathie et peu d'explications alternatives. Le patient présente souvent des demandes non somatiques qui ne sont pas relevées par le médecin ☺☺☺[15,16].

Les explications données par les médecins sont le plus souvent basées sur le rejet des croyances du patient. Si le praticien évite de se mettre en opposition avec le patient, ce dernier peut reprendre le contrôle de sa situation ☺☺[17].
Ces patients sont le contraire du « bon patient », le patient coopérant et obéissant, qui présente de manière objective les symptômes d'une maladie traitable, sans demande de type émotionnel, et qui montre de la gratitude pour les soins reçus. Les médecins ne sont pas forcément entraînés à gérer ces émotions. Il serait considéré comme utile de les reconnaître, de les comprendre, de les respecter et d'aider le patient à les affronter. La règle serait de ne pas s'opposer au patient. Dès qu'on emploie les termes suivants, « Mais... Il faudrait... Vous pourriez... » on est probablement dans l'erreur. Le praticien doit accepter qu'il soit le médecin de premier recours et que le psychiatre ne devrait pas être celui du dernier recours. Les deux devront rester dans la prise en charge qui deviendra pluridisciplinaire.

L'approche par les thérapies cognitivocomportementales améliore les patients ☺☺☺[18], ☺☺[19-21]. Une étude d'intervention sur 200 patients a impliqué des infirmières cliniciennes. En utilisant ce type de prise en charge, les auteurs ont obtenu un augmentation de 4 points sur un score clinique (bénéfice équivalent à celui d'un remplacement d'une valve mitrale ou aortique), pour 48 (49,0 %) des patients vs 34 (33,3 %) pour le groupe contrôle (OR = 1,92, IC95 % = 1,08-3,40) ☺☺☺[22] NNT = 6,5. Il est possible de former les médecins à une approche de ce genre ☺☺[23,24].

Il s'agit d'un traitement au long cours, la plupart des personnes souffrant de symptômes inexpliqués médicalement rechutent après arrêt de la prise en charge ☺[25]. C'est un travail de longue haleine et qui se termine souvent par une rupture de la relation thérapeutique.

Remarque

Les principes de traitement ci-dessous sont également utiles pour les patients qui souffrent de syndrome de fatigue chronique ☺☺☺[26], et par analogie, les patients souffrant de fibromyalgie, de troubles paniques ☺☺☺[27], de douleurs thoraciques d'origine indéterminée☺[28] ainsi que de maladies digestives fonctionnelle ☺☺☺[29], ☺[30].

Les erreurs à ne pas commettre

Chercher à guérir ce type de patients

Pour ces cas chroniques, il faut prendre du temps, sans chercher à tout prix à les guérir rapidement. Cette impatience entraînerait une rupture rapide de la relation thérapeutique. L'amélioration de ces patients ne peut se faire que progressivement et patiemment au cours du temps, en utilisant la relation que vous aurez réussi à conserver avec eux, si vous avez évité les très nombreux pièges.

« Psychologiser » précocement

Toute tentative de faire trop rapidement un lien entre les plaintes du patient et une éventuelle composante psychologique va immédiatement vous mettre en conflit avec ces patients qui refusent catégoriquement toute explication psychique à leur trouble. Éviter d'adresser le patient chez un psychiatre à ce stade : il sera choqué et ira consulter ailleurs. Éviter à tout prix les phrases du type : « Tout se passe dans votre tête. »

« S'acharner » à rassurer

Ces patients, par définition, ne peuvent pas être rassurés.
Le médecin qui croit bien faire en répétant au patient qu'« il n'a rien » ne provoque qu'un sentiment de rejet. Une étude du ressenti des patients, après explication de leur médecin traitant, montre bien qu'un grand nombre d'entre eux estiment que le médecin soit n'a rien compris, soit ne leur dit pas la vérité lorsqu'il leur dit qu'« il n'y a rien » ☺☺[31].
D'autre part, en continuant à parler de ses plaintes au patient, on renforce son attention déjà fortement polarisée sur son corps.

« Répéter » trop souvent des investigations

Cela risque non seulement de renforcer cette attention du patient sur son corps, mais aussi de remettre en doute l'absence de pathologie organique et d'augmenter ainsi les inquiétudes du patient JJ32.
Naturellement, de nouvelles investigations seront justifiées devant toute nouvelle plainte suggestive d'une atteinte physique.

L'attitude thérapeutique positive

Une attitude positive repose sur les principes suivants :
- contrat d'exclusivité ;
- écoute active ;
- suivi régulier ;
- utilisation de la relation médecin-malade ;
- aide extérieure ;
- médicaments.

Contrat d'exclusivité

Il faut tenter, même si c'est difficile, de limiter le nombre des thérapeutes pour ces patients. Le meilleur moyen d'y arriver, c'est de conserver la meilleure relation thérapeutique possible avec votre patient au cours du temps, en particulier en évitant les erreurs décrites ci-dessus.

Écoute active

– Parler des points d'accord

Lorsque vous parlez des plaintes de votre patient, il s'agit d'aborder plutôt les points d'accord que vous avez avec lui, plutôt que d'insister sur les divergences.

– Offrir une explication alternative

Par la suite, vous pourrez progressivement tenter de proposer des explications banalisantes des symptômes que votre patient interprète comme une maladie grave, alors qu'un bilan extensif est parfaitement normal ☺[33]. Si vous arrivez à trouver une explication « acceptable » pour votre patient, ceci permettra certainement de l'aider, en particulier en le déculpabilisant ☺☺[34].

Pour les hypocondriaques souffrant de douleurs abdominales par exemple, il faut essayer de leur faire se représenter la distension abdominale par les gaz, en introduisant la notion qu'il est difficile que cette distension passe totalement inaperçue.

– Distraire l'attention du corps

Une technique très utile est d'essayer de distraire l'attention du patient pour diminuer son hypervigilance concernant le fonctionnement de son corps. Pour ceci, il faut se fixer la règle de parler avec votre patient d'autre chose que de ses plaintes, pendant au minimum 50 % du temps passé avec lui, quelle que soit la durée de la consultation.

– Suivi régulier

Un autre point très important est de dissocier les plaintes de la nécessité d'obtenir un rendez-vous. Le plus simple, c'est de fixer à l'avance et régulièrement les dates de consultation.

Utilisation de la relation médecin-malade

Comme dans toute relation de longue durée, en pratiquant de la sorte, une relation médecin-malade va se construire au cours du temps. Il faut considérer ces liens comme un progrès, même s'ils peuvent parfois être ressentis comme envahissants. Cette relation médecin-malade est en effet l'outil qui conduira à une amélioration de votre patient au cours des années.

Aide extérieure

La démarche décrite ci-dessus est lourde pour le praticien isolé. Il est parfois tentant de vouloir confier les patients à un psychiatre. Malheureusement, comme il a été précisé plus haut, ces patients sont extrêmement réticents à accepter une explication psychopathologique à leurs troubles, et la simple mention de la possibilité d'un recours au psychiatre suffit souvent à les faire disparaître de votre consultation.

C'est ici que le soutien d'un groupe Balint ou d'un superviseur apporte beaucoup d'avantages.

Si, malgré tout, votre patient semble intéressé par une approche spécialisée, il est important de passer du temps pour discuter avec lui des avantages et des limites d'une telle prise en charge. Il faut également prévoir une consultation de contrôle après une ou deux consultations chez le spécialiste.

Médicaments

Les patients souffrant d'un trouble somatoforme (trouble fonctionnel, trouble de somatisation, hypocondrie) reçoivent fréquemment trop de médicaments. L'expérience montre que ces médicaments n'ont une indication que lorsque les patients présentent une affection associée, comme une dépression ou un état anxieux, qui doit être recherchée. En dehors de la présence (fréquente) d'un état dépressif, les antidépresseurs n'ont qu'un effet temporaire et modeste ☺☺☺[35], ☺☺[36]

Le traitement médicamenteux psychiatrique à envisager reste l'antidépresseur qui aura d'abord un but de soutien que la dépression et le trouble anxieux soient des diagnostics principaux ou des comorbidités. De plus, le choix d'un antidépresseur « double action » (sérotonine/noradrénaline) comme la duloxétine ou la venlafaxine, souvent un effet parfois antalgique et sur le long terme.

Il faut absolument éviter de prescrire des benzodiazépines, souvent utilisées par le praticien pour essayer de soulager le patient dans l'immédiat, et qui sont à l'origine d'addictions fréquentes.

Un effet bénéfique des médicaments sur le trouble somatoforme en lui-même ne semble pas établi : la plupart du temps, ces médicaments ne font qu'aggraver le trouble, principalement les antalgiques puissants et les benzodiazépines.

Vous devez voir votre patient régulièrement (fixer des rendez-vous à l'avance, voir ci-dessus).

3e consultation

- Si vous avez posé un diagnostic de trouble fonctionnel, vous devez vous assurer lors de cette consultation et dans le suivi que les symptômes disparaissent avec la capacité de faire le lien entre le facteur de stress psychosocial déclenchant et les plaintes.
- Si vous avez posé un diagnostic de trouble de somatisation ou d'hypocondrie, vous devez continuer la prise en charge selon les indications données sous « 2e consultation ». Il faut cependant prendre garde de ne pas manquer de nouveaux éléments cliniques qui pourraient remettre en question ces diagnostics. Tout nouvel élément doit faire reprendre à zéro la démarche présentée ici.
- Si vous n'avez pas pu poser de diagnostic, vous avez en principe étendu le bilan paraclinique.
- Suivre les pistes éventuellement découvertes.
- Si le bilan est normal, suivre régulièrement le patient, en se reposant à chaque fois les « questions essentielles ».
- Dans cette situation, même en l'absence de diagnostic formel de trouble de somatisation ou d'hypocondrie, il est utile de considérer les principes de base de la prise en charge décrits ci-dessus (voir p. 113) pour vous aider à assumer la prise en charge difficile de ces patients au long cours.

Votre patient présente une incapacité de travail de longue durée, il ne faut pas négliger de demander un diagnostic à un rhumatologue, dans le cadre d'un SIM. Ce diagnostic sera nécessaire pour défendre une incapacité de travail à long terme et/ou une demande à l'assurance invalidité.

OUI Vous avez répondu « oui » à une ou plusieurs des questions essentielles

1. Les douleurs sont présentes depuis moins de 3 semaines

Dans cette situation, la plupart des patients présentent une affection organique qu'il convient de rechercher attentivement. Voir les chapitres correspondants de ce livre.

2. Les douleurs ont un caractère inflammatoire

Les douleurs sont très souvent présentes la nuit, réveillant le patient ; elles s'accompagnent d'une raideur matinale et sont plutôt calmées par les mouvements de la journée. Ce type de douleur doit faire soupçonner une atteinte organique, rhumatismale, néoplasique, infectieuse ou toxique (voir « Docteur, j'ai mal au dos », p. 693).

Chez une personne âgée, il faut penser à une maladie de Horton (artérite temporale), surtout si vous avez une symptomatologie des ceintures scapulaires. Demander un avis spécialisé.

3. L'état général n'est pas conservé

Dans cette situation, on ne peut pas retenir d'emblée un diagnostic de trouble somatoforme, et ces patients doivent être pris au sérieux même si les plaintes paraissent disproportionnées avec les trouvailles cliniques ou paracliniques. Demander d'emblée un bilan paraclinique large, et suivre de très près l'évolution des symptômes en répétant soigneusement l'examen clinique.

4. Présence d'une piste clinique

Présence d'un état fébrile (Voir « Docteur, j'ai de la température », p. 191)
Parmi les maladies infectieuses, penser en particulier à une endocardite, une hépatite, une malaria, un Guillain Barré, une poliomyélite, une leptospirose, une trichinose, un tabès (syphilis) et au sida.

Présence de plaintes systématisées ou localisées

Suivre les pistes cliniques (voir « Docteur, j'ai mal au ventre », p. 585 et « Docteur, j'ai mal à la tête », p. 269).
Ne pas passer à côté d'une artérite temporale chez la personne âgée avec des céphalées et des douleurs vagues des ceintures. Dans la plupart des cas, l'état général est diminué. Demander une vitesse de sédimentation.

Présence d'une hypotension

L'hypotension doit suggérer une maladie d'Addison.
Rechercher un sevrage récent de stéroïdes, une pigmentation des muqueuses. Le diagnostic est suggéré par une hyponatrémie ; il est confirmé par un test de stimulation surrénalienne (test de Thorn rapide). Voir « Docteur, je suis fatigué », p. 123.

Présence de signes de dysthyroïdie

Un ralentissement de l'idéation passe souvent inaperçu. L'hyperthyroïdie s'accompagne pratiquement toujours d'une tachycardie. Doser la TSH au moindre doute.

Présence d'anomalies au status neurologique

Les patients qui souffrent de douleurs diffuses doivent être examinés très soigneusement du point de vue neurologique.
Rechercher une systématisation topologique de la douleur, nerveuse, radiculaire ou tronculaire.

Rechercher également des signes d'atteinte sous-lésionnelle due à une compression médullaire (sphincters, signes pyramidaux, niveau sensitif).
Une topographie compatible avec une lésion localisée doit toujours faire l'objet d'investigations détaillées.

Présence d'un diabète décompensé

Un diabète décompensé peut se présenter avec des douleurs diffuses, généralement abdominales. On peut manquer une polyurie et une polydipsie.

5. Notion d'exposition à des toxiques

Il est connu que l'exposition au tétrachlorure de carbone et au sulfure de carbone peut s'accompagner de douleurs diffuses.

6. Notion de prise actuelle ou récente de médicaments

Le mécanisme peut être différent suivant les molécules.

Douleurs postsevrage

Cortisone

Les patients qui ont pris de la cortisone pendant une longue durée peuvent présenter des douleurs diffuses lors du sevrage, même si un test de stimulation de la surrénale montre que leur surrénale est capable de produire des quantités normales de stéroïdes. Ces douleurs sont difficiles à traiter, elles mettent parfois des mois à disparaître.

Calmants, drogue

Tous les médecins d'urgence connaissent les douleurs diffuses des toxicomanes en sevrage. Les toxicomanes aussi. Certains utilisent ces plaintes pour obtenir des médicaments.

Alcool – anorexigènes

Pour ces substances également, un sevrage peut s'accompagner de douleurs chroniques.

Toxicité directe

- Phénobarbital ;
- Clofibrate ;
- Statines ;
- Cimétidine ;
- Cortisone.

Arrêter le médicament ou changer de molécule.

Médicaments inducteurs de lupus

C'est un effet secondaire plutôt rare de nombreux médicaments.
Le diagnostic se pose par la sérologie et par la disparition de la symptomatologie à l'arrêt des médicaments. Citons ici les plus courants :

- thiazides ;
- certains anti-inflammatoires non stéroïdiens (AINS) ;
- tétracyclines ;
- rifampicine ;
- antithyroïdiens ;
- phénothiazides.

En cas de doute, vérifier la liste des effets secondaires de chaque médicament que prend votre patient.

7. Présence d'un facteur de stress psychosocial récent

Il est important de se poser cette question d'emblée à la première consultation. S'il existe un facteur de stress et que vous avez répondu « non » à toutes les autres « questions essentielles » (le patient est en bon état général, le status est normal, il ne prend pas de médicaments), vous devez envisager d'emblée un diagnostic de trouble fonctionnel, sans pratiquer d'examens complémentaires. Voir directement sous « 2e consultation ».

8. Présence de crises paroxystiques avec malaise

Dans cette situation, vous devez tout d'abord exclure un problème organique aigu. Voir « Docteur, j'ai un malaise », p. 365.
Dans la plupart des cas, le patient présente une plainte systématisée (dyspnée, palpitations, précordialgies, douleurs abdominales) qui guide les investigations. Voir « Docteur, j'ai de la peine à respirer », p. 387 « Docteur, j'ai des palpitations », p. 351, « Docteur, j'ai des douleurs dans la poitrine », p. 339, « Docteur, j'ai mal au ventre », p. 585.
Une fois exclue une origine organique précise, vous devrez envisager un diagnostic de trouble fonctionnel. Voir ci-dessus « 2e consultation ».

Bibliographie

1. Goldberg R. J., Novack D. H., Gask L. The recognition and management of somatization. What is needed in primary care training?. *Psychosomatics.* 1992;33:55-61.
2. Kroenke K., Price R. K. Symptoms in the community. Prevalence, classification, and psychiatric comorbidity. *Arch Intern Med.* 1993;153:2474.
3. Katon W. J., Walker E. A. Medically unexplained symptoms in primary care. *J Clin Psychiatry.* 1998; 59(Suppl 20):15.
4. Smith G. R. The course of somatization and its effects on utilization of health care resources. *Psychosomatics.* 1994;35:263-7.
5. Fink P. The use of hospitalizations by persistent somatizing patients. *Psychol Med.* 1992;22:173-80.
6. Twemlow S. W., Bradshaw S. L. Jr, Coyne L, Lerma BH. Patterns of utilization of medical care and perceptions of the relationship between doctor and patient with chronic illness including chronic fatigue syndrome. *Psychol Rep.* 1997;80:643-58.
7. Sharpe M., Mayou R., Seagroatt V., *et al.* Why do doctors find some patients difficult to help?. *Q J Med.* 1994;87:187-93.
8. Mayou R. Professor, a Michael Sharpe Editorials: Treating medically unexplained physical symptoms. *BMJ.* 1997;315:561-2.
9. Demondion B., Huguet A., Patrouillault C. Les troubles somatoformes: de la nécessité d'une prise en charge adaptée. *Rev Med Ass Maladie.* 2000;1:7-13.
10. Smith R., Lyles J., Gardiner J. C., *et al.* Primary care clinicians treat patients with medically unexplained symptoms: A randomized controlled trial. *J Gen Intern Med.* 2006; 21; 671-7.
11. Fink P. Surgery and medical treatment in persistent somatizing patients. *J Psychosom Res.* 1992;36:439-.
12. Mayou R., Sharpe M. Treating medically unexplained physical symptoms. *BMJ.* 1997;315:561-2.
13. Smith G. R. Jr, Monson R. A., Ray D. C. Psychiatric consultation in somatization disorder. A randomized controlled study. *N Engl J Med.* 1986;314:1407-13.
14. Smith G. R. Jr, Rost K., Kashner T. M. A trial of the effect of a standardized psychiatric consultation on health outcomes and costs in somatizing patients. *Arch Gen Psychiatry.* 1995;52:238-43.
15. Ring A., Dowrick C. F., Humphris G. M., Davies J, Salmon P. The somatising effect of clinical consultation: What patients and doctors say and do not say when patients present medically unexplained physical symptoms. *Soc Sci Med.* 2005;61:1505-15.
16. Salmon P., Ring A., Dowrick C. F., Humphris G. M. What do general practice patients want when they present medically unexplained symptoms, and why do their doctors feel pressurized. *J Psychosom Res.* 2005;59:255-60.
17. Salmon P., Peters S., Stanley I. Patients' perceptions of medical explanations for somatisation disorders: Qualitative analysis. *BMJ.* 1999;318:372-6.
18. Barsky A. J., Ahern D. K. Cognitive Behavior Therapy for Hypochondriasis: A Randomized Controlled Trial. *JAMA.* 2004;291:1464-70.
19. Rost K., Kashner T. M., Smith G. R. Jr. Effectiveness of psychiatric intervention with somatization disorder patients: Improved outcome at reduced costs. *Gen Hosp Psychiatry.* 1994;16:379-80.
20. Speckens A. E. M., Van Hemert A. M., Spinhoven P., *et al.* Cognitive behavioural therapy for medically unexplained physical symptoms: A randomised controlled trial. *BMJ.* 1995;311:1328-32.
21. Hellman C. J., Budd M., Borysenko J., McClelland D. C., Benson H. A study of the effectiveness of two group behavioral medicine interventions for patients with psychosomatic complaints. *Behav Med.* 1990;16:165-73.
22. Smith R., Lyles J., Gardiner J. C., *et al.* Primary care clinicians treat patients with medically unexplained symptoms: A randomized controlled trial. *J Gen Intern Med.* 2006;21:671-7.
23. Smith R. C., Lein C., Collins C., *et al.* Treating patients with medically unexplained symptomes in primary care. *J Gen Intern Med.* 2003;18:478-89.
24. Smith R. C., Lyles J. S., Mettler J., Stoffelmayr B. E., *et al.* The effectiveness of intensive training for resi-dents in interviewing. A randomized, controlled study. *Ann Intern Med.* 1998;128:118-26.
25. Whiting P., Bagnall A. M., Snowden A. J., *et al.* Interventions for the traitement and mangament of chronic fatigue syndrome-asystematic review. *JAMA.* 2001;286:1360-8.
26. Sharpe M., Hawton K., Simkin S., *et al.* Cognitive behaviour therapy for the chronic fatigue syndrome: A randomised controlled trial. *BMJ.* 1996;312:22-6.
27. Clark D. M., Salkovskis P. M., Hackmann A., Wells A., Ludgate J., Gelder M. Brief cognitive therapy for panic disorder: A randomized controlled trial. *J Consult Clin Psychol.* 1999;67:583-9.
28. Potts S. G., Bass C. M. Psychosocial outcome and use of medical resources in patients with chest pain and normal or near-normal coronary arteries: A long-term follow-up study. *Q J Med.* 1993;86:583-93.
29. Heymann-Monnikes I., Arnold R., Florin I., Herda C., Melfsen S., Monnikes H. The combination of medical treatment plus multicomponent behavioral therapy is superior to medical treatment alone in the therapy of irritable bowel syndrome. *Am J Gastroenterol.* 2000;95:981-94.
30. Barsky A. J., Borus J. F. Functional somatic syndromes. *Ann Intern Med.* 1999;130:910-21.
31. 31 Salmon P., Peters S., Stanley I. Patients'

perceptions of medical explanations for somatisation disorders: Qualitative analysis. *BMJ.* 1999;318:372-6.
32. Kouyanou K., Pither C. E., Wessely S. Iatrogenic factors and chronic pain. *Psychosom Med.* 1997; 59: 597-604.
33. Barsky A. J., Bailey E. D., Fama J. M., Ahern D. K. Predictors of remission in DSM hypochondriasis. *Compr Psychiatry.* 2000;41:179-83.
34. Salmon P., Peters S, Stanley I. Patients' perceptions of medical explanations for somatisation disorders: Qualitative analysis. *BMJ.* 1999;318:372-6.
35. Carette S., Bell M. J., Reynolds W. J., *et al.* Amitriptylline or cyclobenzaprine provided short-term benefit for fibromyalgia. *Arthritis Rheum.* 1994;37:32-40.
36. Itman F. G., Linssen A. C., Edelbroek P. M., Van Kempen G. M. Does addition of low-dose flupentixol enhance the analgetic effects of low-dose amitriptylline in somatoform pain disorder?. *Pain.* 1991;47:25-30.
37. Marques A. Chronic Lyme disease: a review. *Infect Dis Clin North Am.* 2008 Jun;22(2):341-60, vii-viii. doi: 10.1016/j.idc.2007.12.011.
38. Wills A. B., Spaulding A. B., Adjemian J., Prevots D. R., Turk S. P., Williams C., Marques A. Long-term follow-up of patients with Lyme disease: Longitudinal analysis of clinical and quality of life measures. *Clin Infect Dis.* 2016 Mar 29.
39. Eichenberger C., Dudler J., Marion-Veyron R., Gonthier A Corunz J Favrat B. Docteur, j'ai mal partout. *Rev Med Suisse.* 2016;12:1852-6.

Docteur,

je suis fatigué

Noëlle Junod Perron et Marc-André Raetzo

Préambule

En consultation ambulatoire générale, la fatigue est une plainte fréquente rencontrée chez 20 à 30 % des patients, et touchant plus particulièrement les femmes☺☺[1,2,3].

La fatigue est définie comme une difficulté ou une incapacité à initier une activité, une capacité réduite à maintenir une activité, une difficulté de concentration, de mémoire et de stabilité émotionnelle ☺[4]. Cette plainte est peu spécifique et la principale difficulté est de préciser si la fatigue est un symptôme isolé ou s'il s'agit d'un symptôme d'une maladie sous-jacente, somatique ou psychiatrique ☺☺[5]. La fatigue est considérée comme récente (< 1 mois), prolongée (> 1 mois) ou chronique (> 6 mois). C'est un symptôme handicapant qui a une influence négative importante sur la qualité de vie des patients ainsi que sur leur capacité de travail. La fatigue est fréquemment associée à une problématique psychosociale ☺☺[6] ou à des troubles psychiques (dépression, anxiété ou somatisation) ☺☺[7,8]. Une maladie somatique claire n'est diagnostiquée que dans 8 % des situations ☺☺[9].

L'anamnèse est l'élément le plus important dans ce contexte et il faut particulièrement veiller à explorer les symptômes par des questions ouvertes, les préciser et rechercher les facteurs déclenchants ainsi que les émotions et représentations liées à ces plaintes ☺[10].

Les examens paracliniques, souvent onéreux, n'apportent que peu de précisions au diagnostic11,12, et ici plus qu'ailleurs, il est important d'observer l'évolution des symptômes dans le temps. Dans les cas chroniques, la prise en charge est à beaucoup d'égards identique à celle des troubles somatoformes. Voir « Docteur, j'ai mal partout », p. 105.

1re consultation

Les questions essentielles

1. Présence de signes ou symptômes organiques ? OUI **p. 133**

- état fébrile
- faiblesse musculaire
- perte ou gain de poids
- dyspnée
- douleurs thoraciques
- ronflements, somnolence diurne
- troubles du transit, douleurs abdominales
- douleurs, arthralgies
- polyurie, polydipsie

2. Prise de médicaments ou toxiques ? OUI **p. 133**

- sédatifs, somnifères
- antihypertenseurs
- neuroleptiques
- antidépresseurs
- antihistaminiques
- alcool, drogues, tabac (prise ou sevrage)
- antiépileptiques
- caféine (effet rebond)
- analgésiques

3. Anomalies à l'examen physique ? OUI **p. 134**

- tachycardie, tachypnée
- hypotension
- lésions cutanées
- pâleur, ictère, cyanose
- adénopathies
- anomalies thyroïdiennes
- anomalies à l'examen cardio-respiratoire
- hépatosplénomégalie
- anomalies au status neurologique
- anomalies au status ostéoarticulaire

NON **Vous avez répondu « non » à toutes ces questions essentielles**

Une origine organique grave semble peu probable.

Si le patient présente cependant une fatigue

- d'installation récente ;
- qui diminue avec le repos ;
- qui s'aggrave à l'effort ou au cours de la journée ;
- sans symptômes psychiques ou psychosociaux associés.

La probabilité d'une affection organique reste cependant élevée, et vous devez d'emblée pratiquer un bilan paraclinique (voir bilan détaillé sous « 2e consultation »).

Si, au contraire, vous êtes face à une fatigue

- prolongée ou récurrente
- qui ne diminue pas avec le repos
- qui ne s'aggrave pas à l'effort ou au cours de la journée.

Vous vous trouvez dans une situation où une cause psychique est plus probable et vous devez rechercher les symptômes de dépression et d'anxiété. Il n'est pas utile de pratiquer un bilan paraclinique d'emblée ☺[13,14].

Pour tous les patients qui se plaignent de fatigue, il faut rechercher systématiquement une dépression et un trouble anxieux.
Ne pas oublier de se poser également toutes les questions essentielles, car un état dépressif peut accompagner une affection somatique qu'il convient de détecter.

Recherchez activement un état dépressif

Deux questions dans le dépistage de la dépression ont montré une bonne sensibilité (97 %) et spécificité (67 %) : Est-ce que vous éprouvez un sentiment de tristesse ? N'avez-vous plus envie de faire les choses qui, avant, vous procuraient du plaisir ☺☺[15] ?
En cas de réponse positive, vous pouvez utiliser le PHQ-9 pour évaluer cette dépression (voir tableau 1).

Si vous avez posé un diagnostic d'état dépressif :
– *Risque suicidaire*
Il est très difficile d'évaluer le risque suicidaire. La plupart des patients qui se suicident ont pourtant vu un professionnel dans les mois qui précèdent ☺[17], mais un tiers d'entre eux n'avaient pas été identifiés comme dépressifs. Un patient avec un risque faible de suicide présente les conditions suivantes : pas d'idées antérieures de suicide, ne semble pas déprimé ou sans espoir, reste rationnel dans son raisonnement, n'a pas de plan précis pour son suicide, a un support social et ne prend pas de drogues ou d'alcool ☺☺[18].

Au cours des 2 dernières semaines, selon quelle fréquence avez-vous été gêné par les problèmes	Jamais	Plusieurs jours	Moitié des jours	Tous les jours
	0	1	2	3
Peu d'intérêt ou de plaisir à faire les choses Être triste, déprimé(e) ou désespéré(e)				
Difficultés à s'endormir ou à rester endormi(e), ou trop dormir				
Se sentir fatigué(e) ou manquer d'énergie Avoir peu d'appétit ou manger trop				
Avoir une mauvaise opinion de soi-même, ou avoir le sentiment d'être nul(le), ou d'avoir déçu sa famille ou s'être déçu(e) soi-même				
Avoir du mal à se concentrer, par exemple, pour lire le journal ou regarder la TV				
Bouger ou parler si lentement que les autres auraient pu le remarquer, ou au contraire être si agité(e) que vous avez du mal à tenir en place par rapport à d'habitude				
Penser qu'il vaudrait mieux mourir ou envisager de vous faire du mal d'une manière ou d'une autre				

Tableau 1 : Diagnostic d'état dépressif : Score PHQ-9 sensibilité 88 % spécificité 78 % ☺☺[16]

Score 5-14 dépression moyenne
Score ≥ 15 dépression sévère

Si vous proposez à votre patient de l'adresser à un psychiatre, il faut :

- bien expliquer les bénéfices escomptés, et pourquoi vous le référez ;
- souligner que c'est également une aide pour vous-même en tant que médecin ;
- écouter les inquiétudes et répondre aux questions ;
- fixer une consultation de contrôle après une ou deux consultations chez le psychiatre ;
- garantir la continuité de la prise en charge médicale. Il est en effet important de ne pas donner à votre patient le sentiment que vous l'abandonnez.

– *Traitement de la dépression*

Il est établi que les médicaments ☺[19] et la psychothérapie améliorent le pronostic de la dépression ☺☺☺[20,21,22]. Une approche mixte (médicaments et psychothérapie) est probablement optimale, notamment en cas d'épisode dépressif sévère ou chronique ☺☺[23,24].

Il faut également penser à un état anxieux sous-jacent

Il nous semble judicieux à ce stade de prendre du recul et d'éviter la prescription abusive d'examens complémentaires, qui risquent d'entraîner patient et médecin dans un cercle vicieux où l'anxiété joue un rôle essentiel. Un examen physique détaillé est important pour montrer au patient que l'on prend ses plaintes au sérieux. Dans cette situation, la relation médecin-malade est d'importance primordiale. Cela implique pour le médecin de reconnaître la souffrance du patient et ses répercussions sur la vie quotidienne.

Abordez avec votre patient d'éventuels problèmes psychosociaux

Il existe souvent dans cette situation une surcharge affective, familiale, sociale ou professionnelle (burn-out, mobbing) qui entraîne un état de fatigue, sans que le patient ne la mette spontanément en rapport avec sa symptomatologie. Proposez à votre patient de faire le lien entre cette surcharge et sa fatigue. Le simple fait de faire ce lien permet parfois d'améliorer la symptomatologie de manière importante. Ne lui dites pas que c'est dans la tête mais parlez plutôt d'un trouble fonctionnel ☺[25].

Mettez le patient en confiance en lui affirmant votre soutien et guidez-le dans l'élaboration d'objectifs thérapeutiques tels que :

- accomplir les activités de la vie quotidienne ;
- retourner au travail (de manière progressive et en réduisant au maximum les conditions de stress) ;
- maintenir les relations sociales.

Si le patient le désire, prenez contact avec sa famille.

La fatigue est souvent un symptôme très mal vécu et peut avoir en soi une répercussion négative sur la vie de famille et la vie professionnelle qu'il est utile d'investiguer ☺[26].

Proposez au patient de revenir vous voir après une dizaine de jours. Recommandez-lui de consulter avant cette date si un élément nouveau apparaissait.

2e consultation

Vous n'avez pas pratiqué de bilan paraclinique à la première consultation

- **Votre patient s'améliore :** continuez votre prise en charge, en prévoyant une consultation de contrôle.
- **Votre patient ne s'améliore pas :** refaites l'anamnèse et l'examen physique, reposez-vous les « questions essentielles ».

En l'absence de piste clinique, un bilan paraclinique dirigé est indiqué pour exclure une pathologie organique. L'étendue du bilan paraclinique varie selon la durée d'évolution de la fatigue et selon les auteurs ☺[27,28,29] mais voici une liste d'examens complémentaires recommandés, ceux munis d'un * étant largement recommandés même en l'absence d'anomalies à l'examen clinique.

- FSC, VS *.
- Ferritine *.
- Glycémie *.
- Créatinine *.
- Na, K, Ca, P, albumine ou protéines *.
- ALAT, phosphatase alcaline *.
- TSH *.
- CK.
- Bandelette urinaire (et sédiment si bandelette pathologique) *.
- Test de grossesse (si suspicion).
- Test VIH, sérologie HCV si patient à risque.
- Radiographie du thorax.

Selon l'âge, le sexe et l'anamnèse, d'autres examens doivent être envisagés secondairement, tels que ECG, électrophorèse des protéines, mammographie, examen gynécologique, colonoscopie… Voir « Docteur, je désire un check-up », p. 1 et « Docteur, je perds du poids », p. 139.
Signalons toutefois que le recours à des examens complémentaires ne permet de poser un diagnostic clinique significatif que pour une faible minorité des patients souffrant de fatigue chronique ☺☺[30] ? De même, la prévalence d'une maladie somatique grave telle que l'anémie (2,8 %), le cancer (0,6 %) ou autres maladies somatiques (4,3 %) est rarement associée à une fatigue comme unique symptôme ☺☺[31].
Les facteurs influençant l'évolution de la fatigue sont multidimensionnels. Le sexe masculin et le fait de ne pas être dans une position de soignant à l'égard d'autres personnes sont des éléments favorables alors que la sévérité de la fatigue et le fait que les patients s'attendent à une chronicisation des symptômes sont des éléments défavorables ☺☺[32].

Vous avez demandé un bilan à la première consultation

Lors de cette deuxième consultation, il faut :

- **si le bilan est anormal,** poursuivre les investigations et traiter en conséquence. À savoir qu'une patiente fatiguée avec comme seule anomalie une ferritine basse (en moyenne 30 µg/l), sans anémie, est améliorée nettement par une substitution de fer ☺☺☺[33].
- **si le bilan est normal,** ce qui est le plus souvent le cas, refaire l'anamnèse et le status en vous reposant à nouveau les « questions essentielles ».

Si vous répondez à nouveau « non » à toutes les « questions essentielles », la probabilité d'une affection somatique est très faible, et, en pratique, il convient d'arrêter les investigations et de consolider l'approche empathique décrite sous « 1re consultation ».

Recherchez à nouveau un éventuel problème psychosocial qui aurait pu déclencher une réaction d'adaptation inappropriée.
La prise en charge doit être poursuivie et la fréquence des consultations est à négocier avec le patient. Donnez des rendez-vous rapprochés si nécessaire pour éviter que le patient ne doive consulter en urgence.

3e consultation

Lors de cette consultation, vous devez :

- **en cas d'anomalie du bilan paraclinique,** poursuivre les investigations et traiter en conséquence ;
- **revoir soigneusement l'anamnèse et l'examen physique** à la recherche d'une piste clinique (revoir « Les questions essentielles ») ;
- **rechercher à nouveau un éventuel problème psychosocial**.

À ce stade :

- la plupart des patients ne se plaignent plus de leur fatigue ;
- les investigations sont terminées ;
- vous pouvez rassurer votre patient.

Certains patients se plaignent néanmoins toujours de leur symptôme de fatigue et ne sont pas rassurés par la normalité du bilan somatique. Voir également « Docteur, j'ai mal partout », p. 105.
Si la fatigue persiste au-delà de 6 mois, il est fréquent de poser un diagnostic de syndrome de fatigue chronique qui répond à des critères diagnostiques précis (tableau 1) et dont l'incidence est d'environ 2 % dans la consultation générale☺[34].
Il n'est pas utile de demander des examens paracliniques spécifiques (sérologie, examens radiologiques) autres que ceux discutés ci-dessus (sous « 2e consultation », p. 128), car il n'existe pas de traitement spécifique qui dépende de

l'une ou l'autre des éventuelles perturbations paracliniques décrites dans la littérature. Un intérêt de poser malgré tout ce diagnostic est lié au fait que, d'une certaine manière, on définit les plaintes du patient et on les prend au sérieux (voir « Docteur, j'ai mal partout », p. 105).

Les critères diagnostiques du syndrome de fatigue chronique (SFC) ont été établis par The Centers for Disease Control en 1994 ☺[35]. Depuis 2015, ce syndrome est également appelé « intolérance systémique à l'effort » ☺[36,37] . Les différences entre ces deux entités diagnostiques sont détaillées dans le tableau 2. Le diagnostic repose sur ces critères mais aussi sur l'exclusion des autres causes de fatigue.

Syndrome de fatigue chronique (SFC) selon les critères Fukuda CDC	Intolérance systémique à l'effort (ISE) selon l'Institute of Medicine (IOM)
Une fatigue persistante ou récurrente inexpliquée en dépit d'investigations cliniques, d'apparition nouvelle ou définie ; ne résultant pas d'exercices incessants ou d'une pathologie organique ; ne s'amendant pas avec le repos ; entraînant une réduction substantielle des niveaux d'activité antérieurs sur les plans professionnel, éducationnel, social ou personnel	– Réduction substantielle du taux d'activités professionnelle, sociale, familiale, personnelle par rapport à la période prémorbide, qui persiste plus de 6 mois et accompagnée d'une fatigue souvent profonde, nouvelle ou à début bien défini, qui n'est pas consécutive à des efforts excessifs et n'est soulagée par le repos – Malaise posteffort – Sommeil non réparateur
Au moins 4 des symptômes suivants, persistants ou récurrents durant au moins 6 mois consécutifs, et inexistants avant la survenue de la fatigue : • trouble de la mémoire à court terme ou de la concentration rapporté par le patient • mal de gorge • ganglions cervicaux ou axillaires douloureux • myalgies • polyarthralgies sans rougeur ni tuméfaction • céphalées d'une intensité ou d'un type nouveaux • sommeil non réparateur • sensation de malaise après l'effort durant plus de 24 heures	Présence d'au moins 1 des 2 symptômes suivants : • plaintes cognitives • sommeil non réparateur

Tableau 2 ı Différences entre SFC et ISE ☺[38]

Historiquement, il s'agit d'un syndrome déjà bien décrit et très controversé qui a porté divers noms tels que « neurasthénie » ou « encéphalite myalgique ». L'étiologie n'en est pas connue et de nombreuses hypothèses ont été évoquées, telles que des infections virales, parce que la fatigue survient souvent après une maladie infectieuse aiguë ☺[39] (VEB, rétrovirus, entérovirus, ***Coxsackie B***...) sans qu'une corrélation spécifique n'ait été démontrée ☺[40].

Des travaux récents indiquent qu'il pourrait s'agir d'une dysfonction immunitaire entraînant un stress oxydatif, d'une dysrégulation de l'axe hypothalamo-hypophyse-surrénalien ou d'une dysrégulation végétative avec notamment une intolérance à l'orthostatisme ☺[41,42,43]. Les experts de l'IOM (Institute of Medecine). Beyond myalgic encephalomyelitis / chronic fatigue syndrome : Redefining an illness. Washington, DC : The National Academies Press ; 2015. www.iom.edu/mecfs considèrent que le syndrome de fatigue chronique a une base biologique et non pas psychologique ☺[44].

Relevons cependant que deux tiers des patients souffrant de SFC remplissent également des critères psychiatriques de troubles anxieux, dysthymie ou dépression (tableau 1) ☺☺[45,46].

Voir « Docteur, j'ai mal partout », p. 105.

Les facteurs de mauvais pronostic sont ☺☺[47] :

- présence d'une dysthymie depuis longtemps ;
- durée de la fatigue supérieure à une année et demie ;
- âge du patient supérieur à 38 ans ;
- plus de 8 symptômes inexpliqués ;
- sortie de l'école avant 16 ans.

Par ailleurs, plus de 50 % de ces patients sont en incapacité de travail ☺☺[48], et moins de 10 % retrouvent leur niveau d'activité précédant la maladie en l'absence d'un traitement spécifique ☺[49].

Traitement de la fatigue

Les patients qui se plaignent chroniquement de fatigue sont relativement frustrants à suivre au long cours. Leur suivi se rapproche de celui des patients souffrant de troubles somatoformes ou de symptômes médicalement inexpliqués, pour lesquels il est important que le médecin reconnaisse et s'abstienne de mettre en doute la souffrance qu'ils manifestent ☺[50,51].

Vous trouverez un certain nombre de conseils souvent utiles dans le texte « Docteur, j'ai mal partout », p. 105.

Après avoir exclu une cause organique ou psychique de fatigue, le traitement repose sur la relation médecin-malade, qu'il convient de préserver en proposant un suivi régulier.

La chronicité de la maladie dépend beaucoup de la représentation que le patient se fait de sa maladie, donc indirectement de l'explication donnée par le médecin. L'affirmation et l'explication du diagnostic représentent un moment clé dans la prise en charge. Elle peut permettre au patient de se sentir compris et reconnu dans ses souffrances, de renoncer à la poursuite déraisonnée d'investigations et de s'engager dans un plan de prise en charge pragmatique, à l'image de la fibromyalgie ☺[52].

L'accompagnement soutenant et empathique du médecin de premier recours reste fondamental et ***vise à prévenir les complications*** du syndrome de fatigue chronique, à savoir ☺[53] :

- Les multiplications des investigations à la recherche d'une maladie « plus acceptable ».
- Le découragement, voire la dépression accompagnant la maladie.
- Le déconditionnement physique en lien avec l'inactivité, souvent renforcé par la peur de la rechute.
- Les décalages des phases de sommeil.

Interventions bénéfiques

Les approches cognitivo-comportementales axées sur la phobie de l'effort et les programmes de reconditionnement à l'effort progressif apportent des bénéfices significatifs sur la fatigue et le fonctionnement physique ☺[54], ☺☺☺[55]. D'autres études de plus petite taille confirment ces résultats ☺☺[56,57]. Cependant, ces approches ne sont pas curatives et ne permettent pas une guérison ☺☺[58].

Interventions d'efficacité non clairement démontrée ou peu probable

Un traitement par des antidépresseurs dans les situations où vous n'avez pas posé de diagnostic de dépression n'a pas montré d'amélioration significative du SFC ☺[59], n'est pas dénué d'effets secondaires et son utilisation est controversée ☺[60,61,62]. Les médecines complémentaires n'ont pas fait la preuve de leur efficacité ☺☺[63,64,65].

En conclusion

En raison de la méconnaissance de l'origine pathophysiologique du syndrome de fatigue chronique (SFC) et en l'absence de marqueurs biologiques, la prise en charge de ce syndrome reste très difficile. À noter que des facteurs psychologiques jouent un rôle important, et qu'un traitement combiné permet au patient de mieux vivre avec sa maladie et d'améliorer son niveau de fonctionnement. Il faut :

- reconnaître la maladie et la souffrance du patient ;
- poser le diagnostic de SFC et rassurer le patient ;
- encourager l'exercice progressif et déconseiller le repos ;
- envisager un traitement comportemental.

Dans la mesure du possible, encourager le patient à adopter un style de vie sain : sommeil en suffisance, régime adéquat et exercices modérés progressifs.

Réévaluez périodiquement votre patient en vous reposant les « questions essentielles ».

D'une certaine manière, le seul élément positif de mettre une étiquette de syndrome de fatigue chronique ou de fibromyalgie pour un patient est la reconnaissance de sa souffrance (voir « Docteur, j'ai mal partout », p. 105).
Par ailleurs, il existe de nombreux groupes de soutien (> 5 000 sites sur Internet) pour les patients souffrant de cette affection, avec des éléments positifs (soutien non spécifique, reconnaissance de la souffrance) et des éléments négatifs (revendications inadéquates pour des mesures diagnostiques ou thérapeutiques d'intérêt limité).

OUI Vous avez répondu « oui » à une ou plusieurs des questions essentielles

1. Présence de signes ou symptômes organiques

Si votre patient présente :
- un état fébrile (infection à EBV, CMV, VIH, TBC, hépatites virales, parasitoses, endocardite, brucellose) ;
- une faiblesse musculaire (maladies neuromusculaires : dystrophies musculaires, myosite, myopathies stéroïdienne ou thyroïdienne, myasthénie, autres myopathies, sclérose en plaques maladie de Parkinson) ;
- une perte de poids (cancer digestif ou pelvien, lymphome, syndrome paranéoplasique d'un cancer bronchique ou rénal, malabsorption) ;
- un gain de poids (hypothyroïdie, insuffisance rénale, insuffisance cardiaque, ascite) ;
- une dyspnée (insuffisance cardiaque ou respiratoire) ;
- des douleurs thoraciques (une étude rétrospective a montré que la fatigue était un symptôme souvent présent chez les femmes victimes d'un infarctus du myocarde dans les mois précédant l'infarctus) ;
- une somnolence, des troubles du sommeil (jambes sans repos, etc.), des ronflements (syndrome d'apnée du sommeil [SAS]) ;
- des troubles du transit, des douleurs abdominales (cancer du côlon, maladie cœliaque, de Crohn/RCUH) ;
- des douleurs, arthralgies (connectivites) ;
- une polyurie ou une polydipsie (diabète).

Vous devez investiguer en fonction de ces plaintes. Voir les chapitres correspondants.

2. Notion de prise de médicaments et de toxiques

- Sédatifs, somnifères, antidépresseurs, neuroleptiques.
- Antihistaminiques.
- Antiarythmiques.

- Anticonvulsivants.
- Analgésiques sédatifs.
- Antihypertenseurs.
- Alcool, tabac, caféine, drogues (prise régulière ou sevrage récent).

Ces substances sont susceptibles d'expliquer la fatigue, mais vous devez vous méfier d'une autre cause sous-jacente. Dans la mesure du possible, cesser les médicaments suspects. En cas de persistance de la fatigue, se reposer les « questions essentielles ».

3. L'examen clinique est anormal

Il existe par exemple :

- une pâleur (anémie) ;
- une obésité (diabète) ou une maigreur (trouble du comportement alimentaire) ;
- un ictère (hépatite) ;
- des adénopathies (lymphome, TBC, EVB, CMV, VIH) ;
- une hépatosplénomégalie (maladie hépatique, hémochromatose) ;
- une hypotension (maladie d'Addison). Le dosage de la cortisolémie matinale (avec un seuil à 138 nmol/l) a une sensibilité de 36 % seulement . Il est conseillé de pratiquer un test au Synacthen (dosage du cortisol suivi de l'administration de Synacthen® 0,25 mg i.v./i.m., puis dosage du cortisol à 30 et 60 minutes normal > 500 nmol/l) ;
- une tachypnée/dyspnée, une tachycardie, une auscultation pulmonaire pathologique (insuffisance cardiaque, trouble du rythme, insuffisance respiratoire chronique). Dans cette situation, la fatigue n'est que le symptôme d'une affection organique qu'il convient d'investiguer et de traiter ;
- une anomalie à l'examen ostéoarticulaire : rechercher des signes d'arthrite ou connectivite (polyarthrite rhumatoïde, lupus érythémateux) ;
- une anomalie à l'examen neurologique : il convient de rechercher des affections neuromusculaires ou neurodégénératives qui peuvent parfois être confondues avec une fatigue générale. Plutôt qu'une fatigue, ces affections engendrent une faiblesse, qui survient après utilisation répétée d'un groupe musculaire.

1) Pour les *dystonies*, cette faiblesse s'accompagne parfois d'une difficulté de relaxation (le patient ne vous lâche plus la main).
2) Pour une *sclérose latérale amyotrophique*, rechercher les fasciculations musculaires, qui apparaissent après stimulation (léger choc, froid). L'urgence de poser un diagnostic est très relative, puisque l'évolution est toujours fatale, et qu'il n'existe pas de traitement.
3) Pour la *myasthénie*, une fatigue des membres n'apparaît qu'après une atteinte sévère des muscles situés dans le territoire des nerfs crâniens. Demandez à votre patient de regarder vers le haut le plus longtemps possible. Dans la myasthénie, les paupières retombent progressivement au bout de quelques minutes. Les patients se plaignent parfois de ne pas pouvoir tenir leur tête droite, et doivent la soutenir pour la lever.

4) Les maladies neurodégénératives telles que la maladie de Parkinson peuvent également se manifester par une fatigue. Un signe utile : tapoter le front au-dessus des yeux : la persistance du clignement des paupières est un signe en faveur de ce diagnostic.

En cas de suspicion de maladie neuromusculaire ou neurodégénérative, adresser le patient au spécialiste.

Bibliographie

1. Cathebras P. J., Robbins J. M., Kirmayer L. J., Hayton B. C. Fatigue in primary care: prevalence, psychiatric comorbidity, illness behavior, and outcome. *J Gen Intern Med.* 1992;7(3):276-86.
2. Kroenke K., Arrington M. E., Mangelsdorff A. D. The prevalence of symptoms in medical outpatients and the adequacy of therapy. *Arch Intern Med.* 1990;150(8):1685-9.
3. Kroenke K., Wood D. R., Mangelsdorff A. D., Meier N. J., Powell J. B. Chronic fatigue in primary care. Prevalence, patient characteristics, and outcome. *JAMA.* 1988;260(7):929-34.
4. Markowitz A. J., Rabow M. W. Palliative management of fatigue at the close of life: « it feels like my body is just worn out ». *JAMA.* 2007;298(2):217.
5. Lawrie S. M., Manders D. N., Geddes J. R., Pelosi A. J. A population-based incidence study of chronic fatigue. *Psychol Med.* 1997;27(2):343-53.
6. Pawlikowska T., Chalder T., Hirsch S. R., Wallace P., Wright D. J., Wessely S. C. Population based study of fatigue and psychological distress. *BMJ.* 1994;308(6931):763-6.
7. Okkes I. M., Oskam S. K., Lamberts H. The probability of specific diagnoses for patients presenting with common symptoms to Dutch family physicians. *J Fam Pract.* 2002;51(1):31-6.
8. Ridsdale L., Evans A., Jerrett W., Mandalia S., Osler K., Vora H. Patients with fatigue in general practice: a prospective study. *BMJ.* 1993;307(6896):103-6.
9. Nijrolder I., van der Windt D., de Vries H., van der Horst H. Diagnoses during follow-up of patients presenting with fatigue in primary care. *CMAJ*: Canadian Medical Association Journal = journal de l'Association médicale canadienne. 2009;181(10):683-7. [Garder les developpés en anglais et français ou mettre uniquement « CMAJ » ? Si oui, à faire partout.] je mettrais CMAJ parftout
10. Cornuz J., Guessous I., Favrat B. Fatigue: a practical approach to diagnosis in primary care. *CMAJ*: Canadian Medical Association Journal = journal de l'Association médicale canadienne. 2006;174(6):765-7.
11. Bates D. W., Schmitt W., Buchwald D., Ware N. C., Lee J., Thoyer E., Kornish R. J., Komaroff A. L. Prevalence of fatigue and chronic fatigue syndrome in a primary care practice. *Arch Intern Med.* 1993;153(24):2759-65.
12. Lane T. J., Matthews D. A., Manu P. The low yield of physical examinations and laboratory investigations of patients with chronic fatigue. *Am J Med Sci.* 1990;299(5):313-8.
13. Ebell M. H., Belden J. L. Clinical inquiries. What is a reasonable initial approach to the patient with fatigue? *J Fam Pract.* 2001;50(1):16-7.
14. Godwin M., Delva D., Miller K., Molson J., Hobbs N., MacDonald S., MacLeod C. Investigating fatigue of less than 6 months' duration. Guidelines for family physicians. *Can Fam Physician.* Médecin de famille canadien. 1999;45:373-9.
15. Arroll B., Khin N., Kerse N. Screening for depression in primary care with two verbally asked questions: cross sectional study. *BMJ.* 2003, 327(7424):1144-6.
16. Henkel et al. Identifying depression in primary care: a comparison of different methods in a prospective cohort study. *BMJ.* 2003 Jan 25;326(7382):200-1.
17. Luoma J. B., Martin C. E., Pearson J. L. Contact with mental health and primary care providers before suicide: a review of the evidence. *Am J Psychiatry.* 2002;159:909-16.
18. Ronquillo L., Minassian A., Vilke G. M., Wilson M. P. Literature-based recommendations for suicide assessment in the emergency department: a review. *J Emerg Med.* 2012 Nov;43(5):836-42.
19. Zimmer. Recommandations pour une utilisation rationnelle des médicaments psychotropes. *Primars and Hospital Care.* 2017;17(9):178-81.
20. Lima M. S., Moncrieff J. A comparison of drugs versus placebo for the treatment of dysthymia. *Cochrane Database Syst Rev.* 2000(2):CD001130.
21. Zogg W. Revue de quelques psychothérapies utilisées dans le traitement des états dépressifs. *Bulletin des médecins suisses.* 2000;81:2094-101.
22. De Maat S. M., Dekker J., Schoevers R. A., de Jonghe F. Relative efficacy of psychotherapy and combined therapy in the treatment of depression: a meta-analysis. *Eur Psychiatry.* 2007 Jan;22(1):1-8.
23. Kamenov K., Twomey C., Cabello M., Prina A. M., Ayuso-Mateos J. L. The efficacy of psychotherapy, pharmacotherapy and their combination on functioning and quality of life in depression: a meta-analysis. *Psychol Med.* 2017;47(3):414-25.

24. von Wolff A., Hölzel L. P., Westphal A., Härter M., Kriston L. Combination of pharmacotherapy and psychotherapy in the treatment of chronic depression: a systematic review and meta-analysis. *BMC Psychiatry.* 2012;12:61.
25. Stone J., Carson A., Sharpe M. Functional symptoms and signs in neurology: assessment and diagnosis. *J Neurol, Neurosurg Psychiatry.* 2005;76 Suppl 1:2-12.
26. Viner R., Christie D. Fatigue and somatic symptoms. *BMJ.* 2005;330(7498):1012-5.
27. Murtagh J. Fatigue--a general diagnostic approach. *Aust Fam Physician.* 2003;32(11):873-6.
28. Wilson J., Morgan S., Magin P.J., van Driel M. L. Fatigue--a rational approach to investigation. *Aust Fam Physician.* 2014;43(7):457-61.
29. Cornuz J., Guessous I., Favrat B. Fatigue: a practical approach to diagnosis in primary care. *CMAJ*: Canadian Medical Association Journal = journal de l'Association médicale canadienne. 2006;174(6):765-7.
30. Gialamas A., Beilby J. J., Pratt N. L., Henning R., Marley J. E., Roddick J. F. Investigating tiredness in Australian general practice. Do pathology tests help in diagnosis?. *Aust Fam Physicia.* 2003;32(8):663-6.
31. Stadje R., Dornieden K., Baum E., Becker A., Biroga T., Bosner S., Haasenritter J., Keunecke C., Viniol A., Donner-Banzhoff N. The differential diagnosis of tiredness: a systematic review. *BMC Fam Pract.* 2016;17(1):147.
32. Nijrolder I., van der Windt D., van der Horst H. Prediction of outcome in patients presenting with fatigue in primary care. *Br J Gen Pract*: the journal of the Royal College of General Practitioners. 2009;59(561):e101-9.
33. Verdon F., Burnand B., Stubi C. L., Bonard C., Graff M., Michaud A., Bischoff T., de Vevey M., Studer J. P., Herzig L., *et al.* Iron supplementation for unexplained fatigue in non-anaemic women: double blind randomised placebo controlled trial. *BMJ.* 2003;326(7399):1124.
34. Fukuda K., Straus S. E., Hickie I., Sharpe M. C., Dobbins J. G., Komaroff A. The chronic fatigue syndrome: a comprehensive approach to its definition and study. International Chronic Fatigue Syndrome Study Group. *Ann Intern Med.* 1994;121(12):953-9.
35. Fukuda K., Straus S.E., Hickie I., Sharpe M.C., Dobbins J.G., Komaroff A. The chronic fatigue syndrome: a comprehensive approach to its definition and study. International Chronic Fatigue Syndrome Study Group. *Ann Intern Med.* 1994, 121(12):953-9. [Laisser ce doublon de la note précédente ?] non à enlever et remplacer la référence 28 par 27 dans le texte
36. Komaroff A. L. Myalgic encephalomyelitis/chronic fatigue syndrome: a real illness. *Ann Intern Med.* 2015;162(12):871-2.
37. IOM (Institute of Medicine). Beyond myalgic encephalomyelitis/chronic fatigue syndrome: Redefining an illness. Washington, DC: The National Academies Press; 2015. [Garder le « vol. » ici ?] non – la référence est la suivante : Beyond Myalgic Encephalomyelitis/Chronic Fatigue Syndrome : Redefining an Illness. Committee on the Diagnostic Criteria for Myalgic Encephalomyelitis/Chronic Fatigue Syndrome; Board on the Health of Select Populations; Institute of Medicine. Washington (DC): National Academies Press (US); 2015 Feb 10. ISBN-13: 978-0-309-31689-7ISBN-10: 0-309-31689-8
38. Gonthier A., Favrat B. [Chronic fatigue syndrome]. *Rev Med Suisse.* 2015;11(496):2236, 2238-42.
39. Ebell M. H. Epstein-Barr virus infectious mononucleosis. *Am Fam Physician.* 2004;70(7):1279-87.
40. Holmes G. P., Kaplan J. E., Stewart J. A., Hunt B., Pinsky P. F., Schonberger L. B. A cluster of patients with a chronic mononucleosis-like syndrome. Is Epstein-Barr virus the cause? *JAMA.* 1987;257(17):2297-302.
41. Hornig M., Montoya J. G., Klimas N. G., Levine S., Felsenstein D., Bateman L., Peterson D. L., Gottschalk C. G., Schultz A. F., Che X., *et al.* Distinct plasma immune signatures in ME/CFS are present early in the course of illness. *Sci Adv.* 2015;1(1).
42. Roberts A. D., Wessely S., Chalder T., Papadopoulos A., Cleare A. J. Salivary cortisol response to awakening in chronic fatigue syndrome. *Br J Psychiatry*: the journal of mental science. 2004;184:136-41.
43. Van Cauwenbergh D., Nijs J., Kos D., Van Weijnen L., Struyf F., Meeus M. Malfunctioning of the autonomic nervous system in patients with chronic fatigue syndrome: a systematic literature review. *Eur J Clin Invest.* 2014;44(5):516-26.
44. Komaroff A.L. Myalgic Encephalomyelitis/Chronic Fatigue Syndrome: A Real Illness. *Ann Intern Med.* 2015;162(12):871-2. [Laisser ce doublon de la note 28 ?] non certainement pas...
45. Wessely S., Chalder T., Hirsch S., Wallace P., Wright D. The prevalence and morbidity of chronic fatigue and chronic fatigue syndrome: a prospective primary care study. *Am J Public Health.* 1997;87(9):1449-55.
46. Lane T. J., Manu P., Matthews D. A. Depression and somatization in the chronic fatigue syndrome. *Am J Med.* 1991;91(4):335-44.
47. Clark M. R., Katon W., Russo J., Kith P., Sintay M., Buchwald D. Chronic fatigue: risk factors for symptom persistence in a 2 1/2-year follow-up study. *Am J Med.* 1995;98(2):187-95.
48. Ross S. D., Estok R. P., Frame D., Stone L. R., Ludensky V., Levine C.B. Disability and chronic fatigue syndrome: a focus on function. *Arch Intern Med.* 2004;164(10):1098-107.
49. White P. D., Goldsmith K., Johnson A.L., Chalder T., Sharpe M. Recovery from chronic fatigue syndrome after treatments given in the PACE trial. *Psychol Med.* 2013;43(10):2227-35.
50. Vanotti M., Celis-Gennart M. Les malentendus du

diagnostic de trouble somatoforme douloureux: plaidoyer pour une approche phénoménologique de la douleur. *Rev Med Suisse.* 1998;118:173-83.
51. Hatcher S., Arroll B. Assessment and management of medically unexplained symptoms. *BMJ.* 2008;336(7653):1124-8.
52. Gonthier A, Favrat B: [Chronic fatigue syndrome]. *Rev Med Suisse.* 2015;11(496):2236, 2238-42.
53. Gonthier A., Favrat B. [Chronic fatigue syndrome]. *Rev Med Suisse.* 2015;11(496):2236, 2238-42.
54. Smith M. E., Haney E., McDonagh M., Pappas M., Daeges M., Wasson N., Fu R., Nelson H. D. Treatment of Myalgic Encephalomyelitis/Chronic Fatigue Syndrome: A Systematic Review for a National Institutes of Health Pathways to Prevention Workshop. *Ann Intern Med.* 2015 Jun;162(12):841-50.
55. White P.D., Goldsmith K., Johnson A.L., Chalder T., Sharpe M. Recovery from chronic fatigue syndrome after treatments given in the PACE trial. *Psychol Med.* 2013;43(10):2227-35. [Garder ce doublon de la note 41 ?] non
56. Larun L., Brurberg K. G., Odgaard-Jensen J., Price J. R. Exercise therapy for chronic fatigue syndrome. *Cochrane Database Syst Rev.* 2015(2):CD003200.
57. Smith M.E., Haney E., McDonagh M., Pappas M., Daeges M., Wasson N., Fu R., Nelson H.D. Treatment of Myalgic Encephalomyelitis/Chronic Fatigue Syndrome: A Systematic Review for a National Institutes of Health Pathways to Prevention Workshop. *Ann Intern Med.* 2015;162(12):841-50. [Garder ce doublon de la note 46 ?] non
58. Van Cauwenbergh D., De Kooning M., Ickmans K., Nijs J. How to exercise people with chronic fatigue syndrome: evidence-based practice guidelines. *Eur J Clin Invest.* 2012;42(10):1136-44.
59. Kreijkamp-Kaspers S., Brenu E. W., Marshall S., Staines D., Van Driel M. L. Treating chronic fatigue syndrome – a study into the scientific evidence for pharmacological treatments. *Aust Fam Physician.* 2011;40(11):907-12.
60. Jackson J. L., O'Malley P.G., Kroenke K. Antidepressants and cognitive-behavioral therapy for symptom syndromes. *CNS spectr.* 2006;11(3):212-22.
61. Jackson J. L., O'Malley P. G., Kroenke K. Antidepressants and cognitive-behavioral therapy for symptom syndromes. *CNS spectr.* 2006;11(3):212-22. [Garder ce doublon de la note précédente ?] non
62. Pae C. U., Marks D. M., Patkar A. A., Masand P. S., Luyten P., Serretti A. Pharmacological treatment of chronic fatigue syndrome: focusing on the role of antidepressants. *Expert Opin Pharmacother.* 2009;10(10):1561-70.
63. Alraek T., Lee M. S., Choi T. Y., Cao H., Liu J. Complementary and alternative medicine for patients with chronic fatigue syndrome: a systematic review. *BMC Complement Altern Med.* 2011;11:87.
64. Whiting P., Bagnall A. M., Sowden A. J., Cornell J. E., Mulrow C. D., Ramirez G. Interventions for the treatment and management of chronic fatigue syndrome: a systematic review. *JAMA.* 2001;286(11):1360-8.
65. Chambers D., Bagnall A. M., Hempel S., Forbes C. Interventions for the treatment, management and rehabilitation of patients with chronic fatigue syndrome/myalgic encephalomyelitis: an updated systematic review. *J R Soc Med.* 2006;99(10):506-20.

Docteur,

je perds du poids

Thomas Agoritsas, Pauline Darbellay Farhoumand, Alexandre Restellini, Laurent Kaiser et Arnaud Perrier

Préambule

Les fluctuations pondérales sont fréquentes. Plus que la perte absolue, c'est la proportion de poids corporel perdu qui importe. Malgré l'absence de définition stricte, il est souvent admis qu'une perte involontaire de 5 % du poids corporel en 6 mois – ou de plus de 10 % en une année – est anormale ☺[1-6]. Ce symptôme est fréquent mais rarement isolé. Il s'agit d'une manifestation aspécifique, associée à l'âge, et pouvant accompagner beaucoup d'affections. On le retrouve ainsi chez 8 % des patients ambulatoires, mais jusqu'à 50 % des patients institutionnalisés[7,8]. Environ 15 à 20 % des patients de plus de 65 ans présenteront une perte de poids involontaire dans les 10 ans ☺[9,10].
Le diagnostic différentiel est large[1]. On met en évidence un **cancer** dans 15 à 35 % des cas ☺☺[4,5,11,12]. Au moment du diagnostic, une perte de poids est présente en moyenne dans 15 à 40 % des cas, toutes tumeurs confondues ☺☺[13], dont 60 % des tumeurs pulmonaires et 80 % des tumeurs gastro-intestinales ☺☺[13-15]. Une **affection psychiatrique** est présente dans 10 à 25 % des cas, notamment des syndromes anxiodépressifs, pouvant être accompagnés ou non d'un **abus de substances et de précarité sociale** ☺☺[4,5,11]. Il s'agit d'un problème **gastro-intestinal non cancéreux** dans 10 à 20 % des cas ☺☺[4,11,16,17], par exemple une maladie cœliaque, une insuffisance pancréatique exocrine, un ulcère gastro-intestinal, une maladie inflammatoire du côlon, ou une ischémie mésentérique ☺☺[18,19]. Viennent ensuite les atteintes **endocriniennes** (diabète, hyperthyroïdie), **neurologiques** (démence, Parkinson), **infectieuses** (tuberculose, VIH), **rhumatologiques** (polyarthrite, lupus, maladie de Horton, sarcoïdose[20]), ou **médicamenteuses**. Enfin, si le patient présente une cachexie, et un tableau clinique évocateur, il faut penser à une atteinte d'organe – telle qu'une insuffisance cardiaque, respiratoire (BPCO) ou rénale.
Bien que le bilan permette souvent de trouver la cause de la perte de poids involontaire, on reste toutefois sans diagnostic dans environ 10

à 25 % des cas ☺[4,10]. Mais le pronostic immédiat reste bon[11,21-25], et un cancer occulte est rarement retrouvé par la suite ☺[17,26]. On observe cependant une surmortalité chez le patient âgé avec perte de poids inexpliquée – de l'ordre de 10 à 38 % dans les deux années suivantes ☺☺[8,27,28] –, ainsi que chez les patients obèses.
L'interrogatoire et l'examen clinique sont de loin les aides les plus importantes au diagnostic. Il convient d'interroger le patient sur son appétit, son type d'alimentation, ainsi que sur son histoire pondérale détaillée. Pour la plupart des affections organiques, un bilan complémentaire simple est suffisant.

1re consultation

Les questions essentielles

1. La perte de poids est-elle volontaire ?	OUI	**p. 149**
2. L'appétit est-il conservé ?	OUI	**p. 150**
3. Présence de signes ou symptômes d'alarme ? • état fébrile, frissons, état septique • polyurie, polydipsie • irritabilité, thermophobie, tremblements • toux, expectorations, dyspnée • symptômes buccopharyngés, odynophagie • dysphagie, épigastralgies, nausées, vomissements • troubles du transit, hématochézie, douleurs abdominales diffuses ou localisées • arthralgies, neuropathies • leucorrhée, métrorragies	OUI	**p. 150**
4. Notion d'antécédent médicochirurgical ?	OUI	**p. 152**
5. Prise d'un nouveau médicament, d'un toxique (tabac, alcool chronique, drogues), ou changement diététique récent ?	OUI	**p. 152**
6. Présence d'une immunosuppression connue ou soupçonnée ?	OUI	**p. 153**
7. L'examen clinique minutieux est-il anormal ?	OUI	**p. 154**

NON Vous avez répondu « non » à toutes ces questions essentielles

Vous êtes en présence d'un(e) patient(e) qui a perdu entre 5 et 10 % de son poids corporel en 6 à 12 mois, de manière non volontaire, avec un appétit conservé, sans signes ou symptômes d'alarme, sans antécédents médicochirurgicaux, qui n'est pas immunodéprimé(e) et dont l'examen clinique minutieux est normal.
Il convient de :

1. Vérifier les variations de poids

Pesez vous-même le patient. Veillez à toujours peser le patient dans les mêmes conditions, c'est-à-dire déshabillé, sans chaussures et sur la même balance, les variations de mesures entre appareils étant fréquentes.

Assurez-vous que la perte de poids est bien réelle :
- cherchez à évaluer la vitesse de la perte de poids (comme indice d'un problème plus aigu, éventuellement organique) ;
- recherchez d'anciennes mesures objectives (par exemple chez un collègue) ;
- recherchez d'autres indices de perte de poids, vérifiez par exemple la taille des habits et les crans de la ceinture ;
- interrogez si possible l'entourage (par exemple le/la conjoint(e) ou les amis).

Remarques

La plupart des patients qui se plaignent d'avoir perdu du poids ont en réalité un poids stable. Une étude prospective a montré que seuls 50 % des patients rapportant une perte de poids en avaient effectivement une ☺☺[17]. Les patients avec maladies organiques ont tendance à minimiser leur perte de poids alors que les patients obèses tendent à l'exagérer. Une perte de poids chez un adulte dont le poids a toujours été stable est plus inquiétante que celle d'un individu dont le poids a toujours fluctué (changement d'activité physique ou régimes multiples).

Si vous avez la preuve que le poids n'a pas varié, vous pouvez rassurer votre patient, mais il est utile de rechercher d'autres raisons éventuelles sous-jacentes qui l'ont poussé à vous consulter.
Si le patient a réellement perdu du poids (ou si vous n'avez pas de mesures comparatives), vous vous trouvez dans la situation où vous n'avez *a priori* aucune piste clinique.

Il vous faut alors :

2. Rechercher systématiquement un problème psychiatrique, qui représente jusqu'à 25 % des causes de perte de poids

Un état dépressif ?

Cherchez à démasquer systématiquement un état dépressif, surtout chez les patients âgés institutionnalisés, de la manière la plus accueillante et la moins intrusive possible. Commencez par les symptômes les plus fréquents comme une anorexie, une fatigue ou des troubles du sommeil. Voir « Docteur, je suis fatigué », p. 123.
En présence de signes de gravité (par exemple idéations ou projet suicidaire), demandez rapidement le concours d'un collègue psychiatre.

Un état anxieux ?

Recherchez également un état anxieux qui représente une cause moins fréquente de perte de poids. Le patient anxieux oublie en effet souvent de manger.
Proposez au patient de faire le lien entre ses éventuelles difficultés et la perte de poids.
Essayez de dépister chez votre patient des problèmes psychosociaux qui auraient pu déclencher une réaction d'adaptation inappropriée. Cette approche peut déjà avoir un effet thérapeutique.

Une anorexie mentale ?

Chez les adolescent(e)s, recherchez d'emblée une anorexie mentale. Il s'agit d'un trouble grave du comportement alimentaire (anorexie avec ou sans boulimie), avec perte du schéma corporel. La perte de poids peut être importante (jusqu'à 50 % du poids habituel), accompagnée souvent de nausées, de vomissements provoqués et de diarrhées (*via* l'emploi de laxatifs). Un poids en dessous de 13 kg/m^2 est associé à une mortalité élevée ☺☺[29]. Ce diagnostic implique dès lors un suivi psychiatrique, généralement en milieu spécialisé dans les cas graves.

Plusieurs indices diagnostiques peuvent être présents :
- le (la) patient(e) ne se présente que très rarement spontanément à la consultation, qui est généralement demandée par l'entourage ou la famille. La perte de poids est niée ou sous-estimée ;
- il existe une hyperactivité quotidienne (sans relation avec la cachexie) ;
- l'examen physique peut révéler une hypotension, une bradycardie ou une diminution de la pilosité.

L'hospitalisation pour anorexie est indiquée :
- si la perte de poids est supérieure à 30 % du poids habituel en 3 mois ;
- en présence de troubles métaboliques graves (hypokaliémie < 2,5 mmol/l, urée > 11 mmol/l) ;
- en cas de bradycardie < 40/min et/ou d'hypotension artérielle systolique < 70 mmHg ;
- en cas de risque suicidaire, de psychose, de crise familiale, de vomissements incoercibles avec risque de broncho-aspiration.

Une autre affection psychiatrique ?

Un trouble bipolaire peut interférer avec un apport alimentaire adéquat. Pensez aussi à d'autres troubles de la personnalité (par exemple syndrome de Münchhausen), qui cherchent à attirer une attention médicale par une déprivation calorique importante et volontaire.

3. Évaluer la situation sociale

Que vous ayez ou non pu dépister un état dépressif ou anxieux, explorez d'emblée la situation sociale de votre patient. En effet, il existe peut-être une situation sociale défavorable, voire précaire : l'apport calorique peut être insuffisant ou déséquilibré par manque de moyens financiers ou de motivation sociale. En particulier chez le sujet âgé, souvent sarcopénique, il peut y avoir une combinaison de facteurs défavorables : perte d'autonomie physique avec difficulté à faire les courses, faible revenu, isolement et perte des liens sociaux ☺[9,25,30,31]. Enfin, en cas d'exposition à la violence (avec ou sans syndrome de stress posttraumatique), la prise ou la perte de poids peuvent être le premier symptôme d'appel en consultation ☺☺[32].

4. Bilan

Même en présence d'un trouble psychiatrique, un bilan paraclinique est indispensable. Un trouble psychiatrique peut d'ailleurs être secondaire à une affection organique (par exemple un état dépressif comme premier signe d'un cancer du pancréas chez un patient âgé). La perte de poids peut entraîner des perturbations électrolytiques ou métaboliques importantes (par exemple une hypoglycémie ou une hypokaliémie).

Nous proposons comme premier bilan :
- **Hémoglobine, hématocrite, leucocytes, plaquettes :** recherchez une anémie (inflammatoire, manque d'apport, ou carentielle sur une malabsorption), un lymphome, une leucémie ou une thrombocytose.

• **Calcium, phosphate, électrolytes, ferritine, protéines, taux de prothrombine :** comme indice diagnostique d'une affection organique (par exemple une malabsorption, un hyperparathyroïdisme ou un myélome multiple).

• **Albumine, préalbumine (transthyrétine) :** aucun marqueur biologique sérique n'est spécifique de la dénutrition. Cependant, ces protéines étant exclusivement synthétisées par le foie, leur synthèse diminue en cas de malnutrition, et augmente en cas de renutrition. La préalbumine, dont la demi-vie est courte (48 heures), est un bon marqueur des ingesta, et remonte rapidement lors de renutrition (dès 5 jours). Son dosage, couplé à celui de l'albumine dont la demi vie est de 20 jours, permet le dépistage de la dénutrition. Cependant, leur synthèse étant inhibée par les cytokines inflammatoires, il convient de toujours y coupler le dosage de la CRP ☺[33].

• **Créatinine, urée, examen rapide des urines par bandelette** (et du sédiment si anormal) à la recherche d'une hématurie, une pyurie, une protéinurie ou une insuffisance rénale avec nausées et vomissements expliquant la perte de poids ; l'anorexie est un des signes les plus précoces d'insuffisance rénale. Il existe peut-être une atteinte rénale secondaire à une maladie auto-immune qui explique la perte de poids.

• **Glucose, hémoglobine glyquée (HbA1c) :** il existe peut-être un diabète peu symptomatique, ou une hypoglycémie dans le contexte d'une insuffisance surrénalienne.

• **ASAT, ALAT, phosphatase alcaline et gGT, LDH, amylase et lipase :** il existe peut-être une hépatopathie chronique, un problème pancréatique, un syndrome lymphoprolifératif ou une tumeur solide métastatique.

• **TSH :** chez le patient âgé, l'hyperthyroïdie et l'hypothyroïdie peuvent se présenter de la même manière, avec une anorexie et une perte de poids consécutives comme unique signe d'appel ☺☺[34,35].

• **Protéine C réactive** (CRP), ou une **vitesse de sédimentation :** non discriminatif mais rassurant si normal. Il peut exister une dissociation entre la VS et la CRP.

• **Recherche de sang occulte dans les selles :** évocateur notamment d'un ulcère gastroduodénal, ou d'un cancer du côlon.

• **Dépistage VIH, hépatite B et C :** l'infection par le VIH peut conduire à une perte de poids progressive, en particulier lorsque cette infection est avancée et évolutive depuis plusieurs années. La perte de poids est souvent, dans ce contexte, annonciatrice d'une infection opportuniste (sida), et peut précéder la présence de symptômes plus spécifiques. De manière générale devant une perte de poids inexpliquée et progressive, il est donc opportun d'exclure une infection VIH par un test de dépistage, seul examen nécessaire dans un premier temps. Se rappeler également que l'infection peut évoluer sur plusieurs années et que les facteurs de risque, lorsqu'ils sont épisodiques ou banalisés, peuvent manquer à l'anamnèse.

• **Radiographie du thorax**, d'autant plus en présence de facteur de risque (par exemple tabagisme, contage tuberculeux). Il existe peut-être une masse (par exemple cancer pulmonaire chez un patient tabagique), un infiltrat (par exemple tuberculose), des adénopathies (par exemple lymphome de Hodgkin).
Remarque
Un patient de moins de 80 ans avec une perte de poids inexpliquée qui a un taux d'albumine > 35 g/l, pas de leucocytose (GB < 12 g/l), une phosphatase alcaline < 300 UI/l et des LDH < 500 UI/l a moins de 10 % de risque d'avoir un cancer ☺☺[36].

Prévoyez de revoir votre patient au plus tard après 10 à 15 jours.
En cas d'apparition de symptômes d'alarme entre deux consultations (voir « Les questions essentielles »), ou d'anomalies graves au bilan, demandez au patient de consulter immédiatement, et suivez la piste en cause.

2e consultation

Vous disposez maintenant d'un premier bilan biologique et radiologique pour guider vos recherches :

Le bilan est anormal
Poursuivez les investigations selon la piste de votre bilan. Traitez l'affection causale.

Le bilan est normal
Contrôlez à nouveau le poids dans les conditions standard définies à la première consultation.

Le patient a repris du poids
- Cessez les investigations.
- Donnez des conseils diététiques. Au besoin demandez un avis diététique.
- Contrôlez régulièrement le poids.
- Demandez au patient de consulter à nouveau immédiatement en cas de récidive de perte de poids.

Le patient n'a pas repris du poids ou continue à en perdre.

- **Vous avez dépisté un problème psychiatrique** lors de la première consultation : il faut approfondir cette piste.

Demandez éventuellement un avis psychiatrique.
En cas d'état dépressif ou anxieux, une prise en charge optimale combine une approche psychothérapeutique (par exemple de type cognitivo-comportemental, ou pleine conscience ☺☺☺[37-39]) et souvent un traitement par des antidépresseurs et, si nécessaire, une prescription brève d'anxiolytiques (le traitement de choix des troubles anxieux est également l'administration d'antidépresseurs).
En cas d'anorexie mentale, demandez d'emblée une consultation psychiatrique.

Attention

Ne pas prescrire des benzodiazépines pour une utilisation quotidienne de plus de 10 jours de suite, ou plus de 2 jours par semaine, en raison du risque d'accoutumance et de tolérance.

- **Vous n'avez pas dépisté de problème psychiatrique :** vous devez vous reposer les « questions essentielles » à la recherche d'une piste clinique qui vous permettra d'orienter vos investigations.

• Répétez un examen clinique minutieux. Chez le patient âgé, contrôlez surtout l'état des dents et des prothèses, souvent mal adaptées.
• Répétez un examen neurologique minutieux : il existe peut-être des troubles de la déglutition discrets et séquellaires d'un accident vasculaire cérébral du tronc, une dysgueusie (langue sèche, prise de nombreux médicaments, régime sans sel) ou des troubles mentaux (le patient oublie de se nourrir !).

Remarque

Chez les patients âgés, la cause de perte de poids est très souvent multifactorielle et une sarcopénie est un syndrome gériatrique prévalent[1].

En l'absence de piste clinique ou anamnestique claire, poursuivez les investigations à la recherche d'une affection organique en vous basant essentiellement sur :
- l'âge du patient ;
- les facteurs de risque personnels ou familiaux ;
- les traitements potentiels.

Nous proposons comme deuxième bilan :
- Une **scanographie thoracoabdominale**.

Il existe en effet peut-être une tumeur du pancréas, du foie, du rein ou des ovaires, une collection intra-abdominale ou intraorganique (par exemple un abcès hépatique).

Il peut s'agir d'un syndrome lymphoprolifératif ou d'une tumeur du petit bassin. La scanographie pourra dans ce cas mettre en évidence des adénopathies médiastinales et/ou rétropéritonéales, ou la tumeur.
Chez un patient fumeur, il peut s'agir d'un carcinome bronchique, ou encore chez un sujet âgé d'une tuberculose miliaire. Dans les deux cas, la sensibilité d'une radiographie du thorax est insuffisante et une scanographie est indiquée.

Remarque

La découverte de nodules pulmonaires d'un diamètre inférieur à 1 cm est très fréquente au CT-scan, et ils sont le plus souvent bénins (voir « Docteur, je veux un check-up »). D'autre part, même un nodule malin de petite taille ne suffit pas à expliquer une perte de poids importante. Dans cette situation, continuez à chercher une autre étiologie et référez le patient à un pneumologue pour déterminer la stratégie d'investigation du nodule pulmonaire, qui sera le plus souvent un suivi scanographique à 3, 6, 9, 12 et 24 mois ☺☺☺[40].

- Chez les patients de plus de 60 ans, pensez à demander une immunoélectrophorèse des protéines plasmatiques. Il existe peut-être un myélome.

Chez les patients de plus de 45 ans, surtout en cas d'anamnèse familiale positive pour le cancer colorectal, une coloscopie est indiquée (un dépistage du carcinome colorectal est de toute manière indiqué dès l'âge de 50 ans. En présence de signes d'appel gastriques, même discrets (par exemple nausées) demandez une œsogastroduodénoscopie

Remarque

Les tumeurs digestives représentent la première cause de perte de poids d'origine tumorale

- Chez les femmes sans contrôle gynécologique depuis plus de 2 ans, demandez un examen gynécologique complet.

Si les selles sont défaites, recherchez une stéatorrhée par le dosage du stéatocrite acide dans les selles.

Remarque

Il peut exister une stéatorrhée sans diarrhée véritable, c'est-à-dire que la quantité des selles est inférieure à 300 g/24 heures. À ce stade, demandez un avis gastro-entérologique avant de poursuivre les investigations. Voir également « Docteur, j'ai continuellement la diarrhée », p. 509.

- Si le patient présente un syndrome inflammatoire sans piste évidente avec des signes d'appel protéiformes : hypertension, arthralgies avec myalgies, neuropathie périphérique et douleurs abdominales mal systématisées, pensez à une affection immunologique, comme une périartérite noueuse en poussée qui représente l'affection immunologique faisant le plus perdre du poids. Le diagnostic repose sur l'examen histologique de l'organe atteint (par exemple biopsie musculaire). Pensez également à rechercher l'hépatite B qui y est parfois associée.

Remarque

Le dosage des marqueurs tumoraux (par exemple CEA, CA 19-9) n'est pas utile dans le bilan étiologique d'une perte de poids (sensibilité mauvaise en l'absence de signe d'appel). Il ne faut donc pas les doser dans un but diagnostique.

Prévoyez de revoir votre patient au plus tard après 10 à 15 jours.

3e consultation

Le deuxième bilan est anormal

Poursuivre les investigations selon les pistes de votre bilan. Traiter l'affection causale et contrôler la reprise du poids.

Le deuxième bilan est normal

– Le patient a repris du poids ou le poids s'est stabilisé :
• cessez les investigations ;
• convoquez à nouveau votre patient de mois en mois pour suivre l'évolution ;
• incitez-le à consulter en cas de signes ou de symptômes d'appel ou de récidive de la perte de poids.

– Le patient continue à perdre du poids, après plus de 1 mois d'investigations : vous avez maintenant éliminé les causes organiques les plus fréquentes de perte de poids. Cependant, vous devez poursuivre les investigations si la perte de poids continue, car une perte de poids persistante, surtout chez un patient âgé, constitue en soi un facteur de morbidité et de mortalité important ☺☺[8,27,28].

Envisagez une hospitalisation si :
• il existe une altération de l'état général ;
• votre patient est inquiet et désire un autre avis ;

• vous désirez observer l'évolution pondérale avec un apport calorique suffisant.

Dans les autres situations, vous pouvez continuer le bilan en ambulatoire :

Un certain nombre d'examens doivent être envisagés maintenant, non pas pour confirmer une suspicion clinique, mais pour exclure une affection grave et parfois curable dont l'expression clinique se résume essentiellement à une perte de poids.

a) Une biopsie de moelle osseuse : il existe peut-être un syndrome lymphoprolifératif non sécrétant, un infiltrat tumoral ou des granulomes (infectieux ou non).

b) Si la biopsie de moelle est normale, discutez d'une biopsie du foie : il existe peut-être une cirrhose asymptomatique, des infiltrats granulomateux ou tumoraux, même en l'absence de perturbation des tests hépatiques. La présence de granulomes au niveau hépatique est peu spécifique en dehors de la tuberculose, mais permet souvent de mettre un terme au bilan.

c) Une scintigraphie osseuse : il existe peut-être une ostéomyélite ou des métastases peu symptomatiques.

Malgré tout ce bilan, il restera néanmoins environ 10 à 25 % des cas sans diagnostic ☺☺[4,10].

Surveillez régulièrement votre patient (au plus tard à intervalles de 6 mois) et dites-lui de signaler tout symptôme nouveau.
Répétez à chaque fois une anamnèse et un examen clinique minutieux.

OUI Vous avez répondu « oui » à une ou plusieurs des questions essentielles

1. Il s'agit d'une perte de poids volontaire

- Le patient a suivi un régime, la cause de la perte de poids est donc claire.
- Le patient est hyperactif ou grand sportif (par exemple, coureur de fond, gymnaste) : dans ces situations, l'apport calorique est parfois insuffisant, surtout si le changement d'activité est récent.

Dans les deux situations, si la perte de poids persiste malgré un ajustement calorique, vous devez investiguer (voir « 2e consultation », p. 145).

2. L'appétit est conservé, voire augmenté

Les causes de perte de poids avec conservation ou augmentation de l'appétit sont peu nombreuses. Les affections les plus fréquentes sont le diabète sucré et l'hyperthyroïdie, qui peut toutefois s'accompagner d'une anorexie chez le sujet âgé (hyperthyroïdie apathique) ☺☺[35,41]. Dans une étude portant chez des patients souffrant de la maladie de Graves, 60 % ont perdu du poids, 42 % ont un appétit augmenté ☺☺[41].

Recherchez :
• Un trouble thyroïdien. Demandez une TSH comme examen de débrouillage.
• Un diabète décompensé : c'est une affection fréquemment responsable de perte de poids avec augmentation de l'appétit chez un patient ayant développé récemment un diabète de type 1. Cette situation est également fréquente chez un patient mal équilibré. L'augmentation de l'HbA1C est un bon indicateur diagnostique. Il existe une polyurie-polydipsie. La perte de poids peut être multifactorielle (gastroparésie, diarrhées, malabsorption). En cas de diabète de type 1, pensez aux affections associées (cœliaquie et maladie d'Addison).
• Un syndrome de malabsorption : dans cette situation, le signe d'appel principal est généralement la diarrhée.
• Un phéochromocytome : rechercher une HTA avec tachycardie, tachypnée, flush et palpitations. À noter toutefois que, bien que l'état hyperadrénergique présent dans le phéochromocytome cause théoriquement une perte de poids, on ne retrouve une perte réelle que dans 5 % des cas ☺[42].
• Une augmentation marquée de l'activité physique : fréquemment rencontrée chez des patient(e)s à profil anorexique.

Dirigez votre bilan biologique en fonction des pistes cliniques.

3. Présence de signes ou symptômes d'alarme

Dans la majorité des cas, la perte de poids se présente de manière subaiguë. Toutefois certaines pathologies se présentent avec un tableau clinique plus urgent, engageant parfois le pronostic vital. Ces pathologies s'accompagnent d'autres signes cliniques, mais la perte de poids peut être un symptôme cardinal dans les phases précoces :
• État septique – il existe un état fébrile ou des frissons : cherchez une piste infectieuse en vous guidant sur les signes et symptômes d'appel organiques. Une prise en charge urgente est nécessaire en cas d'atteinte hémodynamique, d'atteinte d'organes et en fonction des comorbidités et de l'âge. Dans les tableaux moins tapageurs, et en l'absence de piste claire, pensez à une

endocardite (réalisez des hémocultures) et aux tumeurs (tumeur abcédée). Voir « Docteur, j'ai de la température », p. 191.

• Décompensation diabétique – on retrouve une polyurie avec polydipsie, concomitante à la perte de poids. Le diagnostic différentiel inclut une hypercalcémie ; évoquez le diagnostic d'une hyperparathyroïdie ou de métastases osseuses.

• Crise addisonienne – la perte de poids est associée notamment à une anorexie, des nausées, un orthostatisme et une hypotension. L'insuffisance surrénalienne aiguë nécessite une substitution volémique et l'administration de stéroïdes en urgence.

• Crise thyréotoxique – il s'agit d'un syndrome rare et potentiellement mortel, qui représente souvent l'aboutissement d'une hyperthyroïdie grave et prolongée. Les formes d'hyperthyroïdie moins sévères sont bien sûr plus fréquentes. Se rappeler que chez le patient âgé, l'hyperthyroïdie et l'hypothyroïdie peuvent se présenter de la même manière, avec une anorexie et une perte de poids consécutives comme unique signe d'appel ☺☺[34,35].

• Malnutrition sévère ☺[43] – indépendamment de l'étiologie (telle qu'anorexie mentale) –, peut nécessiter une hospitalisation pour renutrition (attention risque de syndrome de renutrition).

• Idéations suicidaires – secondaires à une pathologie psychiatrique décompensée.

En dehors de ces tableaux urgents, plusieurs signes ou symptômes spécifiques peuvent orienter quant à l'étiologie de la perte de poids :

• Il existe une toux, avec expectorations, dyspnée ou hémoptysie : cherchez une cause tumorale ☺[44] ou infectieuse. La perte de poids peut être associée à une insuffisance respiratoire chronique isolée. C'est un diagnostic d'exclusion.

• Il existe des symptômes buccopharyngés : examinez la cavité buccale (il existe des lésions ulcérées dues à des virus, des lésions mycosiques, un problème de dents, une prothèse mal adaptée ou des troubles de la mastication). Chez le patient âgé, la présence de problèmes buccopharyngés est la cause la plus fréquente de perte de poids.

• La dysgueusie ou l'agueusie sont parfois dues à une carence en zinc. Cette déficience peut être la cause d'une perte de poids. Essayez un traitement d'épreuve au zinc. Demandez si nécessaire un avis spécialisé ORL ou stomatologique.

• Il existe une dysphagie, des nausées, des vomissements, une odynophagie, ou des épigastralgies : commencez le bilan avec une œsogastroduodénoscopie (voir également « Docteur, j'ai mal à l'estomac », p. 419). Si l'œsogastroduodénoscopie est normale, en présence d'une dysphagie avec syndrome de Raynaud et sclérodactylie, pensez à la sclérodermie. Le bilan digestif se complète essentiellement par une manométrie œsophagienne.

• Il existe un trouble du transit (diarrhées ou constipation), une hématochézie : demander une coloscopie. Il existe des douleurs abdominales diffuses ou localisées (voir « Docteur, j'ai mal au ventre », p. 585). En cas de douleurs postprandiales systématiques en présence de facteurs de risque cardiovasculaire, évoquez une ischémie mésentérique ☺☺[18,19].
• Le patient présente des signes d'appel protéiformes : il existe une hypertension, des arthralgies avec myalgies, une neuropathie périphérique et des douleurs abdominales mal systématisées. Penser à une affection immunologique, comme une périartérite noueuse en poussée qui représente l'affection immunologique faisant le plus perdre du poids. Le diagnostic repose sur l'examen histologique de l'organe atteint (par exemple biopsie musculaire). Pensez également à rechercher l'hépatite B qui y est parfois associée.
• Il existe une leucorrhée, ou des métrorragies : demandez un avis gynécologique.

4. Il existe un ou plusieurs antécédents médicochirurgicaux notoires

– Recherchez une récidive ou une complication d'un problème médical, par exemple :
• un déséquilibre thyroïdien ou diabétique chez un patient déjà traité ;
• des signes en faveur d'une récidive d'un état dépressif ;
• un cancer traité ou dépassé : la perte de poids dans les cancers est multifactorielle (anorexie, facteurs métaboliques tumoraux (TNF-alpha), effets secondaires de la chimiothérapie et radiothérapie) ;
• une maladie chronique et systémique débilitante, infectieuse ou non, est susceptible d'entraîner une perte de poids.

– Recherchez une récidive ou une complication d'un problème chirurgical, par exemple :
• une abcédation abdominale postopératoire ;
• une récidive tumorale ;
• une subocclusion (par exemple sur brides) avec nausées, vomissements ;
• une complication d'un status postgastrectomie (récidive ulcéreuse, tumeur du moignon, syndrome de malabsorption).

5. Prise d'un nouveau médicament ou d'un toxique (alcool, tabac, drogues), changement de régime

– De nombreux médicaments peuvent provoquer une perte de poids par effet toxique digestif (nausées, vomissements, diarrhées) ou central (anorexie) :
• Le patient prend des anti-inflammatoires non stéroïdiens : il existe une dyspepsie avec nausées, satiété précoce ou brûlures épigastriques.

• Le patient prend des antidépresseurs (tricycliques, SSRI, bupropion) ou des diurétiques : la bouche est sèche, il existe des nausées et une inappétence.
• Le patient prend de la digitale : un surdosage en digoxine peut provoquer des nausées et des vomissements avec perte de poids.
• Le patient prend de la morphine ou des dérivés opiacés. Il existe un effet inhibiteur direct sur le centre de l'appétit ainsi que des troubles de la motilité digestive avec mauvaise sécrétion gastrique, biliaire et pancréatique.
• Le patient prend des antidiabétiques, tels que la metformine, parfois associés à une perte de poids ☺[45], ou des analogues du GLP-1 (tels que l'exénatide, ou le liraglutide) plus fréquemment associés à une perte de poids, qui est néanmoins souvent un objectif recherché ☺☺☺[46].
• Le patient prend des inhibiteurs de la cholinestérase (tel que le donépézil) ☺☺[47].

Dans toutes ces situations, essayez de cesser le médicament ou de changer de molécule.

- Il existe un alcoolisme ou une toxicomanie : dans ces deux situations, l'apport calorique peut être insuffisant ou déséquilibré par manque de moyens financiers ou de motivation sociale. L'arrêt du cannabis après consommation prolongée est souvent responsable d'une anorexie, perte de poids, irritabilité et de troubles du sommeil ☺☺[48]. La cocaïne et les amphétamines peuvent être responsables d'une anorexie avec perte de poids.
- Il existe un tabagisme important, responsable en soi d'une perte de poids ☺[49].
- Le patient vient de changer de régime par conviction ou inclination alimentaire (par exemple macrobiotisme, cure de jus de légumes) : la perte de poids n'est qu'une affaire d'équilibre calorique.

Au besoin, demandez un avis auprès d'un(e) diététicien(ne) pour faire un bilan des apports.

6. Présence d'une immunosuppression connue ou soupçonnée

Le patient est séropositif : en cas d'infection VIH connue, procédez à un bilan qui commencera par une évaluation du taux de lymphocytes CD4+ et la virémie VIH.
Si le taux de CD4+ est abaissé et que des symptômes tels que fièvre, diarrhée, nausée, vomissement ou autre existent, ces symptômes devront guider les investigations pour exclure une infection opportuniste, notamment une tuberculose ☺[50], une infection à mycobacterium avium[51], des infections parasitaires (amibiase, giardiase,strongyloïdose) ou à CMV. En absence d'infection opportuniste, une infection VIH à elle seule, en particulier avec une virémie élevée et des CD4+ abaissés, peut être associée à une perte de poids progressive et justifiera donc l'initiation d'une trithérapie après avis d'un spécialiste (voir « Docteur, j'ai de la température », p. 191).

7. L'examen clinique est anormal

- Il existe une hypotension avec asthénie importante : pensez à une maladie d'Addison. Le diagnostic est confirmé par un test à l'ACTH. Si ce test est normal, en présence d'autres signes d'appel comme une aménorrhée, une baisse de la pilosité, une fatigue avec intolérance au froid, pensez au diagnostic d'hypopituitarisme. Demandez un avis endocrinologique pour guider les investigations.
- Il existe une hypertension artérielle avec sudations, céphalées et palpitations : pensez à un phéochromocytome. Le diagnostic repose essentiellement sur le dosage des métanéphrines plasmatiques libres.
- Il existe une pâleur, des adénopathies, une hépatosplénomégalie, un ictère (voir « Docteur, je suis jaune », p. 469) : faites un bilan sanguin, une échographie abdominale, au besoin une scanographie.
- Il existe des pétéchies, un fond d'œil anormal, un souffle cardiaque de type diastolique ou d'apparition récente, même en l'absence d'état fébrile objectivé, demandez des hémocultures ainsi qu'une échocardiographie : il existe peut-être une endocardite.
- Il existe une masse palpable : ciblez le bilan en fonction de sa localisation.
- L'examen neurologique ou neuropsychologique est anormal :

• il existe un trouble de la déglutition avec fausses routes (status postaccident vasculaire cérébral, parkinsonisme) ;

• il existe une altération de l'état de conscience ou un trouble psycho-organique comme une démence (inappétence, dépendance pour se nourrir, refus fréquent de s'alimenter).

- La prostate est suspecte au toucher rectal. Demandez d'emblée un avis urologique.

Bibliographie

1. Wong C. J. Involuntary weight loss. *Med Clin North Am.* 2014;98(3):625-43.
2. Gaddey H. L., Holder K. Unintentional weight loss in older adults. *Am Fam Physician.* 2014;89(9):718-22.
3. Wu J. M., Lin M. H., Peng L. N., Chen L. K., Hwang S. J. Evaluating diagnostic strategy of older patients with unexplained unintentional body weight loss: a hospital-based study. *Arch Gerontol Geriatr.* 2011;53(1):e51-4.
4. Rabinovitz M., Pitlik S. D., Leifer M., Garty M., Rosenfeld J. B. Unintentional weight loss. A retrospective analysis of 154 cases. *Arch Intern Med.* 1986;146(1):186-7.
5. Thompson M. P., Morris L. K. Unexplained weight loss in the ambulatory elderly. *J Am Geriatr Soc.* 1991;39(5):497-500.
6. Bilbao-Garay J., Barba R., Losa-García J. E., Martin H., Garcia De Casasola G., Castilla V., *et al.* Assessing clinical probability of organic disease in patients with involuntary weight loss: a simple score. *Eur J Intern Med.* 2002;13(4):240-5.
7. Bouras E. P., Lange S. M., Scolapio J. S. Rational approach to patients with unintentional weight loss. *Mayo Clin Proc.* 2001;76(9):923-9.
8. Sahyoun N. R., Serdula M. K., Galuska D. A., Zhang X. L., Pamuk E. R. The epidemiology of recent involuntary weight loss in the United States population. *J Nutr Health Aging.* 2004;8(6):510-7.
9. Alibhai S. M., Greenwood C., Payette H. An approach to the management of unintentional weight loss in elderly people. *CMAJ.* 2005;172(6):773-80.
10. McMinn J., Steel C., Bowman A. Investigation and management of unintentional weight loss in older adults. *BMJ.* 2011;342:d1732.
11. Hernández J. L., Riancho J. A., Matorras P., González-Macias J. Clinical evaluation for cancer

in patients with involuntary weight loss without specific symptoms. *Am J Med.* 2003;114(8):631-7.
12. Vanderschueren S., Geens E., Knockaert D., Bobbaers H. The diagnostic spectrum of unintentional weight loss. *Eur J Intern Med.* 2005;16(3):160-4.
13. Sutton L. M., Demark-Wahnefried W., Clipp E.C. Management of terminal cancer in elderly patients. *Lancet Oncol.* 2003;4(3):149-57.
14. Bruera E. ABC of palliative care. Anorexia, cachexia, and nutrition. *BMJ.* 1997;315(7117):1219-22.
15. Inui A. Cancer anorexia-cachexia syndrome: current issues in research and management. *CA Cancer J Clin.* 2002;52(2):72-91.
16. Lankisch P., Gerzmann M., Gerzmann J.F., Lehnick D. Unintentional weight loss: diagnosis and prognosis. The first prospective follow-up study from a secondary referral centre. *J Intern Med.* 2001;249(1):41-6.
17. Marton K. I., Sox H. C., Jr., Krupp J. R. Involuntary weight loss: diagnostic and prognostic significance. *Ann Intern Med.* 1981;95(5):568-74.
18. Clifton W. L., Kneitz A., Cohn W. E., Delgado R. M. 3rd. Weight loss caused by visceral artery disease. *Tex Heart Inst J.* 2013;40(3):320-2.
19. Wijnhoven H. A., Van Zon S. K., Twisk J., Visser M. Attribution of causes of weight loss and weight gain to 3-year mortality in older adults: results from the Longitudinal Aging Study Amsterdam. *J Gerontol A Biol Sci Med Sci.* 2014;69(10):1236-43.
20. Iannuzzi M. C., Rybicki B. A., Teirstein A. S. Sarcoidosis. *N Engl J Med.* 2007;357(21):2153-65.
21. Huerta G., Viniegra L. [Involuntary weight loss as a clinical problem]. *Rev Invest Clin.* 1989;41(1):5-9.
22. Leduc D., Rougé P. E., Rousset H., Maitre A., Champay-Hirsch A. S., Massot C. [Clinical study of 105 cases of isolated weight loss in internal medicine]. *Rev Med Interne.* 1988;9(5):480-6.
23. Reife C. M. Involuntary weight loss. *Med Clin North Am.* 1995;79(2):299-313.
24. Wise G. R., Craig D. Evaluation of involuntary weight loss. Where do you start? *Postgrad Med.* 1994;95(4):143-6, 149-50.
25. Wallace J. I., Schwartz R. S., Lacroix A. Z., Uhlmann R. F., Pearlman R.A. Involuntary weight loss in older outpatients: incidence and clinical significance. *J Am Geriatr Soc.* 1995;43(4):329-37.
26. Metalidis C., Knockaert D. C., Bobbaers H., Vanderschueren S. Involuntary weight loss. Does a negative baseline evaluation provide adequate reassurance? *Eur J Intern Med.* 2008;19(5):345-9.
27. Knudtson M. D., Klein B. E., Klein R., Shankar A. Associations with weight loss and subsequent mortality risk. *Ann Epidemiol.* 2005;15(7):483-91.
28. Wannamethee S. G., Shaper A. G., Lennon L. Reasons for intentional weight loss, unintentional weight loss, and mortality in older men. *Arch Intern Med.* 2005;165(9):1035-40.
29. Hebebrand J., Himmelmann G. W., Herzog W., Herpertz-Dahlmann B. M., Steinhausen H.C., Amstein M., *et al.* Prediction of low body weight at long-term follow-up in acute anorexia nervosa by low body weight at referral. *Am J Psychiatry.* 1997;154(4):566-9.
30. Morley J. E. Anorexia in older patients: its meaning and management. *Geriatrics.* 1990;45(12):59-62, 65-6.
31. Robbins L. J. Evaluation of weight loss in the elderly. *Geriatrics.* 1989;44(4):31-4, 37.
32. Garcia L., Qi L., Rasor M., Clark C. J., Bromberger J., Gold E. B. The relationship of violence and traumatic stress to changes in weight and waist circumference: longitudinal analyses from the study of women's health across the nation. *J Interpers Violence.* 2014;29(8):1459-76.
33. Bach-Ngohou K., Bettembourg A., Le Carrer D., Masson D., Denis M. [Clinico-biological evaluation of malnutrition]. *Ann Biol Clin (Paris).* 2004;62(4):395-403.
34. Boelaert K., Torlinska B., Holder R. L., Franklyn J. A. Older subjects with hyperthyroidism present with a paucity of symptoms and signs: a large cross-sectional study. *J Clin Endocrinol Metab.* 2010;95(6):2715-26.
35. Trivalle C., Doucet J., Chassagne P., Landrin I., Kadri N., Menard J. F., *et al.* Differences in the signs and symptoms of hyperthyroidism in older and younger patients. *J Am Geriatr Soc.* 1996;44(1):50-3.
36. Hernandez J. L., Matorras P., Riancho J. A., González-Macías J. Involuntary weight loss without specific symptoms: a clinical prediction score for malignant neoplasm. *Qjm.* 2003;96(9):649-55.
37. Demarzo M. M., Montero-Marin J., Cuijpers P., Zabaleta-Del-Olmo E., Mahtani K. R., Vellinga A., *et al.* The efficacy of mindfulness-based interventions in primary care: a meta-analytic review. *Ann Fam Med.* 2015;13(6):573-82.
38. Hetrick S. E., Cox G. R., Witt K. G., Bir J. J., Merry S. N. Cognitive behavioural therapy (CBT), third-wave CBT and interpersonal therapy (IPT) based interventions for preventing depression in children and adolescents. *Cochrane Database Syst Rev.* 2016(8):CD003380.
39. Kuyken W., Warren F. C., Taylor R. S., Whalley B., Crane C., Bondolfi G., *et al.* Efficacy of mindfulness-based cognitive therapy in prevention of depressive relapse: an individual patient data meta-analysis from randomized trials. *JAMA Psychiatry.* 2016;73(6):565-74.
40. Mcwilliams A., Tammemagi M. C., Mayo J. R., Roberts H., Liu G., Soghrati K., *et al.* Probability of cancer in pulmonary nodules detected on first screening CT. *N Engl J Med.* 2013;369(10):910-9.
41. Nordyke R. A., Gilbert F. I. Jr., Harada A. S. Graves' disease. Influence of age on clinical findings. *Arch Intern Med.* 1988;148(3):626-31.
42. Goldstein R. E., O'neill J. A., Jr., Holcomb G. W. 3rd, Morgan W. M. 3rd, Neblett W. W. 3rd, Oates J. A., *et al.* Clinical experience over 48 years with pheochromocytoma. *Ann Surg.* 1999;229(6):755-64; discussion 764-56.

43. Cederholm T., Bosaeus I., Barazzoni R., Bauer J., Van Gossum A., Klek S., *et al.* Diagnostic criteria for malnutrition – An ESPEN Consensus Statement. *Clin Nutr.* 2015;34(3):335-40.
44. Staal-Van Den Brekel A. J., Dentener M. A., Schols A. M., Buurman W. A., Wouters E. F. Increased resting energy expenditure and weight loss are related to a systemic inflammatory response in lung cancer patients. *J Clin Oncol.* 1995;13(10):2600-5.
45. Pérez-Hernández O., González-Perez J. M., Martínez-Riera A., Duran-Castellon Mdel C., Monereo-Muñoz M. B., Martín-González C., *et al.* Involuntary weight loss secondary to metformin Use in Elderly Adults. *J Am Geriatr Soc.* 2016;64(4):899-900.
46. Htike Z. Z., Zaccardi F., Papamargaritis D., Webb D. R., Khunti K., Davies M. J. Efficacy and safety of glucagon-like peptide-1 receptor agonists in type 2 diabetes: A systematic review and mixed-treatment comparison analysis. *Diabetes Obes Metab.* 2017;19(4):524-36.
47. Soysal P., Isik A. T., Stubbs B., Solmi M., Volpe M., Luchini C., *et al.* Acetylcholinesterase inhibitors are associated with weight loss in older people with dementia: a systematic review and meta-analysis. *J Neurol Neurosurg Psychiatry.* 2016;87(12):1368-74.
48. Budney A. J., Hughes J. R., Moore B. A., Vandrey R. Review of the validity and significance of cannabis withdrawal syndrome. *Am J Psychiatry.* 2004;161(11):1967-77.
49. Flegal K. M., Troiano R. P., Pamuk E. R., Kuczmarski R. J., Campbell S.M. The influence of smoking cessation on the prevalence of overweight in the United States. *N Engl J Med.* 1995;333(18):1165-70.
50. Miller L. G., Asch S. M., Yu E. I., Knowles L., Gelberg L., Davidson P. A population-based survey of tuberculosis symptoms: how atypical are atypical presentations?. *Clin Infect Dis.* 2000;30(2):293-9.
51. Modilevsky T., Sattler F. R., Barnes P. F. Mycobacterial disease in patients with human immunodeficiency virus infection. *Arch Intern Med.* 1989;149(10):2201-5.

Docteur,

j'aimerais perdre du poids

Alain Golay, Michel Delétraz, Catherine Haenni Chevalley, Murielle Reiner, Nicolas de Tonnac, Alexandre Restellini et Zoltan Pataky

Préambule

Pour réussir un programme de perte de poids à long terme, il est très important d'adapter l'alimentation avec le patient et négocier au mieux ce qui est possible de faire pour lui et à long terme. L'obésité est une maladie très fréquente et en constante augmentation. Les complications de l'obésité sont très nombreuses et la morbidité d'un patient obèse est multipliée par 3 à 5, selon le degré d'obésité.

L'obésité représente un risque cardiovasculaire indépendant et 25 % des patients obèses développent un diabète après 20 ans d'obésité. Environ 75 % des femmes obèses souffrent d'arthrose à 60 ans. Toutes ces complications sont prévenues, voire réversibles, après la perte de poids. L'association d'une hygiène diététique et d'un travail sur le comportement alimentaire offre de meilleurs résultats à long terme.

Afin de prendre en charge un patient avec un excès pondéral de manière optimale, la première démarche consiste à évaluer la motivation du patient et à définir avec lui des objectifs ajustés et une stratégie planifiée sur un minimum de 6 mois.

Pour apprécier le pronostic de perte de poids et surtout pour évaluer le risque de récidive, nous avons mis en place un entretien interdisciplinaire structuré permettant d'évaluer ce pronostic (bon : < 4, réservé : 5-8, mauvais : > 9). Lorsque le score est mauvais, les objectifs de perte de poids doivent rester modestes (1 kg/mois) et nous essayons rapidement d'orienter le patient vers un psychologue pour travailler en premier lieu les troubles du comportement alimentaire. Lors des premiers entretiens, nous essayons de les détecter et une approche cognitivo comportementale est proposée assez rapidement après une éducation nutritionnelle ☺[1-4].

1re consultation

Les questions essentielles ☺[5,6]

1. Facteurs de pronostic mauvais pour la perte de poids (plus de 4 « oui ») : OUI p. 162

- le poids désiré est inférieur au poids minimum du patient
- la perte de poids désirée dépasse plus de 1 kg par semaine
- l'obésité a commencé dans l'enfance
- les parents du patient sont obèses
- le patient est sédentaire
- le patient a déjà fait une dépression
- le patient est actuellement déprimé
- le patient est anxieux
- le patient compense ses états d'anxiété par des crises alimentaires
- le patient ressent actuellement des frustrations dans sa vie

2. Indice de masse corporelle > 35 (kg/m^2) ? OUI p. 162

3. Troubles du comportement alimentaire ? OUI p. 162

- notion de perte de contrôle sur les crises de fringale
- plus de 3 symptômes sur les 5 suivants : le patient
  - ressent des douleurs abdominales après une crise de fringale
  - n'a pas faim avant une crise de fringale
  - mange seul
  - mange vite pendant la crise
  - éprouve un sentiment de culpabilité et de détresse
- plus de 2 crises par semaine sur moins de 6 mois

NON Vous avez répondu « non » à toutes ces questions essentielles

Le pronostic de la perte de poids est bon (score < 4 et IMC < 35 kg/m^2 chez un patient sans trouble du comportement alimentaire).
Vous pouvez d'emblée entreprendre une modification quantitative et qualitative des comportements alimentaires avec l'aide d'un diététicien. Une perte de poids de 1 à 3 kg par mois est envisageable.

Vous devez exclure une obésité secondaire (qui est rare < 1 %). Doser :
- la TSH.

Vous devez également rechercher d'éventuelles complications de l'obésité. Doser :
- la glycémie ;
- le cholestérol total, LDL-cholestérol, HDL-cholestérol et les triglycérides ;
- l'acide urique et la créatinine ;
- la gamma-GT, ASAT, ALAT.

Vous devez convoquer à nouveau votre patient dans les jours suivants pour poursuivre l'entretien ou commencer le régime.

2e consultation

Discuter des résultats de votre bilan (voir « Docteur, je désire un check-up », p. 1. Exposer à votre patient les buts du régime et les moyens que vous allez lui proposer.

1. Approche globale de la perte de poids

Un schéma thérapeutique a été proposé en Suisse par un consensus de médecins experts selon le poids du patient et l'indice de masse corporelle (IMC = poids/[taille]^2 en kg/m^2).

Si l'IMC est de 25 à 29,9 kg/m^2, la perte de poids doit être modérée d'environ 5 % par simple modification du comportement, de la qualité de l'alimentation et de l'activité physique.

Si l'IMC est de 30 à 39,9 kg/m^2, la perte pondérale doit être d'environ 10 % avec les mêmes stratégies, associées si nécessaire à un régime hypocalorique (déficit de 500 kcal/j) et, éventuellement, à un traitement médicamenteux ☺[7,8] (voir ci-dessous).

2. Approche spécifique en fonction de la personnalité de votre patient ☺[9-11]

Nous proposons comme méthode une approche basée préférentiellement sur l'étude de la personnalité de votre patient plutôt que sur le type du régime en lui-même. Le succès d'un régime est basé sur l'évidence que c'est le régime qui doit s'adapter au patient et non le contraire.

Vous devez dès la 2e consultation évaluer le type de personnalité de votre patient, car la prescription d'un régime alimentaire va dépendre de la personnalité du patient.

Nous proposons un test permettant de définir quatre types de personnalité, selon les besoins interpersonnels définis par C. Jung : **l'appréciation, l'admission, la réalisation et la sécurité**. Voir ci-dessous le tableau 4 : Test Persona. En connaissant mieux les besoins interpersonnels de vos patients, vous aurez une meilleure relation avec eux. L'observance thérapeutique sera augmentée. Pour mieux définir les 4 personnalités, vous pouvez vous aider du test « Persona » qui doit être rempli par le patient lui-même : voir p. 166.
Après une certaine expérience clinique, le test n'est plus nécessaire et vous devez vous poser les 2 questions suivantes :
- mon patient a-t-il une personnalité dominante ou plutôt de type consentant ?
- mon patient est-il expansif ou réservé ?

Vous avez diagnostiqué par le test

a) Un patient dominant-expansif → le « promouvant »

Ce patient a comme besoin interpersonnel l'appréciation. Il aime les nouveaux régimes miracles et a souvent une mauvaise observance. Il est bon vivant. Le patient promouvant mange par plaisir, de préférence une cuisine gastronomique, exotique, dans un lieu prestigieux et en bonne compagnie. Il ne résiste pas devant la gastronomie. Il est épicurien, aime manger « à volonté » et en grande quantité. Il faut lui proposer des régimes variés, tels qu'équilibrés, dissociés, ou pauvres en hydrates de carbone et riche en protéines, selon ses désirs.
La perte de poids doit être spectaculaire pendant les 3 premiers mois, pour qu'il puisse continuer à moyen terme.
Lorsque la perte de poids n'est plus significative, changer de régime, en enseignant surtout une hygiène de vie à long terme.
L'hygiène de vie consiste à chasser les graisses, consommer modérément de l'alcool, manger des hydrates de carbone avec des fibres en diminuant les sucreries. L'exercice physique fait également partie d'une bonne hygiène de vie.

b) Un patient dominant-réservé → le « contrôlant »

Ce patient a comme besoin interpersonnel la réalisation. Le patient contrôlant mange plutôt par contrainte, par nécessité, vite et mal, souvent une nourriture trop riche (de type fast-food). Il ingurgite, déglutit, fait le plein. L'horaire des repas n'existe pas et manger est une perte de temps.
Ce type de patient travaille par performance et il est utile de lui poser des défis dans un premier temps. Par exemple « vous devez perdre 2 kg pour notre prochain rendez-vous » (2 semaines). La perte de poids doit être rapide au début, et le régime relativement restrictif (1 000-1 200 kcal/j), soit équilibré, soit pauvre en hydrates de carbone et riche en protéines. Un régime liquide équilibré en apports protéiques, avec un minimum de graisse et de calories, peut être proposé pour un seul repas si le patient est particuliè-

rement pressé à midi. Dans un deuxième temps, il convient de promulguer une éducation nutritionnelle à long terme afin de ne pas entraver la vie professionnelle.
L'éducation nutritionnelle réside avant tout à chasser les graisses, comme pour les patients « promouvants », et à encourager la prise d'hydrates de carbone, de légumes, de fruits et de salades. Il est essentiel de reprendre des hydrates de carbone de manière progressive sur une durée au moins égale au régime de perte de poids (> 6 semaines).

c) Un patient consentant-expansif → le « facilitant »
Ce patient a comme besoin interpersonnel l'admission par son entourage. Le patient facilitant mange en société, aime partager, cuisiner pour les autres et n'arrive pas à refuser un bon repas. La relation avec les autres se fait à travers les repas. C'est pour cette raison qu'il faut lui prescrire un régime équilibré qui ne le coupe pas de sa vie sociale. Le régime ne doit surtout pas être restrictif car les troubles du comportement alimentaire sont plus fréquents chez ce type de patient.
Le patient « facilitant » devra apprendre à refuser de se resservir à table, à manger moitié moins et à choisir l'alimentation la moins riche possible. Il ne devrait jamais consommer moins de 1 200 kcal/j et la perte de poids ne devrait pas excéder 1 à 2 kg/mois. Un travail sur les troubles du comportement alimentaire devra souvent être considéré.

d) Un patient consentant-réservé → l'« analysant »
Ce patient a comme besoin interpersonnel la sécurité. Le patient analysant mange une cuisine traditionnelle, familiale, à la même heure, dans le même restaurant, et souvent le même menu. Il peut faire des erreurs diététiques systématiques avec accumulation progressive d'un excès pondéral. Ainsi, il sera opportun de lui prescrire en détail un régime équilibré.
Un régime équilibré pour maigrir comporte 1 200 à 1 500 kcal/j, selon le poids du patient, et doit surtout comprendre 50 % d'hydrates de carbone, 20 % de protéines et 30 % de graisses.
Le patient pourra peser ses aliments et il sera parmi les patients les plus observants. Les erreurs systématiques se retrouvent dans des habitudes alimentaires et culinaires, utilisant beaucoup de graisses cachées (par exemple beurre, huile, sauces).

La place du traitement médicamenteux

En Suisse, on dénombre 31 % de patients avec un excès de poids et 10,3 % de patients obèses. Les coûts totaux engendrés par l'obésité et la surcharge pondérale s'élèvent à 8 milliards de francs suisses par année, dont 98 % sont dus aux complications de l'obésité !

Le traitement médicamenteux de l'obésité est limité en nombre de médicaments disponibles et ne devrait être utilisé que dans un deuxième temps, lorsqu'un changement du comportement alimentaire est mis en place.

- Un inhibiteur des lipases intestinales, l'orlistat, permet une malabsorption des graisses alimentaires absorbées en excès. Une inhibition d'environ 30 % des graisses ingérées permet une perte de poids d'environ 10 kg par année. L'orlistat est particulièrement indiqué chez les patients ayant un apport en graisses excessif. Cependant, il est essentiel de faire un enseignement diététique avant de le prescrire. Le médicament a un rôle pédagogique car il permet au patient de découvrir ses erreurs alimentaires. Plus le patient mange gras, plus il risque d'avoir des diarrhées huileuses ☺☺☺[12,13] !

OUI Vous avez répondu « oui » à une ou plusieurs des questions essentielles

1. Présence de facteurs de pronostic mauvais (plus de 4 « oui ») et/ou

2. Le pronostic de la perte de poids est réservé (score > 5 et IMC > 35 kg/m^2)

- Vous pouvez commencer des modifications du comportement alimentaire à l'aide d'un diététicien, en sachant que les troubles du comportement alimentaire sont fréquents (50 %) et qu'un psychologue sera probablement nécessaire dans un deuxième temps. Une perte de poids moins rapide est à envisager (1 kg/mois).

3. Présence de troubles du comportement alimentaire ☺[14,15]

- Notion de perte de contrôle et de prise alimentaire excessive.
- Plus de trois symptômes sur les cinq suivants : le patient
  - ressent des douleurs abdominales après une crise de fringale ;
  - n'a pas faim avant une crise de fringale ;
  - mange seul ;
  - mange vite pendant la crise ;
  - éprouve un sentiment de culpabilité et de détresse ;
- Plus de 2 crises par semaine pendant 6 mois.

Les patients souffrant d'un trouble du comportement alimentaire se retrouvent enfermés dans un mécanisme comportemental et psychologique qui s'autorenforce. Faisant des efforts pour acquérir une image plus acceptable d'eux-

mêmes, ils se focalisent sur leur poids, ce qui les amène à entamer des régimes drastiques. Ces privations favorisent encore plus les épisodes de compulsions et ainsi une prise de poids supplémentaire, ce qui aggrave le sentiment de culpabilité.
Pour traiter la compulsion alimentaire et les mécanismes sous-jacents qui l'entretiennent, c'est actuellement le modèle cognitivo comportemental qui semble donner les meilleurs résultats ☺[16-22], ☺☺☺[23-26].

Le traitement comporte deux phases.

Première phase

Cette phase est comportementale et a pour but la réorganisation du comportement alimentaire :
- réintroduction des rythmes d'alimentation (3 repas, 3 collations) ;
- modification du contenu des repas (par exemple diminuer les graisses cachées) ;
- lutte contre les aliments tabous (chocolat).

Lors de cette étape, il est important que le médecin ne prescrive pas de régimes restrictifs, ce qui accentuerait le trouble du patient. Ces séances permettent de mettre en évidence des habitudes alimentaires inadéquates, d'identifier les stimuli déclencheurs de crises et d'adopter les stratégies nécessaires.
La mise en évidence des déclencheurs des crises (tableau 1) va aider le patient à utiliser des stratégies (tableau 2) pour les différer ou les supprimer. Il est important que le patient recherche lui-même ses propres stratégies.
De ce fait, il va apprendre à réduire l'association stimulus conditionnel et prise alimentaire.

Phase 1 en bref

1. Éviter les régimes restrictifs.
2. Rechercher des stimuli déclencheurs de crises (tableau 1).
3. Modifier le contenu des repas, en chassant surtout les graisses.
4. Restructurer les rythmes d'alimentation (3 repas, 3 collations).
5. Utiliser des stratégies comportementales lors des crises (tableau 2, p. 164).
6. Lutter contre les aliments tabous (chocolat).

Seconde phase

La seconde phase vise une restructuration cognitive en proposant au patient un travail sur ses pensées automatiques négatives et des pensées inadaptées, telles que :
- « Je suis moche », « Je n'y arriverai pas », « Je suis nul », etc. ;
- « J'ai mangé deux carrés de chocolat, je vais prendre un kilo » ;
- « J'ai grossi d'un kilo, tout le monde le remarque ».

En lien direct avec l'alimentation	
La préparation des repas	La présence d'aliments disponibles à la maison
La vue des aliments	Manger à des heures inhabituelles
La faim	Les courses
L'habitude	Les périodes de fêtes
Les repas	La publicité
Les odeurs de nourriture	Sauter des repas
Les aliments interdits	Le manque de variété des repas
En lien direct avec les émotions	
Un sentiment d'inutilité	Les vexations
Un sentiment d'impuissance	Le sentiment d'échec et de ne rien valoir
L'inactivité	L'excitation, les émotions trop fortes de plaisir
La solitude	Le fait de ne pas avoir assez maigri
La fatigue	L'obsession du poids
Une activité ennuyeuse	Le manque affectif
Le stress	Le sentiment d'être incompris
La colère	

Tableau 1 : Facteurs déclencheurs des crises alimentaires

S'arrêter et réfléchir à ce qui est en train de se passer	Aller au cinéma
Manger en ayant préparé un repas et le déguster assis à table	Parler à quelqu'un
Téléphoner	Manger lentement
Aller faire des courses	S'occuper de soi (physiquement et moralement)
Se promener	Manger en compagnie
Se récompenser avec une activité qui nous fait plaisir	Ne pas faire de réserves
Prévoir ses repas	Manger une pomme plutôt qu'une sucrerie
Se relaxer	Écrire un journal
Planifier sa journée	Aller faire du footing
Lire un livre passionnant	Manger des aliments « non interdits »
Cuisiner	

Tableau 2 : Différentes stratégies destinées aux patients lors d'une crise compulsive

La prise de conscience des pensées automatiques négatives, et plus particulièrement du lien entre cognition (monologue intérieur) et émotion, va permettre au patient de mettre ces pensées en question et de leur trouver différentes alternatives pour arriver à formuler des pensées réalistes.

Prenons l'exemple d'une patiente qui, se voyant très grosse sur une photographie, a eu les pensées automatiques négatives suivantes, induisant différentes émotions (tableau 3) :

Pensées automatiques	Émotions
• J'ai l'air d'un monstre	Honte
• Je n'y arriverai jamais	Découragement
• Tous mes efforts pour être autrement ne serviront à rien	Impuissance
• Je ne suis pas au bout de mes peines tant que je suis grosse	Tristesse
• Comment ai-je pu en arriver là ?	Rage, colère
• Je suis vraiment nulle et mauvaise	Désespoir

Tableau 3 : Lien entre pensées automatiques et émotions

La modification de ces pensées automatiques négatives sera effectuée par une mise en question de ces pensées par le médecin. Il pourra par exemple poser les questions suivantes :
- Quelle est l'évidence que la pensée automatique soit vraie ou fausse ?
- Y a-t-il une explication alternative ?
- Que peut-il se produire de pire ?
- Que peut-il se produire de mieux ?
- Que devriez-vous faire dans ce cas ?
- Quel serait l'effet d'une modification de votre pensée ?
- Si un être cher se trouvait dans cette situation et avait cette pensée, que lui diriez-vous ?

Finalement, ce type de questions doit permettre d'induire chez la patiente la formulation d'une pensée réaliste du type : « Actuellement, je suis en train de suivre un programme de perte de poids car j'ai décidé de m'occuper de moi. »
Cette reformulation objective n'induit plus aucun désespoir chez cette patiente qui peut reprendre le contrôle sur sa pensée. L'utilisation des techniques cognitives vise à relativiser, nuancer et multiplier les pensées alternatives. On évite ainsi les pensées dichotomiques (tout ou rien), les affirmations catégoriques (« je n'y arriverai jamais », « je suis nulle »), ou les généralisations abusives (« j'ai grossi d'un kilo, je ne vais plus m'arrêter »).

Phase 2 en bref

1. Aborder une restructuration cognitive.
2. Continuer le travail de stratégies comportementales.
3. Continuer un régime peu restrictif.
4. Commencer la pratique d'un exercice physique.

> Remarque
>
> L'apport des techniques comportementales et cognitives permet au patient de revaloriser son image, de reprendre le contrôle sur son alimentation et d'aborder plus objectivement et librement son problème de poids.

Il est important de prévoir un suivi à long terme pour ces patients, une perte de poids ne pouvant se stabiliser sans un changement non seulement alimentaire mais également des habitudes de vie.

Pour définir la personnalité de votre patient, utiliser le test Persona

Pour remplir le test, le patient doit choisir un des deux adjectifs répondant le mieux à sa personnalité. Il doit additionner le nombre d'adjectifs choisis dans la colonne de droite et reporter le résultat sur l'axe horizontal (pouvoir) de la grille. Dans la deuxième partie des adjectifs opposés, le patient doit totaliser les adjectifs de la colonne de gauche et reporter le résultat sur l'axe vertical (émotion) de la grille. Pour trouver son type de personnalité parmi les 4 possibilités, le patient doit relier les deux points reportés sur les axes horizontaux et verticaux.

Tableau 4. Test Persona

1) Mettez une seule croix par couple de mots		
• Plus dominant	ou	• Plus accommodant
• Plus entreprenant	ou	• Plus « laisse faire »
• Plus péremptoire	ou	• Plus hésitant
• Plus défiant	ou	• Plus acceptant
• Plus actif	ou	• Plus réfléchi
• Plus « faisant front »	ou	• Plus supportant
• Plus bavard	ou	• Plus silencieux
• Plus audacieux	ou	• Plus prudent
• Plus tendu	ou	• Plus détendu
• Plus « fonceur »	ou	• Plus subtil
• Plus meneur	ou	• Plus exécutant

• Plus résolu	ou	• Plus indécis
• Plus intransigeant	ou	• Plus conciliant
• Plus ferme	ou	• Plus complaisant
• Plus inflexible	ou	• Plus flexible
• Plus rapide	ou	• Plus lent
• Plus influent	ou	• Plus effacé

TOTAL : ________

Totalisez la colonne de droite et reportez le résultat sur la ligne horizontale de la grille.

2) Mettez une seule croix par couple de mots		
• Plus informel	ou	• Plus formel
• Plus spontané	ou	• Plus discipliné
• Plus impressionnable	ou	• Plus maître de soi
• Plus impulsif	ou	• Plus méthodique
• Plus proche	ou	• Plus distant
• Plus sentimental	ou	• Plus réfléchi
• Plus orienté vers les gens	ou	• Plus orienté vers le travail
• Plus expansif	ou	• Plus réservé
• Plus théâtral	ou	• Plus terre à terre
• Plus chaleureux	ou	• Plus froid
• Plus réceptif	ou	• Plus insensible
• Plus démonstratif	ou	• Plus renfermé
• Plus amical	ou	• Plus distant
• Plus jovial	ou	• Plus sérieux
• Plus irrationnel	ou	• Plus rationnel
• Plus variable	ou	• Plus constant
• Plus compatissant	ou	• Plus impassible

TOTAL : ________

Totalisez la colonne de gauche et reportez le résultat sur la ligne verticale de la grille.

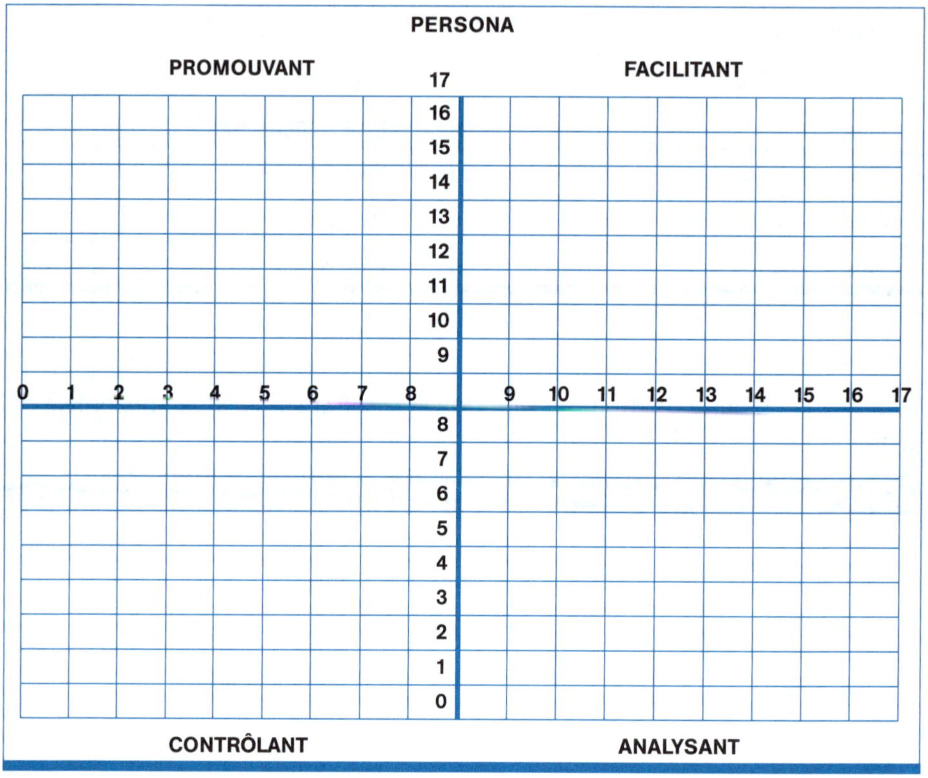

La chirurgie de l'obésité ☺[26-34], ☺☺[35-39], ☺☺☺[40-42]

Une chirurgie gastrique (chirurgie bariatrique) peut être proposée après 2 ans lorsque les traitements conventionnels n'offrent pas satisfaction et si le patient le demande. Une telle démarche doit se faire avec une équipe interdisciplinaire médecin-chirurgien-psychiatre après de multiples discussions avec le patient et après une longue réflexion.

La chirurgie de l'obésité est une alternative invasive, le plus souvent irréversible, qui autorise une perte de poids importante et durable au prix d'une morbidité non négligeable. Le patient doit être informé des bénéfices de la chirurgie mais aussi de ses contraintes et de ses risques.

Les opérations ne sont possibles que si l'IMC est supérieur à 35 kg/m^2. Le patient doit pouvoir documenter une thérapie adéquate de réduction pondérale de 2 ans au total et au minimum et qui est restée inefficace. L'efficacité des opérations chirurgicales est très importante si un suivi est bien instauré, car les récidives totales sont possibles et plus fréquentes après 2 ans.
Le résumé des trois principales interventions est proposé dans le tableau ci-joint.

En plus du bilan biologique et de celui des affections communément accompagnant l'obésité (diabète sucré, hypertension artérielle et syndrome d'apnée du sommeil), la réalisation d'une œsogastroduodénoscopie est indispensable et permet de mettre en évidence essentiellement une hernie hiatale et des lésions muqueuses prénéoplasiques (atrophie, métaplasie et dysplasie) et de dépister l'*Helicobacter pylori* afin d'effectuer une éradication préopératoire indispensable avant un bypass gastrique. En présence de lésions prénéoplasiques, une gastrectomie doit être envisagée.

Une évaluation psychiatrique fait également partie obligatoire du bilan préopératoire afin d'exclure les contre-indications psychiques.
Une méta-analyse récente montre que le bypass gastrique permet une perte de poids moyenne de 40 kg, l'anneau gastrique de 30 kg, et la diversion biliopancréatique de 50 kg[30]. L'opération la plus pratiquée est le bypass gastrique en raison d'un très bon rapport efficacité/effets secondaires/complications. L'anneau gastrique est en passe d'être abandonné en raison de la morbidité importante qu'il entraîne ainsi que les rechutes très fréquentes en termes de reprise de poids.

La chirurgie permet une optimisation durable de l'équilibre glycémique, une amélioration de l'HTA et du SAS. Il est important de mentionner que 15-35 % de patients opérés reprennent du poids ou ne perdent pas suffisamment de poids à long terme. Le suivi postopératoire est un des piliers de la prise en charge du patient obèse avec pour but de pérenniser la perte de poids et de dépister les complications à moyen et à long terme de la chirurgie.

Complications précoces et tardives des 3 interventions bariatriques restrictives et/ou malabsorptives les plus fréquentes :

	« Sleeve gastrectomy » (gastrectomie en manchon)	**Gastric bypass en Y**	**Gastric bypass en omega (minibypass gastrique)**
	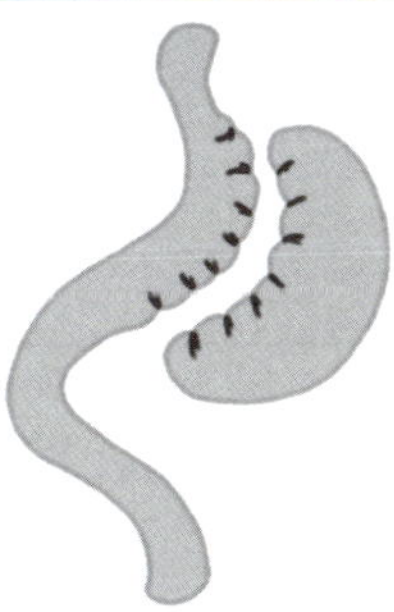	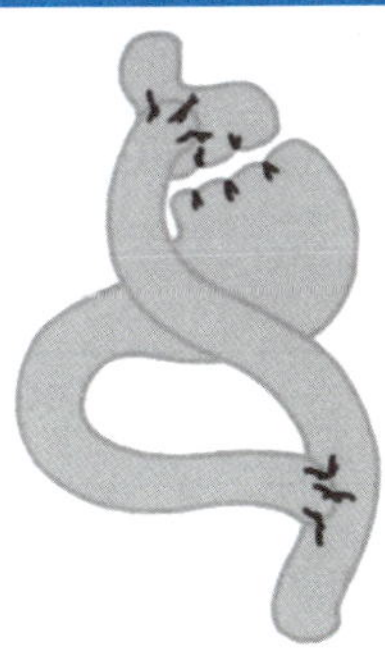	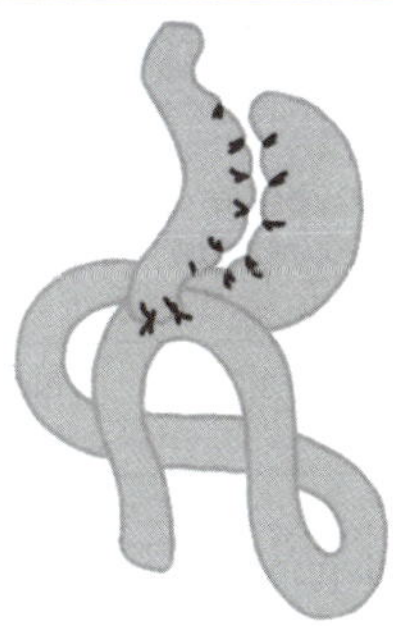
Complexité	±	+	±

	« Sleeve gastrectomy » (gastrectomie en manchon)	Gastric bypass en Y	Gastric bypass en omega (minibypass gastrique)
Durée de l'intervention	1 à 2 heures	2 à 3 heures	1 à 2 heures
Recul de la technique	15 ans	Plus de 20 ans	12 ans
Mécanisme d'action	restrictif	Restrictif et malabsorbtif	Restrictif et malabsorbtif
Mortalité	0,08 %	0,2 %	0,08 %
Indications préférentielles	Patients hyperphages Hyperobèses Patients sous antiagrégants ou anti-inflammatoires	Hyperphages Diabétiques Patients avec reflux	Hyperphages Alimentation sucrée Diabétiques Patients avec reflux
Complications précoces	Fistules 2,5 à 5 % Hémorragie 1 à 2,4 % Sténose 2,4 % Embolie pulmonaire Éventration	Fistules 2 à 3,6 % Hémorragie 2 % Embolie pulmonaire Éventration	Fistules 1 % Hémorragie 2 % Embolie pulmonaire Éventration
Complications tardives	Dilatation du manchon 50 % Reflux acide 10 à 23 % Carences en vitamines rares	Sténose 5 % Ulcère 2 % Occlusion 3,1 % Dumping 13 % Hernie interne 2 à 3 % Douleurs abdominales 10 % Carences en vitamines Éventration 2 %	Sténose 5 % Ulcère 3 % Reflux biliaire 5 % Hernie interne 1 % Douleurs abdominales 10 % Carences en vitamines Éventration 2 %
Perte moyenne d'excès de poids à 1 an	60 %	70 %	65 à 70 %
Perte moyenne d'excès de poids à 5 ans	50 à 70 %	70 à 80 %	70 à 80 %
Réversibilité	Non	Très complexe	Possible et complètement
Confort alimentaire	Diminué, vomissements rares	Diminué, vomissements très rares	Peu diminué, vomissements rares

Bibliographie

1. Heymsfield S. B., Wadden T. A. Mechanisms, pathophysiology and management of obesity. *N Engl J Med.* 2017;376:254-66.
2. Bray G. A., Frühbeck G., Ryan D. H., Wilding J. P. H. Management of obesity. *Lancet.* 2016;387:1947-56.
3. Haslam D. W., James W. P. T. Obesity. *Lancet.* 2005;366:1197-209.
4. Masciangelo M. L., Golay A. Poids de l'obésité, de l'épidémie aux coûts. *Rev Med Suisse.* 2005;1:807-13.
5. Ybarra J., De Stefano M., Kammer A., de Tonnac N., Lehmann T., Golay A. Interest of prognostic score for optimal clinical management of obese patients. *Diabetes Metab.* 2003;29:418-23.
6. Golay A., Buclin S., Ybarra J., Toti F., Pichard C., Picco N., de Tonnac N., Allaz A. F. New interdisciplinary cognitive behavioural-nutritional approach to obesity treatment: a 5-year follow-up study. *Eating Weight Disord.* 2004;9:24-34.
7. Golay A. Pharmacoeconomics aspects of poor adherence: can better adherence reduce healthcare costs?. *J Med Econ.* 2011;14:594-608.
8. Lagger G., Pataky Z., Golay A. Efficacy of therapeutic patient education in chronic diseases and obesity. *Pat Educ Counsel.* 2010;79:283-6.
9. Golay A. *Maigrir selon sa personnalité.* Éd. Payot, Paris, 2007.
10. Golay A. *Maigrir sans stress.* Éd. Payot, Paris, 2008.
11. Golay A., Giordan A. *Guide d'éducation thérapeutique du patient. L'école de Genève.* Éd. Maloine, Paris, 2015.
12. Sjöström L., Rissanen A., Andersen T., Boldrin M., Golay A., Kopperschaar H. P. F., Krempf M. Randomised placebo-controlled trial of orlistat for weight loss and prevention of weight regain in obese patients. *Lancet.* 1998;352:167-73.
13. Makoundou V., Pataky Z., Bobbioni-Harsch E., Gachoud J. P., Habicht F., Golay A. Multi-factorial approach associated with a new "on/off" orlistat use in a weight loss maintenance programme: 4 years follow-up. *Obes Facts.* 2011;4:191-6.
14. Volery M., Golay A. Comment détecter des troubles du comportement alimentaire chez des patients obèses ?. *Med Hyg.* 2001;2353:1467-71.
15. Golay A., Volery M., Rieker A., Fossati M., Nguyen Howles M. Approche cognitivocomportementale. *In* : Basdevant A., Guy Grand B. *Médecine de l'obésité.* Éd. Médecine-Sciences Flammarion, 2004:246-52.
16. Grilo C. M. Psychological and behavioural treatments for binge-eating disorder. *J Clin Psychiatry.* 2017;78:20-4.
17. Stapleton P., Bannatyne A. J., Urzi K. C., Porter B., Sheldon T. Food for thought: a randomised controlled trial of emotional freedom techniques and cognitive behavioural therapy in the treatment of food cravings. 2016;8:232-57.
18. Shaw K., O'Rourke P., Del Mar C., *et al.* Psychological interventions for overweight or obesity. *Cochrane Database Syst Rev.* 2005;2:CD003818.
19. Burgess E., Hassmen P., Welvaert M., Pumpa K. L. Behavioural treatment strategies improve adherence to lifestyle intervention programmes in adults with obesity: a systematic review and meta-analysis. *Clin Obes.* 2017;7:105-1.
20. Fossati M., Amati F., Painot D., *et al.* Cognitive-behavioural therapy with simultaneous nutritional and physical activity education in obese patients with binge eating disorder. *Eating Weight Disord.* 2004;9:134-8 .
21. Fairburn C. G., Cooper Z. New perspectives on dietary and behavioural treatments for obesity. *Int J Obesity.* 1996;20(suppl 1):S9-S13.
22. Calderone A., Calabro P. F., Lippi C., Jaccheri R., Vitti J., Santini F. Psychopathological behaviour and cognition in morbid obesity. *Recent Pat Endocr Metab Immune Drug Discov.* 2016.
23. Liao K. L. Cognitive-behavioural approaches and weight management: an overview. *J R Soc Health.* 2000;120:27-30.
24. Pataky Z., Carrard I., Golay A. Psychological factors and weight loss in bariatric surgery. *Current Opin Gastroenterol.* 2011;27:167-73.
25. Wilson G. T., Schlam T. R. The transtheoretical model and motivational interviewing in the treatment of eating and weight disorders. *Clin Psychol Rev.* 2004;24:361-78 .
26. Pataky Z., Locatelli L., Jung M., *et al.* Pas tous égaux devant le bypass gastrique. *Rev Med Suisse.* 2016;12:597-601.
27. Himpens J., Cadière G. B., Bazi M., *et al.* Long-term outcomes of laparoscopic adjustable gastric banding. *Arch Surg.* 2011;146:802-7.
28. Suter M., Giusti V. Chirurgie bariatrique en 2013 : principes, avantages et inconvénients des interventions à disposition. *Rev Med Suisse.* 2013;(9):658-63.
29. Schiesser M. La chirurgie de l'obésité en mutation. Swiss Medical Forum – Forum Médical Suisse. 2015;15(10):225–30 .
30. Caiazzo R., Torres F., Pattou F. La chirurgie de l'obésité en 2015. *Hépato-Gastro.* 2015;22:569-81 .
31. Bohdjalian A., Langer F. B., Shakeri-Leidenmühler S., *et al.* Sleeve gastrectomy as sole and definitive bariatric procedure: 5-year results for weight loss and ghrelin. *Obes Surg.* 2010;20:535-40.
32. Adams T. D., Gress R. E., Smith S. C., *et al.* Long-term mortality after gastric bypass surgery. *N Engl J Med.* 2007;357:753-61.
33. Higa K., Ho T., Tercero F., *et al.* Laparoscopic Roux-en-Y gastric bypass: 10-year follow-up. *Surg Obes Relat Dis.* 2011;7:516-25.
34. Schulman A. R., Thompson C. C. Complications of Bariatric Surgery: What You Can Expect to See in Your GI Practice. *Am J Gastroenterol.* 2017; 112:1640-55.

35. Sjöström L., Narbro K., Sjöström C. D., *et al.* Effects of bariatric surgery on mortality in Swedish obese subjects. *N Engl J Med* 2007;357:741-52.
36. Suter M., Calmes J. M., Paroz A., *et al.* A 10-year experience with laparoscopic gastric banding for morbid obesity : High long-term complication and failure rates. *Obes Surg.* 2006;16:829-35.
37. Himpens J., Dobbeleir J., Peeters G. Long-term results of laparoscopic Sleeve gastrectomy for obesity. *Ann Surg.* 2010;252:319-24 .
38. Buchwald H., Estok R., Fahrbach K., *et al.* Weight and type 2 diabetes after bariatric surgery : Systematic review and meta-analysis. *Am J Med.* 2009;122:248-56 .
39. O'Brien P. E., MacDonald L., Anderson M., *et al.* Long-term outcomes after bariatric surgery fifteen-year follow-up of adjustable gastric banding and a systematic review of the bariatric surgical literature. *Ann Surg.* 2013;257:87-94.
40. Buchwald H., Estok R., Fahrbach K., *et al.* Trends in mortality in bariatric surgery: a systematic review and meta-analysis. *Surgery.* 2007;142:621-32.
41. Colquitt J. L., Pickett K., Loveman E., *et al.* Surgery for weight loss in adults. Cochrane Database Syst Rev. 2014;8:CD003641.
42. Maggard M. A., Shugarman L. R., Suttorp M., *et al.* Meta-analysis: surgical treatment of obesity. *Ann Inter Med.* 2005;142:547-59.

Docteur,

j'ai un ganglion

Jean-François Balavoine, Marc-André Raetzo et Bernard Exquis

Préambule

L'approche diagnostique et thérapeutique d'un patient présentant une ou plusieurs adénopathies pose d'emblée au praticien plusieurs questions fondamentales ☺[1-4].

Quels sont les arguments qui permettent au médecin de placer une démarcation entre le bénin et le pathologique, entre une réaction immunologique normale et réversible (permettant la sauvegarde de l'intégrité de l'organisme), une réaction médicamenteuse ou une réaction pathologique, au pronostic plus grave, dont le diagnostic précoce est fondamental ?

Faut-il envisager une attitude diagnostique et thérapeutique différente s'il existe un ou des ganglions siégeant sur une ou plusieurs aires ganglionnaires ?

Faut-il s'inquiéter lorsqu'il existe des symptômes d'accompagnement ?

Les questions primordiales sont : 1) de confirmer en cas de doute (par une échographie par exemple) qu'il s'agit bien d'une adénopathie pathologique (plus de 1 cm sauf chez des adolescents) et 2) de décider s'il faut pratiquer d'emblée un examen histologique ou microbiologique du ganglion. Avant 35 ans, 80 % des ganglions sont secondaires à des affections bénignes. Chez le patient âgé, les adénopathies sont secondaires à des affections tumorales dans 60 % des cas.

1re consultation

Les questions essentielles

1. L'adénopathie est suspecte (inflammatoire, dure, fixée, plus de 1,5 cm) ?	OUI	**p. 176**
2. L'adénopathie concerne plusieurs territoires ?	OUI	**p. 182**
3. L'adénopathie est située dans le territoire susclaviculaire ?	OUI	**p. 185**
4. Notion d'immunosuppression connue ou soupçonnée (par exemple sida) ?	OUI	**p. 187**
5. Antécédent d'intervention chirurgicale (cutanée ou interne) où le diagnostic histologique était peu clair ?	OUI	**p. 187**
6. Notion de contage (par exemple contact avec une tuberculose, relation sexuelle avec un patient suspect) ?	OUI	**p. 188**
7. Le patient prend des médicaments ?	OUI	**p. 188**

NON **Vous avez répondu « non » à toutes ces questions essentielles**

Vous pouvez raisonnablement observer votre patient sans l'investiguer, mais vous devez vous assurer de la disparition ou de la diminution de taille de l'adénopathie dans les 6 semaines qui suivent la consultation ☺[5].

Vous devez :

- mesurer de manière fiable la taille de la ou des adénopathies afin de juger de son évolution ;
- convoquer systématiquement le patient après 6 semaines afin de confirmer la disparition de l'adénopathie ;
- dire au patient de consulter plus tôt si :
  - le ganglion grossit ;
  - des symptômes nouveaux apparaissent (fièvre, sueurs nocturnes, etc.).

2e consultation

Après 6 semaines, en l'absence de diagnostic ou d'évolution favorable des adénopathies, vous devez vous reposer les « questions essentielles » ; puis, si vous n'avez toujours pas de pistes, pratiquer :

Soit directement une biopsie-exérèse du plus gros ganglion accessible

- S'assurer que le pathologue pourra effectuer une analyse immunohistochimique, envoyer du tissu immédiatement plongé dans du formol, vérifier éventuellement auparavant avec le laboratoire pour la méthode de conservation ;
- Cultiver systématiquement le prélèvement (tuberculose).

Soit éventuellement une cytoponction, sauf si on soupçonne un lymphome

Technique : ponctionner avec une aiguille fine (orange) le ganglion à plusieurs reprises sans manipuler la seringue (sans aspirer). Faire cultiver une partie du matériel en cas de besoin, étaler le reste du matériel sur une lame en vidant l'air de la seringue à travers l'aiguille et fixer avec une laque à cheveu ordinaire. Cette technique peu invasive peut être utilisée dans toutes les situations, aussi bien pour des investigations bactériologiques que pour obtenir du matériel cytologique ☺☺[6,7]. Revoir le patient en fonction des résultats pour éventuellement pratiquer une exérèse biopsie. Voir p. 186 : « L'adénopathie est dans le territoire sus-claviculaire ».

Remarques

- Chez 59 patients, la cytoponction a permis un diagnostic dans 91,5 % des cas ☺[6].
- Chez des enfants, sur 7 487 cytoponctions pratiquées en ambulatoire, la sensibilité de la cytoponction (pour des affections malignes) était de 92,3 % et la spécificité de 99,6 % ☺[8]. La ponction des adénopathies sans aspiration est plus efficace que la ponction avec aspiration ☺[9].
- Chez 1 103 patients ponctionnés sur une période de 14 ans, on ne trouve que 3,4 % de faux négatifs et 0,9 % de faux positifs. Les techniques de marquage lymphoïde ont permis de réduire le nombre de faux positifs ☺[10].
- Dans une étude portant sur 123 cas ☺[11], l'aspiration ne permet pas d'obtenir du matériel analysable dans 10 % des cas et aucun cas de faux négatif n'est signalé.

• Pour le tissu thyroïdien, la combinaison de la cytologie avec le dosage tissulaire de la thyroglobuline et de la calcitonine permet d'obtenir une sensibilité de 100 %. Aucun cancer n'est manqué ☺[12].
• Pour le diagnostic de la tuberculose au Nigeria, la sensibilité de la cytoponction est de 79,5 % et la spécificité de 100 %. Dans 20,5 % des cas, un résultat négatif représente un faux négatif ☺[13].

OUI Vous avez répondu « oui » à une ou plusieurs des questions essentielles

1. L'adénopathie est suspecte

Vous devez considérer comme suspecte toute adénopathie qui présente un ou plusieurs des caractères suivants :
- fixation aux structures voisines ;
- consistance dure ;
- aspect inflammatoire ;
- taille de plus de 1,5 cm.

La démarche diagnostique la plus logique est d'aborder le ganglion en fonction de sa localisation (cervicale, axillaire, inguinale, épitrochléenne) et de sa consistance. Le caractère dur, chaud ou mou des adénopathies n'est pas pathognomonique, mais oriente la stratégie de départ. La toxoplasmose par exemple peut se présenter avec des adénopathies relativement dures, peu inflammatoires.

La ou les adénopathies sont situées au niveau du cou
Agir en fonction des caractéristiques des adénopathies.

La ou les adénopathies sont dures et fixées
- Souvent sans signe d'accompagnement. Chez un patient avec facteurs de risque (tabac et alcool), suspecter systématiquement une néoplasie ORL qui est parfois visible à l'examen direct de la cavité buccale. Demander un examen complet par le spécialiste avant de biopsier. En cas de cancer ORL, une biopsie est considérée comme inopportune et devrait être évitée, même si des études n'ont pas permis de montrer de danger lorsque la biopsie est suivie d'une radiothérapie locale pour les cas de cancer épidermoïde ☺[14].
- Un lymphome doit être systématiquement recherché, particulièrement chez les patients jeunes. S'assurer que le pathologue pourra effectuer une analyse immunohistochimique. Il faut au minimum une « carotte » mais idéalement un ganglion entier pour toutes les déterminations immunophénotypiques

(diagnostic et pronostic) ainsi que cytogénétiques (recherche de mutations spécifiques guidant les décisions thérapeutiques). Envoyer du tissu plongé immédiatement dans du formol, vérifier éventuellement avec le laboratoire auparavant sur la méthode de conservation.

La ou les adénopathies sont chaudes et douloureuses

Il faut exclure un problème infectieux :

- Le patient présente un état fébrile avec odynophagie et notion de contage : il s'agit possiblement d'une pharyngite à streptocoques. Vous devez traiter d'emblée en cas d'antécédents de rhumatisme articulaire aigu, dans un contexte d'épidémie ou de forte suspicion clinique (fièvre de plus de 38,5 °C, exsudat amygdalien, adénopathies bilatérales douloureuses, absence de toux et de rhinite). Voir « Docteur, j'ai la grippe », p. 87.

Attention

Pharyngite gonocoques et syphilis à rechercher systématiquement chez les patients à risque (par exemple chez des patients homosexuels) avec pharyngite et adénopathies cervicales.

- Le patient présente une forte douleur à la mastication, à la percussion d'une dent ou à la fermeture des mâchoires : il s'agit possiblement d'un abcès dentaire. Si le diagnostic est tardif, il peut exister une cellulite avec œdème de la face. Confier rapidement votre patient à un dentiste.
- Il existe des symptômes oculaires : demander un examen spécialisé d'emblée.
- En l'absence de diagnostic, examiner systématiquement le cuir chevelu : il existe possiblement une lésion cutanée avec ganglions occipitaux ou rétroauriculaires. Même en l'absence de lésions cutanées visibles, en présence d'adénopathies à l'aspect inflammatoire, vous pouvez vous permettre un test thérapeutique avec de la Co-Amoxicilline. Revoir le patient pour s'assurer de la disparition ou de la diminution des adénopathies.

La ou les adénopathies sont plutôt molles

Le patient est peut-être fébrile avec une pharyngite, souvent exsudée, adénopathies sous-angulomaxillaires et cervicales postérieures avec hépatosplénomégalie : il s'agit peut-être d'un syndrome mononucléosique.

- Faire un monotest (mononucléose infectieuse). Test très spécifique mais peu sensible dans la première semaine de la maladie (25 % de négatifs ; 10 % dans la deuxième semaine).
- Si négatif, envoyer du sérum au laboratoire (sérothèque) en demandant dans un premier temps de rechercher un virus d'Epstein-Barr (VEB) avec anticorps anti-VCA. Le diagnostic de mononucléose infectieuse (MNI) n'implique pas de traitement, mais permet de cesser les investigations, d'éviter les antibiotiques

(allergies fréquentes), de suivre des complications éventuelles (atteinte hématologique) et de sécuriser le patient.

- En l'absence de MNI, rechercher une toxoplasmose sur le sérum envoyé au laboratoire. Cette affection se présente parfois sous la forme d'une adénopathie isolée ou d'adénopathies multiples sans signes généraux. Ce diagnostic n'implique pas de traitement, mais permet de cesser les investigations et de sécuriser le patient.
- Garder du sérum pour rechercher systématiquement une infection à VIH (recherche d'Ac anti-VIH et d'Ag p24) si les sérologies pour VEB ou toxoplasmose sont négatives. En effet, la primo-infection à VIH peut prendre la forme d'un syndrome mononucléosique. Adresser les patients séropositifs à un spécialiste.

Attention

Le diagnostic différentiel important d'adénopathies molles dans le territoire cervical est le lymphome. En l'absence de MNI, de toxoplasmose ou de VIH avec une adénopathie > 2 cm, biopsier d'emblée.

Remarque

Le diagnostic des affections virales banales comme la rougeole et la rubéole n'entre pas ici en ligne de compte, car le diagnostic se pose sur les lésions cutanées.

Dans tous les cas, s'assurer de la disparition des adénopathies à 6 semaines. En l'absence de diagnostic de certitude (toxoplasmose, MNI ou VIH par exemple), pratiquer une cytoponction ou une biopsie comme décrit ci-dessus, p. 175.

La ou les adénopathies sont situées au niveau axillaire

La ou les adénopathies sont dures et fixées

Chez une femme : suspecter d'emblée une tumeur du sein ; faire une mammographie avec échographie systématique pour biopsier d'emblée toute image suspecte ☺[15].

Chez l'homme, biopsier d'emblée si > 2 cm. Sinon, observer éventuellement pendant 6 semaines. Ne pas oublier que le cancer du sein existe chez l'homme.

Envisager qu'un ganglion axillaire soit possible avec un cancer pulmonaire primaire, faire une radiographie ou un CT du thorax chez les patients à risque.

Recherche une lésion suspecte de mélanome dans le territoire de drainage.

La ou les adénopathies sont chaudes et douloureuses

Il faut exclure un problème infectieux du membre supérieur. Penser en particulier à une mastite, une maladie des griffes du chat ou à une brucellose. Un examen attentif des seins permet d'exclure une mastite. Pour les deux autres affections, voir ci-après, « Il existe des adénopathies dans plusieurs territoires », p. 181.

La ou les adénopathies sont situées au niveau inguinal

Considérer en premier lieu la possibilité qu'il s'agisse en fait d'une hernie. En l'absence de symptomatologie aiguë ou de douleurs, le doute existe. En cas d'incertitude, une échographie permet de s'orienter.
Les adénopathies inguinales sont secondaires à une infection des membres inférieurs, à une atteinte liée à une MST ou à une tumeur.

La ou les adénopathies sont dures et fixées

Il s'agit peut-être d'une métastase d'une tumeur de la vulve, des organes génitaux externes ou du canal anal.
Faire un examen physique détaillé à la recherche d'une de ces affections.
Si cet examen ne met rien de particulier en évidence, vous pouvez attendre 6 semaines une éventuelle évolution spontanée favorable. En l'absence de diagnostic, procéder alors à une biopsie (voir p. 186).

En l'absence de diagnostic ou si les adénopathies sont chaudes et douloureuses

Il faut exclure une maladie sexuellement transmissible (MST). Les plus fréquentes sont la syphilis, le lymphogranulome vénérien ou l'herpès. Beaucoup plus rare sous nos latitudes le chancroïde. Dans tous les cas de suspicion de MST, rechercher systématiquement la présence du VIH.
Pratiquer un examen clinique, à la recherche des affections suivantes : une bartholinite, un furoncle, une lymphangite, un abcès périanal.

Rechercher des lésions des organes génitaux

Il existe une ou plusieurs lésions, indurées ou non, douloureuses ou non, vésiculaires ou non, ulcérées ou non. Ceci vous oriente vers les diagnostics suivants :

> Remarque
>
> Le granulome inguinal *Calymmatobacterium granulomatis* ne fait pas d'adénopathie inguinale. La lésion primaire est une papule ou un ulcère indolore avec des vésicules.

- Les lésions sont multiples, douloureuses et vésiculaires en bouquet. Les adénopathies sont bilatérales.
  Il peut s'agir d'un herpès (très fréquent). La sensibilité de ce type de présentation clinique est de 35 %, la spécificité est de 94 % ☺[19].
  Le diagnostic est clinique dans les cas typiques, et sérologique au besoin. Traiter avec de l'acyclovir 5 × 200 mg/j p. o. pendant 5 jours. Le famciclovir 3 × 200 mg/j p. o. pendant 5 jours présente l'avantage de pouvoir être donné moins souvent, mais coûte actuellement beaucoup plus cher. Son efficacité est comparable à l'acyclovir ☺☺[17,18].

- Il existe un chancre ulcéré, indolore, à base indurée. Les adénopathies sont généralement bilatérales. Il peut s'agir d'une syphilis primaire (fréquente). Cette présentation clinique a une sensibilité de 31 % et une spécificité de 98 % ☺[19]. Chez 25 % des patients, il existe plusieurs chancres, dans 10 % des cas, le chancre est douloureux. Rechercher également un chancre buccal ou anal.
  Le diagnostic est sérologique par des tests spécifiques (FTA) ou par des tests non tréponométeux (VDRL). Les VDRL peuvent être négatifs dans le début de la syphilis primaire. Répéter les tests à 4 semaines si négatifs. Traiter avec une benzathine pénicilline 2,4 millions d'unités i.m. en dose unique qui guérit la syphilis primaire et secondaire. En cas d'allergie à la pénicilline, la doxycycline ou la ceftriaxone (attention aux allergies croisées) ou l'azithromycine en dose unique de 1 g (attention, les échecs sont fréquents) sont les alternatives de choix.

- Le patient rentre d'Asie, d'Afrique ou d'Amérique du Sud. Le chancre est typiquement non induré, douloureux, ulcéré, purulent. Les adénopathies sont unilatérales dans 2/3 des cas, fluctuantes. Il peut s'agir d'un chancroïde (*Haemophilus ducreyi* ; très rare sous nos latitudes). La sensibilité de cette présentation clinique est de 34 %, la spécificité est de 94 % ☺☺[19].
  Le diagnostic se fait par culture du fond de l'ulcère et par la réponse thérapeutique.
  Traiter avec de l'érythromycine 4 × 500/j p. o. pendant 10 jours ou de la ceftriaxone 250 mg i.m. en dose unique. La ciprofloxacine 500 mg 2 ×/j pendant 3 jours est également efficace sur ce germe.

Attention

Ce traitement peut masquer une syphilis. Dans le cas où vous ne pouvez pas revoir le patient, un traitement de pénicilline 2,4 millions i.m. en dose unique est indiqué ☺[21].

- Le patient rentre d'Asie ou d'Afrique. Les adénopathies sont unilatérales dans 66 % des cas, volumineuses, parfois suppuratives. Il peut s'agir d'un lymphogranulome vénérien (*Chlamydia trachomatis*, dont l'incidence dans nos contrées augmente ces dernières années principalement dans la population homosexuelle). Le diagnostic se fait par PCR et culture sur des prélèvements anaux. Rechercher systématiquement le gonocoque, et pratiquer une sérologie syphilitique. Traiter avec des tétracyclines, par exemple la doxycycline 2 × 100 mg/j p. o. pendant 2-3 semaines.

Remarques

– Dans tous les cas de maladies sexuellement transmissibles, rechercher une syphilis par des tests spécifiques (FTA). Le VDRL n'est pas toujours positif lors d'une syphilis primaire. Un traitement à l'aveugle d'une syphilis (benzathine pénicilline 2,4 millions i.m. en dose unique) peut être envisagé dans les situations où vous ne pouvez revoir le patient.
– Rechercher un VIH systématiquement après en avoir discuté avec le patient et ne pas oublier de s'occuper de traiter le ou les partenaires.
– Le granulome inguinal ne fait pas d'adénopathies.

La ou les adénopathies sont situées au niveau épitrochléen

La présence d'adénopathies à cet endroit est pratiquement toujours significative d'un processus pathologique ☺[21].

Exclure :

- une infection du membre supérieur ;
- une syphilis (un test VDRL sera toujours positif dans cette situation où il s'agit d'une syphilis secondaire).

Il peut s'agir rarement d'un lymphome, d'une sarcoïdose ou d'une tularémie (très rare). Il n'est cependant pas utile de biopsier systématiquement, car la probabilité d'une affection maligne est très faible, et un diagnostic isolé de sarcoïdose n'implique pas de traitement en l'absence d'atteinte d'organe (poumons, cœur, yeux). De plus, il est exceptionnel de ne pas trouver d'autres adénopathies pathologiques en cas de lymphome. Examiner toutes les aires ganglionnaires attentivement. En pratique, en l'absence de causes locales, et en l'absence d'atteinte d'organe clinique (sarcoïdose), demander un test VDRL. Si négatif, observer le patient en se reposant régulièrement les « questions essentielles ».

2. Il existe des adénopathies dans plusieurs territoires ganglionnaires

S'assurer

Qu'il ne s'agit pas d'un patient maigre de constitution ou qui vient de perdre volontairement et massivement du poids : les adénopathies, de petite taille (< 1 cm type grain de riz) et de forme oblongue, sont peut-être très banales.

On peut raisonnablement en observer l'évolution si le patient ne présente pas d'autres plaintes, s'il n'existe pas de facteurs de risque pour un VIH et si l'état général est bon.

Pratiquer

a) Une anamnèse ciblée

Recherche de médicaments ou éléments suggérant une maladie auto-immune, ainsi qu'un examen clinique qui apporte peu d'éléments diagnostics mais impose, selon la gravité des symptômes, le degré d'urgence diagnostique.

b) Un examen physique

État général, température

Une atteinte sévère de l'état général ou une température de plus de 38,5 °C suggèrent le diagnostic de *brucellose*, seule affection bactérienne avec la *leptospirose* qui peut se présenter avec des adénopathies généralisées.

La leptospirose est une maladie due à un spirochète, généralement acquise par un contact direct ou indirect avec des animaux. Les animaux atteints excrètent le germe par l'urine. Les germes peuvent rester virulents pendant plusieurs mois.

La brucellose est également transmise par les animaux. En dehors des professions en contact avec les carcasses animales, l'infection est transmise par des produits laitiers contaminés non pasteurisés, en particulier le fromage de chèvre artisanal. Le diagnostic repose sur les sérologies et les hémocultures que vous devez pratiquer systématiquement dans cette situation.

Attention

Avertir le laboratoire, car il faut conserver les hémocultures 4 semaines.

Téguments

L'examen physique ne permet pas d'avancer beaucoup dans le diagnostic différentiel des patients présentant des adénopathies généralisées. Seul l'examen des téguments permet parfois d'orienter le diagnostic, avec par exemple présence de lésions typiques de la syphilis : rash maculopapulaire touchant symétriquement la paume et la plante des pieds, condylomes, chancre génital (encore présent dans 15 % des syphilis secondaires).

c) Un bilan de laboratoire systématique

- *Une formule sanguine complète*
  C'est un examen discriminant de base et qui permet également de mettre en évidence des complications éventuelles de diagnostics possibles.

Il existe peut-être :
- une lymphocytose (leucémie lymphatique chronique [LLC], mononucléose infectieuse [MNI]) ;
- une lymphopénie (infection à VIH ?) ;
- une anémie (inflammatoire ou hémolytique ?, compliquant une MNI, une infection à cytomégalovirus (CMV) ou une néoplasie) ;
- une neutrophilie (leucémie, réaction inflammatoire d'une infection) ;
- une thrombopénie (compliquant une MNI ou une infection à CMV).

– *Des tests hépatiques (transaminases, phosphatase alcaline)*
Faciles, pas chers, mais peu discriminants.
- Les transaminases sont très élevées (plus de 600) : il faut pratiquer des tests sérologiques pour diagnostiquer une éventuelle hépatite virale B ou C (risque de chronicité, prévention pour l'entourage, éventuel traitement de l'hépatite chronique). Voir « Docteur, je suis jaune », p. 469.
- Les transaminases sont peu élevées : il peut s'agir alors d'une affection systémique bactérienne avec « touche hépatique » qui peut se présenter sous la forme d'adénopathies multiples, par exemple une hépatite cholestatique de la syphilis, de la MNI, ou de la leptospirose (phosphatase alcaline > transaminases).

– *Un VDRL*
Facile, pas cher, surtout chez les patients à risque.
- Il s'agit peut-être d'une syphilis secondaire.
- Le diagnostic est très utile, car il existe un traitement spécifique.
- Le chancre initial a disparu dans 85 % des cas.
- 100 % des VDRL sont positifs dans la syphilis secondaire. Confirmer si positif par la recherche d'anticorps spécifiques (FTA-ABS), car il existe de nombreux faux positifs (par exemple maladies auto-immunes) ☺ [22].
- Ne pas oublier de traiter le ou les partenaires.

– *Une sérologie VIH et un antigène p24 (et/ou une virémie VIH selon les situations)*
Primordial, surtout chez le patient à risque, seulement avec son accord. Un test de dépistage (sérologie VIH) n'exclut pas le diagnostic dans les cas de suspicion de séroconversion aiguë ou récente. Dans cette situation le dosage de l'antigène p24 doit être systématique. À répéter si le premier test est négatif et s'il existe une suspicion clinique.
- Plus de 50 % des primo-infections VIH s'accompagnent d'adénopathies généralisées dans les 2 à 10 semaines après le début de l'infection.
- Chez des patients à risque, rechercher d'autres éléments diagnostiques : par exemple état fébrile, rash, ulcérations mucocutanées, pharyngite, perte de poids, diarrhées, méningo-encéphalite.

• Demander un avis spécialisé pour l'introduction d'un traitement antirétroviral précoce si le test est positif.

– *Mettre du sérum de côté (sérothèque)*
Si ce bilan clinique et paraclinique est négatif :
• observer votre patient pendant 2 semaines ;
• lui demander de consulter plus tôt, s'il apparaît des éléments nouveaux, ou si son état général se dégrade.

Il existe deux possibilités lors de la consultation suivante :
1) Les adénopathies ont disparu ou ont fortement diminué : vous pouvez arrêter les investigations.
2) Les adénopathies persistent : dans cette situation, vous pouvez poursuivre le bilan sanguin en demandant des sérologies sur le sérum prélevé auparavant. Un diagnostic positif, même en l'absence de maladie grave ou traitable, permet d'éviter la biopsie ganglionnaire et la poursuite inutile du bilan.
– *Un monotest*
Surtout chez les jeunes. Chez les patients âgés, la mononucléose infectieuse (MNI) se présente avec une clinique fruste avec peu d'adénopathies. Un monotest (recherche d'anticorps hétérophiles) est dans 60 % des cas positif après 2 semaines d'évolution, dans 80-90 % des cas après 1 mois. Si négatif (rare après 4 semaines d'observation), en cas de forte suspicion clinique, faire les anticorps anti-VEB (VCA 100 % positif).
Il n'y a pas de traitement spécifique. Le traitement stéroïdien est uniquement réservé aux cas très symptomatiques (fièvre, douleurs) et pour les éventuelles complications (anémie hémolytique, thrombocytopénie, myocardite et péricardite).

– *Une sérologie pour la toxoplasmose*
Dans la majorité des cas, le tableau clinique est fruste.
Dans de rares cas, il est semblable à la MNI, mais la pharyngite est minime.
Pas de traitement chez des patients immunocompétents.

– *Une sérologie pour cytomégalovirus (CMV)*
Le tableau clinique du CMV est identique à la MNI, mais la pharyngite est légère et il existe peu d'adénopathies.
Pas de traitement.

À réception des résultats de laboratoire, si vous n'avez toujours pas de diagnostic, vous devez alors pratiquer :
- soit une cytoponction du ganglion en cas de ganglion chaud et inflammatoire (culture pour germes banals [par exemple staphylocoques], tuberculose,

éventuellement histoplasmose et leptospirose en cas de suspicion clinique). Voir ci-dessus, p. 163 ;
- soit une biopsie-exérèse si la cytoponction est négative ou si le ganglion est ferme et indolore pour culture et histologie. S'assurer que le pathologue pourra effectuer une analyse immunohistochimique. Envoyer du tissu plongé immédiatement dans du formol, vérifier éventuellement avec le laboratoire auparavant sur la méthode de conservation. Voir les précautions à prendre pour le prélèvement ci-dessus, car l'hypothèse d'un syndrome lymphoprolifératif se trouve alors au premier rang dans le diagnostic différentiel.

Attention

Chez les patients de retour de voyage ou originaires d'un pays tropical, il faut élargir le diagnostic et rechercher systématiquement les affections mycotiques, par exemple histoplasmose (culture) et parasitaire (culture, sérologie). À préciser au laboratoire.

Remarques

– La tuberculose ganglionnaire est actuellement rare, exception faite dans les cas de sida. Son diagnostic ne se pose pas en urgence et n'est en général possible qu'avec la biopsie. Une cytoponction à l'aiguille fine a une sensibilité d'environ 60-70 % pour le diagnostic de tuberculose ☺[13-23].
– La maladie des griffes du chat peut se signaler par des adénopathies multiples. Dans 40 % des cas, il existe une anamnèse de contact avec les chats et une lésion cutanée. Le diagnostic repose sur l'anamnèse, la biopsie et/ou la sérologie pour *Bartonella rochelineen* ☺[24-26]. Aucun traitement n'est clairement prouvé. Certains experts proposent un traitement de macrolides, trimethoprim-sulfamethoxazole, quinolones, associé à de la rifampin s'il existe une atteinte sévère, mais l'évolution est spontanément favorable en 1 ou 2 mois. Un diagnostic positif permet seulement d'éviter d'autres investigations.
– Les autres affections pouvant se présenter avec des adénopathies multiples et sans diagnostic après ces investigations sont systématiquement accompagnées d'autres signes d'appel (maladies auto-immunes, polyarthrite, maladie sérique…). Parmi les médicaments, penser à la phénytoïne qui peut provoquer des adénopathies sans maladie sérique associée.
– Parmi les infections rares, penser à la maladie de Castleman (souvent associée à de la fièvre, une splénomégalie, une hypergammaglobulinémie et une présence d'herpès de type 8), la maladie de Kawasaki chez les enfants et jeunes adultes, et les lymphomes de type angio-immunoblastiques.

3. L'adénopathie est située au niveau sus-claviculaire

À gauche, il s'agit d'un ganglion de Troisier ☺[27] : palper les creux sus-claviculaires, mais également en arrière de l'insertion claviculaire du muscle sternomastoïdien. Dans ce territoire, il faut pratiquer d'emblée une biopsie puis investiguer selon la piste histologique. Il s'agit soit d'un lymphome, soit d'une métastase de tumeur solide ☺☺[28].

Vous devez absolument et systématiquement attendre le résultat histologique avant de pratiquer un bilan étiologique souvent coûteux et inutile (voir ci-dessous). Le pathologue doit pouvoir dans la majorité des cas vous donner des indications quant à l'origine de la tumeur découverte au niveau de l'adénopathie. Les lymphomes, les séminomes, les choriocarcinomes et les mélanomes sont identifiables grâce aux progrès de l'immunohistochimie, par la recherche de marqueurs spécifiques même au niveau de métastases ganglionnaires peu différenciées. Des indicateurs d'origine pulmonaire, gastrique, digestive ou ovarienne sont souvent apportés par le pathologue permettant de focaliser l'imagerie.

Il est donc important de s'assurer que le pathologue pourra effectuer ces analyses sur le prélèvement que vous lui enverrez. Envoyer du tissu plongé immédiatement dans du formol, vérifier éventuellement avec le laboratoire auparavant sur la méthode de conservation

Les biopsies ou cytologies : la réponse du pathologue

- Il s'agit d'un lymphome, d'un séminome, d'un choriocarcinome, d'un mélanome ou d'un cancer de la thyroïde
  Confier votre patient à un oncohématologue pour évaluation et traitement.
- Il s'agit d'un adénocarcinome d'origine indéterminée

Avant de rechercher l'origine, il convient de préciser quelques points :

- *Le carcinome du sein* se présente rarement comme une métastase isolée au niveau sus-claviculaire. En principe, le pathologue peut vous donner l'origine mammaire de la tumeur, et un traitement à visée curative sera envisagé.
- En cas de *carcinome gynécologique*, lorsqu'on trouve un ganglion au niveau sus-claviculaire, la maladie (stade IV) est largement dépassée. La chimiothérapie prolonge la survie en cas de tumeur ovarienne, ce qui justifie une approche conjointe gynécologique et oncologique.
- *L'origine digestive* est la plus fréquente mais, à ce stade, nous n'aurons aucune option curative à proposer à ce patient. L'attitude thérapeutique se décidera en fonction des symptômes ou des risques de complications (iléus).
- Nous pouvons rechercher une *origine prostatique* en complément du marquage immunohistochimique pratiqué par le pathologue sur la coupe histologique. Il n'existe pas de traitement curatif. Le traitement s'adresse à la prévention et aux traitements des complications (obstruction, lymphœdème des membres inférieurs par envahissement ganglionnaire, douleurs osseuses sur métastases). Si le patient est asymptomatique, on peut attendre attenti-

vement, mais le patient ne sera pas asymptomatique très longtemps et il est difficile de faire accepter cette attitude aux patients.
- *En cas d'origine pulmonaire*, il s'agit d'emblée d'un stade IIIB inopérable. Il peut être utile de pratiquer un bilan pulmonaire fonctionnel et radiologique, mais seulement si vous et votre patient envisagez une attitude agressive, dont le bénéfice en termes de survie est néanmoins très controversé.

• Il s'agit d'un carcinome épidermoïde

Demander un avis ORL. Des traitements combinant chirurgie et radiothérapie peuvent apporter un bénéfice.
En cas d'origine pulmonaire, la situation est identique à celle d'un adénocarcinome. Le traitement, comprenant chimiothérapie et radiothérapie combinées, est très lourd, et doit être évalué avec votre patient. Il n'est pas utile de rechercher une origine pulmonaire si on se place d'emblée dans une situation d'abstention thérapeutique. Le traitement serait alors celui des complications (hémoptysie, douleurs sur métastases).

• Il s'agit d'un carcinome à petites cellules

Il existe de « bons » résultats dans cette situation, où l'origine est pulmonaire. Confier votre patient à un oncohématologue pour une approche chimioradiothérapie séquentielle.

4. Présence d'une immunosuppression connue ou soupçonnée (par exemple sida)

Les adénopathies sont classiques aussi bien dans les formes cliniques liées à la primo-infection (dans les 2 à 10 semaines après l'exposition VIH) que dans les formes chroniques. La présence d'adénopathies n'est pas un facteur pronostique du sida.
Si, dans le suivi, les adénopathies augmentent de taille, il faut envisager des investigations, car elles sont associées à des affections graves ☺[29] possiblement traitables compliquant le VIH (lymphome de haut degré de malignité dont l'incidence n'a pas diminué depuis l'instauration des trithérapies, sarcome de Kaposi, toxoplasmose, CMV, *Mycobacterium tuberculosis* ☺[30] ou atypiques, mycoses systémiques). Demander des sérologies, et, si négatives, biopsier (voir ci-dessus sous « Cytoponction », p. 175).

5. Il existe des antécédents d'intervention chirurgicale (cutanée ou interne) où le diagnostic histologique était peu clair

Dans cette situation, il faut systématiquement retrouver les résultats de l'anatomopathologie antérieure.

6. Il existe une notion de contage

Dans l'entourage, il existe par exemple une tuberculose, une hépatite ou une MST. Vous devez rechercher l'affection en cause chez votre patient.

7. Le patient prend des médicaments

Le patient prend des médicaments pouvant provoquer l'apparition d'adénopathies :
- phénytoïne ;
- hydralazine ;
- allopurinol ;
- aténolol ;
- carbamazépine ;
- céphalosporine ;
- pénicilline ;
- quinidine.

Cesser le traitement et observer l'évolution si vous avez répondu « non » à toutes les autres questions essentielles.

Bibliographie

1. Ferrer R. Lymphadenopathy: differential diagnosis and evaluation. *Am Fam Physician.* 1998;58:1313-20.
2. Ghirardelli M. L., Jemos V., Gobbi P. G. Diagnostic approach to lymph node enlargement. *Haematologica.* 1999; 84: 242-7.
3. Pangalis G. A., Vassilakopoulos T. P., Boussiotis V. A., Fessas P. Clinical approach to lymphadenopathy. *Semin Oncol.* 1993;20:580-2.
4. abermann T. M., Steensma D. P. Lymphadenopathy. *Mayo Clin Proc.* 2000;75:723.
5. Fijten G. H., Blijham G. H. Unexplained lymphadenopathy in family practice. An evaluation of the probability of malignant causes and the effectiveness of physicians' workup. *J Fam Pract.* 1988;27:373.
6. Chau I., Kelleher M. T., Cunningham D., *et al.* Rapid access multidisciplinary lymph node diagnostic clinic: analysis of 550 patients. *Br J Cancer.* 2003;88:354.
7. Knight P. J., Mulne A. F., Vassy L. E. When is lymph node biopsy indicated in children with enlarged peripheral nodes?. *Pediatrics.* 1982;69:391-6.
8. Prasad R., Garg S. K., Mukerji P. K., Agarwal P. K. Role of fine needle aspiration cytology in the diagnosis of lymphadenopathy. *Indian J Chest Dis Allied Sci.* 1993;35(1):27-9.
9. Kumarasinghe M. P., Sheriffdeen A. H. Fine needle sampling without aspiration. *Pathology.* 1995;27:330-2.
10. Steel B. L., Schwartz M. R., Ramzy I. Fine needle aspiration biopsy in the diagnosis of lymphadenopathy in 1 103 patients. Role, limitations and analysis of diagnostic pitfalls. *Acta Cytol.* 1995;39:76-81.
11. Buchino J. J., Jones V. F. Fine needle aspiration in the evaluation of children with lymphadenopathy. *Arch Pediatr Adolesc Med.* 1994;148:1327-30.
12. Lee MJ, Ross DS, Mueller PR, *et al.* Fine needle biopsy of cervical lymph nodes in patients with thryoid cancer: a prospective comparison of cytopathologic and tissue marker analysis. *Radiology.* 1993;187:851-4.
13. Thomas J. O., Adeyi D., Amanguno H. Fine needle biopsy in the management of peripheral lymphadenopathy in a developing country. *Diagn Cytopathol.* 1999;21:159-62.
14. Ellis E. R., Mendenhall W. M., Rao P. V., McCarty P. J., Parsons J. T., Stringer S. P., Cassisi N. J., Million R. R. Incisional or excisional neck-node biopsy before definitive radiotherapy, alone or followed by neck dissection. *Head Neck.* 1991;13(3):177-83.
15. Olliff J. F., Cherryman G. R. The role of compu-

ted tomography in the investigation of recurrent axillary disease in patients with carcinoma of the breast. *Clin Radiol.* 1990;41:31-3.
16. Lee C. H., Giurescu M. E., Philpotts L. E., Horvath L. J., Tocino I. Clinical importance of unilaterally enlarging lymph nodes on otherwise normal mammograms. *Radiology.* 1997;203:329-34.
17. Brady R. C., Bernstein D. I. Treatment of herpes simplex virus infections. *Antiviral Res.* 2004;61:73. Tyring S. K. Advances in the treatment of herpesvirus infection: the role of famciclovir. *Clin Ther.* 1998;20:661-70.
18. Fife K. H., Barbarash R. A., Rudolph T., Degregorio B., Roth R. Valaciclovir versus acyclovir in the treatment of first-episode genital herpes infection. Results of an international, multicenter, double-blind, randomized clinical trial. The Valaciclovir International Herpes Simplex Virus Study Group. *Sex Transm Dis.* 1997;24:481-6.
19. DiCarlo R. P., Martin D. H. The clinical diagnosis of genital ulcer disease in men. *Clin Infect Dis.* 1997;25:292.
20. Workowski K. A., Berman S. M. Sexually transmitted diseases treatment guidelines, 2006. *MMWR Recomm Rep.* 2006;55:1.
21. Selby C. D., Marcus H. S., Toghill P. J. Enlarged epitrochlear lymph nodes: an old physical sign revisited. *J R Coll Physicians Lond.* 1992;26:159-61.
22. Hook E. W. III, Marra C. M. Acquired syphilis in adults. *N Engl J Med.* 1992;326:1060.
23. Eisenhut C. C., King D. E., Nelson W. A., Olson L. C., Wall R. W., Glant M. D. Fine-needle biopsy of pediatric lesions: a three-year study in an outpatient biopsy clinic. *Diagn Cytopathol.* 1996;14:43-50.
24. Del Prete R., Fumarola D., Fumarola L., Basile V., Mosca A., Miragliotta G. Prevalence of antibodies to Bartonella henselae in patients with suspected cat scratch disease (CSD) in Italy. *Eur J Epidemiol.* 1999;15:583-7.
25. O'Reilly K. L., Bauer R. W., Freeland R. L., Foil L. D., Hughes K. J., Rohde K. R., Roy A. F., Stout R. W., Triche P. C. Acute clinical disease in cats following infection with a pathogenic strain of Bartonella henselae (LSU16). *Infect Immun.* 1999;67:3066-72.
26. Karpathios T., Golphinos C., Psychou P., Garoufi A., Papadimitriou A., Nicolaidou P. Cat scratch disease in Greece. *Arch Dis Child.* 1998;78:64-6.
27. Cervin J. R., Silverman J. F., Loggie B. W., Geisinger K. R. Virchow's node revisited. Analysis with clinicopathologic correlation of 152 fine-needle aspiration biopsies of supraclavicular lymph nodes. *Arch Pathol Lab Med.* 1995;119:727-30.
28. Van Overhagen H., Lameris J. S., Berger M. Y., van der Voorde F., Tilanus H. W., Klooswijk A. I., Zonderland H. M., van Pel R. Supraclavicular lymph node metastases in carcinoma of the esophagus and gastroesophageal junction: assessment with CT, US, and US-guided fine-needle aspiration biopsy. *Radiology.* 1991;179:155-8.
29. Moresco L., Gipponi M., CaFiero F., Badellino F., Pagano G., Alessandrini A., Nicolo G. Role of diagnostic lymph node biopsies in 56 anti-HIV positive patients. *Cancer Detect Prev.* 1990;14:353-7.
30. Pithie A. D., Chicksen B. Fine-needle extrathoracic lymph node aspiration in HIV-associated sputum-negative tuberculosis. *Lancet.* 1992;340:1504-5.

Docteur,

j'ai de la température

Pauline Darbellay Farhoumand, Arnaud Perrier, Marc-André Raetzo, Laurent Kaiser et Thomas Agoritsas

Préambule

L'approche des états fébriles se base avant tout sur la piste clinique. Dans les cas de fièvre persistante sans signe d'appel, il faut établir une stratégie pragmatique qui tienne compte de la fréquence des affections, leur pronostic, et de la rentabilité diagnostique des examens.
Dans la majorité des cas, il s'agit d'une forme atypique d'une maladie courante plutôt qu'une présentation typique d'une maladie exceptionnelle. Jusque dans 40 ☺[1] à 50 % ☺☺[2] des cas, il n'est pas possible de poser un diagnostic malgré un bilan complet. L'évolution de l'état général du patient guide alors la conduite à tenir.
Il n'y a pas de définition universelle de la fièvre, la température corporelle dépend de multiples facteurs, notamment circadiens et hormonaux ☺☺[3]. La température rectale est généralement considérée comme la mesure de référence standard ☺☺☺[4]. Cette méthode tend à être remplacée ces dernières années par une mesure tympanique ou au niveau de l'artère temporale par infrarouge, bien que ces approches aient une moins bonne reproductibilité, et des sous-estimations par rapport à la température rectale ☺☺☺[5]. En principe, une valeur supérieure à 38,3° rectale ou 37,7° orale peut être considérée comme de la fièvre ☺[3].

1re consultation

Les questions essentielles

1. **Présence d'altération grave de l'état général ?** OUI, **p. 204**
   À savoir :
   - état confusionnel
   - hypotension
   - sepsis (avec ou sans atteinte d'organe), état de choc

2. **La fièvre dure depuis plus d'une semaine ?** OUI, **p. 204**

3. **Notion d'antécédent médicochirurgical ?** OUI, **p. 204**
   - Intervention chirurgicale, geste invasif, ou accident récents
   - Transfusion récente
   - Prothèse valvulaire cardiaque ou cathéter à chambre implantable
   - Infections à répétition (sinusite, pyélonéphrites)
   - Néoplasique (suspicion de récidive)
   - Patient vulnérable – âge, polymorbidités

4. **Symptômes d'appel ? À savoir en particulier :** OUI, **p. 205**
   - céphalées, léthargie, confusion
   - pharyngite
   - dyspnée, toux, voix nasonnée, écoulement postérieur
   - dysurie, hématurie
   - diarrhées, nausées, vomissements
   - douleurs articulaires ou osseuses
   - éruption ou lésions cutanées
   - perte de poids
   - facteurs de risque pour une MST et VIH
   - toxicomanie intraveineuse

5. **L'examen physique minutieux est anormal ?** OUI, **p. 205**
   - téguments
   - auscultation cardiaque et pulmonaire
   - thyroïde
   - ORL
   - adénopathies localisées ou généralisées
   - palpation abdominale et des loges rénales
   - examen génital et toucher rectal
   - examen ostéoarticulaire

6. **Présence d'immunosuppression connue ou soupçonnée ?** OUI, **p. 206**
   - stéroïdes ou autre traitement immunosuppresseur
   - splénectomie ou absence de rate fonctionnelle
   - VIH
   - agranulocytose induite (chimiothérapie)

7. **Voyage récent ?** OUI, **p. 209**

NON Vous avez répondu « non » à toutes ces questions essentielles

Vous êtes en présence d'un patient en bon état général, sans piste clinique pour une infection spécifique, qui n'est pas immunosupprimé, et qui n'a pas récemment voyagé. L'état fébrile est récent et bien supporté.
Pour la plupart des patients, vous pouvez à ce stade vous contenter de suivre l'affection fébrile en ambulatoire en prescrivant un traitement symptomatique, avec un diagnostic provisoire d'affection virale. Voir « Docteur, j'ai la grippe », p. 87.
Utilisez du paracétamol, au besoin de manière continue, avec prise aux 6 heures. Il n'est pas nécessaire de pratiquer d'emblée un bilan. Ne donnez pas d'antibiotiques en l'absence d'argument clair pour un foyer infectieux d'étiologie bactérienne. Demandez à votre patient de reconsulter sans délai si de nouveaux symptômes apparaissent ou si l'état général s'aggrave – par exemple asthénie intense, impossibilité de s'alimenter, état hautement fébrile (température > 39 °C), frissons solennels. Suggérez-lui de reconsulter après une semaine s'il est toujours fébrile, et de réaliser un relevé systématique de ses températures (mesures matinale et vespérale).

2e consultation

Dans la plupart des cas, le patient est guéri et n'a pas besoin d'une seconde consultation.
Si votre patient a consulté dans l'intervalle avec de nouveaux symptômes, vous avez une piste clinique à suivre (voir « Les questions essentielles »).

Pour les patients qui sont encore fébriles à cette deuxième consultation, vous devez vous reposer les « questions essentielles ».

À l'anamnèse, précisez le profil de température, en vous aidant du relevé systématique fait par le patient. Certains diagnostics peuvent être évoqués par des variations typiques (par exemple fièvre tierce ou quarte pour la malaria, en cas de séjour dans un pays endémique). Recherchez en particulier des symptômes, même discrets, de sinusite (toux, voix nasonnée, écoulement postérieur) ou d'abcès dentaire. Vérifier si le patient est en contact avec des animaux, a voyagé récemment, s'il a des habitudes alimentaires particulières ou des rapports sexuels à risque.
Une anamnèse bien conduite permet parfois d'évoquer une réaction médicamenteuse. La fièvre peut apparaître à n'importe quel moment de la prise

médicamenteuse, mais la médiane de survenue se situe dans les 7 à 10 jours de l'introduction du médicament en cause ☺[6]. La fièvre disparaît typiquement dans les 3 à 5 jours après l'interruption du traitement, mais persiste dans de rares cas jusqu'à une semaine après l'arrêt ☺☺[7]. Elle peut être la seule manifestation d'une réaction médicamenteuse, mais s'accompagner, dans les cas plus graves, de signes cutanés et biologiques (éosinophilie, hépatolyse, insuffisance rénale).
Les médicaments les plus fréquemment en cause sont résumés dans le tableau ci-dessous ☺[6] :

Antibiotiques	bêtalactamines, sulfonamides, rifampicine, nitrofurantoïne
Anticonvulsivants	carbamazépine, phénytoïne, lamotrigine, barbituriques
AINS	salicylates, ibuprofène
Traitements cardiaques	procaïnamide
Autres	allopurinol

À noter que pratiquement n'importe quelle molécule peut être la cause d'une fièvre médicamenteuse ☺6, et qu'il peut être utile d'essayer d'arrêter tous les médicaments séquentiellement ou de changer de molécule.

À l'examen physique, contrôlez la température de votre patient au cabinet, car il peut parfois s'agir d'une fièvre factice, et réalisez un examen clinique extensif. Cette étape clinique est fondamentale. Pour 167 cas de fièvre d'origine indéterminée suivis prospectivement, la recherche d'indices cliniques a été un des points les plus contributifs au diagnostic ☺☺[7]. En particulier, il convient de rechercher des adénopathies diffuses, une hépatosplénomégalie, d'examiner la cavité orale à la recherche d'abcès ou d'ulcérations, de palper la thyroïde, de rechercher des arthrites, des signes de thrombose, des artères temporales douloureuses ou indurées et des signes d'endocardite (souffle cardiaque, pétéchies au niveau des muqueuses et des téguments, embolies au niveau de la pulpe des doigts).

Votre patient présente un état fébrile persistant, en l'absence de piste clinique ou anamnestique, nous proposons les examens complémentaires :

- **Prise de sang :**
  - Hb, Ht, leucocytes avec répartition, thrombocytes, ferritine (comme marqueur de la phase aiguë de l'inflammation).
  - Protéine C réactive (CRP), vitesse de sédimentation (VS), procalcitonine (PCT) : ces marqueurs inflammatoires ne sont pas assez performants pour différencier à eux seuls une origine infectieuse d'une origine inflammatoire. Cependant, la PCT a montré une bonne valeur prédictive négative pour

exclure une infection bactérienne (en l'absence de probabilité prétest élevée), et tend à réduire la prescription inappropriée d'antibiotiques ☺☺[8,9]. Une VS > 100 mm/h, bien que peu spécifique, permet de réduire le diagnostic différentiel d'une fièvre d'origine indéterminée ☺[10].

- ASAT, ALAT, gGT, phosphatase alcaline, bilirubine, LDH.
- Créatinine, urée (notamment à la recherche d'une atteinte d'organe d'une éventuelle affection auto-immune).
- Test de dépistage VIH (toujours après discussion avec votre patient). Sérologies CMV (cytomégalovirus), EBV (virus d'Epstein-Barr), Parvovirus, toxoplasmose, syphilis.
- Facteur antinucléaire, facteur rhumatoïde.
- Mettre du sérum de côté (sérothèque ou congélateur à – 20 °C).
- **Si le patient est fébrile au cabinet :** pratiquer deux paires d'hémocultures (flacon aérobie et anaérobie, deux paires sont nécessaires pour atteindre une meilleure sensibilité ☺10).

– **Radiographie du thorax** (bronchopneumonie peu symptomatique chez un patient âgé, mycoplasme peu symptomatique, maladies auto-immunes avec infiltrat pulmonaire, tuberculose, cancer).
– **Examen urinaire** (bandelette et sédiment, culture si anormale).

Remarque

Un facteur rhumatoïde (FR) ou des facteurs antinucléaires (FAN) positifs ne permettent pas de poser un diagnostic. En effet, il s'agit de tests peu spécifiques : 25 % des personnes de plus de 70 ans ont un FR positif, et 4 % de la population normale a un FAN positif ☺[8,11].

Prévoyez de revoir votre patient après une semaine et proposez-lui de reconsulter sans délai si de nouveaux symptômes apparaissent (dyspnée, douleurs, etc.) ou si l'état général s'aggrave (par exemple asthénie intense, impossibilité de s'alimenter, état hautement fébrile > 39 °C). Vous devez reprendre contact sans délai avec le malade en cas d'anomalie grave au bilan biologique ou radiologique (par exemple suspicion radiologique de tuberculose – risque de contamination) ou si les hémocultures sont positives.

3e consultation

Vous disposez maintenant d'un premier bilan biologique et radiologique pour guider vos recherches.

1. Le patient est guéri

Si vous avez arrêté un médicament, le diagnostic de fièvre médicamenteuse est à considérer. Pour confirmer le diagnostic, un test de réintroduction peut être tenté. Bien que sans danger dans la grande majorité des cas ☺☺[12], en particulier en présence d'un état fébrile modéré et bien supporté, il est fortement déconseillé en cas de réaction de type DRESS (« *drug reaction with eosinophilia and systemic symptoms* »), des décès ayant eu lieu dans ce cas de figure.

2. Le patient est toujours fébrile et le bilan est anormal

Poursuivre les investigations suivant la piste de votre bilan.

Remarque

Demander un avis spécialisé pour éventuellement compléter le bilan immunologique. Il n'y a pas d'urgence à poser un diagnostic d'affection auto-immune car le bilan que vous avez fait permet d'exclure une atteinte d'organe qui justifierait un traitement.

3. Le patient est toujours fébrile et le bilan est normal

Vous devez :

- contrôler la température et le thermomètre de votre patient au cabinet (s'agit-il d'une fièvre factice ?) ;
- vous reposer à nouveau les « questions essentielles », à la recherche d'une localisation ;
- suivre les pistes identifiées.

Lorsque vous avez des symptômes, même minimes, d'une atteinte de la sphère ORL (toux, rhinorrhée, voix nasonnée, écoulement postérieur), commencer un traitement d'épreuve (voir « Docteur, je tousse », p. 407). Éventuellement, demander une scanographie à la recherche d'un foyer profond.

En cas de problèmes dentaires (douleurs à la mastication, à la percussion d'une dent ou à la fermeture de la mâchoire), demander un orthopantomogramme à la recherche d'un abcès dentaire.

Des troubles gynécologiques, même peu importants, justifient un examen gynécologique.

Chez un patient de plus de 50 ans, en particulier si la VS > 50 mm/h, il faut penser à une artérite temporale ou maladie de Horton, même en l'absence

des symptômes classiques : céphalées, claudication de la mâchoire, palpation anormale de l'artère temporale, troubles visuels. Plusieurs modalités diagnostiques existent, la biopsie de l'artère temporale réalisée sur au moins 1 cm par un chirurgien expérimenté étant le test diagnostic de référence ☺☺[13]. Selon un algorithme diagnostic récent ☺☺[13], l'ultrason des artères temporales et des gros vaisseaux accessibles, le FDG-PET scan et l'IRM vasculaire sont d'autres examens à considérer, en fonction de leur disponibilité et de l'expertise de l'examinateur, et de la probabilité clinique. En cas de probabilité prétest élevée (symptômes et signes classiques, VS élevée), n'hésitez pas à commencer une corticothérapie dans l'attente du résultat de ces examens, car il existe un risque de cécité irréversible.
Il y a une indication à réaliser des hémocultures à la recherche d'une endocardite en particulier s'il existe des pétéchies, des signes périphériques d'emboles, un souffle cardiaque diastolique ou nouveau, une valvulopathie, ou un corps étranger intravasculaire. Le diagnostic reposant sur les critères de Duke modifiés ☺[14], il est important de réaliser trois paires d'hémocultures au minimum avant l'introduction d'antibiotiques ainsi qu'une échocardiographie transthoracique. En fonction de la probabilité clinique prétest, celle-ci peut être complétée, si elle est négative, d'une échographie transœsophagienne. Prenez contact avec le laboratoire pour vous assurer que tous les germes potentiels seront recherchés. Jusqu'à 80-90 % des endocardites sont à cocci Gram positif (staphylocoque, streptocoque, entérocoque[14]). Le reste des cas représente des germes à croissance fastidieuse (3 %) de type HACEK (*Hæmophilus*, *Aggregatibacter*, *Cardiobacterium*, *Eikenella corrodens*, *Kingella*), ou des zoonoses (*Coxiella burnetii* et *Brucella*, *Bartonella henselae*). Les cas des bactéries à Gram négatifs (par exemple *Acinetobacter* spp., *Pseudomonas aeruginosa*), *Legionella* spp., *Mycoplasma* spp., *Tropheryma whippelii*, ainsi que les endocardites à champignons, sont beaucoup plus rares. Certains germes nécessitent des procédures de laboratoire ciblées, pour lesquelles un contact préalable avec le laboratoire peut s'avérer utile.

Si vous n'avez pas de piste après cet examen clinique soigneux, vous vous trouvez maintenant face à un patient fébrile depuis plus de 2 semaines, sans piste clinique évidente, avec un état général lui permettant toujours d'éviter une hospitalisation.

Dans ce cas de figure, les étiologies les plus fréquemment rencontrées sont ☺☺[11] :

- les infections (20-40 % des cas), telles que : abcès dentaire ou abdominal, endocardite, ostéomyélite, tuberculose, infection CMV ou EBV, sinusite (la prévalence relative des organismes infectieux varie géographiquement) ;
- les cancers (20-30 % des cas), tels que : colorectal, leucémie, lymphome, rénal, hépatique ;
- les maladies inflammatoires (10-30 % des cas), telles que : connectivites, maladies granulomateuses, maladie de Horton et polymyalgia rheumatica ;

- autres diagnostics (10-20 % des cas), tels que : fièvre médicamenteuse, factice, maladie thromboembolique, thyroïdite.

Nous vous proposons de compléter le bilan par un scanner thoracoabdominopelvien et les examens de laboratoire suivants :
- hémocultures à 3 reprises (voir ci-dessus) ;
- doser la TSH : il s'agit peut-être d'une hyperthyroïdie ;
- électrophorèse des protéines sériques et urinaires (à la recherche de myélome multiple), cytométrie en flux si disponible à la recherche de maladie lymphoprolifératives.

Envoyez également le sérum qui avait été prélevé lors de la première consultation à la recherche des sérologies suivantes :
- *bactéries :* yersiniose, brucellose (peut également être retrouvée dans les hémocultures), fièvre Q (rickettsiose), leptospirose, borréliose. Dépistage de la syphilis ;
- *maladies transmises par les piqûres de tiques :* en premier lieu la borréliose (maladie de Lyme), mais aussi la méningo-encéphalite verno-estivale ☺[50] ;
- *virus :* CMV et EBV (mononucléose infectieuse) : sérologies IgM et IgG
- *parasites :* toxoplasmose (si pas déjà fait) et leishmaniose.

Remarques

Un facteur rhumatoïde (FR) ou des facteurs antinucléaires (FAN) positifs ne permettent pas de poser un diagnostic. En effet, il s'agit de tests peu spécifiques : 25 % des personnes de plus de 70 ans ont un FR positif, et 4 % de la population normale a un FAN positif ☺[8,11].

La *brucellose* et la *fièvre Q* (*Coxiella burnetii*) doivent surtout être suspectées chez des patients en contact avec des animaux (bien que des cas aient eu lieu apparemment sans contact direct). La *leptospirose* est une maladie rare qui peut se présenter comme une fièvre d'origine indéterminée. La *leishmaniose* est due à un protozoaire transmis par piqûre d'insectes, que l'on trouve en particulier dans le bassin méditerranéen, en Afrique, Asie et Amérique du Sud. Les *rickettsioses* sont généralement transmises par des insectes (tiques, poux, etc.) et leur épidémiologie est très dépendante de la géographie. L'anamnèse détaillée des voyages est donc importante. La *yersiniose* est un Gram négatif qui provoque généralement des gastro-entérites de manière aiguë (*Yersinia enterocolitica*), mais aussi des iléites fébriles chez l'enfant qui peuvent poser un diagnostic différentiel avec l'appendicite (*Yersinia pseudotuberculosis*). Le diagnostic peut également être posé par culture des selles en prévenant le laboratoire (milieu de cultures spécial ; des sérologies sont également à considérer).
En dehors du VIH, les *sérologies virales* sont surtout utiles pour rassurer le patient et permettre de cesser les investigations. Il n'y a en effet pas de trai-

tement spécifique pour la mononucléose (EBV) ou pour une infection aiguë à CMV en l'absence d'immunosuppression.

Il est également important à ce stade de rechercher une tuberculose :

- Recherchez à l'anamnèse une toux persistante, des expectorations, une perte de poids, des sudations nocturnes ou une douleur thoracique.
- Vérifiez l'anamnèse personnelle et familiale d'exposition à la tuberculose. Examinez la provenance du patient, et sa participation à d'éventuels flux migratoires.
- Réalisez une imagerie radiologique (si aucune n'a été réalisée), en privilégiant le scanner thoracique en cas de suspicion élevée, en raison des retards diagnostics parfois liés à la radiographie simple.
- En cas de forte suspicion ou si l'imagerie est anormale (radiographie de thorax ou scanner), réalisez trois prélèvements d'expectorations dont un au moins le matin au lever. L'induction à l'aide d'un aérosol contenant une solution saline hypertonique en facilite la production chez les patients incapables d'expectorer spontanément ☺[15].
- Le diagnostic de tuberculose repose sur la mise en évidence de microorganisme pathogène du complexe *M. tuberculosis* dans un échantillon biologique (expectorations, sécrétions bronchiques, liquide pleural, tissu), et non sur un test tuberculinique ou de type IGRA positif (voir ci-dessous).
- Si la suspicion clinique est forte, des techniques d'amplification d'acide nucléique (telles que celle intégrée dans le test Xpert MTB/RIF®) doivent être utilisées pour obtenir un diagnostic rapide et spécifique de la tuberculose ☺[15].

S'il est impossible d'obtenir des expectorations, vous pouvez organiser une bronchoscopie avec lavage bronchoalvéolaire. Les biopsies tissulaires (poumon, plèvre, moelle, péricarde, adénopathies, articulations, intestin, foie, cerveau ou autre organe) sont le dernier recours si les examens non invasifs n'ont pas permis de poser un diagnostic. Celles-ci ont l'avantage de permettre un examen histopathologique en plus de la microbiologie.

Remarque

L'intérêt du test à la tuberculine (Mantoux) est discutable, car un test positif ne signe que l'exposition à la tuberculose et non une infection active. D'autre part, il comporte des faux positifs, en particulier chez les sujets vaccinés par le BCG, et peut également être faussement négatif. Les tests sanguins (IGRA) basés sur la détection de l'interféron gamma libéré par les lymphocytes T en réponse à des antigènes spécifiques de *Mycobacterium tuberculosis* (T-SPOT.TB et QuantiFERON-TB Gold) ont l'avantage sur le Mantoux de se faire en une seule fois et de demeurer interprétables chez les sujets vaccinés par le BCG. Ils sont également plus sensibles que le Mantoux, mais l'interprétation en est la même : un test positif signe l'exposition à la tuberculose, mais sans permettre d'affirmer que l'infection est active ☺☺[16].

3e consultation

Vous devez revoir votre patient après une semaine, avec les résultats de ces investigations.
Proposez-lui de reconsulter sans délai si de nouveaux symptômes apparaissent ou si l'état général s'aggrave (par exemple asthénie intense, impossibilité de s'alimenter, état hautement fébrile > 39 °C).
Vous devez le contacter sans délai en cas d'anomalie grave au bilan.

4e consultation

1. Le second bilan est anormal

Poursuivre les investigations ou le traitement selon les différentes pistes.

2. Le bilan est normal, et le patient est toujours fébrile

Vous vous trouvez dans une situation où l'état fébrile persiste maintenant depuis plus de 3 semaines à plus de 38,3 °C, avec un diagnostic incertain malgré des examens extensifs. Cette situation correspond à la définition d'une **fièvre d'origine indéterminée (FUO)** ☺[10]. La fréquence des différentes causes de FUO a changé depuis la description originale de Petersdorf et Beeson ☺☺[17]. Les chiffres sont très variables selon les études, mais on trouve environ :

- 20-40 % d'infections ;
- 10-30 % de maladies inflammatoires ;
- 20-30 % de néoplasies.
- Dans une grande proportion des cas – et jusqu'à 50 % suivant les séries –, on ne parvient pas à poser de diagnostic spécifique ☺17.

Les deux premiers bilans vous ont déjà permis d'éliminer une bonne partie des causes fréquentes de FUO. Vous pouvez éliminer également une étiologie virale (compte tenu du résultat négatif des sérologies) ou bactérienne classique (étant donné la durée des symptômes et de l'absence d'abcès profond à l'imagerie). Vous n'avez cependant toujours pas de piste. La poursuite de la recherche d'une étiologie est impérative, et un avis de spécialiste en maladie infectieuse est à considérer, en fonction des hypothèses diagnostiques et du contexte clinique.

Vous pouvez continuer le bilan en suivi ambulatoire sauf si l'atteinte de l'état général est importante, ce qui est une indication à l'hospitalisation. Vous devez à nouveau :
– **vous reposer les « questions essentielles » ;**

- **répéter un examen physique consciencieux ;**
- **suivre les pistes cliniques découvertes.**

En l'absence de piste clinique, une approche pragmatique consiste à éliminer en priorité les causes nécessitant un traitement immédiat :

- **Une tuberculose** (voir p. 199)
- **Une endocardite à hémocultures négatives**
  - Demandez une échocardiographie (si possible transœsophagienne).
  - Une endocardite à hémocultures négatives est une endocardite dont l'étiologie reste indéterminée après l'inoculation d'au moins trois prélèvements sanguins indépendants, après 5 jours d'incubation ☺[18].
  - Après 6 hémocultures, la probabilité d'une endocardite bactérienne est faible, mais pas nulle.
  - Les facteurs de risque incluent l'exposition à des zoonoses, une valvulopathie sous-jacente ou la présence d'un pacemaker ☺☺[19].
  - Traditionnellement, on tendait à considérer les germes HACEK (*Hæmophilus*, *Aggregatibacter*, *Cardiobacterium*, *Eikenella corrodens*, *Kingella*) comme les responsables principaux des endocardites à hémocultures négatives. Toutefois, les études ont plus souvent mis en évidence des zoonoses (telles que *Coxiella*, *Brucella* et *Bartonella*), des infections fongiques et des infections à streptocoques décapitées par des antibiotiques, comme principales étiologies ☺[20,21].
  - Vérifiez que le laboratoire a été informé pour effectuer des procédures ayant pour but de détecter des croissances fastidieuses ☺[22]. Répéter les sérologies à la recherche de *Coxiella burnetii* (fièvre Q) si le premier prélèvement date de plus de 2 semaines.
  - En cas de végétations ou d'une atteinte valvulaire suspecte, discutez avec un infectiologue d'un traitement d'épreuve, en principe hospitalier.
  - Le diagnostic différentiel de l'origine infectieuse à l'endocardite à hémocultures négatives est la cause inflammatoire (syndrome des anticorps antiphospholipides, rhumatisme articulaire aigu), l'endocardite de Libman-Sacks (un spectre de lésions non infectieuses des valves cardiaques secondaires à un cancer avancé, un lupus érythémateux systémique ou un état hypercoagulable) et une étiologie néoplasique (myxome ou léiomyosarcome de l'oreillette). En principe, ces maladies sont toutefois toutes accompagnées d'autres signes cliniques évocateurs.
- **Une néoplasie**

Les néoplasies les plus fréquemment associées à des FUO sont les maladies hématologiques (lymphome, surtout non hodgkinien, leucémie, syndrome myélodysplasique), les carcinomes rénaux, hépatiques et les adénocarcinomes, surtout en présence de métastases hépatiques (en particulier les adénocarcinomes colique et pancréatique) ☺[10].

– **Une maladie thromboembolique**

En cas de facteurs de risque pour une maladie thromboembolique, et si cela n'a pas déjà été réalisé, demander une angioscanographie pulmonaire. Des embolies pulmonaires à répétition peuvent être une cause de fièvre prolongée. Les symptômes associés peuvent parfois être minimes, essentiellement une fatigue et une dyspnée d'effort.

3. Malgré ces investigations, vous n'avez toujours pas de diagnostic

- Si vous n'avez pas de syndrome inflammatoire (protéine C réactive et VS normales) et très peu d'atteinte de l'état général, pensez à une fièvre factice ou autoinduite, chez les jeunes patients, surtout parmi le personnel paramédical (75 % des fièvres factices). Ce diagnostic est difficile à poser.
- Si vous avez un syndrome inflammatoire, en l'absence de pistes cliniques, d'autres examens peuvent être envisagés, avec des performances diagnostiques variables. Pour la plupart de ces tests, le taux de faux positifs pouvant entraîner des investigations inutiles est proche du taux de résultats contributifs à la décision ☺☺[23]. Les examens de médecine nucléaire, malgré leurs performances limitées, peuvent contribuer à poser un diagnostic :
  - La scintigraphie aux leucocytes marqués (gallium[67] ou indium[1,11]), en incluant une analyse du corps entier, a une sensibilité limitée (60-75 %) pour localiser une source infectieuse ou maligne ☺[17,24]. De plus, elle ne permet souvent pas de poser un diagnostic – dans une étude de 145 cas de FUO, la scintigraphie au gallium[67] n'a posé un diagnostic que dans 29 % des cas ☺[24]. En revanche, cet examen peut permettre de localiser un site afin de réaliser une imagerie ciblée ou une biopsie.
  - En pratique, le FDG-PET a une sensibilité et spécificité analogue pour identifier une source infectieuse ou maligne, et a remplacé la scintigraphie lorsqu'il est disponible ☺[23,25-27]. Les données actuelles reconnaissent son utilité comme procédure de deuxième ligne chez les patients présentant une FUO et un syndrome inflammatoire ☺[25,26].

Les biopsies d'organe dirigées ne sont pas des examens de « screening », mais peuvent être considérées en cas de suspicion de certaines pathologies ☺[11,17] :

- Biopsie de moelle ☺[11,17,28] :
  - les maladies granulomateuses (tuberculose, sarcoïdose, histoplasmose, leishmaniose) ;
  - les néoplasies (lymphome, leucémie, myélome multiple, tumeurs solides) ;
  - syndrome d'activation macrophagique.

Le rendement diagnostique de l'histopathologie est d'environ 25 %, mais celui de la culture est quasiment nul (0-2 %) ☺[11]. Les facteurs prédicteurs de l'utilité de la biopsie de moelle sont un frottis sanguin périphérique anormal, une ferritine > 1 000 ng/microL, une splénomégalie et des LDH élevés ☺29.

• Biopsie hépatique :

La biopsie hépatique, même en l'absence de perturbation des tests hépatiques, pourrait permettre de discriminer entre les différentes causes d'hépatites granulomateuses (infectieuse, auto-immune ou néoplasique) ☺[11,17], par exemple en cas de suspicion de tuberculose miliaire ☺[30].

• Biopsie de l'artère temporale :

En cas de suspicion d'artérite de Horton, chez le sujet âgé de plus de 50 ans, avec une VS > 50 mm/h ☺☺[11].

• Biopsie ganglionnaire :

La biopsie ganglionnaire a un rendement diagnostic supérieur à la cytoponction dans le contexte de la FUO ☺[17]. En cas de suspicion de lymphome, maladie granulomateuse (tuberculose, sarcoïdose) ou infectieuse, elle peut s'avérer une aide diagnostique.

• Biopsies digestives :

En dehors de la mise en évidence de tumeurs digestives, les biopsies peuvent être utiles à la pose d'un diagnostic de maladie de Crohn de l'intestin grêle, ou de maladie de Whipple par biopsie duodénale (inclusions PAS positives), ainsi que par recherche par PCR dans les selles, la salive, et le sang ☺[31]. Ces maladies peuvent en effet toutes deux se présenter comme des FUO très peu symptomatiques sur le plan digestif.

Il reste encore à envisager le diagnostic de :

- *fièvre familiale* (méditerranéenne), qui se présente rarement sans sérosite (douleurs abdominales ou thoraciques), et qui dure généralement moins de 10 jours. Le diagnostic de cette affection est difficile et se pose par la répétition des crises typiques avec sérosite ☺[32]. Une anamnèse familiale ne se retrouve que chez 50 % seulement des patients.
- *maladie de Still de l'adulte.* Cette affection peut se présenter avec de la fièvre parfois très élevée. Le patient présente le plus souvent des douleurs articulaires, un rash saumoné évanescent, des myalgies, une leucocytose > 10 000/microL ; on trouve parfois une sérosite des adénopathies ou une hépatosplénomégalie. Les tests sérologiques (facteurs antinucléaires et facteur rhumatoïde) sont négatifs, et la ferritine est classiquement élevée de façon très marquée. En l'absence de test diagnostic, ce sont les critères de Yamaguchi qui aident à la pose du dlagnostic ☺[33].

Il vous restera néanmoins une proportion non négligeable de cas sans diagnostic.

Vous devez alors surveiller régulièrement votre patient, lui dire de vous signaler tout nouveau symptôme, et répéter régulièrement un examen clinique minutieux. Le pronostic est généralement bon ☺[23,34,35].

Sur 199 FUO hospitalisées, 61 patients n'ont pas de diagnostic à la sortie de l'hôpital. Sur un suivi de 5 ans, 12 diagnostics seront posés, 31 patients sont

devenus spontanément asymptomatiques, 8 ont continué à avoir de la fièvre et seulement 2 décès sont attribuables à la FUO ☺☺[34].
En règle générale, un malade sans altération de l'état général peut probablement être surveillé cliniquement sans nouveau bilan.

OUI Vous avez répondu « oui » à toutes ces questions essentielles

1. Présence d'une altération grave de l'état général

Dans cette situation, vous devez hospitaliser d'emblée votre patient.

2. La fièvre dure depuis plus d'une semaine

Dans cette situation, pratiquer d'emblée un bilan semble être une option raisonnable (voir sous « 2e consultation », p. 216).

3. Présence d'antécédents médicochirurgicaux

– **Antécédents chirurgicaux récents**
Le patient a récemment eu par exemple :
- un accident : pensez à un hématome profond. Faire une échographie.
- une intervention chirurgicale : pensez à une collection postopératoire, une thrombophlébite ou une surinfection d'un drain.

Pour mémoire, en postopératoire, se rappeler le moyen mnémotechnique des « 5 P » (poumon, pipi, plaie, phlébite, prothèse).
- un geste invasif (par exemple ponction d'organe) : pensez à un hématome.
- une transfusion : pensez à une réaction allergique aux protéines plasmatiques. Une hépatite posttransfusionnelle provoque rarement de la fièvre, et survient tardivement.

– **Antécédents chirurgicaux moins récents**
- Chez tout patient porteur d'une prothèse cardiaque, ou un cathéter à chambre implantable, pensez à une endocardite, et, si le patient est porteur d'une prothèse articulaire, à un rejet du matériel. Demandez un avis spécialisé.

– **Antécédents médicaux**
- Le patient a déjà présenté des épisodes fébriles du même type qui vous orientent d'emblée sur le diagnostic, comme un antécédent de pyélonéphrite aiguë ou de sinusite (aiguë ou chronique).

- Le patient a présenté un antécédent néoplasique, par exemple d'un cancer colique. Il s'agit peut-être d'une récidive tumorale locorégionale ou de métastases nécrosées.

4. Présence de signes ou symptômes d'appel

tels que :

- **Symptômes méningés (par exemple désorientation, léthargie, céphalées)**
  - En l'absence de méningite, il faut penser à une hémorragie sous-arachnoïdienne qui peut provoquer un état fébrile. Hospitalisez le patient pour investigations et traitement.
- **Symptômes ORL ou pulmonaires (par exemple toux)**
  - Une sinusite peut se présenter avec une fièvre prolongée, et très peu de symptômes. Pensez à ce diagnostic en présence d'une toux, une voix nasonnée ou un écoulement postérieur. Voir « Docteur, je tousse », p. 407.
- **Symptômes urinaires (par exemple dysurie, hématurie, pyurie)**
  - Se méfier des infections urinaires décapitées par une antibiothérapie minute.

Voir « Docteur, j'ai des brûlures en urinant », p. 711.

- **Symptômes digestifs (par exemple diarrhées, nausées et vomissements)**
  - Voir « Docteur, j'ai envie de vomir », p. 651, « Docteur, j'ai la diarrhée », p. 491.
- **Symptômes articulaires (par exemple tuméfaction, chaleur, douleur) ou osseux**
  - Ponctionner les articulations tuméfiées, pour y examiner la cellularité, mettre le liquide en culture, et rechercher des cristaux.
- **En cas de lombalgies fébriles**
  - Pensez à une spondylodiscite.
- **En cas de douleurs osseuses**
  - Pensez à une ostéomyélite surtout chez les enfants. Demandez une IRM s'il existe des douleurs localisées.
- **En cas de perte de poids**
  - Voir « Docteur, je perds du poids », p. 139.

5. L'examen physique est anormal

Rechercher plus particulièrement :

- **des signes d'endocardite :**
  - cutanés : des nodules d'Osler, des taches de Janeway ;
  - cardiaques : un souffle cardiaque nouveau ou diastolique ;
  - oculaires : des hémorragies conjonctivales ou des taches de Roth au fond d'œil.

Au moindre doute et en particulier si le patient a subi un geste invasif récent (par exemple dentiste, endoscopie), il convient de pratiquer des hémocultures (voir plus haut) et une échocardiographie transthoracique.

- **des signes de maladie auto-immune ou hématologique :**
  - cutanés : un rash, un livedo, des pétéchies : selon la présentation, penser à faire réaliser une biopsie de peau ;
  - des adénopathies et/ou une hépatosplénomégalie : pratiquer une cytoponction ou au besoin une biopsie (voir également « Docteur, j'ai des ganglions », p. 173) ;
  - oculaires : conjonctivite ou uvéite ;
  - oraux : ulcères ;
  - articulaires : arthrites ;
  - palper les artères temporales (voir plus haut).
- **en présence d'un ictère : pensez avant tout à une cholangite.**
  - voir « Docteur, je suis jaune », p. 469.
- **en présence d'une masse abdominale palpable :**
  - demandez une échographie, et, au besoin, une scanographie.
- **en plus de l'examen systématique classique, rechercher des foyers infectieux moins évidents :**
  - palpez les sinus, les gencives (recherche d'abcès dentaire) ;
  - palpez la prostate (toucher rectal) ;
  - examinez la thyroïde ; une douleur ou un nodule peuvent évoquer une thyroïdite ;
  - recherchez des signes de thrombose veineuse profonde.

Pour toutes ces pathologies, demander d'emblée un avis spécialisé.

6. Présence d'une immunosuppression connue ou soupçonnée

– Le patient présente une absence de rate fonctionnelle

La splénectomie ainsi que l'asplénie fonctionnelle (telle qu'en raison d'infarctus répétés dans la drépanocytose) ☺36 sont associées à un haut risque d'infections invasives, surtout par des bactéries capsulées : *Pneumocoque* en premier lieu, mais également *Haemophilus influenzae* et *Neisseria meningitidis* ☺37. Ces infections peuvent mener à des sepsis fulminants (*Overwhelming Post Splenectomy Infection* ☺38), associés à une mortalité supérieure à 50 %. Ainsi, en cas de fièvre, instaurez sans délai une antibiothérapie empirique (telle que par amoxicilline-clavulanate, céphalosporine de 3e génération, ou fluoroquinolones).

Les patients devraient également avoir des antibiotiques à portée de main en cas de fièvre ou de frissons ☺☺☺[39].

– Le patient est VIH-positif

Dans les phases initiales de l'épidémie, la fièvre était un symptôme fréquent chez les patients porteurs du **VIH**, et les étiologies en étaient souvent des maladies opportunistes. Avec le développement des thérapies antirétrovirales, l'épidémiologie de la fièvre a changé. Bien qu'une partie d'entre eux continue à se présenter avec une infection avancée et des CD4+ fortement abaissés

les mettant à risque d'infection opportuniste, la plupart de ces patients présentent des étiologies de fièvre comparables à celles d'une population VIH-négative ☺☺40.
Cependant, il est à noter que les fièvres médicamenteuses sont fréquentes chez le patient VIH-positif ☺☺[41]. En particulier, l'introduction récente d'une thérapie antirétrovirale peut s'accompagner d'un syndrome de reconstitution immune, qui se présente par de la fièvre.

De même, l'arrêt de la trithérapie peut occasionner un syndrome antirétroviral aigu, qui se présente par de la fièvre jusqu'à 17 % des cas ☺[42]. Ce syndrome est le plus souvent banal, sauf dans de rares cas. Explorer l'adhérence médicamenteuse est donc crucial chez ces patients, ceci permettant en plus de stratifier le risque d'infection opportuniste liée à un rebond de virémie et une chute du taux de CD4+.
Enfin, le VIH lui-même peut causer de la fièvre, particulièrement si la virémie est très élevée.

Si le taux de lymphocytes CD4+ est bas
Une grande partie des infections opportunistes et des cancers associés au sida se présentent de manière indolente et chronique sans symptômes localisés.
L'approche de l'état fébrile chez le patient sidéen doit se faire par palier et en tenant compte du degré d'immunosuppression. Les règles générales suivantes s'appliquent :

- L'étiologie la plus fréquente est la pneumonie.
- La tuberculose peut se présenter chez tout patient VIH, indépendamment du taux de CD4+.
- En cas de CD4+ < 200 cells/microL, le risque d'infection à *Pneumocystis jirovecii* augmente de manière importante.
- Une réactivation de la toxoplasmose et une infection à cryptocoques surviennent généralement à des taux de CD4+ inférieurs à 100 cell/µl.
- Les infections à mycobactéries atypiques sont à haut risque de survenue à des taux de CD4+ effondrés à < 50 cell/µl.

Ces patients sont à adresser à une consultation chez un spécialiste en maladies infectieuses habitué à prendre en charge de tels patients.

L'anamnèse et l'examen clinique doivent être extensifs. Des adénopathies peuvent être mises en évidence en cas d'infection VIH aiguë, chronique, d'infection à mycobactérie ou de syphilis ☺[40]. Les mycobactéries et la leishmaniose causent souvent une hépatosplénomégalie. Un examen neurologique anormal peut être causé par une toxoplasmose cérébrale, une cryptococcose, un lymphome cérébral, une méningite tuberculeuse ou une encéphalite virale. Les lésions génitales sont le plus souvent le fait de la syphilis ou de l'herpès ☺[40].

Nous proposons de commencer par :

- un bilan sanguin : une pancytopénie peut être causée par une mycobactérie, une infection à CMV ou une leishmaniose ☺[40]. Une perturbation des tests hépatiques peut indiquer une mycobactérie ou une infection à CMV. Des LDH élevés évoquent un lymphome ou une pneumocystose.
- des hémocultures (précisez pour le laboratoire : bactéries, mycobactéries et champignons).
- une radiographie du thorax. Si celle-ci est anormale, une bronchoscopie avec lavage broncho-alvéolaire est à considérer à la recherche de *Pneumocystis jirovecii*, CMV et de mycobactéries.
- en cas d'absence de foyer, une recherche d'antigène de cryptocoques doit être réalisée dans le sang.
- une recherche de mycobactéries atypiques dans le sang, si le taux de CD4+ est < 100 cells/microL.
- une recherche d'adénopathie périphérique nouvelle qu'il faudra alors biopsier. La biopsie permet par exemple de poser un diagnostic pour un *Mycobacterium avium intracellulare* (MAI), un sarcome de Kaposi (parfois associé à une maladie de Castleman, lié à une infection par HHV8), un lymphome ou une maladie de Hodgkin.
- une IRM cérébrale et une ponction lombaire en cas d'examen neurologique anormal ou de symptômes neurologiques.

En l'absence de diagnostic, continuer le bilan avec :

- une échographie abdominale et/ou une scanographie abdominale.
- puis, en l'absence de piste, une ponction biopsie de moelle osseuse ☺☺[43] et/ou une ponction biopsie hépatique ☺☺[44]. La biopsie de moelle est moins sensible, mais plus rapide que la culture de sang pour les mycobactéries ☺☺[39]. Elle permet de poser éventuellement un diagnostic d'histoplasmose, de leishmaniose ou de lymphome non hodgkinien ☺☺[45]. Contacter le laboratoire avant la procédure.

Depuis l'avènement des trithérapies, l'incidence des infections opportunistes a considérablement diminué ; par contre, les lymphomes restent relativement fréquents. Devant toute fièvre qui persiste (surtout en présence de sudations nocturnes et de perte de poids), et même si l'immunodéficience est absente, pensez à un lymphome qui, dans le cas des infections à VIH, est souvent un lymphome d'organe.

- **Le patient est fébrile dans le cadre d'une neutropénie (par exemple post-chimiothérapie)**
  - La fièvre chez le patient neutropénique se définit par une mesure de température orale isolée à > 38,3 °C, ou une température > 38 °C pendant > 1 heure
  - À un compte de PMN < 1 500/mm^3, le patient est considéré neutropénique. À < 500 PMN/mm^3, le patient est sévèrement neutropénique et le seuil d'agranulocytose est atteint.

- La démarche diagnostique et thérapeutique dépend de l'évaluation du risque de développement d'une complication sévère de l'état fébrile. Il en découle l'évaluation de l'indication à une hospitalisation et à un traitement intraveineux. En pratique, il est raisonnable d'avoir un seuil bas à l'introduction d'antibiotiques. Si une chimiothérapie a eu lieu dans les 6 semaines précédentes ☺[46], procéder sans délai à une anamnèse et un examen clinique extensifs, avec réalisation des examens de laboratoire suivants : formule sanguine avec répartition des leucocytes, hémocultures, également sur un cathéter s'il y en a un en place, électrolytes, fonction rénale et hépatique, CRP.

Évaluer ensuite le **risque de complication sérieuse** ☺[47] :

- Votre patient est à **haut risque de complication sérieuse** s'il présente < 500 PMN/mm^3, que son agranulocytose risque de se prolonger au-delà de 7 jours, qu'il a une atteinte de la fonction rénale ou hépatique, qu'il présente une mucite gênant la déglutition, des nausées ou des diarrhées sévères, un infiltrat pulmonaire nouveau ou une hypoxémie, une atteinte neurologique ou une instabilité hémodynamique.
  - Hospitalisez-le en urgence. Une étude de cohorte a montré que chaque heure de délai dans l'administration d'une antibiothérapie empirique chez le patient neutropénique fébrile augmentait la mortalité à 28 jours de 18 % ☺☺[48].
- S'il n'a aucun des critères ci-dessus, votre patient est à **bas risque de complication sérieuse.** Cependant, tout patient neutropénique fébrile devrait recevoir une antibiothérapie empirique immédiatement après la réalisation de cultures sanguines, et ceci avant la réalisation d'autres investigations ☺[47,49]. Dans ce cas de figure, l'intérêt de rechercher la cause de l'état fébrile est relatif : il s'agit très souvent d'un état fébrile « nu » favorisé par une altération des barrières muqueuses postchimiothérapie. Les cultures d'urine ou les hémocultures (recherches pour aérobies, anaérobies et champignons) ont un rendement faible. Une radiographie du thorax est nécessaire, mais elle peut être faussement normale malgré une infection en raison de l'absence de PMN et donc de réaction inflammatoire.
  - Donner une antibiothérapie orale empirique ambulatoire, par exemple une association de ciprofloxacine 2 × 500 mg/j et d'amoxicilline et acide clavulanique 3 × 625 mg/j à moduler selon les signes d'appel et la présence ou non d'une antibiothérapie prophylactique préalable. La durée de l'antibiothérapie dépend des investigations microbiologiques, des pistes étiologiques et de la récupération de la neutropénie. Dans ce cas, nous vous proposons de prendre l'avis d'un infectiologue.

7. Le patient revient des tropiques

Essayer d'abord de toujours exclure une infection bactérienne habituelle telle qu'une pneumonie, une pyélonéphrite ou une sinusite.

Si vous n'avez pas de diagnostic de certitude, demandez systématiquement au laboratoire de rechercher une malaria sur un frottis sanguin ou une goutte épaisse, particulièrement en l'absence de prophylaxie. Vous devez en effet systématiquement penser à la malaria, pour autant que le pays visité soit en zone d'endémie. En cas de doute, vous pouvez vous référer à un site web spécialisé dans la santé des voyageurs (par exemple www.safetravel.ch). Si votre patient présente une dyspnée, une confusion, une somnolence ou d'autres symptômes neurologiques, il peut s'agir d'une crise de paludisme grave ; il convient alors d'hospitaliser le patient en urgence, avant même confirmation du diagnostic, pour un traitement parentéral sous surveillance.

La malaria n'est plus la première cause de fièvre de retour de voyage pour certaines régions, en particulier de retour d'Asie. La dengue doit être systématiquement évoquée et une sérologie effectuée.

En cas de nausées et de vomissements, penser à la possibilité d'une hépatite virale (vérifiez l'anamnèse de vaccinations).

La fièvre typhoïde ne s'accompagne le plus souvent pas de diarrhées et se diagnostique par les hémocultures.

Enfin, pensez toujours à la primo-infection VIH et prendre une anamnèse sexuelle.

Bibliographies

1. Vanderschueren S., Eyckmans T., De Munter P., Knockaert D. Mortality in patients presenting with fever of unknown origin. *Acta Clin Belg.* 2014;69(1):12-6.
2. Robine A., Hot A., Maucort-Boulch D., Iwaz J., Broussolle C., Seve P. Fever of unknown origin in the 2000s: evaluation of 103 cases over eleven years. *Presse Med (Paris, France : 1983).* 2014;43(9):e233-40.
3. Mackowiak P. A., Wasserman S. S., Levine M. M. A critical appraisal of 98.6 degrees F, the upper limit of the normal body temperature, and other legacies of Carl Reinhold August Wunderlich. *JAMA.* 1992;268(12):1578-80.
4. Niven D. J., Gaudet J. E., Laupland K. B., Mrklas K. J., Roberts D. J., Stelfox H. T. Accuracy of peripheral thermometers for estimating temperature: a systematic review and meta-analysis. *Ann Intern Med.* 2015;163(10):768-77.
5. Geijer H., Udumyan R., Lohse G., Nilsagård Y. Temperature measurements with a temporal scanner: systematic review and meta-analysis. *BMJ Open.* 2016;6(3):e009509.
6. Patel R. A., Gallagher J. C. Drug fever. *Pharmacotherapy.* 2010;30(1):57-69.
7. de Kleijn E. M., van Lier H. J., van der Meer J. W. Fever of unknown origin (FUO). II. Diagnostic procedures in a prospective multicenter study of 167 patients. The Netherlands FUO Study Group. *Medicine.* 1997;76(6):401-14.
8. Liu C. P., Liu Z. Y., Liu J. P., Kang Y., Mao C. S., Shang J. Diagnostic value of common inflammatory markers on fever of unknown origin. *Jpn J Infect Dis.* 2016;69(5):378-83.
9. Schuetz P., Chiappa V., Briel M., Greenwald J. L. Procalcitonin algorithms for antibiotic therapy decisions: a systematic review of randomized controlled trials and recommendations for clinical algorithms. *Arch Intern Med.* 2011;171(15):1322-31.
10. Cunha B. A., Lortholary O., Cunha C. B. Fever of unknown origin: a clinical approach. *Am J Med.* 2015;128(10):1138.e1131-8.e1115.
11. Hersch E. C., Oh R. C. Prolonged febrile illness and fever of unknown origin in adults. *Am Fam Physician.* 2014;90(2):91-6.
12. Mackowiak P. A., LeMaistre C. F. Drug fever: a critical appraisal of conventional concepts. An analysis of 51 episodes in two Dallas hospitals and 97 episodes reported in the English literature. *Ann Intern Med.* 1987;106(5):728-33.
13. Buttgereit F., Dejaco C., Matteson E. L., Dasgupta B. Polymyalgia rheumatica and giant cell arteritis: a systematic review. *JAMA.* 2016;315(22):2442-58.
14. Cahill T. J., Prendergast B. D. Infective endocarditis. *Lancet (London, England).* 2016;387(10021):882-93.
15. Barben J., Berger C., Boettger E. C., *et al.* Tuberculose en Suisse. Guide à l'usage des professionels de la santé. Ligue pulmonaire suisse – Office fédéral de la santé publique; 2014: www.tbinfo.ch/fr/publications/manuel-de-la-tuberculose.html. Consulté le 29.09.2017.
16. Metcalfe J. Z., Everett C. K., Steingart K. R., *et al.* Interferon-gamma release assays for active pul-

monary tuberculosis diagnosis in adults in low- and middle-income countries: systematic review and meta-analysis. *J Infect Dis.* 2011;204 Suppl 4:S1120-9.

17. Hayakawa K., Ramasamy B., Chandrasekar P. H. Fever of unknown origin: an evidence-based review. *Am J Med Sci.* 2012;344(4):307-16.
18. Raoult D., Casalta J. P., Richet H., *et al.* Contribution of systematic serological testing in diagnosis of infective endocarditis. *J Clin Microbiol.* 2005;43(10):5238-42.
19. Houpikian P., Raoult D. Blood culture-negative endocarditis in a reference center: etiologic diagnosis of 348 cases. *Medicine (Baltimore).* 2005;84(3):162-73.
20. Fournier P. E., Thuny F., Richet H., *et al.* Comprehensive diagnostic strategy for blood culture-negative endocarditis: a prospective study of 819 new cases. *Clin Infect Dis.* 2010;51(2):131-40.
21. Petti C. A., Bhally H. S., Weinstein M. P., *et al.* Utility of extended blood culture incubation for isolation of Hæmophilus, Actinobacillus, Cardiobacterium, Eikenella, and Kingella organisms: a retrospective multicenter evaluation. *J Clin Microbiol.* 2006;44(1):257-9.
22. Baron E. J., Scott J. D., Tompkins L. S. Prolonged incubation and extensive subculturing do not increase recovery of clinically significant microorganisms from standard automated blood cultures. *Clin Infect Dis.* 2005;41(11):1677-80.
23. Bleeker-Rovers C. P., Vos F. J., de Kleijn E. M., *et al.* A prospective multicenter study on fever of unknown origin: the yield of a structured diagnostic protocol. *Medicine (Baltimore).* 2007;86(1):26-38.
24. Knockaert D. C., Mortelmans L. A., De Roo M. C., Bobbaers H. J. Clinical value of gallium-67 scintigraphy in evaluation of fever of unknown origin. *Clin Infect Dis.* 1994;18(4):601-5.
25. Ergül N., Cermik T. F. FDG-PET or PET/CT in fever of unknown origin: the diagnostic role of underlying primary disease. *Int J Mol Imaging.* 2011;2011:318051.
26. Gafter-Gvili A., Raibman S., Grossman A., *et al.* [18F]FDG-PET/CT for the diagnosis of patients with fever of unknown origin. *QJM.* 2015;108(4):289-98.
27. Bleeker-Rovers C. P., Vos F. J., Mudde A. H., *et al.* A prospective multi-centre study of the value of FDG-PET as part of a structured diagnostic protocol in patients with fever of unknown origin. *Eur J Nucl Med Mol Imaging.* 2007;34(5):694-703.
28. Labrador J., Pérez-López E., Martín A., Cabrero M., Puig N., Díez-Campelo M. Diagnostic utility of bone marrow examination for the assessment of patients with fever of unknown origin: a 10-year single-centre experience. *Intern Med J.* 2014;44(6):610-2.
29. Wang H. Y., Yang C. F., Chiou T. J., *et al.* A « bone marrow score » for predicting hematological disease in immunocompetent patients with fevers of unknown origin. *Medicine (Baltimore).* 2014;93(27):e243.
30. Holtz T., Moseley R. H., Scheiman J. M. Liver biopsy in fever of unknown origin. A reappraisal. *J Clin Gastroenterol.* 1993;17(1):29-32.
31. Fenollar F., Lagier J. C., Raoult D. Tropheryma whipplei and Whipple's disease. *J Infect.* 2014;69(2):103-12.
32. Samuels J., Ozen S. Familial mediterranean fever and the other autoinflammatory syndromes: evaluation of the patient with recurrent fever. *Curr Opin Rheumatol.* 2006;18(1):108-17.
33. Yamaguchi M., Ohta A., Tsunematsu T., *et al.* Preliminary criteria for classification of adult Still's disease. *J Rheumatol.* 1992;19(3):424-30.
34. Knockaert D. C., Dujardin K. S., Bobbaers H. J. Long-term follow-up of patients with undiagnosed fever of unknown origin. *Arch Intern Med.* 1996;156(6):618-20.
35. Vanderschueren S., Knockaert D., Adriaenssens T., *et al.* From prolonged febrile illness to fever of unknown origin: the challenge continues. *Arch Intern Med.* 2003;163(9):1033-41.
36. Di Sabatino A., Carsetti R., Corazza G. R. Post-splenectomy and hyposplenic states. *Lancet.* 2011;378(9785):86-97.
37. Bisharat N., Omari H., Lavi I., Raz R. Risk of infection and death among post-splenectomy patients. *J Infect.* 2001;43(3):182-6.
38. Okabayashi T., Hanazaki K. Overwhelming postsplenectomy infection syndrome in adults – a clinically preventable disease. *World J Gastroenterol.* 2008;14(2):176-9.
39. Davies J. M., Lewis M. P., Wimperis J., *et al.* Review of guidelines for the prevention and treatment of infection in patients with an absent or dysfunctional spleen: prepared on behalf of the British Committee for Standards in Haematology by a working party of the Haemato-Oncology task force. *Br J Haematol.* 2011;155(3):308-17.
40. De Munter P., Peetermans W. E., Derdelinckx I., Vanderschueren S., Van Wijngaerden E. Fever in HIV-infected patients: less frequent but still complex. *Acta Clin Belg.* 2012;67(4):276-81.
41. Bayard P. J., Berger T. G., Jacobson M. A. Drug hypersensitivity reactions and human immunodeficiency virus disease. *J Acquir Immune Defic Syndr.* 1992;5(12):1237-57.
42. Pogány K., van Valkengoed I. G., Prins J. M., *et al.* Effects of active treatment discontinuation in patients with a CD4+ T-cell nadir greater than 350 cells/mm^3: 48-week Treatment Interruption in Early Starters Netherlands Study (TRIESTAN). *J Acquir Immune Defic Syndr.* 2007;44(4):395-400.
43. Benito N., Núñez A., de Górgolas M., *et al.* Bone marrow biopsy in the diagnosis of fever of unknown origin in patients with acquired immunodeficiency syndrome. *Arch Intern Med.* 1997;157(14):1577-80.
44. Prego V, Glatt AE, Roy V, Thelmo W, Dincsoy H, Raufman JP. Comparative yield of blood culture for fungi and mycobacteria, liver biopsy, and

bone marrow biopsy in the diagnosis of fever of undetermined origin in human immunodeficiency virus-infected patients. *Arch Intern Med.* 1990;150(2):333-6.

45. Kilby J. M, Marques M. B., Jaye D. L., Tabereaux P. B., Reddy V. B., Waites K. B. The yield of bone marrow biopsy and culture compared with blood culture in the evaluation of HIV-infected patients for mycobacterial and fungal infections. *Am J Med.* 1998;104(2):123-8.
46. Freifeld A. G., Bow E. J., Sepkowitz K. A., *et al.* Clinical practice guideline for the use of antimicrobial agents in neutropenic patients with cancer: 2010 update by the infectious diseases society of america. *Clin Infect Dis.* 2011;52(4):e56-93.
47. Bow E., John R. W. Overview of neutropenic fever syndromes. In: UpToDate, Marr K. A., Thorner A. R. (Ed), UpToDate, Waltham M. A. (Accédé le 12.02.2017).
48. Rosa R. G., Goldani L. Z. Cohort study of the impact of time to antibiotic administration on mortality in patients with febrile neutropenia. *Antimicrob Agents Chemother.* 2014;58(7):3799-803.
49. Bell M. S., Scullen P., McParlan D., *et al.* Neutropenic sepsis guidelines. Northern Ireland Cancer Network, Belfast 2010. p. 1-11.

Docteur,

ça me démange

Christa Prins et Marc-André Raetzo

Préambule

Le prurit est une plainte fréquente en médecine ambulatoire. La question clé est l'absence ou la présence de lésions cutanées. Un prurit sans lésions dermatologiques s'appelle un prurit *sine materia* et impose souvent un bilan afin d'exclure une affection systémique sous-jacente.

1re consultation

Les questions essentielles

1. Présence de lésions dermatologiques mises à part les lésions de grattage ?	OUI	p. 217
2. Le prurit est localisé (pubis, cuir chevelu, aine, vulve, anus, bras) ?	OUI	p. 218
3. L'entourage proche présente les mêmes symptômes ?	OUI	p. 221
4. Le prurit est lié à certaines circonstances déclenchantes (chaud, froid, exposition à l'eau), à des substances irritantes (laine de verre [isolants], laine, hydrocarbures, détergents) ?	OUI	p. 221
5. Grossesse ?	OUI	p. 221
6. Présence d'affection systémique connue ou anomalies lors de l'examen clinique (cholestase, insuffisance rénale, néoplasie, thyroïde, maladies hématologiques ou endocrinologiques, troubles ou maladies psychiatriques, parasitoses, séropositivité) ?	OUI	p. 221
7. Prise de médicaments ?	OUI	p. 223

NON Vous avez répondu « non » à toutes ces questions essentielles

Votre patient ne présente pas de lésions dermatologiques en dehors des lésions de grattage, le prurit n'est pas localisé, l'entourage n'est pas concerné, le patient ne présente pas de problèmes médicaux connus, il ne prend pas de médicaments. Vous n'avez pas de pistes précises à suivre.
Vous devez dans un premier temps rechercher des indices en faveur d'une affection organique, même s'il est extrêmement rare de trouver un prurit comme premier symptôme d'une pathologie systémique ☺☺[1,2].

En fonction du sexe, de l'âge et de l'anamnèse familiale :
- Recherchez à l'anamnèse des éléments accompagnants ou déclenchants : autres symptômes, voyages, conditions de travail et de vie, entourage, prise de médicaments.
- Recherchez à l'examen physique un ictère, des adénopathies, une splénomégalie, une hépatomégalie, une masse abdominale ou une prostate anormale. En cas d'anomalies, pratiquez les examens complémentaires nécessaires.
- Recherchez un dermographisme. Si vous pouvez déclencher des lésions urticariennes par un grattage, une pression ou l'exposition au froid, il y a

une forte chance qu'il s'agisse d'une urticaire physique ou factice. C'est une affection bénigne, mais chronique, qui répond bien aux antihistaminiques.

En l'absence d'arguments cliniques en faveur d'une affection organique, cherchez à savoir si le patient se trouve en situation de stress psychosocial, et essayez d'en parler avec lui. Le prurit peut être le seul symptôme d'une réaction inappropriée au stress ou d'un début de dépression. La capacité de faire le lien entre le prurit et la situation psychosociale particulière représente un premier pas vers sa guérison.

Si l'anamnèse et l'examen physique sont parfaitement normaux, proposez au patient un traitement symptomatique non spécifique ou placebo :

Le traitement non spécifique du prurit

La xérose (sécheresse de la peau) est une cause fréquente de prurit, surtout chez les patients âgés (> 70 ans) ☺[3] ☺[4]. Ce peut également être la conséquence de l'utilisation abusive de détergents et d'une insuffisance de rinçage de la peau. Proposez de bien rincer la peau, de diminuer l'utilisation de détergents. Une lotion contenant de l'urée peut être utilisée après le bain ou la douche. Du talc conservé dans le réfrigérateur a également une action calmante par le froid et la vasoconstriction qu'il entraîne, mais le talc en lui-même peut aggraver la sécheresse de la peau.

Les antihistaminiques p. o. en dehors des affections urticariennes ont une efficacité qui est limitée à leur effet sédatif. Ainsi le choix d'un antihistaminique sans action centrale (méquitazine, astémizole ou fexofénadine) ne serait utile que si le prurit est dû à une libération de l'histamine comme c'est le cas dans l'urticaire.

Évitez d'utiliser les antihistaminiques en application locale car ils provoquent très souvent une sensibilisation allergique.
L'utilisation des corticoïdes topiques dans un prurit sans lésions cutanées n'est pas raisonnable, car souvent sans effet et exposant à de multiples complications.

Vous devez revoir votre patient 2 à 3 semaines plus tard.
Vous devez lui demander de revenir consulter plus tôt si un nouveau symptôme apparaît.

2e consultation

Le patient n'est pas mieux.
Reposez-vous les « questions essentielles ».
Examinez le patient :
- recherchez des lésions cutanées, un ictère ou des signes de dysthyroïdie ;
- palpez soigneusement encore une fois toutes les aires ganglionnaires ;
- recherchez attentivement une masse abdominale ou une hépatosplénomégalie.

Essayez à nouveau de déterminer si votre patient se trouve en situation de stress psychosocial (voir « 1re consultation » p. 214).

En l'absence de pistes, vous devez à présent pratiquer quelques examens complémentaires ☺[5,6,7,8] :
- une radiographie du thorax face et profil ou éventuellement un CT thoracique est utile pour rechercher une masse médiastinale ou hilaire (Hodgkin, lymphome ?) ou un infiltrat parenchymateux ;
- une formule sanguine complète avec répartition (*Polycythemia vera*, leucémie, anémie, éosinophilie de l'helminthiase ?) ☺[9] ;
- TSH (hyper- ou hypothyroïdie ?) ;
- ASAT, ALAT, bilirubine, phosphatase alcaline (obstruction biliaire ?) ;
- calcium (hyperparathyroïdisme ?) ;
- créatinine (insuffisance rénale ?) ;
- glucose à jeun (diabète ?) ;
- sérologie VIH (chez les patients à risque) ;
- immunoélectrophorèse (myélome, dysglobulinémie ?) ;
- recherche de parasites dans les selles à trois reprises.

Si le prurit semble intenable et est *plus marqué la nuit* dans le lit, il pourrait s'agir d'une gale, même si l'entourage n'est pas atteint ☺[10]. La contamination peut être *extra-muros* et la transmission à des proches est parfois retardée. Des lésions cutanées peuvent manquer (gale des gens propres). Dans ce cas vous pouvez tenter un traitement d'épreuve par l'ivermectine 200 µg/kg ☺☺☺[11] jour 0 et jour 10 (deux doses, car les œufs échappent au traitement) ou par l'application de lindane crème ou lotion 1 % sur tout le corps en partant du cou. Laissez agir au minimum 24 heures, puis laver. À répéter 3 jours de suite. Ce traitement est contre-indiqué chez les enfants de moins de 2 ans et chez les femmes enceintes ou allaitantes. Les personnes vivant sous le même toit doivent être également traitées. Laver tous les habits et les draps utilisés depuis 5 jours.

Si vous ne trouvez pas de piste, continuez le traitement *symptomatique*.

3e consultation

Si le bilan démontre une affection systémique, agissez en conséquence.
Si tout ce bilan est négatif et que le patient est toujours symptomatique, il faut encore se poser la question d'une dermatose prurigineuse inapparente, par exemple la forme subclinique de pemphigoïde bulleuse, qui est une cause fréquente de prurit pour les personnes âgées.

Remarque

Le pemphigoïde bulleux a été une maladie mortelle jusqu'à la découverte des stéroïdes. Aujourd'hui les stéroïdes topiques de classe IV corps entier (30g/j) sont utilisés. Certaines formes très agressives avec de multiples bulles nécessitent néanmoins une corticothérapie systémique et un immunosuppresseur (méthotrexate, azathioprine, chlorambucil).

Le diagnostic se pose par la démonstration d'anticorps anti membrane basale, soit par immunofluorescence directe sur une biopsie de peau, soit par immunofluorescence indirecte dans le sang. Adresser le patient au spécialiste.

OUI Vous avez répondu « oui » à une ou plusieurs des questions essentielles

1. Présence de lésions dermatologiques

Le prurit est un symptôme fréquent au cours d'affections cutanées diverses. L'eczéma atopique, la dermite de contact allergique ou irritative, le psoriasis, le lichen plan, l'urticaire, les maladies bulleuses, la grossesse, le prurigo nodulaire, la mastocytose et la scabiose sont des maladies pratiquement toujours associées à un prurit plus au moins intense d'un sujet à l'autre.

Le grattage peut être en soi la cause des lésions cutanées : lichénification, épaississement cutané, excoriations. Ces lésions secondaires ne permettent pas une identification de la cause du prurit.
La revue de toutes les lésions cutanées prurigineuses dépasse le cadre de cet article, néanmoins quelques particularités cliniques permettent parfois de s'orienter ☺[12].
– ***Les réactions urticariennes*** sont en général faciles à diagnostiquer (papules ortiées).

Le traitement consiste en antihistaminiques p. o. par exemple la fexofénadine, pendant plusieurs semaines. Adresser les échecs de ce traitement symptomatique au spécialiste. Une urticaire de plus de 6 semaines est définie comme chronique ; ces cas doivent être adressés d'emblée au spécialiste.

Remarques

Les antihistaminiques en application locale sont déconseillés en raison des sensibilisations allergiques fréquentes qu'ils entraînent.
Les stéroïdes par voie générale sont à utiliser avec prudence en raison de l'effet rebond sévère que ce traitement peut entraîner.
Les stéroïdes topiques n'ont pas leur place dans l'urticaire.

- *Si les lésions cutanées sont des papules alignées*, il faut suspecter la présence de puces. Le patient peut généralement les apercevoir s'il prend garde autour de lui. La plupart des animaux domestiques peuvent être porteurs de ce type de parasites.
  Le traitement consiste à traiter les animaux avec des produits du commerce. Traiter également les endroits où les animaux se tiennent le plus souvent (nids, niches).
- *La présence de sillons et de papules*, surtout au niveau de *l'ombilic, entre les doigts ou sur le sexe*, doit faire suspecter une gale. Il faut savoir que chez un individu avec une hygiène corporelle correcte, le prurit peut être parfois le seul symptôme.
  Le prurit est souvent nocturne. On retrouve souvent une notion de voyage ou de contact sexuel. Le diagnostic se pose en principe sur la mise en évidence des sarcoptes à l'examen direct au microscope, après prélèvement au niveau de l'extrémité des sillons. En cas de haute suspicion, on peut pratiquer un traitement d'épreuve. Voir plus haut p. 216.

2. Le prurit est localisé au niveau…

… du cuir chevelu

Le prurit du cuir chevelu est souvent le symptôme d'une dermite séborrhéique. Le diagnostic se pose par la mise en évidence de squames ou de plaques. La peau du visage peut également présenter des lésions typiques (érythème et desquamation dans les plis nasogéniens ou les sourcils). Le traitement consiste à utiliser un shampooing à base de kétoconazole.
Lorsque le patient se gratte la tête, il faut également suspecter la présence de poux. Rechercher les lentes (œufs), généralement bien visibles, très fermement accrochées aux cheveux, ou les parasites eux-mêmes, d'une taille de 2 à 3 mm ☺☺☺[13].

En cas de présence de poux ou de lentes, proposer le lindane. On peut également utiliser de la perméthrine 1 %, traitement à répéter après environ 10 jours. Voir le mode d'emploi.

… du dos ou des épaules

Il faut penser à la notalgie paresthésique, à un prurit séquellaire d'un zona ☺☺[14] ou à une folliculite pityrosporique.

Notalgie paresthésique : prurit localisé de quelques centimètres sur le haut du dos, souvent en dessous de la pointe des omoplates, avec parfois une discrète hyperpigmentation. Cette affection peut être familiale. Elle est d'évolution chronique. Il s'agit d'une neuropathie sensorielle, l'examen de la peau est normal. Le traitement de première intention de la notalgie paresthésique est la capsaïcine car il s'agit, pour l'instant, de la seule thérapeutique ayant fait la preuve de son efficacité ☺☺☺[9,15]. La capsaïcine inhibe la libération de neuropeptides par les fibres nerveuses dermiques. Une préparation magistrale est possible (teinture de capsicum 12,5 g et vaseline 37,5 g) et doit être appliquée deux fois par jour pendant 1 ou 2 mois. Il faut prévenir le malade de la survenue fréquente de sensations de brûlure légère en début de traitement. En cas de récidive, il ne faut pas hésiter à reprendre les applications. On recherchera une affection neurologique médullaire ou osseuse sous-jacente.

Folliculite pityrosporique : il s'agit d'une folliculite dont l'agent responsable est *Malassezia furfur*, qui se loge à l'intérieur de l'infundibulum pilaire. Les lésions sont parfois prurigineuses (démangent). À la différence de l'acné, il n'y a ni comédon ni microkyste.

… du pubis

En plus de toutes les affections dermatologiques qui peuvent se manifester également à ce niveau, le diagnostic différentiel se pose généralement entre une gale et des poux. On peut appliquer un traitement d'épreuve dans ce cas en utilisant le lindane qui agit sur ces deux parasites (voir p. 216).

… de l'aine

Un prurit des aines avec un érythème en aile de papillon représente soit une mycose, soit un érythrasma. Ces deux affections répondent généralement à un traitement antimycosique local. On peut se permettre de poser le diagnostic sur la clinique, mais il est généralement plus sage de faire un prélèvement, car en cas d'échec, difficile de savoir s'il s'agit d'un manque de compliance ou d'une erreur de diagnostic. Traiter avec, par exemple, de l'éconazole 1 %. Adresser les échecs au spécialiste.

… de la vulve

Un prurit aigu est souvent causé par une infection : mycologique (*Candida*), bactérienne (*E. coli*, *Gardnerella vaginalis*…), virale (herpès souvent associé avec autres symptômes prépondérants), ou parasitaire (trichomonas, scabiose). Des allergies peuvent entraîner une dermite de contact prurigineuse.
Un prurit chronique fait penser à un lichen scléreux, une dermatite atopique, un psoriasis vulvaire, une néoplasie intraépithéliale vulvaire (VIN), une lichénification. Des démangeaisons à ce niveau peuvent être associées à des lésions cutanées, avec un diagnostic différentiel très large. À voir avec un spécialiste.
La *mycose* vaginale répond à un traitement local antimycosique comme l'oxiconazole (1 ovule le soir).
Une vaginite à *Gardnerella* répond à un traitement unique de 2 g de métronidazole p. o. L'infection à *Trichomonas* également.

… de l'anus

Le prurit anal est plus fréquent chez l'homme. Comme étiologies on évoquera des causes infectieuses, proctologiques, dermatologiques et intestinales.

Infections : en cas d'inflammation associée, surtout en terrain diabétique ou de manque d'hygiène, dans un contexte de traitement antibiotique ou de stéroïdes, des infections à base de *Candida*, strepto- ou staphylocoque, *Proteus* ou *E. coli* sont fréquentes.
Attitude : veiller à une bonne hygiène, donner de la pâte à l'oxyde de zinc et de la sulfadiazine argentique ou un antifongique.
Les oxyures : à ne pas oublier en cas de prurit anal chez l'enfant ou dans toute une famille. Donnez un traitement d'épreuve pour les oxyures, mébendazole 1 × 100 mg en dose unique.

Causes proctologiques : anite (prurit profond), fissures ou hémorroïdes.

Affections dermatologiques : des dermites de contact (parfois causées par des traitements antihémorroïdes), le psoriasis, le lichen scléreux, la maladie de Bowen, la maladie de Paget.
Affections intestinales : diarrhées, pertes de selles, RCUH ou maladie de Crohn, tumeurs villeuses.

… des avant-bras

Si votre patient vous dit que les démangeaisons s'aggravent en se grattant et que le seul moyen d'améliorer les choses est d'appliquer du froid sur la région concernée jusqu'à obtenir une insensibilité, il faut considérer le diagnostic de prurit brachioradial. Ce symptôme « ice-pack sign » serait pathognomonique de cette affection, qui serait due à une atteinte neurogénique de la colonne cervicale ☺[16].

3. L'entourage proche présente les mêmes symptômes

Ceci évoque une cause commune : gale, parasites.
Les piqûres d'insectes (puces, moustiques, guêpes, aoûtats) sont généralement faciles à diagnostiquer. Voir plus haut, gale et poux.

4. Exposition à des substances irritantes

Certains agents irritants en contact avec la peau peuvent provoquer un prurit isolé ou associé à des lésions cutanées : la laine de verre (isolants), des hydrocarbures, certaines plantes. Un contact trop fréquent avec de l'eau ou des détergents surtout chez les sujets âgés ou atopiques peut causer du prurit. Le diagnostic se pose par l'association avec cette exposition et par la guérison spontanée en l'absence d'exposition.

Certains patients présentent un prurit au contact de l'eau.
Vous pouvez poser le diagnostic de prurit aquagénique. Le traitement consiste à ajouter 1 g de bicarbonate de soude par litre d'eau dans la baignoire. Récemment on a rapporté une efficacité de la naltrexone ☺☺[17].

5. Grossesse et prurit

10 à 20 % des grossesses se compliquent d'un prurit.
Après avoir exclu les causes communes du prurit, on évoquera chez la femme enceinte quelques maladies prurigineuses spécifiquement liées à la grossesse : la cholestase gravidique (de loin l'étiologie la plus fréquente), la pemphigoïde de la grossesse et l'éruption polymorphe de la grossesse (PUPPP). Les deux dernières affections sont en principe associées à des lésions cutanées.
En raison des risques importants pour l'enfant de certaines de ces affections, leur diagnostic et traitement devraient être réservés aux spécialistes.

6. Présence d'affections systémiques connues

Présence d'une insuffisance rénale

Le prurit lié à l'insuffisance rénale est associé à une atteinte rénale sévère généralement chez des patients dialysés ou en prédialyse. Ce symptôme disparaît parfois en dialysant davantage les patients. Les thérapies du prurit rénal sont : les UVB, la cholestyramine, le charbon, la gabapentine (300 mg

3 /sem), la capsaïcine topique, éventuellement le tacrolimus topique ou l'érythropoïétine.
Des études récentes n'ont pas confirmé un rôle de l'hyperphosphatémie ou de l'hyperparathyroïdisme dans le prurit rénal.

Présence d'une cholestase

À évoquer également pendant une grossesse.
Ce prurit est difficile à traiter. Le traitement est celui de la cause. Les patients répondent parfois à l'acide ursodésoxycholique, la colestyramine, le phénobarbital, la rifampicine, la naloxone.

Présence d'une maladie hématopoïétique

Lymphomes hodgkiniens et non hodgkiniens, *Polycythemia vera*, myélome multiple, anémie ferriprive : il faut traiter la maladie de base.
Le prurit de la *Polycythemia vera* ☺[18] répond à l'acide acétylsalicylique et à l'interféron alpha.
Une anémie ferriprive doit répondre à un traitement de substitution.

Présence d'une néoplasie

Le prurit disparaît avec le traitement du cancer.

Présence d'une maladie endocrinienne (hypo- et hyperthyroïdie, diabète, hyperparathyroïdie)

Le traitement est celui de l'affection de base.

Présence d'une infection

VIH, autres maladies virales, parasitoses.

- Le prurit de l'infection VIH est surtout associé à une immunosuppression sévère, donc un stade avancé, et cesse avec le traitement et l'augmentation des CD4+.
- Ectoparasitoses (moustiques, puces, sarcoptes, poux, voir plus haut).

La dermite des nageurs est provoquée par la pénétration de larves d'helminthes parasitant les canards lors d'un bain en étang ou lac. Il se produit aussitôt après le bain un prurit féroce associé à une éruption maculopapuleuse. La guérison est spontanée après 24-48 heures.

- Parasitoses systémiques : la plupart des parasites ne provoquent qu'un prurit localisé au niveau de la porte d'entrée dans le corps (schistosomiase, dracunculiase, *Larva migrans*, myiasis).
- La toxocarose ☺☺[19], l'onchocercose, l'ankylostomiase, la bilharziose et la douve peuvent être associées à des prurits ou des rashs. Recherchez une éosinophilie, un voyage sous les tropiques. L'investigation et le traitement des parasitoses dépassent le cadre de cet ouvrage.

Maladies psychiques ou psychiatriques

Une anamnèse approfondie ramène souvent des notions de stress, des tensions intérieures, des angoisses ou tristesses qui accompagnent des démangeaisons. Un prurit peut être le premier signe d'une dépression.
La maladie d'Alzheimer et d'autres types de démences peuvent être accompagnés de démangeaisons ou de grattage compulsif même en l'absence de véritable prurit.
Les excoriations névrotiques siègent toujours aux parties accessibles, surtout au visage et aux bras. Les patients ne sont pas toujours conscients que les lésions cutanées sont uniquement infligées par eux-mêmes et qu'il n'y a pas d'autres lésions sous-jacentes. Certains sont convaincus d'avoir une grave maladie, qui leur « sert » comme justification pour se gratter. On les rapproche des attitudes compulsives. Une psychothérapie et les traitements antidépresseurs ou anxiolytiques sont parfois efficaces.
Le diagnostic de prurit psychogène est en principe un diagnostic d'exclusion.

7. Prise de médicaments ☺[20]

Si le patient prend des médicaments, essayez de les arrêter ou de changer de molécule.
Certains médicaments provoquent particulièrement souvent un prurit :
- aspirine ;
- opiacés ;
- vitamines du complexe B ;
- phénothiazines ;
- tolbutamide ;
- quinidine ;
- antimalariques ;
- bêtabloquants ;
- inhibiteurs de l'enzyme de conversion ;
- rétinoïdes ;
- antiprotéases.

Mais en dehors de ces médicaments, on peut trouver une réaction de type idiosyncrasique, sans lésions cutanées, avec n'importe quel médicament, ce qui justifie lorsque cela est possible un arrêt de tous les médicaments que prend votre patient. Le diagnostic de prurit d'origine médicamenteuse dépend de l'évolution favorable du symptôme après arrêt du médicament suspect.

Bibliographie

1. Fett N., Haynes K., Propert K. J., Margolis D. J. Five-year malignancy incidence in patients with chronic pruritus: a population-based cohort study aimed at limiting unnecessary screening practices. *J Am Acad Dermatol.* 2014;70(4):651.
2. Johannesottir S. A., Farkas D. K., Vinding G. R;, Pedersen L., Lamberg A., Sørensen H. T., Olesen AB. Cancer incidence among patients with a hospital diagnosis of pruritus: a nationwide Danish cohort study. *Br J Dermatol.* 2014 Oct;171(4):839-46. Epub 2014 Sep 28.
3. White-Chu E. F., Reddy M. Dry skin in the elderly: complexities of a common problem. *Clin Dermatol.* 2011;29(1):37.
4. Berger T. G., Shive M., Harper G. M. Pruritus in the older patient: a clinical review. *JAMA.* 2013;310(22):2443-50.
5. Yosipovitch G., Bernhard J. D. Clinical practice. Chronic pruritus. *N Engl J Med.* 2013;368(17):1625-34.
6. Phillips W. Puritus: what to do when itching won't stop. *Postgrad Med.* 1992;92:46-53.
7. Sher Th. Clinical evaluation of generalized pruritus. *Dermatology.* 1992;18:149.
8. Greco PJ, Ende J. Pruritus a pratical approach. *J Gen Intern Med.* 1992;7(3):340.
9. Ranque S., Candolif E., Himy R. Diagnostic et conduite à tenir devant une hyperéosinophilie parasitaire. *Presse Med.* 1998;27(8):370-5. [Laisser le doublon ? note 12]
10. Chosidow O. Clinical practices. Scabies. *N Engl J Med.* 2006;354(16):1718.
11. Meirking T, *et al.* The treatment of scabies with ivermectin. *New Engl J Med.* 1995;333:2630.
12. Ranque S., Candolif E., Himy R. Diagnostic et conduite à tenir devant une hyperéosinophilie parasitaire. *Presse Med.* 1998;27(8):370-5. [Laisser le doublon ? note 9]
13. Tichele R. V., Dezeure E. M., Bogaert M. G. Systematic review of clinical efficacy of topical treatment for head lice. *BMJ.* 1995;311:604-8.
14. Darsow U., Lorenz J., Bromm B., Ring J. Pruritus circumscriptus sine materia: A sequel of postzosteric neuralgia. Evaluation by quantitative psychophysical examination and laser evoked potentials. *Acta Derm Venereol.* 1996;76:457.
15. Allengren J., Klinker M. Successful treatment of notalgia paresthetica with topical capsaicin: vehiclecontrolled, doublebind, crossover study. *J Am Acad Dermatol.* 1995;32:2878.
16. Jeffrey D. Bernhard, MD, and Jeremy S. Bordeaux, MD. Medical Pearl: the ice-pack sign in brachioradial pruritus. *J Am Acad Dermatol.* 2005;52:1073. [Laisser telle la présentation ?]
17. Ingber S., Cohen P. D. Successful treatment of refractory aquagenic pruritus with naltrexone. *J Cutan Med Surg.* 2005;9:215-6.
18. Siegel F. P., Tauscher J., Petrides P. E. Aquagenic pruritus in polycythemia vera: characteristics and influence on quality of life in 441 patients. *Am J Hematol.* 2013;88(8):665.
19. Afifi Y., Aubin F., Puzenat E., Degouy A., Aubrion D., Hassam B., Humbert P. Pruritus sine materia: a prospective study of 95 patients. *Rev Med Interne.* 2004;25:490-3.
20. Reich A., Ständer S., Szepietowski J. C. Drug-induced pruritus: a review. *Acta Derm Venereol.* 2009;89(3):236.

Docteur,

je vais me faire opérer

Jean-Michel Gaspoz et Marc-André Raetzo

Préambule

Avant une opération, le médecin interniste ou généraliste est généralement sollicité pour pratiquer un bilan médical, ceci afin de s'assurer que le patient supportera sans complications l'opération prévue. Entre 30 et 55 % des médecins estiment ainsi qu'une radiographie du thorax est nécessaire avant une opération de la cataracte ☺☺[1].

Tout patient devrait apporter avant l'opération à l'anesthésiste un rapport de son médecin traitant, ainsi que les examens paracliniques en sa possession, afin d'éviter qu'ils ne soient répétés inutilement. Cette transmission des informations cliniques et paracliniques du médecin traitant à l'anesthésiste est très importante, bien que souvent négligée. Étant donné le soutien des recommandations de nombreuses associations médicales, qui prônent un bilan préopératoire ciblé, il nous semble plus dangereux, sur le plan médico-légal, de pratiquer des examens qui ne sont pas dictés par l'anamnèse ou la clinique. Aucune pression médico-légale ne devrait donc en soi justifier la pratique d'examens paracliniques. Il faut donc identifier par l'anamnèse et l'examen clinique les cas particuliers où il est important, soit de pratiquer certains examens complémentaires, soit de prendre des précautions particulières, ceci uniquement pour certaines opérations.

1re consultation

Pour la grande majorité des patients, l'intérêt d'un bilan extensif systématique est *extrêmement limité* ☺☺[2-4]. Des économies importantes pourraient être obtenues par une rationalisation des pratiques ☺[5,6]. Dans plus de la moitié des cas, le médecin semble ne pas tenir compte des résultats anormaux. Souvent même, il ne regarde pas les examens : dans un contexte de bilan préopératoire, seulement 25 % des enveloppes (scellées) contenant une radiographie du thorax de routine étaient *ouvertes* pendant le séjour du patient ☺☺☺[7]. Dans un autre collectif, 95 % des bilans n'étaient même pas regardés ☺☺[8]. De plus, des études montrent que les découvertes fortuites d'un bilan préopératoire ne changent que très rarement la prise en charge (0,2 %), et le plus souvent de manière marginale ☺☺[9,10]. Il existe une autre raison pour ne pas effectuer des tests préopératoires de routine : les valeurs normales d'un résultat sont définies comme celles correspondant à deux déviations standard de la moyenne. Ainsi, au premier test, il existera 5 % de la population qui se trouvera avec un test anormal. Plus on fait de tests, plus la probabilité d'un résultat faussement positif augmente. Une succession de 20 tests indépendants chez un patient sain aboutit à un taux de faux positifs de 64 %.

Une étude rétrospective montre l'absence de problèmes péri- ou postopératoires chez 1 044 patients pour lesquels aucune prise de sang n'avait été faite ☺[11].

Une étude randomisée contrôlée sur 19 557 opérations de la cataracte ne montre *aucune* différence sur les complications péri- et postopératoires entre les patients qui ont eu des examens préopératoires (ECG, formule sanguine complète, électrolytes, urée, créatinine et glycémie) et ceux qui n'ont eu aucun examen de laboratoire ☺☺☺[12].

Il faut également savoir que des examens paracliniques pratiqués dans les 4 mois précédant l'opération sont tout à fait suffisants en l'absence d'éléments nouveaux dans l'intervalle ☺☺[13].

Les questions essentielles

1. L'anamnèse est-elle impossible ?	OUI	**p. 228**
2. Le patient a-t-il plus de 45 ans ?	OUI	**p. 228**
3. S'agit-il d'une opération abdominale ou thoracique ?	OUI	**p. 230**
4. L'opération présente-t-elle un risque hémorragique majeur ?	OUI	**p. 232**
5. Le patient présente-t-il une affection médicale connue ? • cœur • foie • diabète	OUI	**p. 233**

- poumon
- rein

6. Existe-t-il des antécédents de troubles de l'hémostase ? OUI **p. 234**

- à la suite d'une précédente opération
- après une extraction dentaire
- précordialgies, dyspnée, respiration sifflante, toux, chevilles enflées
- pouls, tension artérielle, auscultation cardiaque ou respiratoire
- présence de pétéchies ou d'hématomes
- présence de signes d'insuffisance hépatique

7. Anamnèse ou examen physique anormal OUI **p. 234**

8. Notion de prise de médicaments ? OUI **p. 234**

- anticoagulants
- aspirine, AINS
- chimiothérapie
- diurétiques, antihypertenseurs, digitale
- inhibiteurs de la mono-amine-oxydase, lithium

NON Vous avez répondu « non » à toutes ces questions essentielles

Votre patient peut se faire opérer sans prise de sang, sans radiographie du thorax et sans électrocardiogramme. La plupart des associations médicales recommandent cette attitude.
Pour les femmes qui pourraient être enceintes, un test de grossesse devrait être pratiqué avant toute opération élective, d'autant plus s'il existe un risque de pratiquer des radiographies peropératoires.
Sinon, aucun examen préopératoire n'est nécessaire. Dans une étude portant sur 200 patients, une anamnèse plus poussée, l'examen clinique et des examens paracliniques n'avaient rien apporté de plus chez les patients correspondant à un « non » à toutes les questions essentielles ☺☺[14].

Les conséquences d'une anesthésie sont minimes chez un patient en bonne santé. Les anesthésiques inhalés peuvent avoir des effets néfastes sur le cœur et sur le poumon, mais cet effet n'est pas significatif pour des personnes en bonne santé.

Même des examens d'hémostase simples (plaquettes, TP, PTT) ne sont pas utiles en l'absence d'éléments suggestifs à l'anamnèse ou à l'examen clinique ☺[15].

Sur 3 242 patients suivis prospectivement, seuls les patients avec une anomalie clinique (anamnèse et examen physique) avaient une trajectoire potentiellement à risque (surveillance, traitement peropératoire ou morbidité hémorragique). Les patients qui ne présentaient que des troubles biologiques, sans anamnèse particulière, n'avaient pas un pronostic différent de ceux sans anomalies ni clinique ni biologique. Nous proposons de ne tester que les patients à risque (voir ci-dessous p. 228 à 239) ☺☺☺[16]. L'anesthésiste responsable devra encore se poser quelques questions pour le choix des modalités de l'anesthésie :

Antécédents personnels :
- d'intubation difficile (intubation par fibroscopie ?) ;
- de céphalées post rachi-anesthésie (contre-indication relative ?).

Anamnèse personnelle ou familiale :
- d'hyperthermie maligne (précautions pour le choix des drogues ?) ;
- de diminution des pseudocholinestérases (monitorage de la curarisation ?) ;
- allergies.

OUI Vous avez répondu « oui » à une ou plusieurs des questions essentielles

1. L'anamnèse n'est pas possible

Le patient est par exemple dément ou confus. Il ne comprend pas ou parle mal le français.
Un status détaillé est alors plus que jamais nécessaire (voir « Les questions essentielles : Anamnèse ou examen physique anormal »).
Lorsque l'anamnèse n'est pas possible, il est recommandé de pratiquer systématiquement un bilan minimum, qui comprend un électrocardiogramme ainsi qu'une prise de sang comprenant hématocrite, plaquettes, quick, glycémie et fonction rénale.

2. Le patient a plus de 45 ans

Cette limite d'âge ne s'applique pas pour des opérations mineures (par exemple cataracte). Même si la littérature fait une différence entre les patients âgés de moins ou de plus de 45 ans, cette notion est très relative ☺[17]. Un patient de 60 ans qui fait des courses de haute montagne régulièrement doit être traité comme un patient de 30 ans. L'anamnèse est ici très importante, en particulier

les informations sur la tolérance à l'effort. La mortalité opératoire des patients de ≥ 80 ans est le double de celle des patients de 65 à 69 ans. Toutefois, l'âge *per se* n'a pas été retrouvé comme prédicteur indépendant de complications cardiaques, après ajustement multivarié pour les comorbidités, dans la cohorte de patients utilisée pour calculer le « Cardiac Risk Index » ☺☺[18]. Voir le tableau 1. Même si l'efficacité de ce dépistage n'est absolument pas démontrée, il est recommandé par la plupart des auteurs de considérer les patients de plus de 45 ans de manière particulière, ceci pour exclure des affections cardio-pulmonaires ou rénales cliniquement « muettes ».
Sur 3 096 bilans normaux pratiqués en moyenne 2 mois avant l'intervention, 13 n'étaient pas dans les limites normales peu avant l'opération. La plupart de ces 13 anomalies pouvaient être prédites par la revue du dossier (prise de diurétiques par exemple) ☺☺[18].
Si ces examens existent, ne pas les répéter. Si des examens antérieurs étaient pathologiques, il est utile de les répéter peu avant l'opération. La même étude a montré que seuls 17 % des tests antérieurement pathologiques étaient encore anormaux à l'admission.

Nous proposons :
- 45 ans (hommes) : électrocardiogramme, sauf si asymptomatique et à bas risque ;
- 50 ans (hommes et femmes) : créatininémie ;
- 55 ans (femmes) : électrocardiogramme, sauf si asymptomatique et à bas risque ;
- 60 ans : radiographie du thorax, si les critères ci-dessous sont remplis ;
- 60 ans : une hémoglobine de base si chirurgie majeure.

Ces examens sont pratiqués uniquement en rapport avec l'âge du patient. Vous devez en plus revoir les « questions essentielles », pour savoir si vous devez pratiquer d'autres examens préopératoires de manière ciblée.

Remarque

– **L'électrocardiogramme** n'est pas recommandé pour les patients asymptomatiques et prévus pour une chirurgie à bas risque. En effet, l'ECG a une faible probabilité de modifier la prise en charge d'un patient, en l'absence de maladie cardiaque connue. Les « guidelines » 2014 de l'American College of Cardiology/American Heart Association et de la Société européenne de cardiologie vont dans ce sens ☺ [19,20]. Si vous pratiquez un ECG et mettez en évidence un infarctus et qu'il est impossible de le dater, il est probablement plus sage de repousser de 3 mois une opération élective, afin de pouvoir effectuer des investigations cardiaques supplémentaires. La situation est bien sûr différente en cas d'urgence, par exemple pour une hernie étranglée.

Un ancien infarctus, des modifications du segment ST, des troubles de conduction intraventriculaire ou plus de 5 extrasystoles ventriculaires par minute impliquent une augmentation du risque chirurgical ☺☺[21], ☺[22]. Les anomalies constatées sur la radiographie du **thorax** alors que le patient est asymptomatique ne changent pratiquement jamais la décision d'opérer ☺☺[23], raison pour laquelle les recommandations actuelles sont peu contraignantes. Une revue de 341 patients opérés montre qu'aucune annulation opératoire n'est en rapport avec des anomalies radiologiques ☺☺[24]. Trois patients avaient des anomalies significatives mais qui étaient toutes accompagnées d'anomalies cliniques (insuffisance cardiaque). Six patients avaient des anomalies radiologiques qui étaient des faux positifs et qui ont entraîné des conséquences négatives (répétition des examens). Toutefois, l'American College of Physicians recommande de pratiquer une radiographie du thorax chez les patients présentant une pathologie cardio-pulmonaire connue et chez les patients de ≥ 50 ans, qui vont subir une chirurgie d'un anévrisme de l'aorte abdominale ou une chirurgie du haut abdomen ou thoracique ☺[25].

- Une **insuffisance rénale** est généralement asymptomatique. Chez des patients entre 46 et 60 ans, il existe environ 10 % d'atteinte rénale asymptomatique pouvant interférer potentiellement avec la prise en charge ☺☺[26]. Ceci justifie ce dosage dans ce collectif.
- Concernant la **spirométrie**, les évidences quant à son utilité préopératoire lors d'interventions sont insuffisantes en dehors des interventions cardio-thoraciques et abdominales ☺☺[27].

3. Il s'agit d'une opération thoracique ou abdominale

Ce type d'opération majeure représente une surcharge cardiovasculaire importante. D'autre part, une dépression myocardique due aux anesthésiques inhalés peut être significative chez un patient insuffisant cardiaque présentant une hypovolémie suite à un traitement maximal. Il faut donc s'assurer que votre patient a une « réserve » suffisante. Au moindre doute d'affection cardiovasculaire, demander un avis cardiologique pour évaluer la fonction cardiaque (voir ci-dessous « Le patient présente des antécédents cardiaques »).

Pour le poumon, les anesthésiques inhalés provoquent une diminution de la capacité résiduelle fonctionnelle ainsi qu'une diminution du transport mucociliaire et des réponses ventilatoires à l'hypoxie et à l'hypercapnie.

Une incision abdominale, surtout si elle est verticale, entraîne une diminution de la capacité respiratoire et une augmentation de la fréquence des atélectasies. Cet effet diminue nettement lors d'une incision abdominale basse qui s'accompagne de moins de complications pulmonaires postopératoires. L'effet d'une laparoscopie n'est pas encore bien connu, mais doit être considéré comme une laparotomie, étant donné le risque de passage d'une technique à l'autre. Il est donc important de bien « préparer » les patients qui présentent une affection pulmonaire.

La résection de tissu pulmonaire est un cas particulier. Pour des opérations majeures, une mesure des fonctions pulmonaires peut donc être utile, surtout dans la situation où le patient présente une affection pulmonaire ☺☺[28,31]. Pour des opérations abdominales ou thoraciques, l'incidence des complications respiratoires est assez élevée. Une radiographie du thorax ne change pas la prise en charge peropératoire, mais pourrait aider à prendre en charge 50 % des complications respiratoires postopératoires ☺☺[8,26].

Opération sur l'abdomen haut ou thoracotomie sans résection pulmonaire

Si le patient ne présente aucune anamnèse pulmonaire, ne tousse pas, ne crache pas et ne présente pas de dyspnée d'effort, il n'est pas nécessaire de pratiquer des examens complémentaires.

Dans les autres situations, pratiquer des fonctions pulmonaires simples :

- Mesure de la capacité vitale forcée (CVF), du volume expiratoire maximal en 1 seconde (VEMS), et du rapport de Tiffeneau VEMS/CVF.

• Si le VEMS est > 2 000 ml, pas de mesures particulières à prendre en dehors de la maximalisation du traitement d'un syndrome obstructif modéré ou d'une bronchite chronique. Donner des antibiotiques si les crachats sont sales et commencer une physiothérapie de drainage avant l'opération.

• Si le VEMS est < 2 000 ml et que le rapport de Tiffeneau est abaissé, il s'agit d'un syndrome obstructif pour lequel vous devez rechercher une réversibilité éventuelle aux bronchodilatateurs, éventuellement avec un test à la prednisone (voir « Docteur, j'ai de la peine à respirer », p. 387).

• Si vous ne pouvez pas obtenir ainsi un VEMS > 2 000 ml, ou si le VEMS < 2 000 ml et que le rapport de Tiffeneau est normal, demander au spécialiste de pratiquer une gazométrie. En effet, une $PACO_2$ > 6 kPa (45 mmHg) est généralement considérée comme une contre-indication opératoire.

Thoracotomie avec résection pulmonaire

Dans cette situation, il convient de prévoir quels seront les patients qui supporteront la résection d'une partie de leurs poumons. Il s'agit souvent d'un cancer bronchique chez un tabagique chronique, souvent associé à une limitation fonctionnelle.

Pratiquer des fonctions pulmonaires simples :

- Si le VEMS est > 2 000 ml, pas d'examens supplémentaires.
- Si le VEMS est < 2 000 ml et que le rapport de Tiffeneau est normal, demander un avis spécialisé pour déterminer si le patient est opérable.

- Si le VEMS est < 2 000 ml et que le rapport de Tiffeneau est plus de 10 % en dessous de la norme, il s'agit d'un syndrome obstructif et vous devez essayer de déterminer s'il est réversible (voir ci-dessus).
- Si vous pouvez obtenir un VEMS > 2 000 ml avec ce test de réversibilité, maximaliser le traitement bronchique en donnant des antibiotiques en cas d'expectorations sales, continuer les bronchodilatateurs, et faire pratiquer une physiothérapie de drainage avant l'opération.
- Si le VEMS est < 2 000 ml, même après essai de réversibilité, demander une gazométrie et une scintigraphie pulmonaire de perfusion dans un but quantitatif pour prédire le VEMS postopératoire.

Le VEMS postopératoire prédit est obtenu en multipliant le pourcentage de perfusion du poumon qui restera indemne par le VEMS actuel du patient. Une gazométrie pathologique vous oblige à demander un avis spécialisé auprès de l'anesthésiste.
Si la gazométrie est normale et si le VEMS postopératoire prédit est > 800 ml, vous pouvez faire opérer le patient sans autres examens.
Si le VEMS postopératoire prédit est < 800 ml, il faut pratiquer un test d'effort, avec mesure de la consommation d'oxygène maximale (VO_2 max). Ce test est pratiqué par paliers de 10 watts chaque minute.
Si la VO_2 max est de moins de 20 ml/kg/min, l'opération est contre-indiquée. Sinon, vous pouvez opérer votre patient, en maximalisant le traitement bronchique.

4. L'opération présente un risque hémorragique majeur

Pour certaines opérations, comme une opération de la cataracte, il n'existe pas de risque hémorragique majeur. L'amygdalectomie, pourtant apparemment bénigne, peut comporter un risque hémorragique important ☺☺[31,32] ☺[33].
Pour d'autres opérations, le risque hémorragique est classique (prothèse de hanche, chirurgie vasculaire...).
L'utilisation de la circulation extracorporelle impose un contrôle de la crase. Pour les opérations neurochirurgicales, même si l'opération elle-même n'est pas à risque hémorragique, les conséquences potentielles d'une hémorragie peuvent être importantes.
Dans ces situations, il est conseillé de contrôler la crase. Le dosage préopératoire de l'hématocrite peut également être utile comme ligne de base pour les patients qui risquent soit une hémorragie significative, soit une dilution importante. Par ailleurs, notamment pour les opérations orthopédiques, certaines cliniques proposent des programmes d'autotransfusion qui permettent d'économiser les stocks de centre de transfusion et de diminuer le risque de transmission d'affection, notamment virale.

5. Le patient présente une ou des affections médicales connues

Diabète

S'assurer que le diabète est équilibré avant l'opération.
Demander systématiquement un électrocardiogramme. Les patients diabétiques peuvent avoir souffert d'un infarctus asymptomatique. La plupart des opérations électives ne devraient pas être pratiquées dans les 3 mois qui suivent un infarctus (voir ci-dessus « Le patient a plus de 45 ans »).

Foie

Contrôler la crase (TP, plaquettes et PTT) et doser l'albumine. Ce dernier examen permet d'évaluer l'état de nutrition.

Rein

En cas d'antécédents d'hématurie inexpliquée, contrôler la crase.
En cas d'insuffisance rénale connue, contrôler la fonction rénale avant l'opération, ce qui permettra en particulier d'ajuster un certain nombre de médicaments utilisés en postopératoire (AINS, antalgiques).

Cœur (insuffisance cardiaque, coronaropathie)

Une intervention chirurgicale peut représenter une surcharge cardiovasculaire importante et vous devez vous assurer que votre patient est actuellement bien équilibré ☺☺[34].
Le risque coronarien dépend de facteurs prédictifs en rapport avec le patient d'une part (*cf.* tableau 1 ☺[18]) et liés au type d'intervention elle-même d'autre part. Le tableau 2 résume ces risques dans une table 2 × 2 et propose les investigations cardiologiques correspondantes (synthétisées des « guidelines » de l'American College of Cardiology/American Heart Association) ☺[19].

Poumon

Maximaliser le traitement d'un asthme ou d'un syndrome obstructif chronique (voir ci-dessus « Il s'agit d'une opération thoracique ou abdominale », p. 230).
Le syndrome des apnées du sommeil est associé à une morbidité postopératoire accrue : hypoxémie, insuffisance respiratoire, réintubation, et transfert aux soins intensifs. Il est donc recommandé de dépister les patients par une anamnèse serrée et à l'aide des instruments de screening disponibles et/ou une oxymétrie nocturne, particulièrement chez les patients prévus pour une chirurgie bariatrique ☺[35].

6. Présence d'antécédents de troubles de l'hémostase

Le patient souffrant d'un trouble connu de l'hémostase représente un cas particulier qu'il faut adresser au spécialiste avant toute opération.
On considère que le patient est à risque hémorragique :
- S'il a saigné plus de 24 heures ou s'il a dû avoir une transfusion à la suite d'une opération mineure (circoncision, appendicectomie, amygdalectomie, suture de la peau).
- S'il a saigné plus de 24 heures après une extraction dentaire, ou si une récidive hémorragique a nécessité une nouvelle consultation par la suite.
- S'il a eu des épisodes d'hématurie inexpliqués.
- Si on trouve des anomalies au status (pétéchies, hématomes).

Dans ces cas, demander un contrôle de la crase (TP, PTT et plaquettes) systématiquement. Au moindre doute, demander un avis à un spécialiste de l'hémostase.

7. Présence d'anomalies au status

- Hypertension, œdèmes des membres inférieurs, reflux hépato-jugulaire, présence de varices, souffles vasculaires ou diminution des pouls périphériques.
- Sibilances, tachypnée, prolongation de l'expirium.

S'assurer que le patient est bien équilibré du point de vue pulmonaire ou cardiaque (voir ci-dessus ce qui concerne les opérations abdominales ou thoraciques) :
- présence de pétéchies ou d'hématomes ;
- présence de signes d'insuffisance hépatique : ascite, ictère, angiomes stellaires, érythème palmaire.

Contrôler systématiquement la crase (TP, plaquettes et PTT) :
- obésité. Contrairement à une croyance généralisée, l'obésité n'est pas un facteur de risque pour la majorité des interventions majeures, à part l'embolie pulmonaire. Aucun des scores de risque cardiaque lors d'intervention cardiaque ne l'inclut[18].

8. Prise de médicaments

Le tableau 3 résume l'attitude à avoir chez un patient qui prend des médicaments

Anticoagulants oraux (y inclus nouveaux anticoagulants), acide acétylsalicylique, AINS, clopidogrel
En ce qui concerne les antivitamines K, une étude parue en 2015 a montré que, pour les patients traités par ces médicaments pour une fibrillation auri-

culaire, leur arrêt 5 jours avant l'intervention chirurgicale, sans « bridging » avec de l'héparine de bas poids moléculaire, s'est révélé non inférieure par rapport au « bridging » en terme d'événements thromboemboliques, tout en diminuant les complications hémorragiques d'une manière significative ☺[36]. Dans ces indications, le « bridging » n'est donc plus recommandé. En ce qui concerne les nouveaux anticoagulants oraux, les recommandations sont les suivantes ☺[37] :

- En cas de chirurgie majeure, stopper ces médicaments à J-2 si la clairance à la créatinine est ≥ 30 ml/min et à J-3 si elle est < 30 ml/min.
- En cas de chirurgie mineure, stopper ces médicaments à J-1, si la clairance à la créatinine est ≥ 30 ml/min, et à J-2 si la clairance à la créatinine est < 30 ml/min.

La plupart des chirurgiens préfèrent opérer après 10 jours au moins d'arrêt de l'acide acétylsalicylique, même pris à doses minimes, en raison de son effet sur la coagulation. Si un patient est porteur d'un stent coaté, l'aspirine et le clopidogrel ne doivent jamais être arrêtés, quelle que soit l'intervention (risque d'occlusion abrupte). S'aider du cardiologue pour choisir un chirurgien à même d'opérer sous ces traitements.
Les anti-inflammatoires non stéroïdiens (AINS) devraient également être arrêtés 3 ou 4 jours avant l'opération ☺[15]. Il en est de même pour toute anesthésie locorégionale (rachianesthésie, péridurale, périmédullaire). Cette décision est à mettre en balance avec l'effet bénéfique de ce traitement.

Bêtabloquants et diminution du risque opératoire.

La prescription de bêtabloquants en préopératoire est controversée. Les études faites avec le bisoprolol ont montré un effet cardioprotecteur, en péri- et postopératoire. Ce médicament devait être commencé 30 jours avant l'intervention et titré avec précaution. Malheureusement, toutes les études faites avec le bisoprolol ont dû être retirées par leur auteur, du fait de fraudes dans le recueil de données ☺[38]. De plus, des études faites avec le métoprolol ont montré certes un bénéfice en termes de réduction des infarctus du myocarde périopératoire, mais aussi une augmentation du taux de décès et d'accidents vasculaires cérébraux. Toutefois, leur prescription s'est faite très (trop ?) proche de l'intervention, sans titrage, aboutissant à des chutes de la tension artérielle et des bradycardies en peropératoire. Les recommandations actuelles s'accordent sur le fait de ne pas introduire nouvellement des bêtabloquants, mais de ne pas les arrêter chez les patients qui en reçoivent déjà ☺[39].

Chimiothérapie

Pour les patients qui subissent ou ont subi récemment une chimiothérapie, une formule sanguine complète est indiquée, en plus de la crase, pour s'assurer que le patient n'est pas neutropénique.

Diurétiques, antihypertenseurs, digitale

L'hypokaliémie chronique (2,6-3,4 mmol/l) n'est pas associée à une augmentation des troubles du rythme peropératoires ☺☺[40]. Cependant, même s'il n'est pas démontré que le contrôle des électrolytes et de la fonction rénale change la mortalité ou la morbidité postopératoire, nous proposons de vérifier les électrolytes chez le patient qui prend ce type de médicaments régulièrement (fonction rénale, natrémie et kaliémie).

Inhibiteurs de la mono-amine-oxydase (IMAO), lithium

Il est actuellement rare d'avoir des patients qui prennent ce type de médicaments en raison de la mise sur le marché d'antidépresseurs efficaces moins toxiques. Ce type de médicaments peut interférer avec les anesthésiques. Avertir l'anesthésiste, arrêter le médicament ou changer de molécule.

Certains IMAO ont un effet rapidement réversible ; les arrêter 24 heures avant l'opération. D'autres IMAO comme la sélégiline ont un effet irréversible ; il faut les arrêter 2 à 3 semaines avant l'opération. Dans le doute, consulter un spécialiste.

Usage de substances illicites, alcool et tabac

Il est important d'interroger les patients sur leur éventuelle consommation de substances illicites. Les patients avec consommation chronique d'opioïdes peuvent avoir développé une tolérance et nécessiter des doses plus élevées que d'habitude en période per- et postopératoire ☺[41]. Ces mêmes patients, ou ceux consommant des barbituriques ou des amphétamines, sont à risque de développer un sevrage dans la période postopératoire.

Les patients avec une consommation excessive d'alcool d'une manière régulière ont un risque accru de complications postopératoires : infections du site opératoire, autres infections, complications cardio-pulmonaires, durées de séjour augmentées et nécessité d'admission aux soins intensifs. Il est donc important de dépister ces patients par les scores de risque, tel le « Alcohol Use Disorders Identification Test-Consumption » (AUDIT-C) ☺☺[42,43].

Une évaluation de la consommation de tabac et la mise en place de stratégies pour la réduire ou la stopper peuvent diminuer la morbidité et la mortalité en postopératoire, car les fumeurs actifs ont un risque accru de complications postopératoires ☺[44]. L'abandon du tabac en préopératoire diminue ce risque, bien que des périodes plus longues d'abstinence soient plus efficaces. Les fumeurs devraient être encouragés de stopper la consommation de tabac avant une chirurgie ☺[43].

Revised Goldman Cardiac Risk Index (RCRI)

Six Independent Predictors of Major Cardiac Complications*
High-risk type of surgery (includes any intra-peritoneal, intra-thoracic, or supra-inguinal vascular procedures)
History of ischemic heart disease (history of MI or a positive exercise test, current complaint of chest pain considered to be secondary to myocardial ischemia, use of nitrate therapy, or ECG with pathological Q waves; do not count prior coronary revascularization procedure unless one of the other criteria for ischemic heart disease is present
History of HF
History of cerebrovascular disease
Preoperative serum creatinine > 2.0 mg/dL (177 µmol/L
Rate of cardiac death, nonfatal myocardial infarction, and nonfatal cardiac arrest according to the number of prédictors ♦
No risk factors – 0.4 percent (95% CI 0.1-0.8 percent)
One risk factor – 1.0 percent (95% CI 0.5-1.4 percent)
Two risk factors – 2.4 percent (95% CI 1.3-3.5 percent)
Three or more risk factors – 5.4 percent (95% CI 2.8-7.9 percent)
Rate of cardiac death and nonfatal myocardial infarction, cardiac arrest or ventricular fibrillation, pulmonary edema, and complete heart block according to the number of predictors and the nonuse or use of beta blockers Δ
No risk factors – 0.4 to 1.0 percent versus < 1 percent with beta blockers
One to two risk factors – 2.2 to 6.6 percent versus 0.8 to 1.6 percent with beta blockers
Three or more risk factors – 9 percent versus > 3 percent with beta blockers

* *From Lee, TH, Marcantonio, ER, Mangione, CM, et al, Circulation 1999 ; 100 : 1043*
♦ *From Devereaux, PJ, Goldman, L, Cook, DJ, et al. CMAJ 2005 ; 173 : 627*
Δ *From Auerbach, A, Goldman, L. Circulation 2006 ; 113 : 1361*

Tableau 1 : Évaluation des risques de complications opératoires

Chirurgie \ Patient	**Risque majeur*** **(2,8-7,9 %)** ♦ **S. coronarien aigu** ♦ **IC décompensée** ♦ **Valvulothérapie sévère** ♦ **Aythmie/troubles**	**Risques intermédiaires*** **(1,3-3,5 %)** ♦ **Angor stable** ♦ **Ex-infarctus (> 1 mois)** ♦ **IC compensée, IR, diabète et artériopathie**	**Risque mineur*** **(0,1-1,4 %)** ♦ **Age > 70 ans** ♦ **Arythmie/tr.cond.** ♦ **HTA non contrôlée** **↑ Cholestérol**
Risque majeur (mortalité ≥ 5 %) **Aorte** **Foie/pancréas/estomac** **Pneumectomie**	Différer l'intervention et programmer les examens cardiaques	♦ Tests cardiaques non invasifs	< 5 MET ♦ Tests non invasifs ♦ Traitement médical ≥ 5 MET (≥ 2 étages) ♦ Ø
Risques intermédiaires (mortalité 1-5 %) **Vasculaire** **Craniotomie** **Thoracotomie** **Chirurgie viscérale + gynécologie** **Orthopédie (PTH, PTG)**	Différer l'intervention et programmer les examens cardiaques	< 5 MET ♦ Tests non invasifs ≥ 5 MET (≥ 2 étages) ♦ Ø	Ø
Risque mineur (mortalité < 1 %) **Endoscopie** **Varices** **Othtalmologie** **Sein** **Paroi**	Différer l'intervention et programmer les examens cardiaques	Ø	Ø

* *Risque de décès, infarctus ou arrêt cardiaque non fatals*

Tableau 2 : Stratification des investigations cardiologiques en vue d'une chirurgie non cardiaque élective et des risques chirurgicaux et coronariens

	Arrêt	Maintien
Antiagrégants (aspirine)*	Si prévention primaire ou risque faible	Si prévention secondaire a) Haut risque coronarien b) Haut risque neurologique
Anticoagulant (AVK)	3-4 jours avant l'opération sauf si risque thromboembolique majeur (*cf.* maintien) Relais HBPM selon indication (FA)	Valve mécanique/maladie thromboembolique sévère (arrêt intrahospitalier)
Hypolipémiants (statines)	Pas d'arrêt avant l'hospitalisation	Procurent une protection cardiologique
Bétabloquants		
IECA **Sartans** **Anticalciques** **Diurétiques**		Selon cas particuliers : arrêt par anesthésite la veille
Bronchodilateurs		Poursuite jusqu'au jour de l'opération
Antidépresseurs	IMAO	Maintien en règle générale
Antidiabétiques	**Pas d'arrêt avant l'hospitalisation**	Poursuite traitements Adaptation de l'insulinothérapie le jour de l'opération
AINS	Selon indication (10 jours avant)	Seront repris en postopératoire (antalgie)

* Attention : pour les patients sous Plavix (clopidogrel) : considérer le bénéfice d'un acte chirurgical sous ce traitement (en référer à son cardiologue, neurologue) et le risque d'arrêt du traitement (notamment avec stent « à élution » ou stenting récent < 1 an).

Tableau 3 : Recommandations courantes pour la gestion des médicaments en période périopératoire

Bibliographie

1. Bass E. B., Steinberg E. P., Luthra R., *et al.* Do ophthal-mologists, anesthesiologists, and inter-nists agree about preoperative testing in healthy patients undergoing cataract surgery?. *Arch Ophthalmol.* 1995;113:1248-56.
2. Narr B. J., Hansen T. R., Warner M. A. Preoperative laboratory screening in healthy Mayo patients: cost-effective elimination of tests and unchanged outcome. *Mayo Clin Proc.* 1991;66:155-9.
3. Roizen M. F. Cost-effective preoperative laboratory testing. *JAMA.* 1994;271:319-20.
4. Munro J., Booth A., Nicholl J. Routine preoperative testing: a systematic review of the evidence. *Health Technol Assess.* 1997;1:1-62.
5. Capdenat Saint-Martin E., Michel P., Raymond J. M., *et al.* Description of local adaptation of national guidelines and of active feedback for rationalising preoperative screening in patients at low risk from anaes-thetics in a French university hospital. *Qual Health Care.* 1998;7:5-11.
6. Balk E. M., Eareley A., Nadar N., *et al.* Benefits and harms of routine preoperative testing: comparative effectiveness. US Agency for Healthcare Research and Quality comparative effectiveness review. Publication n° 14-EHC009-EF, 2014.
7. Malker D., Williams P., Tawn J. Audit of resquest for preoperative chest radiography. *BMJ.* 1994;309:24-5.
8. Bouillot J. L., Fingerhut A., Paquet J. C., *et al.* Are routine preoperative chest radiographs useful in general surgery? A prospective, multicentre study in 3 959 patients. Association des chirurgiens de l'assistance publique pour les évaluations médicales. *Eur J Surg.* 1996;162:597-604.

9. Golub R., Cantu R., Sorrenton J. J., *et al.* Efficacy of preadmission testing in ambulatory surgical patients. *Am J Surg.* 1992;163:565-71.
10. Kaplan E. B., Sheiner L. B., Boeckmann A. J., *et al.* The usefulness of preoperative laboratory screening. *JAMA.* 1985;253:3576-81.
11. Narr B. R., Warner M. E., Schroeder M. S., *et al.* Outcomes of patients with no laboratory assessment before anesthesia and a surgical procedure. *Mayo Clin Proc.* 1997;72:505.
12. Schein O. D., Katz J., Bass E. B., *et al.* The value of routine preoperative medical testing before cataract surgery. *N Engl J Med.* 2000;342:168-75.
13. Macpherson D., Snow R., Lofgren P. Preoperative screening: value of previous tests. *Ann Intern Med.* 1990;113:969-73.
14. Wilson M. E., Williams M. B., Baskett P. J., *et al.* Assessment of fitness for surgical procedures and the variability of aneasthesists' judgments. *BMJ.* 1980;1:509.
15. Schneuwly O. D., de Moerloose P. Risque hémorragique : faut-il demander des examens d'hémostase avant une intervention chirurgicale ?. *Med Hyg.* 1999;57:134-7.
16. Roizen M. F. Cost-effective preoperative laboratory testing. *JAMA.* 1994;271:319-20.
17. Lubin M. F. Is age a risk factor for surgery?. *Med Clin North Am.* 1993;77:327-33.
18. Lee T. H., Marcantonio E. R., Mangione C. M., *et al.* Derivation and prospective validation of a simple index for prediction of major cardiac risk of major non-cardiac surgery. *Circulation.* 1999;100:1043.
19. Fleisher L. A., Fleichmann K. E., Auerback A. D., *et al.* 2014 ACC/AHA guideline on preoperative cardiovascular evaluation and management of patients undergoing non-cardiac surgery: executive summary: a report of the American College of Cardiology/American Heart Association Taskforce on Practice Guidelines. *Circulation.* 2014;130:2215.
20. Kristensen S. D., Knuuti J. New ESC/ESA Guidelines on non-cardiac surgery: cardiovascular assessment and management. *Eur Heart J.* 2014;35:2344.
21. Carliner N. H., Fisher M. K., Plotnick G. D., *et al.* The preoperative electrocardiogram as an indicator of risk in major non cardiac surgery. *Can J Cardiol.* 1986;26:95-104.
22. Goldberger A. L., O'Konski M. Utility of the routine electrocardiogram before surgery and on general hospital admission. *Ann Int Med.* 1986;105:552-7.
23. Bhuripanyo K., Prasertchuang C., Chamadol N., Laopaiboon M., Bhuripanyo P. The impact of routine preoperative chest X-ray in Srinagarind Hospital, Khon Kaen. *J Med Assoc Thai.* 1990;73:21-8.
24. Tape T. G., Mushlin A. I. How useful are routine chest x-rays of preoperative patients at risk for post-operative chest disease?. *J Gen Int Med.* 1988;3:15-20.
25. Velanovich V. The value of preoperative screening investigations in otherwise healthy individuals. A multivarate analysis. *Surgery.* 1991;109:236.
26. Smetana G. W., Lawrence V. A., Cornel J. E. Preoperative pulmonary risk stratification for noncardio-thoracic surgery: systematic review of the American College of Physicians. *Ann Intern Med.* 2006;144:581-95.
27. Smith J. Preoperative evaluation of thoracotomy. *Am Rev Respir Dis.* 1984;129:730-4.
28. Tisi G. M. State of the art, preoperative evaluation of pulmonary function. *Am Rev Respir Dis.* 1979;119:293-310.
29. Zibrak J. D., O'Donnel C. R., Marton K. Indications for pulmonary testing. *Ann Int Med.* 1990;112:763-71.
30. Kispert J. F., Kazmers A., Roitman L. Preoperative spirometry predicts perioperative pulmonary complications after major vascular surgery. *Am Surg.* 1992;58:491-5.
31. Burk C. D., Muller L., Handler S. D. Preoperative history and coagulation screnning in children undergoing tonsillectomy. *Pediatrics.* 1992;89:691-5.
32. Handler S. D., Miller L., Richmond K. H., *et al.* Post-tonsillectomy hemorrhage: incidence prevention and management. *Laryngoscope.* 1986;96:1243-7.
33. Tami T. A., Parker G. S., Taylor R. E. Post-tonsillectomy bleeding: an evaluation of risk factors. *Laryngoscope.* 1987;97:1307-11.
34. Eagle K. A., Berger P. B., Calkins H., *et al.* ACC/AHA guideline update for perioperative cardiovascular evaluation foe noncardiac surgery. *J Am Coll Cardiol.* 2002;39:542-53. 30b McFalls E. O., Ward H. B., Moritz T. E., *et al.* Coronary artery revascularization before elective major vascular surgery. *N Engl J Med.* 2004;351:2795-804.
35. American Society of Anesthesiologists Taskforce on perioperative management of patients with obstructive sleep apnea. Practice guidelines for the perioperative management of patients with obstructive sleep apnea: an updated report by the American Society of Anesthesiologists Taskforce on perioperative management of patients with obstructive sleep apnea. *Anesthesiology.* 2014;120:268.
36. Douketis J. D., Spyropoulos A. C., Kaatz S., *et al.* Perioperative bridging anticoagulation in patients with atrial fibrillation. *N Engl J Med.* 2015;373:823.
37. van Veen J. J., Makris M., Management of antithrombotic therapy. *Anesthesia.* 2015;70(suppl 1):58-67.
38. Poldermans D., Boersma E., Bax J. J., *et al.* The effect of bisoprolol on perioperative mortality and myocardial infarction in high-risk patients undergoing vascular surgery. *N Engl J Med.* 1999;341:1789-94.

39. Fleischer L. A., Beckman J. A., Brown K. A., *et al.* 2009 ACC/AHA focused update on perioperative beta blockade incorporated into the ACC/AHA 2007 guidelines on peroperative cardiovascular evaluation and care for noncardiac surgery: a report of the American College of Cardiology Foundation/American Heart Association Taskforce on practice guidelines. *Circulation.* 2009;120:2169.
40. Vitez T. S., Soper L. E., Wong K. C., *et al.* Chronic hypokalemia and intraoperative dysrhythmias. *Anesthesiology.* 1985;63:130-3.
41. Kleinwächter R., Kork F., Weiss-Gerlach E., *et al.* Improving the detection of illicite substance use in preoperative anesthesiological assessment. *Minerva Anestesiol.* 2010;76:29.
42. Rubinsky A. D., Sun H., Blough D. K., *et al.* AUDIT-C alcohol screening results and post-operative inpatient health care use. *J Am Coll Surg.* 202;214:296.
43. Tonessen H., Nielsen P. R., Lauritzen J. B., Moller A. M., *et al.* Smoking and alcool intervention before surgery: evidence for best practice. *Br J Anaesth.* 2009;102:297.
44. Gronkjaer M., Eliasen M., Skov-Ettrup L. S., *et al.* Perioperative smoking status and post-operative complications: a systematic review and meta-analysis. *Ann Surg.* 2014;259:52.

Docteur,

mon bébé a de la fièvre

Klara Posfay-Barbe
et Annick Galetto-Lacour

Préambule

Chez les nourrissons et les petits enfants, la fièvre représente un motif de consultation en urgence extrêmement fréquent. Après une anamnèse attentive et précise suivie d'un examen clinique complet, le médecin trouvera dans la majorité des cas des signes (pharyngite, rhinorrhée, rash cutané, etc.) et des symptômes (otalgie, dysurie, etc.) qui l'orienteront sur l'origine de la fièvre. Toutefois, le jeune enfant peut également se présenter avec un état fébrile sans qu'aucun foyer infectieux ne soit mis en évidence à l'examen initial.

Dans la majorité des états fébriles sans foyer clinique, des maladies virales bénignes sont responsables de cette fièvre. Pourtant, dans 10 à 20 % des cas, la fièvre est le premier signe d'une infection bactérienne sévère telle qu'une pyélonéphrite, une pneumonie, plus rarement une bactériémie ou une méningite ☺☺☺[1,2]. Dans cette situation d'un état fébrile sans foyer, le challenge est d'identifier et de traiter rapidement les enfants avec une infection bactérienne sévère ☺☺[3], ☺☺☺[4,5,6].

Ce texte reprend sous une autre forme l'algorithme utilisé à l'Hôpital des Enfants de Genève. Il s'agit de *recommandations* pour les enfants de moins de 3 ans, et la prudence ainsi que le sens clinique du médecin doivent guider leur prise en charge. Ces jeunes patients devraient être soignés à chaque fois par des médecins ayant l'expérience nécessaire.

1re consultation

Les questions essentielles

1. Vous avez une piste clinique ?	OUI	**p. 245**
2. La fièvre dure depuis plus d'une semaine ?	OUI	**p. 245**
3. Présence d'une apparence toxique ?	OUI	**p. 245**
4. L'enfant a moins de trois mois ?	OUI	**p. 246**

NON Vous avez répondu « non » à toutes les questions essentielles

Vous êtes en face d'un enfant de plus de trois mois, sans piste clinique, avec une fièvre de moins d'une semaine, sans apparence toxique.
L'examen clinique doit être soigneux, à la recherche d'une localisation d'une infection.
Il peut exister, par exemple, une otite, une pharyngite, une pneumonie, une méningite ou une ostéo-arthrite.
Il faut noter que les vomissements chez le nourrisson sont un signe peu spécifique et ne témoignent pas forcément d'une infection gastro-intestinale (mais d'une infection urinaire, par exemple).
Faire un bilan pour calculer le Lab-score ☺☺[7,8,9].

Lab-score :

PCT (ng/ml)	Points
< 0,5	0
≥ 0,5	2
≥ 2	4
CRP (mg/L)	
< 40	0
40-99	2
≥ 100	4
Stix urinaire	
Négatif	0
Positif (0 leucocyte ou nitrite +)	1

PCT : procalcitonine ; CRP : protéine C réactive

Lab-score ≥ 3 :

Adresser à l'hôpital pour bilan complet et traitement.

Lab-score < 3 :

Ne pas donner d'antibiotiques oligatoirement (voir ci-dessus), ne pas faire d'hémoculture (< 3 % d'infection bactérienne sévère, intervalle de confiance 95 % : 1,1-4,9) ☺☺[7].

Adopter l'attitude selon stix urinaire :
– si les nitrites sont + : faire une culture d'urine et traiter avec un antibiotique d'emblée pour suspicion de pyélonéphrite ;
– si les leucocytes sont +, mais les nitrites – : faire une culture d'urine et un traitement avec un antibiotique seulement si la culture revient positive ;
– si les nitrites sont – et les leucocytes – : ne pas faire de culture d'urine.

Traitement antibiotique pour suspicion de pyélonéphrite non compliquée ☺☺☺[10] :
– Enfant de 3-6 mois : ceftriaxone i.v. 50 mg/kg/j en 1 ×/j pendant 10-14 jours. Un changement vers un antibiotique oral est envisageable si l'enfant a > 2 mois de vie **et** a une évolution clinique favorable.
– Enfant ≥ 6 mois : ceftibutène 9 mg/kg/j p. o. en 1 dose (2 premières doses à intervalle de 12 heures) ou céfixime 8 mg/kg/j p. o. en 1-2 doses pendant 10-14 jours.

OUI Vous avez répondu « oui » à une des questions essentielles

1. Vous avez une piste clinique ?

Suivre et traiter selon les pistes cliniques en se rappelant que l'enfant ne présente habituellement qu'une seule pathologie.

2. La fièvre dure depuis plus d'une semaine ?

Vous ne pouvez pas simplement attendre l'évolution spontanée.
Adresser l'enfant à un pédiatre.

3. Présence d'une apparence toxique ?

Chez un jeune enfant fébrile, vous devez systématiquement évaluer l'état de conscience, ainsi que l'état cardiovasculaire.

Définition de l'apparence toxique :
- léthargie : niveau de conscience caractérisé par un contact visuel pauvre ou absent, difficulté à reconnaître ses parents ou à interagir avec des personnes ou des objets ;
- mauvaise perfusion périphérique ;
- signes de choc, tachypnée ;
- cyanose.

En cas d'apparence toxique, vous ne pouvez pas envisager un traitement ambulatoire et vous devez hospitaliser l'enfant pour investigations, surveillance et traitement.

4. L'enfant de moins de 3 mois ?

Soit de moins de 1 mois, soit de 1 à 3 mois

– Enfant de moins de 1 mois :

Hospitaliser dans tous les cas pour investigations, surveillance et traitement antibiotique parentéral (26 % d'infection bactérienne sévère, intervalle de confiance 95 % : 21-31 %).

– Enfant de 1 à 3 mois :

Évaluer l'état général pour identifier une apparence toxique :
- léthargie : niveau de conscience caractérisé par un contact visuel pauvre ou absent, difficulté à reconnaître ses parents ou à interagir avec des personnes ou des objets ;
- mauvaise perfusion périphérique ;
- signes de choc, tachypnée ;
- cyanose.

En cas d'apparence toxique, ***vous ne pouvez pas envisager un traitement ambulatoire et vous devez hospitaliser l'enfant pour investigations, surveillance et traitement***.

Si l'enfant ne présente pas d'apparence toxique, vous devez effectuer le bilan suivant :
- un stix urinaire ;
- une formule sanguine complète ;
- une CRP ;
- une PCT.

Les nourrissons considérés comme à bas risque d'une infection bactérienne sévère ont un stix normal, une CRP < 20 mg/L, des neutrophiles < 10 g/L et une PCT < 0,5 ng/ml (1,1 % d'infection bactérienne sévère, intervalle de confiance 95 % : 0,5-1,8 %) ☺☺[11].

Les nourrissons à bas risque ne nécessiteront pas de bilan supplémentaire, ni d'antibiotiques, mais auront un suivi clinique quotidien.

Les nourrissons considérés comme à haut risque d'une infection bactérienne sévère ont un stix avec des leucocytes + ou des nitrites +, une CRP > 20 mg/L, des neutrophiles > 10 g/L ou une PCT > 0,5 ng/ml.

Vous êtes alors en présence d'un bébé de moins de 3 mois à haut risque d'une infection bactérienne sévère, adressez-le à l'hôpital pour un bilan complet et un traitement.

Bibliographie

1. Arora R., Mahajan P. Evaluation of child with fever without source: review of literature and update. *Pediatr Clin North Am.* 2013 Oct;60(5):1049-62. doi: 10.1016/j.pcl.2013.06.009. Epub 2013 Jul 19.
2. Wing R., Dor M., McQuilkin P. Fever in the pediatric patient. *Emerg Med Clin North Am.* 31(4)2013;1073-96.
3. Craig J. C., Williams G. J., Jones M., *et al.* The accuracy of clinical symptoms and signs for the diagnosis of serious bacterial infection in young febrile children: prospective cohort study of 15 781 febrile illnesses. *BMJ.* 2010;340:c1594.
4. Van den Bruel A., Haj-Hassan T., Thompson M. ; European Research Network on Recognising Serious Infection investigators, *et al.* Diagnostic value of clinical features at presentation to identify serious infection in children in developed countries: a systematic review. *Lancet.* 2010;375:834-45.
5. Galetto-Lacour A., Gervaix A. Identifying severe bacterial infection in children with fever without sourc. *Expert Rev Anti Infect Ther.* 2010 Nov;8(11):1231-7.
6. Yo C. H., Hsieh P. S., Lee S. H., *et al.* Comparison of the test characteristics of procalcitonin to reactive protein and leukocytosis for the detection of serious bacterial infections in children presenting with fever without source: a systematic review and meta-analysis. *Ann Emerg Med.* 2012 Nov;60(5):591-600. doi: 10.1016/j. Annemergmed. 2012.05.027. Epub 2012 Aug 22.
7. Lacour A. G., Zamora S. A., Gervaix A. A score identifying serious bacterial infections in children with fever without source. *Pediatr Infect Dis J.* 2008;27:654-6.
8. Galetto-Lacour A., Zamora S. A., Andreola B., *et al.* Validation of a laboratory risk index score for the identification of severe bacterial infection in children with fever without source. *Arch Dis Child.* 2010 Dec;95(12):968-73.
9. Lacroix L., Manzano S., Vandertuin L., *et al.* Impact of the Lab-score on antibiotic prescription rate in children with fever without source: a randomized controlled trial. *PLoS One.* 2014. PONE-D-14-30849R1.
10. Diagnostic et traitement de l'infection urinaire de l'enfant. Recommandations du Groupe suisse de néphrologie pédiatrique, du Groupe d'infectiologie pédiatrique suisse (PIGS, www.pigs.ch) et de la Société suisse d'urologie pédiatrique. *Paediatrica.* 2013;24(4):10-3.
11. Gomez B., Mintegi S., Bressan S. ; European Group for Validation of the Step-by-Step Approach, *et al.* Validation of the « Step-by-Step » approach in the management of young febrile infants. *Pediatrics.* 2016 Aug;138(2).

Docteur,

je pars au Kilimandjaro !

Emmanuel Cauchy et Sandra Leal

Préambule

La pression diminue avec l'altitude, ce qui entraîne une réduction de la pression partielle d'oxygène (hypoxie hypobarique), la proportion d'oxygène restant en revanche inchangée (21 %). Au sommet du Kilimandjaro, il n'y a plus que 40 % d'oxygène disponible pour l'organisme. Pour celui qui vient de la plaine, deux types de risque sont à prendre en considération ☺☺☺[1]:

- la confrontation au mal des montagnes (céphalées, troubles digestifs, fatigue anormale, insomnie) lié à ce manque d'oxygène et à ses éventuelles complications mortelles que sont l'œdème pulmonaire ☺☺[2] (détresse respiratoire) et l'œdème cérébral d'altitude ☺☺[3] (céphalées intenses, troubles de l'équilibre, vomissements puis coma) ;
- la décompensation de certaines maladies chroniques par manque d'oxygène disponible (cardiaque, pulmonaire, neurologique, sanguine, etc.).

Dans certaines situations, il est important de faire quelques tests pour évaluer le risque de ces affections ☺[14].

1re consultation

Les questions essentielles

1. Votre patient(e) a-t-il une activité physique insuffisante et/ou irrégulière ?	OUI	**p. 252**
2. Surcharge pondérale ?	OUI	**p. 252**
3. Plus de 50 ans ?	OUI	**p. 253**
4. Il (elle) n'a jamais passé au moins une nuit à plus de 3 000 mètres ?	OUI	**p. 253**
5. Il (elle) a déjà souffert du mal aigu des montagnes ou de l'une de ses complications (œdème pulmonaire ou œdème cérébral de haute altitude) ?	OUI	**p. 253**
6. Il (elle) souffre de l'une ou plusieurs des maladies suivantes : asthme, apnée du sommeil, bronchite chronique, emphysème, insuffisance cardiaque ou coronaropathie, artériopathie, anémie ou coagulopathie, drépanocytose, trouble thyroïdien, diabète insulinorequérant, hypertension artérielle sévère, insuffisance rénale et néphropathie, colique néphrétique, migraine, épilepsie, maladies neuromusculaires, troubles psychiatriques ?	OUI	**p. 254**
7. Il (elle) a des antécédents de phlébite ou embolie pulmonaire, chirurgie thoracique, pneumothorax, infarctus du myocarde, arythmie cardiaque, traumatisme crânien récent ou accident vasculaire cérébral.	OUI	**p. 255**
8. Elle est enceinte.	OUI	**p. 255**
9. Il (elle) a moins de 15 ans.	OUI	**p. 256**

NON Vous avez répondu « non » à toutes ces questions essentielles

Votre patient a donc un entraînement physique régulier et une expérience de la haute altitude. Il connaît ses réactions, n'a jamais fait de mal des montagnes, ou l'une de ses complications, et ne fait pas partie de cette catégorie d'individus intolérants génétiques à l'hypoxie. Il ne présente pas de contre-indication médicale ni de traitement incompatible avec l'altitude. C'est un adulte de plus de 15 ans et de moins de 50 ans qui n'a pas de facteur de risque particulier.

Aucun examen complémentaire ne sera nécessaire.

Des conseils concernant la préparation peuvent lui être donnés pour optimiser ses chances de réussite :

1) Une préparation physique adaptée :

- sport d'endurance en randonnée/vélo 2 à 3 fois/semaine avec dénivelé positif, séances de 1 heure minimum ;
- entraînement intermittent en salle d'entraînement équipée d'une chambre hypoxique : 3 séances par semaine de 2 heures pendant les 3 semaines précédant le voyage ;
- acclimatation préalable pour optimiser ses chances de réussite : ascension d'un sommet de plus de 4 000 mètres avec 1 à 2 nuits à plus de 3000 mètres pendant les 15 jours précédant le voyage au Kilimandjaro.

2) Une prescription d'une liste de médicaments pour constituer une trousse médicale :

- des médicaments généraux (antivomitif, antidiarrhéique, antalgique, inducteur du sommeil de courte durée [zopiclone ou zolpidem] (si prise habituelle en plaine), antibiotique large spectre) ;
- des médicaments spécifiques tels que :
  - acétazolamide 250 mg pour le mal de montagne : 1 cp matin et midi, demi-dose si le poids < 65 kg. Commencer 2 jours avant l'ascension s'il est nécessaire de le prendre en préventif (à définir en consultation de médecine de montagne) et, dans ce cas, continuer pendant 5 jours tant que l'on reste en altitude. Si le traitement préventif n'est pas nécessaire, prendre 1cp 2x/j au maximum en cas de mal aigü des montagnes.
  - nifédipine 20 mg LP, 1 cp toutes les 8 heures, pour l'œdème pulmonaire de haute altitude,
  - dexaméthasone 4 mg/12 h en p. o. (en Suisse) pour prévenir le mal des montagnes, 4 mg toutes les 6 heures pour le traiter en débutant par 8 mg p. o., i.m. ou i.v. en cas d'œdème cérébral de haute altitude suivi d'un renouvellement de 4 mg/6 h ☺[4], ☺☺☺[13]

3) La protection contre les piqûres de moustiques est recommandée mais pas la prophylaxie antipaludéenne si le voyage au Kilimandjaro est isolé. L'anophèle ne survivant pas au-dessus de 2 000 m d'altitude, le risque d'infestation paludéenne est faible.

4) La vaccination contre l'hépatite A et la typhoïde est préconisée pour tout voyage en Afrique, celui de la fièvre jaune obligatoire si vous arrivez d'un pays endémique.

5) Enfin, votre patient devra bien s'assurer auprès de son agence de voyage qu'un caisson de recompression portable en bon état de fonctionnement sera disponible à tous les camps d'altitude et que le profil ascensionnel respecte bien les règles de recommandation internationale.

- En cas de mal aigu sévère (céphalées persistantes, vomissements itératifs et fatigue excessive), œdème cérébral (coma) ou pulmonaire (détresse), le patient devra être informé de la nécessité de renoncer à l'ascension et de descendre au plus vite.
- En cas d'impossibilité, le recours à l'oxygène et surtout au « caisson de recompression portable » sera l'unique moyen de survie en s'associant au traitement médical indiqué précédemment.

OUI Vous avez répondu « oui » à une ou plusieurs des questions essentielles

1. Pas d'activité physique régulière ?

Chaque étape de l'ascension du Kilimandjaro implique une marche de plusieurs heures, d'emblée au-dessus de 3 600 mètres. De ce fait, un entraînement d'endurance doit être entrepris au moins trois mois à l'avance (marche rapide, randonnées en montagne, vélo, course à pied, etc.), à raison de 3 fois par semaine. Ceci permet d'avoir des capacités physiques indispensables pour gérer un effort d'endurance en hypoxie et surtout permettant de réduire le risque de déclencher des maladies d'altitude, voire de décompenser une maladie chronique sous-jacente (cardio-pulmonaire).

2. Surcharge pondérale ?

Faire l'ascension d'un sommet de 6 000 mètres comme le Kilimandjaro est incompatible avec une surcharge pondérale sévère. De fait, un patient présentant une obésité morbide *a fortiori* avec un syndrome métabolique a un risque accru de décompensation cardio-pulmonaire. Un tel but peut en revanche être un défi stimulant pour s'engager à perdre du poids. La marche en altitude modérée (2 500-3 000 mètres) est particulièrement bénéfique lorsqu'elle est pratiquée avec régularité ☺[5]. Cette ascension est donc envisageable à condition d'être planifiée plusieurs mois à l'avance. Une collaboration entre un nutritionniste et un médecin de montagne peut aider le patient à atteindre cet objectif. De nouveaux protocoles d'entraînement intermittent en hypoxie normobarique (salles d'entraînement en milieu raréfié en oxygène situées en plaine), établis spécifiquement pour les patients obèses, donnent des résultats prometteurs.

3. Plus de 50 ans ?

Il est fortement conseillé d'inciter votre patient à réaliser un test d'effort cardiologique pour vérifier qu'il ne souffre pas d'insuffisance coronarienne à l'état de veille, susceptible de décompenser en altitude du fait de l'hypoxie, surtout s'il présente un facteur de risque associé (hypertension, cholestérolémie, sédentarité, fumeur, atcd cardiaque familial)

4. Jamais passé une nuit à plus de 3 000 mètres ?

Les données scientifiques rapportent que 2 à 3 % de la population est intolérante à la haute altitude ☺☺[6]. C'est génétique et indépendant de l'âge, du sexe et de l'entraînement physique. Être intolérant à l'altitude, c'est prendre le risque de souffrir d'un mal aigu des montagnes sévère, voire de décéder d'une complication comme l'œdème pulmonaire ou l'œdème cérébral de haute altitude.

Pour détecter cette intolérance avant le départ, il est possible d'évaluer la sensibilité de votre patient à l'altitude :
- soit en altitude réelle, en allant dormir dans un refuge situé au-delà de 3 000 mètres ;
- soit en réalisant un test à l'hypoxie simulée dans un centre de médecine de montagne ☺[14] qui évaluera la réactivité immédiate de l'organisme à la haute altitude.

Si la tolérance est correcte, aucun médicament n'est conseillé à titre prophylactique.
En cas de tolérance modérée, une prémédication peut être proposée par acétazolamide ou corticoïdes (voir dosages p. 251) ainsi qu'une pré-acclimatation (1-2 nuits en altitude > 3 000 mètres) dans les 10-15 jours avant le départ ☺☺☺[13].
Si ce test confirme l'intolérance sévère à l'altitude, le patient doit être orienté vers un circuit ne dépassant pas 3 000 mètres et donc renoncer à l'ascension du Kilimandjaro.

5. Il (elle) a déjà souffert du mal aigu des montagnes ou de l'une de ses complications (œdème pulmonaire ou œdème cérébral de haute altitude) ?

S'il s'agit d'un simple *mal des montagnes* récidivant dans nos massifs de moins de 5 000 mètres, le projet d'une ascension au Kilimandjaro n'est pas forcément compromis. Ici encore, une consultation de médecine de montagne pourra

aider votre patient(e) à analyser les circonstances de survenue du mal aigu des montagnes, permettant de détecter d'éventuelles erreurs d'acclimatation, de logistique, de gestion de l'effort ou l'intrication d'un facteur déclenchant transitoire.
Un test en hypoxie pourra également être réalisé afin d'évaluer sa sensibilité à l'altitude ainsi qu'une acclimatation préalable dans nos massifs européens (voir ci-dessus). Dans tous les cas, des conseils, concernant le respect des règles d'acclimatation progressive, seront donnés (jamais plus de 400 mètres entre deux nuits successives à partir de 3 000 mètres d'altitude, en moyenne) ☺☺☺[3,6], ☺☺☺[13].

S'il s'agit d'un *antécédent d'œdème pulmonaire ou cérébral* de haute altitude, il convient de prendre l'événement plus au sérieux.

De tels antécédents peuvent être dus :
- soit à une erreur d'acclimatation (non-respect des paliers d'acclimatation) ou un facteur déclenchant transitoire tel qu'une infection des voies aériennes supérieures, un état de stress ou une déshydratation. Ceci ne contre-indique pas forcément une nouvelle ascension ;
- soit une cause organique ou fonctionnelle plus complexe (foramen ovale, shunt pulmonaire, anomalie sanguine, syndrome d'apnée du sommeil, prématurité associée à une détresse respiatoire périnale, etc.) qui contre-indique un séjour en haute altitude ;
- soit d'une intolérance génétique (3 %) qui est également une contre-indication.

Dans ces deux derniers cas, un test à l'hypoxie associé ou non à d'autres épreuves fonctionnelles sera nécessaire dans le cadre d'une investigation plus poussée.

6. Votre patient souffre de l'une ou plusieurs des maladies suivantes : asthme, apnée du sommeil, bronchite chronique, emphysème, insuffisance cardiaque ou coronaropathie, artériopathie, anémie ou coagulopathie, drépanocytose, trouble thyroïdien, diabète de type 1, hypertension artérielle sévère, insuffisance rénale et néphropathie, colique néphrétique, migraine, épilepsie, troubles psychiatriques ?

- L'asthme sévère est une contre-indication dans certaines formes instables et mal contrôlées. S'il est d'origine allergique et peu sévère, il peut être amélioré en altitude.
- L'apnée du sommeil (plus de 15 apnées/h) est une contre-indication à la haute altitude ☺[7].
- La bronchite chronique et l'emphysème doivent être évalués par un pneumologue pour connaître les capacités ventilatoires résiduelles et les

résultats doivent être transmis au spécialiste de médecine de montagne pour avis.
- L'hypertension artérielle sévère ou insuffisamment stabilisée, l'insuffisance cardiaque et la coronaropathie doivent faire l'objet d'une épreuve d'effort cardiologique. Une « épreuve d'effort en hypoxie » peut être réalisée par certains cardiologues spécialisés en médecine de montagne, afin de mieux définir les limites et les altitudes à ne pas dépasser.
- Toute anomalie sanguine et trouble de la coagulation sont à considérer. Une anémie, fréquente chez la femme, peut limiter les effets bénéfiques de la polyglobulie nécessaire à l'acclimatation. Les troubles de coagulation vont se péjorer sous l'effet de l'hypoxie (en particulier les thrombopathies). La drépanocytose homozygote est une contre-indication au séjour en haute altitude.
- Le diabète insulino-requérant et les troubles thyroïdiens sévères doivent être parfaitement équilibrés et faire l'objet d'un suivi particulier avant et pendant le séjour en altitude ☺[8].
- L'artériopathie, l'insuffisance rénale et la néphropathie devront être identifiées précisément par le spécialiste et les résultats transmis au médecin de montagne pour avis.
- Les migraines, crises d'épilepsie et troubles psychiatriques montrent une forte tendance à s'exacerber en altitude ☺[9].
- Le risque de colique néphrétique est également augmenté en altitude et est une contre-indication à la prise d'acétazolamide.

Toute maladie chronique est susceptible de décompenser sous l'effet du manque d'oxygène et doit être expertisée et les résultats transmis au spécialiste de médecine de montagne pour savoir si elle est compatible avec un séjour en altitude.

7. Votre patient a-t-il des antécédents de thrombophlébite, embolie pulmonaire, chirurgie pulmonaire, pneumothorax, infarctus du myocarde, arythmie cardiaque ou d'accident vasculaire cérébral ?

De manière générale, les antécédents (médicaux et chirurgicaux) cardiovasculaires et pulmonaires doivent être recherchés car ils peuvent être à nouveau source de problèmes suite à l'exposition à un milieu raréfié en oxygène hypobarique.

8. Votre patiente est-elle enceinte ?

Ce type de séjour est déconseillé chez les femmes enceintes souffrant d'hypertension artérielle ou présentant une prééclampsie, une insuffisance placentaire ou un retard de développement intra-utérin connu ☺[10].

Une grossesse qui se déroule normalement n'est en revanche pas une contre-indication en soi à un séjour en haute altitude, mais il faut tenir compte de l'éloignement des infrastructures médicales et du fait que les efforts excessifs peuvent induire une compétition entre l'apport sanguin au niveau musculaire et placentaire, ce qui peut entraîner une hypoxie fœtale. De ce fait, il est déconseillé de pratiquer la haute altitude dans les trois derniers mois de la grossesse. L'incidence de survenue d'un mal aigu des montagnes ne semble pas différente chez les femmes enceintes ☺[11].Toutefois, l'acétazolamide et la nifédipine, qui sont respectivement les traitements d'un mal aigu des montagnes de stade 3 et de l'œdème pulmonaire de haute altitude, sont contre-indiqués pendant la grossesse.

9. Votre patient(e) a moins de 15 ans ?

Les recommandations de l'IFREMMONT (Institut de formation et de recherche en médecine de montagne) concernant l'âge biologique et l'altitude chez l'enfant né dans la plaine sont les suivantes :
- < 2 000 mètres pour les enfants de moins de 5 ans ;
- < 3 000 mètres pour les enfants de moins de 12 ans ;
- < 4 000 mètres pour les enfants de moins de 16 ans.

Il faut donc attendre 16 ans pour s'attaquer au Kilimandjaro.
Ces recommandations sont à adapter au cas par cas pour les enfants habitués à vivre ou pratiquer régulièrement de la montagne et pour les voyages itinérants à plus de 3 000 mètres ☺☺[12] (par exemple La Paz, Bolivie, 4 000 m, Colorado, Ladakh, etc.), l'enfant n'étant pas plus susceptible au mal des montagnes que l'adulte. Il s'agit plutôt de s'enquérir de la capacité psychologique de l'enfant à s'adapter au milieu « outdoor » avec toutes les conséquences sanitaires et sécuritaires que cela comporte.

Bibliographie

1. Waeber B., Kayser B., Dumont L., Lysakowski C., Tramer M. R., Elia N. Impact of study design on reported incidences of acute mountain sickness: a systematic review. *High Altitude Medicine & Biology*. 2015;16(3):204-15.
2. Bartsch P., Gibbs J. S. Effect of altitude on the heart and the lungs. *Circulation*. 2007;116(19):2191-202.
3. Hackett P. H. The cerebral etiology of high-altitude cerebral edema and acute mountain sickness. *Wilderness & Environmental Medicine*. 1999;10(2):97-109.
4. Donegani E., Paal P., Kupper T., Hefti U., Basnyat B., Carceller A., *et al.* Drug use and misuse in the mountains: A UIAA MedCom Consensus Guide for Medical Professionals. *High Altitude Medicine & Biology*. 2016;17(3):157-84.
5. Palmer B. F., Clegg D. J. Ascent to altitude as a weight loss method: the good and bad of hypoxia inducible factor activation. *Obesity*. 2014;22(2):311-7.
6. Canouï-Poitrine F., Veerabudun K., Larmignat P., Letournel M., Bastuji-Garin S., Richalet J.-P. Risk prediction score for severe high altitude illness: a cohort study. *PloS One*. 2014;9(7):e100642.
7. Bloch K. E., Latshang T. D., Ulrich S. Patients with obstructive sleep apnea at altitude. *High Altitude Medicine & Biology*. 2015;16(2):110-6.
8. Woolcott O. O., Ader M., Bergman R. N. Glucose homeostasis during short-term and prolonged exposure to high altitudes. *Endocrine Reviews*. 2015;36(2):149-73.
9. Cauchy E., Larmignat P., Boussuges A., Le Roux G., Charniot J. C., Dumas J. L., *et al.* Transient neurological disorders during a simulated ascent of Mount Everest. *Aviation, Space, and Environmental Medicine*. 2002;73(12):1224-9.
10. 1Jean D., Moore L. G. Travel to high altitude during pregnancy: frequently asked questions and recommendations for clinicians. *High Altitude Medicine & Biology*. 2012;13(2):73-81.
11. Niermeyer S. The pregnant altitude visitor. *Advances in Experimental Medicine and Biology*. 1999;474:65-77.
12. Pollard A. J., Niermeyer S., Barry P., Bartsch P., Berghold F., Bishop R. A., *et al.* Children at high altitude: an international consensus statement by an ad hoc committee of the International Society for Mountain Medicine, March 12, 2001. *High Altitude Medicine & Biology*. 2001;2(3):389-403.
13. Luks A. M., McIntosh S. E., Grissom C. K., Auerbach P. S., Rodway G. W., Schoene R. B., *et al.* Wilderness Medical Society practice guidelines for the prevention and treatment of acute altitude illness: 2014 update. *Wilderness & Environmental Medicine*. 2014; 25(4 Suppl):S4-14.
14. Centre de médecine de montagne IFREMMONT, Centre médical de Cressy www.cressymed.ch

Docteur,

j'ai un tremblement

Christian Hillion

Préambule

Un tremblement, défini comme des oscillations rythmiques d'une partie du corps autour de sa position d'équilibre, peut altérer la qualité de la vie et même être invalidant. Parfois difficile à qualifier, une analyse de ses caractères élémentaires (siège, amplitude et fréquence) et de sa condition de survenue (au repos, postural ou d'action) permet au médecin traitant de mieux l'appréhender, même si la plupart des étiologies nécessiteront l'intervention du neurologue.

Confronté à ce type de mouvement involontaire, il s'agit d'écarter une simple accentuation d'un tremblement physiologique, une maladie de Parkinson ou toute autre cause avant de retenir le diagnostic de tremblement essentiel, le plus fréquent d'entre tous (concerne 15 % de la population adulte de plus de 65 ans).

La nature du tremblement conditionnera son traitement, souvent bénéfique au demeurant. Le traitement ne sera abordé que succinctement ici, celui-ci relevant la plupart du temps d'une prise en charge neurologique.

L'examen clinique est fondamental. Il s'agit d'identifier le type de tremblement, tout en sachant qu'il peut être mixte. Le critère clinique essentiel d'un tremblement est la situation dans laquelle il se produit : au repos (tremblement de repos), lors du maintien d'une attitude (tremblement de posture) ou à l'occasion d'un mouvement volontaire (tremblement d'action). Il faut d'abord rechercher un tremblement au repos, le patient étant assis ou couché, les muscles relâchés. S'il n'apparaît pas d'emblée, faire compter le patient à l'envers peut servir de manœuvre provocatrice. On peut également essayer de débusquer un tremblement de la main lors de la marche.

Dans un second temps, rechercher un tremblement postural en demandant au patient de tendre les bras en avant. Évaluer s'il appa-

raît immédiatement ou après quelques secondes, noter son caractère symétrique ou asymétrique.
Vérifier ensuite si un tremblement apparaît à l'occasion d'un mouvement volontaire, tremblement d'autant plus marqué que le mouvement est précis (épreuve index-nez). Enfin, le rechercher en faisant effectuer une tâche comme l'écriture ou le remplissage d'un verre.
Pour terminer, rechercher d'autres anomalies comme un syndrome pyramidal, extrapyramidal ou cérébelleux, une dystonie, une atteinte neurogène périphérique, des stigmates d'éthylisme ou un anneau de Kayser-Fleischer.

1re consultation

Les questions essentielles

1. S'agit-il principalement d'un tremblement de repos ?	OUI	**p. 264**
2. S'agit-il principalement d'un tremblement d'action ?	OUI	**p. 265**
3. S'agit-il d'un tremblement protéiforme ?	OUI	**p. 266**

NON **Vous avez répondu « non » aux questions essentielles**

Votre patient ne présente qu'un tremblement de posture, c'est-à-dire lors du maintien d'une attitude. Le tremblement postural est mis en évidence en demandant au patient de tendre les bras en avant. Un tremblement de la tête suggère plutôt un tremblement non parkinsonien.

1. Tremblement postural de fréquence rapide, de faible amplitude et isolé

Si le tremblement est de fréquence rapide (8 à 12 Hz), de faible amplitude et isolé, il peut évoquer la simple exagération d'un tremblement physiologique, causée par des facteurs exogènes.

- Sevrage d'alcool, de cocaïne ?
- Excès de caféine ?
- Prise de médicaments ?

Théophylline, bêta-2-agoniste, valproate de sodium, lithium, stéroïdes, thyroxine, antidépresseurs tricycliques ou ISRS, antidiabétiques (hypoglycémie), diurétiques (hyponatrémie).
Essayer un sevrage ou une adaptation des doses.

- Troubles métaboliques ?

Effectuer une prise de sang (TSH, calcium, phosphore [hyperparathyroïdie], sodium)
Agir selon les résultats.

En l'absence de tout contexte toxométabolique, un tremblement postural ou d'action, uni ou bilatéral, et isolé (seule une roue dentée peut être présente à l'examen clinique), évoque un tremblement essentiel ☺☺☺[1, 2].
Il existe souvent un contexte familial.
Sa fréquence est de 6 à 12 Hz, légèrement plus rapide que celle d'un tremblement parkinsonien. Il intéresse préférentiellement les membres supérieurs, le cou, les muscles péribuccaux et la voix. Il peut s'atténuer après absorption d'alcool. Si le tremblement est important, il peut même être présent au repos mais de moindre amplitude.
C'est le plus fréquent des mouvements involontaires, d'une prévalence de près de 15 % dans une population âgée de plus de 65 ans ; il est familial dans 50 % des cas. L'exagération d'un tremor physiologique est souvent prise pour un tremblement essentiel.
Attention : se méfier d'un tremblement postural unilatéral, surtout s'il apparaît avec un temps de latence de quelques secondes après le début du Mingazzini ; il pourrait s'agir d'un syndrome parkinsonien.

Traitement ☺☺☺[3,4]

Tremblement peu marqué

Au plan thérapeutique, si le tremblement est peu marqué, il suffit de limiter la consommation de caféine, de théophylline et de nicotine. Ponctuellement, en l'absence de maladie liée à l'alcool ou de consommation problématique d'alcool, une faible quantité d'alcool peut aider lors d'une rencontre sociale.

Tremblement modéré à sévère

Si le tremblement est modéré à sévère, le propranolol est à introduire en première intention, pour autant qu'il n'y ait pas de contre-indication. Son effet est essentiellement périphérique en inhibant l'effet trémorigène des catécholamines par blocage des récepteurs bêta-adrénergiques musculaires et fusoriaux. En présence de contre-indications, la primidone est une bonne alternative. Lors de son introduction, le comprimé doit être fractionné en raison des effets secondaires (somnolence, vertiges, nausées). Débuter par un quart de comprimé de primidone et augmenter progressivement la posologie en fonction de la réponse et de la tolérance, jusqu'à concurrence de un à deux comprimés par jour. L'association de la primidone et du propranolol est parfois nécessaire.

Comme d'autres alternatives, la gabapentine est bien tolérée et le topiramate n'est pas exempt d'effets secondaires (sédation, dysthymie, inappétence, lithiase rénale). Le clonazépam est préconisé dans les formes sévères.

En dernier recours, dans certaines situations, la neurostimulation du noyau ventral intermédiaire du thalamus est envisageable. Cette technique est efficace, mais peut être grevée d'effets secondaires (paresthésies, troubles de l'équilibre et cognitifs en cas de stimulation unilatérale).

Tremblement de la tête
La toxine botulique est indiquée dans les cas de tremblement de la tête, voire de la voix. Attention, les injections doivent être répétées tous les 3 mois.

2. Tremblement orthostatique ☺☺☺[5]

Il s'agit d'un autre tremblement postural, entité rare, apparaissant en général vers la cinquantaine, se caractérisant avant tout par une instabilité en position debout, associé à un tremblement rapide des membres inférieurs qui n'est pas toujours ressenti, disparaissant en position assise ou lors de la marche.
L'inconfort entrave certaines activités de la vie quotidienne et peut générer une anxiété voire une phobie à l'idée de se mettre debout.
À l'examen clinique, il y a un élargissement du polygone de sustentation qui disparaît à la marche ; un frémissement est perçu à la palpation des muscles ; l'auscultation des mollets peut révéler une vibration sourde, le signe de l'hélicoptère.
Si le tremblement est isolé il est dit primaire, toutefois, il peut être associé à un tremblement des membres supérieurs, de nature essentielle. Au demeurant un tremblement orthostatique et un tremblement essentiel peuvent coexister chez une même personne. Un tremblement orthostatique associé à une maladie de Parkinson ou à un syndrome des jambes sans repos est dit tremblement orthostatique plus.
L'EMG de surface enregistre des contractions rythmiques de 13 à 18 Hz, sa fréquence est plus rapide que celle du tremblement essentiel.
Au plan du traitement, seul le clonazépam est bénéfique, son efficacité est bien sûr grevée par l'accoutumance.

3. Tremblement focal rehaussé par une dystonie ☺☺☺[1]

Un tremblement focal peut être rehaussé par une dystonie (contraction musculaire localisée, soutenue et involontaire, conduisant à une posture anormale), notamment au niveau de la nuque. Sa fréquence est variable et l'amplitude irrégulière au point de prendre un caractère myoclonique, ce tremblement peut intéresser une ou plusieurs extrémités, la tête, la mâchoire ou la voix. Il peut avoir une composante de repos avec une discrète diminution du ballant du bras à la marche. Il s'agit d'un tremblement dystonique.
Cette entité plutôt méconnue est souvent confondue avec une maladie de Parkinson.
L'absence d'hypométrie (fatigabilité et diminution d'amplitude aux gestes répétitifs) doit faire penser à un tremblement dystonique.
Le tremblement dystonique peut être tâche-dépendant (à l'écriture par exemple).
Cette entité mérite d'être prise en charge par le neurologue. La lévodopa est généralement inefficace, le propranolol et la primidone peuvent être essayés, mais sans grand effet. La neurostimulation pourrait devenir une option thérapeutique, mais la cible reste à définir.

4. Tremblement avant tout postural et souvent rehaussé par d'autres signes déficitaires

Un tremblement symétrique, avant tout d'attitude, mais pouvant être également de repos ou d'action, s'il est associé à des signes extrapyramidaux (notamment une dystonie), des signes cérébelleux ou des troubles comportementaux, peut faire évoquer une maladie de Wilson. Pour confirmer le diagnostic, il est nécessaire de procéder à un dosage du cuivre sérique et urinaire, de la céruloplasmine, d'effectuer un bilan hépatique, un examen ophtalmique à la lampe à fente à la recherche d'un anneau de Kayser-Fleischer et une IRM cérébrale.

Attention : il faut penser à une maladie de Wilson chaque fois que le tremblement, même isolé, apparaît avant l'âge de 40 ans.

Traitement

La prise en charge relève du neurologue et de l'hépatologue.
Les traitements sont les chélateurs du cuivre, la D-pénicillamine, le triéthylènetétramine (TETA) et les sels de zinc.

OUI Vous avez répondu « oui » à une des questions essentielles

1. Il s'agit principalement d'un tremblement de repos ☺☺☺[1,2]

Le tremblement de repos se met en évidence de la manière suivante : le patient est assis ou couché, les muscles relâchés. S'il n'apparaît pas d'emblée, faire compter le patient à l'envers peut servir de manœuvre provocatrice. Un tremblement de la main peut également être débusqué à la marche.

Patient prenant des neuroleptiques

Un tremblement est présent dans plus de la moitié des syndromes parkinsoniens liés à la prise d'un neuroleptique. Son siège est surtout axial et prédomine à la mâchoire (« *rabbit syndrome* »), le tout accompagné par une akathisie et des dyskinésies.
Si l'état mental du patient le permet, il est légitime de diminuer la posologie ou de suspendre le neuroleptique. Si le traitement est nécessaire, préférer un antipsychotique atypique comme la clozapine (en raison de son affinité pour les récepteurs D4 plutôt que D2 et D1).
Sans être exhaustif, un syndrome parkinsonien médicamenteux peut être aussi dû à la prise de métoclopramide, de prométhazine et de flunarizine.

Tremblement de repos sans prise de médicaments

En l'absence de toute médication, si le tremblement de repos est rehaussé ou non par une rigidité, une hypokinésie et peut-être des troubles posturaux, voire cognitifs, il s'agit le plus probablement d'une maladie de Parkinson. Typiquement, le tremblement est souvent la première manifestation, même s'il peut aussi être absent. Sa fréquence est régulière (4-6 Hz), elle augmente à l'émotion et lors du maintien d'une attitude. Le tremblement est asymétrique, débute généralement au niveau d'une main et intéressera la jambe homolatérale après plusieurs mois ou années, avant de se bilatéraliser tout en prédominant du côté où il a débuté. Si le tremblement est marqué, il peut même parasiter le maintien d'une attitude ou l'exécution d'un geste.

La maladie de Parkinson est la seconde cause de tremor chez l'adulte, après le tremor essentiel. Un tremblement essentiel peut coexister avec une maladie de Parkinson.

Les neurologues recourent à l'échelle UPDRS et les stades de Hoehn et Yahr pour effectuer une évaluation clinique lors de maladie de Parkinson. Ils sont accessibles sous www.cofemer.fr/UserFiles/File/ECH.2.5.1.UPDRSa.pdf

Traitement

Le tremblement parkinsonien est atténué ou supprimé par la lévodopa, les agonistes dopaminergiques et les anticholinergiques.

Le traitement du tremblement parkinsonien est en général débuté par un neurologue. Le suivi peut être assuré par le généraliste dans la mesure où la réponse thérapeutique initiale est satisfaisante. Le médecin de premier recours peut être épaulé par le neurologue si de petits ajustements sont nécessaires ou si des symptômes autres que moteurs apparaissent. La prise en charge par le neurologue est souhaitable en cas d'échappement au traitement et si les effets secondaires deviennent gênants.

Dans certaines situations, en ultime recours, la neurostimulation des noyaux gris centraux peut être envisagée.

Autres causes de tremblements de repos

Un tremblement de repos peut également être rencontré dans les syndromes parkinsoniens comme l'atrophie multisystématisée, la démence à corps de Lewy et la dégénérescence corticobasale, alors qu'il est rare dans la paralysie supranucléaire progressive. La description de ces entités cliniques dépasse le cadre de ce chapitre ; le diagnostic et la prise en charge de tels patients incombent au neurologue.

2. Il s'agit principalement d'un tremblement d'action ☺☺☺[1]

Ce type de tremblement apparaît à l'occasion d'un mouvement volontaire. Il est d'autant plus marqué que le mouvement est précis (épreuve index-nez). On peut le rechercher en faisant effectuer une tâche comme l'écriture ou le remplissage d'un verre. Le terme « tremblement intentionnel » est synonyme de « tremblement d'action ».

Tremblement tâche-dépendant

Il survient électivement lors de l'accomplissement d'une tâche comme l'écriture, il s'agit d'un tremblement tâche-dépendant, à rapprocher des dystonies de fonction comme la crampe de l'écrivain.

Tremblement rehaussé par des signes cérébelleux

Il peut s'agir d'un :

- **Tremblement lésionnel (rubral)**

Le tremblement est de basse fréquence (inférieur à 5 Hz), d'action mais également d'attitude. Il est uni ou bilatéral, rehaussé par des signes cérébelleux (dysmétrie, dysdiadococinésie, hypotonie). Ce type de tremblement est lié à une lésion du noyau dentelé ou du pédoncule cérébelleux supérieur. Il est éventuellement associé à d'autres signes déficitaires, selon les lésions et leur étiologie, car il peut être rencontré dans la sclérose en plaques, lors d'un accident vasculaire cérébral, d'un traumatisme ou de toute autre lésion.

- **Tremblement d'une prémutation de l'X fragile**

Le tremblement d'action est rehaussé par une ataxie cérébelleuse et d'aggravation progressive chez un patient âgé de 50 ans. Typiquement il s'agit du grand-père d'un garçon présentant un retard mental lié à un syndrome de l'X fragile, issu de sa propre fille. Un syndrome parkinsonien discret, une neuropathie périphérique ou une détérioration intellectuelle peuvent encore être présents. Des hypersignaux de la substance blanche en pondération T2 sont visibles à l'IRM, notamment au niveau des pédoncules cérébelleux.

Tremblement associé à une polyneuropathie

Le tremblement peut être associé à une polyneuropathie. Elle est alors plutôt myélinique qu'axonale (polyradiculoneuropathie chronique inflammatoire, polyneuropathie motrice ou sensitive héréditaire ou avec paraprotéinémie IgM).

Penser à une porphyrie si le tremblement survient brusquement, dans un contexte de douleurs abdominales après prise de barbiturique, amphétamine ou autres, tout comme peut aussi s'installer une neuropathie axonale motrice ascendante et rapidement progressive.

3. Il s'agit d'un tremblement protéiforme ☺☺☺[7]

Le patient présente un tremblement isolé et protéiforme, c'est-à-dire variable en intensité comme en fréquence, soit de repos, de posture et/ou d'action. Ce tremblement est le plus souvent grossier, voire caricatural, et disparaît si le patient est distrait.

Sachant que le siège, l'amplitude et la fréquence sont interdépendants et qu'un tremblement est plus ample et lent s'il est proximal alors qu'il est plutôt fin et rapide s'il est distal, il faudra rechercher un défaut de cohérence entre ces trois paramètres. Un tel tremblement est épuisant, il s'agit d'un tremblement d'origine psychogène.

Un tremblement essentiel ou parkinsonien peut coexister avec un tremblement psychogène.

Bibliographie

1. Apartis E., Jedynak C. P. Tremblements. *EMC Neurologie.* 17-010-A-10, 2008.
2. A simple way to distinguish essential tremor from tremulous Parkinson's disease. Marie Vidailhet, Emmanuel Roze, Hyden A. Jinnah. *Brain*, volume 140, issue 7, 1st july 2017, pages 1820-1822.
3. Bain P. The management of tremor. *J Neurol Neurosurg Psychiatry.* 2002;72 (suppl. 1): i3-i9. Lien vers Pubmed www.ncbi.nlm.nih.gov/pubmed/11870197
4. Nahab F. B., Peckham E., Hallett M. Essential tremor, deceptively simple. *Practical Neurology.* 2007;7: 222-33. Lien vers Pubmed www.ncbi.nlm.nih.gov/pubmed/17636137
5. Gerschlager W, Münchau A, Katzenschlager R, *et al.* Natural History and Syndromic Associations of Orthostatic Tremor : a review of 41 patients. *Mov Disord* 2004; 19:788-95.
6. Ouvrard-Hernandez A. M. Tremblement associé à la prémutation de l'X fragile. *La Lettre du Neurologue*, vol. X, n° 5, mai 2006.
7. Functional (psychogenic) movement disorders: merging mind and brain. Mark J. Edwards, Kailasch P. Bhatia. *The Lancet Neurology*, Vol 11, pages 250-260, March 2012.

Docteur,

j'ai mal à la tête

Fabien Higelin, Alexandre Restellini et Jean-Marie Annoni

Préambule

Les céphalées sont un motif fréquent de consultation ☺[1-3]. Dans la majorité des cas de céphalées chroniques, il s'agit de céphalées primaires (80 %) (migraines, céphalées de tension, céphalée en grappe ou « cluster headache », névralgies). Lors d'une première crise de céphalée, le pourcentage de céphalées primaires est d'environ 50 %. Dans 20 % des cas, il s'agit de céphalées secondaires à un problème otorhinolaryngologique.

Le diagnostic repose essentiellement sur l'interrogatoire et l'examen clinique détaillé.

En cas de céphalées chroniques, l'imagerie médicale est rarement contributive chez un patient avec examen neurologique normal qui ne signale aucun changement récent de sa symptomatologie ☺[4-6].

En cas de céphalées inaugurales, il est légitime de compléter le bilan par une imagerie ☺☺[7-9], particulièrement s'il s'agit d'un patient âgé ☺☺[10], d'une céphalée « explosive » ☺☺[11], ou s'il existe des signes neurologiques focaux ☺[12].

1re consultation

Les questions essentielles

1. **Apparition paroxystique de la céphalée ?** OUI **p. 278**
2. **Notion de traumatisme ?** OUI **p. 279**
3. **Les céphalées sont nouvelles ou la crise actuelle ne ressemble pas aux crises précédentes ?** OUI **p. 279**
4. **L'examen clinique est anormal ?** OUI **p. 283**
   - il existe un état fébrile
   - il existe une hypertension
   - il existe un méningisme
   - l'examen neurologique est anormal, il existe un état confusionnel ou un changement de la personnalité
   - l'examen ORL ou stomatologique est anormal
   - l'examen oculaire et/ou le fond d'œil sont anormaux
   - les artères temporales sont anormales
   - présence d'un souffle intracrânien

NON Vous avez répondu « non » à toutes ces questions essentielles

Il s'agit très probablement d'une **céphalée primaire**. Il faut proposer dans cette situation un traitement symptomatique sans pratiquer d'investigations.
De plus si à l'anamnèse :

I. Votre patient(e) présente une céphalée unilatérale à caractère pulsatile

Le patient est surtout de sexe féminin (75 %) et jeune. La céphalée, modérée ou sévère, est généralement unilatérale (70 %), plutôt antérieure, de caractère pulsatile (70 %), et accompagnée de nausées et de vomissements (50 et 10 % respectivement), et/ou de phonophotophobie (80 %). Les crises peuvent durer de 4 à 72 heures et survenir jusqu'à 12 fois par mois.
Il s'agit probablement dans cette situation d'une **migraine** ☺[13], qui apparaît rarement après 45 ans. Dans 80-90 % des cas, elle se présente **sans aura**, c'est-à-dire sans symptômes neurologiques focaux transitoires (SNFT).

Si la patiente présente un ou plusieurs SNFT (troubles visuels homonymes, paresthésie avec ou sans engourdissement unilatéral, troubles phasiques) :
– d'apparition progressive (> 5 minutes) ;

- totalement réversibles ;
- chacun de moins de 60 minutes ;
- accompagné(s) d'une céphalée avant, pendant l'aura ou moins de 60 minutes après la disparition de celle-ci.

Il s'agit d'une migraine **avec aura typique** ☺[13], qui représente 90 % des migraines avec aura. Si l'aura est atypique, il faut investiguer. Par ailleurs, la prévalence de foramen ovale perméable semble augmentée chez les patients présentant une migraine avec aura ☺☺[14].

Le traitement de la crise de migraine

Au choix :

a) Les antalgiques ou les anti-inflammatoires

- Paracétamol 1 000-4 000 mg/j p. o.
- Ibuprofène 1 200-1 800 mg/j p. o.
- Acide acétylsalicylique 50-150 mg/j p. o.
- Kétorolac 30 mg i.v. ou 60 mg i.m. ☺☺[15]

Attention

En cas de nausée et de traitement par voie orale, penser à associer un prokinétique, par exemple de la dompéridone 10 mg 3 ×/j p. o. ou métoclopramide 10 mg car la stase gastrique explique souvent la biodisponibilité médiocre des antimigraineux oraux ☺☺[16].

Cave effets II : risque augmenté d'allongement de l'intervalle QT et d'apparition de torsades de pointe particulièrement dans les situations suivantes : interaction médicamenteuse, prise de grapefruit, troubles électrolytiques, insuffisance hépatique et/ou rénale, cardiopathie.

b) Les dérivés de l'ergotamine

- Dihydroergotamine, 1-2 mg/j : une pulvérisation/narine, répéter au besoin après 30 minutes ou 1 mg sous-cutané, à répéter au besoin après 2 heures.

Attention

Les contre-indications absolues sont la grossesse, les affections vasculaires périphériques, la coronaropathie, l'hypertension, les antécédents d'accident vasculaire, la prise concomitante d'inhibiteurs de la monoamine oxydase (IMAO) ou la prise d'inhibiteurs de la recapture de sérotonine (IRS). La migraine avec aura représente une contre-indication relative.

c) Les triptans ☺[17]

(Agonistes des récepteurs $5\text{-}HT_{1B}/_{1D}$ de la sérotonine)

Le sumatriptan ☺☺☺[18]
- 50 mg p. o. à répéter au besoin après 2 heures *ad* maximum 3 × 50 mg/j pendant 5 jours.
- 6 mg sous-cutané à répéter si nécessaire après 1 heure *ad* maximum 2 × 6 mg/j.

Si la première dose est inefficace, il n'y a aucun bénéfice à donner une deuxième dose ☺[19].
- 20 mg/narine en intranasal *ad* maximum 40 mg/j.
- 25 mg en suppositoire *ad* maximum 50 mg/j.

Attention

Les contre-indications sont les mêmes que pour les dérivés de l'ergotamine mais la tolérance est meilleure.

Le naratriptan
- 2,5 mg p. o. *ad* 2 × 2,5 mg/j. NNT = 4-6 ☺☺☺[20]. Moins d'effets secondaires que les autres triptans. À une demi-vie plus longue (~ 6 heures), ce qui en fait une option intéressante dans la prévention des migraines cataméniales.

Le zolmitriptan ☺[21]
- 2,5 mg p. o. *ad* 3 × 2,5 mg/j. NNT = 3-5 ☺☺☺[22]. Meilleure biodisponibilité que le sumatriptan.

Le rizatriptan (Maxalt® [CH]) ☺[23]
- 10 mg p. o. 1-2 ×/j. NNT = 2-4 ☺☺☺[24]. Demi-dose en cas de prise concomitante de propranolol.

L'életriptan (Relpax® [CH])
- 40 mg 1-2 ×/j. NNT = 2-4 ☺☺☺[25,26].

L'almotriptan (Almogran® [CH])
- 12,5 mg p. o. 1-2 ×/j. NNT = 4-5 ☺☺☺[25,26].

Le frovatriptan (Menamig® [CH])
- 2,5 mg max 2 ×/j. NNT = 6-11 ☺☺☺[25,26]. Longue demi-vie (~ 25 h), ce qui en fait une option intéressante en cas de migraine cataméniale.

Le traitement prophylactique de la migraine

Indication :

- plus de 4 crises/mois malgré un traitement de la crise adéquat ;
- crises sévères empêchant l'activité quotidienne ;
- effets secondaires du traitement de la crise insupportables ;
- mesures générales sans effet (hygiène de vie, relaxation, éviction d'éventuels facteurs déclenchants).

Un traitement prophylactique bien conduit vise à diminuer la durée, l'intensité et la fréquence des crises migraineuses. La plupart des études menées montrent une efficacité sur un, voire deux, mais rarement trois de ces paramètres.

Donner au choix :

a) Un bêtabloquant ☺☺☺[27]***, par exemple :***

- aténolol 50-100 mg/j p. o. ☺☺☺[28,29] ;
- propranolol 80-160 mg/j p. o. NNT = 3, pour des traitements compris entre 3 et 24 mois ☺☺☺[30,31] ;
- métoprolol 100-200 mg/j p. o. NNT = 4-5 ☺☺☺[32].

Remarque

Option de choix pour les patients < 60 ans, hypertendus, non-fumeurs. Les bêta-bloquants sélectifs et non sélectifs ont la même efficacité, mais ceux avec activité sympathicomimétique intrinsèque ne sont pas efficaces ☺☺☺[33]. Préférer un composé hydrosoluble (par exemple aténolol) car moins d'effets secondaires du SNC. Cure minimale de 2-3 mois. Les contre-indications habituelles sont le BAV II-III, la dysfonction ventriculaire G, l'asthme, le diabète sucré. Usage prudent chez les patients hypotendus, avec dysfonction érectile, maladie vasculaire périphérique, phénomène de Raynaud. Grossesse : retards de croissance intra-utérins rapportés avec le propranolol et l'aténolol.

b) Un anticalcique, par exemple :

- flunarizine 5 mg/j *ad* 10 mg p. o. ☺☺☺[34,35]

Remarque

Effets secondaires : prise de poids, syndrome extrapyramidal. Contre-indiqué en présence de dépression.

- vérapamil 120-240 mg/j. Contre-indication : bloc AV ☺☺☺[36,37]

Remarque

Les anticalciques sont une option de choix chez les patients hypertendus, fumeurs > 60 ans.

c) Un inhibiteur de l'enzyme de conversion de l'angiotensine (IECA)/un antagoniste des récepteurs de l'angiotensine (ARA) ☺☺☺[38] ***:***
- le lisinopril (IECA) 10-20 mg/j p. o.
- le candésartan (ARA) 16 mg/j p. o.

d) Un antidépresseur ☺☺[39]***, par exemple :***
- un tricyclique : amitriptyline 25 à 75 mg/j p. o. Action prophylactique indépendante de ses propriétés antidépressives ☺☺☺[40,41]

Remarque

Prise pondérale, effet anticholinergique, arythmies. Contre-indiqué en cas de glaucome et de grossesse (agitation et convulsions *c/o* le nouveau-né).

- un inhibiteur sélectif de la recapture de la sérotonine (SSRI) : fluoxétine 20 mg p. o. Cure minimale de 4 mois ☺☺☺[42] ;
- un inhibiteur de la recapture de la sérotonine et de la noradrénaline (SNRI) : venlafaxine 75-150 mg p. o.

Remarque

Risque augmenté de syndromes comportementaux néonataux.

e) Un anticonvulsivant ☺[43]***, par exemple :***
- l'acide valproïque 500-1 500 mg/j pour une période de 4 à 6 mois ☺☺☺[44,45], NNT = 3 ;
- le topiramate 25-200 mg/j ☺☺☺[46].

Remarques

Prise de poids, perte capillaire, nausée, somnolence (valproate). Paresthésies,nausée, anorexie, perte pondérale, dysgueusie, troubles de la concentration (topiramate).
Grossesse : risque de malformation congénitale avec le topiramate et le valproate.

f) Autres traitements :
- la riboflavine (vitamine B2) 400 mg/j ☺☺☺[47] pour une cure minimale de 3 mois ;

- le magnésium (citrate) 600 mg/j pour une cure de 3 mois ☺☺☺[48] ;
- les approches non médicamenteuses : les techniques de relaxation ☺☺☺[49,50], le biofeedback ☺☺☺[51] ainsi que la thérapie cognitivo-comportementale ☺☺☺[52] sont des options thérapeutiques envisageables dans la prévention de la maladie migraineuse.

II. Votre patient(e) présente une céphalée d'intensité légère à modérée, de type constrictif, pesante et non pulsatile, de localisation bilatérale

Il existe souvent une contracture de la musculature para-cervicale et/ou péri-crânienne, parfois temporale ou intéressant même les ptérygoïdiens externes. Il s'agit vraisemblablement dans cette situation de **céphalée de tension** épisodique (si la durée des symptômes est de 30 minutes à 7 jours, moins de 15 jours par mois) ou chronique (si les crises se présentent plus de 15 jours/mois pendant au moins 6 mois) ☺[53]. Le stress peut jouer ici un rôle important. Dans ce type de céphalée, il n'existe pas de réveil nocturne (contrairement au « cluster headache »), de vomissement ou d'aggravation lors de l'effort physique.

Remarques

- Une *contracture de la musculature para-cervicale* déclenchée ou aggravée par la mobilisation passive avec des céphalées localisées ou débutant dans la région cervicale ou occipitale (avec extension fronto-temporale ou unilatérale) doit faire évoquer une discopathie, une lésion ligamentaire ou une pathologie affectant le rachis cervical supérieur (polyarthrite rhumatoïde, spondylarthrite ankylosante ou malformation de la charnière). Il s'agit ici de céphalées cervicogènes.
Vous devez pratiquer des radiographies standard et fonctionnelles ainsi que des radiographies obliques. Selon les autres découvertes à l'examen physique (par exemple polyarthralgies), des bilans sanguin et rhumatologique sont indiqués. Le traitement symptomatique comprend la physiothérapie et les myorelaxants (par exemple tinazidine).
- Un *claquement de l'articulation temporo-mandibulaire* (ATM) à l'auscultation ou à la palpation lors des mouvements de l'articulation peut être la traduction d'une perturbation oro-mandibulaire, dans un contexte de céphalée tensionnelle par contraction des muscles temporaux ou ptérygoïdiens externes (bruxomanie souvent présente). Toutefois, il faut toujours exclure un traumatisme ou un problème stomatologique sous-jacent en rapport avec une **pathologie de l'ATM**.

Le traitement de la crise de céphalées de tension

- Anti-inflammatoires non stéroïdiens.
- Paracétamol.
- Salicylés.

Associés à un procinétique (pour doses et choix du médicament, voir ci-dessus).

Le traitement de fond

- L'amitriptyline ☺☺☺[54] : représente le traitement de choix si composante de stress.
- L'acupuncture ☺☺☺[55].
- Le stretching musculaire (exercice de relaxation).

Parler également des approches comportementales non médicamenteuses (par exemple biofeedback ou yoga) et de l'hygiène de vie (par exemple gestion du stress et alimentation).

III. Votre patient(e) présente une céphalée unilatérale avec larmoiement, injection conjonctivale, rhinorrhée aiguë ou sensation de nez bouché

Le patient est surtout de sexe masculin (85 %). La céphalée est lancinante, de localisation (péri)orbitaire ou temporale, de type pulsatile, apparaissant généralement toujours du même côté. Le patient présente en outre au moins l'un des signes suivants : œil rouge, larmoiement, nez bouché, rhinorrhée, sudation, myosis, ptose palpébrale ou œdème palpébral.
D'apparition brutale, la crise dure 15 à 180 minutes à raison de 1 à 8 crises par jour. Contrairement à la migraine, il n'y a ni prostration ni prodromes.
Il s'agit dans cette situation probablement d'un « **cluster headache** » (ou algie vasculaire de la face) ☺[53].

Le traitement de la crise du « cluster headache »

Au choix :

- oxygène : représente le traitement de choix. Utiliser un ventimask à 100 % de FiO_2, 8 l/min, pendant 15 minutes, en position assise ;
- dérivés de l'ergotamine (en spray ou injection sous-cutanée) ;
- sumatriptan (injection sous-cutanée) ;
- anti-inflammatoires et procinétiques ;
- prednisone 20-40 mg pendant 5 jours puis dose dégressive.

Remarque

L'hémicrânie paroxystique chronique, dont les crises ont les mêmes caractéristiques que dans le « cluster headache » mais sont plus fréquentes, survient surtout chez la femme et répond à l'indométacine.

Le traitement de fond

À commencer le plus rapidement possible.

Au choix :

- anticalciques : vérapamil à dose progressive (paliers de 3 jours) ☺☺☺[56] ;
- antagonistes spécifiques des récepteurs 5-HT_2 (amitriptyline) ;
- bêtabloquants.

IV. Votre patient(e) présente une céphalée d'apparition fulgurante avec douleur de la face intéressant principalement le territoire du V2 (70 %)

Il s'agit d'un(e) patient(e) de plus de 55 ans. La douleur est lancinante, généralement unilatérale, dure de quelques secondes à plusieurs minutes et survient jusqu'à 100 ×/j. Il existe une « zone gâchette » souvent située dans la région périorale. Il s'agit probablement d'une crise de névralgie essentielle du trijumeau (90 % des cas) ☺[53].

Remarque

Exclure une névralgie secondaire (sclérose en plaques [SEP], tumeur, MAV, anévrisme) si la symptomatologie est bilatérale et/ou le status neurologique anormal et/ou le patient jeune (< 45 ans) ☺[57]. Dans ces situations, demander des examens neuroradiologiques et une consultation spécialisée.

V. Votre patient(e) présente une douleur en hémicrânie avec une douleur spécifique à la palpation de l'émergence du grand nerf d'Arnold (C1, C2)

La céphalée est à point de départ sous-occipital. Il s'agit dans ce cas d'une **névralgie d'Arnold** soit d'origine musculaire (compression des muscles sous-occipitaux), soit d'origine cervicale (troubles dégénératifs).

Le traitement spécifique dans ces deux dernières situations

- Essayer la carbamazépine (NNT = 2) : commencer avec 100 à 200 mg/j puis augmenter progressivement jusqu'à une dose optimale d'environ 400 mg 2-3 ×/j p. o.

Cave : bilan préalable à la recherche de l'allèle HLA-B15 chez les patients d'origine asiatique car ce gène est associé à un risque accru de développer un syndrome de Stevens-Johnson ou une nécrolyse épidermique toxique.

- En cas d'échec, baclofène en dose progressive *ad* 30 à 80 mg/j.

Remarque

L'infiltration du nerf occipital ou la neurotomie périphérique du V (incision, alcoolisation, radiofréquence, cryothérapie) sont du ressort du spécialiste.

VI. Et pour tous les patients

- Essayer de modifier l'hygiène de vie.
- Éviter les facteurs déclenchants, par exemple alimentaires (alcool ou caféine), stress, médicamenteux (polypragmasie ou surdosage).
- Favoriser l'approche comportementale (par exemple biofeedback, training autogène, yoga).

En cas de céphalées de tension, rechercher une éventuelle dépression sous-jacente (voir « Docteur, je suis fatigué », p. 123).

Dire au patient de consulter à nouveau si :

- **les symptômes persistent ou s'aggravent malgré le traitement symptomatique ;**
- **en cas d'altération de l'état général (apparition d'un état fébrile ou d'un trouble de la conscience).**

Reconvoquer le patient s'il existe une incertitude diagnostique.

OUI Vous avez répondu « oui » à une ou plusieurs des questions essentielles

1. La céphalée est d'apparition paroxystique

La céphalée souvent associée à une poussée hypertensive est ressentie comme un « coup de foudre » (90 %) avec méningisme (80 %), nausées et vomissements (70 %), signes neurologiques focaux (25-50 %), syncope (20-30 %)

Il s'agit dans cette situation probablement d'une **hémorragie sous-arachnoïdienne (HSA)**.

L'examen neurologique est généralement anormal et l'état de conscience altéré (75 %). **L'hospitalisation s'impose en urgence.**

Remarques

L'examen neurologique peut être normal et le patient alerte, sans méningisme (10 % des cas). 30 à 50 % des HSA sont précédées d'une « céphalée sentinelle » traduisant une hémorragie mineure ☺[58]. Hormis le caractère paroxystique de la céphalée, les patients ne présentent souvent aucun autre symptôme. Il est essentiel de détecter une HSA à ce stade car le risque de récidive est important (20 % durant la première semaine) et grevé d'une mortalité importante (80 %). Il faut donc pratiquer un angio-CT en urgence ☺[59,60]. En phase aiguë, si l'examen est normal avec forte suspicion clinique, poursuivre avec une ponction lombaire. Dans la phase subaiguë (4-14 jours après rupture) et chronique (> 14 jours), la sensibilité de l'IRM est supérieure au scanner ☺☺[61,62].

2. Il existe une notion de traumatisme

La céphalée apparaît après un traumatisme chez un patient âgé, alcoolique ou traité aux anticoagulants. Il s'agit possiblement d'un hématome sous-dural. En cas de forte suspicion clinique, il faut pratiquer un scanner même si l'examen neurologique est normal.
La radiographie du crâne est dans ce cas inutile.
Après un traumatisme cervical de type Whiplash (« coup du lapin »), des cervicalgies mais également des céphalées occipitales peuvent apparaître dans les 72 heures. Si l'intervalle est plus grand, la relation avec l'accident doit être remise en question. Prévoir un examen prudent et une imagerie de la colonne cervicale. En l'absence de lésions, le traitement combine antalgie et physiothérapie active avec des mobilisations sans douleurs ☺[63].

3. Les céphalées sont nouvelles ou la crise actuelle ne ressemble pas aux crises précédentes

Même si la céphalée est nouvelle, il s'agit d'une **céphalée primaire** dans près de 60 % des situations. Seule une minorité des cas (< 2 %) représente réellement une urgence médicale ☺[64,65]. Vous devez investiguer toute nouvelle céphalée, ou toute céphalée qui change de caractère, en tenant compte des indices suivants :

Le patient a moins de 65 ans (âge moyen : 45 ans) et la céphalée est d'apparition récente

Il existe une céphalée ou une nucalgie d'installation progressive (80 %). Notion d'un traumatisme même mineur (40 %). L'anamnèse peut révéler un accident ischémique transitoire (AIT) préalable ou au décours de la céphalée.
L'examen clinique révèle un syndrome de Claude Bernard-Horner (25 %) et/ou un souffle carotidien, voire un déficit neurologique (50 %). Il s'agit possiblement d'une **dissection carotidienne** ☺[66-68]. **Hospitaliser en urgence.**
Remarque : Présence d'une dysplasie fibromusculaire dans 20 % des cas de dissection carotidovertébrale.

Le patient a plus de 65 ans et la céphalée est d'apparition récente

La prévalence des pathologies intracrâniennes (tumeur, hématome sous-dural, artérite et AVC) chez les patients de plus de 65 ans présentant une céphalée inaugurale est de l'ordre de 10-15 % ☺[69]. Dans ce contexte, toute céphalée d'apparition récente chez un patient âgé doit être considérée comme suspecte.
En cas de tumeur (métastase), la céphalée est souvent bifrontale ou ipsilatérale à la lésion, d'apparition progressive, intermittente (85 %), de type tensionnel (75 %), et aggravée par la position penchée en avant (30 %) ☺[70,71]. L'examen de choix est le scanner ou la résonance magnétique nucléaire.

- La céphalée est frontale ou (rétro/péri)orbitaire et s'accompagne d'une hypertension artérielle, d'une mydriase, d'une injection conjonctivale, d'un globe oculaire tendu et de vomissements. Le diagnostic est celui d'un glaucome aigu. Consulter en urgence un ophtalmologue.
- La céphalée est souvent généralisée, à caractère pulsatile ou brûlant, intermittente ou continue. L'artère temporale est palpable et douloureuse (25 %). Il existe parfois une polymyalgia (50 %), une amaurose (15-20 %) ou une claudication de la mâchoire (35 %). Il faut alors évoquer une **artérite de Horton** ☺[72,73].

Faire une vitesse de sédimentation. En cas d'accélération, traiter d'emblée aux stéroïdes (prednisone 1 mg/kg p. o.) en urgence sans attendre le résultat des biopsies de l'artère (risque important de cécité définitive).

> Remarque
>
> Le diagnostic différentiel se fait avec un AVC. Dans cette situation, il peut exister une hémianopsie mais pas d'amaurose.

La patiente est enceinte ?

En cas de céphalée inaugurale ou de caractère inhabituel ☺[74], principalement aux 2e et 3e trimestres de grossesse, penser à une **prééclampsie** (3-6/100 accouchements). Rechercher une protéinurie, l'apparition d'œdèmes, une TAH ≥ 140/90 mmHg.

Par ailleurs, même si son incidence est faible (1 pour 2 500/10 000 accouchements) ☺[75], on doit également évoquer la possibilité d'une **thrombose veineuse cérébrale** pouvant survenir à tous les stades de la grossesse. Une céphalée sévère d'intensité progressive, nouvelle ou inhabituelle, peut être le seul signe d'appel.

La patiente est sous contraception orale ?

En cas de céphalée progressive et inhabituelle chez une patiente sous contraception, tabagique et/ou hypertendue, penser à une **thrombose veineuse cérébrale** (2/3 des cas). Rechercher un œdème papillaire (60-70 %), d'éventuels signes neurologiques focaux (30 %).

Présence d'une maladie systémique vonnue ?

S'il existe un lupus érythémateux disséminé (60 % avec atteinte SNC), une sarcoïdose (5 % avec atteinte SNC), un neuro-Behçet (5 % avec atteinte SNC) ou une vasculite, vous devez faire une résonance magnétique nucléaire.
Le diabète, l'insuffisance rénale chronique ou une dysthyroïdie peuvent s'accompagner de céphalées.
Une infection virale ou bactérienne systémique ne nécessite pas d'investigations si le status est normal.
Une maladie osseuse de Paget, une fibromyalgie (50 % avec céphalées) et les états dépressifs peuvent s'accompagner également de céphalées. Par ailleurs, toute maladie neurodégénérative peut s'accompagner de céphalées de type tensionnel (par exemple 60 % des parkinsoniens).

Présence d'une immunodéficience primaire ou secondaire ?

Chez un patient immunosupprimé (VIH avec CD4+ < 200), une céphalée inaugurale ou des céphalées chroniques changeant de caractère impliquent des investigations (scanner, ponction lombaire) à la recherche :
- d'une toxoplasmose cérébrale (surtout chez patients IgG positives pour la toxoplasmose ne bénéficiant pas d'une prophylaxie par sulfamidés) ;
- d'un lymphome cérébral ;
- d'une méningite/encéphalite (syphilitique, tuberculeuse, CMV, cryptococcique…) ☺[76,77].

Présence d'un cancer connu ?

Exclure d'éventuelles métastases (par exemple cancer du sein, poumon, myélome).

Prise d'un nouveau médicament ? Éventuel surdosage ou sevrage ?

Pensez surtout aux médicaments suivants : digoxine, xanthines, dérivés de l'ergotamine, dérivés nitrés et nifédipine.

Remarque

Si votre patient présente des céphalées plus de 15 jours/mois depuis plus de 3 mois, pensez aux céphalées d'origines médicamenteuses ☺☺[78,79] surtout si :

- prise fréquente et régulière de représentants des classes thérapeutiques suivantes :
- dérivés de l'ergotamine : > 10 jours par mois pendant au moins 3 mois,
- triptans : > 10 jours par mois pendant au moins 3 mois,
- analgésiques : > 15 jours par mois pendant au moins 3 mois,
- opioïdes : > 10 jours par mois pendant au moins 3 mois ;
- survenue/augmentation de la fréquence ou nette aggravation après la prise de ces médicaments ;
- la période de latence est de 3-7 ans pour l'ergotamine, analgésiques, opioïdes et de 1-2 ans pour les triptans. La disparition ou retour à l'état initial dans les 2 mois suivant l'arrêt de la prise.

Présence d'une cause toxique, métabolique connue ou soupçonnée ?

À savoir :

- intoxication au CO, plomb ;
- alcoolisme ;
- hypercapnie (pneumopathie chronique, syndrome d'apnée du sommeil), hypoxémie (maladie pulmonaire chronique, altitude) ;
- hypoglycémie (diabète traité, hypothyroïdie) ;
- prise de drogue (cocaïne, méthamphétamine).

Présence d'un facteur déclenchant spécifique ?

À savoir : effort physique, toux, rapport sexuel ou exposition au froid.

Il s'agit de céphalées bénignes dans la majorité des situations.

Le diagnostic différentiel se pose avec une hémorragie sous-arachnoïdienne, une malformation artérioveineuse, une tumeur de la fosse postérieure, voire une malformation d'Arnold-Chiari.

Il faut investiguer ☺[80] :

- en cas de toux : si la céphalée est paroxystique et persiste plusieurs minutes ;
- en cas d'effort : si la céphalée est latéralisée, explosive et dure plus de 24 heures ;
- en cas d'activité sexuelle : systématiquement s'il s'agit d'un premier épisode ; faire pratiquer un scanner ou une résonance magnétique nucléaire selon les situations et la localisation des symptômes.

4. L'examen clinique est anormal, à savoir essentiellement

Il existe un état fébrile

Il existe un méningisme (85 %), une phonophotophobie et parfois un état de prostration.
Le diagnostic de **méningite** ☺[81] est le plus probable. Le diagnostic différentiel se pose avec un abcès cérébral, une méningo-encéphalite virale ou un neuropaludisme. **Hospitaliser en urgence.**
En cas de forte suspicion de méningite bactérienne avec altération de l'état général et présence éventuelle de pétéchies, commencer la première injection d'antibiotiques (ceftriaxone 2 g i.v.) avant l'arrivée à l'hôpital, c'est-à-dire avant la ponction lombaire.

Il existe une hypertension

La TAH diastolique est > 120 mmHg. La céphalée est localisée surtout dans la région occipitale. Il faut absolument faire un fond d'œil et rechercher une atteinte des autres organes cibles (cœur, reins). Un œdème papillaire pose le diagnostic d'**hypertension maligne**. Le patient doit être hospitalisé en urgence.

> **Attention**
> Une altération de l'état de conscience, des vomissements ou un vertige ne sont pas toujours présents.

Il existe un méningisme

Si le patient présente un état fébrile, il faut évoquer une méningite (voir ci-dessus). Si la céphalée est d'apparition paroxystique et en l'absence d'état fébrile, penser à une éventuelle hémorragie sous-arachnoïdienne (voir p. 278).

L'examen neurologique est anormal ou il existe un état confusionnel

Un examen neurologique anormal ou un état confusionnel vous oblige à investiguer.
Si vous avez une anamnèse de migraine avec aura atypique et/ou examen neurologique anormal, il faut évoquer une pathologie vasculaire intracrânienne (malformation artérioveineuse, AVC, hématome), une épilepsie partielle, un processus expansif ou une éventuelle thrombose sinusienne. Faire des investigations neuroradiologiques et demander une consultation spécialisée.
Si vous avez une anamnèse de névralgie avec examen neurologique anormal : évoquer une tumeur de la sphère ORL, du tronc ou de la fosse postérieure, voire une éventuelle affection démyélinisante. Pour l'attitude : voir ci-dessus.

L'examen ORL ou stomatologique est anormal

- Il existe un écoulement nasal ou postérieur purulent unilatéral, avec état fébrile parlant pour une sinusite ☺[82]. Il faut traiter dans cette situation d'emblée sans investiguer.

> Remarque
>
> Les sinusites sphénoïdales ou ethmoïdales peuvent provoquer des céphalées rétro- ou périorbitaires parfois sans état fébrile ou autre symptôme d'appel. L'examen de choix est le scanner avec fenêtre osseuse. En cas de sinusite maxillaire chronique, il peut exister des troubles sensitifs intéressant le nerf VII.

- Il existe une névralgie intéressant les nerfs VII ou VIII avec une douleur à la percussion d'une dent qui doit faire évoquer un **abcès dentaire**. Demander un avis stomatologique.

L'examen oculaire et/ou le fond d'œil est (sont) anormal (aux) ☺[83]

> Remarque
>
> Une céphalée d'origine oculaire s'accompagne toujours d'un examen oculaire anormal.

- un glaucome aigu (injection conjonctivale, opacité cornéenne, augmentation de la tension oculaire, mydriase) ;
- une névrite optique rétrobulbaire (baisse de l'acuité visuelle, diminution du réflexe photomoteur, hyperémie du fond d'œil) ;
- une uvéite (œil rouge, baisse de l'acuité visuelle) ;
- une kératite herpétique (altération du reflet cornéen, œil rouge) ;
- un zona ophtalmique avec atteinte oculaire (œil rouge, trouble du reflet cornéen, lésions cutanées du territoire V1) ;
- un œdème papillaire qui doit faire évoquer une hypertension intracrânienne (HIC).

> Remarque
>
> L'œdème papillaire apparaît 24 à 48 heures après le début de l'HIC. Présence éventuelle de vomissements (sans nausées), d'une baisse de l'acuité visuelle, de troubles de l'oculomotricité ou de l'équilibre ou d'une atteinte des fonctions supérieures. Rechercher un processus expansif, une thrombose sinusienne, une hydrocéphalie par un scanner ou une résonance magnétique nucléaire.

Les artères temporales sont indurées ou douloureuses à la palpation
Il faut évoquer une artérite temporale particulièrement s'il s'agit d'une céphalée inaugurale chez un patient > 50 ans (voir p. 280).

Présence d'un souffle intracrânien
Il faut évoquer un anévrisme, voire une éventuelle malformation artérioveineuse et pratiquer un bilan neuroradiologique.

Bibliographie

1. Kroenke K., Mangelsdorff A. D. Common symptoms in ambulatory care : incidence, evaluation, therapy, and outcome. *Am J Med.* 1989;86:262-6.
2. Martina B. Reasons for consultation in ambulatory general internal medicine (editorial). *Schweiz Rundsch Med Prax.* 1994;83:147-8.
3. Noren J., Frazier T., Altman I., DeLozier J. Ambulatory medical care: a comparison of internists and family-general practitioners. *N Engl J Med.* 1980;302:11-6.
4. Frishberg B. M. The utility of neuroimaging in the evaluation of headache in patients with normal neurologic examinations (see comments). *Neurology.* 1994;44:1191-7.
5. Practice parameter: the utility of neuroimaging in the evaluation of headache in patients with normal neurologic examinations (summary statement). Report of the Quality Standards Subcommittee of the American Academy of Neurology. *Neurology.* 1994;44:1353-4. No abstract available.
6. Demaerel P., Boelaert I., Wilms G., Baert A. L. The role of cranial computed tomography in the diagnostic work-up of headache. *Headache.* 1996;36:347-8.
7. Field A. G., Wang E. Evaluation of the patient with nontraumatic headache: an evidence based approach. *Emerg Med Clin North Am.* 1999;17:127-52.
8. Duarte J., Sempere A. P., Delgado J. A., Naranjo G., Sevillano M. D., Claveria L. E. Headache of recent onset in adults: A prospective population-based study. *Acta Neurol Scand.* 1996;94:67-70.
9. Kahn C. E. Jr., Sanders G. D., Lyons E. A., Kostelic J. K., MacEwan D. W., Gordon W. L. Computed tomography for nontraumatic headache: current utilization and cost-effectiveness. *Can Assoc Radiol J.* 1993;44:189-93.
10. Ramirez-Lassepas M., Espinosa C. E., Cicero J. J., Johnston K. L., Cipolle R. J., Barber D. L. Predictors of intracranial pathologic findings in patients who seek emergency care because of headache. *Arch Neurol.* 1997;54:1506-9.
11. Lledo A., Calandre L., Martinez-Menendez B., Perez-Sempere A., Portera-Sanchez A. Acute headache of recent onset and subarachnoid hemorrhage: a prospective study (see comments). *Headache.* 1994;34:172-4.
12. Larson E. B., Omenn G. S., Lewis H. Diagnostic evaluation of headache. Impact of computerized tomography and cost-effectiveness. *JAMA.* 1980;243:359-62.
13. Headache Classification Committee of the International Headache Society (IHS). The international classification of headache disorders, 3rd edition (beta version). *Cephalalgia.* 2013;33(9):629-808.
14. Schwerzmann M., Nedeltchev K., Lagger F., *et al.* Prevalence and size of directly detected patent foramen ovale in migraine with aura. *Neurology.* 2005;65:1415-8.
15. Taggart E., Doran S., Kokotillo A., *et al.* Ketorolac in the treatment of acute migraine: a systematic review. *Headache.* 2013;53:277.
16. Tfelt-Hansen P., Henry P., Mulder L. J., *et al.* The effectiveness of combined oral lysine acetylsalicylate and metoclopramide compared with oral sumatriptan for migraine. *Lancet.* 1995;346:923.
17. Pringsheim T., Becker W. J. Triptans for symptomatic treatment of migraine headache. *BMJ.* 2014;348:g2285.
18. Derry C. J., Derry S., Moore R. A. Sumatriptan (all routes of administration) for acute migraine attacks in adults- overview of Cochrane reviews. *Cochrane Database Syst Rev.* 2014;CD009108.
19. Cady R. K., Wendt J. K., Kirchner J. R., Sargent J. D., Rothrock J. F., Skaggs H. Jr. Treatment of acute migraine with subcutaneous sumatriptan. *JAMA.* 1991;265:2831-5.
20. Mathew N. T., Asgharnejad M., Peykamian M., Laurenza A. Naratriptan is effective and well tolerated in the acute treatment of migraine. Results of a double-blind, placebo-controlled, crossover study. The Naratriptan S2WA3003 Study Group (see comments). *Neurology.* 1997;49:1485-90.
21. Bird S., Derry S., Moore R. A. Zolmitriptan for acute migraine attacks in adults. *Cochrane Database Syst Rev.* 2014;CD008616.
22. Solomon G. D., Cady R. K., Klapper J. A., Earl N. L., Saper J. R., Ramadan N. M. Clinical efficacy and tolerability of 2.5 mg zolmitriptan for the acute treatment of migraine. The 042 Clinical Trial Study Group (see comments). *Neurology.* 1997;49:1219-25.

23. Oldman A. D., Smith L. A., McQuay H. J., Moore R. A. Rizatriptan for acute migraine. *Cochrane Database Syst Rev.* 2001;CD003221.
24. Ahrens S. P., Farmer M. V., Williams D. L., Willoughby E., Jiang K., Block G. A., *et al.* Efficacy and safety of rizatriptan wafer for the acute treatment of migraine. Rizatriptan Wafer Protocol 049 Study Group. *Cephalalgia.* 1999;19:525-30.
25. Adelman J. U., Belsey J. Meta-analysis of oral triptan therapy for migraine: number needed to treat and relative cost to achieve relief within 2 hours. *J Manag Care Pharm.* 2003;9:45-52.
26. Belsey J. D. Cost effectiveness of oral triptan therapy: a trans-national comparison based on a meta-analysis of randomised controlled trials. *Curr Med Res Opin.* 2004;20:659-69.
27. Silberstein S. D., Holland S., Freitag F., *et al.* Evidence-based guideline update: pharmacologic treatment for episodic migraine prevention in adults: report of the quality standards subcommittee of the American Academy of Neurology and the American Headache Society. *Neurology.* 2012;78:1337.
28. Johannsson V., Nilsson L. Atenolol in migraine prophylaxis a double-blind cross-over multicentre study. *Headache.* 1987;27:372-4.
29. Stensrud P., Sjaastad O. Comparative trial of Tenormin (atenolol) and Inderal (propranolol) in migraine. *Headache.* 1980;20:204-7.
30. Diamond S., Medina J. L. Double blind study of propranolol for migraine prophylaxis. *Headache.* 1976;16:24-7.
31. Linde K., Rossnagel K. Propranolol for migraine prophylaxis. *Cochrane Database Syst Rev.* 2004;(2):CD003225.
32. Andersson P. G., Dahl S., Hansen J. H., Hansen P. E., Hedman C., Kristensen T. N., *et al.* Prophylactic treatment of classical and non-classical migraine with metoprolol – a comparison with placebo. *Cephalalgia.* 1983;3:207-12.
33. Ekbom K., Lundberg P. O. Clinical trial of LB-46. An adrenergic beta-receptor blocking agent in migraine prophylaxis. *Headache.* 1972;12:15-7.
34. Colucci D. A. C., Colucci D. A. A., Alfano V., Giordano E., Marmo E. Flunarizine in long-term migraine prophylaxis: clinical evidence. *J Med.* 1990;21:201-7.
35. Schmidt R., Oestreich W. Flunarizine in migraine prophylaxis: the clinical experience. *J Cardiovasc Pharmacol.* 1991;18:S21-26.
36. Solomon G. D., *et al.* Verapamil prophylaxis of migraine: a double-blind, placebo-controlled study. *JAMA.* 1983;250:2500-2.
37. Markley H. G., *et al.* Verapamil in prophylactic therapy of migraine. *Neurology.* 1984;34:973-6.
38. Gales B. J., *et al.* Angiotensin-converting enzyme inhibitors and angiotensin receptor blockers for the prevention of migraines. *Ann Pharmacotherapy.* 2010;44:360.
39. Pringsheim T., Davenport W. J., Becker W. J. Prophylaxis of migraine headache. *CMAJ.* 2010;182:E269.
40. Couch J. R., Hassanein R. S. Amitriptyline in migraine prophylaxis. *Arch Neurol.* 1979;36:695-9.
41. Ziegler D. K., Hurwitz A., Preskorn S., Hassanein R., Seim J. Propranolol and amitriptyline in prophylaxis of migraine. Pharmacokinetic and therapeutic effects. *Arch Neurol.* 1993;50:825-30.
42. Colucci D. A. C., Pizza V., *et al.* Fluoxetine for migraine prophylaxis: a double-blind trial. *Headache.* 1999;39:716-9.
43. Mulleners W. M., *et al.* Antiepileptics in migraine prophylaxis: an update Cochrane review. *Cephalalgia.* 2015;35:51.
44. Jensen R., Brinck T., Olesen J. Sodium valproate has a prophylactic effect in migraine without aura: a triple-blind, placebo-controlled crossover study. *Neurology.* 1994;44:647-51.
45. Hering R., Steiner T. J. Sodium valproate for acute migraine attacks (letter). *Cephalalgia.* 1994;14:305-6.
46. Silberstein S. D., Neto W., Schmitt J., Jacobs D. Topiramate in migraine prevention: results of a large controlled trial. *Arch Neurol.* 2004;61:490.
47. Schoenen J., Jacquy J., Lenaerts M. Effectiveness of high-dose riboflavin in migraine prophylaxis. A randomized controlled trial. *Neurology.* 1998;50:446.
48. Köseoglu E., Talaslioglu A., Gönül A. S., Kula M. The effects of magnesium prophylaxis in migraine without aura. *Magnes Res.* 2008;21:101.
49. Janssen K., Neutgens J. Autogenic training and progressive relaxation in the treatment of three kinds of headache. *Behav Res Ther.* 1986;24:199-208.
50. Sorbi M., Tellegen B. Differential effects of training in relaxation and stress-coping in patients with migraine. *Headache.* 1986;26:473-81.
51. Daly E. J., Donn P. A., Galliher M. J., Zimmerman J. S. Biofeedback applications to migraine and tension headaches: a double-blinded outcome study. *Biofeedback Self Regul.* 1983;8:135-52.
52. Richardson G. M., McGrath P. J. Cognitive-behavioral therapy for migraine headaches: a minimal-therapist-contact approach versus a clinic-based approach. *Headache.* 1989; 29:352-7.
53. Headache Classification Committee of the International Headache Society (IHS). The international classification of headache disorders, 3rd edition (beta version). *Cephalalgia.* 2013;33(9):629-808.
54. Göbel H., Hamouz V., Hansen C., Heininger K., Hirsch S., Lindner V., *et al.* Amitriptyline in therapy of chronic tension headache. *Nervenarzt.* 1994;65:670-9.
55. Vernon H., McDermaid C. S., Hagino C. Systematic review of randomized clinical trials of complementary/alternative therapies in the treatment of tension-type and cervicogenic headache. *Complement Ther Med.* 1999;7:142-55.
56. Leone M., D'Amico D., Frediani F., Moschiano F., Grazzi L., Attanasio A., *et al.* Verapamil in the prophylaxis of episodic cluster headache: a double-blind study versus placebo (In Process Citation).

Neurology. 2000;54:1382-5 (MEDLINE record in process).

57. Hooge J. P., Redekop W. K. Trigeminal neuralgia in multiple sclerosis. *Neurology*. 1995;45:1294-6.
58. Polmear A. Sentinel headaches in aneurysmal subarachnoid haemorrhage: what is the true incidence? A systematic review. *Cephalalgia*. 2003;23:935.
59. Van Gijn J., Kerr R. S., Rinkel G. J. Subarachnoid haemorrhage. *Lancet*. 2007;369:306.
60. Westerlaan H. E., van Dijk J. M., Jansen-van der Weide M. C., *et al*. Intracranial aneurysm in patients with subarachnoid hemorrhage: CT angiography as a primary examination tool for diagnosis-systematic review and meta-analysis. *Radiology*. 2011;258:134.
61. Mitchell P., Wilkinson I. D., Hoggard N., *et al*. Detection of subarachnoid haemorrhage with magnetic resonance imaging. *J Neurol Neurosurg Psychiatry*. 2001;70:205.
62. Ogawa T., Inugami A., Fujita H., Hatazawa J., Shimosegawa E., Noguchi K., *et al*. MR diagnosis of subacute and chronic subarachnoid hemorrhage: comparison with CT. *AJR Am J Roentgenol*. 1995;165:1257-62.
63. Strebel H. M., Ettlin Th., Annoni J. M., Caravatti M., Jan S., Gianella C., Keidel M., Saner U., Schwarz H. Diagnostic et traitement du traumatisme cranio-cervical par décélération (ou coup du lapin) à la phase aiguë. Recommandations d'un groupe de travail suisse. *Forum Med Suisse*. 2002;47:1119-25.
64. Dhopesh V., Anwar R., Herring C. A retrospective assessment of emergency department patients with complaint of headache. *Headache*. 1979;19:37-42.
65. Leicht M. J. Non-traumatic headache in the emergency department. *Ann Emerg Med*. 1980;9:404-9.
66. Lee V. H., Brown R. D., Mandrekar J. N., Mokri B. Incidence and outcome of cervical artery dissection: a population-based study. *Neurology*. 2006;67:1809.
67. Engelter S. T., Grond-Ginsbach C., Metso T. M., *et al*. Cervical artery dissection:trauma and other potential mechanical trigger events. *Neurology*. 2013;80:1950.
68. Debette S., Grond-Ginsbach C., Bodenant M., *et al*. Differential features of carotid and vertebral artery dissection: the CADISP study. *Neurology*. 2011;77:1174.
69. Pascual J., Berciano J. Experience in the diagnosis of headaches that start in elderly people. *J Neurol Neurosurg Psychiatry*. 1994; 57:1255-7.
70. Forsyth P. A., Posner J. B. Headaches in patients with brain tumors: A study of 111 patients. *Neurology*. 1993;43:1678-83.
71. Perkins A. T., Ondo W. When to worry about headache. Head pain as a clue to intracranial disease. *Postgrad Med*. 1995;98:197-201, 204-48.
72. Hunder G. G., Bloch D. A., Michel B. A., Stevens M. B., Arend W. P., Calabrese L. H., *et al*. The American College of Rheumatology 1990 criteria for the classification of giant cell arteritis. *Arthritis Rheum*. 1990;33:1122-228.
73. Serenid, Venot A., Forest M., Pick Y. Clinical and computer-aided diagnosis of temporal arteritis. *Eur J Int Med*. 1991;2:81-90.
74. Contag S. A., Bushnell C. Contemporary management of migrainous disorders in pregnancy. *Curr Opin Obstet Gynecol*. 2010 Dec;22(6):437-45.
75. Hainline B. Headache. *Neurol Clin*. 1994;12:443-60.
76. Gray F., Chrétien F., Vallat-Decouvelaere A. V., Scaravilli F. The changing pattern of HIV neuropathology in the HAART era. *J Neuropathol Exp Neurol*. 2003;62(5):429.
77. Holloway R. G., Kieburtz K. D. Headache and the human immunodeficiency virus type 1 infection. *Headache*. 1995;35:245-55.
78. Pini L. A., Bigarelli M., Vitale G., Sternieri E. Headaches associated with chronic use of analgesics: a therapeutic approach. *Headache*. 1996;36:433-9.
79. Mathew N. T. Transformed migraine, analgesic rebound, and other chronic daily headaches. *Neurol Clin*. 1997;15:167-86.
80. Pascual J., Iglesias F., Oterino A., Vázquez-Barquero A., Berciano J. Cough, exertional, and sexual headaches: an analysis of 72 benign and symptomatic cases. *Neurology*. 1996;46:1520-4.
81. Higelin F., Cerruti F., Meier F., Grosgurin O., Rutschmann O. Urgences à domicile : céphalées. *Ed Med Hyg*. 2011;114.
82. Williams J. W. Jr., Simel D. L., Roberts L., Samsa G. P. Clinical evaluation for sinusitis. Making the diagnosis by history and physical examination (see comments). *Ann Intern Med*. 1992;117:705-10.
83. Higelin F., Cerruti F., Meier F., Grosgurin O., Rutschmann O. Urgences à domicile : céphalées. *Ed Med Hyg*. 2011;326-35.

Docteur,

je ronfle

Alain Bigin Younossian, Dan Adler, Marc-André Raetzo et Jose Haba-Rubio

Préambule

Le ronflement n'est pas seulement une gêne pour le partenaire de lit. Il est également souvent associé à une fermeture répétée des voies aériennes supérieures durant le sommeil à l'origine du syndrome d'apnées-hypopnées obstructives du sommeil, que nous appellerons pour simplifier syndrome d'apnées du sommeil (SAS).

Le ronflement est un problème fréquent. Dans la Wisconsin Sleep Cohort Study, on trouvait 44 % d'hommes et 28 % de femmes qui ronflaient de manière habituelle.
Si l'on considère que le diagnostic de SAS est posé par l'association d'apnées (index d'apnées-hypopnées (IAH) > 5/h) et d'une somnolence diurne pathologique, 4 % des hommes et 2 % des femmes entre 30 et 60 ans présentaient un SAS dans cette cohorte ☺☺[1].
Dans l'étude lausannoise HypnoLaus, le ronflement touche 66 % des hommes et 44 % des femmes. Par ailleurs, la prévalence des apnées du sommeil est nettement plus élevée, presque la moitié des hommes d'âge moyen et une femme sur quatre ont un IAH > 15/h. Si on considère la présence d'une somnolence diurne associée nécessaire au diagnostic de SAS, les chiffres restent importants avec un homme sur dix et une femme sur vingt environ (pour un IAH > 5/h). La prévalence plus importante relevée dans cette étude de cohorte récente est probablement liée à une amélioration de la sensibilité des techniques d'enregistrement nocturne et des critères de scorage ☺☺☺[2], ☺☺☺[3].

Le SAS non traité a comme conséquence une somnolence excessive (cause majeure d'accidents de la voie publique), une diminution de la qualité de vie, mais est également associé à un risque augmenté d'hypertension artérielle, d'AVC, d'insuffisance cardiaque, d'arythmie, de syndrome métabolique, de diabète et de dépression. C'est aussi un facteur de risque de complication postopératoire qu'il convient de rechercher systématiquement ☺☺[4].

Une étude a calculé par modélisation le bénéfice potentiel sur les accidents de la route d'équiper tous les SAS des États-Unis par pression positive continue (PPC ou CPAP). Cette stratégie ne coûterait que 315 dollars/QUALY (QUALY = année de vie gagnée ajustée pour la qualité de vie), ce qui montre bien les dangers du SAS et le bénéfice du traitement ☺[5].

Les événements cardiovasculaires ne concernent très probablement que les SAS sévères (IAH > 30/h). Dans une étude de cohorte, le sous-groupe des SAS avec IAH < 30 n'est pas significativement différent pour le risque cardiovasculaire du groupe de ronfleurs ou de celui des personnes en bonne santé ☺☺[6].

Par ailleurs, il semble que les patients âgés de plus de 70 ans ne présentent plus d'augmentation significative du risque de décès (survivants, interférence liée aux comorbidités importantes, manque de puissance de l'étude ? ☺☺[7]). On a même démontré un avantage de survie chez les personnes âgées présentant un SAS modéré et l'absence de mortalité augmentée lors de SAS sévère. Bien que non prouvé à ce jour, cet avantage de survie inattendu pourrait être en lien avec des processus d'adaptations secondaires à l'hypoxie intermittente ☺☺[8].

La difficulté avec les ronfleurs, c'est d'identifier ceux qui présentent un SAS. La clinique ne permet que d'évaluer *la probabilité* de SAS ; le diagnostic de SAS se pose sur des études de sommeil.

Le traitement repose sur quelques conseils cliniques mais le traitement par pression positive continue (PPC ou CPAP) ou par orthèse d'avancement mandibulaire est pratiquement toujours nécessaire. Le traitement diminue la somnolence ☺☺☺[9-11] et améliore le profil tensionnel ☺☺☺[12,13].

1re consultation

Les questions essentielles

1. Scores cliniques (voir « Addendum », p. 306) suggérant un SAS • Score NoSAS ≥ 8 • Score STOP-BANG ≥ 3	OUI	**p. 286**
2. Troubles diurnes suggérant un SAS chez un ronfleur • somnolence diurne excessive (score Epworth > 10) • sommeil non réparateur • céphalées matinales • modification du caractère / troubles de la concentration et/ou de la mémorisation • baisse de la libido • difficultés scolaires	OUI	**p. 296**
3. Symptômes nocturnes ? • ronflements intenses et irréguliers • interruption du ronflement avec reprise paroxystique • sommeil agité • transpiration nocturne • réveils avec sentiment de suffocation • apnées observées par l'entourage • nycturie	OUI	**p. 296**
4. Signes suggestifs de SAS ? • obésité • tour de cou > 40 cm • rétromandibulie • score de Mallampati élevé (ci-dessous classes I, II, III, IV)	OUI	**p. 297**
5. Présence d'un trouble ventilatoire obstructif chronique ?	OUI	**p. 297**
6. Grossesse ?	OUI	**p. 297**

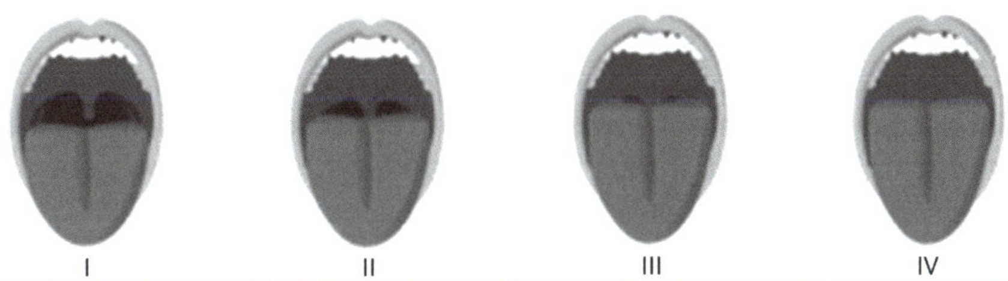

Figure 1 :
Score de Mallampati (d'après Mallampati S et al. Can Anaesth Soc J 1985;32(4):429-34) ☺☺

NON Vous avez répondu « non » à toutes ces questions essentielles

Votre patient ne présente aucun symptôme suggestif de SAS. Il ne présente pas non plus de somnolence diurne isolée, qui pourrait suggérer soit un syndrome de haute résistance des voies aériennes supérieures (SHRVAS), soit une autre maladie (voir « Docteur, j'ai des problèmes de sommeil », p. 67).
En l'absence d'une probabilité élevée de SAS, vous pouvez prescrire un traitement symptomatique sans investigations supplémentaires. Dans la situation où les réponses ne sont pas satisfaisantes, il faut absolument demander au patient de revenir avec son partenaire de lit ou obtenir au minimum un entretien téléphonique avec ce dernier.

Le traitement symptomatique du ronflement ☺☺[14]

1. Modifications de l'hygiène de vie

- Abstinence d'alcool le soir.
- Abstention de somnifères au coucher.
- Horaires de sommeil réguliers, quantité de sommeil suffisante.
- Perte de poids si excès pondéral (IMC > 27 kg/m^2).
- Arrêt du tabac.
- Exercices oropharyngés (efficace sur le ronflement dans une petite étude de 39 patients) ☺☺[15]. La pratique du djideridoo semble améliorer la situation ☺☺[15b].

Les patients se souviennent parfois qu'ils ne ronflaient pas antérieurement avec un poids connu, qu'il faudra alors essayer de retrouver. Une perte de poids de 10 % peut réduire de 26 % l'index d'apnée-hypopnées (IAH) ☺☺[16], ☺☺☺[17]. Une revue systématique a également démontré l'efficacité de la chirurgie bariatrique, qui dans la majorité des cas permet au moins une diminution des événements respiratoires, voire une résolution du syndrome d'apnées du sommeil ☺[18] ☺[19].

2. S'il est possible de déterminer que le ronflement survient surtout en décubitus dorsal, il faut forcer le décubitus latéral ou ventral

- Coudre un objet (balle de tennis) dans le dos du pyjama.
- Fabrication par un bandagiste d'un harnais de positionnement.
- Tout système (raisonnable) empêchant le patient de dormir sur le dos. Il existe par exemple un dispositif ; NightBalance®, qui provoque une vibration lorsque le patient se retrouve sur le dos. L'hypothèse est qu'ainsi il se remette dans une position plus favorable.

3. Corriger une éventuelle obstruction nasale

Une obstruction nasale nocturne chronique est un facteur de risque important de ronflements (OR = 4,9) ☺☺[20]. Différentes options thérapeutiques peuvent être proposées au patient avec une efficacité potentielle sur le ronflement. Ces mesures n'auront toutefois pas d'effet sur d'éventuelles apnées associées.

- Traiter une éventuelle composante allergique.
- Instaurer des corticoïdes topiques nasaux lors de rhinite allergique avérée ☺☺[21].
- Éviter les vasoconstricteurs en dehors de rhumes et limiter leur utilisation à des périodes de 3 jours maximum.
- Améliorer la qualité de la muqueuse nasale (lubrifiant) ☺☺[22].
- Essayer des écarteurs des narines (par exemple Breathe Right™) ☺[23].
- Un essai de traitement par corticoïdes topiques peut être raisonnablement envisagé sur une période d'un mois. Leur efficacité n'a toutefois pas pu être démontrée clairement [24].
- L'utilisation d'oreillers antironflements peut également s'avérer efficace sur le ronflement ☺[25].

Vous devez revoir votre patient dans les semaines qui suivent.

Il est utile de suivre ces patients régulièrement, car la perte de poids est très difficile à obtenir, et le traitement d'une obstruction nasale peut être complexe. Vous devez vous reposer régulièrement les « questions essentielles ».

Si le patient est content des améliorations obtenues, il n'y a pas d'indications à pratiquer un bilan complémentaire.

En cas de persistance de la plainte de ronflement, s'assurer que les points figurant ci-dessus sont bien respectés (modifications de l'hygiène de vie, désobstruction des fosses nasales), sinon essayer de les mettre en application.

Par la suite, en cas d'échec, si la plainte de ronflement est toujours au premier plan et que vous avez essayé de corriger les éventuels facteurs aggravants, vous devez envisager une orthèse d'avancement mandibulaire et/ou un traitement chirurgical. Il faudra alors avant traitement proposer une étude nocturne de dépistage du SAS (voir ci-dessous, p. 297).
Il faut savoir que selon les pays et les assurances, une intervention médicale (y compris orthèse d'avancement mandibulaire), chirurgicale ou orthodontique ayant pour seule indication une ronchopathie simple sans SAS, ne sera probablement pas prise en charge par les assurances.

Orthèses d'avancement mandibulaire (OAM)

Les OAM, nommées également propulseurs mandibulaires, sont des prothèses moulées sur les dents, soit monobloc, soit bibloc avec un dispositif (vis, biellettes…) qui permet un réglage du blocage de l'avancement du maxillaire inférieur. La plupart de ces prothèses permettent une ouverture partielle de la bouche.
Une étude effectuée sur 23 patients, comparant le port d'orthèse avec ou sans avancement mandibulaire, a montré que l'orthèse avec avancement diminue le nombre de ronflements de 398/h à 17/h ☺☺[26]. À noter que les orthèses ont également un effet sur les apnées (voir ci-dessous, p. 304).
Il existe des contre-indications principalement dentaires, parodontales, musculoarticulaires, ainsi qu'une protrusion maximale active inférieure à 6 mm. Ces contre-indications fréquentes justifient la réalisation d'un bilan dentaire spécialisé préalable. Les effets secondaires des orthèses sont de nature orthodontique (problèmes dentaires ou d'articulation temporomandibulaire) ☺[27], ☺☺[28]. L'hypersalivation gênante au début pour certains patients s'améliore après quelque temps. Une obstruction nasale est un facteur d'inefficacité et d'arrêt du traitement ☺☺[29].

Chirurgie des voies aériennes supérieures pour le ronflement

Une consultation ORL peut être indiquée pour discuter d'une approche chirurgicale de l'obstruction nasale. Les études sont cependant contradictoires, plusieurs montrant une absence d'effet de la chirurgie sur le ronflement. Certaines études montrent cependant un bénéfice partiel. Après turbinectomie et septoplastie, la durée des ronflements passe de 44 à 39 % du temps de sommeil et 19 % ne ronflent plus après opération ☺☺[30]. Une autre étude sur 50 patients consécutifs montre que 98 % des patients améliorent la résistance nasale, mais 34 % seulement améliorent le ronflement ☺☺[31].
Une revue systématique considère qu'il n'y a pas assez de données publiées concernant l'approche chirurgicale du ronflement ☺☺[32]. Une étude sur 45 uvulopharyngoplasties (UVPP) par laser montre que seulement 48 % des patients sont améliorés pour le ronflement et que 16 % normalisent leur index d'apnées. Il n'y a pas d'incidence sur la somnolence. Cette chirurgie est à l'origine de douleurs postopératoires et de complications non négligeables (reflux nasal, dysphonie, insuffisance vélopharyngée, infection et saignement) ☺☺[33]. Une étude comparant une orthèse d'avancement mandibulaire avec une uvulopalatopharyngoplastie montre que 51 % des patients chirurgicaux *versus* 78 % pour l'orthèse corrigent le SAS ☺☺[34].
L'UVPP par laser présente les mêmes résultats et complications que la technique chirurgicale.
L'UVPP par radiofréquence est moins douloureuse et semble donner les mêmes résultats à court terme. Toutefois, son efficacité à long terme est incertaine ☺☺[35].
La correction chirurgicale d'une obstruction nasale peut parfois améliorer une ronchopathie (voir ci-dessous, p. 306).
Une correction chirurgicale maxillo-faciale n'est indiquée qu'en cas de SAS associé à une anomalie craniofaciale majeure (telle que la dysmorphie mandibulofaciale « tête d'oiseau »).

OUI Vous avez répondu « oui » à une ou plusieurs des questions essentielles

1. Scores cliniques suggérant un SAS

Si les scores STOP-BANG ≥ 3 ou NoSAS ≥ 8 (voir addendum page 306), **vous devez procéder à un test de dépistage du SAS**, voir p. 298.

Remarque

Le questionnaire « NoSAS », développé par le CHUV et l'université de Lausanne, se base sur des variables simples. Il permet dans un premier temps d'éviter de recourir à des examens diagnostiques plus fastidieux et plus coûteux. Il porte sur cinq facteurs de risque : tour de cou supérieur à 40 cm, indice de masse corporelle (IMC) dépassant 25 kg/m^2, sexe masculin, âge ≥ 55 ans et présence d'un ronflement. Pour chacun de ces paramètres, des points sont attribués. Si le total reste en dessous de 8 points, un syndrome d'apnée du sommeil (cut-off de l'IAH défini dans l'étude > 20/h) peut être raisonnablement exclu, la valeur prédictive négative étant de 90 % dans la cohorte lausannoise. Ces propriétés sont confirmées par une étude de validation menée sur une cohorte brésilienne (EPISONO) qui montre une valeur prédictive négative de 98 %. L'intérêt du test est donc de mieux sélectionner les patients à risque de SAS ☺☺[36].

Lors de bilan préopératoire, le score STOP-BANG est également bien validé et permet de classifier le patient en risque bas, intermédiaire ou élevé de SAS. Une méta-analyse a par ailleurs démontré que le STOP-BANG est plus performant dans la détection d'un SAS léger, modéré et sévère que le questionnaire de Berlin, le score STOP et le score d'Epworth ☺☺[37].

Le *score d'Epworth*, bien qu'encore largement utilisé en clinique, ne permet pas isolément de suspecter un SAS, mais permet rapidement d'obtenir une évaluation de la somnolence subjective ☺[38].

2 et 3. Il existe des symptômes diurnes ou nocturnes

- Somnolence diurne excessive (score d'Epworth > 10, voir « Addendum »).
- Sommeil non réparateur.
- Céphalées matinales.
- Modification du caractère.
- Troubles de la concentration et/ou de la mémorisation.
- Baisse de la libido.
- Difficultés scolaires.
- Ronflements irréguliers et intenses.
- Apnées constatées par des tiers.
- Transpiration nocturne.

Certains symptômes ci-dessus sont intégrés dans les scores de risque, selon le nombre des symptômes présents, la probabilité d'un SAS peut atteindre 50 %. Un patient qui ronfle et qui présente des symptômes de cette liste a une probabilité plus élevée de SAS que la population normale, un examen de dépistage du SAS doit être discuté (voir p. 297).

4. Signes cliniques suggestifs

Une obésité, un tour de cou > 40 cm ou un score de Mallampati élevé doivent augmenter votre suspicion de SAS et au moindre doute poser une indication d'un examen de dépistage du SAS (voir p. 298).

5. Il existe un trouble ventilatoire obstructif (TVO)

Chez un patient souffrant de TVO, la présence de ronflements et de symptômes compatibles avec un SAS rend indispensable un examen de dépistage du SAS (voir p. 298).
L'association d'un SAS et d'un TVO (« overlap syndrome ») augmente le risque d'événements cardiovasculaires ☺[39], et les désaturations nocturnes profondes augmentent le risque de développer un cœur pulmonaire chronique ☺☺[40].
Par ailleurs, les symptômes respiratoires peuvent être exacerbés chez des patients souffrant d'un TVO sévère et de troubles respiratoires associés au sommeil ☺☺[41], ☺☺[42].

6. Grossesse

Les troubles respiratoires du sommeil (allant du simple ronflement au SAS) sont plus fréquents durant la grossesse et en particulier au troisième trimestre ☺☺[43].
Le SAS augmente le risque d'HTA, de prééclampsie, de diabète, d'accouchement prématuré et de retard de croissance. Aucune recommandation n'existe à ce jour pour la prise en charge du SAS diagnostiqué durant la grossesse. Il convient donc d'adapter à la femme enceinte les traitements du SAS proposés à la population générale et d'insister sur un suivi obstétrical rigoureux (recherche d'HTA, de diabète gestationnel et retard de croissance).

Le dépistage paraclinique du syndrome du SAS

Dans le cas particulier des enfants, a présence d'une obstruction pharyngée (provoquée souvent par une hypertrophie amygdalienne) avec des ronflements irréguliers et des difficultés scolaires doit fortement faire suspecter un SAS. Il convient alors de l'adresser pour une évaluation chez un spécialiste.

Sinon, chez les adultes :
Si vous suspectez un SAS chez un ronfleur, vous devez faire une étude nocturne.
Si vous ne suspectez pas d'autre pathologie du sommeil (narcolepsie, syndrome des jambes sans repos, mouvement périodique des jambes)**, nous proposons l'algorithme suivant :**

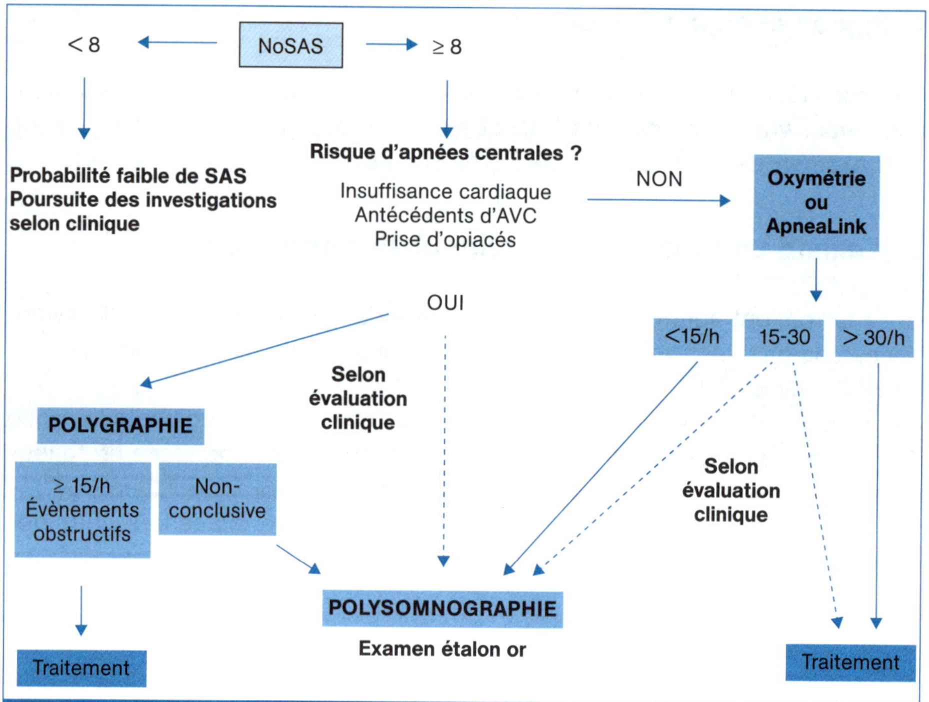

Tableau 1 : < 15/h //15-30 // > 30 h : Index de désaturation pour l'oxymétrie, Index d'apnées-hypopnées pour la polysomnographie, la polygraphie et l'ApneaLink

Les différents types d'enregistrement nocturne :

Type I : polysomnographie au laboratoire surveillée par du personnel formé avec au moins 7 signaux (EEG, EOG, EMG mentonnier, débits aériens naso-buccaux, efforts/mouvements respiratoires, ECG, oxymétrie ± EMG jambier, position, ronflement).

Type II : polysomnographie en condition non surveillée avec au moins 7 signaux.

Type III : polygraphie ventilatoire avec au moins 4 signaux : débits aériens nasobuccaux + un signal de mouvements respiratoires ou 2 signaux de mouvements respiratoires, oxymétrie et fréquence cardiaque ou ECG.

Type IV : un ou deux signaux respiratoires, le plus souvent oxymétrie et/ou débits aériens (tels que l'ApneaLink^{TM} Plus).

Quel que soit le type d'examen, sa validation incombe à un médecin formé et doit être confrontée à l'évaluation clinique.

L'oxymétrie nocturne

Une oxymétrie enregistre les variations de la saturation périphérique en oxygène (SpO_2) et du rythme cardiaque. Cet examen doit toujours être corrélé à la clinique et à la qualité de la nuit testée.
Si on utilise des critères stricts (plus de 5 désaturations/h de plus de 4 % à moins de 90 % de SpO_2), on obtient une sensibilité de 41 % et une spécificité de 97 %. En changeant le seuil, on obtient pour des désaturations de 2 % une sensibilité 65 % et une spécificité 74 %. Pour des désaturations de 3 %, la sensibilité est de 51 % et la spécificité de 90 % ☺[44].
Si par contre on utilise des critères moins stricts (multiples variations rythmiques de la ligne de base, sans valeurs seuils de saturation), on obtient une sensibilité de 98 % et une spécificité de 48 % [45].
Un tracé oxymétrique avec plus de 30 désaturations/h supérieures ou égales à 3 % de SpO_2 chez un patient avec une probabilité clinique élevée (voir scores dans « Addendum ») et une probabilité faible d'apnées centrales (pas d'antécédent d'AVC, d'insuffisance cardiaque ou de prise chronique d'opiacés), permet d'envisager un traitement de PPC (pression positive continue). Cette stratégie permettrait probablement d'éviter 25 % des polysomnographies ☺☺[46].
Un tracé oxymétrique sans désaturations chez un patient avec une suspicion peu élevée de SAS permet d'exclure ce diagnostic. Dans les cas intermédiaires, il faut procéder soit à une polygraphie, soit à une polysomnographie.

L'ApneaLink™ Plus

L'ApneaLink™ Plus est un dispositif qui mesure l'effort respiratoire (sangle thoracique), l'oxymétrie de pouls, la fréquence cardiaque et le flux nasal. Il permet de mesurer un index d'apnées-hypopnées et est plus sensible et spécifique que l'oxymétrie nocturne. Toutefois, à l'instar de l'oxymétrie nocturne, il doit être corrélé à la clinique ainsi qu'à la qualité du sommeil lors de la nuit de l'examen. L'absence d'analyse manuelle des événements respiratoires expose ce test à un risque de sous-estimation de la gravité des événements respiratoires ☺[47].
Par ailleurs, il est nécessaire de s'informer sur la qualité du sommeil lors de la nuit testée afin d'écarter une sous-évaluation liée à une éventuelle insomnie. Lorsque la probabilité clinique prétest est élevée, un index d'apnées-hypopnées > 30/h a une valeur prédictive positive supérieure à 95 % pour un SAS sévère.

La polygraphie

La polygraphie permet d'enregistrer les variations de la SpO_2, du rythme cardiaque, des mouvements respiratoires thoraciques et abdominaux, du flux respiratoire, des ronflements et de la position du patient. À noter l'importance du signal de flux. En effet, lors d'une polysomnographie chez 10 sujets, 100 % des 227 réveils démontrés à l'EEG ont été précédés d'un aplatissement de

la courbe de flux nasal ☺☺[48]. Cette modification du signal doit donc faire suspecter un syndrome de haute résistance des voies aériennes supérieures (SHRVAS, voir ci-dessous, p. 301), qui peut expliquer une somnolence même en l'absence d'apnées ou d'hypopnées.
Cet examen, moins onéreux que la polysomnographie, permet de diagnostiquer les troubles respiratoires de manière précise, et peut être préconisé en première intention en cas de forte probabilité clinique de SAS ☺☺[49].
Toutefois, il ne permet pas d'exclure d'autres troubles du sommeil tels qu'une narcolepsie ou un syndrome de mouvements périodiques des jambes (voir « Docteur, j'ai des problèmes de sommeil », p. 67).
Par ailleurs, à l'instar de l'oxymétrie nocturne et de l'ApneaLink™, il est nécessaire d'évaluer la qualité de sommeil durant la nuit testée afin d'éviter une sous-estimation de la sévérité des événements respiratoires liée à une insomnie.

La polysomnographie

Une polysomnographie est définie par l'enregistrement du sommeil (enregistrement des signaux EEG, en plus des mouvements des yeux et du tonus musculaire), des mouvements musculaires (EMG des membres inférieurs), de la respiration (mouvements thoraciques et abdominaux, mesure du flux), de la SpO_2 et du rythme cardiaque. Les éléments évalués sont la latence d'endormissement, la durée du sommeil, la structure du sommeil, le temps de latence d'installation du sommeil paradoxal, l'index de micro-éveils, l'index d'apnées-hypopnées, la présence de mouvements périodiques des jambes (voir « Docteur, j'ai des problèmes de sommeil », p. 67).
La polysomnographie reste à ce jour l'étalon or pour le diagnostic de SAS. Toutefois, en raison de la forte prévalence du SAS, un nombre de plus en plus important de patients nécessitent des investigations. Le nombre limité de centres d'exploration du sommeil engendrant des délais d'attente parfois importants ainsi que le coût de cet examen complexe doit amener le clinicien à employer une stratégie basée sur une probabilité prétest. Quel que soit le dispositif utilisé, il est primordial de tenir compte du risque de sous-estimation lié à une analyse automatique des événements respiratoires ou à une nuit d'examen de mauvaise qualité.
Par ailleurs, la polysomnographie reste le seul examen permettant d'écarter un syndrome de jambes sans repos ou un syndrome de haute résistance des voies aériennes supérieures. Cet examen permet également d'amener des éléments en faveur d'une éventuelle narcolepsie.

Diagnostic

Selon la dernière classification internationale de l'American Academy of Sleep Medicine (International Classification of Sleep Disorders, 3rd ed, American Academy of Sleep Medicine, Darien, IL 2014), le diagnostic de SAS est posé :

1. Avec **plus de 5** événements respiratoires à prédominance obstructive (apnées, hypopnées, éveils liés à des efforts respiratoires) par heure de sommeil, chez un patient présentant un ou plusieurs des éléments suivants :

- somnolence diurne excessive, sommeil non réparateur, fatigue ou symptômes d'insomnie ;
- réveils nocturnes avec sensation de souffle bloqué ou d'étouffement (« chocking ») ;
- ronflement habituel et/ou apnées observées par l'entourage ;
- hypertension, trouble de l'humeur, dysfonction cognitive, coronaropathie, AVC, insuffisance cardiaque congestive, fibrillation auriculaire ou diabète de type 2.

2. Avec **plus de 15** événements respiratoires à prédominance obstructive (apnées, hypopnées, éveils liés à des efforts respiratoires) par heure de sommeil, sans présence de symptôme ou comorbidité associées.

Il est utile de connaître quelques cas particuliers :

Syndrome de haute résistance des voies aériennes supérieures (SHRVAS)

Le SHRVAS fait partie des étiologies d'hypersomnies survenant en l'absence d'hypopnées ou d'apnées évidentes. Chez des ronfleurs, on a décrit un collectif sans apnées (IAH < 5) mais avec une somnolence diurne pathologique au test itératif de latence d'endormissement (TILE ou « multiple sleep latency test » : MSLT) pathologique ☺[50], ☺☺[51].

Chez ces patients, on démontre des microréveils en rapport avec une augmentation de la résistance des voies aériennes (les patients avaient une sonde œsophagienne, ce qui permet d'affirmer ceci). L'index de microréveils était en rapport avec les résultats au TILE. La normalisation des microréveils sous pression positive continue (PPC) normalisait le TILE ☺☺[52].

La définition originale du SHRVAS associe une somnolence diurne excessive inexpliquée, un index de RERA (« respiratory effort-related arousal ») ≥ 10 par heure de sommeil, un index d'apnées-hypopnées par heure de sommeil < 5 et une saturation en oxygène jamais < 92 %. La prévalence de ce syndrome est mal connue mais le SHRVAS serait aussi fréquent que les formes modérées de SAS, touchant une population plus jeune et plus fréquemment les femmes ☺☺[53].

La fatigue et la somnolence sont deux choses différentes

Sur 283 personnes évaluées en un an dans un centre de sommeil, 64 % qui se plaignent de fatigue avaient également une somnolence ☺☺[9].

Somnolence, fatigue et hypersomnie sont trois phénomènes souvent associés et utilisés par les médecins et les patients de façon interchangeable et inadaptée. Ces termes peuvent se chevaucher mais ils constituent des

symptômes différents avec des mécanismes physiopathologiques et des traitements différents. Il est par conséquent primordial d'effectuer une évaluation détaillée. On peut considérer la somnolence comme un état entre la veille et le sommeil annonçant le besoin plus ou moins irrésistible de dormir. La fatigue peut être physique (force), intellectuelle (concentration) ou psychique (manque d'énergie). Pour finir, l'hypersomnie est une augmentation de temps de sommeil effectif (incluant un besoin plus important de sommeil qu'on peut confondre avec de la somnolence) ☺☺☺[54].
Il n'existe pas de marqueur biologique de la somnolence. Il existe par contre plusieurs scores développés pour tenter de quantifier cette somnolence (voir « probabilité de SAS », p. 307).

Risque cardiovasculaire
Les événements cardiovasculaires ne concernent très probablement que les SAS sévères (IAH > 30/h). Dans une étude de cohorte, le sous-groupe des SAS avec IAH < 30 n'est pas significativement différent pour le risque cardiovasculaire du groupe de ronfleurs ou de celui des personnes en bonne santé ☺☺[6]. Par ailleurs, il semble que les patients âgés de plus de 70 ans ne présentent plus d'augmentation significative du risque de décès (survivants ?, interférence liée aux comorbidités importantes, manque de puissance de l'étude ?) ☺☺[7].

/100 personnes-années	mortalité CV	CV non fatal
SAS sévères non traités	1,06	2,13
SAS légers/modérés non traités *	0,55	0,89
SAS traité par PPC*	0,34	0,58
Ronfleurs sans apnées*	0,35	0,64
Contrôle bonne santé*	0,30	0,45

Tableau 2 : Pourcentage (/100 personnes-années) de mortalité ou d'événements CV sur une cohorte suivie pendant 144 mois. *$p < 0{,}001$ en comparaison avec SAS sévères non traités. Les données ont été corrigées pour des facteurs de risque CV (âge, antécédents de maladie CV, alcool, obésité, diabète, lipides, tabagisme) ☺☺[6]. (CV : cardiovasculaire – SAS : syndrome d'apnées du sommeil.)

Une étude récente n'a toutefois pas démontré d'effet significatif du traitement par PPC en prévention secondaire (c'est-à-dire chez des patients qui avaient déjà eu un événement cardio/cérébrovasculaire) sur les événements cardiovasculaires chez les patients présentant un SAS modéré à sévère. Toutefois, ce manque d'efficacité démontré pourrait être lié à une utilisation de 3,3 h/nuit insuffisante pour prévenir un événement cardio
vasculaire ☺☺[55].

Personnes âgées

Une grande étude indienne a démontré dans une population âgée de 65 à 90 ans que 81 % avaient un IAH > 5/h, 44 % et 32 % étant respectivement léger et modéré mais 24 % avaient un IAH > 40/h ☺☺[56]. Malgré cette haute prévalence, le SAS est sous-diagnostiqué dans cette population âgée. Toutefois, comme pour la population « jeune », le SAS est associé à des complications sévères (AVC, HTA nocturne, glaucome, chutes avec fractures, diminution de la qualité de vie, diminution de la tolérance à la douleur, baisse de l'état générale et mortalité).

Depuis 2016, il existe un consensus sur la prise en charge du syndrome d'apnées du sommeil chez les personnes âgées qui confirme l'indication du traitement par PPC chez les patients âgés. Ce traitement a démontré son efficacité sur la somnolence diurne excessive, l'amélioration des fonctions cognitives, de l'humeur, de la qualité de vie, de la libido, et semble ralentir la détérioration cognitive chez les patients souffrant de démence ☺☺☺[57].

APRÈS LE DÉPISTAGE DU SAS

a) Le diagnostic de SAS est exclu (pas ou peu d'événements respiratoires, pas de somnolence) : on se trouve en présence d'une ronchopathie simple

Il faut alors refaire une anamnèse afin de découvrir l'étiologie des symptômes diurnes et/ou nocturnes ayant évoqué un SAS (privation de sommeil, asthme nocturne, prostatisme, etc.). Voir « Docteur, j'ai des problèmes de sommeil », p. 67.

Il convient également de discuter avec le patient de la gêne que représente son ronflement pour lui et son entourage, et aborder la possibilité d'une intervention chirurgicale ou d'une *orthèse d'avancement mandibulaire* (voir p. 304), le traitement chirurgical ou orthodontique de la ronchopathie simple.

b) Le diagnostic de SAS est confirmé : vous devez envisager un traitement

Dans tous les cas, une modification de l'hygiène de vie et une perte de poids seront tentées (voir page 292 le traitement symptomatique du ronflement).

En plus, on proposera au patient soit un traitement par pression positive continue (PPC), soit une orthèse d'avancement mandibulaire, soit un traitement positionnel, soit une chirurgie ORL ou cervicofaciale.

Le bénéfice du traitement est d'abord la diminution des symptômes diurnes ou nocturnes (voir « Les questions essentielles ») pour les patients souffrant soit d'un syndrome de haute résistance des voies aériennes, soit d'un SAS modéré (IAH < 30/h).

Pour les SAS sévères (IAH > 30/h), à risque élevé de problèmes cardiovasculaires (voir ci-dessus p. 302, le traitement est aussi destiné à diminuer ce risque.

On peut proposer en premier lieu un traitement par PPC pour les personnes symptomatiques avec un SAS au moins modéré (IAH > 15/h) ou lorsque le SAS est sévère (IAH > 30/h).
Si le patient est peu ou pas symptomatique et que le SAS est léger à modéré, il est possible d'essayer d'abord une orthèse d'avancement mandibulaire.
La chirurgie est en général une option réservée aux échecs de traitements ou à certains cas particuliers présentant une dysmorphie craniofaciale prédisposant au SAS.

Traitement du SAS par pression positive continue (PPC)
Le traitement par pression positive continue (PPC) diminue la somnolence ☺☺☺[58] et permet une amélioration du profil tensionnel, le contrôle glycémique et la qualité de vie, la fonction cognitive et l'humeur ☺☺☺[58-61]. Le réglage des valeurs de pression par PPC autopilotée permet de mettre en route le traitement en ambulatoire.
Une augmentation de la résistance nasale est un facteur prédictif de l'échec du traitement par PPC ☺☺[62]. Une approche chirurgicale de l'obstruction nasale peut être utile pour les patients qui ne supportent plus leur dispositif ☺☺[63].

Orthèses d'avancement mandibulaire (OAM) pour le SAS
Bien que moins efficace que la PPC, l'OAM peut améliorer significativement l'IAH, voir le normaliser.
Une méta-analyse publiée en 2011 a montré ☺☺[64] :
- une diminution de l'IAH de −11,39 (−15,21, −7,58) comparé à l'absence de traitement ;
- une diminution l'IAH de −14,04 (−20,06, −8,02) comparé à un dispositif inactif sans avancée mandibulaire ;
- une différence significative en faveur de la PPC sur l'IAH de 7,36 (4,71-10,12) ;
- que l'OAM amène une diminution de la somnolence subjective mesurée par le score d'Epworth, qui semble équivalente à la PPC.

Une méta-analyse publiée en 2013 confirme que la réduction de l'IAH et le taux de succès sont plus élevés avec la PPC que l'OAM ☺☺[65].
Toutefois, pour les patients souffrant de SAS modéré (IAH < 30/h), il n'y a pas beaucoup de différence d'efficacité entre les orthèses et un traitement par PPC ☺☺☺[66]. Une des raisons de l'absence de différence pourrait être liée au fait que le traitement par PPC est moins utilisé.
La tension artérielle semble diminuer de manière proportionnelle à l'index d'apnées-hypopnées de départ. On obtient une diminution de 3-4 mmHg pour

les personnes ayant un index élevé. Pour les patients avec un SAS modéré (index < 30/h), l'effet est peu important (1 mmHg de réduction de la pression moyenne), mais significatif ☺[67]. Dans une étude récente, on met en évidence une diminution de la tension artérielle significative de la pression artérielle sur 24 heures dans le groupe PPC (–2,5 mmHg) et OAM (–2,2 mmHg), sans différence significative entre les deux traitements ☺☺[68].
Par ailleurs, très peu d'études ont été menées à ce jour pour déterminer l'impact de l'OAM sur la mortalité cardiovasculaire.
Il existe des contre-indications principalement dentaires, parodontales, musculoarticulaires, ainsi qu'une protrusion maximale active inférieure à 6 mm. Ces contre-indications fréquentes justifient la réalisation d'un bilan dentaire spécialisé préalable. Les effets secondaires des orthèses sont de nature orthodontique (problèmes dentaires ou d'articulation temporomandibulaire) ☺[27], ☺☺[28]. L'hypersalivation gênante au début pour certains patients s'améliore après quelque temps. Une obstruction nasale est un facteur d'inefficacité et d'arrêt du traitement ☺[29].

Chirurgie du SAS

La chirurgie pour le traitement du SAS englobe un grand nombre de procédures ayant pour but d'élargir et/ou de stabiliser les voies aériennes supérieures.
Les procédures nasales (turbinectomie, septoplastie…) ne sont pas indiquées comme traitement du SAS et ont principalement comme but de faciliter la tolérance à la PPC, l'OAM, ou sont associées à une autre technique chirurgicale ☺☺[69].
La chirurgie pharyngée haute comprend l'uvulopharyngopalatoplastie (UVPP), l'amygdalectomie et l'adénoïdectomie. Ces techniques sont d'efficacité variable, amenant rarement à une résolution complète du SAS et au prix de complications non négligeables. Par ailleurs, l'UVPP augmente le risque d'intolérance à la PPC liée à des fuites buccales ☺☺[70]. Une étude sur 45 UVPP par laser montre que 48 % seulement des patients sont améliorés pour le ronflement et que 16 % normalisent leur index d'apnées-hypopnées ; il n'y a pas d'amélioration de la somnolence. Les effets secondaires sont fréquents mais peu sévères ☺☺[33]. Une étude comparant une orthèse d'avancement mandibulaire avec une UVPP montre que 51 % des patients chirurgicaux *versus* 78 % pour l'orthèse obtiennent un IAH < 5/h ☺☺[34].
La chirurgie d'avancement maxillomandibulaire est très efficace chez des patients sélectionnés présentant une hypoplasie mandibulaire ou maxillaire. Cette chirurgie majeure est toutefois proposée en seconde intention, après échec de traitement par PPC. Une méta-analyse a démontré un taux de succès de 86 % (défini comme un IAH < 20/h et diminuant d'au moins 50 % de l'IAH de départ). Cette chirurgie s'est avérée curative chez 43 % des patients (IAH passant à < 5/h) ☺[71].

ADDENDUM

Évaluation de la somnolence

Pour une évaluation objective, on utilise généralement les tests itératifs de latence d'endormissement (TILE – « multiple sleep latency test », MSLT) qui mesurent la vitesse d'endormissement en conditions de laboratoire de sommeil et à horaires fixes. Cet examen permet également de rechercher la présence d'endormissements anormaux en sommeil paradoxal, en cas de suspicion de narcolepsie.
Le test de maintien de l'éveil (TME – « maintenance of wakefulness test », MWT) teste la capacité à rester éveillé dans des conditions propices à l'endormissement, en laboratoire du sommeil.

Échelle d'Epworth ☺[72]

Merci de répondre aux questions qui suivent en prenant comme période d'analyse les trois dernières semaines. Si une situation décrite ne survient pas dans votre quotidien, essayez d'imaginer une situation analogue. Il n'y a pas de bonnes ou mauvaises réponses.
Somnolez-vous ou vous endormez-vous, dans les situations suivantes ? La réponse est donnée de 0 à 3 selon le tableau ci-dessous. Ajoutez les valeurs pour obtenir le score.

score 0-3		activité
	A	Assis(e) en train de lire
	B	En regardant la télévision
	C	Assis(e), sans activité particulière, dans un lieu public (théâtre, salle d'attente, etc.)
	D	Comme passager(ère) dans une voiture, pendant un trajet d'une heure sans interruption
	E	Allongé(e) sur un lit, l'après-midi, afin de vous reposer alors que les circonstances le permettent
	F	Assis(e) en train de parler avec quelqu'un
	G	Assis(e) tranquillement après un repas sans alcool
	H	En voiture alors que vous êtes arrêté(e) quelques minutes dans le trafic
		Total

Tableau 3 : Échelle d'Epworth
0 = Je ne serai jamais somnolent ; 1 = Petite chance de somnoler ; 2 = Chance modérée de somnoler ; 3 = Chance élevée de somnoler

SCORE NoSAS	Points
Circonférence du cou > 40 cm	4
IMC > 25-30 kg/m^2	3
IMC ≥ 30 kg/m^2	5
Ronflement	2
Âge > 55 ans	4
Sexe masculin	2

Tableau 4 : Score NoSAS ☺☺☺[36]
IMC : indice de masse corporelle. Le patient a une haute probabilité de SAS (IAH > 20/h) si le score NoSAS ≥ 8

QUESTIONNAIRE STOP

1) (« Snoring ») Ronflez-vous bruyamment ? (= plus fort qu'en parlant ou suffisamment fort pour être entendu à travers une porte fermée)

2) (« Tired ») Vous sentez-vous souvent fatigué, las ou somnolent durant la journée ?

3) (« Observed ») Quelqu'un vous a-t-il observé en arrêt respiratoire durant votre sommeil ?

4) (« Blood pressure ») Êtes-vous hypertendu ou êtes-vous traité pour hypertension ?

SCORE BANG

IMC (BMI) > 25 kg/m^2

Âge > 50 ans

Circonférence du cou > 40 cm

Sexe masculin

Tableau 5 : Score STOP-BANG adapté de Chung F et col. ☺☺[73]

Un point par question = oui
- Faible risque de SAS : Réponse « oui » à 0-2 questions
- Risque moyen de SAS : Réponse « oui » à 3-4 questions
- Risque élevé de SAS : Réponse « oui » à 5-8 questions
- Score = 3-4, le risque passe de moyen à élevé si :
- STOP ≥ 2 (réponse à au moins 2 des 4 premières questions) + IMC > 35 kg/m^2 ;
- STOP ≥ 2 + sexe masculin ;
- STOP ≥ 2 + circonférence du cou > 40 cm ;

Pour une population générale, un score ≥ 3 a une haute sensibilité pour détecter un SAS et un excellent « cut-off » pour le « screening ». Toutefois, il a été démontré que tous les items n'ont pas le même poids pour prédire un SAS modéré à sévère (IAH > 15/h).

Bibliographie

1. Young T., Palta M., Dempsey J., Skatrud J., Weber S., Badr S. The occurrence of sleep-disordered breathing among middle-aged adults. *New England Journal of Medicine.* 1993 Apr 29;328(17):1230-5.
2. Heinzer R., Vat S., Marques-Vidal P., Marti-Soler H., Andries D., Tobback N., Mooser V., Preisig M., Malhotra A., Waeber G., Vollenweider P. Prevalence of sleep-disordered breathing in the general population: the HypnoLaus study. *The Lancet Respiratory Medicine.* 2015 Apr 30;3(4):310-8.
3. Heinzer R., Marti-Soler H., Haba-Rubio J. Prevalence of sleep apnoea syndrome in the middle to old age general population. *The Lancet Respiratory Medicine.* 2016 Feb 1;4(2):e5-6.
4. Fassbender P., Herbstreit F., Eikermann M., Teschler H., Peters J. Obstructive sleep apnea - a perioperative risk factor. *Deutsches Ärzteblatt International.* 2016 Jul;113(27-28):463.
5. Ayas N. T., FitzGerald J. M., Fleetham J. A., White D. P., Schulzer M., Ryan C. F., Ghaeli R., Mercer G. W., Cooper P., Tan M. C., Marra C. A. Cost-effectiveness of continuous positive airway pressure therapy for moderate to severe obstructive sleep apnea/hypopnea. Archives of internal medicine. 2006 May 8;166(9):977-84.
6. Marin J. M., Carrizo S. J., Vicente E., Agusti A. G. Long-term cardiovascular outcomes in men with obstructive sleep apnoea-hypopnoea with or without treatment with continuous positive airway pressure: an observational study. *The Lancet.* 2005 Mar 25;365(9464):1046-53.
7. Punjabi N. M., Caffo B. S., Goodwin J. L., Gottlieb D. J., Newman A. B., O'Connor G. T., Rapoport D. M., Redline S., Resnick H. E., Robbins J. A., Shahar. E., *et al.* Sleep-disordered breathing and mortality: a prospective cohort study. *PLoS Med.* 2009 Aug 18;6(8):e1000132.
8. Lavie P., Lavie L. Unexpected survival advantage in elderly people with moderate sleep apnoea. *Journal of Sleep Research.* 2009 Dec 1;18(4):397-403.
9. Jenkinson C., Davies R. J., Mullins R., Stradling J. R. Comparison of therapeutic and subtherapeutic nasal continuous positive airway pressure for obstructive sleep apnoea: a randomised prospective parallel trial. The Lancet. 1999 Jun 19;353(9170):2100-5.
10. Farré R., Hernández L., Montserrat J. M., Rotger M., Ballester E., Navajas D. Sham continuous positive airway pressure for placebo-controlled studies in sleep apnoea. *The Lancet.* 1999 Apr 3;353(9159):1154.
11. Engleman H. M., Kingshott R. N., Wraith P. K., Mackay T. W., Deary I. J., Douglas N. J. Randomized placebo-controlled crossover trial of continuous positive airway pressure for mild sleep Apnea/Hypopnea syndrome. *American Journal of Respiratory and Critical Care Medicine.* 1999 Feb 1;159(2):461-7.
12. Giles T. L., Lasserson T. J., Smith B., White J., Wright J. J., Cates C. J. Continuous positive airways pressure for obstructive sleep apnoea in adults. *The Cochrane Library.* 2006 Jul.
13. Becker H. F., Jerrentrup A., Ploch T., Grote L., Penzel T., Sullivan C. E., Peter J. H. Effect of nasal continuous positive airway pressure treatment on blood pressure in patients with obstructive sleep apnea. *Circulation.* 2003 Jan 7;107(1):68-73.
14. Braver H. M., Block A. J., Perri M. G. Treatment for snoring: combined weight loss, sleeping on side, and nasal spray. *Chest.* 1995 May 31;107(5):1283-8.
15. Ieto V., Kayamori F., Montes M. I., Hirata R. P., Gregório M. G., Alencar A. M., Drager L. F., Genta P. R., Lorenzi-Filho G. Effects of oropharyngeal exercises on snoring: a randomized trial. *Chest Journal.* 2015 Sep 1;148(3):683-91.

15b. Milo A Puhan. Didgeridoo playing as alternative treatment for obstructive sleep apnoea syndrome: randomised controlled trial. BMJ. 2006 Feb 4; 332(7536): 266–270.

16. Peppard P. E., Young T., Palta M., Dempsey J., Skatrud J. Longitudinal study of moderate weight change and sleep-disordered breathing. *JAMA.* 2000 Dec 20;284(23):3015-21.
17. Shneerson J., Wright J. J. Lifestyle modification for obstructive sleep apnoea. *The Cochrane Library.* 2001.
18. Sarkhosh K., Switzer N. J., El-Hadi M., Birch D. W., Shi X., Karmali S. The impact of bariatric surgery on obstructive sleep apnea: a systematic review. *Obesity Surgery.* 2013 Mar 1;23(3):414-23.
19. Dixon J. B., Schachter L. M., O'Brien P. E., Jones K., Grima M., Lambert G., Brown W., Bailey M., Naughton M. T. Surgical vs conventional therapy

for weight loss treatment of obstructive sleep apnea: a randomized controlled trial. *JAMA.* 2012 Sep 19;308(11):1142-9.

20. Young T., Finn L., Palta M. Chronic nasal congestion at night is a risk factor for snoring in a population-based cohort study. *Archives of Internal Medicine.* 2001 Jun 25;161(12):1514-9.
21. Kiely J. L., Nolan P., McNicholas W. T. Intranasal corticosteroid therapy for obstructive sleep apnoea in patients with co-existing rhinitis. *Thorax.* 2004 Jan 1;59(1):50-5.
22. Hoffstein V., Mateiko S., Halko S., Taylor R. Reduction in snoring with phosphocholinamin, a long-acting tissue-lubricating agent. *American Journal of Otolaryngology.* 1987 Jul 8;8(4):236-40.
23. Dinardi R. R., de Andrade C. R., da Cunha Ibiapina C. External nasal dilators: definition, background, and current uses. *International Journal of General Medicine.* 2014;7:491.
24. Hultcrantz E., Harder L., Harder H., Zetterlund E. L., Roberg K. To treat snoring with nasal steroids - effects on more than one level?. *Acta Otolaryngologica.* 2010 Jan 1;130(1):124-31.
25. Cazan D., Mehrmann U., Wenzel A., Maurer J. T. The effect on snoring of using a pillow to change the head position. *Sleep and Breathing.* 2017 Jan 27:1-7.
26. Cooke M. E., Battagel J. M. A thermoplastic mandibular advancement device for the management of non-apnoeic snoring: a randomized controlled trial. *The European Journal of Orthodontics.* 2006 Aug 1;28(4):327-38.
27. Fritsch K. M., Iseli A., Russi E. W., Bloch K. E. Side effects of mandibular advancement devices for sleep apnea treatment. *American Journal of Respiratory and Critical Care Medicine.* 2001 Sep 1;164(5):813-8.
28. Marklund M. Predictors of long-term orthodontic side effects from mandibular advancement devices in patients with snoring and obstructive sleep apnea. *American Journal of Orthodontics and Dentofacial Orthopedics.* 2006 Feb 28;129(2):214-21.
29. Marklund M., Stenlund H., Franklin K. A. Mandibular advancement devices in 630 men and women with obstructive sleep apnea and snoring: tolerability and predictors of treatment success. *Chest Journal.* 2004 Apr 1;125(4):1270-8.
30. Kim S. T., Choi J. H., Jeon H. G., Cha H. E., Kim D. Y., Chung Y. S. Polysomnographic effects of nasal surgery for snoring and obstructive sleep apnea. *Acta Otolaryngologica.* 2004 Mar 1;124(3):297-300
31. Friedman M., Tanyeri H., Lim J. W., Landsberg R., Vaidyanathan K., Caldarelli D. Effect of improved nasal breathing on obstructive sleep apnea. *Otolaryngology – Head and Neck Surgery.* 2000 Jan;122(1):71-4.
32. Franklin K. A., Anttila H., Axelsson S., Gislason T., Maasilta P., Myhre K. I., Rehnqvist N. Effects and side-effects of surgery for snoring and obstructive sleep apnea--a systematic review. *Sleep.* 2009 Jan 1;32(1):27-36.
33. Ferguson K. A., Heighway K., Ruby R. R. A randomized trial of laser-assisted uvulopalatoplasty in the treatment of mild obstructive sleep apnea. *American Journal of Respiratory and Critical Care Medicine.* 2003 Jan 1;167(1):15-9.
34. Wilhelmsson B., Tegelberg A., Walker-Engström M. L., Ringqvist M., Andersson L., Krekmanov L., Ringqvist I. A prospective randomized study of a dental appliance compared with uvulopalatopharyngoplasty in the treatment of obstructive sleep apnoea. *Acta Otolaryngologica.* 1999 Jan 1;119(4):503-9.
35. Hultcrantz E., Harder L., Loord H., Käll L. G., Ydreborg K., Wallberg S., Svanborg E. Long-term effects of radiofrequency ablation of the soft palate on snoring. *European Archives of Otorhinolaryngology.* 2010 Jan 1;267(1):137.
36. Marti-Soler H., Hirotsu C., Marques-Vidal P., Vollenweider P., Waeber G., Preisig M., Tafti M., Tufik S. B., Bittencourt L., Tufik S., Haba-Rubio J. The NoSAS score for screening of sleep-disordered breathing: a derivation and validation study. *The Lancet Respiratory Medicine.* 2016 Sep 30;4(9):742-8.
37. Chiu H. Y., Chen P. Y., Chuang L. P., Chen N. H., Tu Y. K., Hsieh Y. J., Wang Y. C., Guilleminault C. Diagnostic accuracy of the Berlin questionnaire, STOP-BANG, STOP, and Epworth sleepiness scale in detecting obstructive sleep apnea: a bivariate meta-analysis. *Sleep Medicine Reviews.* 2016 Nov 5.
38. Hansel B., Cohen-Aubart F., Dourmap C., Giral P., Bruckert E., Girerd X. Prévalence et déterminants du syndrome d'apnée du sommeil chez des hommes ayant un syndrome métabolique et une hypertension artérielle contrôlée. *Archives des maladies du cœur et des vaisseaux.* 2008.
39. Sin D. D., Man S. F. Why are patients with chronic obstructive pulmonary disease at increased risk of cardiovascular diseases?. *Circulation.* 2003 Mar 25;107(11):1514-9.
40. Weitzenblum E., Krieger J., Oswald M., Chaouat A., Bachez P., Kessler R. Chronic obstructive pulmonary disease and sleep apnea syndrome. *Sleep.* 1992 Dec;15(6 Suppl):S33-5.
41. Miravitlles M., Worth H., Soler Cataluña J. J., Price D., De Benedetto F., Roche N., Godtfredsen N. S., van der Molen T., Löfdahl C. G., Padullés L., Ribera A. Observational study to characterise 24-hour COPD symptoms and their relationship with patient-reported outcomes: results from the ASSESS study. *Respiratory Research.* 2014 Oct 21;15(1):122.
42. Agusti A., Hedner J., Marin J. M., Barbé F., Cazzola M., Rennard S. Night-time symptoms:

a forgotten dimension of COPD. *European Respiratory Review*. 2011 Sep 1;20(121):183-94.
43. Pien G. W., Pack A. I., Jackson N., Maislin G., Macones G. A., Schwab R. J. Risk factors for sleep-disordered breathing in pregnancy. Thorax. 2014 Apr 1;69(4):371-7.
44. Douglas NJ, Thomas S, Jan MA. Clinical value of polysomnography. *The Lancet*. 1992 Feb 8;339(8789):347-50.
45. Sériès F., Marc I., Cormier Y., La Forge J. Utility of nocturnal home oximetry for case finding in patients with suspected sleep apnea hypopnea syndrome. *Annals of Internal Medicine*. 1993 Sep 15;119(6):449-53.
46. Netzer N., Eliasson A. H., Netzer C., Kristo D. A. Overnight pulse oximetry for sleep-disordered breathing in adults: a review. *Chest Journal*. 2001 Aug 1;120(2):625-33.
47. Aurora R. N., Swartz R., Punjabi N. M. Misclassification of OSA severity with automated scoring of home sleep recordings. *Chest*. 2015 Mar 31;147(3):719-27.
48. Johnson P. L., Edwards N., Burgess K. R., Sullivan C. E. Detection of increased upper airway resistance during overnight polysomnography. *Sleep*. 2005 Jan 1;28(1):85-90.
49. Masa J. F., Corral J., Pereira R., Duran-Cantolla J., Cabello M., Hernández-Blasco L., Monasterio C., Alonso A., Chiner E., Rubio M., Garcia-Ledesma E. Effectiveness of home respiratory polygraphy for the diagnosis of sleep apnoea and hypopnoea syndrome. *Thorax*. 2011 Jul 1;66(7):567-73.
50. Mitler M. M., Gujavarty K. S., Browman C. P. Maintenance of wakefulness test: a polysomnographic technique for evaluating treatment efficacy in patients with excessive somnolence. *Electroencephalography and Clinical Neurophysiology*. 1982 Jun 30;53(6):658-61.
51. Guilleminault C., Stoohs R., Clerk A., Cetel M., Maistros P. A cause of excessive daytime sleepiness: the upper airway resistance syndrome. *Chest*. 1993 Sep 30;104(3):781-7.
52. Guilleminault C., Stoohs R., Duncan S. Snoring (I): daytime sleepiness in regular heavy snorers. *Chest*. 1991 Jan 31;99(1):40-8.
53. M'saad S., Yangui I., Feki W., Abid N., Bahloul N., Marouen F., Chakroun A., Kammoun S. Syndrome de haute résistance des voies aériennes supérieures : quelles approches cliniques et quelles procédures diagnostiques ?. *Revue des maladies respiratoires*. 2015 Dec 31;32(10):1002-15.
54. Haba-Rubio J., Krieger J. Somnolence, fatigue et hypersomnie. *Médecine du sommeil*. 2011 Mar 31;8(1):5-14.
55. McEvoy R. D., Antic N. A., Heeley E., Luo Y., Ou Q., Zhang X., Mediano O., Chen R., Drager L. F., Liu Z., Chen G. CPAP for prevention of cardiovascular events in obstructive sleep apnea. *New England Journal of Medicine*. 2016 Sep 8;375(10):919-31.
56. Roepke S. K., Ancoli-Israel S. Sleep disorders in the elderly. *Indian Journal of Medical Research*. 2010 ;131 :302-10.
57. Netzer N. C., Ancoli-Israel S., Bliwise D. L., Fulda S., Roffe C., Almeida F., Onen H., Onen F., Raschke F., Garcia M. A., Frohnhofen H. Principles of practice parameters for the treatment of sleep disordered breathing in the elderly and frail elderly: the consensus of the International Geriatric Sleep Medicine Task Force. *European Respiratory Journal*. 2016 Jul 28:ERJ-01975.
58. Giles T. L., Lasserson T. J., Smith B., White J., Wright J., Cates C. J. Continuous positive airways pressure for obstructive sleep apnoea in adults. *The Cochrane Library*. 2006 Jul.
59. Martínez-García M. Á., Chiner E., Hernández L., Cortes J. P., Catalán P., Ponce S., Diaz J. R., Pastor E., Vigil L., Carmona C., Montserrat J. M., *et al.* Obstructive sleep apnoea in the elderly: role of continuous positive airway pressure treatment. *European Respiratory Journal*. 2015 Jul 1;46(1):142-51.
60. Martínez-Cerón E., Barquiel B., Bezos A. M., Casitas R., Galera R., García-Benito C., Hernanz A., Alonso-Fernández A., Garcia-Rio F. Effect of continuous positive airway pressure on glycemic control in patients with obstructive sleep apnea and type 2 diabetes. A randomized clinical trial. *American Journal of Respiratory and Critical Care Medicine*. 2016 Aug 15;194(4):476-85.
61. McDaid C., Durée K. H., Griffin S. C., Weatherly H. L., Stradling J. R., Davies R. J., Sculpher M. J., Westwood M. E. A systematic review of continuous positive airway pressure for obstructive sleep apnoea-hypopnoea syndrome. *Sleep Medicine Reviews*. 2009 Dec 31;13(6):427-36.
62. Sugiura T., Noda A., Nakata S., Yasuda Y., Soga T., Miyata S., Nakai S., Koike Y. Influence of nasal resistance on initial acceptance of continuous positive airway pressure in treatment for obstructive sleep apnea syndrome. *Respiration*. 2005 Nov 18;74(1):56-60.
63. Nakata S., Noda A., Yagi H., Yanagi E., Mimura T., Okada T., Misawa H., Nakashima T. Nasal resistance for determinant factor of nasal surgery in CPAP failure patients with obstructive sleep apnea syndrome. *Rhinology*. 2005 Dec 1;43(4):296.
64. Balk E. M., Moorthy D., Obadan N. O., Patel K., Ip S., Chung M., Bannuru R. R., Kitsios G. D., Sen S., Iovin R. C., Gaylor J. M., D'Ambrosio C., Lau J. Diagnosis and treatment of obstructive sleep apnea in adults [Internet]. Rockville (MD): Agency for Healthcare Research and Quality (US); 2011 Jul. Report No.: 11-EHC052. AHRQ Comparative Effectiveness Reviews.
65. Li W., Xiao L., Hu J. The comparison of CPAP and OA in treatment of patients with OSA: A systematic review and meta-analysis. *Respiratory Care*. 2013 Jan 1:respcare-02245.

66. Barnes M., McEvoy R. D., Banks S., Tarquinio N., Murray C. G., Vowles N., Pierce R. J. Efficacy of positive airway pressure and oral appliance in mild to moderate obstructive sleep apnea. *American Journal of Respiratory and Critical Care Medicine.* 2004 Sep 15;170(6):656-64.
67. Dimsdale J. E., Loredo J. S., Profant J. Effect of continuous positive airway pressure on blood pressure. *Hypertension.* 2000 Jan 1;35(1):144-7.
68. Phillips C. L., Grunstein R. R., Darendeliler M. A., Mihailidou A. S., Srinivasan V. K., Yee B. J., Marks G. B., Cistulli P. A. Health outcomes of continuous positive airway pressure versus oral appliance treatment for obstructive sleep apnea: a randomized controlled trial. *American Journal of Respiratory and Critical Care Medicine.* 2013 Apr 15;187(8):879-87.
69. Ishii L., Roxbury C., Godoy A., Ishman S., Ishii M. Does nasal surgery improve OSA in patients with nasal obstruction and OSA?. A meta-analysis. *Otolaryngology – Head and Neck Surgery.* 2015 Jul 16:0194599815594374.
70. Mortimore I. L., Bradley P. A., Murray J. A., Douglas· N. J. Uvulopalatopharyngoplasty may compromise nasal CPAP therapy in sleep apnea syndrome. *American Journal of Respiratory and Critical Care Medicine.* 1996 Dec;154(6):1759-62.
71. Holty J. E., Guilleminault C. Maxillomandibular advancement for the treatment of obstructive sleep apnea: a systematic review and meta-analysis. *Sleep Medicine Reviews.* 2010 Oct 31;14(5):287-97.
72. Johns M. W. A new method for measuring day-time sleepiness: the Epworth sleepiness scale. *Sleep.* 1991 Dec 1;14(6):540-5.
73. Chung F., Abdullah H. R., Liao P. STOP-Bang questionnaire: a practical approach to screen for obstructive sleep apnea. *Chest Journal.* 2016 Mar 1;149(3):631-8.

Docteur,

j'ai des vertiges

Jean-Philippe Guyot et Marc-André Raetzo

Préambule

La gestion de l'équilibre requiert de multiples informations sensorielles dont l'intégration est particulièrement complexe. Le système vestibulaire, notre sixième sens, y joue un rôle primordial. Ce n'est que lors d'un désordre fonctionnel que le sujet perçoit un malaise qu'il a toutes les peines à identifier puisque, jusque-là, il était inconscient de l'existence même du système vestibulaire. C'est pourquoi l'anamnèse du patient vertigineux est souvent difficile bien qu'elle reste un élément primordial du diagnostic.

Avec les yeux, on voit ; avec les oreilles, on entend ; avec le nez, on hume ; avec la bouche, on goûte. Mais que fait-on avec le système vestibulaire ? Le vocabulaire manque ! Bien sûr, le système vestibulaire concourt (et combien !!!) au maintien de l'équilibre du corps et à la stabilisation du regard lors des mouvements. Mais ce n'est pas tout : il participe à l'orientation spatiale ☺[160], au système limbique ☺[162], à l'endormissement ☺[163], au contrôle de l'horloge biologique ☺[164], à la régulation de la respiration ☺[165] et de la pression artérielle ☺[166], et même du métabolisme osseux ☺[167], etc. Lors d'une atteinte vestibulaire, la perturbation de tous ces éléments peut influencer la narration des troubles ressentis par le patient. ***Dès lors, il est impératif d'abolir ce ridicule concept,*** encore trop souvent enseigné***, de « vrai vertige », celui qui tourne,* versus *le « faux vertige ».***

Jean-Pierre Sauvage propose de définir le vertige comme « tout trouble de la préhension de l'environnement spatial résultant d'un conflit ou d'une incongruité entre les informations fournies par les capteurs de l'équilibration et la sensation escomptée sur la base d'un modèle cortical préétabli » ☺[168]. Cette définition est intelligente car elle tient compte de la mise en jeu des informations sensorielles nécessaires à l'équilibre et de l'expérience acquise et intégrée. Difficile à comprendre ? Illustrons-la par un exemple simple. Vous êtes dans un train arrêté en gare et lisez un livre. Lorsque le train d'à côté démarre, vous avez l'impression que c'est le vôtre qui part. C'est normal car selon votre modèle cortical, un train est conçu pour rouler ! Vous regardez alors par la fenêtre et réalisez que c'est en réalité le train voisin qui démarre. Vous ressentez alors un bref « malaise » dû au conflit des *informations sensorielles* puisque, jusque-là, votre vision périphérique signalait un mouvement que ni votre proprioception ni votre système vestibulaire ne percevaient.

1re consultation

La question essentielle

Les épisodes de vertiges durent plus d'une minute OUI **p. 317**

NON **Vous avez répondu « non » à cette question**

Lorsque les épisodes de vertige durent moins de 1 minute, la cause la plus fréquente et dont la présentation est heureusement souvent assez claire : le vertige de position paroxystique bénin.
Avec les éléments ci-dessous, si vous pouvez affirmer ce diagnostic, vous pouvez prendre en charge le patient vous-même. Sinon, adressez le patient au spécialiste.

Le vertige de position paroxystique bénin par atteinte du canal semi-circulaire postérieur (VPPB)

Les plaintes ?
... des épisodes de vertige (souvent rotatoires) de moins de 1 minute, déclenchés par un mouvement spécifique de la tête.

Le diagnostic ?
... la manœuvre de Hallpike, modifiée pour des raisons de commodités (figure 1). Le diagnostic est certain si elle déclenche, lors de la bascule du côté affecté, un nystagmus qui :

a) apparaît après une latence de 1 à 5 secondes ;
b) a une composante rotatoire, le midi de l'œil battant vers le sol ;
c) s'épuise en moins de 1 minute ;
d) est de direction opposée au relevé du patient et ;
e) a une intensité moindre à la répétition de la manœuvre.

La bascule de l'autre côté ne déclenche rien.

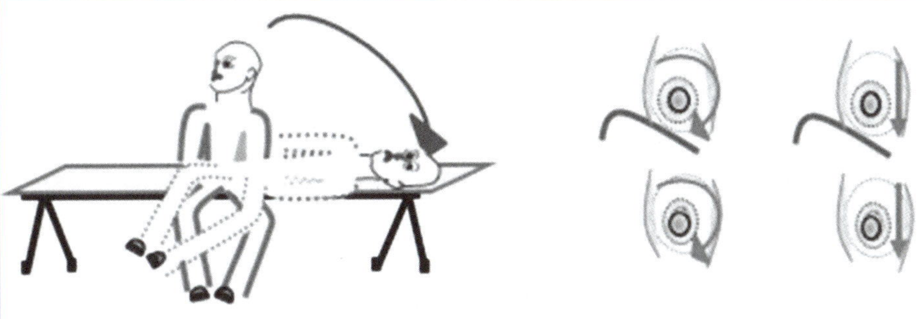

Figure 1 : Le patient est assis au bord du lit, tête tournée de 45 ° et basculé du côté opposé. Si la manœuvre déclenche un nystagmus, c'est l'oreille du côté de la bascule qui est atteinte (ici la gauche) et plus précisément le canal semi-circulaire postérieur si le nystagmus a une composante rotatoire, le latéral s'il est purement horizontal auquel cas il existe aussi lors de la manœuvre de l'autre côté, mais d'intensité moindre.

L'imagerie ?
Elle est inutile.
Le traitement ?
Assurer le patient du diagnostic est déjà, pour lui, un énorme soulagement. Aucun médicament n'est utile. Les troubles régressent spontanément en 4 à 6 semaines dans la majorité des cas. Diverses manœuvres physio-thérapeutiques peuvent en abréger la durée. La plus répandue est celle de Toupet-Semont (figure 2).

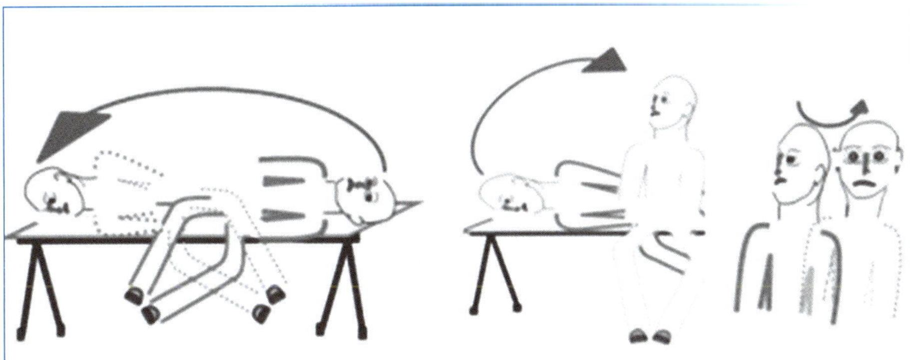

Figure 2 : Manœuvre de Toupet-Semont

La manœuvre diagnostique terminée, on bascule le patient de 180 °. Il reste allongé dans cette position 3 à 5 minutes puis on le relève, la tête toujours tournée du côté sain. Ce n'est qu'une fois assis qu'il replace la tête en posi-

1re consultation

tion neutre. Il peut alors ressentir un violent déséquilibre, un envol, une sensation de rétropulsion.

Attention

Une « prise en charge » globale du patient est nécessaire au vu des angoisses, de la mauvaise perception de soi et de l'environnement, de la déstabilisation physique et psychique que génère une affection vestibulaire, même bénigne.

Le patient demande à être écouté et compris.
Un rendez-vous de contrôle rapproché est hautement apprécié !

2e consultation

Reprendre l'anamnèse à la recherche d'atteinte neurologique et/ou d'une atteinte de l'audition. En cas d'anomalies, adresser le patient au spécialiste.
Si votre diagnostic de vertige de position paroxystique bénin reste valable (reprendre l'anamnèse), vous pouvez continuer à prendre en charge votre patient, éventuellement en répétant la manœuvre de Toupet-Semont.

Vous devez dire à votre patient de revenir si les vertiges ou d'autres symptômes apparaissent.

OUI Vous avez répondu « oui » à la question essentielle

Les vertiges qui durent plus d'une minute sont du domaine du spécialiste.
La première étape pour ce dernier sera de distinguer une origine périphérique *versus* centrale.
En l'absence de diagnostic clair d'atteinte périphérique, la recherche d'une atteinte centrale sera alors nécessaire (tumeurs, atteintes vasculaires, etc.)

Central versus périphérique : comment faire ?

L'anamnèse

La première étape est de déterminer la durée des épisodes, quels qu'ils soient, et leur répétition dans le temps (tableau 1) :
- des épisodes de quelques secondes : un VPPB ;
- des épisodes de quelques minutes : une atteinte centrale ;
- des épisodes de quelques heures : une maladie de Menière ;
- un épisode de quelques jours : un déficit vestibulaire unilatéral brusque ;
- un déséquilibre constant : un déficit vestibulaire bilatéral, un schwannome vestibulaire, une atteinte centrale.

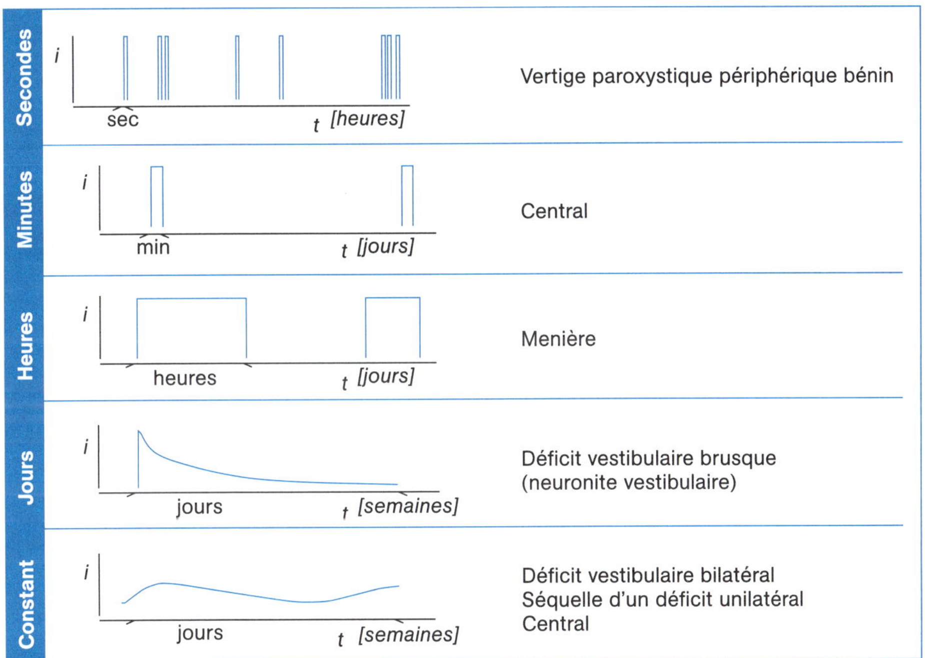

Tableau 1 : Types de vertige en fonction de leur durée et répétition dans le temps. Attention aux patients qui disent « avoir tout le temps le vertige » alors qu'ils souffrent d'épisodes brefs mais itératifs ; il vaut parfois la peine de leur montrer ce graphique.

La seconde est de déterminer les éléments qui déclenchent ou accompagnent les épisodes de vertige ainsi que les facteurs de risque (tableau 2).

	Vestibulaire périphérique	Vestibulaire central	Non vestibulaire
Eléments déclenchants	Mouvement Position Valsalva Bruit Pression du tragus Traction pavillon		
Eléments accompagnants	Déficit auditif unilatéral Oscillopsies	Déficit moteur ou sensitif Céphalées Chutes Perte de connaissance	
	~Diplopie verticale~	~Diplopie verticale~	
Facteurs de risque	Antécédents otologiques Fracture du rocher Trauma acoustique Surdité brusque Chirurgie otologique	Maladie cardio-circulatoire Maladie emboligène Antécédents neurologiques	Maladie cardio-circulatoire Maladie métabolique Médication ...

	Vestibulaire périphérique	Vestibulaire central	Non vestibulaire
Eléments déclenchants	Mouvement Position Valsalva Bruit Pression du tragus Traction pavillon		
Eléments accompagnants	Déficit auditif unilatéral Oscillopsies	Déficit moteur ou sensitif Céphalées Chutes Perte de connaissance	
	~Diplopie verticale~	~Diplopie verticale~	
Facteurs de risque	Antécédents otologiques Fracture du rocher Trauma acoustique Surdité brusque Chirurgie otologique	Maladie cardio-circulatoire Maladie emboligène Antécédents neurologiques	Maladie cardio-circulatoire Maladie métabolique Médication ...

Tableau 2 : Éléments causant ou accompagnant les épisodes de vertige et facteurs de risque. L'existence d'une diplopie ou non est un élément peu contributif. Bien sûr, elle existe dans des atteintes centrales mais aussi dans un déficit vestibulaire unilatéral récent

L'examen clinique

– Les premiers éléments nécessaires et faciles à identifier sont résumés dans le tableau 3.

Vestibulaire périphérique	Vestibulaire central
Déficit auditif surtout si unilatéral Tenue debout possible Troubles marqués, « francs » Paralysie faciale périphérique (*touchant les 3 étages de la face*) Déviation des yeux à la pression sur le tragus ou traction du pavillon, au Valsalva, à la vocalise de consonnes nasales tenues (« m »)	Déficit moteur ou sensitif Astasie Troubles discrets, « subtils » Paralysie faciale centrale (*épargnant le front*)

Tableau 3 : Quelques éléments de l'examen clinique permettant d'orienter vers un trouble d'origine vestibulaire périphérique ou centrale

P.-S. Les tests classiques de Romberg et Unterberger sont à interpréter avec prudence. Se sentant projetés de côté et craignant de chuter, certains patients corrigent la déviation à l'excès et donc dévient du côté opposé à celui théoriquement attendu !

Autres éléments d'examen clinique :

– Le patient peut tenir debout, malgré des troubles marqués : l'atteinte est plutôt périphérique.

– Le patient ne peut pas tenir debout, malgré des troubles peu marqués : l'atteinte est probablement centrale.

– Le patient présente un déficit auditif unilatéral ou une paralysie faciale touchant les 3 étages de la face : l'atteinte est probablement périphérique.

– Il présente une paralysie faciale épargnant le tiers supérieur de la face : l'atteinte est centrale.

– On observe une déviation des yeux à la pression sur le tragus ou traction du pavillon, au Valsalva, à la vocalise de consonnes nasales tenues (« m ») : l'atteinte est périphérique

Tests spécifiques :

– Le résultat du HINTS (tableau 4) (acronyme pour « head impulse » ☺[169], « nystagmus » *et* « test skew ») est considéré aujourd'hui comme le plus déterminant[170]☺.

Le « head impulse test » (test d'impulsion de la tête ; figure 3) est positif (présence d'une saccade oculaire de rattrapage) : l'atteinte est probablement périphérique.

Le « head impulse test » est négatif : l'atteinte est probablement centrale.

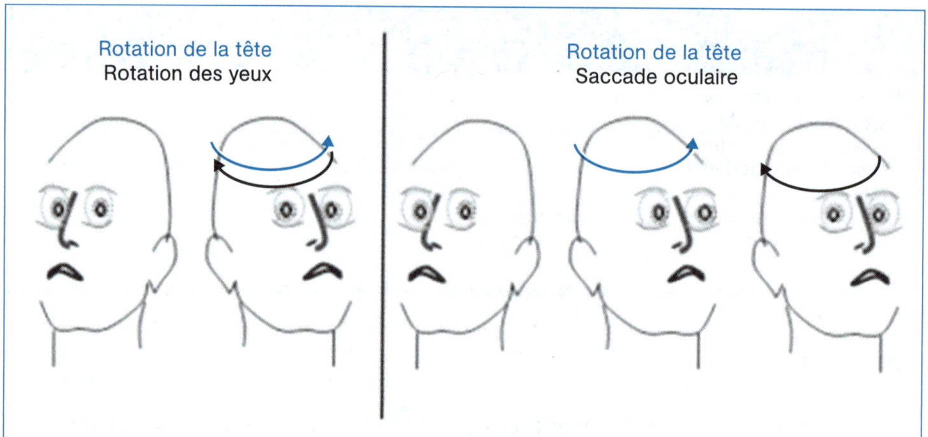

Figure 3 : Head Impulse test .Le patient fixe du regard le nez du médecin. Ce dernier lui imprime un mouvement de rotation de tête de petite amplitude mais rapide.**:** Normalement, le patient est capable de maintenir son regard sur le nez du médecin (image de gauche). S'il doit effectuer une saccade de rattrapage des yeux après la rotation pour retrouver le nez du médecin (image de droite), il est hautement probable qu'il souffre d'un déficit vestibulaire périphérique... du côté de la rotation de la tête, à gauche dans cet exemple.

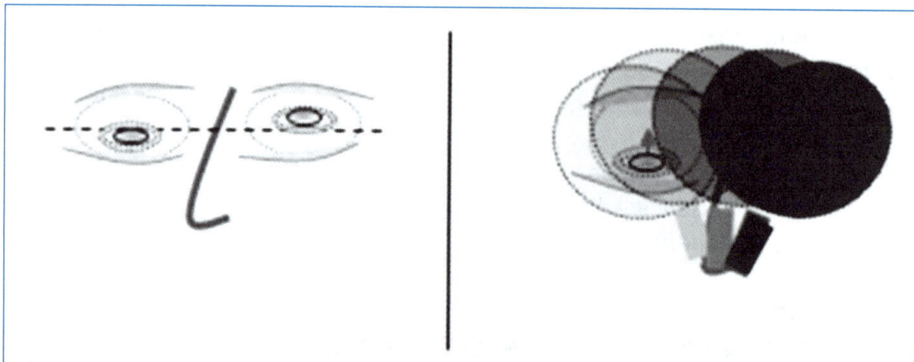

Figure 4 : « test skew ». Le test consiste à rechercher un mauvais alignement vertical des yeux. Il peut être d'emblée évident. S'il est latent, on l'observe en demandant au patient de fixer une image et on passe alternativement un cache devant les yeux. Un mouvement vertical de l'œil qu'on découvre est fortement suggestif d'un trouble central.

	Vestibulaire périphérique	Vestibulaire central
Test skew TS	Stabilité de l'œil découvert	Mouvement vertical de l'œil découvert
Nystagmus N	Horizontal Horizonto-rotatoire Conjugué Inhibé par la fixation visuelle	Vertical haut Vertical bas Non conjugué Non inhibé par la fixation visuelle
Head impulse test HI	Saccade de rattrapage	Pas de saccade de rattrapage

Tableau 4 : Localisation de la lésion en fonction du nystagmus, du test Skew et du HINTS

– Le nystagmus est horizontal ou horizonto-rotatoire, conjugué (les 2 yeux bougent de concert) et inhibé par la fixation visuelle : l'atteinte est probablement périphérique.
– Le nystagmus est vertical vers le haut ou le bas, non conjugué et/ou non inhibé par la fixation visuelle : l'atteinte est centrale.
– Le « test skew » (figure 4) est négatif (il n'y a pas de mouvement vertical de l'œil qu'on découvre) : l'atteinte est plutôt périphérique.
– Le « test skew » est positif : l'atteinte est probablement centrale.

L'imagerie ?
Elle est réservée au spécialiste qui oriente le radiologue en fonction de l'atteinte suspectée.

Les principales affections vestibulaires périphériques

Le vertige de position paroxystique bénin par atteinte du canal semi-circulaire postérieur (VPPB). *Voir « 1re consultation », p. 314.*

Le vertige de position paroxystique bénin par atteinte du canal semi-circulaire horizontal ($VPPB_l$)
À la manœuvre de Hallpike, si le nystagmus est purement horizontal géotrope et apparaît à la manœuvre des 2 côtés, le VPPB concerne le canal semi-circulaire latéral du côté où il est le plus intense (canalolithiase).
À la manœuvre de Hallpike, si le nystagmus est purement horizontal agéotrope et apparaît à la manœuvre des 2 côtés, le VPPB concerne le canal semi-circulaire latéral du côté où il est le moins intense (cupulolithiase). Ici, une atteinte centrale ne peut être exclue.

Le vertige de position paroxystique bénin par atteinte du canal semi-circulaire antérieur ($VPPB_a$). Il est rarissime. Son mode de présentation est encore sujet de débats.

Le déficit vestibulaire brusque (ou neuronite ou névrite vestibulaire)
Les plaintes ?
... un épisode de vertige (souvent rotatoire) d'installation subite, sans facteur déclenchant, continu, persistant pendant plusieurs jours, avec nausées, vomissements, sans aucun autre trouble neurologique.
Le diagnostic ?
... une tenue debout possible, un nystagmus spontané horizontal ou horizonto-rotatoire, conjugué, inhibé par la fixation visuelle, une secousse de rattrapage au test d'impulsion de la tête, une stabilité de l'œil découvert au « test skew », une aréflexie à la stimulation calorique.
L'imagerie ?
Elle est réservée au spécialiste en cas de difficulté diagnostique qui oriente le radiologue en fonction de l'atteinte suspectée.
Les pièges ?
Un accident vasculaire cérébral !!!
La cause ?
Elle est inconnue de nos jours. Seule certitude : il n'y a pas d'argument, sauf cas exceptionnels, pour un trouble circulatoire de l'oreille interne. Cette information réconforte les patients car elle éloigne leur crainte de faire un accident vasculaire cérébral plus tard.
Le traitement ?
Il est symptomatique (antinauséeux). Il est très important de faire se mobiliser le patient précocement, dans les 24 à 48 heures, pour favoriser la mise en place de processus centraux de compensation. De la physiothérapie vestibulaire est vivement conseillée.
Il y a controverse concernant l'indication à un traitement de corticostéroïdes, par exemple 60 mg (maximum) de prednisone en 1 prise le matin pendant 10 jours puis stop (des doses dégressives ne sont pas nécessaires).
Si un déséquilibre persiste, des approches autres que la physiothérapie vestibulaire sont possibles, comme le taï-chi, la rythmique Jaques-Dalcroze, pour réapprendre l'équilibre.

La maladie de Menière
Les plaintes ?
... des épisodes de vertige de quelques heures, sans facteur déclenchant, accompagné de fluctuations de l'audition et d'un acouphène de l'oreille malade, parfois d'une sensation de plénitude de l'oreille.
Le diagnostic ?

... l'anamnèse (!!!), la mise en évidence de fluctuations de l'audition et, pendant une crise, d'un nystagmus qui peut battre soit du côté malade, soit du côté sain.
L'imagerie ?
Elle est réservée au spécialiste si le diagnostic n'est pas clair. La mise en évidence d'un hydrops endolymphatique par IRM dédiée peut être utile.
Les pièges ?
... des vertiges dans le cas de migraine.
La cause ?
Elle est inconnue de nos jours. Seule certitude : il y a présence d'un hydrops endolymphatique aujourd'hui décelable par IRM.
Le traitement ?
Il est symptomatique (antinauséeux) pour les crises.
La prévention ?
La stratégie est à définir avec le spécialiste. La bétahistine aux doses habituellement prescrites est inutile. Une écoute empathique, programmer des consultations de contrôle, quel que soit l'état du patient, sont d'une grande aide. Des approches comme la sophrologie, le taï-chi.
La physiothérapie vestibulaire n'est pas indiquée et est souvent mal tolérée. Par contre, des approches comme le taï-chi, la rythmique Jaques-Dalcroze peuvent aider le malade à prendre conscience de sa « présence corporelle », notion souvent altérée chez les patients.

Le schwannome vestibulaire
Les plaintes ?
... un déficit auditif progressif et/ou un acouphène unilatéral.
Le diagnostic ?
... la mise en évidence d'un déficit auditif de perception, éventuellement une hypo- ou aréflexie à l'examen calorique et au VHIT et l'IRM cérébrale (P.-S. L'enregistrement de potentiels évoqués auditifs n'a plus sa place dans le diagnostic : cher et beaucoup de faux négatifs).
Le traitement ?
À discuter avec le spécialiste en fonction de la taille et de la localisation de la tumeur (au fond du conduit auditif interne ou plutôt proche de son méat interne).

Le déficit vestibulaire bilatéral
Les plaintes ?
... un déséquilibre constant, un flou visuel à la marche, des chutes, de la fatigue, parfois des épisodes de vertige rotatoire.
Le signe d'alarme chez un nouveau né ?

... un bébé qui ne rampe même pas pour aller chercher un objet et qui limite l'exploration du monde environnant à la seule longueur de son bras.
Le diagnostic ?
... un test d'impulsion de la tête positif, une aréflexie à la stimulation calorique, une instabilité marquée à la station debout, bien plus marquée les yeux fermés... et un bilan par le spécialiste montrant l'absence de réponse des 6 canaux semi-circulaires et des 4 organes otolithiques.
La cause ?
Inconnue de nos jours dans la plupart des cas. Sinon, toxique (médicaments). Il faut savoir que des individus, même jeunes, peuvent perdre la fonction vestibulaire des 2 côtés sans autre déficit, même pas une perte d'audition. Au même titre que des aveugles ont une bonne audition et des sourds une bonne vision, il faut admettre que les aréflexiques vestibulaires peuvent, eux aussi, avoir une bonne audition et une bonne vision !!!
Le traitement ?
Il n'y a aucun traitement. La physiothérapie vestibulaire n'aide pas. Les patients ont besoin d'une prise en charge, un accompagnement face aux conséquences sociales, professionnelles, affectives et morales consécutives à l'affection.

La déhiscence d'un canal semi-circulaire antérieur ou postérieur
Les plaintes ?
... un déséquilibre aux manœuvres de Valsalva ou à la seule vocalise de consonnes nasales tenues (« m »), une autophonie (la résonance de sa propre voix dans les oreilles).
Le diagnostic ?
... une atteinte auditive particulière (des seuils en conduction osseuse meilleurs que la normale et une élévation des seuils en conduction aérienne) ; des potentiels évoqués myogéniques de grande amplitude.
L'imagerie ?
Le diagnostic repose sur l'image d'un CT-scan en coupes fines.
La cause ?
Mal comprise.
Le traitement ?
Il est chirurgical, par colmatage de la brèche par abord de la fosse moyenne (canal antérieur) ou postérieure (canal postérieur) ou par obturation du canal par voie mastoïdienne.

Vertiges et migraines
Actuellement, l'entité « vertige et migraine » est bien admise. Toutefois, son cadre mérite encore d'être précisé.

Autres

Divers tableaux touchant à l'aspect psychologique des vertiges sont connus, comme les « phobies posturales ». Ces patients souffrent et ne sont pas des simulateurs. Une prise en charge spécifique, du domaine du spécialiste, leur est nécessaire.

Bibliographie

1. Kolev O. I., Georgieva-Zhostova S. O., Berthoz A. Anxiety changes depersonalization and derealization symptoms in vestibular patients. *Behav Neurol.* 2014;2014:847054.
2. Bayer L., Constantinescu I., Perrig S., Vienne J., Vidal P. P., Mühlethaler M, Schwartz S. Rocking synchronizes brain waves during a short nap. *Curr Biol.* 2011;21:R461-2.
3. Denise P. Communication personnelle.
4. Denise P., Vouriot A., Normand H., Golding J. F., Gresty M. A. Effect of temporal relationship between respiration and body motion on motion sickness. *Auton Neurosci.* 2009;151:142-6.
5. Tobal N., Normand H., Roumy J., Herault S., Denise P., Arbeille P. Influence of otoliths and neck muscle receptors on peripheral hemodynamic regulation. *J Gravit Physiol.* 2002;9:69-70.
6. Levasseur R., Sabatier J. P., Etard O., Denise P., Reber A. Labyrinthectomy decreases bone mineral density in the femoral metaphysis in rats. *J Vestib Res.* 2004;14:361-5.
7. Sauvage J.-P. Sémiologie des vertiges. Dans : Troubles de l'équilibre et vertiges. Rapport 1997 Société française d'ORL et de pathologie cervico-faciale, éd. Paris, 1997, ISBN : 2.9511343.0.4, p. 149-16.
8. Halmagyi G. M., Curthoys IS. A clinical sign of canal paresis. *Arch Neurol.* 1988; 45:737-9 [DOUBLON]
9. Mantokoudis G., Tehrani A. S., Wozniak A., Eibenberger K., Kattah J. C., Guede C. I., Zee D. S., Newman-Toker D. E. VOR gain by head impulse video-oculography differentiates acute vestibular neuritis from stroke. Otol Neurotol. 2015;36:457-65. Chen L, Todd M, Halmagyi GM, Aw S. Head impulse gain and saccade analysis in pontine-cerebellar stroke and vestibular neuritis. Neurology. 2014;83:1513-22.

Docteur,

j'ai un œil rouge

Guy Donati

Préambule

L'œil rouge est un problème fréquent dont les causes sont multiples et variables en fonction de l'âge. Le plus souvent bénin, un œil rouge peut parfois aussi être un signe de maladie grave compromettant le pronostic fonctionnel de l'œil, ce qui nécessite alors une prise en charge ophtalmologique urgente ☺[1].

La cause la plus fréquente d'œil rouge et de prescription d'une antibiothérapie topique est la conjonctivite ☺[2]. D'autres étiologies fréquentes sont les blépharites, les érosions cornéennes, les kératites, les uvéites, le glaucome aigu, les brûlures chimiques et les sclérites ☺[3].

Même en l'absence de plainte oculaire, il est utile de conseiller aux personnes de plus de 40 ans d'effectuer un dépistage du glaucome auprès d'un ophtalmologue.

1re consultation

Les questions essentielles

1. Notion de traumatisme ?	OUI	**p 334**
2. Présence de signes de gravité ? • Douleur • Cercle périkératique • Pupille irrégulière • Baisse de l'acuité visuelle • Lésions cutanées au voisinage	OUI	**p 335**

NON **Vous avez répondu « non » à toutes les questions essentielles**

En présence d'un œil rouge relativement peu douloureux, sans baisse d'acuité visuelle, ni autre signe de gravité, il peut s'agir :

- d'une hémorragie sous-conjonctivale ;
- d'une conjonctivite ;
- d'un orgelet ;
- d'une blépharite ;
- d'un œil sec ;
- d'une canaliculite ;
- d'une dacryocystite.

1. Anamnèse

L'interrogatoire cherchera à faire préciser comment la rougeur est apparue. Une apparition brutale doit faire évoquer une crise de glaucome par exemple. Une anamnèse d'épidémie (pouvant suggérer une conjonctivite) doit également être recherchée, de même que la présence de sécrétions pouvant coller les paupières le matin au réveil.

2. Examen clinique

Il faut examiner successivement et pour chaque œil :

– **L'acuité visuelle**

Tester l'acuité visuelle après lavage des sécrétions s'il y en a et en tenant compte du port éventuel de lunettes. L'acuité visuelle se teste à l'aide des panneaux d'optotype en demandant au patient de mettre ses lunettes habituelles pour la vision à distance (s'il en porte) et de lire le tableau en masquant successivement un œil puis l'autre depuis une distance de 6 mètres. Les rangées de lettres ont des tailles différentes et le patient indique quelle ligne il parvient à lire. Celle qui correspond à une acuité de 10/10 doit en principe pouvoir être lue par chaque œil.

Si l'acuité visuelle est basse, il faut demander au patient de préciser si elle était bien normale avant l'affection actuelle. Si c'est récent, voir « Baisse de l'acuité visuelle », page 337.

– **Les paupières et les régions périorbitaires**
Inspecter les paupières et les régions périorbitaires à la lumière du jour et à la palpation. Il faut rechercher une adénopathie prétragienne ou maxillaire qui peut être présente lors de conjonctivites infectieuses.

– **La conjonctive**
Examiner la conjonctive afin de préciser la topographie de la rougeur.
La conjonctive bulbaire s'examine en écartant la fente palpébrale avec les doigts et en faisant regarder le malade dans tous les sens. Examiner également la conjonctive palpébrale et les culs-de-sac et exclure la présence d'un corps étranger.

La conjonctive palpébrale et le cul-de-sac inférieurs sont examinés en demandant au patient de regarder vers le haut et en exerçant une traction douce sur la paupière inférieure.

La conjonctive palpébrale et le cul-de-sac supérieurs sont examinés en retournant la paupière supérieure (on demande au patient de regarder en bas et on retourne la paupière sur un coton-tige).

Lors de cet examen de la conjonctive, il faut distinguer deux situations :
- **une hyperhémie conjonctivale, plus ou moins diffuse** qui peut parfois toucher toute la conjonctive, mais qui reste superficielle. Elle est liée à une simple dilatation des vaisseaux conjonctivaux qui, par une mobilisation de la conjonctive sur la sclère , bougent avec elle. Cette hyperhémie peut être effacée par l'instillation d'une goutte de collyre à la néosynéphrine, instillation qui ne doit être faite qu'après avoir vérifié l'absence d'hypertonie oculaire (voir « Examen du tonus oculaire », p. 330).
- **une hyperhémie oculaire prédominant autour du limbe** (frontière entre cornée et sclérotique) avec une injection des vaisseaux radiaires sur 360°. Dans ce cas on évoquera un cercle périkératique (figure 1), présent dans les atteintes cornéennes (kératites), iriennes (iridocyclites) ou dans le glaucome aigu. Voir « Signes de gravité, présence d'un cercle périkératite », p. 335, 337.

– **La cornée**

Elle s'examine à la lumière du jour et dans une pièce obscure en éclairage oblique focalisé, à l'œil nu et à la loupe, afin d'apprécier la brillance de son reflet et sa transparence.

L'existence d'une éventuelle ulcération cornéenne prenant la fluorescéine suggère la possibilité par exemple d'une atteinte herpétique, qui contrindique toute utilisation de stéroïdes. Adresser le patient à l'ophtalmologue pour confirmation et traitement.

– **L'iris et la pupille**

Apprécier la couleur de l'iris, regarder si la pupille est ronde et bien centrée au repos et si sa contraction est bonne lorsqu'on l'éclaire. La pupille peut être déformée par des adhérences entre l'iris et le cristallin (synéchies) lors des iridocyclites.

– **Le tonus oculaire**

En l'absence de tonomètre, le tonus oculaire peut être grossièrement estimé par le toucher.

Demander au patient de regarder vers le bas les yeux fermés, palper le globe avec un index appliqué successivement sur chaque paupière supérieure et comparer les deux globes.

Un globe hypertonique (glaucome aigu) paraîtra dur comme du bois.

Au moindre doute, adresser le patient à l'ophtalmologue pour une mesure de la pression oculaire et une prise en charge spécifique.

Vous avez diagnostiqué :

Une hémorragie sous-conjonctivale (hyposphagma)

Il s'agit d'une hémorragie bénigne se manifestant par une rougeur localisée dans un secteur de la conjonctive bulbaire (blanc de l'œil) d'un seul œil (figure 2). L'œil est non douloureux et il n'y a pas de baisse de l'acuité visuelle.

La cause est le plus souvent idiopathique. La guérison est spontanée en quelques jours, l'œil prenant les teintes habituelles d'une ecchymose. Aucun traitement n'est nécessaire.

En cas de récidive, il y a lieu de rechercher une hypertension artérielle ou une anomalie de la crase.

Une conjonctivite

La conjonctivite (uni- ou bilatérale) est très fréquente, surtout chez l'enfant. Elle se présente comme une rougeur de l'œil et des paupières, une impression de grain de sable dans l'œil, un prurit, un larmoiement et un écoulement plus ou moins purulent. Parfois également les paupières sont collées ou œdémateuses et une photophobie (gêne provoquée par la lumière) est présente. Il n'y a pas de baisse de l'acuité visuelle.

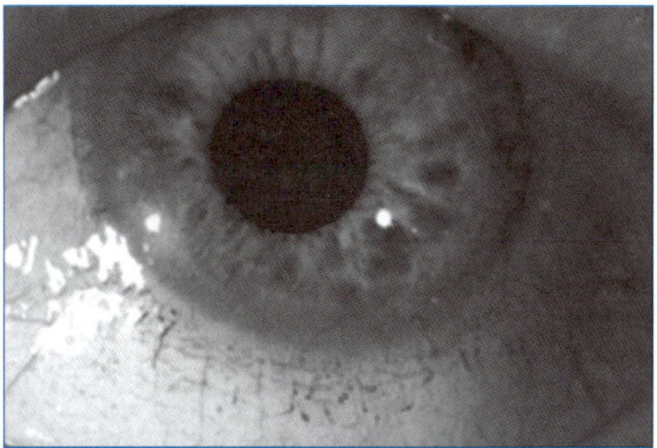

Figure 1. Cercle périkératique

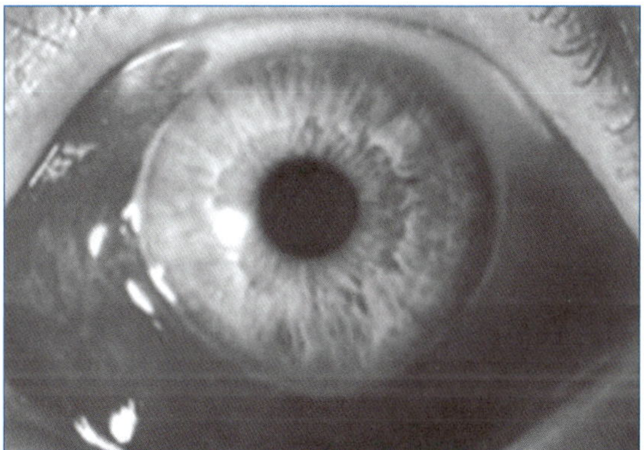

Figure 2. Hémorragie sous -conjonctivale (hyposphagma**)**

On distingue les étiologies infectieuses (virales, bactériennes et chlamydiales) et les étiologies non infectieuses (allergiques, irritatives).
La présence de signes et symptômes tels que prurit, œdème des paupières sans rougeur ni chaleur et un contexte particulier (printemps, notion d'allergie, etc.) orientent plutôt vers une étiologie allergique.
Une allergie de contact peut parfois être unilatérale, tandis qu'une allergie aux pollens sera souvent bilatérale, même si parfois les symptômes peuvent se manifester uniquement d'un côté.

En présence de sécrétions très abondantes, purulentes, se péjorant rapidement en quelques heures, il faut suspecter une conjonctivite à *Neisseria gonorrhoeae* et adresser votre patient au spécialiste (figure 3).

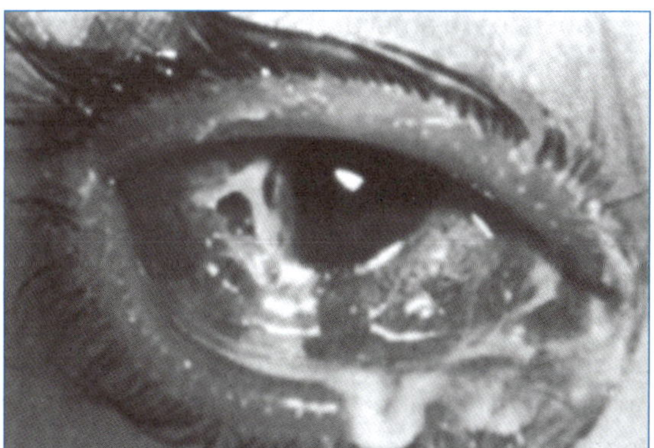

Figure 3. Conjonctivite purulente hyperaiguë d'origine bactérienne (*Neisseria gonorrheaegonorrhoeae*)

Traitement de la conjonctivite hyperaiguë à Neisseria gonorrhoeae
La conjonctivite hyperaiguë à *Neisseria gonorrhoeae* nécessite un traitement antibiotique intramusculaire en dose unique (Ceftriaxone 250 mg i.m. Injecter 1 ml d'une solution constituée d'une ampoule de 500 mg

additionnée de 2 ml de Lidocaïne 1 %) après diagnostic et prescription par l'ophtalmologue.
Une contamination du partenaire devrait aussi être recherchée.
La plupart des conjonctivites virales ou bactériennes sont autolimitées et guérissent spontanément.

Si vous avez suspecté une atteinte allergique

Les conjonctivites allergiques se traitent par un collyre antiallergique (inhibiteur de la dégranulation des mastocytes, antagoniste de récepteurs histaminiques H1).
Un traitement antiallergique par voie systémique peut prévenir ou améliorer les symptômes, surtout en cas d'épisodes récidivants.

Si vous pensez davantage à une atteinte infectieuse

Des mesures d'hygiène (éviter le contact proche avec des tiers, se laver les mains fréquemment et utiliser une serviette personnelle, etc.) doivent être recommandées au patient afin d'éviter la transmission de la conjonctivite.
Le traitement repose sur l'association d'un nettoyage de l'œil par du sérum physiologique stérile et, si nécessaire, l'instillation d'un collyre antibiotique dans l'œil atteint.
L'antibiotique est en principe réservé à la conjonctivite bactérienne, mais comme il est parfois difficile de distinguer l'origine infectieuse, l'attitude qui prévaut est d'administrer un collyre antibiotique lorsqu'on suspecte une origine bactérienne et d'effectuer un contrôle après 24-48 heures. Il est indiqué de prescrire un aminoglycoside, par exemple un collyre ou une pommade ophtalmique contenant de la tobramycine, antibiotique qui n'est quasiment plus utilisé par voie générale.
En l'absence d'amélioration des symptômes après 24-48 heures d'un traitement bien conduit, le patient doit être adressé à l'ophtalmologue dans les meilleurs délais.

Attention : l'ophtalmologue est habilité, si nécessaire, à prescrire un corticoïde topique après exclusion de complications locales (glaucome, aggravation d'une infection virale concomitante).

Lorsqu'une conjonctivite semble ne pas évoluer de manière simple, c'est-à-dire qu'elle ne s'améliore pas dans les 24-48 heures, le patient doit être référé à l'ophtalmologue pour éviter tout retard de prise en charge d'une éventuelle autre situation clinique grave.
L'ophtalmologue pourra alors faire le diagnostic d'une atteinte spécifique (chlamydia, herpès, etc.) nécessitant un traitement particulier.

Cas particulier de la conjonctivite à Chlamydia
Le traitement consiste en l'administration p. o. d'azithromycine (1 g dose unique) ou de doxycycline (100 mg 2 ×/j pendant 14 j) après diagnostic et prescription par l'ophtalmologue.

Un orgelet

Il s'agit d'une infection d'un follicule annexe aux cils qui cause une tuméfaction rouge, localisée, parfois avec suppuration de la paupière.

Le traitement repose sur l'utilisation locale d'une pommade ou d'un collyre associant un antibiotique et un corticostéroïde topiques pendant 15 jours. L'antibiothérapie avec un aminoglycoside (collyre ou pommade ophtalmique contenant de la tobramycine) peut être débutée par le médecin de premier recours, mais cela ne sera généralement pas suffisant pour faire régresser l'inflammation. L'adjonction du corticoïde topique est du ressort de l'ophtalmologue en raison du risque de complications locales (glaucome, aggravation d'une infection virale concomitante).

Une blépharite

La blépharite est une inflammation chronique des paupières. Il y a lieu de rechercher des signes de dermatite séborrhéique au niveau de la face et du cuir chevelu, un rash du visage, une rougeur et un gonflement du nez et des joues (rosacée) (2).
Le traitement consiste à appliquer des compresses chaudes (afin d'amollir les sécrétions des glandes de Meibomius, puis de masser mécaniquement les paupières pour vidanger les glandes lacrymales), et à nettoyer les paupières avec des produits tels que Lid-Care ou Blephaclean afin d'enlever les sécrétions se déposant à la base des cils.

Un œil sec

Le signe typique d'un œil sec est une sensation intermittente de corps étranger dans l'œil. Les symptômes sont aggravés par l'air sec et conditionné. Les symptômes sont souvent plus marqués en fin de journée. On retrouve un œil sec chez les patients présentant un syndrome de Sjögren, mais également et le plus fréquemment dans le cadre d'une blépharite chronique. Le traitement repose sur la lubrification par l'instillation de larmes artificielles (préférer les monodoses), la mise en place de bouchons au niveau des points lacrymaux, et, en cas de syndrome de Sjögren, de traitements immunosuppresseurs.

En collaboration avec l'ophtalmologue, discuter l'indication pour un bilan à la recherche d'un syndrome de Sjögren.

Une canaliculite

Cette affection rare et sournoise se manifeste souvent par un simple larmoiement chronique, et plus rarement par une rougeur et un œdème palpébral centrés sur le canalicule lacrymal au niveau de la paupière inférieure ou supérieure. Un discret gonflement local ainsi que des sécrétions purulentes et granulaires visibles spontanément ou à la pression au niveau du point lacrymal concerné peuvent aussi être présents.

Le diagnostic définitif est en général posé par l'ophtalmologue qui en assurera également le traitement (collyre antibiotique topique et, si insuffisant, canaliculostomie et irrigation antibiotique).

Une dacryocystite

Cette infection du sac lacrymal est généralement secondaire à un traumatisme ou à une sténose involutive qui se caractérise par une rougeur et un gonflement du canthus interne. On observe parfois un reflux de sécrétions purulentes au niveau du point lacrymal inférieur, spontanément ou à la pression, ou encore une fistulisation à la peau.

Le diagnostic définitif est en général posé par l'ophtalmologue qui en assurera également le traitement (antibiothérapie et AINS p. o.).

OUI Vous avez répondu « oui » à une ou plusieurs questions essentielles

1. Notion de traumatisme

Dans ce cas, il s'agit de définir le type de choc (coup de poing, balle de golf, de tennis ou de squash en particulier) et de rechercher :
- l'existence d'une plaie ;
- la présence d'un corps étranger ;
- les autres signes de gravité :
  - douleur,
  - cercle périkératique,

–pupille irrégulière,
–baisse de l'acuité visuelle,
–lésions cutanées au voisinage.

En présence d'une plaie ou d'un corps étranger : adresser le patient immédiatement à un centre d'urgences ophtalmologiques.

Selon l'origine du traumatisme et en cas de délai pour une prise en charge par le centre d'urgences ophtalmologiques, un contact téléphonique préalable avec l'ophtalmologue de garde permettra de définir l'attitude la plus appropriée, notamment l'administration d'un rappel antitétanique au cabinet et/ou l'initiation d'une antibiothérapie p. o. (ciprofloxacine à la dose de 750 mg 2 ×/j). L'ophtalmologue ou l'infectiologue détermineront ensuite la durée du traitement antibiotique et les modalités de la prise en charge.

En l'absence de plaie, de corps étranger ou d'autres signes de gravité : recommander au patient de se rendre chez l'ophtalmologue en l'absence d'amélioration dans les 48 heures. Ceci peut être important, notamment pour des raisons médicolégales ou d'assurance maladie.

2. Présence de signes de gravité

a) Douleur

Douleur intense et périoculaire

L'existence d'une telle douleur doit faire suspecter :
- un glaucome aigu par fermeture de l'angle ;
- une kératite.

Glaucome aigu par fermeture de l'angle

Le glaucome aigu correspond à une augmentation massive de la tension intraoculaire (souvent supérieure à 40 mmHg). Il se manifeste par l'apparition brutale d'une douleur intense de l'œil avec rougeur, larmoiement, photophobie et baisse importante de l'acuité visuelle. L'œil est dur comme une bille de bois , le patient présente des douleurs oculaires et périoculaires très intenses, une pupille semi-dilatée et fixe. Contrairement à ce que son nom pourrait évoquer, le glaucome aigu n'est pas une complication du glaucome chronique à angle ouvert (GAO), mais un événement qui survient sur une prédisposition anatomique (angle iridocornéen étroit).

En cas de suspicion de glaucome aigu : adresser immédiatement le patient à un centre d'urgences ophtalmologiques, sans rendez-vous.

Kératite

La kératite correspond à une inflammation de la cornée. Les signes sont des douleurs intenses, une photophobie, un larmoiement. L'acuité visuelle est modérément diminuée. Les causes sont multiples : infectieuses (herpès, bactéries, virus), traumatiques (corps étranger, ultraviolets, coup d'arc chez le soudeur, lentille de contact), médicamenteuses, auto-immunes (syndromes secs).

Le traitement doit être rapide et dépend de la cause. En cas de suspicion de kératite : adresser immédiatement le patient à un centre d'urgences ophtalmologiques, sans rendez-vous.

Douleur modérée

L'existence d'une telle douleur doit faire suspecter :
- une uvéite ;
- une épisclérite ou d'une sclérite.

Uvéite

L'uvéite se manifeste par un œil rouge (avec un cercle périkératique associé à une baisse de l'acuité visuelle assez marquée, des douleurs (parfois importantes) du globe oculaire et des céphalées. L'uvéite est une inflammation de l'uvée (membrane moyenne de l'œil) dont les causes peuvent être infectieuses ou consécutives à une maladie inflammatoire, mais elle est le plus souvent idiopathique.

Le traitement doit être rapide. En cas de suspicion d'uvéite : adresser immédiatement le patient à un centre d'urgences ophtalmologiques, sans rendez-vous.

Épisclérite ou sclérite

L'épisclérite est une zone d'inflammation localisée touchant les couches superficielles de la sclérotique. Généralement autolimitée ou guérissant spontanément, elle peut parfois durer jusqu'à 3 semaines. Un bilan étiologique à la recherche d'une cause sous-jacente (maladie auto-immune telle que la polyarthrite rhumatoïde ou allergie) n'est indiqué qu'en cas de récidive, d'absence de rémission après 3 ou 4 semaines ou de suspicion de sclérite sous-jacente [2].

La sclérite est une zone d'inflammation localisée touchant les couches superficielles ou plus profondes de la sclérotique. Le diagnostic différentiel avec une épisclérite diffuse est parfois difficile sur le plan clinique. La persistance des symptômes au-delà de 3 semaines ou une douleur plus marquée doit faire suspecter le diagnostic de sclérite.

En cas de suspicion d'épisclérite ou de sclérite : adresser immédiatement le patient à un centre d'urgences ophtalmologiques, sans rendez-vous.

b) Cercle périkératique

La présence d'un cercle périkératique (rougeur circulaire intense autour de la cornée qui donne un aspect de cercle rouge plus dense autour de l'iris) doit faire évoquer :

- un glaucome aigu ;
- une uvéite ;
- une kératite.

c) Pupille irrégulière

La présence d'une pupille irrégulière ou semi-dilatée et fixe doit faire évoquer un glaucome aigu par fermeture de l'angle.

d) Baisse de l'acuité visuelle

La présence d'une baisse d'acuité visuelle doit faire évoquer :

- un glaucome aigu par fermeture de l'angle ;
- une kératite ;
- une uvéite.

e) Lésions cutanées au voisinage

Rechercher :

- un herpès simplex au niveau de la paupière : présence de vésicules sur un fond érythémateux ;
- un zona sur le front et l'aile du nez : vésicules sur un fond érythémateux ou lésions croûteuses étendues.

En présence de telles lésions cutanées, il faudra penser à la possibilité d'un herpès/zona oculaire associé et référer le patient à un ophtalmologue dans les meilleurs délais.

Bibliographie

1. Perdriau J., German C. Conduite à tenir devant un œil rouge. *Médecine d'Afrique noire.* 1990;37 :7.
2. Petersen I., Hayward A. C. Antibacterial prescribing in primary care. *J Antimicrob Chemother.* 2007;60(suppl 1):i43-7.
3. Cronau H., Kankanala R. R., Mauger T. Diagnosis and management of red eye in primary care. *Am Fam Physician.* 2010;81(2):137-44, 145.

Docteur,

j'ai des douleurs dans la poitrine

Marc-André Raetzo et Amir-Ali Fassa

Préambule

Les douleurs thoraciques sont une plainte fréquente en médecine ambulatoire de cabinet. Dans la majorité des cas, il s'agit de douleurs pariétales ou dorsales ☺[1], mais pour 10-15 % des cas, il s'agit d'un problème cardiovasculaire et pour un tiers de ceux-ci, une atteinte coronarienne aiguë ☺[2]. D'autres causes sont également possibles ☺[3]. Il existe des scores validés pour la population qui consulte en dehors des centres d'urgence, et qui permettent d'exclure avec une forte probabilité une atteinte cardiovasculaire ☺[4,5]. Ces scores vous permettent éventuellement de ne pas hospitaliser d'emblée votre patient. La suite va dépendre de la probabilité de maladie coronarienne, de l'électrocardiogramme (ECG) et des valeurs des troponines.

1re consultation

Les questions essentielles

1) Présence de symptômes de gravité **voir p. 348**
- hypotension
- sudations
- douleur angineuse typique
- dyspnée ou douleur respiro-dépendante

2) Score de Lausanne > 5 points ☺☺[5] **voir p. 348**
- âge > 65 ans (femme) > 55 ans (homme) : 2 points
- le patient est connu pour un problème cardiovasculaire : 2 points
- présence de facteurs de risque cardiovasculaires : 2 points
- localisation rétrosternale de la douleur : 2 points
- durée entre 1 et 60 minutes : 1 point
- impossible de reproduire la douleur par la palpation ou la mobilisation : 2 points
- augmentation de la douleur à l'effort : 1 point

3) Le patient est dyspnéique et/ou la douleur est respiro-dépendante **voir p. 349**

NON Vous avez répondu « non » à toutes ces questions essentielles

Vous pouvez *ne pas* hospitaliser d'emblée.
Avant de poser le diagnostic d'atteinte pariétale, qui représente 45 % des causes de douleurs thoraciques en pratique ambulatoire ☺[6] vous devez malgré tout exclure une atteinte coronarienne.
- Administrer 150-300 mg d'aspirine par voie orale et mettre le patient sous oxygène s'il a une saturation artérielle en oxygène inférieure à 90 % (il n'est pas recommandé de mettre le patient sous oxygène systématiquement).
- Faire un ECG et un dosage de troponine ultrasensible (hs-troponine) en urgence.

L'ECG est anormal (tableau 1) : **hospitaliser**

L'ECG est normal, mais la hs-troponine est anormale (> 12 ng/l) : hospitaliser
L'ECG est normal, la hs-troponine est normale
Si cela vous est possible, garder le patient en surveillance pour un deuxième dosage de troponine 2 heures plus tard. Si la hs-troponine augmente de plus de 3 ng/l par rapport à la première valeur, **hospitaliser** ☺☺[7]. Alternativement, si vous ne disposez que de la troponine T, qui réagit moins

– Sus-décalage du segment ST : Sus-décalage nouveau du segment ST au point J sur deux dérivations contiguës de > 0,1 mV pour toutes les dérivations sauf V2-V3, pour lesquels il faut une élévation de > 0,2 mV chez les hommes de > 40 ans, > 0,25mV < 40 ans et > 0,15 mV pour les femmes
– Sous-décalage du segment ST et modifications de l'onde T : Sous-décalage nouveau horizontal ou descendant >0,05 mV sur deux dérivations contiguës et/ou inversion des ondes T > 0,1 mV sur deux dérivations contiguës avec ondes R proéminentes ou index R/S > 1

Tableau 1. Définition d'une anomalie ECG

rapidement, une valeur de < 40 ng/l > 6 heures après le début des douleurs pourrait vous permettre de ne pas hospitaliser.

Évaluation ambulatoire

Pour les patients que vous n'hospitalisez pas, vous devez maintenant estimer la probabilité de maladie coronarienne, qui se base sur l'âge, le sexe et la nature typique des symptômes (tableau 2) pour continuer votre prise en charge ☺☺☺[8,9].

La suite des investigations dépend d'un équilibre entre probabilité clinique (tableau ci-dessus), performances des tests (sensibilité et spécificité), effets secondaires et coût de l'examen (tableau 3) ☺[9-11].

	Angor typique		Angor atypique		Douleur non-angineuse	
Age	♂	♀	♂	♀	♂	
30–39	59	28	29	10	18	5
40–49	69	37	38	14	25	8
50–59	77	47	49	20	34	12
60–69	84	58	59	28	44	17
70–79	89	68	69	37	54	24
>80	93	76	78	47	65	32

Tableau 2. Évaluation de la probabilité d'une atteinte coronarienne en fonction des symptômes ☺☺[9]. Une angine de poitrine typique est définie comme [1] une douleur ou gêne rétrosternale [2] provoquée par l'effort ou le stress émotionnel et [3] disparaissant au repos ou lors de la prise de nitroglycérine. L'angor est atypique si uniquement deux de ces conditions sont remplies. Si une seule ou aucune condition n'est remplie, la douleur est décrite comme non angineuse.

Probabilité	Test	Commentaire
< 15 %	Pas de test	Exclure d'autres causes de douleur
15-65 %	Test d'effort	Relativement peu coûteux, facile à obtenir
	EFI	Coûteux, dépend de la compétence de l'examinateur, irradiation
66-85 %	EFI	Coûteux, dépend de la compétence del'examinateur, irradiation
> 85 %	Coronarographie	Le diagnostic d'atteinte coronarienne est posé

Tableau 3. Investigations en fonction de la probabilité clinique de maladie coronarienne. Voir commentaires spécifiques à chaque test. EFI : Examen fonctionnel avec imagerie (écho, IRM scintigraphie ou tomographie à positron de stress)

Probabilité < 15 %

Chez les patients avec une probabilité faible de maladie coronarienne (< 15 %), il n'est pas nécessaire d'effectuer un test fonctionnel. Vous pouvez considérer le diagnostic de douleurs pariétales (voir p. 347).

Probabilité 15-65 %

Un test d'effort peut être proposé.
Un examen fonctionnel avec imagerie (échocardiographie de stress, imagerie par résonnance magnétique cardiaque de stress, scintigraphie myocardique) devrait cependant être envisagé en premier lieu chez ces patients en fonction de l'expertise locale et de la disponibilité. Un CT-scan des artères coronaires est une alternative valable chez ces patients. L'échocardiographie de stress est une modalité avantageuse en raison du

	Sensibilité	Spécificité	Prix
Test d'effort	45-61 %	70-90 %	+
Écho de stress	70-90 %	77-95 %	+
IRM stress	67-94 %	61-91 %	++
Scintigraphie	73-92 %	63-84 %	+++
Tomo positron	81-97 %	74-91 %	+++
CT coronarien	95-99 %	64-83 %	++

Tableau 4. Caractéristiques des tests pour le diagnostic de maladie coronarienne (voir texte). Dans les situations de basse probabilité, une bonne spécificité permet d'exclure la maladie.

coût modéré et de l'absence d'exposition aux radiations ionisantes, et devrait être préconisée en premier choix pour les patients chez qui cet examen est réalisable. Par ailleurs, au vu de la diminution de l'irradiation ces dernières années et de l'excellente valeur prédictive négative, le CT coronaire pourrait représenter également une bonne alternative, en particulier pour les patients avec une probabilité de maladie coronarienne dans la tranche inférieure du risque intermédiaire.
Dans tous les cas, il est judicieux de vérifier au préalable avec l'examinateur si le patient est un bon candidat à l'examen. *A fortiori*, un avis cardiologique spécialisé peut être souhaitable afin d'orienter les patients vers la modalité la plus appropriée, qui tiendra compte des comorbidités et contre-indications potentielles, et éviter ainsi un examen non contributif.

Probabilité 66-85 %

Un examen fonctionnel avec imagerie (*cf.* ci-dessus) doit être effectué en premier lieu.

Probabilité > 85 %

Le diagnostic de maladie coronarienne est en principe posé sur la base de cette présentation clinique, et un test fonctionnel n'améliorera donc pas la prise en charge (un test normal sera considéré comme un faux positif, alors qu'un test pathologique viendra confirmer ce que l'on suspectait déjà fortement sur la base clinique). Une coronarographie peut donc être envisagée d'emblée chez ces patients.

Le test d'effort

Cet examen consiste à effectuer un effort sur bicyclette ergométrique ou tapis roulant, en réalisant un ECG 12 dérivations à chaque augmentation de la charge. Le test donne des informations importantes, telles que la réponse chronotrope et tensionnelle à l'effort, les symptômes, des arythmies ainsi que la capacité fonctionnelle, qui ont une valeur pronostique. Cet examen est facile à réaliser, largement disponible et relativement peu coûteux. Il est moins performant chez les femmes. Il a une **sensibilité relativement basse** (45-61 %) avec une bonne spécificité (70-90 %). Par ailleurs, la valeur prédictive du résultat est étroitement liée à la probabilité prétest de maladie coronarienne. Chez les patients avec une probabilité basse de maladie coronarienne (< 15 %), un test anormal aura une grande probabilité d'être un faux positif (valeur prédictive positive basse), tandis que chez des patients à haut risque (> 65 %), un test normal ne permettra pas formellement d'exclure une cardiopathie ischémique (valeur prédictive négative basse). Comme mentionné ci-dessus, cet examen est indiqué chez des patients avec une probabilité pré-test intermédiaire (15-65 %). Cependant, les recommandations de la Société européenne mentionnent qu'en cas de disponibilité et d'expertise locale, une imagerie fonctionnelle est préférable.[9]

Interprétation

Le test est pathologique en cas de sous-décalage du segment ST ≥ 0,1 mV persistant au moins 0,06-0,08 seconde après le point J, dans une ou plusieurs dérivations. Pour que le test soit valide, le patient doit atteindre au moins 85 % de sa fréquence maximale théorique (220-l'âge du patient), l'effort doit durer au moins 6 minutes et il faut un double produit (fréquence cardiaque maximale × tension artérielle systolique maximale) > 24 000 mmHg/min. Il est évidemment important que le patient soit capable d'effectuer un effort.

Contre-indications

Sténose aortique sévère, infarctus myocardique récent (< 48 heures) ou angor instable, embolie pulmonaire, myocardite ou dissection aortique. Par ailleurs, l'examen n'est pas interprétable chez des patients avec un bloc de branche gauche ou une préexcitation (Wolf-Parkinson-White). De plus, l'interprétation peut être difficile en présence de modifications ECG secondaires à une hypertrophie ventriculaire gauche, des troubles électrolytiques, un bloc de branche droit, une fibrillation auriculaire ou une imprégnation digitalique.

Les imageries fonctionnelles : L'échocardiographie de stress

L'échocardiographie de stress est associée à une bonne sensibilité (70-90 %) et spécificité (77-95 %). ☺[9] Cet examen combine l'effort physique ou pharmacologique (par infusion de dobutamine) à une imagerie par échocardiographie, et repose sur la mise en évidence de modifications de la cinétique pariétale du ventricule gauche entre la phase de repos et celle du stress. L'échocardiographie de stress est facilement réalisable, peu coûteux, et n'expose pas aux radiations ionisantes. **Il exige cependant un degré d'expertise suffisant** de l'opérateur, et a une performance diagnostique limitée chez les patients avec une faible échogénicité (environ 10-20 % de la population). L'injection d'un produit de contraste permet d'améliorer la qualité de l'image, et son usage est recommandé en cas de mauvaise visualisation de ≥ 2 segments cardiaques (parmi 17 segments).

L'IRM cardiaque de stress

L'IRM cardiaque de stress bénéficie également d'une bonne performance diagnostique (sensibilité 67-94 %, spécificité 61-91 %). ☺[9] Il permet de rechercher les anomalies de la cinétique pariétale (lorsque associée à une infusion de dobutamine) ou de la perfusion myocardique (avec comme agent pharmacologique l'adénosine ou le dipyridamole). Le produit de contraste utilisé est du gadolinium. Cet examen bénéficie d'une bonne résolution spatiale, et permet une caractérisation tissulaire du myocarde. L'analyse du rehaussement tardif permet de mettre en évidence la présence d'une cicatrice d'infarctus ou d'une myocardite.

Cet examen est **moins facilement disponible** que l'échocardiographie de stress, avec un **coût plus important, et nécessite une expertise importante de l'examinateur**.

La performance diagnostique est moins bonne en cas de fibrillation auriculaire. Cette modalité est contre-indiquée chez les patients porteurs de stimulateurs cardiaques et de défibrillateurs d'ancienne génération, de clips chirurgicaux intracérébraux ou de système électroniques implantés. L'IRM n'est en général pas réalisable chez les sujets atteints de claustrophobie, bien que l'hypnose et/ou une prémédication anxiolytique permettent à un nombre croissant de patients d'être évalués.

La scintigraphie myocardique

La performance diagnostique est comparable aux autres modalités (sensibilité 73-92 %, spécificité 63-84 %). ☺[9] La scintigraphie myocardique permet de visualiser la fixation d'isotopes radioactifs au niveau du myocarde, qui va dépendre de la perfusion coronarienne et de l'intégrité des cellules myocardiques. Les radio-isotopes employés habituellement sont le thallium-201 ou du technétium-99m. L'examen peut être effectué avec un effort physique ou un stress pharmacologique (habituellement de l'adénosine ou du dipyridamole, plus rarement de la dobutamine).

La scintigraphie myocardique est la plus ancienne imagerie cardiaque existante, et repose à ce titre sur des résultats solides étayés par une littérature scientifique abondante. Un avantage de cet examen réside dans la faible proportion de patients présentant des contre-indications (asthme bronchique contre-indiquant l'administration d'un vasodilatateur ou arythmies ventriculaires contre-indiquant l'administration de dobutamine). Cependant, il faut préciser que cet examen est **le plus coûteux** des tests fonctionnels, est **long à réaliser** (l'examen prend environ 6 heures, consistant en deux phases séparées de plusieurs heures), souffre d'une disponibilité moins étendue que les autres examens fonctionnels, et engendre une **irradiation importante** (notamment pour le thallium-201, dans une moindre mesure pour le technétium-99m).

La tomographie à émission de positron

Technique similaire à la scintigraphie, permettant de mesurer la perfusion ainsi que le métabolisme du tissu myocardique. L'irradiation est moins importante que pour la scintigraphie. Cet examen bénéficie d'une bonne sensibilité (81-

97 %) et spécificité (74-91 %). ☺[9] Cependant, sa **faible disponibilité** et son **coût élevé** restreignent l'utilisation de cette technique à l'heure actuelle.

Le CT-scanner des artères coronaires

Le CT coronaire avec injection bénéficie d'une bonne sensibilité (95-99 %) et une bonne spécificité (64-83 %), ainsi que d'une excellente valeur prédictive négative (c'est-à-dire la probabilité qu'un examen décrit comme normal le soit réellement) (99-100 %) ☺☺[9]. Il faut cependant noter que la performance de cet examen est meilleure chez les patients à plus bas risque (probabilité prétest 15-50 %), la valeur prédictive négative diminuant chez les patients à risque plus élevé. Il permet de diagnostiquer la présence d'une maladie coronarienne par l'évaluation anatomique des artères coronaires avec une excellente résolution spatiale.

Score calcique

Une première acquisition est réalisée sans produit de contraste permettant de déterminer le *score calcique*, qui est proportionnel à la taille et à la densité des plaques de calcium présentes dans les artères coronaires. Le score calcique est prédictif du risque cardiovasculaire, et améliore l'estimation faite avec les scores habituels. Le coût de l'examen (irradiation, angoisse, prix) ne justifie pas d'utiliser cet examen pour la prévention primaire, mais peut éventuellement être utile dans des cas limites. Pour les patients symptomatiques, ce score ne permet pas de se prononcer sur la présence de sténoses significatives des artères coronaires, pour laquelle une acquisition avec injection de produit de contraste est nécessaire. Par contre l'évaluation du score calcique peut permettre d'éviter d'effectuer un angio-CT en cas de score élevé (en pratique 400-1000 unités d'Agatston, cela dépend de l'expertise de l'examinateur, de la répartition des calcifications parmi les 3 vaisseaux et aussi de la capacité de la machine). En effet, en présence de calcifications importantes chez un patient symptomatique, non seulement il aura un risque élevé de maladie obstructive, mais en plus le fait de refaire une acquisition avec injection de contraste (angio-CT) sera *inutile* car elle ne permettra pas de se prononcer précisément sur le degré des lésions calcifiées (artéfacts de « blooming » empêchant de bien voir l'intérieur du vaisseau). En cas de score calcique élevé, il faut donc soit effectuer un test d'ischémie, soit directement une coronarographie.
Le CT-scan est rapidement exécuté (acquisition et analyse des images inférieures à 1 heure), mais **requiert une expertise particulière**. Les désavantages de cet examen sont liés **au coût élevé**, à **l'irradiation**, et à **l'administration d'un produit de contraste iodé** qui limite son utilisation chez les patients souffrant d'insuffisance rénale sévère. Il faut cependant noter qu'au cours des dernières

années, des progrès technologiques ont permis une réduction marquée de l'irradiation reçue par les patients.
La performance de l'examen augmente avec une fréquence cardiaque basse (< 60/min). Il est donc important d'administrer une prémédication sous forme de bêtabloquants ou d'ivabradine. De plus, l'administration de dérivés nitrés durant l'examen améliore la performance diagnostique.

Une fois écartée la possibilité d'une atteinte cardiovasculaire, vous pouvez envisager le diagnostic de douleurs pariétales.

Douleurs pariétales

Une fois écartée la maladie coronarienne chez votre patient, le diagnostic le plus probable est un syndrome de la paroi thoracique, qui peut expliquer 20-45 % des douleurs thoraciques en pratique ambulatoire ☺☺[6]. Ce syndrome est connu sous de multiples appellations, telles que le rhumatisme intercostal, la costochondrite ou le syndrome de Tietze. Un état anxieux est fréquemment associé et peut aller jusqu'à une crise de panique classique. On trouve parfois des signes et symptômes d'une hyperventilation neurogène, avec des fourmillements péribuccaux, une sensation de tête vide, et des paresthésies des extrémités. La présence de contractures musculaires localisées, d'une douleur à type de lancée ou de piquer, le réveil de la douleur à la palpation et l'absence de toux permettent d'augmenter la probabilité de cette affection.

Traitement

Le traitement est celui de l'affection rhumatologique, avec par exemple une infiltration d'épreuve par de la lidocaïne d'un cartilage chondrocostal sensible. Si la colonne est sensible à la mobilisation, avec présence de contractures para-vertébrales, on peut associer une prise en charge de physiothérapie avec un traitement médicamenteux antalgique, avec par exemple des anti-inflammatoires et/ou du paracétamol.
S'il existe une composante anxieuse importante, vous pouvez proposer une benzodiazépine, par exemple alprazolam 3 × 0,25/j p. o. ou bromazépam 1,5 mg 3 ×/j p. o. pour quelques jours.
Attention : ne pas prescrire de benzodiazépines pendant plus de 2 ou 3 semaines en usage continu, en raison du risque de dépendance et d'accoutumance.

Rechercher un éventuel facteur psychosocial déclenchant.
Proposer un lien entre les difficultés actuelles du patient et ce facteur.

Donner un rendez-vous pour une seconde consultation.
Vous devez revoir votre patient dans la semaine qui suit.
Vous devez lui dire de consulter à nouveau immédiatement si un élément nouveau apparaît.

2e consultation

La prise en charge d'un éventuel diagnostic de maladie coronarienne sort du contexte de ce chapitre, voir avec le spécialiste.
Si vous avez posé le diagnostic de douleurs pariétales, se reposer les « questions essentielles ».
Dans le cas d'un état anxieux associé, revoir avec le patient sa situation psychosociale et essayer à nouveau de trouver un éventuel facteur psychosocial déclenchant.
Une prise en charge efficace des douleurs thoraciques dans le contexte d'un état anxieux est liée au fait que le patient puisse faire le lien entre un facteur psychosocial déclenchant et les plaintes actuelles (voir « Docteur, j'ai mal partout », p. 105).
Il est parfois nécessaire de revoir plusieurs fois le patient avant de pouvoir aborder les aspects psychosociaux, parfois inconsciemment refoulés. La plupart du temps, il s'agit de crises ou de pertes, symboliques ou réelles. Le rapport temporel peut manquer.

En cas d'échec d'un traitement de physiothérapie et de médicaments, alors que l'examen clinique permet de déclencher clairement les douleurs du patient, il convient de confier votre patient à un spécialiste (voir « Docteur, j'ai mal au dos » p. 693).

OUI **Vous avez répondu « oui » à une ou plusieurs des questions essentielles**

1) Présence de symptômes de gravité

Vous devez hospitaliser votre patient en urgence.

2) Score de Lausanne > 5

Il existe une probabilité importante de maladie coronarienne, vous devez hospitaliser votre patient en urgence pour une surveillance avec suivi des enzymes cardiaques. Donner 500 mg d'aspirine, mettre le patient sous oxygène, traiter la douleur avec de la morphine, mettre une voie veineuse, faire éventuellement un ECG si ceci ne ralentit pas le transfert dans un centre d'urgence. L'expérience et l'intuition cliniques sont presque aussi performantes que les scores. Le score de Marburg, proche du score de Lausanne, est une alternative ☺☺☺[4].

3) Le patient est dyspnéique ou la douleur est respiro-dépendante

Vous devez envisager le diagnostic d'embolie pulmonaire. Voir « Docteur, j'ai de la peine à respirer », p. 387.

Bibliographie

1. Verdon F, Herzig L, Burnand B, et al. Chest pain in daily practice: occurrence, causes and management. Swiss Med Wkly 2008;138:340-7.
2. Bosner S, Becker A, Haasenritter J, et al. Chest pain in primary care: epidemiology and pre-work-up probabilities. Eur J Gen Pract 2009;15:141-6.
3. Yelland M, Cayley WE, Jr., Vach W. An algorithm for the diagnosis and management of chest pain in primary care. Med Clin North Am 2010;94:349-74.
4. Haasenritter J, Donner-Banzhoff N, Bosner S. Chest pain for coronary heart disease in general practice: clinical judgement and a clinical decision rule. Br J Gen Pract 2015;65:e748-53.
5. Gencer B, Vaucher P, Herzig L, et al. Ruling out coronary heart disease in primary care patients with chest pain: a clinical prediction score. BMC Med 2010;8:9.
6. Verdon F, Burnand B, Herzig L, Junod M, Pecoud A, Favrat B. Chest wall syndrome among primary care patients: a cohort study. BMC Fam Pract 2007;8:51.
7. Reichlin T, Cullen L, Parsonage WA, et al. Two-hour algorithm for triage toward rule-out and rule-in of acute myocardial infarction using high-sensitivity cardiac troponin T. Am J Med 2015;128:369-79 e4.
8. Genders TS, Steyerberg EW, Alkadhi H, et al. A clinical prediction rule for the diagnosis of coronary artery disease: validation, updating, and extension. Eur Heart J 2011;32:1316-30.
9. ask Force M, Montalescot G, Sechtem U, et al. 2013 ESC guidelines on the management of stable coronary artery disease: the Task Force on the management of stable coronary artery disease of the European Society of Cardiology. Eur Heart J 2013;34:2949-3003.
10. Fihn SD, Gardin JM, Abrams J, et al. 2012 ACCF/AHA/ACP/AATS/PCNA/SCAI/STS Guideline for the diagnosis and management of patients with stable ischemic heart disease: a report of the American College of Cardiology Foundation/American Heart Association Task Force on Practice Guidelines, and the American College of Physicians, American Association for Thoracic Surgery, Preventive Cardiovascular Nurses Association, Society for Cardiovascular Angiography and Interventions, and Society of Thoracic Surgeons. J Am Coll Cardiol 2012;60:e44-e164.
11. Varotto L, Giannakopoulos G, Fournet D, Zaza S. [Coronary artery disease: diagnostic approach in 2013]. Rev Med Suisse 2013;9:508, 10-3.

Docteur,

j'ai des palpitations

Francesco Conti et Marc Zimmermann

Préambule

La palpitation est une sensation désagréable ou pénible causée par les battements cardiaques (qui ne sont en général pas ressentis, sauf cas exceptionnels comme lors d'effort intense ou émotion). Les malades décrivent des « battements rapides », des « battements forts », des « battements irréguliers », des « battements qui manquent ».

Les palpitations sont un motif fréquent de consultation et représentent un symptôme très anxiogène pour le patient. Elles sont dans la grande majorité des cas bénignes, voire banales, et ne témoignent pas nécessairement d'un état pathologique. Parfois cependant, elles sont graves ou dangereuses en elles-mêmes.

Elles peuvent également être l'unique symptôme exprimé d'une affection sous-jacente, qui est pratiquement aussi souvent psychiatrique que cardiaque ☺☺[1]. Sur 190 patients qui se présentent consécutivement dans un centre universitaire pour des palpitations et suivis pendant une année, l'étiologie des palpitations est déterminée dans 84 % des cas. La cause est cardiaque pour 43 % des patients, psychiatrique pour 31 %, mixte pour 10 %, et aucune étiologie n'est trouvée pour les 16 % restants ☺☺[2].

La difficulté est de savoir quand il faut pratiquer des examens et quand il faut instaurer un traitement qui est rarement dépourvu de risque.

1re consultation

Les questions essentielles

1. **Les palpitations commencent et se terminent brutalement, sont associées à une cause déclenchante, avec polyurie après la crise ?** OUI **p. 360**

2. **Le patient est-il âgé de plus de 50 ans ?** OUI **p. 360**

3. **Antécédent cardiaque (maladie congénitale, coronarienne, valvulaire) ?** OUI **p. 361**

4. **Symptôme d'accompagnement pendant ou après la crise ?** OUI **p. 361**
   - malaise ou syncope
   - dyspnée marquée
   - douleurs thoraciques

5. **Symptômes ou signes d'insuffisance cardiaque ou d'angine de poitrine ?** OUI **p. 362**

6. **Le patient prend-il des médicaments ?** OUI **p. 362**
   - neuroleptiques
   - théophylline, stimulants divers
   - sympathicomimétiques
   - antihistaminiques

7. **Présence de signes ou symptômes généraux ?** OUI **p. 362**
   - fièvre
   - saignements
   - perte pondérale

8. **Anomalies à l'examen clinique ?** OUI **p. 363**
   - cardiovasculaires
   - signes d'hyperthyroïdie

9. **Éléments suggérant un état dépressif ou des attaques de panique ?** OUI **p. 363**

NON **Vous avez répondu « non » à toutes ces questions essentielles**

Vous vous trouvez face à un patient de moins de 50 ans, qui ne présente apparemment pas de pathologie cardiaque, psychiatrique ou thyroïdienne. Le pronostic vital est bon ☺☺[3]. Sur 140 syncopes investiguées, 100 % des arythmies sévères (6 % des syncopes) sont retrouvées chez des patients qui ont un problème cardiaque ou un électrocardiogramme anormal ☺☺[4].

Il s'agit de palpitations banales, le plus souvent des extrasystoles. Leur diagnostic est anamnestique (par exemple sensation de battements supplémentaires suivis d'une pause), clinique (pouls, auscultation) ou électrocardiographique.

Pratiquer systématiquement un électrocardiogramme 12 pistes au repos

Cet examen fait toujours partie du bilan minimal en cas de plainte de palpitations. Vous pouvez avoir la « chance » que votre patient présente des palpitations pendant l'enregistrement, ce qui vous permet d'emblée de poser un diagnostic et de proposer un éventuel traitement.
Vous pouvez ainsi exclure également un syndrome de préexcitation (aspect de WPW, intervalle P-R anormalement court) ou une anomalie de la phase de repolarisation (allongement du QT).

En cas d'extrasystoles

Leur bénignité peut être confirmée par leur disparition lors d'un bref effort fait au cabinet sous contrôle électrocardiographique. Il n'est pas nécessaire de pratiquer d'autres examens dans l'immédiat. Que les palpitations soient en fait des extrasystoles supraventriculaires ou ventriculaires ne justifie ni traitement ni investigation supplémentaire si on a répondu « non » aux « questions essentielles » listées ci-dessus. Cependant, si la gêne ressentie est forte ou si le patient n'est pas suffisamment rassuré, on peut parfois introduire d'emblée un traitement antiarythmique bénin :

Bêtabloqueur à toutes petites doses

Par exemple propanolol 2 à 3 × 40 mg/j.
Le traitement sera poursuivi jusqu'à la deuxième consultation (à distance de 2 à 4 semaines).
En cas de succès, on pourra par la suite essayer de le diminuer puis de l'arrêter progressivement (il pourra être gardé en réserve en cas de récidive éventuelle). Le traitement bêtabloquant donne habituellement d'excellents résultats immédiats dans cette indication.

Magnésium

Le rôle d'une éventuelle hypomagnésémie dans le déclenchement des arythmies et l'utilité du magnésium dans le traitement des arythmies aiguës ou chroniques sont encore largement controversés. Certaines études semblent démontrer un effet objectif ☺☺☺[5]. Vu la bénignité d'un traitement oral de magnésium, il peut être essayé dans cette indication (par exemple pidolate ou sulfate de magnésium).

Traitement anxiolytique

Si l'anxiété est à la base des plaintes (ou si les palpitations provoquent une importante angoisse), on peut introduire provisoirement un traitement anxiolytique d'épreuve : utiliser une benzodiazépine, par exemple le bromazépam, jusqu'à la consultation suivante.

Vu l'accoutumance qui peut en résulter (voir « Docteur, j'ai des problèmes de sommeil », p. 67), ce traitement ne doit en aucun cas être poursuivi à long terme pour des palpitations bénignes.

Dans une série de patients avec palpitations dans une consultation ambulatoire, on trouve jusqu'à 50 % de problèmes psychiatriques (état anxieux, dépression, etc.) ☺☺[6].

Autres traitements

Bien que non étudiés selon les standards habituels de la pharmacologie cliniques, les extraits d'aubépine sont réputés bénéfiques dans cette indication : ces extraits de plantes peuvent se révéler utiles en pratique quotidienne, quand on veut introduire un traitement non dangereux pour un symptôme bénin. L'effet est souvent bénéfique, qu'il soit de type placebo ou non.

Attention

– La situation ci-dessus, où l'on a répondu « non » à toutes les « questions essentielles », est la seule situation où un traitement antiarythmique « à l'aveugle » peut être instauré pour des palpitations.

Aucun autre médicament antiarythmique que ceux discutés ci-dessus ne doit être prescrit sans diagnostic précis et sans indication formelle.

– Les médicaments antiarythmiques peuvent être DANGEREUX, en particulier par leur effet proarythmique. Plusieurs études ont évalué l'utilisation des antiarythmiques après infarctus du myocarde (afin de diminuer les arythmies ventriculaires, dont on sait qu'elles sont d'un mauvais pronostic) : or, que ce soit avec la flécaïnide, l'encaïnide ou le sotalol ☺☺☺[7], les groupes traités montraient une mortalité plus élevée que les groupes non traités, motivant l'arrêt des études. Pour la flécaïnide et l'encaïnide en particulier, on observe un décès pour seulement 25 patients traités (NNH = 25) ☺☺☺[8].

NNH = « *number needed to harm* » ou nombre de patients à traiter pour obtenir un effet non désiré, dans ce cas la mortalité.

2e consultation

Le temps entre les deux consultations dépendra de la fréquence des crises : il pourra aller de quelques jours à plusieurs mois en cas de crises rares. Lorsque vous reverrez votre patient, vous pouvez vous trouver devant plusieurs situations possibles :

1. Les symptômes ont disparu

Si la symptomatologie a disparu ou si la réponse à un traitement (bêtabloqueur à petite dose, magnésium, anxiolytique) a été probante, il n'y a pas lieu de pratiquer d'autres examens cardiaques.

2. Les symptômes persistent

- Se reposer systématiquement les « questions essentielles ».
- Si les symptômes persistent ou s'aggravent, il faut essayer impérativement d'objectiver les plaintes ; pour cela l'examen de choix sera l'enregistrement de l'ECG de 24 heures (Holter), le R-test ou l'enregistrement de l'ECG à la demande ☺[9].

Dans les rares cas où des palpitations inhabituelles surviennent pendant ou juste après un effort, on commencera plutôt le bilan par un test d'effort. Voir « Docteur, j'ai des douleurs dans la poitrine », p. 339.

ECG de 24 heures (Holter)

Les chances de retrouver l'origine d'une palpitation sur l'ECG de 24 heures (Holter) sont d'autant plus grandes que les crises sont fréquentes. Il ne faut pas hésiter au besoin à répéter l'examen plusieurs fois, jusqu'au moment où le patient ressent les symptômes pendant l'enregistrement. Le rapport coût/bénéfice du Holter dans le bilan de palpitations peu fréquentes est cependant mauvais.

R-test

Le R-test est une sorte de Holter de longue durée, qui enregistre l'ECG en boucle pendant plusieurs jours. Dès la survenue d'un événement, le patient peut, en appuyant sur un bouton, garder le tracé en mémoire (le tracé mémorisé commence avant l'événement, et permet ainsi souvent d'en voir le début). Le patient porte cet appareil sur lui jusqu'à apparition des symptômes, mais en général pas plus d'une semaine (fin de la charge). L'appareil est petit et peu encombrant, mais le patient doit garder des électrodes collées à la peau plusieurs jours, ce qui en limite l'usage. Ce type d'enregistrement permet cependant de poser le diagnostic dans un nombre beaucoup plus important de cas par rapport au Holter. C'est l'examen le plus utile dans le cadre d'un bilan de palpitations survenant irrégulièrement. Il est encore largement sous-employé. Le R-test donné à un patient pendant un mois permet de trouver la cause d'une syncope ou d'une présyncope dans 56 % des cas, contre 22 % pour le Holter ☺☺☺ [10]. À noter que 23 % des patients oublient d'appuyer sur le bouton lors d'un épisode...

ECG à la demande

Il existe depuis peu des appareils de petite taille qui permettent de manière simple (par exemple par simple pression des pouces) d'obtenir un tracé ECG du rythme cardiaque à la demande (ECG « à la demande »). Ces appareils peuvent être prêtés pour une durée variable au patient, afin qu'il puisse enregistrer lui-même ses crises lorsqu'il en ressent les symptômes. Ces appareils sont peu coûteux (on trouve de bons appareils pour environ 400 euros ou 600 francs suisses) et simples d'emploi. Ils se branchent ensuite sur un ordinateur qui imprime les tracés ECG. Relevons toutefois que ces appareils n'enregistrent pas l'ECG en continu et en boucle, mais seulement lorsque le patient appuie dessus : le début de l'arythmie n'y apparaît donc pas. Il est néanmoins possible que ce type d'appareil devienne rapidement une aide précieuse dans le cadre d'un bilan pour palpitations. Leur simplicité d'emploi et leur économicité pourraient en faire un bon outil pour un généraliste ou un interniste connaissant l'électrocardiographie. Leur relative nouveauté ne nous permet pas encore d'avoir des études sérieuses sur leur efficacité réelle.

Enregistreur d'ECG implantable

Finalement, il existe des enregistreurs à implanter sous la peau pour y être laissés plusieurs mois, en cas de symptômes alarmants mais très peu fréquents (« *reveal* »). Leur emploi (indication, pose) est évidemment réservé à des centres spécialisés.

ECG pendant la crise

En cas de palpitations peu fréquentes mais pouvant être de longue durée, il faut encourager le patient à consulter en urgence à n'importe quel moment (de jour comme de nuit) le centre médical le plus proche afin d'obtenir un tracé ECG 12 dérivations pendant les symptômes.

Moyens nouveaux du présent et du futur

Actuellement la quasi-totalité de nos patients possèdent un smartphone ou une tablette. On peut y trouver de multiples applications concernant la santé. Sont apparues récemment également des applications permettant le diagnostic d'arythmies. Le médecin traitant se doit donc de connaître l'utilité de ces nouveaux outils.

Certains dispositifs analysent le rythme par l'intermédiaire de l'appareil photo et de la lumière LED inclus dans le dispositif grâce à une application téléchargeable (par exemple Cardiograph, fait par MacroPinch Ltd en Bulgarie). Il s'agit donc d'un pulsomètre qui n'enregistre aucun signal électrique, et qui d'après les électrophysiologistes n'a aucune fiabilité et est à déconseiller.
Il y a d'autres applications beaucoup plus évoluées : certaines incorporent des électrodes qui peuvent avec un boîtier être couplées au téléphone, et qui donnent un enregistrement ECG d'une seule piste (ressemblant à D1). Deux dispositifs sont actuellement disponibles pour le grand public : a) AliveCor (pour iPhone et Android), et ECG Check (pour iPhone). L'AliveCor a été validé par la FDA, car il donne un tracé suffisamment bon pour enregistrer ou détecter la FA (sensibilité 98 %, spécificité 97 %, précision globale 97 %). Finalement des dispositifs avec électrodes sur le corps, connectées par Bluetooth au smartphone ou une plateforme web, se développent (par exemple eMotion ECG, CardioSecur). Une technique très très prometteuse pour détecter les arythmies, mais dont la valeur dépendra de la qualité de l'interprétation des signaux. Il n'y a pas encore de données qui permettent de valider ces dispositifs.
Depuis quelques années les progrès dans la rythmologie se font dans ces domaines diagnostiques électroniques, à suivre par tout médecin de famille.

Attention

Il faut se souvenir que certaines arythmies se retrouvent chez pratiquement tout le monde (extrasystoles supraventriculaires et ventriculaires de tout type, épisodes de tachycardie supraventriculaire). Presque tous les tracés ECG de 24 heures vont donc en montrer l'une ou l'autre, et parfois plusieurs. De plus, elles augmentent en fréquence avec l'âge. Elles n'ont souvent aucune importance clinique et sont presque toujours asymptomatiques.
Il est donc important de corréler très précisément la plainte avec le tracé correspondant dans le temps, ce que l'ECG effectué pendant les symptômes permet de particulièrement bien faire. Comme nous l'avons dit, chez deux tiers des patients les sensations de palpitations ne correspondent à aucune anomalie du rythme cardiaque.

Interprétation de l'ECG de 24 heures, du R-test ou de l'ECG à la demande

Sur 184 personnes souffrant de palpitations, lorsque la symptomatologie est associée à une modification du rythme cardiaque, on trouve 34 % d'arythmies, 47 % d'extrasystoles et 26 % de rythme sinusal ressenti comme pathologique ☺☺[11].

Plusieurs situations sont possibles ☺☺[12] :

1. Le patient a décrit les plaintes pendant l'enregistrement. Elles correspondent à un trouble objectif du rythme ou de la conduction : le bilan sera complété en fonction du diagnostic (voir ci-dessous « Le trouble du rythme est objectivé »).
2. Le patient a décrit les plaintes pendant l'enregistrement. Elles ne correspondent à aucun trouble du rythme ou de la conduction sur l'enregistrement : le bilan cardiaque est terminé, il faut rassurer le patient et rechercher une autre cause aux symptômes (anxiété ?).
3. Le patient n'a pas ressenti les plaintes : pour autant que l'on suspecte de manière fondée une pathologie organique – surtout si on a répondu « oui » à une des « questions essentielles » –, il faut répéter l'examen jusqu'à obtention d'un tracé pendant les symptômes. Pour le R-test et probablement l'ECG à la demande, 2 semaines semblent être le délai le plus « rentable ».

Le trouble du rythme est objectivé

Attention

Le bilan et le traitement des différentes arythmies dépassent le cadre de cet article ; on se référera à un manuel spécifique ☺[13]. Il s'agit ici simplement d'indiquer une attitude rationnelle vis-à-vis de la plainte d'un patient.

Voici les différents types d'arythmies et le bilan qu'il convient habituellement de pratiquer :

1. Tachycardie sinusale

Il faut toujours systématiquement en rechercher la cause (anémie, hyperthyroïdie, excitants, pathologie pulmonaire aiguë ou chronique). Il n'y a habituellement pas de pathologie cardiaque sous-jacente.

2. Extrasystoles supraventriculaires ou ventriculaires (ESV)

Elles ne sont en elles-mêmes jamais dangereuses. Si la réponse aux questions essentielles est « non », il n'est en général pas utile de pratiquer des examens complémentaires d'emblée.

Le Holter permet le plus souvent déjà de caractériser les extrasystoles ventriculaires : la présence de critères dits « de gravité » (ESV nombreuses, polymorphes, tardives ou R sur T, en doublet) ne modifie pas notre attitude, mais doit nous faire nous reposer attentivement les « questions essentielles ». Si la réponse à ces questions est toujours « non », et que l'examen clinique et l'ECG sont normaux, il n'y a pas lieu de poursuivre le bilan. Le traitement, si nécessaire, est le même que décrit ci-dessus (bêtabloqueurs à petites doses, magnésium, anxiolytiques à court terme, dérivés de l'aubépine). Il est important d'exclure une maladie cardiaque sous-jacente, parce que la présence d'ESV est en relation avec une mortalité augmentée aussi bien pour les patients avec insuffisance cardiaque (10,4 %) que ceux ayant souffert d'un infarctus du myocarde (4,1 %) ☺☺☺[14,15].

3. Tachycardie supraventriculaire paroxystique (type Bouveret)

L'ECG ou les autres enregistrements permettent de poser le diagnostic. Il faut exclure attentivement sur l'ECG un syndrome de préexcitation.

Le traitement dépendra de la fréquence des crises. Si les crises sont rares, et répondent bien aux manœuvres vagales que le patient fait lui-même (par exemple manœuvre de Valsalva) ou à un traitement médicamenteux simple (propranolol 40 à 80 mg ou vérapamil 40 à 80 mg en cas de crise), il n'est pas nécessaire de poursuivre le bilan.

En cas d'échec d'un traitement médicamenteux ou en cas de crises fréquentes, il conviendra de demander une consultation spécialisée : une étude électrophysiologique et un traitement par ablation permettent souvent de régler le problème de manière simple et définitive.

4. Flutter ou fibrillation auriculaire

Le bilan doit être poursuivi, au moins par une échographie avec Doppler, parfois par un test d'effort. Une cause doit être systématiquement recherchée. La nécessité d'un traitement ainsi que le choix de celui-ci dépendront de nombreux facteurs qui dépassent le cadre de ce chapitre. Certaines attitudes sont encore sujettes à controverse en fonction des groupes d'âge (accorder la préférence à la fréquence ou au rythme ?).

Finalement, les traitements par ablation par radiofréquence sont de plus en plus pratiqués : une consultation spécialisée s'impose habituellement dans ces cas.

En cas de fibrillation auriculaire, un score clinique permet d'évaluer le risque d'accident vasculaire cérébral (AVC) : CHADSVASC : insuffisance cardiaque congestive ou dysfonction du VG = 1 ; hypertension = 1 ; âge plus de 75 ans = 2 ; diabète = 1 ; AVC ancien = 2 ; maladie vasculaire = 1 ; âge 65 à 74 = 1 ; sexe féminin = 1. Avec 0 point, pas d'anticoagulation. Avec 1 point, une anticoagulation est conseillée, en tenant compte du risque bénéfice. Avec 2 points, il FAUT anticoaguler.

5. Tachycardie ventriculaire

Cette arythmie devrait toujours faire l'objet d'un bilan extensif (échographie Doppler, test d'effort, Holter, enregistrement des potentiels tardifs, enregistrement endocavitaire souvent) dans le cadre d'une consultation spécialisée : même si elle est parfois bénigne et de bon pronostic, il faut rechercher soigneusement une cardiopathie sous-jacente.

6. Troubles de la conduction

Ils entraînent des irrégularités du rythme souvent ressenties comme des « palpitations ». Pauses, blocs A-V du 1er et du 2e degré de type 1 : chez des patients de moins de 40 ans, hypervagotoniques, de tels troubles ne sont pas rares, surtout la nuit. En l'absence de malaise associé et surtout si les troubles de la conduction sont transitoires, ils ne nécessitent pas d'examen supplémentaire. Lorsqu'une vagotonie semble être à l'origine du trouble de la conduction observé, il est facile de s'en assurer, en faisant effectuer au patient un bref effort sous ECG (voire en pratiquant une injection d'atropine) et en regardant si le trouble de la conduction disparaît. Dans ces cas, il est inutile de pratiquer d'autres examens et un traitement n'est pas nécessaire.
En cas de bloc plus avancé (2e degré type 2 et 3e degré), l'avis d'un spécialiste est indiqué qui décidera des mesures complémentaires.

OUI Vous avez répondu « oui » à une ou plusieurs des questions essentielles

1. Les palpitations sont bien définies

Les palpitations dues à une arythmie spécifique (accès de tachycardie supraventriculaire, fibrillation et flutter auriculaire paroxystiques, tachycardie ventriculaire) ont habituellement un caractère bien défini : début et fin brutaux, cause déclenchante, parfois épisode de polyurie après la crise, durée bien déterminée, battements complètement irréguliers, fréquence mesurée très élevée. Une telle anamnèse doit toujours nous pousser à essayer d'objectiver le trouble du rythme. Un enregistrement Holter, un R-test ou un ECG à la demande est indiqué.
Les palpitations anodines, dues à des extrasystoles de tout type, sont soit décrites comme telles (« des battements en trop »), soit mal définies : dans ce cas, si on a répondu « oui » aux autres « questions essentielles », il n'est pas utile de pratiquer d'autres examens complémentaires d'emblée.
Il est donc important d'interroger le patient de manière très précise sur ses symptômes.

2. Il s'agit d'un patient âgé

Les pathologies cardiaques les plus courantes (surtout coronariennes) sont rares chez l'homme de moins de 40 ans et chez la femme de moins de 50 ans. Dès lors chez des patients jeunes qui présentent des palpitations, et en l'absence d'anomalies à l'examen sur l'ECG et à l'anamnèse, il n'est en général pas utile de pratiquer des examens complémentaires.

Par contre chez des personnes plus âgées, il convient de pratiquer systématiquement un bilan qui comprend la recherche d'une anémie et d'une hyperthyroïdie (formule sanguine et TSH), ainsi qu'un enregistrement rythmique. Les résultats de ces examens dicteront le bilan ultérieur. Si les résultats sont normaux mais que les plaintes persistent, il faut compléter le bilan cardiaque par un test d'effort et une échographie.
Un traitement d'épreuve sans diagnostic précis ne doit pas être entrepris chez des patients au-delà de 50 ans.

3. Il existe des antécédents cardiaques

En cas de palpitations, un antécédent cardiaque congénital, valvulaire ou coronarien doit d'emblée faire pratiquer une consultation spécialisée et un bilan approfondi. Il peut s'agir :

- d'un trouble du rythme dans le cadre d'une valvulopathie (mitrale et aortique surtout) ;
- de la conséquence d'un ancien infarctus (troubles du rythme ventriculaire graves possibles) ☺☺[17] ;
- d'un signe d'ischémie ;
- d'une arythmie suite à une correction chirurgicale pour malformation congénitale ;
- d'une arythmie dans le cadre d'une cardiomyopathie.

Remarque

L'attitude (investigations et traitement) devra être d'autant plus agressive qu'il existe une dysfonction ventriculaire gauche sévère.

4. Présence de symptômes d'accompagnement pendant ou après la crise

Un angor ou une dyspnée particulièrement grave survenant lors d'un épisode de palpitations doivent faire compléter le bilan cardiaque chez un spécialiste. Une tachycardie, surtout rapide, peut en effet jouer le rôle d'un « test d'effort spontané » et démasquer une coronaropathie ou une insuffisance cardiaque. Une syncope accompagnant des palpitations doit toujours inciter à pratiquer un bilan complet avec consultation spécialisée et habituellement une étude électrophysiologique (voir « Docteur, j'ai eu un malaise », p. 365). Chez un coronarien, une syncope est suspecte de tachycardie ventriculaire jusqu'à preuve du contraire.

Remarque

Il n'y a pas de corrélation entre l'importance des symptômes et la gravité de l'arythmie. Des extrasystoles supraventriculaires bénignes peuvent être ressenties de manière extrême alors qu'une tachycardie ventriculaire soutenue peut être peu (ou pas) symptomatique.

5. Présence, à l'anamnèse par système, de plaintes suggérant une insuffisance cardiaque ou une angine de poitrine

Même en l'absence d'antécédents, il convient de rechercher à l'anamnèse par système des signes d'angor ou d'insuffisance cardiaque : s'ils sont présents, il faut, en plus de l'examen du rythme (Holter ou autre type d'enregistrement), demander un test d'effort et/ou une échographie selon l'anamnèse.

6. Prise de médicaments toxiques

De nombreuses substances chimiques peuvent provoquer des palpitations (et des arythmies). Il convient donc de les exclure lors de la première consultation. Mentionnons les substances les plus fréquentes :
- cardiaques : antiarythmiques, diurétiques, digitale ;
- psychiatriques : antidépresseurs, neuroleptiques ;
- pulmonaires : sympathicomimétiques, théophylline ;
- excitants : amphétamines ; mais aussi cocaïne, alcool, café ;
- antihistaminiques.

Remarque

Certaines substances peuvent provoquer des palpitations aussi bien quand elles sont prises que quand elles sont arrêtées (par exemple sevrage) : il faut donc non seulement demander « prenez-vous un produit X ? », mais également « venez-vous d'arrêter la prise régulière d'un produit X ? ».

Dans la mesure du possible, essayer d'arrêter ces médicaments.

Penser à l'abus d'alcool épisodique (« holiday heart ») qui peut entraîner des arythmies, et notamment des épisodes de fibrillation auriculaire. L'anamnèse est souvent primordiale.

7. Présence de signes ou symptômes généraux

- fièvre
- perte pondérale
- saignements

Toute palpitation qui accompagne un signe général (par exemple fièvre, perte pondérale, saignement , etc.) doit être intégrée au contexte général : le bilan ne sera en général pas cardiaque, mais visera à déterminer l'affection systémique en cause.

8. L'examen clinique est anormal

L'examen cardiovasculaire doit être très soigneux en cas de plainte de palpitations.

La présence d'un souffle organique ou d'un bruit surajouté (par exemple clic mésosystolique accompagnant un prolapsus, claquement d'ouverture mitrale dans le cadre d'une sténose mitrale, etc.) doit faire compléter d'emblée le bilan au moins par une échographie Doppler.

D'autre part, l'examen clinique sera très complet : il faut chercher en particulier des signes d'une pathologie thyroïdienne, s'assurer de l'absence d'un problème pulmonaire, chercher attentivement des signes d'anémie.

9. Présence à l'anamnèse de signes de dépression ou d'attaques de panique

Si un tiers des patients se plaignant de palpitations ont effectivement des arythmies objectivables, la même proportion de patients (entre 25 et 45 % selon les études) n'a aucun problème cardiaque mais une affection psychiatrique (état dépressif ou attaques de panique surtout). Il y a donc a priori autant de chances de trouver une cause psychiatrique que cardiaque. L'évaluation du plan psychiatrique doit être très soigneuse, afin de détecter une dépression ou des attaques de panique (par exemple dépistage de la dépression, dans le chapitre « Docteur, je suis fatigué », p. 123).

Même si le diagnostic de somatisation dans le cadre d'une dépression apparaît d'emblée comme très probable, il convient en général de pratiquer un bilan somatique comprenant un examen clinique soigneux, un électrocardiogramme ainsi qu'un enregistrement du rythme, afin de rassurer le patient avant de s'attaquer à la véritable cause des plaintes. Il ne faut pas hésiter à demander un avis psychiatrique spécialisé si nécessaire.

Bibliographie

1. Barsky A. J., Cleary P. D., Coeytaux R. R., Ruskin J. N. The clinical course of palpitations in medical outpatients. *Arch Intern Med.* 1995 ; 155 : 1782-8.
2. Barsky A. J., Delamater B. A., Clancy S. A., Antman E. M., Ahern D. K. Somatized psychiatric disorder presenting as palpitations. *Arch Intern Med.* 1996 ; 156 : 1102-8.
3. Weber B. E., Kapoor W. N. Evaluation and outcomes of patients with palpitations. *Am J Med.* 1996 ; 100 : 138.
4. Sarasin F. P., Carballo D., Slama S., Louis-Simonet M. Usefulness of 24-h Holter monitoring in patients with unexplained syncope and a high likelihood of arrhythmias. Int J Cardiol 2005 ; 101 : 203-7.
5. Zehender M., Meinertz T., Faber T., Caspary A., Jeron A., Bremm K., Just H. Antiarrhythmic effects of increasing the daily intake of magnesium and potassium in patients with frequent ventricular arrhythmias. Magnesium in Cardiac Arrhythmias (MAGICA) Investigators. *J Am Coll Cardiol.* 1997 ; 29 : 1028-34.
6. Barsky A. J., Cleary P. D., Coeytaux R. R., Ruskin J. N. Psychiatric disorders in medical outpatients complaining of palpitations. *J Gen Intern Med.* 1994 ; 9 : 306-13.
7. Pratt C. M., Camm A. J., Cooper W., Friedman P. L., MacNeil D. J., Moulton K. M., Pitt B., Schwartz P. J., Veltri E. P., Waldo A. L. Mortality in the Survival With Oral D-sotalol (SWORD) trial : why did patients die ?. *Am J Cardiol.* 1998 ; 81 : 869-76.
8. Preliminary report : effect of encainide and flecainide on mortality in a randomized trial of arrhythmia suppression after myocardial infarction. The Cardiac Arrhythmia Suppression Trial (CAST) Investigators. *New Engl J Med.* 1989 ; 10 : 406-12.
9. Sivakumaran S., Krahn A. D., Klein G. J., *et al.* A prospective randomized comparison of loop recorders versus Holter monitors in patients with syncope or presyncope. *Am J Med.* 2003 ; 115 : 1-5.
10. Zimetbaum P. J., Josephson M. E. The evolving role of ambulatory arrhythmia monitoring in general clinical practice. *Ann Intern Med.* 1999 ; 130 : 848-56.
11. Mayou R., Sprigings D., Birkhead J., Price J. Characteristics of patients presenting to a cardiac clinic with palpitation. *QJM.* 2003 ; 96 : 115-23.
12. Zeldis S. M., Levine B. J., Michelson E. L., Morganroth J. Cardiovascular complaints. Correlation with cardiac arrhythmias on 24-hour electrocardiographic monitoring. *Chest.* 1980 ; 78 : 456-61.
13. Levy S., Olshansky B. Arrythmia management for the primary care clinician. *Uptodate.* 2000, www.uptotade.com
14. Effect of prophylactic amiodarone on mortality after acute myocardial infarction and in congestive heart failure : meta-analysis of individual data from 6 500 patients in randomised trials. Amiodarone Trials Meta-Analysis Investigators. *Lancet.* 1997 ; 350 : 1417-24.
15. Kennedy H. L., Whitlock J. A., Sprague M. K., Kennedy L. J., Buckingham T. A., Goldberg R. J. Long-term follow-up of asymptomatic healthy subjects with frequent and complex ventricular ectopy. *N Engl J Med.* 1985 ; 312 : 193-7.
16. Fuster V., Rydén L. E., Cannom D. S., Crijns H. J., Curtis A. B., Ellenbogen K. A., *et al.* ACC/AHA/ESC 2006 guidelines for the management of patients with atrial fibrillation. *Europace.* 2006 ; 8 : 651-745.
17. Theroux P., Waters D. D., Halphen C., Debaisieux J. C., Mizgala H. F. Prognostic value of exercise testing soon after myocardial infarction. *N Engl J Med.* 1979 ; 301 : 341-5.

Docteur,

j'ai fait un malaise

Van Nam Tran, Francesco Patella, Didier Locca et Marc-André Raetzo

Préambule

Le terme « malaise » est largement utilisé par les malades pour décrire des phénomènes très variés. La définition donnée par le dictionnaire – « une sensation pénible et vague d'un trouble dans les fonctions physiologiques » – est suffisamment floue pour obliger le clinicien à pratiquer un interrogatoire minutieux afin d'en préciser les symptômes. En pratique, il doit se poser les questions suivantes :

– S'agit-il d'une syncope ? Ce symptôme est défini comme une perte de connaissance (PC) brève, à début brusque, accompagnée d'une perte du tonus postural avec retour rapide à un état de conscience normal. Sur le plan physiopathologique, une syncope survient après une interruption du flux sanguin cérébral d'une durée de 8 à 10 secondes, ou lorsque la pression artérielle systolique est inférieure à 70 mmHg. Il faut garder à l'esprit que la présyncope ou lipothymie (sensation imminente de perte de connaissance) doit être évaluée comme une syncope.

– Y a-t-il des éléments en faveur d'une crise comitiale ? Dans cette situation la perte de connaissance n'est pas liée à une interruption de la perfusion cérébrale. La distinction entre une syncope et une perte de connaissance survenant dans le cadre d'une crise d'épilepsie peut être particulièrement difficile, surtout si la syncope s'accompagne de mouvements convulsifs consécutifs à l'hypoxie cérébrale (« syncope convulsivante »).

– S'agit-il d'un malaise sans véritable perte de connaissance ? Vaste ensemble étiologique regroupant des symptômes ou des pathologies susceptibles parfois de mimer une perte de connaissance (par exemple : hypoglycémie, accident ischémique transitoire, ou vertiges).

L'objectif de la prise en charge est :

1) d'identifier les patients à risque ;

2) de déterminer quels patients nécessitent des investigations paracliniques ;
3) de reconnaître qui hospitaliser ou envoyer chez un spécialiste.
L'évaluation initiale doit comporter une anamnèse (ne pas oublier l'entourage), un examen clinique soigneux, un test de Schellong et un ECG. Ce bilan non invasif permet d'établir un diagnostic dans environ 50 % des cas et d'identifier des facteurs de gravité susceptibles de dicter les investigations ultérieures ☺☺☺[1]. Si l'on y associe un massage du sinus carotidien et des analyses de laboratoire de base, le rendement diagnostique peut atteindre 69 % ☺☺☺[2], ☺[3].

1re consultation

Les questions essentielles

1. S'agit-il d'un malaise avec déficit neurologique, des vertiges ou des céphalées ?	OUI	**p. 369**
2. Présence d'éléments en faveur d'une perte de connaissance secondaire à une crise d'épilepsie ?	OUI	**p. 371**
3. Présence d'éléments en faveur d'une syncope d'origine cardiaque ? • anamnèse de cardiopathie sous-jacente • signes cliniques en faveur d'une cardiopathie nouvelle • syncope survenue à l'effort • symptômes accompagnants tels que : dyspnée, douleurs rétrosternales, palpitations • anomalies ECG significatives • anamnèse familiale de mort subite	OUI	**p. 373**
4. Présence d'éléments en faveur d'une embolie pulmonaire ? **voir « Docteur, j'ai de la peine à respirer »,** • douleurs thoraciques respiro-dépendantes • difficultés respiratoires • suspicion de thrombose veineuse profonde	OUI	**p. 387**
5. L'évaluation initiale évoque-t-elle une hypotension orthostatique ? • malaise immédiatement après s'être mis debout	OUI	**p. 377**

- position debout très longtemps sans bouger dans une atmosphère chaude
- neuropathie autonomique connue, Parkinson

6. S'agit-il de syncopes à répétition ?	OUI	**p. 379**
7. Le patient est-il diabétique ?	OUI	**p. 382**
8. Prise de médicaments hypotenseurs ?	OUI	**p. 384**

NON Vous avez répondu « non » à toutes ces questions essentielles

Vous êtes en présence d'un(e) patient(e) qui a fait un malaise, sans éléments en faveur d'une atteinte neurologique, d'une épilepsie, d'une embolie pulmonaire, d'un problème cardiaque, sans diabète, sans médicaments suspects. Il n'y a pas de notion de malaises à répétition.

Il s'agit alors très probablement d'une syncope (ou présyncope) d'origine « réflexe » ou vasovagale. Ce type d'événement représente la cause la plus fréquente (jusqu'à 50 %) de syncope selon les séries et le type de population ☺☺[4], ☺☺☺[5].

Vérifier que la syncope n'a pas eu de conséquences traumatiques

Voir « Docteur, j'ai fait une chute » p. 779.

Rechercher les éléments permettant de poser le diagnostic de syncope vasovagale

Pour ceci, vous allez essayer de préciser les circonstances de cette syncope ainsi que d'éventuel(s) facteur(s) déclenchant(s). En conséquence, vous allez poser les questions suivantes :

1) Qu'avez-vous ressenti juste avant le malaise ?

Avez-vous éprouvé des sudations, des nausées, une vision trouble, des crampes abdominales, une sensation de chaleur, des bâillements, ceci juste avant le malaise ? Dans l'affirmative, ceci confirme votre hypothèse de syncope « réflexe ». Ce type d'événement survient plutôt chez les sujets jeunes, rarement en position couchée, souvent dans un environnement particulier (atmosphère confinée, foule, consommation d'alcool). Il existe souvent un facteur précipitant (peur, émotion, douleur, chaleur, vue du sang). L'anamnèse retrouve parfois d'autres épisodes semblables (« easy fainter »).

D'un point de vue physiopathologique, la perte de connaissance est due à une interruption brutale des réflexes sympathiques et à une stimulation inappropriée du système parasympathique, lui-même responsable d'une bradycardie et/ou d'une vasodilatation.

2) Que faisiez-vous de particulier lorsque vous avez eu votre malaise ?

Les types de facteurs déclenchants à rechercher sont les suivants :
- manœuvre de Valsalva ;
- miction ;
- défécation ;
- toux, rire, éternuement ;
- effort de soulèvement ;
- déglutition ;
- névralgie glossopharyngée ;
- iatrogène (examen prostatique ou pelvien, thoracocentèse, endoscopies).

Une perte de connaissance associée à de telles situations permet de poser le diagnostic de **syncope vasovagale ou « situationnelle »** (5 à 10 % des syncopes) ☺☺[6].
La syncope traduit un tonus vagal excessif et une diminution du retour veineux secondaire à une manœuvre d'expiration à glotte fermée (Valsalva).

Le traitement immédiat ☺[7]
En général aucun traitement n'est nécessaire.
- Coucher le patient et relever les membres inférieurs.
- Prévenir si possible les facteurs précipitants.
- Si vous assistez au malaise, ne pas remettre trop rapidement le malade debout pour éviter la récidive.
- Atropine (0,5 mg s.c.) : traitement purement symptomatique et ponctuel.

Si vous ne pouvez pas poser le diagnostic de syncope vasovagale avec confiance

En raison de la fréquence élevée objectivée dans certaines études d'embolies pulmonaires lorsqu'il n'y a pas d'explication évidente (17,3 % ☺☺☺[8]), vous devez alors systématiquement faire une évaluation de la probabilité de cette affection. Voir « Docteur, j'ai de la peine à respirer », p. 387.
Si cette investigation est négative, envisager des investigations cardiologiques, voir p. 373.

2e consultation

Vous devez organiser le suivi de votre patient(e) en fonction du diagnostic posé et de la certitude avec laquelle vous avez exclu une pathologie sérieuse (questions essentielles).

OUI Vous avez répondu « oui » à une ou plusieurs des questions essentielles

1. Il s'agit d'un malaise (PC) avec soit des déficits neurologiques, soit des vertiges (~2-3 % des syncopes)

Pour les vertiges, voir « Docteur, j'ai des vertiges », p. 313.
La présence de signes focaux d'apparition brusque à l'examen neurologique évoque avant tout un accident vasculaire cérébral (AVC) qui nécessite généralement une hospitalisation. La disparition de la symptomatologie dans les 24 heures suggère un **accident ischémique transitoire (AIT)**.
Dans environ 50 % des cas, on retrouve dans les antécédents un épisode similaire. Poser un diagnostic d'AIT est primordial puisque 20 à 30 % de ces patients présenteront un second épisode séquellaire ou régressif (risque annuel 5 %).
Ce risque d'AVC est maximal dans les semaines qui suivent l'AIT, raison pour laquelle il faut absolument évaluer le risque d'AVC (score ABCD^3-I tableau 1). En pratique, hospitaliser les patients avec un score ABCD de plus de 3. Il faut dans tous les cas *agir rapidement*. Après 2-3 semaines, le bénéfice d'une intervention chez ces patients (endartériectomie ou dilatation) n'est pas meilleur que pour des patients avec sténose carotidienne asymptomatique.

Critère	Points
âge > 69 ans	1
TAH > 140/90	1
faiblesse musculaire	2
troubles parole isolés	1
durée AIT > 60 min	2
durée AIT 10-59 min	1
diabète	1

Tableau 1 : Score ABCD^3-I de risque d'AVC suite à un AIT ☺☺☺[9]. Score 0-3 : 1 % AVC, score 4-5 : 4,1 % AVC, score 4-5 : 4,1 % AVC, score 6-7 : 8,1 % AVC

Remarque

Une véritable syncope est le plus fréquemment rencontrée dans les ischémies intéressant le territoire vertébrobasilaire, posant le diagnostic différentiel avec une pathologie ORL.

Investigations

a) L'examen clinique

- Effectuer un status neurologique complet.
- Rechercher une fibrillation auriculaire.
- Mesurer la tension artérielle aux deux bras.
- Tester une rotation maximale prudente du cou.

Remarque

Une asymétrie des tensions artérielles des deux bras évoque un syndrome du vol sous-clavier. Une reproduction du malaise lors de la rotation du cou suggère une insuffisance vertébrobasilaire.

b) Les examens paracliniques

L'ECG peut montrer des troubles du rythme. Un écho Doppler des axes carotidiens et vertébraux doit être pratiqué **même en l'absence de souffle carotidien**. Une échographie cardiaque est indiquée en l'absence de causes identifiables.

Prévention secondaire

a) L'endartériectomie carotidienne

Il est démontré qu'une telle intervention en présence d'une sténose ***symptomatique*** sévère (70-99 % de sténose) réduit considérablement les risques d'AVC par la suite (en comparaison avec un traitement médical) avec une diminution du risque absolu de 17 % à 2 ans, ceci pour autant que l'équipe de chirurgiens vasculaires ait une expérience suffisante, avec une morbidité et une mortalité périopératoire acceptable (6 %[10,11]) ☺☺☺[9,12], /(NNT pendant 2 ans pour sténose symptomatique de 70-99 %, 50-69 %, < 50 % : 6, 20 et 67 respectivement). L'intervention dans les 6 heures d'un AVC amène un bénéfice à 2 ans important (NNT = 7 ☺☺☺[13]).

Remarque

Face à une sténose ≥ 60 % ***chez un patient non symptomatique***, il faut intervenir chez 83 patients pour qu'un patient en bénéficie NNT = 83 ☺☺☺,☺[14,15].

b) La dilatation ± stenting

Ce type d'intervention a probablement une efficacité comparable à l'endartériectomie dans les mains d'une équipe très performante ☺☺[16].

c) Le traitement médical

Les études sur les interventions chirurgicales de la sténose carotidienne datent d'une époque où les traitements médicaux de l'artériosclérose n'étaient pas aussi développés que maintenant. Certains auteurs estiment qu'avec un traitement maximal (tension artérielle, tabac, statines, alimentation, exercice), on a une efficacité comparable aux traitements chirurgicaux ☺[17].

Les antiagrégants plaquettaires : une association d'aspirine et de clopidogrel est plus efficace que l'aspirine seule (RR = 0,71, CI : 0,63-0,8) .

En prévention *primaire*, les statines ont démontré leur efficacité, réduisant la survenue d'AVC chez les patients hyperlipidémiques et même normolipidémiques ☺☺☺[19].

2. Il y a des éléments en faveur d'une perte de connaissance secondaire à une crise d'épilepsie (5-8 % des syncopes)

Il peut être difficile de faire la distinction entre une syncope et une crise d'épilepsie, surtout si la syncope s'accompagne de mouvements convulsifs (« syncope convulsivante »). Les convulsions sont, dans cette situation, secondaires à une baisse de la perfusion cérébrale et ne présentent pas de caractère spécifique. Toutefois, en termes de stratégie diagnostique et thérapeutique, il est important de distinguer ces deux pathologies.

En plus de la présence d'antécédents d'épilepsie, l'anamnèse auprès d'éventuels témoins, la survenue et la durée des mouvements tonicocloniques, de même que le détail des symptômes survenus avant et après la perte de connaissance, sont essentiels pour distinguer ces deux entités (tableau 2 ☺☺[20,21]) ,. Ces données doivent être interprétées avec prudence, car elles reposent sur des études comprenant de petits collectifs de patients, le plus souvent rétrospectives et utilisant des critères diagnostiques non reproductibles.

Si le tableau évoque une crise épileptique, il faut en général hospitaliser le patient pour une surveillance (risque de récidive) et des investigations neurologiques (par exemple EEG, scanner cérébral) s'il s'agit d'une première crise. Il n'y a pas d'urgence à pratiquer une imagerie cérébrale ou EEG sauf en cas de suspicion d'état de mal ou d'anomalies à l'examen neurologique.

Éléments en faveur d'une crise d'épilepsie
– mouvements tonicocloniques soutenus (> 15 s) coïncidant avec le début de la perte de connaissance
– mouvements répétitifs automatiques (mastication)
– morsure de langue latérale
– cyanose faciale
– aura avant l'événement
– état confusionnel prolongé après le réveil
– douleur musculaire après le réveil
Éléments en faveur d'une syncope
– mouvements tonicocloniques de brève durée (< 15 s) et débutant après la perte de connaissance
– absence d'aura
– récupération rapide sans état confusionnel

Tableau 2 : Éléments de l'anamnèse et de l'examen pour distinguer une syncope d'une crise d'épilepsie

Traitement

Débuter un traitement avant le transfert à l'hôpital :

- clonazépam 1 mg i.v. lent ; 0,5 mg i.v. à 5 et 15 minutes si répétition des crises (alternative : diazépam 10 mg i.v.) ;
- si suspicion d'alcoolisme, thiamine 100 mg i.v./i.m. ;
- transfert en ambulance.

S'il s'agit d'une crise comitiale en rapport avec un sevrage d'alcool (25 % des crises convulsives), les éléments suivants constituent des facteurs de risque d'un sevrage compliqué et imposent l'hospitalisation ☺☺[22] :

- consommation quotidienne de tranquillisants au cours du dernier mois ;
- antécédents de crise convulsive ou delirium tremens ;
- présence de signes de sevrage avec une alcoolémie > 1 ‰ ;
- tachycardie > 120/min ;
- infection active ;
- comorbidités psychiatriques et/ou médicales sévères ;
- consommation d'alcool maximale sur 24 heures > 30 verres une fois au cours de la vie.

3. Il y a des éléments en faveur d'une syncope d'origine cardiaque (9 % des syncopes)

La distinction entre syncope d'origine cardiaque ou d'origine non cardiaque est capitale au vu des facteurs pronostiques. La mortalité après une syncope d'origine cardiaque est d'environ 25 % dans l'année qui suit l'événement, alors qu'elle est comparable à celle d'une population témoin en cas de syncope d'origine non cardiaque ☺☺☺[23]. Le pronostic reste toutefois essentiellement lié à la sévérité de la cardiopathie sous-jacente (principalement la fraction d'éjection), plus qu'à la syncope elle-même. Voir aussi « Docteur, j'ai des palpitations », p. 351 et « Docteur, j'ai des douleurs dans la poitrine », p. 339.

Bilan initial

Le bilan initial (non invasif) doit permettre de distinguer deux groupes de syncope d'origine cardiaque :
- les syncopes secondaires à un trouble du rythme. Voir « Docteur, j'ai des palpitations », p. 351 ;
- les syncopes associées à une maladie structurelle cardio-pulmonaire.

L'anamnèse reste centrale afin de déterminer l'étiologie de la syncope : par exemple,
une perte de connaissance durant l'effort est suggestive d'une maladie obstructive, comme par exemple, une maladie coronarienne, une sténose aortique, une cardiomyopathie hypertrophique obstructive, une masse intracardiaque, une tamponnade ou encore une embolie pulmonaire. Des palpitations précédant la syncope tout comme une perte de connaissance subite, sans prodromes, parlent en faveur d'une possible arythmie cardiaque.
Des antécédents cardiaques prédisposent à des syncopes d'origine arythmique. À titre d'exemple, les cardiopathies ischémique, valvulaire ou inflammatoire (comme la sarcoïdose cardiaque ou les myocardites) peuvent engendrer une cicatrice cardiaque qui servira de substrat pour une tachyarythmie ventriculaire.
L'anamnèse familiale de mort subite chez un jeune patient doit faire penser à une possible arythmie ventriculaire dans le contexte d'une dysfonction des canaux ioniques, comme on la retrouve par exemple dans le syndrome de Brugada, ou dans le cadre de QT long ou d'une tachycardie ventriculaire cholinergique polymorphique (CPVT).
La présence de signes d'insuffisance cardiaque augmente le risque d'arythmie de 10 à 15 % ☺☺☺[24].

L'ECG de surface, seul examen paraclinique à être pratiqué en routine, est essentiel pour identifier un certain nombre de troubles de la conduction intracardiaque non diagnostiques, mais qui doivent faire suspecter une origine arythmique (tableau 3)☺☺☺[25].

A. Anomalies ECG non diagnostiques mais suggérant une origine arythmique
• bloc de branche gauche (BBG) ou droit (BBD)
• bloc bifasciculaire (BBG ou BBD avec hémibloc antérieur ou postérieur gauche)
• BAV du 2e degré, Mobitz I
• bradycardie < 50/min ou pause sinusale de 2-3 s (en l'absence de médicament à effet chronotrope négatif)
• syndrome de pré-excitation
• allongement du QTc (> 450 ms chez les hommes et > 470 ms chez les femmes) ou raccourcissement du QTc (< 330 ms chez les hommes et < 340 ms chez les femmes)
• onde Q suggestive d'un infarctus
• aspect de BBD avec surélévation du ST en V1-V3 et onde T négative compatible avec un syndrome de Brugada
• ondes T négatives dans les dérivations précordiales droites, onde epsilon et QRS > 110 ms compatibles avec une cardiopathie arythmogène du ventricule droit (anciennement dysplasie arythmogène du VD)
B. Anomalies ECG d'emblée diagnostiques d'une arythmie
• BAV du 3e degré
• BAV du 2e degré, Mobitz II
• alternance entre un BBG et BBD
• bradycardie sinusale < 40/min ou pause sinusale > 3 s
• TSV soutenue avec hypotension (≥ 180 /min avec TAH ≤ 90 mmHg)
• TV soutenue (≥ 30 s)

Tableau 3 : Anomalies électrocardiographiques
BAV : bloc atrio-ventriculaire ; BBG : bloc de branche gauche, BBD : bloc de branche droite TSV : tachycardie supraventriculaire ; TV : tachycardie ventriculaire, VD ventricule droit.

Pratiquement avec une anamnèse cardiaque personnelle et familiale négative, un examen clinique normal et un ECG dans la norme rendent le risque de syncope d'origine cardiaque extrêmement faible et aucun autre examen complémentaire à la recherche d'une arythmie n'est indiqué ☺☺[26].

Dans le cas contraire, des investigations cardiaques supplémentaires méritent d'être entreprises, voir « Docteur, j'ai des palpitations » p. 351.

Nécessité d'une hospitalisation

La littérature commente relativement peu sur ce sujet alors que paradoxalement, ce dernier représente une des préoccupations majeures pour le clinicien ☺☺[27].

Il est important de pouvoir stratifier le risque immédiat de mortalité et/ou de traumatisme potentiel[5].
Des syncopes avec atteinte hémodynamique (par exemple, dans le contexte d'un infarctus aigu, d'une dissection aortique, d'une embolie pulmonaire, de tamponnade, de sténose aortique ou mitrale sévère ou encore d'hypertension pulmonaire sévère, etc.) requièrent une hospitalisation en urgence.
En cas d'anomalies ECG d'emblée diagnostiques pour une arythmie (voir tableau 3, une surveillance en milieu monitoré est également recommandée.
Finalement, lorsque la syncope est inexpliquée, il paraît raisonnable d'hospitaliser les patients lorsque la suspicion de syncope d'origine cardiaque est élevée.
Dans les autres situations, ou en cas de syncopes à répétition sans cardiopathie associée, les investigations peuvent être pratiquées en ambulatoire.

Indication et apport des examens complémentaires

a) L'échocardiographie et les tests fonctionnels ☺☺☺[28,29]

Même si cet examen n'a pas de valeur diagnostique, l'échocardiographie joue un rôle dans la prise en charge des syncopes, plus par son aptitude à évaluer la sévérité d'une éventuelle cardiopathie que par sa capacité à établir l'origine de la syncope. Pratiquement, il est raisonnable de pratiquer une échocardiographie lorsqu'un doute existe sur l'existence d'une cardiopathie, ou lorsqu'il faut en mesurer sa sévérité. Cet examen permet entre autres de quantifier la fonction du ventricule gauche (le risque d'arythmie étant significatif chez les patients avec une fraction d'éjection sévèrement abaissée) et de déterminer la présence d'une cicatrice myocardique. Il permet de diagnostiquer une sténose aortique sévère, de déterminer une dysfonction du ventricule droit (rencontrée en cas d'embolie pulmonaire ou de cardiopathie arythmogène) ou dans certains cas de mettre en évidence une dissection de la racine aortique, une tamponnade ou une masse intracardiaque.

Un test fonctionnel (échographie de stress) peut démasquer une cardiopathie obstructive tout comme un bloc de conduction atrio-ventriculaire (Mobitz II, bloc complet) ou encore déclencher des arythmies ventriculaire ou supraventriculaire.
Toutefois, avant de procéder à des examens complémentaires pour trouver l'origine de la syncope, il est de la plus haute importance d'exclure et/ou d'évaluer la gravité d'une possible cardiopathie ischémique (voir « Docteur, j'ai des douleurs dans la poitrine », p. 339).

b) L'enregistrement ECG longue durée ☺☺☺[30,31]

Seule la présence de troubles du rythme bien définis (tableau 3) associés à la survenue simultanée de symptômes (syncope ou présyncope) permet de considérer un enregistrement Holter comme diagnostique. Chez les patients avec une cardiopathie et/ou un ECG anormal, le rendement d'un Holter de 24 heures se situe entre 5 et 10 %. En l'absence de cardiopathie et avec un ECG normal, le rendement est extrêmement faible et cet examen devrait être discuté au cas par cas.

Les monitorings de plus longue durée avec enregistrement à la demande (par exemple R-test®) sont d'un apport diagnostique marginal, sauf chez des sujets avec histoire de syncopes à répétition.
Un système d'ECG sous-cutané implantable (Reveal®), introduit sous la peau en anesthésie locale a été mis sur le marché. Sa durée de fonctionnement est de 2 à 3 ans.
Dans une population de patients très sélectionnés, cet appareil a permis de poser l'indication à la pose d'un pacemaker chez 14 % des patients testés, suite à la découverte d'arythmies non diagnostiquées jusqu'alors. Ces résultats prometteurs doivent toutefois être confirmés par d'autres études cliniques dans différentes populations avant de promouvoir l'utilisation de cet appareil.

c) L'exploration électrophysiologique

L'épreuve électrophysiologique (EPS) est réservée aux patients avec une cardiopathie (par exemple ischémique ou valvulaire) et/ou des anomalies électriques non diagnostiques détectées durant l'enregistrement ECG standard ou de longue durée. Chez ces patients, le rendement diagnostique de cet examen se situe entre 20 et 50 %. Le rôle de l'EPS a bien été étudié chez les patients ayant souffert d'un infarctus du myocarde et a montré une excellente valeur prédictive négative pour la survenue de tachyarythmies ventriculaires. Son rôle est par contre moins connu dans les cardiomyopathies dilatées et hypertrophiques. En cas d'anamnèse familiale de mort subite, l'indication à une EPS doit aussi être discutée, tout comme un test à l'ajmaline en cas de suspicion d'un syndrome de Brugada. Le pronostic des patients avec une syncope inexpliquée et une EPS non diagnostique reste toutefois bon ☺☺☺[32].

Traitement

Le traitement des syncopes d'origine cardiaque doit être l'objet d'une discussion avec un cardiologue. Ce traitement pouvant inclure :
- la pose d'un pacemaker ;
- la pose d'un défibrillateur ;

- l'instauration d'un traitement antiarythmique ;
- la thermo-ablation d'une arythmie supraventriculaire ou ventriculaire.

Ces traitements doivent être individualisés en fonction du type de cardiopathie sous-jacente, de l'arythmie à l'origine de la syncope et de l'âge du patient.

5. Il y a des éléments en faveur d'une hypotension orthostatique (4-10 % des syncopes)

Les mécanismes de régulation de la tension artérielle (TA) lors de l'orthostatisme sont très performants. Ils mettent en jeu à court et moyen termes le système nerveux autonome (SNA), et à long terme des facteurs humoraux tel que le système rénine-angiotensine-aldostérone (RAA). La mise en œuvre de cette régulation résulte en une augmentation de la FC de 10-15 pulsations/min et une augmentation de la TA diastolique de 10 mmHg sans variation de la systolique ☺☺[33].
Lors d'un épisode d'hypotension orthostatique, on note la défaillance de ces mécanismes qui est alors souvent associée à un shift excessif du volume sanguin dans la circulation splanchnique et des membres inférieurs. Ceci peut alors compromettre la perfusion cérébrale. L'anamnèse révèle lors du passage de la position couchée à la position assise ou debout une sensation vertigineuse, des troubles visuels, des bourdonnements d'oreilles puis une perte de connaissance.

Diagnostic

Le diagnostic d'hypotension orthostatique se pose par le test de Shellong.
Test de Shellong positif = chute de la pression systolique ≥ 20 mmHg ou diastolique ≥ 10 mmHg mesurée en orthostatisme après un décubitus de 5 minutes au minimum. Ces mesures doivent être accompagnées de symptômes (perte de connaissance ou sensation imminente). Ils surviennent généralement dans les 2 minutes (78 %) mais peuvent être retardés jusqu'à 5, voire 10 minutes ☺☺[34].

> **Attention**
> La chute de pression asymptomatique en orthostatisme est fréquente (25 % chez la personne > 65 ans, dont seulement 10 % sont symptomatiques) et ne permet pas à elle seule de retenir le diagnostic d'hypotension comme étiologie de la syncope. Le dépistage de l'hypotension chez la population âgée peut s'avérer difficile, car elle présente souvent une TA élevée en position couchée ou assise.

Une démarche étiologique s'impose pour diriger le traitement ☺☺[35].
En cas de test positif (chute de tension avec symptômes) :

- Doser l'hémoglobine, à la recherche d'une anémie non décelable cliniquement.
- Rechercher dans l'anamnèse les situations ayant pu provoquer : *une hypovolémie* :
  - station debout prolongée, varices des membres inférieurs (hypovolémie relative) ;
  - diarrhées, vomissements ;
  - apport liquidien insuffisant ;
  - diurétiques, diurèse osmotique, hypercalcémie.
- Rechercher dans l'anamnèse *un effet secondaire d'un médicament* (*fréquent*)
  - antihypertenseurs (surtout sympathicolytiques) ;
  - antidépresseurs ;
  - neuroleptiques ;
  - sédatifs.
- Effectuer un examen neurologique complet pour rechercher *une dysfonction du SNA* :
  - neuropathie diabétique et alcoolique ;
  - syndrome extrapyramidal ☺[36] ;
  - hypotension orthostatique idiopathique du sujet âgé ;
  - déconditionnement des réflexes autonomes (longue période d'alitement) ;
  - syndrome de Shy-Drager, rare (affection dégénérative du tronc cérébral).

Traitement

a) Causal

Par exemple suppression d'un médicament.
Se rappeler que l'hypotension orthostatique a fréquemment des étiologies multiples (par exemple diabétique traité avec des antihypertenseurs et des antidépresseurs). L'amélioration d'une des pathologies en cause permet parfois la disparition des symptômes alors que les autres facteurs contributifs restent inchangés.

b) Symptomatique

Le plus souvent, le traitement est non spécifique devant une pathologie irréversible ou idiopathique.
Améliorer le retour veineux :

- apports d'eau (2-2,5 litres/j) et de sel (9-15 g/j) adéquats ☺[37] ;
- adopter une position couchée avec tête relevée de 20 à 40°, ce qui diminue la perfusion rénale et stimule le système RAA, réduisant la diurèse nocturne et les fluctuations orthostatiques de la TA ;
- port de bas à varices.

Éducation du patient :
- éviter la déshydratation (bouillons salés lors de forte chaleur, traiter la fièvre lorsqu'elle est présente) ;
- se lever lentement et par étapes : couché/assis puis assis/debout ;
- éviter l'alcool, les tranquillisants ;
- éviter les alitements prolongés.

c) *Médicaments*

- Minéralocorticoïdes

L'acétate de fludrocortisone est la substance de choix. Dosé à 0,1 mg/j p. o., il peut être augmenté progressivement dans les cas d'hypotension sévère, jusqu'à 1 à 2 mg/j. Contrôler la TA sous traitement (risque d'hypertension artérielle).

Attention

Insuffisance cardiaque congestive, risques d'hypokaliémie et d'hypomagnésiémie.

- Sympathicomimétiques

Étiléfrine 3 × 5 à 10 mg/j p. o. β1-agoniste puissant mais faible affinité pour les récepteurs α et β2. L'hypotension orthostatique s'accompagnant surtout d'une dysrégulation du tonus vasculaire α1-dépendant, cette substance, souvent prescrite, ne s'inscrit pas dans une logique physiopathologique ☺☺[38].
La midodrine 3-4 × 2,5-10 mg/j p. o. α1-agoniste ne passant pas la barrière hémato-encéphalique, absence d'ES centraux.

Attention

Insuffisance cardiaque, HTA mal contrôlée, rétention urinaire.
Aux glaucomes à angle fermé, adénome prostatique, HTA, tachyarythmies.

- Dérivés de l'ergotamine :

Mésilate de dihydroergotamine 2 × 2,5-5 mg/j p. o.

Attention

En cas d'insuffisance coronarienne.

6. Il s'agit de syncopes à répétition

Il faut identifier les patients avec une histoire de syncopes à répétition, car une proportion importante d'entre eux souffre de réflexes anormaux sous forme de paroxysmes vasovagaux. Ces réflexes sont déclenchés suite à une exposition à certains stress émotionnels ou à la douleur et induisent une hypotension et/ou une bradycardie. Le mécanisme réflexe peut être reproduit grâce à des tests spécialisés, et ces patients peuvent être améliorés par un traitement approprié ☺☺☺[39,40].

Il est recommandé de pratiquer un test d'inclinaison prolongée ou « tilt test » avec massage du sinus carotidien en cas de syncopes récidivantes inexpliquées par l'anamnèse et l'examen physique, en cas d'absence de cardiopathie sous-jacente. Après un premier épisode de syncope avec traumatisme secondaire, ou en cas de profession à risque (par exemple chauffeur), ce test peut également être indiqué.

Test d'inclinaison prolongée ou « tilt test »

Le « tilt test » consiste à analyser la tension artérielle et la fréquence cardiaque d'un patient en décubitus dorsal sur une table pivotante avec une inclinaison de 60 à 70° pendant 30 à 45 minutes. Par un réflexe inhibiteur prenant naissance au niveau de récepteurs sensitifs de la paroi inféropostérieure du ventricule gauche (réflexe de Bezold-Jarisch), on peut mettre en évidence une brady-arythmie et/ou une vasodilatation périphérique. La survenue simultanée de symptômes permet de poser le diagnostic de syncope réflexe de type vasovagal. En pratique on distingue trois types de réponse :

- **type 1 ou cardio-inhibitrice** (la plus fréquente) : asystolie de 3 secondes ou plus ;
- **type 2 ou vasodépressive** : diminution de la tension artérielle > 50 mmHg sans bradycardie associée ;
- **mixte (types 1 et 2).**

Le rendement diagnostique de ce test est élevé (sensibilité 60 à 80 %, spécificité 90 %) selon la méthode utilisée et le recours à des tests de provocation pharmacologique (particulièrement les dérivés nitrés).

Massage du sinus carotidien

La valeur prédictive positive de ce test reste encore indéterminée et son rendement n'a pas fait l'objet d'une étude prospective à large échelle. Néanmoins, s'il est effectué, le massage doit être fait en position couchée, puis en position debout. Comme le « tilt test », le massage du sinus est susceptible de mettre en évidence des réponses pathologiques soit cardio-inhibitrices (**type 1**), soit vasoplégiques (**type 2**), soit mixtes ☺☺☺[41,42].

Lorsque la syncope survient lors du rasage, du port d'un col serré, d'une rotation ou d'une hyperextension de la tête, il faut évoquer la possibilité d'une **maladie du sinus carotidien** et le massage s'impose même après un premier épisode.

Attention

Le massage du sinus carotidien (situé à la bifurcation des artères carotides interne et externe) se pratique sous enregistrement continu de l'électrocardiogramme avec une voie veineuse et en prenant la tension avant, pendant et après les symptômes s'ils apparaissent.

Cette manœuvre est sûre si les contre-indications sont respectées (< 0,2 % de complications neurologiques).

Contre-indications : souffle carotidien, infarctus du myocarde ou AVC récent (< 6 mois), antécédents de tachycardie ventriculaire.

Le diagnostic est posé si vous reproduisez les symptômes et que vous avez un critère ECG type 1 et/ou 2 (*cf.* ci-dessus). En effet, l'hypersensibilité asymptomatique du sinus est reportée chez 5 à 25 % de la population, surtout âgée.

Traitement

De nombreux traitements ont été essayés (β-bloquants, α-stimulants, SSRI, pacemaker, bas de contention). Aucun n'a résisté à l'épreuve de l'essai clinique randomisé. Au vu du risque d'effets secondaires, les risques et les bénéfices de chacun doivent être soigneusement évalués ☺☺☺[43].

- En cas de réponse cardio-inhibitrice (**type 1**) : discuter l'implantation d'un pacemaker.
- En cas de réponse vasoplégique (**type 2**) : aucun traitement spécifique reconnu (les traitements suivants ont été essayés avec parfois des résultats positifs : acétate de fludrocortisone, inhibiteurs sélectifs de la recapture de la sérotonine [SSRI], dénervation/irradiation du sinus carotidien).
- β-bloquants : peuvent être bénéfiques chez les patients chez qui est démontrée une tachycardie présyncopale (à l'aide du « tilt test ») : métoprolol 25-50 mg/j, aténolol 25-50 mg/j. Contre-indications : BAV I et II°, artériopathie périphérique sévère, asthme. Faire un ECG à la recherche d'un trouble de la conduction.
- Inhibiteurs sélectifs de la recapture de la sérotonine SSRI : leur place semble grandissante (paroxétine, ☺[44], sertraline).
- Acétate de fludrocortisone, (2e choix) : 0,1-0,2 mg/j : augmentation du volume intravasculaire. Peut être associée aux β-bloquants. Contre-indication : HTA sévère.
- Une technique d'entraînement orthostatique ainsi que la mise en place d'un pacemaker double chambre ont été décrites, chacune avec une nette diminution des récidives chez des patients avec syncope vasovagale réfractaire au traitement.

Lorsque tous les tests sont négatifs...

Lorsque tous les tests sont négatifs, il faut évoquer une pseudo-**syncope ou une syncope d'origine psychogène** (2 % – [1 à 7 %] des syncopes) ☺☺☺[45].

Le mécanisme de ces malaises est certainement multifactoriel et mal connu, allant de l'hyperventilation à la syncope vasovagale.

Hyperventilation → alcalose respiratoire → vasoconstriction cérébrale → hypoxie cérébrale et syncope

Certaines affections psychiatriques (état anxiodépressif, attaque de panique) prédisposent à ce type de malaise.
Il s'agit en majorité de sujets jeunes, plutôt de sexe féminin.
La symptomatologie peut parfois être reproduite par l'hyperventilation volontaire provoquée (30 inspirations profondes/min pendant 3 minutes). Valeur prédictive positive de 59 % chez le sujet jeune.

Le traitement

Symptomatique : en cas d'hyperventilation aiguë, faire respirer le patient dans un cornet en papier afin de diminuer l'alcalose respiratoire. Rassurer le patient.

Anxiolyse médicamenteuse

Les benzodiazépines sont les drogues les plus efficaces et leur choix est fonction de leurs propriétés pharmacologiques. Chez la personne âgée et chez les patients avec hépatopathie, préférer les drogues avec demi-vie courte et sans métabolites actifs. Ce traitement doit absolument être prescrit à court terme, de manière discontinue, afin d'éviter une dépendance et une tolérance.
Par exemple :
Longue demi-vie : diazépam, prazépam.
Courte demi-vie : bromazépam, alprazolam.
Sans métabolites actifs : lorazépam, oxazépam.

Les β-bloquants sont à utiliser lors de symptômes autonomes typiquement liés à une situation de stress ponctuel (par exemple prestation en public, examen).
Le bénéfice des inhibiteurs sélectifs de la recapture de la sérotonine (SSRI) dans le trouble panique est bien démontré.

Remarque

Les thérapies cognitivocomportementales et la psychothérapie peuvent également être envisagées.

7. Le patient est diabétique

Rechercher un malaise sur hypotension orthostatique secondaire à l'atteinte du SNA (*cf. supra*).

Chez les patients sous antidiabétiques oraux ou insuline, suspecter dans tous les cas une hypoglycémie induite par le traitement médicamenteux.

Diagnostic de l'hypoglycémie : vous ne pouvez poser le diagnostic de malaise sur hypoglycémie que si les trois critères ci-dessous sont satisfaits (triade de Whipple) ☺☺☺[46] **:**

- hypoglycémie < 2,8 mmol/l ;
- présence de symptômes :
  - sensation de faim impérieuse,
  - asthénie,
  - troubles du comportement,
  - pâleur, sudations,
  - tachycardie, éventuellement perte de connaissance, convulsions ;
- disparition des symptômes lors d'administration de glucose.

Attention

Une hyperglycémie réactionnelle (effet Somogyi) peut compliquer l'interprétation des résultats chez des diabétiques. En cas de malaise avec hyperglycémie, rechercher une cétonurie qui peut indiquer un épisode d'hypoglycémie récent.

Rechercher les causes

- Surdosage d'insuline ou d'hypoglycémiants oraux.
- Traitement par sulfonylurées à demi-vie longue : chlorpropamide 35 heures ; ou intermédiaire, gliclazide 10-12 heures.
- Effort physique inhabituel.
- Insuffisance rénale, hépatique.
- Apport glucosé trop faible.
- Absorption d'alcool.

Traitement de l'hypoglycémie

Symptomatique

Si vous assistez au malaise :

- administrer 2 ampoules de 20 ml de glucose hypertonique 40 % (= 16 g) i.v. direct ou 15 g d'hydrates de carbones p. o. (3 sucres ou 3 dl d'une boisson sucrée) ;
- si vous n'avez pas d'abord veineux, donner du glucagon 1 mg i.m. ou s.c. puis 15 g d'hydrates de carbone p. o.

Causal

- diminuer les doses d'insuline ;
- éducation du patient, collation ;

- passer à une sulfonylurée de courte demi-vie, par exemple glipizide 3-5 heures.

8. Le patient prend des médicaments ou des drogues (1 à 7 % des syncopes)

Ce cas de figure est évidemment fréquent. Les médicaments et les drogues sont souvent responsables ou coresponsables de malaises par des mécanismes variés (hypotension, arythmie, dysfonctionnement du système autonome). On recherchera une prescription nouvelle, une modification de la posologie, une interaction médicamenteuse, une intoxication, une consommation de toxique.

Médicaments et drogues fréquemment en cause

1. Hypotension	
• Vasodilatateurs • Inhibiteurs de l'enzyme de conversion • Antagonistes de l'AT 2 • Alpha et bêtabloquants • Diurétiques • Phénothiazines • Dérivés nitrés	• Antagonistes calciques • Inhibiteurs des phosphodiestérases (sildénafil...) • Hypnotiques, tranquillisants • Antidépresseurs tricycliques, myorelaxants • Opiacés, marijuana • Alcool
2. Arythmies	
• Phénothiazines • Antagonistes calciques • Antidépresseurs • Digitale	• Quinidine et autres augmentant le QT • Cocaïne • Alcool
3. Troubles métaboliques	
• Insuline	• Alcool
4. Action sur le SNC	
• Dépresseurs du SNC (barbituriques et benzodiazépines) • Cocaïne	• Marijuana • Alcool

Tableau 4 : Substances et médicaments pouvant causer des malaises

Bibliographie

1. Brignole M., Menozzi C., Bartoletti A., *et al.* A new management of syncope : prospective systematic guideline-based evaluation of patients referred urgently to general hospitals. *Eur Heart J.* 2006 ;27 :76-82.
2. Sarasin F. P., Louis-Simonet M., Carballo D., Slama S., *et al.* Prospective evaluation of patients with syncope : a population-based study. *Am J Med.* 2001 ;111 :177-84.
3. Kappor W. Current evaluation and management of syncope. *Circulation.* 2002 ;106 :1606-9.
4. Linz er M., Yang E., Estes III M., Wang P., Vorperian V., Kapoor W. Diagnosing syncope. Part 1 : value of history, physical examination, and electrocar-iography. *Ann Int Med.* 1997 ;126 :989-96.
5. Sheldon R., Rose S., Connolly S., *et al.* Diagnostic criteria for vasovagal syncope based on a quantitative history. *Eur Heart J.* 2006 ;27 : 344-50.
6. Linz er M., Yang E., Estes III M., Wang P., Vorperian V., Kapoor W. Diagnosing syncope. Part 1 : value of history, physical examination, and electrocar-diography. *Ann Int Med.* 1997 ; 126 :989-96.[Doublon à laisser ?]
7. KennyR. A., McNicholas T. The management of vasovagal syncope. *QJM.* 2016 ;109(12) :767-73.
8. Prandoni P., M.D., Ph.D.[Garder ces mentions ?], W. A. Lensing A. , M.D., Ph.D., H. Prins M., M.D., Ph.D., Ciammaichella M., M.D., Perlati M., M.D., Mumoli N., M.D., Bucherini E., M.D., Visonà A., M.D., Bova C., M.D., Imberti D., M.D., Campostrini S., Ph.D., Barbar S., M.D. Prevalence of Pulmonary Embolism among Patients Hospitalized for Syncope. *N Engl J Med.* 2016 ;375 :1524-31.
9. Johnston S. C., Rothwell P. M., Nguyen-Huynh M. N., Giles M. F., Elkins J. S., Bernstein A. L., Sidney S. Validation and refinement of scores to predict very early stroke risk after transient ischaemic attack. *Lancet.* 2007 Jan 27 ;369(9558) :283-92.
10. North American Symptomatic Carotid Endarterectomy Trial Collaborators. NASCET. Beneficial effect of carotid endarterectomy in symptomatic patients with high-grade carotid stenosis. *N Engl J Med.* 1991 ; 325 :445-53.
11. Randomised trial of endarterectomy for recently symptomatic carotid stenosis : ECST. European Carotid Surgery Trialists Collaborative Group. *Lancet.* 1998 ; 351 : 379-87.
12. Randomised trial of endarterectomy for recently symptomatic carotid stenosis : ECST. European Carotid Surgery Trialists Collaborative Group. *Lancet.* 1998 ;351 : 379-87.[Laisser les doublons ?]
13. Van den Berg L. A., Dijkgraaf M. G., Berkhemer O. A., *et al*, for the MR CLEAN Investigators. Two-year outcome after endovascular treatment for acute ischemic stroke. *N Engl J Med.* 2017 ;376(14) :1341-9.
14. Brignole M., Menozzi C., Bartoletti A., *et al.* A new management of syncope : prospective systematic guideline-based evaluation of patients referred urgently to general hospitals. *Eur Heart J.* 2006 ;27 :76-82.
15. Pucinelli F., *et al.* Prise en charge de la sténose carotidienne. *Rev Med Suisse.* 2017 ;13 :894-9.
16. Brott T. G., *et al.* Long-term results of stenting versus endarterectomy for carotid-artery stenosis. *Engl J Med.* 2016 Mar 17 ;374(11) :1021-31.
17. Heck D. V., Roubin G. S., Rosenfield K. G., Gray W. A., White C. J., Jovin T. G., Matsumura J. S., Lal B. K., Katzen B. T., Dabus G., Jankowitz B. T., Brott T. G. Asymptomatic carotid stenosis : medicine alone or combined with carotid revascularization. *Neurology.* 2017 ;88 :1-5.
18. Wong K. S., Wang Y., Leng X., Mao C., Tang J., Bath P. M., Markus H. S., Gorelick P. B., Liu L., Lin W., Wang Y. Early dual versus mono antiplatelet therapy for acute non-cardioembolic ischemic stroke or transient ischemic attack : an updated systematic review and meta-analysis. *Circulation.* 2013 Oct 8 ;128(15) :1656-66.
19. Collins R., Armitage J., Parish S., Sleight P., Peto R. ; Heart Protection Study Collaborative roup. Effects of cholesterol-lowering with simvastatin on stroke and other major vascular events in 20'536 people with cerebrovascular disease or other high-risk conditions. *Lancet.* 2004 ;363 :757-67.
20. McKeon A., Vaughan C., Delanty N. Seizure versus syncope. *Lancet Neurol.* 2006 ;5 :171-80.
21. Brignole M. Distinguishing syncopal from non-syncopal causes of fall in older people. *Age and Ageing.* 2006 ;35-S2 :ii46-50.
22. Berdoz D., Chapuis C., Daeppen J.-B. Prise en charge du syndrome de sevrage d'alcool. *Swiss Med Forum.* 2005 ;5 :235-40.
23. Sutton R., Ammirati F., Blanc J. J., *et al.* Guidelines for the diagnosis and management of syncope. *Eur Heart J.* 2009 ;30 :2631-71.
24. Sutton R., Ammirati F., Blanc J. J., *et al.* Guidelines for the diagnosis and management of syncope. *Eur Heart J.* 2009 ; 30 :2631-71.[Laisser le doublon ?]
25. Shen W., Sheldon R., Benditt D., *et al.* Management of Patients with syncope. *JACC.* 2017 ; *in press*[Garder les doublons avec les notes 28, 30, 32, 39, 41 et 43]
26. Del Rosso A., Ungar A., Maggi R., Giada F., Petix N. R., De Santo T., Menozzi C., Brignole M. Clinical predictors of cardiac syncope at initial evaluation in patients referred urgently to a general hospital : the EGSYS score. *Heart.* 2008 Dec ;94(12) :1620-6.
27. Krishna Puppala V., Dickinson O., David G. Benditt. Syncope : classification and risk stratification. *Journal of Cardiology.* 2014 ;63 :171-7.
28. Shen W., Sheldon R., Benditt D., *et al.* Management of Patients with syncope. *JACC.* 2017 ; *in press*
29. Sarasin F. P., Junod A. F., Carballo D., *et al.* Role

of prospective echocardiography in the evaluation of syncope : a prospective study. *Heart.* 2002 ;88 :363-7.
30. Shen W., Sheldon R., Benditt D., *et al.* Management of Patients with syncope. *JACC.* 2017 ; *in press*
31. Sarasin F. P., Carballo D., Slama S., Louis-Simonet M. Usefulness of 24-h Holter monitoring in patients with unexplained syncope and a high likelihood of arrhythmias. *Int J Cardiol.* 2005 ; 101 : 203-7.
32. Shen W., Sheldon R., Benditt D., *et al.* Management of Patients with syncope. *JACC.* 2017 ; *in press*
33. Previsdomini M., Perren A., Marone C. Hypotension orthostatique, mécanismes, causes, traitement. *Swiss Med Forum.* 2006 ; 6 :913-8.
34. Atkins D., Hanusa B., Sefcik T., Kapoor W. Syncope and orthostatic hypotension. *Am J Med.* 1991 ;91 :179-85.
35. Robertson D, Robertson R. Causes of chronic orthostatic hypotension. Arch Intern Med 1994 ; 154 : 1620-4.
36. Adkisson W. O., Benditt D. G. Syncope due to autonomic dysfunction : diagnosis and management. *Med Clin North Am.* 2015 Jul ;99(4) :691-710.
37. Mtinangi B., Hainsworth R. Early effects of oral salt on plasma volume, orthostatic tolerance, and baro-receptor sensitivity in patients syncope. *Clin Auton Res.* 1998 ;8 :231-5.
38. Previsdomini M., Perren A., Marone C. Hypotension orthostatique, mécanismes, causes, traitement. Swiss Med Forum. 2006 ; 6 : 913-8.[Laisser le doublon ?]
39. Shen W., Sheldon .R, Benditt D., *et al.* Management of patients with syncope. *JACC.* 2017 ; *in press*
40. Sheldon R. Tilt testing for syncope : a reappraisal. *Curr Opin Cardiol.* 2004 ;20 :38-41.
41. Shen W., Sheldon R., Benditt D., *et al.* Management of Patients with syncope. *JACC.* 2017 ; *in press*
42. Kerr S. R. J., Pearce M. S., Brayne C., Davis R. J., Kenny R. A. Carotid sinus hypersensitivity in asymptomatic persons. *Arch Intern Med.* 2006 ;166 :515-20.
43. Shen W., Sheldon R., Benditt D., *et al.* Management of patients with syncope. *JACC.* 2017 ; *in press*
44. Grubb B., Wolfe D., Samoil D., Temesy-Armos P., Hahn H., Elliott L. Usefulness of fluoxetine hydro-chloride for prevention of resistant upright tilt induced syncope. *Pacing Clin Electrophysiol.* 1993 ;16 :458-64.
45. Linzer M., Varia I., Pontinen M., *et al.* Medically unexplained syncope : relationship to psychiatric illnesses. *Am J Med.* 1992 ; 24 :18S-25S.
46. Service F. Hypoglycemic disorders. *N Engl J Med.* 1995 ;332 :1144-52.

Docteur,

j'ai de la peine à respirer

Isabelle Frésard, Tomoe Stampfli Andres, Alain Bigin Younossian et Marc-André Raetzo

Préambule

La dyspnée est un symptôme fréquent puisqu'il peut toucher jusqu'à 50 % des patients souffrant de maladie sévère, hospitalisés dans un centre tertiaire, et 25 % des patients qui consultent en ambulatoire ☺☺[1]. C'est un terme utilisé pour décrire une expérience subjective d'inconfort respiratoire. Celle-ci est modulée par différents facteurs (physiologiques, psychologiques, sociaux et environnementaux) ☺[2]. Ses causes sont pulmonaires, cardiaques ou neuromusculaires.

Elle est décrite qualitativement de plusieurs façons, et l'anamnèse est ainsi importante pour nous orienter vers une étiologie.

Il est important de distinguer une dyspnée aiguë (survenant en quelques minutes à quelques heures) d'une dyspnée chronique (présente depuis 4 à 8 semaines). En cas de dyspnée majorée chez un patient connu pour une pathologie pulmonaire, cardiaque ou neuromusculaire, il est important de différencier une aggravation de la maladie de base d'une autre pathologie aiguë surajoutée.

1re consultation

Les questions essentielles

Le patient présente des signes de gravité :

- tachycardie (> 120/min)
- tachypnée (> 30/min)
- hypoxémie avec $SpO_2 < 90$ %
- détresse respiratoire avec utilisation des muscles accessoires
- difficultés pour parler
- cyanose
- troubles de l'état de conscience : **HOPISTALISER EN URGENCE**

Le patient est fébrile et tousse	OUI, voir « Docteur, je tousse », **p. 407**
Le patient présente des douleurs rétrosternales	OUI, voir « Docteur, j'ai des douleurs dans la poitrine », **p. 339**
Le patient présente des palpitations	OUI, voir « Docteur, j'ai des palpitations », **p. 351**
1. Le patient présente une dyspnée suite à un accident	OUI **p. 400**
2. Il existe un stridor inspiratoire	OUI **p. 400**
3. Présence d'une dyspnée chronique	OUI **p. 400**
4. Il existe des antécédents médicaux	OUI **p. 405**

NON Vous avez répondu « non » à toutes les questions essentielles

Vous vous trouvez à présent en face d'un patient qui souffre de dyspnée aiguë, sans stridor, sans douleurs thoraciques, sans palpitations, sans état fébrile, sans signes de gravité, sans antécédents médicaux et sans notion de traumatisme.

Pratiquer une radiographie du thorax

Le diagnostic est d'emblée évident :
– il existe un pneumothorax (PNO) : voir page 396
– il existe un épanchement pleural : voir page 397
La radiographie peut également vous amener des arguments en faveur d'une insuffisance cardiaque (flou périvasculaire, épaississement des parois bronchiques, lignes de Kerley, cardiomégalie), mais également en faveur d'une atteinte inters-

titielle ou d'un infiltrat pulmonaire non infectieux. Pour ces deux dernières situations, qui se présentent généralement comme des dyspnées chroniques, adresser votre patient au spécialiste pour les investigations et la prise en charge.

Les éléments cliniques suivants vous permettront ensuite de vous diriger vers une hypothèse diagnostique principale

- Le patient présente une dyspnée aiguë, il est polypnéique et tachycarde, avec ou sans douleur thoracique respirodépendante, une toux, une hémoptysie, éventuellement des signes d'insuffisance cardiaque droite ou de thrombophlébite. À l'anamnèse, vous relevez des antécédents ou des facteurs de risque de maladie thromboembolique : il s'agit probablement d'une *embolie pulmonaire*, voir p. 390
- Le patient présente un profil de risque cardiovasculaire augmenté avec une dyspnée d'effort associée à une orthopnée, une dyspnée paroxystique nocturne, des œdèmes périphériques, une nycturie nouvelle et une radiographie du thorax suggestive : il s'agit probablement d'une dyspnée d'*origine cardiaque* voir p. 392
- Le patient est jeune, généralement de sexe féminin, angoissé, avec une agitation, des paresthésies autour de la bouche, des spasmes, une polypnée avec respiration profonde. La radiographie du thorax est normale : évoquer une *hyperventilation neurogène*, voir p. 393
- Le patient présente une dyspnée variable dans la journée ou la semaine, avec une toux en fin de nuit, dans un contexte allergique, souvent dans les suites d'une affection virale. Il est éventuellement déjà connu comme souffrant de « bronchite asthmatiforme », la radiographie du thorax est normale. À noter qu'une auscultation normale n'exclut absolument pas un asthme même sévère. Il s'agit probablement d'un *asthme*, voir p. 393

Si aucune de ces quatre situations ci-dessus ne vous apparaît comme plausible, vous devez envisager également les diagnostics suivants :

– *Une anémie sévère*, qui peut s'accompagner d'une polypnée importante. En général, le patient est connu pour des problèmes médicaux. La pâleur des conjonctives ou la disparition de la rougeur des lignes de la main devraient vous alerter. La discordance entre la sévérité de l'anémie (4-5 g Hb) et les symptômes est liée à l'apparition progressive d'une anémie chronique. Demander une Hb au bout du doigt.

– *Une acidose respiratoire*, sur un diabète décompensé, qui peut se manifester par une polypnée importante. Doser la glycémie et, si ce dosage confirme ce diagnostic, hospitaliser votre patient en urgence.

– *Une atteinte neuromusculaire* ou une *cypho-scoliose* qui peuvent causer une dyspnée importante et nécessiter une intervention (ventilation mécanique ?). L'examen clinique et les antécédents permettent généralement de s'orienter. Adresser le patient au pneumologue pour des investigations complémentaires.

Si vous avez exclu toutes ces possibilités, il est utile de considérer encore les diagnostics suivants :

Un déconditionnement : les patients vous disent qu'ils avaient l'habitude de faire un effort particulier, mais que soudainement, la chose devient difficile. On met en général en évidence une prise de poids, une sédentarité habituelle avec tentative de recommencer de l'activité physique, ce qui vous permet de poser de diagnostic. En cas de doute, un test d'effort avec mesure de la VO_2max permet de trancher.

Une maladie thromboembolique chronique et/ou une hypertension pulmonaire. Ces affections nécessiteront un avis spécialisé pour complément d'investigation (échographie avec mesure de la pression artérielle pulmonaire, scintigraphie pulmonaire de ventilation-perfusion, angio-CT pulmonaire, cathétérisme cardiaque droit).

Adresser tous les cas *sans diagnostic* au pneumologue pour un complément de bilan qui comprendra des fonctions pulmonaires complètes et, si indiqué, un test d'effort pneumologique.

Vous suspectez une embolie pulmonaire

Évaluer la probabilité d'embolie pulmonaire par un score (tableau 1)

Score diagnostique pour l'EP (Genève modifié SIMPLIFIÉ)	points
Âge > 65 ans	1
TVP ou EP antérieure	1
Chirurgie (anesth. Gen) ou fracture MI dans le mois	1
Affection maligne ou hématologique active ou guérie il y a < 1 an	1
Douleur unilatérale MI	1
Hémoptysie	1
Douleur palpation MI et œdème unilatéral	1
FC < 75/min	0
FC 75-94/min	1
FC > 94/min	2

Tableau 1 : Score de Genève modifié pour le calcul de la probabilité d'EP
TVP : thrombose veineuse profonde, EP : embolie pulmonaire, MI : membre inférieur, FC : fréquence cardiaque

Score : 0-1 probabilité basse, 2-4 intermédiaire, > 4 élevée ☺☺☺[3]

La suite des investigations se fait en fonction de la probabilité calculée et de la situation clinique ☺[4] :

Le patient est stable du point de vue hémodynamique, la probabilité faible ou intermédiaire :

Doser les D-dimères

Remarque : Le seuil de positivité a une spécificité qui diminue avec l'âge, il doit donc être adapté pour les patients de plus de 50 ans selon la formule suivante : âge × 10 µg/l ☺☺[5].

Par exemple, pour un patient de 60 ans, le test est positif si les D-dimères sont ≥ 600 µg/l.

Si les D-dimères sont négatifs : rechercher une autre cause de dyspnée, ne pas anticoaguler.

Si les D-dimères sont positifs : faire un angio-CT thoracique :

- si le CT est positif : anticoaguler ;
- si le CT est négatif : rechercher une autre cause de dyspnée, ne pas anticoaguler.

Le patient est instable ou la probabilité élevée :

Angio-CT thoracique sans doser les D-dimères

Si CT positif : traitement anticoagulant.

Si CT négatif : rechercher une autre cause de dyspnée, pas d'anticoagulants.

Prise en charge d'une embolie pulmonaire selon le risque clinique

Afin de savoir si votre patient peut être traité en ambulatoire ou doit être hospitalisé, il convient d'effectuer une évaluation du risque clinique avec le score de PESI, celui qui est le mieux validé (tableau 2).

Si le patient présente un PESI classe I-II et ainsi un risque bas, il peut être traité en ambulatoire. Dans les autres cas, une hospitalisation est nécessaire.

Pulmonary Embolism Severity Index	points
Âge	1/année
Sexe mâle	10
Cancer	30
Insuffisance cardiaque	10
COPD	10
FC > 110/min	20
TAH systolique < 100 mmHg	30
FR > 30/min	20
Température < 36 °C	20
Troubles de la conscience	60
SaO_2 < 90 %	20

Tableau 2 : Score PESI. Prognostic de gravité pour les patients présentant une embolie pulmonaire. ☺☺[6].
PESI : Pulmonary Embolism Severity Index
Pulmonary Embolism Severity Index Pulmonary Embolism Severity Index score < 66 : classe I, 66-85 : classe II, 86-105 : classe III, 106-125 : classe IV, > 125 : classe V.

Vous suspectez une insuffisance cardiaque

Il s'agit souvent d'une péjoration progressive de la dyspnée sur plusieurs jours, due à une stase pulmonaire progressive dans le contexte d'une fonction cardiaque diminuée ou d'une valvulopathie en progression. Toutefois, la situation peut se décompenser rapidement dans le cadre de pics hypertensifs avec facteurs précipitants (surcharge aiguë en sel, infection, par exemple) ou d'une valvulopathie aiguë (par exemple rupture de cordage mitral). Une orthopnée ainsi qu'une dyspnée paroxystique nocturne sont typiques pour une origine cardiaque. À l'examen clinique, vous mettez en évidence un déplacement du choc de pointe sur la gauche, un souffle cardiaque, des œdèmes des membres inférieurs, une turgescence jugulaire, des râles crépitants avec hypoventilation aux bases pulmonaires.

Pratiquez des examens complémentaires ☺ :

- Un ECG va permettre de rechercher une cause ischémique aiguë ou ancienne, une arythmie ou des signes de cardiopathie hypertrophique comme cause à l'insuffisance cardiaque.
- Un dosage du NT-proBNP (> 125 pg/ml ☺☺[7]) ou BNP (> 35 pg/ml) peut aider à différencier une origine cardiaque d'une origine pulmonaire dans des cas où l'anamnèse et la clinique ne permettent pas de s'orienter.
- La radiographie du thorax (en principe déjà faite) peut montrer des signes de décompensation cardiaque avec un flou périvasculaire, un épaississement des parois bronchiques, des lignes de Kerley, des épanchements pleuraux et un élargissement de la silhouette cardiaque.
- Adresser votre patient chez le spécialiste pour une échocardiographie. C'est un examen absolument indispensable pour poser le diagnostic, orienter le traitement et la prise en charge.

Prise en charge

En cas de facteurs de gravité (voir « Les questions essentielles »), vous devez hospitaliser votre patient.

Si une insuffisance cardiaque à fraction d'éjection diminuée est diagnostiquée, le traitement comprendra ☺[8] :

- des bêtabloqueurs, à introduire à petite dose, à augmenter progressivement sur plusieurs semaines/mois ;
- des IEC/sartans, à introduire à petite dose selon la tension artérielle, à augmenter progressivement sur plusieurs semaines/mois. En fonction de la clinique et de l'évolution, introduire un antagoniste des minéralocorticoïdes ;
- des diurétiques en fonction de la clinique (par exemple œdèmes des membres inférieurs, râles crépitants à l'auscultation pulmonaire, épanchement pleural).

En fonction de l'évolution, des traitements plus spécifiques seront à évaluer avec le spécialiste.

Si une insuffisance cardiaque à fraction d'éjection conservée est diagnostiquée, le traitement sera surtout symptomatique, avec l'introduction de diurétiques pour les œdèmes et la surcharge pulmonaire.

Vous suspectez une hyperventilation neurogène

Le diagnostic se pose par l'exclusion des autres causes de dyspnée (pneumonie, pneumothorax, embolie pulmonaire, insuffisance cardiaque…) dans un contexte de crise aiguë, chez une personne présentant généralement des antécédents d'anxiété ou de crises semblables. Les symptômes sont essentiellement liés à la baisse de la PCO_2 par l'hyperventilation.
Demander à la patiente de respirer en cercle fermé dans un sac, afin de faire remonter la PCO_2. Utiliser éventuellement des benzodiazépines et orienter la patiente (c'est souvent une femme) vers une prise en charge psychologique.

Vous suspectez un asthme

Vous avez suspecté un asthme sur la base d'éléments cliniques, vous devez en l'absence de signes de gravité faire une mesure de l'obstruction (débit de pointe, fonctions pulmonaires), puis mettre votre patient sous un aérosol de bêta-2-sympatico-mimétiques (salbutamol).

Si le patient ne répond pas au traitement et/ou présente toujours des signes de gravité après cet aérosol :
- tachycardie (> 120/min) ;
- tachypnée (> 30/min) ;
- hypoxémie avec $SpO_2 < 90$ % ;
- détresse respiratoire avec utilisation des muscles accessoires ;
- difficultés pour parler ;
- cyanose ;
- troubles de l'état de conscience.

Vous devez l'hospitaliser en urgence.

Si votre patient est nettement soulagé, et mieux, si vous démontrez une variabilité significative des mesures fonctionnelles (débit de pointe ou fonctions pulmonaires postaérosol), vous pouvez confirmer qu'il souffre d'un asthme.

Critères de variabilité
Amélioration du VEMS ou de la CVF de 12 % **et** d'au moins 200 ml, 10-15 minutes après administration de 200-400 µg de salbutamol ☺[9]. Si les patients sont déjà

sous traitement par bronchodilatateurs, ceux-ci doivent être interrompus > 4 h pour ceux à courte durée d'action, > 15 h ou plus pour ceux à longue durée d'action. Variabilité quotidienne 2 ×/j durant 2 semaines du débit expiratoire de pointe (DEP) effectué :
Elle se calcule comme suit : (DEP max – DEP min) / ([DEP max + DEP min]/2). Évocateur si variabilité > 10 %.
D'autres tests comme un test de provocation bronchique (métacholine, mannitol, hyperventilation isocapnique, test d'effort) peuvent éventuellement être pratiqués dans un second temps. De même, le suivi va aussi permettre d'étayer une suspicion d'asthme (variabilité claire des symptômes ou des fonctions pulmonaires au cours du temps ou après introduction d'un traitement).

Prise en charge de l'asthme
La problématique de l'asthme, c'est que la plupart des patients ne se prennent pas en charge et ne prennent pas correctement le traitement. Ceci est très clairement en rapport avec les croyances suivantes :
Je ne suis pas asthmatique…
… car je suis « allergique », je n'ai donc pas besoin de me traiter, ce n'est pas ma faute, c'est la faute du monde extérieur, d'ailleurs je devrais faire des analyses allergologiques.
… car je fais de la « bronchite asthmatiforme », je dois d'ailleurs souvent prendre des antibiotiques.
… car j'étais très bien hier soir, c'est seulement en fin de nuit que j'ai eu des difficultés.
Je ne veux pas prendre de cortisone, car c'est un poison qui fait grossir.
Je ne prends pas de spray car je vais mieux cet après-midi.
Je ne sais pas prendre mon traitement en inhalation.

C'est donc très important de faire une démarche *d'éducation thérapeutique* en simplifiant au maximum le message. On doit par ailleurs demander impérativement au patient d'utiliser un placebo devant soi ☺[10].
À la fin de votre intervention, le patient doit pouvoir dire ceci :
- J'ai une *sensibilité particulière* de mes bronches (asthme) qui fait partie de moi-même et qui s'exprime (heureusement) le plus souvent que lorsqu'il y a des agressions extérieures (pollution, virose, pollens) avec une inflammation des bronches. La plupart du temps, je n'en souffre pas, sauf lorsque mon asthme est décompensé.
- Mon asthme est *décompensé* lorsque, plus de trois fois par semaine, je suis : soit dérangé la nuit (toux), soit que je dois prendre un spray pour me soulager, soit que j'ai de la peine à respirer à l'effort.
- Lorsque mon asthme est *décompensé*, je dois prendre un traitement avec de la cortisone régulièrement, c'est la seule manière de diminuer l'inflammation, ce qui prend plusieurs semaines.

- La cortisone peut effectivement entraîner des effets secondaires, mais chaque personne fabrique de la cortisone tous les jours, sous peine d'avoir de gros ennuis (manque de cortisone, maladie d'Addison). La prise de cortisone en spray n'a quasiment pas d'effet au niveau du corps entier. La prise de cortisone en comprimé n'a pas d'effet significatif lorsqu'on en prend moins de 2-3 semaines.
- Je peux arrêter mon traitement de cortisone lorsque je n'ai plus de symptômes depuis au moins deux semaines.
- Je sais utiliser mon traitement en inhalation, je vous ai montré comment je faisais.

Les recommandations (GINA ☺[11]) proposent les éléments suivants pour guider le médecin dans la prise en charge :
- Si les symptômes d'asthme sont présents < 2 ×/mois et en l'absence de facteurs de risque d'exacerbation, un traitement de fond n'est pas nécessaire et un bronchodilatateur à courte durée d'action (par exemple Ventoline) doit être prescrit à la demande.
- Si les symptômes sont peu fréquents mais que le patient a 1 ou plusieurs facteurs de risque d'exacerbation, un traitement de fond par CSI à faible dose est recommandé.
- Si les symptômes d'asthme sont présents entre 2 ×/mois et 2 ×/semaine, ou si le patient est réveillé par son asthme ≥ 1 ×/mois : CSI à faible dose.
- Si le patient est gêné dans ses activités quotidiennes la plupart des jours, ou réveillé par son asthme ≥ 1 ×/semaine : CSI à dose modérée à élevée, ou association de CSI à faible dose + bronchodilatateur à longue durée d'action.
- Si présentation initiale sous forme d'asthme sévèrement non contrôlé ou sous forme d'exacerbation aiguë : corticothérapie orale de courte durée + CSI à dose élevée ou CSI à dose modérée et bronchodilatateurs à longue durée d'action.

Les consignes que devraient au minimum adopter les patients seraient les suivants :

Tout va bien : je ne prends pas de sprays, je profite de la vie…

Dyspnée, toux nocturne, gêne à l'effort : j'essaie de me soulager avec un spray. Si pas de bénéfice des sprays sur la dyspnée : *ad* consultation en urgence, même la nuit…

Dyspnée, toux nocturne, gêne à l'effort > 3 ×/semaine : je commence à prendre régulièrement un spray qui contient aussi de la cortisone.

Si je vais mieux, je continue ce traitement pendant 2 semaines APRÈS disparition de tout symptôme.

Si je ne vais pas mieux, soit consulter, soit prendre de la prednisone en comprimés 40 mg/j pendant 10 jours selon les instructions de mon médecin.

Allergologie

Pour un asthme nouvellement découvert, une évaluation allergologique minimale est nécessaire. Elle comprend une anamnèse dirigée et un dosage des IgE totaux. La négativité de ces tests exclut une composante allergique.

En cas d'atopie avérée, les conseils d'un allergologue peuvent être utiles pour déterminer les allergènes pertinents, les mesures d'éviction adéquates, et les rares cas où l'on peut envisager une désensibilisation (asthme peu sévère, débutant, saisonnier, allergène unique). En effet, s'il est démontré que certaines désensibilisations diminuent les symptômes et la consommation de médicaments ☺☺☺[12] lorsque l'indication est bien posée, elle semble inefficace en cas d'asthme perannuel ☺☺☺[13]. La présence de multiples allergènes devrait faire renoncer à une désensibilisation. Les mesures de contrôle de l'environnement pour les mites ne semblent malheureusement pas utiles ☺☺☺[14].

Les désensibilisations peuvent s'accompagner de réactions graves, parfois de manière différée.

L'étude de Cook *et al.* (2017) (figure 1) montre qu'il est important de garder les patients plus de 30 minutes après la désensibilisation ☺☺[15].

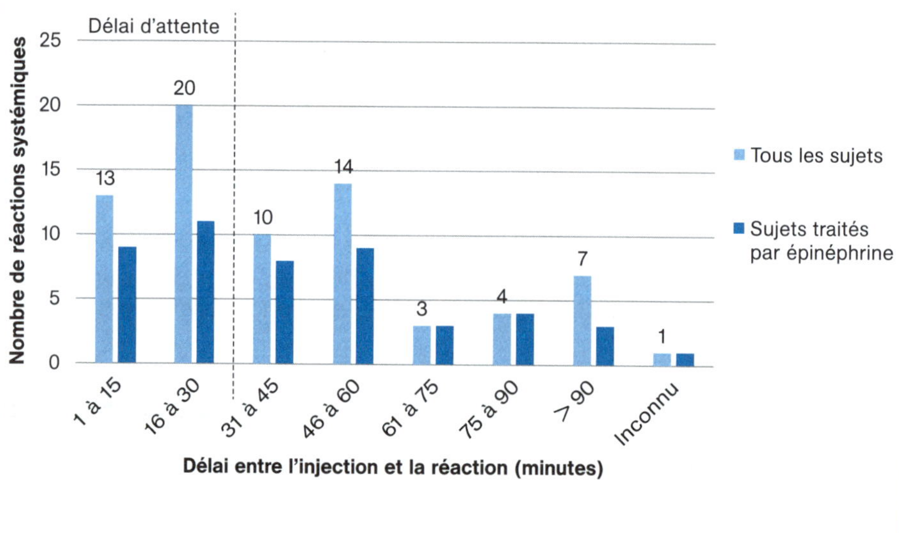

Figure 1. Délai d'une réaction systémique lors d'une immunothérapie allergique

LA RADIOGRAPHIE MONTRE UN PNEUMOTHORAX

Si le patient est instable, que le pneumothorax est bilatéral ou qu'il survient dans un contexte traumatique, il est nécessaire de poser un drain thoracique. Le patient doit donc être hospitalisé sans délai ☺[16].

Si le patient est âgé de > 50 ans, qu'il a des antécédents de tabagisme significatif ou des arguments en faveur d'une pathologie pulmonaire sous-jacente à l'examen clinique ou à la radiographie de thorax, il s'agit d'un **pneumothorax secondaire**. Le patient doit être adressé aux urgences pour évaluer la nécessité de mettre en place un drain thoracique.

En l'absence de ces facteurs, il s'agit d'un **pneumothorax primaire**. Si le décollement latéral du poumon est < 2 cm et que le patient n'est pas dyspnéique, une hospitalisation n'est pas indispensable, mais le patient doit être réévalué cliniquement et radiologiquement de manière rapprochée jusqu'à résolution du pneumothorax. Dans le cas contraire, le patient doit être adressé aux urgences pour évaluer la nécessité d'une exsufflation ou de la mise en place d'un drain thoracique ☺.

LA RADIOGRAPHIE MONTRE UN ÉPANCHEMENT PLEURAL

En dehors d'une décompensation cardiaque (voir, p. 392), le diagnostic différentiel est large et nécessite en général des investigations invasives (ponction ou biopsie pleurale). Adresser votre patient au spécialiste.

Si le patient est très dyspnéique, il est nécessaire de drainer cet épanchement. Éviter d'enlever plus d'un litre à la fois, danger d'œdème du poumon postexpansion.

Faire systématiquement des analyses sur ce liquide de ponction pleural (répartition cellulaire, culture standard et pour mycobactéries [± PCR et adénosine désaminase], cytologie, pH, protéines, glucose, amylase, LDH), et en même temps, valeurs dans le sang des protéines, glucose et LDH. En cas de suspicion de chylothorax, vous pouvez demander également un dosage des triglycérides, du cholestérol et éventuellement une électrophorèse des lipoprotéines à la recherche de chylomicrons dans le liquide pleural.

La répartition des leucocytes est importante, car elle permet d'orienter le diagnostic. Par exemple une prédominance de lymphocytes suggère une atteinte soit carcinomateuse, soit tuberculeuse, soit secondaire à une arthrite rhumatoïde ☺☺[17].

Lorsque la protéinémie est dans les limites de la normale, un transsudat a une concentration de protides inférieure à 30 g/l, alors que l'exsudat contient généralement plus de 30 g/l de protéines.

La « light's criteria rule » utilise le rapport valeur pleurale/valeur sérique pour classer l'épanchement en exsudat ou transsudat. Si un des trois critères ci-dessous est positif, il s'agit d'un exsudat ☺☺[18].

Protéines épanchement/Protéines sérum > 0,5

LDH épanchement/LDH sérum > 0,6

LDH épanchement > 2/3 valeur normale.

2e consultation

Elle permet de préciser les résultats anormaux mais non diagnostics obtenus lors du bilan initial. Elle permet également d'évaluer la réponse au traitement introduit.

Si vous aviez diagnostiqué et débuté un traitement pour un asthme :

Il convient d'évaluer la réponse au traitement après 2-3 mois, ou plus tôt selon la clinique.

Si le contrôle de l'asthme reste mauvais, n'oubliez pas de considérer les éléments suivants avant de majorer le traitement :

Mauvaise technique d'inhalation, adhérence faible, exposition persistante aux facteurs favorisants (tabac, allergènes), comorbidités associées (obésité, problèmes psychologiques ou socio-économiques sévères, allergies alimentaires).

Un diagnostic incorrect est également une possibilité.

Si ces éléments sont écartés avec une certitude suffisante, le traitement peut être majoré selon les paliers décrits dans les recommandations GINA :

- Palier 1 : bronchodilatateur à courte durée d'action à la demande
- Palier 2 : corticostéroïdes inhalés (CSI) à faible dose
- Palier 3 : CSI à faible dose + bronchodilatateur à longue durée d'action
- Palier 4 : CSI à dose élevée à modérée + bronchodilatateur à longue durée d'action
- Palier 5 : associer en plus traitements autres (tiotropium, omalizumab, mépolizumab) selon indications

Pour les paliers 2-5, un traitement de secours par bronchodilatateur à courte durée d'action est également recommandé. Alternativement, une association CSI à faible dose et formotérol peut être utilisée comme traitement de secours pour les paliers 3-5.

Le principe consiste à évaluer la réponse au traitement instauré après 2-3 mois, et à l'adapter en fonction des résultats.

Un traitement d'épreuve par corticoïdes *per os* peut être utile.

Indications à référer le patient à un spécialiste ☺[41]

Difficultés diagnostiques :

Le diagnostic reste incertain malgré traitement d'épreuve par CSI ou oraux

Suspicion d'asthme professionnel

Asthme non contrôlé persistant ou exacerbations fréquentes

Facteurs de risque pour décès liés à l'asthme (admission aux soins intensifs ou ventilation mécanique pour un asthme durant l'année écoulée), anaphylaxie

Évidence ou risques d'effets secondaires importants du traitement

Suspicion de dyskinésie des cordes vocales

Si vous aviez diagnostiqué et débuté un traitement pour une BPCO :

De même que pour l'asthme, il convient d'évaluer l'efficacité du traitement mis en place. Le meilleur moyen d'améliorer votre patient reste dans tous les cas de l'amener à refaire de l'exercice. Cette intervention est certainement plus efficace que le fait d'augmenter les médicaments. Essayer d'intégrer cette activité physique dans la vie de tous les jours, afin d'amener le patient à rester actif à long terme. Le bénéfice de la réhabilitation pulmonaire classique reste difficile à maintenir à long terme.

Si les patients restent dyspnéiques ou présentent encore des exacerbations, différents ajustements médicamenteux peuvent être effectués en fonction du stade de la BPCO :

GOLD stade A : Le traitement bronchodilatateur est à poursuivre si on observe un bénéfice clinique.

GOLD stade B : Si le patient reste symptomatique sous monothérapie, ajouter un 2e bronchodilatateur à longue durée d'action d'une autre classe.

Il faut également chercher et traiter d'éventuelles comorbidités associées ayant un impact sur la dyspnée.

GOLD stade C : En cas d'exacerbations persistantes, utiliser une combinaison de 2 bronchodilatateurs à longue durée d'action de classe différente.

GOLD stade D : En cas d'exacerbations à répétition sous combinaison de 2 bronchodilatateurs à longue durée d'action de classe différente, considérer l'ajout d'un CSI.

En cas de persistance d'exacerbations sous combinaison d'un bêta-2 agoniste et d'un anticholinergique de longue durée d'action avec ou sans CSI, considérer :

Ajout de roflumilast (en particulier si VEMS < 50 % et symptômes de bronchite chronique) ☺☺☺[42].

Ajout d'un macrolide (azithromycine) ☺☺☺[43].

Retrait du CSI (car non efficace et risque augmenté de pneumonie).

Si les patients restent dyspnéiques en dépit d'un traitement médicamenteux efficace, une réhabilitation pulmonaire comprenant un réentraînement à l'effort, de l'éducation thérapeutique, une cessation tabagique et une prise en charge nutritionnelle est recommandée (pour les stades B, C et D).

Indications à référer le patient à un spécialiste

En cas de doutes diagnostics.

Pour initier une réhabilitation pulmonaire.

En cas d'insuffisance respiratoire partielle nécessitant l'introduction d'une oxygénothérapie au long cours.

En cas d'insuffisance respiratoire globale nécessitant l'introduction d'une ventilation non invasive.

En cas d'atteinte sévère, pour les candidats à une réduction endoscopique ou chirurgicale de volume pulmonaire, ou à une transplantation pulmonaire.

OUI Vous avez répondu « oui » à une des questions essentielles

1. La dyspnée fait suite à un accident

Il s'agit d'une urgence.
Vérifier que les voies aériennes supérieures sont libres, considérer la possibilité d'un pneumothorax lors d'un traumatisme thoracique. L'auscultation doit vous permettre de faire le diagnostic. L'évolution vers un PNO sous tension (dyspnée très importante avec chute de la tension artérielle due au déplacement des structures cardiaques) nécessite un drainage d'urgence.

2. Il existe un stridor

Il s'agit également d'une urgence.
Dans un contexte fébrile, hospitaliser votre patient en urgence avec un diagnostic de suspicion d'épiglottite ou d'abcès amygdalien. Ne pas essayer d'examiner la gorge si vous ne pouvez pas intuber votre patient dans les minutes qui suivent.
Dans un contexte d'apparition brutale, avec un doute pour une réaction allergique, il faut craindre un œdème de la glotte. Injecter de l'adrénaline et hospitaliser.

3. La dyspnée est chronique

Le patient est connu pour une pathologie pulmonaire ou cardiaque.
Voir la question essentielle « 4. Présence d'antécédents médicaux ».

Le patient présente une décompensation aiguë d'une dyspnée chronique.
Il peut s'agir soit d'une décompensation de sa maladie de base, soit d'une autre pathologie surajoutée (insuffisance cardiaque, embolie pulmonaire, pneumothorax, etc.). Voir sous « 1re consultation », p. 388.

Le patient fume et présente une dyspnée stable
On a tendance à considérer que tous les patients qui fument ont des problèmes respiratoires. Or seulement environ un tiers des fumeurs vont avoir un syndrome obstructif significatif, et ceci après plusieurs dizaines d'années de tabagisme. Un questionnaire de dépistage de la BPCO a été développé et peut vous aider à orienter le diagnostic. Il s'agit du score COPD-PS (tableau 3) ☺[19,20].

Dyspnée	jamais	rarement	parfois	souvent	toujours
	0	0	1	2	2
Crachats	jamais	si grippé	plusieurs jours/mois	la plupart du temps	tous les jours
	0	0	1	1	2
Limité par le souffle	pas du tout	non	ne sais pas	un peu	beaucoup
	0	0	0	1	2
> 100 cig dans ma vie	non/sais pas	oui			
	0	2			
Âge	35-49	50-59	60-69	> 70	
	0	1	2	2	

Tableau 3 : COPD-PS Score : 0-4 bas risque, 5-10 haut risque. Valeur prédictive négative 94 %. Valeur prédictive positive 41 % ☺☺[21]

Le COPD-PS Score est basé sur 5 questions pour des patients âgés de 35 ans ou plus.
L'exposition à la fumée de tabac est le facteur de risque principal pour le développement d'une bronchopneumopathie obstructive (BPCO) ☺[22]. À noter toutefois que l'exposition à des particules organiques ou non, de même qu'à des agents chimiques, constitue également un facteur de risque pour la BPCO ☺[23,24,25].
Ceci dit, cet outil vous permet de détecter les BPCO parmi vos fumeurs (valeur prédictive négative élevée) mais ne vous permet pas d'affirmer que la dyspnée de votre patient est due à un BPCO (valeur prédictive positive moyenne). Avant d'affirmer ce diagnostic, il faut absolument, au moins une fois, faire une mesure des fonctions pulmonaires.

Le diagnostic de BPCO repose alors sur une **spirométrie**, qui va montrer une obstruction bronchique non réversible postbronchodilatation, avec un rapport VEMS/CVF < 5e percentile (ou 88 % du prédit) ☺[26] ou < 0,70. Une nouvelle approche pour définir une spirométrie normale a par ailleurs vu le jour sous l'impulsion de la « Global Lung Initiative » (GLI[27,28]). Si on utilise les équations GLI (disponibles sur certains spiromètres), le syndrome obstructif est caractérisé par un Z-score de −1,64.

Les fonctions pulmonaires simples peuvent être pratiquées par le médecin de premier recours en cabinet. Il est cependant nécessaire que l'examen soit réalisé selon les critères définis dans la littérature ☺[29,30], afin de s'assurer de sa qualité et que les résultats soient fiables.

La spirométrie permet encore de déterminer la sévérité du syndrome obstructif sur la base du VEMS ☺[31] :

- ≥ 80 % du prédit : léger (GOLD 1)
- 50-79 % du prédit : modéré (GOLD 2)
- 30-49 % du prédit : sévère (GOLD 3)
- < 30 % du prédit : très sévère (GOLD 4)

Pour classifier correctement un patient atteint de BPCO selon les dernières recommandations GOLD, il faut déterminer en plus de la sévérité du syndrome obstructif son score de dyspnée selon mMRC (tableau 4) ou son score de symptômes selon le score de CAT (www.catestonline.org), et si le patient fait des exacerbations à répétition.

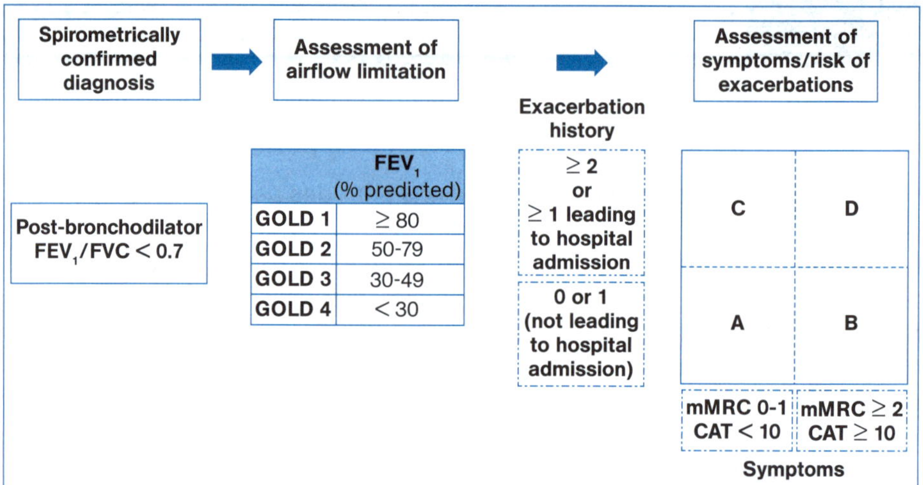

Tableau 4 : Critères de classification de la BPCO

Prise en charge d'une BPCO

La prise en charge a pour but de réduire les symptômes et de diminuer le risque d'exacerbation. Ces recommandations sont tirées des derniers guidelines GOLD 2017.

Prise en charge non médicamenteuse initiale

Arrêt du tabac, réduction de l'exposition environnementale ou professionnelle.
Vaccins : la vaccination contre la grippe entraîne une réduction de la morbidité et la mortalité pouvant atteindre 50 % chez les sujets âgés et elle réduit de 39 % l'incidence des hospitalisations chez les patients avec BPCO ☺[32]. La vaccination contre le pneumocoque n'a pas encore vraiment fait la preuve de son intérêt, mais reste probablement recommandée ☺☺[33].

Le système de santé d'une manière générale privilégie les mesures médico-techniques, mais il faut certainement s'imposer de travailler sur la mobilisation de nos patients BPCO. En effet, *l'activité physique* reste le meilleur moyen de diminuer leurs symptômes.
Il reste de pouvoir maintenir à long terme l'efficacité des interventions de réhabilitation pulmonaire ☺☺☺[34]. Est-ce que ces programmes sont vécus comme une intervention « externe » « magique » et que les patients ne se sentent pas concernés ? Faut-il intervenir à domicile ? Faut-il intégrer une dimension sociale à cette mobilisation ?

Prise en charge médicamenteuse

Le traitement a essentiellement pour but de diminuer les symptômes avec des sympathicomimétiques et des anticholinergiques, privilégier les formes longue durée.
L'utilisation souvent systématique de stéroïdes en inhalation pour ces patients est fortement remise en question ☺☺☺[35] : même si les stéroïdes en inhalation améliorent de manière limitée (probablement cliniquement peu significatif) le VEMS (65 ml CI 33.1-96) ☺☺☺[36], pas d'effet sur la mortalité ☺☺☺[37], augmentation importante des hospitalisations pour pneumonies (1.6-1.8 fois) ☺☺☺[38].
Les stéroïdes ont probablement leur place pour les patients qui ont un « overlap syndrome », chez qui vous avez mis en évidence une composante réversible de type « asthmatique ».

En cas de décompensation d'une BPCO

Prednisone 40 mg/j pendant 5 jours ☺☺[39].
Antibiotiques : si arguments cliniques en faveur d'une infection bactérienne (augmentation de la purulence des expectorations, augmentation du volume des expectorations, augmentation de la dyspnée) ou foyer de pneumonie à la radiographie de thorax ☺[40]. Le choix de l'antibiotique doit être basé sur le profil de résistances local (par exemple Augmentin). Idéalement, une culture d'expectorations devrait être effectuée au préalable et le traitement antibiotique adapté selon les résultats. La durée recommandée est de 5-10 jours.
Si le patient est suivi par un pneumologue, la prise en charge devrait idéalement être discutée avec lui.
Si le patient doit être adressé aux urgences, vous pouvez dans l'intervalle administrer des bronchodilatateurs à courte durée d'action, de préférence avec une chambre d'inhalation ou sous forme de nébulisation si disponible, et donner de l'oxygène pour une SpO_2 cible entre 88-92 %.

Le patient ne fume pas, ou les investigations ci-dessus ne permettent pas d'expliquer la dyspnée du patient

Cette situation sort du cadre de ce chapitre.

Il peut s'agir d'une atteinte pulmonaire, cardiaque, vasculaire pulmonaire, thoracique, neurologique… Il peut aussi simplement s'agir d'un déconditionnement physique, qui reste un diagnostic d'exclusion.

Adresser votre patient au spécialiste.

4. Présence d'antécédents médicaux

Si votre patient souffre de diabète, une dyspnée peut être un des signes d'une décompensation acidocétosique, doser la glycémie.

Les atteintes pulmonaires (pneumonie interstitielle, hypertension pulmonaire, tumeurs, etc.) sortent du cadre de ce chapitre. Les troubles de la statique (cyphoscoliose) peuvent entraîner une dyspnée sur syndrome restrictif. Les atteintes neuromusculaires (myasthénie grave, sclérose latérale amyotrophique, Guillain-Barré, etc.) peuvent toutes s'accompagner de difficultés respiratoires. Adresser ces patients au pneumologue pour investigations et prise en charge.

Annexe 1. Échelle de Borg modifiée

Évaluation	Intensité de la sensation
0	Rien
0,5	Très, très légère
1	Très légère
2	Légère
3	Modérée
4	Un peu forte
5	Forte
6	
7	Très forte
8	
9	Très, très forte
10	Maximale

Annexe 2. Questionnaire modifié du « Medical Council Research » (mMRC)

Degré 1 : patient avec dyspnée lors d'un exercice intense.

Degré 2 : dyspnée lors d'une marche rapide sur terrain plat ou en montant une pente légère.

Degré 3 : marche plus lentement que les personnes de son âge sur terrain plat, ou doit s'arrêter pour respirer lorsqu'il marche à son propre rythme sur terrain plat.
Degré 4 : doit s'arrêter pour respirer après une marche d'environ 90 mètres.
Degré 5 : trop essoufflé(e) pour quitter la maison, ou dyspnée lors de l'habillement.

Bibliographie

1. Kroenke K., Arrington M. E., Mangelsdorff A. D. The prevalence of symptoms in medical outpatients and the adequacy of therapy. *Arch Intern Med.* 1990 Aug;150(8):1685-9.
2. Parshall M. B., Schwartzstein R. M., Adams L., Banzett R. B., Manning H. L., Bourbeau J., Calverley P. M., Gift A. G., Harver A., Lareau S. C., Mahler D. A, *et al.* An official American Thoracic Society statement: update on the mechanisms, assessment, and management of dyspnea. *Am J Respir Crit Care Med.* 2012 Feb 14.
3. Klok F. A., *et al.* Simplification of the revised Geneva score for assessing clinical probability of pulmonary embolism. *Arch Intern Med.* 2008;168:2131.
4. Konstantinides S., Torbicki A., Agnelli G., Danchin N., Fitzmaurice D., Galiè N., Gibbs J. S., Huisman M., Humbert M., Kucher N., Lang I., *et al.* 2014 ESC guidelines on the diagnosis and management of acute pulmonary embolism. Eur Heart J. 2014 Aug 28:ehu283.
5. Righini M., Van Es J., Den Exter P. L., Roy P. M., Verschuren F., Ghuysen A., Rutschmann O. T., Sanchez O, Jaffrelot M., Trinh-Duc A., Le Gall C., *et al.* Age-adjusted D-dimer cutoff levels to rule out pulmonary embolism: the ADJUST-PE study. *JAMA.* 2014 Mar 19;311(11):1117-24.
6. Aujesky D., Roy P. M., Verschuren F., Righini M., Osterwalder J., Egloff M., Renaud B., Verhamme P., Stone R. A., Legall C., Sanchez O. Outpatient versus inpatient treatment for patients with acute pulmonary embolism: an international, open-label, randomised, non-inferiority trial. *Lancet.* 2011 Jul 8;378(9785):41-8.
7. Gustafsson F., Steensgaard-Hansen F., Badskjaer J., Poulsen A. H., Corell P., Hildebrandt P. Diagnostic and prognostic performance of N-terminal ProBNP in primary care patients with suspected heart failure. *J Card Fail.* 2005 Jun;11(5 Suppl):S15-20.
8. Ponikowski P., Voors A. A., Anker S. D., Bueno H., Cleland J. G., Coats A. J., Falk V., González-Juanatey J. R., Harjola V. P., Jankowska E. A., Jessup M., Linde C., Nihoyannopoulos P., Parissis J. T., Pieske B., Riley J. P., Rosano G. M., Ruilope L. M., Ruschitzka F., Rutten F. H., van der Meer P.; Authors/Task Force Members.2016 ESC Guidelines for the diagnosis and treatment of acute and chronic heart failure. *Eur Heart J.* 2016 Jul 14;37(27):2129-200.
9. Miller M. R., Hankinson J. A., Brusasco V., Burgos F., Casaburi R., Coates A., Crapo R., Enright P., van Der Grinten C. P., Gustafsson P., Jensen R., *et al.* Standardisation of spirometry. *Eur Respir J.* 2005 Aug 1;26(2):319-38.
10. www.youtube.com/watch?v=zG2DVoRP86g accédé le 30 avril 2017.
11. http://ginasthma.org/wp-content/uploads/2016/09/WMS-French-Pocket-Guide-GINA-2016.pdf
12. Abramson M. J., Puy RM, Weiner JM. Injection allergen immunotherapy for asthma. *Cochrane Database Syst Rev.* 2010 Aug 4;(8):CD001186.
13. Adkinson N. F. Jr, Eggleston P. A., Eney D., Goldstein E. O., Schuberth K. C., Bacon J. R., Hamilton R. G., Weiss M. E., Arshad H., Meinert C. L., Tonascia J., Wheeler B. A controlled trial of immunotherapy for asthma in allergic children. *N Engl J Med.* 1997;336:1010-5.
14. Gøtzsche P. C., Johansen H. K. House dust mite control measures for asthma. *Cochrane Database Syst Rev.* 2008 Apr 16;(2):CD001187.
15. Cook K. A., Ford C. M., Leyvas E. A., Waalen J., White A. A. Half of systemic reactions to allergen immunotherapy are delayed, majority require treatment with epinephrine. *J Allergy Clin Immunol Pract.* 2017 Apr 25;5:1415-7.
16. MacDuff A., Arnold A., Harvey J, BTS Pleural Disease Guideline Group. Management of spontaneous pneumothorax: British Thoracic Society Pleural Disease Guideline 2010. *Thorax.* 2010 Aug 1;65(Suppl 2):ii18-31.
17. Sahn S. A., Huggins J. T., San Jose E., *et al.* The art of pleural fluid analysis. *Clin Pulm Med.* 2013;20:77. Yam LTDiagnostic significance of lymphocytes in pleural effusions. *Ann Intern Med.* 1967;66(5):972
18. Gonlugur U., Gonlugur T. E. The distinction between transudates and exudates. *J Biomed Sci.* 2005;12(6):985.
19. www.copdfoundation.org accédé le 30 avril 2017.
20. Martinez F. J., Raczek A. E., Seifer F. D., Conoscenti C. S., Curtice T. G., D'Eletto T., Cote C., Hawkins C., Phillips A. L. Development and initial validation of a self-scored COPD Population Screener Questionnaire (COPD-PS). *COPD.* 2008 Jan 1;5(2):85-95.
21. Spyratos D., Haidich A. B., Chloros D., Michalopoulou D., Sichletidis L. Comparison of three screening questionnaires for chronic obstructive pulmonary disease in the primary care. *Respiration.* 2017;93(2):83-9.
22. Kohansal R., Martinez-Camblor P., Agustí A., Buist A. S., Mannino D. M., Soriano J. B. The natural history of chronic airflow obstruction revisited: an analysis of the Framingham offspring cohort. *Am*

J Respir Crit Care Med. 2009 Jul 1;180(1):3-10.
23. Trupin L., Earnest G., San Pedro M., Balmes J. R., Eisner M. D., Yelin E., Katz P. P., Blanc P. D. The occupational burden of chronic obstructive pulmonary disease. *Eur Respir J.* 2003 Sep 1;22(3):462-9.
24. Matheson M. C., Benke G., Raven J., Sim M. R., Kromhout H., Vermeulen R., Johns D. P., Walters E. H., Abramson M. J. Biological dust exposure in the workplace is a risk factor for chronic obstructive pulmonary disease. *Thorax.* 2005 Aug 1;60(8):645-51.
25. Hnizdo E., Sullivan P. A., Bang K. M., Wagner G. Association between chronic obstructive pulmonary disease and employment by industry and occupation in the US population: a study of data from the Third National Health and Nutrition Examination Survey. *Am J Epidemiol.* 2002 Oct 15;156(8):738-46.
26. Pellegrino R., Viegi G., Brusasco V., Crapo R. O., Burgos F., Casaburi R., Coates A., van der Grinten C. P., Gustafsson P., Hankinson J., Jensen R., *et al.* Interpretative strategies for lung function tests. *Eur Respir J.* 2005 Nov 1;26(5):948-68.
27. Vaz Fragoso C. A., McAvay G., Van Ness P. H., Casaburi R., Jensen R. L., MacIntyre N., Gill T. M., Yaggi H. K., Concato J. Phenotype of normal spirometry in an aging population. *Am J Respir Crit Care Med.* 2015 Oct 1;192(7):817-25.
28. Vaz Fragoso C. A., McAvay G., Van Ness P. H., Casaburi R., Jensen R. L., MacIntyre N., Yaggi H. K., Gill T. M., Concato J. Phenotype of spirometric impairment in an aging population. *Am J Respir Crit Care Med.* 2016 Apr 1;193(7):727-35.
29. Miller M. R., Hankinson J. A., Brusasco V., Burgos F., Casaburi R., Coates A., Crapo R., Enright P., van der Grinten C. P., Gustafsson P., Jensen R., *et al.* Standardisation of spirometry. *Eur Respir J.* 2005 Aug 1;26(2):319-38.
30. Jayet P. Y., Heinzer R., Fitting J. W. La spirométrie au cabinet du praticien ? Pour quel patient ?. *Rev Med Suisse.* 2006;2(87).
31. Guidelines GOLD 2017 ; www.goldcopd.org
32. Karrer W., Russi E., Müller M. BPCO : l'essentiel pour le médecin de premier recours 2013. *Forum Med Suisse.* 2013;13(11):227-30.
33. Walters J. A., Smith S., Poole P., Granger R. H., Wood-Baker R. Injectable vaccines for preventing pneumococcal infection in patients with chronic obstructive pulmonary disease. *Cochrane Database Syst Rev.* 2010 Nov 10;(11):CD001390.
34. McCarthy B., Casey D., Devane D., Murphy K., Murphy E., Lacasse Y. Pulmonary rehabilitation for chronic obstructive pulmonary disease. *Cochrane Database Syst Rev.* 2015 Feb 23;(2):CD003793.
35. Horita N., *et al.* LAMA+ LABA versus LABA + ICS for stable COPD. *Cochrane Database Syst Rev.* 2017;CD012066.
36. Kew K. M., Dias S., Cates C. J. Long-acting inhaled therapy (beta-agonists, anticholinergics and steroids) for COPD: a network meta-analysis. *Cochrane Database Syst Rev.* 2014 Mar 26;(3):CD010844.
37. Karbasi-Afshar R., Aslani J., Ghanei M. Efficacy and safety of inhaler steroids in COPD patients: systematic review and meta-analysis of randomized placebo-controlled trials. *Caspian J Intern Med.* 2014 Summer;5(3):130-6.
38. Kew K. M., Seniukovich A. Inhaled steroids and risk of pneumonia for chronic obstructive pulmonary disease. *Cochrane Database Syst Rev.* 2014 Mar 10;(3):CD010115.
39. Leuppi J. D., Schuetz P., Bingisser R., Bodmer M., Briel M., Drescher T., Duerring U., Henzen C., Leibbrandt Y., Maier S., Miedinger D., *et al.* Short-term vs conventional glucocorticoid therapy in acute exacerbations of chronic obstructive pulmonary disease: the REDUCE randomized clinical trial. *JAMA.* 2013 Jun 5;309(21):2223-31.
40. Egger M., Raetzo M.-A., Kherad O. Purulence des expectorations : aide pratique pour initier une antibiothérapie. *Rev Med Suisse.* 2016;12:250-5.
41. Guidelines GINA 2017 ; www.ginasthma.org
42. Martinez F. J., Calverley P. M., Goehring U. M., Brose M., Fabbri L. M., Rabe K. F. Effect of roflumilast on exacerbations in patients with severe chronic obstructive pulmonary disease uncontrolled by combination therapy (REACT): a multicentre randomised controlled trial. *Lancet.* 2015 Mar 7;385(9971):857-66.
43. Albert R. K., Connett J., Bailey W. C., Casaburi R., Cooper Jr J. A., Criner G. J., Curtis J. L., Dransfield M. T., Han M. K., Lazarus S. C., Make B. Azithromycin for prevention of exacerbations of COPD. *N Engl J Med.* 2011 Aug 25;(365):689-98.

Docteur,

je tousse

Florian Charbonnier, Marc-André Raetzo
et Alain Bigin Younossian

Préambule

La toux est considérée comme le symptôme le plus fréquent en médecine de premier recours[1]. ☺ La prévalence de la toux chronique (> 3 mois) dans la population générale est de 9,6 % ☺☺[2]. La toux n'est pas un symptôme spécifique aux affections pulmonaires. On trouve des récepteurs de la toux au niveau des sinus, du pharynx, du tympan, ainsi qu'au niveau de la partie distale de l'œsophage. Il n'est donc pas étonnant de devoir envisager un diagnostic différentiel large touchant les sphères pulmonaire, ORL, cardiaque et digestive. La toux n'est donc qu'un symptôme dont il convient de trouver la cause, car le traitement symptomatique (antitussifs) est le plus souvent peu efficace et de dernier recours ☺☺☺[3]. En dehors des problèmes infectieux aigus, le diagnostic étiologique de la toux repose le plus souvent sur des tests thérapeutiques ☺[4,5.] En effet, en l'absence de tabagisme et de prise d'inhibiteurs de l'enzyme de conversion, 90 % des patients qui présentent une toux chronique souffrent de syndrome de toux originaire des voies aériennes supérieures (STOVAS), d'asthme ou de reflux gastro-œsophagien. L'étiologie de la toux est d'ailleurs multifactorielle dans 60 % des cas ☺[6].

1re consultation

Les questions essentielles

1. Présence d'une infection aiguë ? • pharyngite, otite • pneumonie • sinusite aiguë • infection des voies aériennes supérieures (IVRS)	OUI	**p. 412**
2. Signes vitaux perturbés ? État confusionnel, déshydratation, hypotension, tachypnée	OUI	**p. 415**
3. Dyspnée ?	OUI	**p. 415**
4. Prise de médicaments ?	OUI	**p. 415**
5. Présence de symptômes suggérant une affection grave ? • dysphagie • perte de poids • précordialgies • hémoptysie • présence d'une immunosuppression	OUI	**p. 416**
6. L'examen clinique est anormal ? • ORL • pulmonaire • cardiaque	OUI	**p. 416**

NON Vous avez répondu « non » à toutes ces questions essentielles

Vous vous trouvez en face d'un patient immunocompétent qui tousse, en bon état général, sans état fébrile, sans dyspnée, qui ne prend pas de médicaments, sans symptômes de gravité, et avec un examen clinique des sphères ORL, pulmonaire et cardiaque dans les limites de la norme. Dans ce contexte, une infection sévère (pneumonie) ou l'exacerbation d'une maladie cardio-pulmonaire préexistante (BPCO, asthme, insuffisance cardiaque) sont moins probables.

Lorsque la toux est aiguë (< 3 semaines) ou subaiguë (3-8 semaines), elle fait souvent suite à une infection virale des voies aériennes supérieures, le traitement est avant tout symptomatique et il n'y a pas lieu de réaliser une radiographie du thorax. Une infection des voies aériennes peut provoquer une hyperréactivité bronchique post-virose potentiellement responsable d'une toux aussi bien chez les sujets normaux que chez les asthmatiques ☺[7]. La toux dure en moyenne 18 jours lors d'une infection virale des voies aériennes supérieures ☺[8].

Si la toux est chronique (> 8 semaines)

- Une radiographie du thorax est indiquée afin de diriger les investigations en cas d'anomalie constatée.
- Tabagisme : la prévalence de la toux est augmentée chez les patients fumeurs (9 %) comparé aux non-fumeurs (3 %) ☺[9]. Une spirométrie est indiquée à la recherche d'une BPCO. Il s'agit d'un moment opportun pour aborder le sevrage tabagique avec votre patient.

Ensuite, il faut considérer les étiologies les plus fréquentes de toux chronique : syndrome de toux originaire des voies aériennes supérieures, asthme, bronchite à éosinophiles et reflux gastro-œsophagien. Le diagnostic se pose par l'utilisation de tests thérapeutiques.

Il est utile de savoir si la toux a commencé par une infection des voies aériennes supérieures, ce qui augmente la probabilité soit d'un STOVAS, soit d'une décompensation asthmatique.
Si c'est le cas, commencer les investigations en fonction de la présence éventuelle de symptômes même peu importants (voix nasonnée, raclements de gorge, céphalées, rhinorrhée, écoulement nasal) de la sphère ORL (STOVAS), de la notion de bronchite à répétition ou d'allergies (maladie bronchique).

S'agit-il d'un syndrome de toux originaire des voies aériennes supérieures (STOVAS) ?

Après avoir utilisé le terme « écoulement postérieur » (« *post-nasal drip* »), le terme actuellement utilisé est celui de « syndrome de toux originaire des voies aériennes supérieures » (STOVAS ; pour les Anglo-Saxons : « upper airway cough syndrome » [UACS]). Cette entité regroupe plusieurs formes de rhinites et de sinusites.
La présence de symptômes rhino-sinusiens doit faire évoquer un STOVAS ; dans ces conditions, un traitement d'épreuve doit être tenté. Un traitement anti-inflammatoire *per os*, soit avec des anti-inflammatoires non stéroïdiens, soit avec de la prednisone (notion de rhinite allergique), est indiqué. L'adjonction de rinçages des fosses nasales par de l'eau salée est parfois efficace. Un corticoïde topique est recommandé. éventuellement associé à un anti-H1 de 1re génération et des vasoconstricteurs bien que la qualité de l'évidence pour ce dernier traitement soit faible ☺☺[10].
En cas de symptômes nasosinusiens persistants malgré ce traitement empirique initial, un avis ORL est indiqué. Il pourra ainsi évaluer la nécessité d'un scanner des sinus et d'éventuels prélèvements pour examen microbiologique.

Les radiographies du sinus n'ont aucune utilité, car la sensibilité et la spécificité de la radiologie standard sont insuffisantes.

S'agit-il d'une maladie bronchique ?

Ce terme regroupe l'asthme, le « cough variant asthma » et la bronchite à éosinophiles.

Un **asthme** peut se présenter avec une toux isolée, sans dyspnée et avec un examen physique normal (voir « Docteur, j'ai de la peine à respirer », p. 387). Il s'agit d'un « cough variant asthma ». La réalisation d'une spirométrie avec bronchodilatation est à encourager si disponible au cabinet. Elle peut démontrer une obstruction mais revient souvent normale sans pouvoir exclure le diagnostic. Il est utile de demander à votre patient si on lui a auparavant parlé d'asthme. D'autres arguments en faveur d'un asthme ou d'un « cough variant asthma » sont :

- la présence d'une atopie ou d'une rhinite saisonnière ;
- la notion d'asthme familial ;
- une toux plus marquée en fin de nuit ou après un exercice physique ;
- une dyspnée et/ou une respiration sifflante, pouvant également être déclenchée par l'exercice physique.

Un autre diagnostic possible est la **bronchite à éosinophiles** ☺☺[11]. Il s'agit d'une inflammation bronchique à éosinophiles qui survient de façon isolée. Le diagnostic se pose par la présence de plus de 3 % d'éosinophiles sur des expectorations induites mais cet examen ne se fait pas de routine. Les fonctions pulmonaires sont normales, le test de réactivité bronchique est négatif par définition ☺[12]. Un NO exhalé élevé peut mettre sur la piste.

À noter qu'un NO exhalé élevé (> 31,5 ppm) possède relativement une bonne valeur prédictive positive (89,3 %) pour une réponse de la toux aux corticostéroïdes inhalés ☺[13].

En pratique, si l'on considère un diagnostic de *maladie bronchique*, il faut réaliser une spirométrie et proposer un test thérapeutique (le même pour tous) : corticostéroïdes inhalés et bêta-2 stimulants durant 15 jours au minimum. Il faut **systématiquement bien vérifier** la technique d'inhalation. Il est important de garantir que le patient reçoit bien le traitement, car il faut pouvoir exclure un asthme si le patient a bien pris son traitement et que la toux persiste. Si vous doutez de la qualité de la prise en inhalation, vous pouvez donc également donner un traitement *per os* (prednisone ½ mg/kg 1-2 semaines), ce qui est également meilleur marché. En cas de succès, vous continuerez avec des stéroïdes en inhalation pour au moins 2 semaines après résolution de tous les symptômes, et vous enseignez à votre patient la prise en charge de son (voir page 384).

En cas d'échec, si la piste d'une toux sur atteinte bronchique est toujours au premier plan, vous pouvez également essayer un traitement de montélukast ☺[14].

S'agit-il d'un reflux gastro-œsophagien (RGO) ?

La question d'un reflux gastro-œsophagien ☺[15] comme cause de la toux se pose **après** avoir exclu un STOVAS, une hyperréactivité bronchique et un asthme chez un patient qui présente une radiographie du thorax normale.

Un RGO peut provoquer de la toux chez des patients asymptomatiques au plan digestif, puisque seulement 25 % des patients avec toux sur RGO présentent des symptômes digestifs ☺☺[16].

Le diagnostic se base sur un test thérapeutique avec des IPP et des conseils diététiques (éviter des repas lourds et riches en graisse le soir, pas d'aliment 2-3 heures avant le coucher, relèvement de la tête du lit). Certaines références considèrent que les IPP doivent être prescrits à hautes doses (2 ×/40 mg/j) afin d'inhiber le reflux acide sur l'ensemble du nyctémère et pour un minimum de 3 mois pour obtenir une réponse clinique ☺[17].

Il est possible que des reflux non acides soient une cause de toux chronique. Ceci expliquerait les situations d'échec des IPP pour lesquels il faudrait alors considérer la réalisation d'une pH-impédancemétrie qui permet non seulement de mesurer les reflux acides et non acides, mais aussi le lien temporel entre les reflux mesurés et la survenue de toux. Une autre hypothèse est que la toux serait le résultat d'un réflexe médié par le tronc cérébral par interférence entre les afférences nerveuses en provenance des voies aériennes et digestives ☺[18].

Si votre patient tousse toujours après les tests thérapeutiques entrepris

Vous devez vous reposer les « questions essentielles ». En fonction de vos réponses, envisager de nouveaux tests thérapeutiques. Attention, dans 60 % des cas plusieurs causes peuvent s'associer ☺[7].

Pratiquer une radiographie du thorax si pas déjà réalisée (néoplasie, pathologie non tumorale, pneumopathie interstitielle). Investiguer en fonction des anomalies éventuelles.

En cas d'anomalies, l'attitude la plus utile est toujours la recherche d'anciens clichés

À noter que la toux est présente au moment du diagnostic chez 65 % des patients qui présentent une tumeur pulmonaire, mais que ce diagnostic n'explique que 2 % des toux chroniques ☺☺[19]. D'autre part, une radiographie normale n'exclut malheureusement pas que la toux du patient soit secondaire à une tumeur ☺[20].

Si la radiographie est normale

- Une coqueluche est à considérer surtout dans un cadre épidémique. L'affection aiguë ne se différencie pas d'une infection des voies aériennes supérieures banale (IVRS). Dans une étude sur 153 adultes avec toux chronique sans diagnostic, 12 % avaient des sérologies positives pour la coqueluche ☺[21]. Le traitement antibiotique ne diminue malheureusement pas la durée de la toux, mais permet d'éliminer le germe des sécrétions nasales et réduit ainsi la période de contagion ☺☺☺[22]. Le diagnostic se pose par PCR (sensibilité 60-94 %, spécificité 88-98 %) sur frottis nasopharyngé ☺[23].
- En l'absence de pistes, considérer un scanner thoracique à la recherche d'une cause rare de toux (bronchectasies, pneumopathie interstitielle...) ainsi qu'un avis pneumologique qui évaluera le besoin de recourir à des examens spécialisés (bronchoprovocation à la méthacholine, pH-impédancimétrie, en dernier recours éventuellement une bronchoscopie dont l'utilité est très contestée ☺[24,25].

En cas de persistance de la toux après investigations extensives et traitements empiriques, le diagnostic de syndrome d'hypersensibilité à la toux sera parfois retenu. Des données récentes montrent un effet potentiel de l'association de prégabaline et d'une phoniatrie spécifique pour ces toux réfractaires ☺☺☺[26]. On peut également considérer le diagnostic de toux psychogène, très rare ☺☺[27].

OUI Vous avez répondu « oui » à une ou plusieurs des questions essentielles

1. Présence d'une infection aiguë

- Pharyngite, otite ;
- Pneumonie ;
- Sinusite aiguë ;
- Infections des voies respiratoires supérieures (IVRS).

Pharyngite, otite

Les patients qui présentent une grippe, une pharyngite ou une otite peuvent manifester une toux. L'examen physique et les autres symptômes associés permettent rapidement d'exclure ces diagnostics. Voir « Docteur, j'ai la grippe », p. 87.

Pneumonie

Selon les recommandations de la Société suisse d'infectiologie, le diagnostic de pneumonie doit être suspecté chez un patient qui tousse et qui présente un des signes suivants : **Auscultation de foyer pulmonaire, dyspnée, tachypnée, fièvre > 4 jours** ☺[28].

Le diagnostic est retenu avec la documentation d'un nouvel infiltrat à la radiographie du thorax qui est recommandée dans cette situation.

La culture des expectorations (sauf suspicion de tuberculose) ou les antigènes urinaires ne sont pas utiles en général en ambulatoire, car le traitement est d'abord guidé par des arguments épidémiologiques. Les sérologies n'ont qu'un intérêt épidémiologique et ne devraient pas être demandées. Pour les patients hospitalisés, la situation est différente car il s'agit d'une pneumonie grave, pour laquelle il faut se donner tous les moyens possibles afin d'identifier le germe en cause.

Hospitalisation

La décision d'hospitaliser une pneumonie dépend de facteurs de bon sens (impossibilité de s'alimenter ou de se mobiliser seul), mais aussi de la probabilité de mortalité. Les signes cliniques suivants sont prédictifs de la mortalité et peuvent orienter la décision. Voir ci-dessous tableau 1.

Points	Item
1	état confusionnel
1	fréquence respiratoire > 30/minute
1	diastolique < 60 mmHg ou systolique < 90 mmHg
1	âge de plus de 65 ans
1	urée > 7 mmol/l
0 ou 1 point : traitement ambulatoire ; 2 points : hospitalisation à considérer ; 3 points ou plus : hospitalisation	

Tableau 1 : CURB-65 : pneumonie ; scores cliniques et probabilité de mortalité ☺[29]

Antibiotiques

L'amoxicilline/acide clavulanique est proposé de manière pragmatique pour la prise en charge ambulatoire afin de cibler le pneumocoque de façon prioritaire. Ce traitement est préféré à l'amoxicilline seule, car 20 % d'*Haemophilus* sont résistants à cet antibiotique en Suisse.

Les macrolides ne peuvent être prescrits en 1re ligne au vu de l'antibiorésistance du pneumocoque en augmentation. Les quinolones respiratoires (moxifloxacine, lévofloxacine) ont un intérêt en cas d'allergie documentée aux dérivés de la pénicilline.

Des facteurs épidémiologiques doivent parfois être pris en considération : voyages, exposition particulière (oiseaux…), facteurs de risque pour une infection à *Pseudomonas* (présence de > 2 critères suivants : bronchectasies, immunosuppression, hospitalisation ou antibiothérapie dans les 90 jours qui précèdent).

La survenue progressive des symptômes, l'association à des signes généraux, la provenance d'une région de haute endémie et/ou la présence d'un foyer apical doivent faire évoquer la tuberculose.

Durée du traitement

Des études récentes permettent de considérer l'arrêt du traitement après 5 jours chez des patients non immunosupprimés si le patient est afébrile et stable cliniquement depuis 48 heures. Les germes intracellulaires (par exemple *Legionella*) doivent être traités plus longtemps (10-21 jours).

Indiquez au malade de reconsulter à nouveau impérativement si un des signes de gravité apparaît (voir ci-dessus).
Vous devez obtenir des nouvelles de votre patient après 72 heures de traitement (téléphone ou consultation). Si votre patient est toujours fébrile à ce moment, vous devez :

- réévaluer la sévérité de la pneumonie et considérer éventuellement une hospitalisation ;
- s'assurer que l'inefficacité n'est pas liée à une non-observance ou des vomissements ;
- pratiquer une nouvelle radiographie du thorax pour rechercher un épanchement pleural, une abcédation.

En cas d'échec de traitement à 48-72 heures et en l'absence de facteurs de gravité, il faut considérer la présence d'un atypique, essayer de le documenter (antigène urinaire *Legionella*, expectorations : cultures standard + PCR mycoplasme et chlamydia) et le couvrir soit en ajoutant un macrolide, soit en remplaçant la 1re ligne par une quinolone respiratoire (lévofloxacine, moxifloxacine). En cas de facteur de gravité, considérer alors un traitement parentéral et des investigations appropriées, en général en milieu hospitalier.

Sinusite aiguë

En l'absence de pneumonie, un patient qui tousse dans un contexte fébrile présent peut souffrir d'une sinusite. Voir « Docteur, j'ai la grippe », p. 87.

IVRS

En l'absence de pneumonie ou de sinusite aiguë, vous devez considérer le diagnostic d'infection virale des voies aériennes supérieures.
De nombreuses études randomisées ont montré un bénéfice modeste voire nul du traitement d'une bronchite aiguë par des antibiotiques dans une population normale ☺☺☺[30,31]. Le traitement doit être symptomatique. Pour traiter la toux, on peut essayer les inhalations de bromure d'ipratropium, qui ont montré une certaine efficacité ☺[32].
Les antiviraux (Tamiflu) proposés pour la grippe n'ont que peu d'indications, voir « Docteur, j'ai la grippe », p. 87.

2. Signes vitaux perturbés

Un patient qui tousse et dont les signes vitaux sont perturbés doit être considéré de manière particulière.
L'association d'une toux avec un **état confusionnel** doit faire penser à un problème infectieux sévère (hypoxémie, choc septique), le plus souvent secondaire à une pneumonie. Chez des personnes âgées, une pneumonie peut se présenter simplement comme de la toux, sans fièvre. Dans cette situation, comme dans la situation d'une **déshydratation** ou d'une **difficulté à s'alimenter**, une hospitalisation s'impose. Une **tension abaissée** (une pression diastolique < 60 mmHg ou systolique < 90 mmHg), ou une **fréquence respiratoire** de plus de 30/min sont également des critères d'hospitalisation, soit pour une pneumonie (voir p. 413), soit pour un asthme (voir p. 393).

3. Présence d'une dyspnée

D'autres étiologies qui peuvent menacer le risque vital sont aussi à considérer : insuffisance cardiaque, embolie pulmonaire… (voir « Docteur, j'ai de la peine à respirer », p. 387).

4. Prise de médicaments

Un grand nombre de médicaments peuvent provoquer de la toux.
Revoir les effets secondaires des médicaments que prend votre patient. Vous trouverez ci-dessous les substances incriminées le plus fréquemment.

Inhibiteurs de l'enzyme de conversion (IEC)

L'association IEC/toux a été rapportée jusque dans 15 % des cas ☺☺[33,34]. La toux survient généralement rapidement après l'introduction des IEC mais peut aussi apparaître après plusieurs mois. Les IEC doivent être interrompus en cas de toux chronique. Cette dernière peut mettre plusieurs semaines à disparaître après l'arrêt des IEC. À noter que 30 % des personnes qui toussent sous ce traitement peuvent reprendre le traitement par la suite sans récidive de la toux. La toux sous *sartans* est décrite mais est considérée comme très rare.

Bêtabloqueurs, anti-inflammatoires non stéroïdiens

Ces médicaments peuvent entraîner un bronchospasme, et cet effet secondaire peut se manifester par une toux isolée. Au moindre doute, cesser le médicament ou changer de molécule.
Sulfamidés, sulfonamides, nitrofurantoïne, sels d'or, amiodarone, bléomycine, méthotrexate, cyclophosphamide, (liste non exhaustive)…

Une toux chez un patient qui prend un de ces médicaments doit faire suspecter une toxicité pulmonaire. Pratiquer une radiographie du thorax et considérer un avis spécialisé par un pneumologue.

5. Il existe des symptômes suggérant une affection grave

Stridor

Vous devez commencer les investigations urgemment à la recherche d'une obstruction ORL (examen fait par un spécialiste). Considérez une hospitalisation en urgence.

Perte de poids, hémoptysie

En cas d'hémoptysie, un scanner thoracique (protocole avec injection de produit de contraste dédié) et l'avis d'un pneumologue sont recommandés.

Dysphagie

Une endoscopie digestive haute doit être considérée en premier lieu.

Précordialgies

Des précordialgies associées à la toux doivent suggérer une insuffisance cardiaque sur coronaropathie, une pathologie œsophagienne, une pathologie médiastinale.

Dans tous les cas une radiographie du thorax et un ECG de repos sont indiqués au minimum.

6. L'examen clinique est anormal

ORL

Rechercher un bouchon de cérumen, une otite, un cholestéatome, une sinusite, une tumeur.

Remarque

Il existe des récepteurs pour la toux pratiquement au niveau de tout le système ORL. Toutes ces affections peuvent faire tousser.

Pulmonaire

Des sibilances avec éventuellement un expirium prolongé suggèrent un asthme ou une insuffisance cardiaque (voir ci-dessus).

Une auscultation pathologique avec une radiographie du thorax normale peut faire suggérer la possibilité de bronchectasies. La présence d'expectorations abondantes, matinales, chroniques et d'épisodes de surinfection pulmonaire fréquents doit faire rechercher des bronchectasies. Le diagnostic est posé par un scanner thoracique coupes fines et leur prise en charge nécessite une consultation pneumologique spécialisée.

Cardiaque

Un souffle cardiaque, un B3 ou un choc de pointe élargi, des œdèmes des membres inférieurs suggèrent la possibilité d'une insuffisance cardiaque comme cause de la toux, ce qui justifie des investigations supplémentaires (voir « Docteur, j'ai de la peine à respirer » p. 387).

Bibliographie

1. Stadler H., Rochat T. La toux chronique. *Primary Care.* 2003;3:648-52.
2. Song W.-J., Chang Y.-S., Faruqi S., *et al.* The global epidemiology of chronic cough in adults: a systematic review and meta-analysis. *Eur Respir J.* 2015;45(5):1479-81.
3. De Blasio F., Virchow J. C., Polverino M., *et al.* Cough management: a practical approach. *Cough.* 2011;7(1):7.
4. Irwin R. S., Curley F. J., French C. L. Chronic cough: the spectrum and frequency of causes, key components of the diagnostic evaluation, and outcome of specific therapy. *Am Rev Respir Dis.* 1990;141:640-7.
5. Pratter M. R. Overview of common causes of chronic cough. ACCP Evidence-Based Clinical Practice Guidelines. *Chest.* 2006;129;59S.
6. Palombini B. C., Villanova C. A. C., Araujo E., *et al.* A pathogenic triad in chronic cough: asthma, postnasal drip syndrome, and gastroesophageal reflux disease. Chest. 1999;116(2):279-84.
7. Hegele R. G., Hayashi S., Hogg J. C., *et al.* Mechanisms of airway narrowing and hyperresponsiveness in viral respiratory tract infections. *Am J Respir Crit Care Med.* 1995;151(5):1659-65.
8. Ebell M. H., Lundgren J., Youngpairoj S. How long does a cough last? Comparing patients' expectations with data from a systematic review of the literature. *Ann Fam Med.* 2013;11(1):5-13.
9. Zemp E., Elsasser S., Schindler C., *et al.* Long-term ambient air pollution and respiratory symptoms in adults (SAPALDIA study). *Am J Respir Crit Care Med.* 1999;159(4):1257-66.
10. Pratter M. R. Chronic upper airway cough syndrome secondary to rhinosinus diseases (previously referred to as postnasal drip syndrome): ACCP evidence-based clinical practice guidelines. *Chest.* 2006;129(1 Suppl):63S-71S.
11. Brighling C. E. Chronic cough due to nonasthmatic eosinophilic bronchitis ACCP evidence-based clinical practice guidelines. *Chest.* 2006;129:116S-21S.
12. Belda J., Leigh R., Parameswaran K., *et al.* Induced sputum cell counts in healthy adults. *Am J Respir Crit Care Med.* 2000;161:475-8.
13. Yi F., Chen R., Luo W., *et al.* Validity of fractional exhaled nitric oxide in diagnosis of corticosteroid-responsive cough. *Chest.* 2016;149(4):1042-51.
14. Spector S. L., Tan R. A. Effectiveness of montelukast in the treatment of cough variant asthma. *Ann Allergy Asthma Immunol.* 2004;93(3): 232-6.
15. Irwin R. S. Chronic cough due to gastroesophageal reflux disease: ACCP evidence-based clinical practice guidelines. *Chest.* 2006;129 (1 Suppl):80S-94S.
16. Irwin R. S., *et al.* Chronic cough due to gastrooesophageal reflux. Clinical, diagnostic and pathogenetic aspects. *Chest.* 1993;104:1511-7.
17. Morice A. H., McGarvey L., Pavord I. Recommendations for the management of cough in adults. *Thorax.* 2006;61(1 Suppl):i1-i24.
18. Smith J. A., Houghton L. A. The oesophagus and cough: laryngo-pharyngeal reflux, microaspiration and vagal reflexes. *Cough.* 2013;9(1):12.
19. Kvale P. A. Chronic cough due to lung tumors: ACCP evidence-based clinical practice guidelines. *Chest.* 2006;129(1 Suppl):147S-53S.
20. Shure D. Radiographically occult endobronchial obstruction in bronchogenic carcinoma. *Am J Med.* 1991;91(1):19-22.
21. Nennig M. E., Shinefield H. R., Edwards K. M., *et al.* Prevalence and incidence of adult pertussis in an urban population. *JAMA.* 1996;275(21):1672-4.
22. Altunaiji S. M., Kukuruzovic R. H., Curtis N. C., *et al.* Cochrane Review: antibiotics for whooping cough (pertussis). Evidence Based Child Health: *A Cochrane Review Journal.* 2012;7(3):893-956.
23. Loeffelholz M. J., Thompson C. J., Long K. S., *et al.* Comparison of PCR, culture, and direct fluorescent-antibody testing for detection of Bordetella pertussis. *J Clin Microbiol.* 1999;37(9):2872-6.
24. Decalmer S., Woodcock A., Greaves M., *et al.* Airway abnormalities at flexible bronchoscopy in patients with chronic cough. *Eur Respir J.* 2007;30(6):1138-42.
25. Barnes T. W., Afessa B., Swanson K. L., *et al.* The clinical utility of flexible bronchoscopy in the evaluation of chronic cough. *Chest.* 2004;126(1):268-72.
26. Vertigan A. E., Kapela S. L., Ryan N. M., *et al.* Pregabalin and speech pathology combination therapy for refractory chronic cough: a randomized controlled trial. *Chest.* 2016;149(3):639-48.
27. Haydour Q., Alahdab F., Farah M., *et al.* Management and diagnosis of psychogenic cough, habit cough, and tic cough: a systematic review. *Chest.* 2014;146(2):355-72.

28. Laifer G., Flückiger U., Scheidegger C., *et al.* Management of community acquired pneumonia (CAP) in adults (ERS/ESCMID guidelines adapted for Switzerland). *Swiss society for infectious.* 2005;1, 2002;1.
29. Lim W. S., Van der Eerden M. M., Laing R., *et al.* Defining community acquired pneumonia severity on presentation to hospital: an international derivation and validation study. *Thorax.* 2003;58(5):377-82.
30. Gonzales R., Sande M. What will it take to stop physicians from prescribing antibiotics in acute bronchitis?. *Lancet.* 1995;345(8951):665-6.
31. Bent S. Antiobiotics are not justified in otherwise healthy patients with acute bronchitis. *Am J Med.* 1999;107:62-7.
32. Holmes P. W., Barter C. E., Pierce R. J. Chronic persistent cough: use of ipratropium bromide in undiagnosed cases following upper respiratory tract infection. *Respir Med.* 1992;86(5):425-9.
33. Yeo W. W., Foster G., Ramsay L. E. Prevalence of persistent cough during long-term enalapril treatment: controlled study versus nifedipine. *QJMed: An International Journal of Medicine.* 1991;80(3):763-70.
34. Lacourciere Y., Brunner H., Irwin R. S., *et al.* Effects of modulators of the renin-angiotensin-aldosterone system on cough. *J Hypertens.* 1994;12:1387-93.

Docteur,

j'ai mal à l'estomac

Alexandre Restellini, Gaëlle Ory et Marc Girardin

Préambule

Le terme « dyspepsie » recouvre tous les symptômes aigus ou chroniques localisés à l'épigastre. Lorsqu'un patient souffre de « l'estomac », il convient d'élargir le diagnostic différentiel aux organes de voisinage, notamment à l'œsophage, la vésicule biliaire, le côlon et le pancréas. Il existe un chevauchement important entre la dyspepsie, la maladie de reflux et l'intestin irritable ☺[1-7]. La maladie de reflux, qui impose une attitude spécifique, est traitée séparément. En ambulatoire, la dyspepsie fonctionnelle, à savoir sans lésion organique (non ulcéreuse ou idiopathique) représente un défi thérapeutique majeur. Le diagnostic est retenu si les symptômes ont débuté depuis plus de 6 mois et sont présents aux cours des 3 derniers avec au moins un des symptômes suivants : une douleur ou une brûlure épigastrique, une sensation de satiété précoce et l'impression de digestion lente sous forme d'une réplétion postprandiale (critères de Rome IV 2016) ☺[8].

Le clinicien s'appuie sur la recherche d'indices de gravité ou de symptômes pour identifier les patients nécessitant rapidement une endoscopie. Cette démarche est peu fiable dans l'approche diagnostique des patients tous âges confondus. Toutefois, pour les patients de moins de 60 ans, la valeur prédictive négative des symptômes d'alarme pour les cancers œsogastriques est de 97 % ☺☺[9-11]. Chez les patients de moins de 60 ans avec une dyspepsie aiguë, en l'absence de symptômes d'alarme, nous proposons en première intention pour les symptômes légers un traitement antiacide d'épreuve de 7 à 14 jours plutôt à l'aide d'un anti-H2. Bien que plus efficaces, nous réservons les inhibiteurs de la pompe à protons (IPP) pour les symptômes importants et récurrents ☺☺☺[12]. Ces nouvelles recommandations tiennent compte des effets secondaires potentiels des IPP pris trop souvent sur le long terme. En cas de récidive des symptômes après un traitement d'épreuve, la recherche d'*Helicobacter pylori* (Hp) et son éradication « à l'aveugle » reste toujours une stratégie d'actualité (« test and treat »). Cette démarche se base entre autres sur l'évidence d'un bénéfice symptomatique même modeste et le rapport coût-efficacité satisfaisant, du moins en zone de haute prévalence (plus de 50 %) ☺☺☺[13].

L'infection par Hp est le facteur de risque principal du cancer gastrique dont le pronostic reste mauvais avec une survie de 20 % à 5 ans. Son éradication essentiellement précoce entraîne une réduction du risque de progression des lésions prénéoplasiques de la muqueuse gastrique (métaplasie et atrophie) ☺☺[14]. Les preuves s'accumulent également en faveur de la prévention de l'adénocarcinome gastrique par l'éradication de Hp, principalement dans les zones à forte incidence de cancer, surtout en l'absence de lésions prénéoplasiques et chez les patients à risque de cancer métachrone après résection endoscopique d'un cancer gastrique au stade précoce ☺[15-18], ☺☺[19], ☺☺☺[20-25]. Il n'est pas certain que les conclusions des études asiatiques portant sur des populations à haut risque de cancer gastrique puissent être extrapolées aux populations européennes à moindre risque ☺☺☺[26].

La preuve formelle que l'éradication de Hp chez le patient asymptomatique fasse baisser l'incidence de ce carcinome ne sera obtenue qu'après l'observation du suivi prolongé de nombreuses cohortes en raison de la carcinogenèse lente du cancer gastrique qui ne concerne que le 1 à 2 % des patients infectés.

Le bénéfice symptomatique de l'éradication chez les patients dyspepsiques sans lésion endoscopique est globalement faible (NNT = 14) ☺[27],☺☺☺[28-30]. Chez les patients avec dyspepsie non explorée par endoscopie, le bénéfice de l'éradication (stratégie « test and treat » en anglais) dans une zone de moyenne prévalence comme en Suisse (12 à 27 %) semble également probable mais reste toujours à démontrer ☺☺☺[31-34], ☺[35].

L'impact de l'éradication tous azimuts de Hp sur l'apparition d'une résistance de ce germe à de nombreux antibiotiques devra être évalué et pesé dans l'évaluation de la stratégie actuelle surtout dans les zones de basse prévalence de cancer gastrique. Actuellement, la trithérapie éradicatrice (bithérapie antibiotique) de 7 à 10 jours avec de l'amoxicilline et de la clarithromycine ou du métronidazole à l'aveugle n'est plus

efficace en Europe (≥ 30 % d'échec) ☺☺☺[36].
Les facteurs déterminants pour évaluer l'ensemble des stratégies sont le prix de l'endoscopie et celui des antibiotiques, la prévalence du cancer gastrique, de la maladie ulcéreuse et celle de l'infection par Hp ainsi que la résistance aux antibiotiques. Nous nous proposons d'approcher les symptômes en recourant à la mise en œuvre graduelle des moyens diagnostiques et thérapeutiques.

1re consultation

Les questions essentielles

1. Âge > 60 ans et/ou présence d'indices de gravité ? : OUI **p. 446**

- hypovolémie, déshydratation
- péritonite localisée
- hématémèse (sang frais ou noirâtre), méléna, vomissements fécaloïdes, hématochézie, diarrhée sanglante
- signes d'anémie (fatigue, palpitations, vertiges, dyspnée, pâleur) ou présence d'une anémie
- perte de poids involontaire (> 5 % du poids corporel au cours des 6 derniers mois)
- dysphagie progressive, vomissements > 1 semaine
- présence de douleurs nocturnes
- fièvre, frissons
- ictère
- diarrhée ou constipation aiguë

2. Le patient a déjà été investigué pour les mêmes symptômes ou est connu pour présenter des facteurs de risque de cancer gastrique (status postgastrectomie, status postcancer gastrique, lymphome de MALT, gastrite corporéale avec lésions prénéoplasiques, maladie de Biermer, achalasie, syndrome de Lynch ou adénome gastrique) ? OUI **p. 447**

3. Présence d'un pyrosis ou de régurgitations acides ? OUI **p. 451**

4. Prise d'anti-inflammatoires non stéroïdiens (AINS) ?	OUI	**p. 456**
5. Le patient est connu pour une histoire familiale et/ou provient d'une zone à risque de cancer œsogastrique (Asie, Europe de l'Est, Amérique du Sud et dans certaines zones d'Europe [surtout Portugal]).	OUI	**p. 459**
6. Présence de situations spécifiques à risque ?	OUI	**p. 459**
• cardio-vasculaires, antécédent d'infarctus, pontage coronarien ou de gros vaisseaux, notion d'ischémie mésentérique • prise d'un nouveau médicament • dépendance à l'alcool et au tabac • toxicomanie, séropositivité VIH • affections médicales connues (par exemple diabète sucré, hypercalcémie, dysthyroïdie) • épisodes antérieurs d'anémie ferriprive, de carence martiale ou de déficit en B12 • présence d'un purpura thrombocytopénique idiopathique		
7. L'examen clinique est anormal ?	OUI	**p. 461**

NON A) Vous avez répondu « non » à toutes ces questions essentielles

Vous vous trouvez en face d'un patient de moins de 60 ans, sans indice de gravité ni de comorbidité, qui ne présente aucun facteur de risque personnel ou familial pour le cancer gastrique, qui ne consomme pas d'AINS et qui n'a jamais été investigué pour des épigastralgies. Le risque de maladie organique est faible. Vous pouvez poursuivre la prise en charge en ambulatoire.

Vous devez rechercher en premier lieu des symptômes en faveur des trois diagnostics suivants :

- Une affection gastrique
- Une affection vésiculaire, pancréatique ou hépatique
- Une affection colique

Une affection gastrique ?

– Souffrez-vous de brûlures ou de crampes de l'estomac, de faim douloureuse ?

- Vos symptômes apparaissent-ils lorsque l'estomac est vide, sont-ils soulagés par les repas ?
- Avez-vous l'impression d'avoir de la peine à digérer, d'avoir l'estomac rapidement plein ?
- Avez-vous déjà pris des médicaments contre des brûlures de l'estomac ? Lesquels ?

Une affection vésiculaire, pancréatique ou hépatique ?

- Avez-vous déjà présenté des douleurs à plusieurs reprises dans la région de l'estomac, sous les côtes à droite ou à gauche, sous forme de crises survenant après les repas, sourdes ou sous forme de crampes de quelques heures ?
- Ces crises s'accompagnent-elles de nausées ou de vomissements ?
- Les douleurs peuvent-elles irradier comme une ceinture à droite ou jusque dans l'épaule droite, voire dans le dos ?
- Quelle est votre consommation habituelle et quotidienne de boissons alcoolisées ? Cette consommation a-t-elle été plus importante ces derniers jours ou ces dernières semaines ?

Une affection colique ?

- Avez-vous des douleurs, surtout à type de crampes dans tout l'abdomen, qui peuvent se déplacer dans tout le ventre ?
- Vos douleurs sont-elles soulagées par l'émission de selles ou de gaz, aggravées après les repas ? par le stress ?
- Souffrez-vous de ballonnements, de gaz ?
- Avez-vous observé un changement de la fréquence des selles (constipation, diarrhée ou alternance des deux) ? ou de leur qualité ?
- Souffrez-vous d'exonérations explosives ou d'émission de mucus en abondance ?

Si votre patient présente le plus probablement une affection gastrique

Freiner ou cesser tous les facteurs aggravants (surtout le tabac et l'alcool).
Vous pouvez prescrire d'emblée un traitement d'épreuve.
En cas de symptômes dyspepsiques légers à modérés, nous proposons d'essayer en première intention plutôt des anti-H2 en gardant en mémoire les effets délétères potentiels de la prise prolongée des IPP. Prescrire un anti-H2, par exemple de la ranitidine, de la nizatidine 300 mg/j p. o. ou de la famotidine 40 mg/j p. o. le soir au coucher. Les antiacides de contact sont parfois utiles en traitement adjuvant.
La durée idéale d'un traitement d'épreuve ne fait pas l'objet d'un consensus (de 7 à 14 jours).

En cas d'échec antérieur des anti-H2, proposer d'emblée des IPP à faible dose avec un IPP pendant 7 à 14 jours, par exemple de l'oméprazole 20 mg/j p. o., du lansoprazole 15 mg/j p. o., du pantoprazole 20 mg/j p. o., du rabéprazole 10 mg/j p. o. ou de l'ésoméprazole 20 mg/j p. o.

Remarques : toutes les molécules d'IPP sont efficaces et ont la même efficacité clinique à dose équivalente. Leur effet maximal est atteint en 5 jours. La prise du médicament se fait le matin à jeun ou avant le repas du soir en cas de symptômes principalement nocturnes. Les risques potentiels (controversés) immédiats des IPP sont l'effet rebond et la dépendance induite par ces molécules ☺[37-40].

Si le patient présente également en plus des brûlures une pesanteur, avec nausées et vomissements, nous proposons d'associer d'emblée l'IPP à un procinétique, par exemple du dompéridone 3 × 10-20 mg/j p. o. ou du métoclopramide 3 × 10 mg/j avant les repas. Il s'agit essentiellement de troubles moteurs caractérisés par un retard de la vidange gastrique rencontré chez 30 % des dyspepsiques ☺[41,42].

Si le patient présente en plus des brûlures et des crampes, un état subfébrile avec trouble du transit. Il s'agit peut-être d'une dyspepsie aiguë secondaire à gastro-entérite ou à une intoxication alimentaire. Voir également « Doc, j'ai la diarrhée », page 491.

Dans la majorité des cas de dyspepsie aiguë, le patient est rapidement soulagé par le traitement d'épreuve.

Vous devez demander à votre patient de vous consulter si les symptômes s'aggravent, se modifient ou apparaissent à nouveau malgré le traitement d'épreuve.

Si votre patient présente le plus probablement une affection vésiculaire, pancréatique ou hépatique

Pratiquer :

- un bilan biologique incluant le dosage des paramètres suivants :
  - formule sanguine complète avec répartition ;
  - protéine C réactive ;
  - Na, K, créatinine, urée, glucose ;
  - ASAT, ALAT, phosphatase alcaline, γGT et bilirubine totale et conjuguée ;
  - lipase ;

et

- une **échographie abdominale supérieure** transcutanée à la recherche essentiellement de signes en faveur d'une affection vésiculaire ou pancréatique.

Une lithiase biliaire doit être considérée comme compliquée si :
- la douleur dure > 6 heures ;
- elle s'accompagne d'un état fébrile ;
- elle s'accompagne d'anomalies échographiques autres que la présence d'une lithiase vésiculaire : une inhibition respiratoire (signe de Murphy à la sonde), des parois épaissies > 5 mm, un (des) calcul(s) vésiculaire(s), un œdème pariétal ou périvésiculaire (valeur prédictive positive 92 %).
- elle s'accompagne d'anomalies des tests hépatiques ou pancréatiques.

Dans toutes ces situations, hospitaliser car il s'agit d'une cholécystite aiguë et/ou d'une migration calculeuse dans la voie biliaire.
En l'absence d'anomalie au laboratoire, il s'agit d'une colique biliaire simple ; envisager une cholécystectomie en électif car le risque de récidive des douleurs est très important.

Si l'échographie ne montre pas de calcul, rechercher des indices en faveur d'une *pancréatite aiguë* avec un œdème du pancréas, une augmentation globale ou localisée de la taille de la glande, et d'éventuelles calcifications suggérant que cette poussée aiguë survient dans le cadre d'une pancréatite chronique. Il existe dans la majorité des cas une hyperlipasémie. La pancréatite aiguë peut compliquer la migration d'un calcul vésiculaire ou faire suite à un excès d'alcool (pancréatite chronique en poussée). Reprendre l'anamnèse. L'hospitalisation s'impose chez les patients très algiques, avec vomissements incoercibles, en cas de déshydratation ou de pancréatite avec critères prédictifs de gravité (voir « Docteur, j'ai mal au ventre », page 585). Sinon, demander un avis spécialisé pour le bilan et le traitement ambulatoire.

Si l'échographie montre une hépatomégalie hyperéchogène avec une paroi vésiculaire épaissie (œdème sans relation avec une pathologie vésiculaire ; pseudocholécystite acalculeuse), se méfier également d'une poussée inaugurale d'une *hépatite alcoolique aiguë* chez un patient dont l'anamnèse n'a pas permis de dépister un excès de boissons alcoolisées. La forme anictérique est la moins fréquente. Son diagnostic est difficile car la clinique peu spécifique. Le foie est souvent gros et douloureux. Il existe une hyperleucocytose modérée, une élévation modeste des ASAT (1,5 à 5 fois la norme), et une γGT augmentée. L'indication à une corticothérapie est posée seulement dans les formes graves (voir « Docteur, je suis jaune », page 469) déterminées par des scores biologiques (score de Maddrey, score de MELD) et confirmées par une ponction biopsie hépatique. Demander un avis spécialisé pour la poursuite du bilan. Si l'échographie est normale, vous devez dire à votre patient de vous consulter à nouveau en cas de nouvelle crise, d'aggravation des symptômes, ou si des éléments nouveaux apparaissaient (par exemple un ictère ou un état fébrile).

1re consultation

Si votre patient présente le plus probablement une affection colique

Il s'agit le plus probablement d'un *syndrome de l'intestin irritable*. Les symptômes coliques sont souvent associés à ceux de la dyspepsie ☺[43].

Nous proposons un spasmolytique, par exemple :

- N-Butylscopolaminii Bromidum 3 × 1 à 2 cp/j p. o. ;
- chlorhydrate de mébévérine 2 × 200 mg/j p. o. ;
- maléate de trimébutine 3 × 100 à 200 mg/j p. o. surtout en cas de constipation ;
- bromure de pinavérium 3 × 50 mg/j p. o. surtout en cas de diarrhée.

En cas de constipation, un laxatif osmotique de type macrogol est le traitement de choix car l'adjonction de laxatifs de masse ou de lactulose peut aggraver la flatulence et les douleurs.

- Un régime pauvre en fibre et en produits laitiers dans la phase aiguë. La présence d'une intolérance au lactose est rare mais peut aggraver les symptômes (voir aussi « Docteur, j'ai des ballonnements », page 565).
- Traiter les symptômes dyspepsiques. Donner un anti-H2 ou un IPP en cas de brûlures, couplé éventuellement à un procinétique.

Vous devez revoir votre patient à 7 à 10 jours.
Vous devez lui dire de vous consulter plus rapidement en cas d'aggravation des symptômes ou si des éléments nouveaux apparaissaient (par exemple changement de localisation de la douleur dans une appendicite débutante).

2e consultation

- Le patient consulte car il présente de nouveaux symptômes : orienter les investigations en fonction des nouvelles plaintes. Rechercher des indices de gravité (voir page 557).

- Le patient consulte car il est toujours ou à nouveau symptomatique malgré le traitement d'épreuve. Répéter l'examen physique à la recherche d'un empâtement épigastrique ou d'un péritonisme localisé. Voir « Docteur, j'ai mal au ventre », page 585.

Vous avez suspecté une affection gastrique

- Le patient est guéri mais consulte car il est inquiet. Vous pouvez arrêter le traitement d'épreuve, lui expliquer la nature des symptômes qu'il a présenté et lui dire de consulter à nouveau si les douleurs réapparaissent,
- Le patient n'est pas ou peu amélioré par votre traitement d'épreuve ou les symptômes sont réapparus après l'arrêt du traitement.

Les symptômes de type brûlures et crampes dominent le tableau.
Vous devez pratiquer un **bilan biologique** ou le compléter pour orienter votre prise en charge avec les paramètres suivants :
- formule sanguine avec répartition ;
- protéine C réactive ;
- glucose, créatinine et urée ;
- ASAT, ALAT, phosphatase alcaline et γGT ;
- lipase.

Si le bilan biologique est anormal, poursuivre la prise en charge en fonction de cette piste.

En l'absence de piste biologique, la stratégie de la prise en charge d'une dyspepsie d'apparition récente chez un patient de moins de 60 ans sans AINS ni indices de gravité (voir les questions essentielles) ne fait toujours pas l'objet d'un consensus ☺[27,44-46], ☺☺☺[28-34], ☺[35] (voir tableau ci dessous).

La stratégie décisionnelle repose sur un ensemble de réflexions résumées dans le tableau 1 en page 429 et 430.
Les facteurs déterminants pour évaluer l'ensemble des stratégies sont le prix de l'endoscopie et celui des antibiotiques, la prévalence du cancer gastrique, de la maladie ulcéreuse et celle de l'infection par Hp ainsi que la résistance aux antibiotiques qui devient un problème de santé public majeur. Sur la base des études actuelles, il est difficile de déterminer une ligne de conduite universelle.

L'enjeu de l'éradication de Hp est différent selon qu'il existe une maladie ulcéreuse gastroduodénale ou non. Dans le premier cas, l'éradication prévient très efficacement la récidive des ulcères. Le taux de récidive de 2 mois à 5 ans des ulcères duodénaux et gastriques est de 14 et 15 %, respectivement après éradication *versus* 64 et 52 % sans éradication de la bactérie ☺☺☺[47]. L'éradication diminue également le risque d'hémorragie ulcéreuse ☺☺☺[48,49].

Dans le second cas (dyspepsie non ulcéreuse), l'éradication n'améliore que rarement les symptômes dans la phase aiguë (NNT = 14 pour guérir un cas de dyspepsie par l'éradication) dans les pays de faible à moyenne prévalence et au mieux dans un quart des cas sur le long terme ☺☺☺[28-34], ☺[35].

L'éradication à l'aveugle (tester et traiter Hp, « test and treat » en anglais) après échec ou récidive symptomatique à l'arrêt des IPP nous semble toujours une stratégie d'actualité dans une zone de basse prévalence du cancer gastrique et de prévalence moyenne pour Hp (20 à 30 %) comme en Suisse car un traitement d'éradication sans faire d'endoscopie d'emblée chez les patients Hp positif permet :

- un bénéfice symptomatique par la guérison des ulcères gastroduodénaux et des gastrites Hp positif ;
- une baisse de la récidive des ulcères et du risque d'ulcère hémorragique surtout chez les patients sous aspirine et sous AINS. 70 à 90 % des UD et 60 à 70 % des UG sont Hp positif ;
- un bénéfice symptomatique même modeste à 12 mois chez les dyspepsiques fonctionnels Hp positif ;
- une réduction possible des coûts par une baisse du nombre des endoscopies au début de la prise en charge des dyspepsiques. L'accès à l'endoscopie immédiate semble ne pas permettre de soulager l'anxiété du patient au-delà de 6 mois ☺[50] ;
- un bénéfice potentiel de l'éradication précoce de Hp sur le risque de développement d'un cancer et sur la progression des lésions prénéoplasiques de la muqueuse gastrique (surtout l'atrophie du corps gastrique et du cancer gastrique [85 % Hp +]) chez les patients à risque (pays d'origine à risque, tabagisme, alcool, mauvaise hygiène alimentaire, obésité et consommation de sel en excès) ;
- une réduction possible de l'utilisation des IPP sur le long terme et de leur effet délétère à long terme.

Cette stratégie doit être cependant pondérée car :

- les ulcères gastroduodénaux représentent moins de 15 % des dyspepsies ☺[51] ;
- le bénéfice de la stratégie d'éradication *versus* un traitement empirique aux IPP à long terme est incertain si la prévalence de Hp est basse (< 15 %, par exemple dans le nord de l'Europe, beaucoup de tests respiratoires effectués sont inutiles). Dans cette situation, le choix d'un IPP à petites doses sur le long terme pourrait donc parfaitement se justifier. Si la prévalence est moyenne de 15 à 30 %, comme en Suisse, la stratégie optimale n'est pas déterminée de façon certaine ;
- le bénéfice symptomatique à long terme de l'éradication semble modeste (10 à 25 % de réductions des consultations pour dyspepsie entre 2 à 7 ans après éradication) ;
- le traitement antibiotique n'est pas dénué d'effets secondaires potentiellement graves (colite infectieuse postantibiotique) ;
- la résistance aux antibiotiques de Hp est en passe de devenir une préoccupation majeure pour l'OMS. Dans un pays à faible prévalence de l'infection à Hp, avec un haut niveau de résistance de cette bactérie aux antibiotiques, l'effet bénéfique d'une éradication à l'aveugle sans connaissance de la résistance individuelle du germe est incertain comparativement à un traitement d'IPP au long cours et à faible dose ;
- un traitement de Hp sans endoscopie pourrait retarder le diagnostic des lésions muqueuses prénéoplasiques chez un patient considéré pour cette raison à risque de développer un cancer gastrique.

Nos propositions pourraient se résumer ainsi pour un patient vivant dans un pays à prévalence basse à moyenne de Hp et basse pour le cancer gastrique. Chez les patients dyspepsiques qui ont bénéficié d'une œsogastroscopie, les biopsies sont systématiques et l'éradication s'impose si Hp infecte la cavité gastrique compte tenu du risque carcinogène de ce germe. Chez le patient dyspepsique non endoscopé, il convient que le médecin de premier recours détermine, avec l'aide du spécialiste en cas de besoin, sur la base des facteurs de risque généraux (provenance du patient) et personnels (histoire familiale, tabagisme, alcool), si la recherche de Hp se justifie. En présence de Hp, le germe sera éradiqué selon les nouvelles recommandations (voir ci-dessous), idéalement avec un traitement d'office ciblé. Dans un proche avenir, il sera possible de faire un antibiogramme dans les selles par PCR. En l'absence de Hp, la poursuite des IPP se justifiera.

Stratégies	Avantages	Désavantages	Remarques
Endoscopie immédiate (« scope first » en anglais)	De choix pour diagnostiquer l'organicité (25 % des dyspepsies : surtout ulcères, cancer et lymphome gastrique) Rassurer rapidement le patient Découvrir des lésions muqueuses prénéoplasiques : EBO, atrophie, métaplasie et dysplasie	RC/E moyen à mauvais chez un patient ≤ 60 ans sans symptômes d'alarme	RC/E très variable selon : – coût de l'OGD (bon si OGD < 400 euros) –incidence du cancer œsogastrique (bon si élevée) – prévalence de Hp (bon si élevée) – résistance de Hp aux antibiotiques (bon si élevée car antibiogramme d'office)
Anti-H2/ IPP sans endoscopie (« treat first » en anglais)	Attitude immédiate la moins chère Effet rapide et efficace sur les symptômes (80 %). Réduction des OGD à court terme et possiblement à long terme Peu d'effets secondaires immédiats des IPP	RC/E mauvais car récurrence fréquente ou réponse insuffisante Un traitement prolongé peut retarder le diagnostic de cancer gastrique et des lésions prénéoplasiques Retard du traitement optimal des ulcères (éradication) Peu rassurant pour le patient Risques potentiels liés à la prise chronique des IPP	Médicaments génériques pour les IPP bon marché Induction de faux négatifs du test respiratoire par les IPP

Stratégies	Avantages	Désavantages	Remarques
Tester et éradiquer Hp sans endoscopie (« test and treat » en anglais)	Réduction des OGD à court terme (réduction des coûts) et possiblement à long terme Réduction possible des antisécréteurs sur le long terme Traitement des ulcères et de leurs complications Possible régression ou ralentissement de la progression des lésions prénéoplasiques et du cancer gastrique	Diagnostic des lésions prénéoplasiques et du cancer gastrique retardés chez les patients à risque Traitement AB lourd avec effets secondaires ↑ Résistance aux AB Tests diagnostiques Hp non adéquats (faux positif et faux négatif) RC/E douteux dans la dyspepsie fonctionnelle Peu rassurant pour le patient car pas de diagnostic immédiat	RC/E mauvais si : – la prévalence de Hp < 15 % – OGD < 400 euros – l'incidence du cancer gastrique > 5 % – l'efficacité symptomatique à long terme de l'éradication < 10 à 20 % Devenir symptomatique à long terme des patients traités incertain
Tester et éradiquer Hp puis OGD (« test and scope » en anglais)	Diagnostic de l'organicité Réduction des traitements AB Réduction possible des traitements antisécréteurs	RC/E élevé par rapport à test-treat (pas de bénéfice symptomatique)	
Éradication de Hp à l'aveugle	Réduction possible du nombre des OGD	↑ Résistance aux AB Traitement AB lourd RC/E douteux dans la dyspepsie fonctionnelle Cancer et lésions prénéoplasiques manqués Devenir symptomatique à long terme des patients traités incertain (à > 12 mois)	Peu efficace si prévalence de Hp basse (< 15 %)

Tableau 1: stratégies d'approche de la dyspepsie.
Abréviations : EBO : endobrachyœsophage ; RC/E : rapport coût/efficacité (haut = mauvais, bas = bon) ; AB : antibiotique.

La recherche de Hp

Nous proposons de rechercher Hp par un test respiratoire comme méthode de choix, simple, fiable et rapide (30 min). Sa sensibilité et sa spécificité sont respectivement de 88 à 95 et de 95 à 100 % ☺[52].

Le test doit se faire sous des conditions strictes puisque la stratégie d'éradication dépend de la fiabilité de la méthode et du résultat : jeun de 10 heures avant le test, 15 jours après l'arrêt des IPP (à remplacer au besoin par des antiacides de contact à fortes doses ou des anti-H2 qu'il convient si possible de cesser 24 à 48 heures avant le test) ☺☺[53] et après arrêt de 4 semaines de toute prise d'antibiotique. La recherche d'antigène Hp dans les selles est aussi fiable mais moins pratique ☺[54-56]. Elle peut être aussi faussement négative après la prise d'un antibiotique.
Les tests sérologiques sont bon marché mais leur performance, toutes méthodes confondues, est très variable (sensibilité de 67 à 94 % et spécificité 76 à 96 %), surtout dans une population à basse prévalence ☺[57]. La sérologie pourrait être utile dans certains cas particuliers (par exemple prise récente d'un traitement antibiotique, malades sous IPP au long cours). Chez un patient éradiqué, les titres baissent de 50 % en 3 mois. À 18 mois, 60 % des patients guéris ont des taux indétectables (sensibilité 60 % et spécificité de 100 % pour détecter une guérison) ☺[58].
Nous ne proposons pas en première intention la sérologie pour le dépistage de Hp lorsque la probabilité d'infection prétest est basse à moyenne comme en Suisse (risque de faux positif). Nous ne proposons également pas l'utilisation de la sérologie pour confirmer la guérison car la baisse des titres est trop longue pour être utile cliniquement. En cas d'utilisation récente d'antibiotique chez un patient dyspepsique, la recherche de Hp par sérologie peut toutefois être envisagée.

Résultat du test respiratoire

Dès réception dans les jours qui suivent du test respiratoire, il convient, si :

- le *test est négatif*, de reprendre le traitement aux IPP en changeant éventuellement de molécules aux mêmes doses pendant 4 à 8 semaines. En cas d'échec partiel des IPP, essayer de rajouter un procinétique pendant 4 à 8 semaines ;
- le *test est positif*, d'éradiquer Hp.

L'éradication de Hp ☺[44,45,59,60]

Les questions essentielles à se poser avant toute tentative d'éradication sont les suivantes :

– Le patient est-il allergique à un antibiotique proposé, notamment aux pénicillines ?
– Le patient a-t-il déjà été traité par un macrolide (par exemple par de la clarithromycine) ou un nitroimidazole (par exemple par du métronidazole) quelle qu'en soit l'indication ou provient-il d'une zone de moyenne à haute résistance (> 15 %) ?

Si le patient a déjà utilisé une de ces deux molécules, il doit être considéré comme résistant.
- Le médecin connaît-il la sensibilité de Hp à l'égard d'un antibiotique par des données épidémiologiques ou suite à un antibiogramme pratiqué soit par mise en culture de biospies gastriques soit par une recherche des mutations conférant la résistance de Hp aux antibiotiques par une technique d'amplification génique sur des lames de biopsies gastriques effectuées lors d'une précédente endoscopie ?

Dans la grande majorité des cas, le premier traitement éradicateur se fait par le généraliste « à l'aveugle », à savoir de manière ***probabiliste ou empirique*** pour la 1re et la 2e ligne thérapeutique, sans connaissance de la sensibilité de Hp à l'égard de certains antibiotiques. Il est rare que le patient se souvienne avec précision du type d'antibiotique qu'il a pris aux cours des dernières années et que le médecin connaisse les données épidémiologiques locales concernant la sensibilité de Hp aux antibiotiques. **Il faut souligner que le traitement probabiliste n'est à envisager que si les résultats d'un antibiogramme de la souche de Hp ou la détermination des mutations associées aux résistances sur des lames de biopsies gastriques ne sont pas disponibles.**

Le ***traitement ciblé ou orienté***, pour la 1re et la 2e ligne thérapeutique, se fait en connaissance de la sensibilité de Hp surtout aux macrolides et aux quinolones soit sur des données épidémiologiques (situation rare), soit plus fréquemment sur la base d'un antibiogramme pratiqué sur des cultures de biopsies gastriques. Il **s'agit du traitement de référence** qui autorise un schéma plus simple et efficace avec généralement deux antibiotiques.

Comme mentionné précédemment, il est également possible de demander une recherche des mutations conférant la résistance de Hp aux antibiotiques par amplification génique sur des lames de biopsies gastriques pour connaître la sensibilité du germe à la clarithromycine et à la lévofloxacine en cas d'échec de la culture des biopsies. Cette technique, encore coûteuse, est très utile car elle permet de guider le praticien dans les situations où une endoscopie a déjà été pratiquée avec des biopsies même des années auparavant. Cette approche thérapeutique ciblée va très certainement s'utiliser davantage au cours des prochaines années entraînant une baisse des coûts et une meilleure observance thérapeutique dans l'attente d'un antibiogramme de Hp qui pourrait être réalisé sur les selles.

Le traitement ciblé est associé à des taux élevés d'éradication. Il comprend généralement une bithérapie antibiotique avec de la clarithromycine, de l'amoxicilline ou du métronidazole. Il peut être également prescrit dans les zones de basse résistance à la clarithromycine (< 15 %) connue sur des bases épidémiologiques ou personnelles, ce qui représente une situation rare. La résistance primaire à la clarithromycine est la cause principale de l'échec des bithérapies à base de cet antibiotique. L'impact clinique de la résistance primaire au métronidazole est plus faible puisqu'elle ne modifie pas significativement le taux d'éradication. Les autres facteurs d'échec du traitement sont surtout l'observance thérapeutique mais aussi l'obésité et le tabagisme. L'observance thérapeutique est déterminée par la complexité du traitement, sa durée et les effets secondaires des antibiotiques (diarrhées et nausées principalement).

En Europe, environ 17 % des patients sont résistants à la clarithromycine, 14 % à la lévofloxacine et 35 % au métronidazole. La résistance à l'amoxicilline est exceptionnelle (environ 1 %). En France, jusqu'à 59 % des souches sont résistantes au métronidazole et 13 % à la fois résistantes à la clarithromycine et au métronidazole, ce qui altère l'efficacité de la quadrithérapie non bismuthée (voir ci-dessous). La prévalence de la résistance secondaire à la clarithromycine et au métronidazole est très élevée respectivement de 67 % et de 52 %.

Les propositions actuelles européennes recommandent un traitement combiné de 14 jours pour presque toutes les stratégies avec des doses d'IPP optimisées préférentiellement avec 2 molécules, l'ésoméprazole et le rabéprazole. L'emploi du bismuth autorise l'utilisation d'un IPP moins puissant car cette molécule est plus efficace en milieu plus acide.

Les traitements éradicateurs pour la 1re et la 2e ligne

Ces traitements peuvent se faire de façon probabiliste **mais de préférence de façon ciblée** selon la sensibilité de Hp aux antibiotiques. Nous proposons des algorithmes décisionnels dans les deux premières lignes thérapeutiques suivant les consensus récents européens et nord-américains ☺[44,45,59,60]. Le choix de l'antibiothérapie peut varier selon les sociétés savantes nord-américaines ou européennes d'où la difficulté de proposer des stratégies simples, communes et définitives.

1. Les traitements probabilistes ou empiriques

Les stratégies thérapeutiques probabilistes de la 1re et la 2e ligne comprennent essentiellement deux ***quadrithérapies***. La première quadrithérapie de type non bismuthée concomitante comprend un IPP (ou « PPI » en anglais), de l'amoxicilline, du métronidazole et de la clarithromycine (PAMC). La double résistance à la clarithromycine et au métronidazole altère l'efficacité de cette stratégie.

La seconde quadrithérapie à base de bismuth comprend un IPP, du subcitrate de bismuth, du métronidazole et une tétracycline (PBMT). Ce dernier traitement se justifie surtout en cas d'allergie à la pénicilline, si un traitement antérieur a été effectué avec un macrolide et/ou du métronidazole (même en cas de taux de résistance basse dans une population donnée) quelle que soit l'indication du traitement et en cas de résistance connue ou suspectée conjointement à la clarithromycine et au métronidazole. La quadrithérapie bismuthée est une alternative moins dépendante des résistances bactériennes et constitue le traitement de première intention dans les pays où elle est disponible. Voir tableau 2 : « Traitements éradicateurs probabilistes pour la 1re et la 2e ligne ».

<table>
<tr><th></th><th colspan="3">PAS D'ALLERGIE
A LA PENICILLINE</th><th>ALLERGIE
A LA PENICILLINE</th></tr>
<tr><td rowspan="2">**1re LIGNE**</td><td colspan="2">Pas d'exposition aux MCL
ou
Hp sensible aux MCL</td><td>Exposition aux MCL confirmée ou non
ou
Hp résistant aux MCL ou résistance ?</td><td>Exposition aux MCL confirmée ou non
ou
Hp résistant aux MCL ou résistance ?</td></tr>
<tr><td colspan="2">Quadrithérapie concomitante de 14 j
ou
Quadrithérapie bismuthée de 10 j</td><td>Quadrithérapie bismuthée de 10 j</td><td>Quadrithérapie bismuthée de 10 j</td></tr>
<tr><td rowspan="2">**2e LIGNE**</td><td>Le patient a reçu de la CLA</td><td>Le patient a reçu du BIS</td><td>Le patient a reçu du BIS</td><td rowspan="2">Traitement ciblé (voir tableau 2.)</td></tr>
<tr><td>Quadri-thérapie bismuthée de 10 j</td><td>Quadri-thérapie concomitante de 14 j</td><td>Quadrithérapie concomitante de 14 j ?a.</td></tr>
</table>

Tableau 2 : Traitements éradicateurs probabilistes ou empiriques pour les 1re et la 2e lignes
Légende : MCL : macrolides ; Résistance ? : taux de résistance à l'égard des MCL inconnu ; CLA : clarithromycine ; BIS : bismuth. a = de préférence choisir à ce stade un traitement ciblé

Remarques à propos des traitements probabilistes ou empiriques de 1re et 2e ligne :

Un patient qui a exposé à un traitement antérieur aux macrolides est considéré comme résistant à cette classe d'antibiotiques.

La quadrithérapie bismuthée est le traitement probabiliste de choix de première ligne pour les patients allergiques aux bêtalactamines ou ayant reçu des macrolides quelle qu'en soit leur indication car elle est peu affectée par

la résistance à la clarithromycine et au métronidazole. En Europe, nous ne disposons que du bismuth sous forme de comprimés conditionnés avec du métronidazole et de la tétracycline dans des emballages de 120 cp (Pylera®). Dans cette situation, le traitement ne peut pas être prolongé sur 14 jours comme cela est proposé en Amérique du Nord, mais un traitement de 10 jours reste raisonnablement efficace.
La quadrithérapie non bismuthée concomitante peut être conseillée en première ligne probabiliste sur des bases épidémiologiques. Il n'existe pas d'étude comparative entre la quadrithérapie non bismuthée et la quadrithérapie concomitante. La quadrithérapie concomitante est plus efficace que la séquentielle (90 % *versus* 80 % de succès) qui devrait être abandonnée. Dans une étude, la quadrithérapie concomitante a permis d'éradiquer environ 90 à 100 % des souches résistantes à l'un ou l'autre des antibiotiques (clarithromycine ou métronidazole) et environ 75 % des souches résistantes aux deux antibiotiques, ce qui n'est pas le cas de la quadrithérapie séquentielle.
La trithérapie (= bithérapie antibiotique) probabiliste utilisant de la clarithromycine avec de l'amoxicilline ou du métronidazole n'est plus efficace en Europe (moins de 70 % de succès) sauf si la résistance à la clarithromycine et au métronidazole est connue au plan épidémiologique, ce qui est une situation rare, voire exceptionnelle dans la pratique quotidienne. En cas de résistance à la clarithromycine, le succès thérapeutique de cette trithérapie à l'aveugle est de 10 à 30 %.
Chez les patients ayant reçu la quadrithérapie concomitante en première ligne, le traitement probabiliste de choix de la deuxième ligne est la quadrithérapie bismuthée. Chez les patients ayant reçu une quadrithérapie bismuthée en première ligne, le traitement de deuxième ligne probabiliste peut se faire avec une quadrithérapie non bismuthée sauf contre-indication mais de préférence de façon ciblée par une bithérapie antibiotique.
Dans le traitement probabiliste de première ligne chez les patients sans allergie à la pénicilline, qui sont sensibles ou non aux macrolides, certains auteurs nord-américains proposent comme autres options le traitement HYBRIDE, le LOAD, le PAL et le LEVO séquentiel (voir tableau 4. page 437). La lévofloxacine n'est toutefois pas un antibiotique recommandé en traitement probabiliste en Europe en raison de son efficacité souvent modérée, du risque de résistance et des effets secondaires (tendinite et rupture tendineuse).
L'utilisation systématique de probiotiques avec l'antibiothérapie n'est suggérée ni pour éviter les effets secondaires des antibiotiques, ni pour augmenter le succès de l'éradication.
En Europe, l'utilisation de la rifabutine doit être réservée spécifiquement au germe sensible à cet antibiotique et généralement après échec de deux traitements en raison de ses effets secondaires potentiellement importants (toxicité médullaire et oculaire) et de son coût (voir page 438).

2. Les traitements ciblés ou orientés

PAS D'ALLERGIE **A LA PENICILLINE**				ALLERGIE **A LA PENICILLINE**			
HP CLA sensible		HP CLA résistant		HP CLA sensible		HP CLA résistant	
HP LEVO sensible	HP LEVO résistant	HP LEVO sensible	HP LEVO résistant	HP LEVO sensible	HP LEVO résistant	HP LEVO sensible	HP LEVO résistant
PAC PCM PAM PAL PLM Quadri-thérapie bismuthée	PAC PCM PAM Quadri-thérapie bismuthée	PAM PAL PLM Quadri-thérapie bismuthée	PAM Quadri-thérapie bismuthée	PCM PLM Quadri-thérapie bismuthée	PCM Quadri-thérapie bismuthée	PLM Quadri-thérapie bismuthée	Quadri-thérapie bismuthée

Tableau 3 : Traitements éradicateurs ciblés ou orientés pour les 1ère et 2e lignes

Remarques à propos des traitements ciblés ou orientés de 1re et 2e ligne :

Les traitements de deuxième ligne se font préférentiellement avec un traitement ciblé à savoir avec une bithérapie antibiotique guidée par un antibiogramme ou par une recherche des mutations par amplification génique sur des lames de biopsies gastriques. Les thérapies ciblées ne tiennent compte que des résistances à la clarithomycine et à la lévofloxacine car la résistance au métronidazole n'a qu'une faible pertinence clinique.
Une partie importante des patients qui affirment être allergiques aux pénicillines ne le sont pas. Une recherche allergologique s'impose à ce stade.

La lévofloxacine ne peut être recommandée en première ligne en Europe que dans le traitement ciblé après confirmation du germe à cet antibiotique en raison du risque de résistance, de tendinite et de rupture tendineuse.
Dans le traitement ciblé chez les patients sans allergie à la pénicilline, qui sont sensibles ou non aux quinolones, certains auteurs nord-américains proposent comme autre option le traitement avec de l'amoxicilline et des inhibiteurs de la pompe à protons à hautes doses (voir tableau 4).

Quadrithérapie bismuthée (Pylera®) **(PBMT) :** oméprazole 20 mg × 2/j + BIS 140 mg + MÉT 125 mg + TÉTRA 125 mg, soit 3 gélules 4 ×/j (soit 14 cp/j) × 10 j

Quadrithérapie non bismuthée concomitante (**PAMC)** :
PPI à dose optimisée × 2/j + AMO 1 000 mg × 2/j + CLA 500 mg × 2/j + MÉT 500 mg × 2/j pendant 10 à 14 j

PAC : PPI à dose optimisée × 2/j + AMO 1 000 mg × 2/j + CLA 500 mg × 2/j × 14 j

PMC : PPI à dose optimisée × 2/j + MÉT 500 mg × 2/j + CLA 500 mg × 2/j × 14 j

PAM : PPI à dose optimisée × 2/j + AMO 1 000 mg × 2/j + MÉT 500 mg × 2/j × 14 j

PAL : PPI à dose optimisée × 2/j + AMO 1 000 mg × 2/j + LÉVO 500 mg × 1/j (ou 2 × 250 mg/j) × 14 j

PLM : PPI à dose optimisée × 2/j + LÉVO 500 mg/j (ou 2 × 250 mg/j) + MÉT 500 mg × 2/j × 14 j

HYBRID : PPI à dose optimisée × 2/j + AMO 1 000 mg × 2/j × 7 j puis AMO 1 000 mg × 2/j + CLA 500 mg × 2/j + MÉT 500 mg × 2/j × 7 j

LEVO séquentielle : PPI à dose optimisée × 2/j + AMO 100 mg × 2/j × 5 à 7 j puis PPI à dose optimisée × 2/j + AMO 1 000 mg × 2/j + LÉVO 500 mg/j + MÉT 500 mg × 2/j × 7 j

LOAD : PPI à dose optimisée × 1/j + LÉVO 250 mg/j + NITAZO 500 mg × 2/j + DOXY 100 mg/j × 7 à 10 j

BITHÉRAPIE À HAUTE DOSE : PPI à dose optimisée 3 à 4 ×/j + AMO 1 000 mg 3 à 4 ×/j × 14 j

Tableau 4 : Combinaison et dosage des antibiotiques pour les traitements probabilistes ou ciblés de la 1re et la 2e ligne :

Légende :

PAC	: PPI, amoxicilline, et clarithromycine
PCM	: PPI, clarithromycine et métronidazole
PAM	: PPI, amoxicilline et métronidazole
PAL	: PPI, amoxicilline et lévofloxacine
PLM	: PPI, lévofloxacine et métronidazole
AMO	: amoxicilline
BIS	: bismuth subcitrate
CLA	: clarithromycine
DOXY	: doxycycline
PPI	: « proton pomp inhibitors » en anglais pour IPP : inhibiteurs de la pompe à protons
LÉVO	: lévofloxacine
MÉT	: métronidazole
NITAZO	: nitazoxanide
TÉTRA	: tétracyclines

De choix :	
Ésoméprazole	2 × 40 mg/j (dose optimisée)
Rabéprazole	2 × 20 mg/j (dose optimisée)
De choix uniquement pour la quadrithérapie bismuthée (PBMT) :	
Oméprazole	2 × 20 mg/j (dose standard)

Remarques :
La réponse aux IPP est fortement modifiée par la capacité du patient à métaboliser cette molécule par certains cytochromes hépatiques. Chez les métabolisateurs rapides, des doses plus élevées d'IPP sont nécessaires pour accroître le pH gastrique. L'ésoméprazole et le rabéprazole sembleraient moins affectés par le polymorphisme des cytochromes rendant l'utilisation préférentielle de ces 2 molécules dans l'éradication.
Dans la quadrithérapie bismuthée au contraire, l'IPP de choix est l'oméprazole dosé à 2 × 20 mg/j car un pH relativement acide favorise l'effet du bismuth.
L'arrivée de nouvelles molécules inhibitrices de la sécrétion acide plus puissantes et d'action prolongée (p. ex. vonoprazan) va modifier prochainement les schémas thérapeutiques contre HP.

Tableau 5 : Dosage et choix des inhibiteurs de la pompe à protons (IPP) ou PPI (en anglais)

Les traitements éradicateurs pour la 3e ligne

Il s'agit uniquement d'un traitement ciblé. Il convient de répéter au besoin une OGD avec mise en culture des biopsies gastriques pour antibiogramme ou par PCR sur les lames de biopsies en cas d'échec de la culture.

Les doses des antibiotiques sont identiques à celles du traitement ciblé de la 1re ou 2e ligne **sauf** pour l'amoxicilline (AMO) dont la dose doit être augmentée **à 3 × 1 000 mg/j.**

La mise en évidence d'une multirésistance bactérienne à la clarithromycine, au métronidazole et aux fluoroquinolones impose à ce stade l'utilisation d'antibiotiques coûteux et aux effets secondaires parfois potentiellement importants comme la rifabutine :
PPI × 2/j (IPP) à dose optimisée + AMO 1 000 mg × 2/j + RIFA 300 mg/j (ou 2 × 150 mg/j) × 10 j (PAR).

Le contrôle de l'éradication

Compte tenu des hauts niveaux de résistance aux antibiotiques conduisant à des échecs thérapeutiques, nous proposons un test respiratoire de routine après une éradication 15 jours après l'arrêt des IPP et 4 semaines après la fin de l'antibiothérapie. Ce test permet chez un patient toujours symptomatique de planifier la poursuite de la prise en charge. La sérologie n'a pas de place dans le suivi après éradication. En cas de test positif, la réinfestation est rare dans les pays développés (1,45 % annuel) ; il s'agit d'une récidive avec le même germe.

Si vous avez suspecté une affection vésiculaire, pancréatique ou hépatique

Les crises d'allure biliaire continuent malgré une échographie normale.

Répéter un bilan sanguin hépatique et pancréatique. En cas d'anomalies, vous disposez d'une piste.
En l'absence d'anomalie, demander un avis spécialisé gastro-entérologique pour discuter d'autres investigations (par exemple échoendoscopie qui permet de détecter des microcalculs invisibles à l'échographie transcutanée). Si les crises sont peu spécifiques, rechercher à l'anamnèse des plaintes associées (brûlures et crampes) et traiter comme proposé en page 423. Il existe souvent un chevauchement entre des plaintes d'allure gastrique et biliaire.

Si vous avez suspecté une affection colique

En cas de succès thérapeutique, même partiel, vous pouvez retenir le diagnostic de *syndrome de* l'intestin irritable. Voir « Docteur, j'ai mal au ventre » pour la prise en charge chronique.
Discuter l'indication à une coloscopie, surtout en cas d'anamnèse familiale de maladies coliques inflammatoires (Crohn) ou néoplasiques (polypes ou cancer colorectal). Demander un avis spécialisé.
En cas d'échec du traitement ou de modification des plaintes, il faut rechercher à l'anamnèse des plaintes associées (brûlures et crampes) et traiter. Il existe souvent un chevauchement entre des plaintes d'allure gastrique et colique.

3e consultation

- Le patient consulte car il présente de nouveaux symptômes. Rechercher des critères de gravité. Orienter les investigations en fonction des nouvelles plaintes.
- Le patient consulte car il est à nouveau symptomatique malgré le traitement d'éradication à l'aveugle ou le traitement aux IPP.

Si la douleur n'est pas rythmée par les repas ou l'exonération, son origine abdominale doit être systématiquement remise en doute.

• *La douleur n'est pas reproductible à la palpation abdominale :*

- Si la douleur est brutale, localisée, en crise : palper le gril costal à la recherche d'une luxation chondrocostale, plus fréquente chez les femmes ☺[61]. Si la douleur est constante mais aiguë, exacerbée par l'inspirium profond et la toux, il peut s'agir d'une fracture de côte. Reprendre l'anamnèse à la recherche d'un traumatisme ancien. Palper le sternum et l'apophyse xiphoïde en essayant de reproduire les douleurs. Dans le doute, pratiquer un traitement d'épreuve aux antalgiques.

- Si les symptômes sont exacerbés à la toux ou au Valsalva sans douleur reproductible sur les côtes, il s'agit peut-être d'une douleur référée de la colonne dorsolombaire avec une hernie discale. Pratiquer un examen neurologique et dermatologique. Il existe peut-être une neuropathie secondaire à une hernie discale ou des lésions cutanées vésiculaires d'un dermatome compatible avec un zona. Les lésions cutanées peuvent apparaître 72 heures après le début des douleurs ☺[62,63].
- En cas de douleurs à l'ébranlement de l'hypocondre droit chez une jeune femme, penser à une périhépatite (syndrome de Fitz-Hugh-Curtis) ☺[64].

• *La douleur est reproductible à la palpation sans péritonisme*

- Si le patient peut localiser sa douleur avec un doigt, il s'agit peut-être d'une douleur de paroi ☺[65,66]. Reprendre l'anamnèse, examiner et palper la paroi abdominale. Demander au patient de tendre les muscles abdominaux. Si vous aggravez la douleur, il s'agit peut-être d'un hématome (surtout en cas d'anomalie de la crase), d'une déchirure, ou d'une hernie épigastrique (surtout chez le patient obèse). Dans le doute, demander une échographie avec et sans Valsalva. L'injection d'un anesthésique local peut être utile au diagnostic.

À ce stade, les douleurs deviennent chroniques.
Vous ne disposez toujours pas de diagnostic de certitude.
Le patient et son entourage s'inquiètent.

Nous proposons de compléter le bilan sanguin avec le dosage :
- du calcium, phosphate, albumine et des protéines
- des anticorps antitransglutaminase (ATG) IgA et IgG avec dosage des IgA :

La maladie cœliaque est rarement responsable d'une dyspepsie (prévalence de 1 à 2,5%) ☺[67] mais ce diagnostic doit être éliminé à ce stade. Ce test a une sensibilité et une spécificité excellente, respectivement de 95 et 94 %. Il est important de s'assurer que le patient consomme du gluten au moment de la prise de sang afin d'éviter un résultat faussement négatif. Une probabilité basse expose à de très nombreux faux positifs (test positif sans maladie). Pour l'interprétation des tests de dépistage de la maladie cœliaque, voir « Docteur, j'ai mal au ventre « page 585.
- une TSH : une dysthyroïdie se présente rarement sous la forme d'une dyspepsie isolée.

En l'absence de piste biologique, il faut maintenant poursuivre les investigations par **une œsogastroduodénoscopie (OGD) :**

Le rendement de l'OGD est faible mais l'endoscopie est incontournable à ce stade et représente l'aboutissement de la prise en charge des dyspepsies chroniques dans la majorité des cas car :
- le patient et le médecin sont souvent inquiets et désireux d'un diagnostic de certitude ;

- une maladie ulcéreuse bulbaire ou gastrique Hp négatif ou un polype possiblement malin reste toujours un diagnostic à éliminer ;
- un examen histologique de la muqueuse gastrique permet d'évaluer le risque de développement d'un cancer gastrique par la mise en évidence de lésions prénéoplasiques de la muqueuse gastrique (présence d'une atrophie et d'une métaplasie) dont la sévérité sera évaluée par des scores histologiques (OLGA/OLGIM) qui se basent sur la gravité et la localisation des lésions ;
- l'endoscopie permet de pratiquer des biopsies à la recherche d'autres affections infiltratives (Crohn, sarcoïdose), inflammatoires (éosinophiles, mastocytose), tumorales (lymphomes) ou parasitaires (giardiase) ;
- il convient d'exclure formellement un cancer gastrique (< 2 % des dyspepsies) car les IPP prescrits sur le long terme peuvent masquer les symptômes et cicatriser momentanément la muqueuse gastrique néoplasique ☺☺[68] ;
- Hp peut coloniser la cavité gastrique malgré un test respiratoire négatif. Il s'agit d'un faux négatif après prise d'antibiotique. Il faut rappeler que la mise en culture des biopsies pour cibler le traitement antibiotique est envisageable d'office mais surtout utile dans les pays à moyenne et haute résistance à la clarithromycine (> 15 % de résistance). Il est également possible de rechercher la sensibilité du germe sur les biopsies par amplification génique ☺[69] sur des lames de biopsies effectuées des années auparavant. Cette technique reste pour l'instant encore coûteuse et pas toujours disponible.

Dans l'ulcère duodénal, la poursuite des IPP après éradication n'est pas nécessaire contrairement à l'ulcère gastrique.

Résultats de l'endoscopie

L'examen endoscopique est anormal

Il existe un ***cancer gastrique* ou *œsophagien***, un ***lymphome***. Cette situation est rare chez un patient de moins de 60 ans (< 2 % des dyspepsies). Il convient de pratiquer un bilan d'extension en concertation avec une équipe multidisciplinaire (oncologue, gastro-entérologue, radiologue et chirurgien). Dans le cancer gastrique et le lymphome, il faut éradiquer Hp avec un traitement dirigé après recherche de la sensibilité du germe aux antibiotiques. Ce traitement représente dans le lymphome de bas grade le traitement de choix ☺[70,71]. Demander impérativement un avis spécialisé oncologique. Chez les apparentés du premier degré de moins de 40 ans, nous proposons de rechercher Hp et d'éradiquer. Au-delà de 40 ans, rechercher des lésions gastriques prénéoplasiques par des biopsies gastriques.

Il existe une ***gastrite chronique***. Cette situation est fréquente. L'histologie confirme ou non la disparition de Hp éradiqué à l'aveugle. Au besoin, il convient de répéter l'éradication par un traitement dirigé (voir tableau, page 436). En présence d'une lésion muqueuse prénéoplasique (métaplasie intestinale ou atrophie), l'examen histopathologique permettra d'évaluer le risque d'apparition d'un carcinome gastrique par l'établissement des scores d'atrophie et de métaplasie OLGA/OLGIM : un score ≥ 3 est considéré comme un score prédictif de survenue future d'une dysplasie et d'un cancer ☺[72]. La présence d'une dysplasie de bas grade impose une résection endoscopique si elle est localisée ou un contrôle avec nouvelles biopsies dans les 3 à 6 mois en cas de lésions diffuses ☺[73].

Il existe un ***ulcère bulbaire*** (UB) Hp négatif. Le pourcentage d'UD Hp négatif est plus fréquent qu'auparavant ☺[74]. L'histologie antrale confirme ou non l'absence de Hp. Il pourrait s'agir d'un faux négatif. Répéter l'éradication avec un traitement ciblé (voir tableau, page 436) qui favorise la cicatrisation et qui joue un rôle majeur dans la prévention des récidives. Faire impérativement un test respiratoire selon les modalités habituelles à savoir 4 semaines après l'arrêt des antibiotiques et 15 jours après l'arrêt des IPP. Proposer un traitement aux IPP à dose standard pendant 4 à 6 semaines en cas d'UD Hp négatif. Une OGD de contrôle n'est généralement pas indiquée dans l'ulcère bulbaire. Le spécialiste peut décider de déroger à cette règle si le risque ou l'enjeu de l'absence de guérison est important, par exemple en cas d'ulcère géant, d'hémorragie sévère, d'antécédents d'ulcère réfractaire, ou lorsqu'une anticoagulation est prévue. Discuter les IPP en traitement d'entretien dans cette situation pendant 4 à 7 semaines ou davantage.

Il existe un ***ulcère gastrique*** (UG) Hp négatif. Les UG sont Hp négatif dans 30 % des cas. Reprendre l'anamnèse médicamenteuse (prise d'AINS ou d'aspirine ?). Il est impératif de pratiquer de nombreuses biopsies de qualité à la recherche d'un adénocarcinome dès la première endoscopie. Proposer un traitement aux IPP à dose standard pendant 6 à 8 semaines. Au contraire de l'UB, l'UG justifie en principe un contrôle endoscopique de guérison après 6 à 8 semaines malgré le risque assez faible mais significatif de méconnaître une néoplasie ☺[75]. Le contrôle endoscopique peut se discuter de cas en cas mais se justifie surtout chez les patients provenant de zone à risque (Asie, Amérique du Sud, pays de l'Est, Portugal), en cas d'ulcère géant (> 2 à 3 cm), ou en l'absence de prise d'AINS. En cas d'ulcère réfractaire (absence de guérison après 12 semaines d'IPP), demander un avis spécialisé.

Si le diagnostic de ***polype gastrique*** est posé.
Il s'agit d'un diagnostic fortuit car le polype gastrique est le plus souvent asymptomatique (80 %). Dans la majorité des cas, il s'agit de polypes bénins soit de type hyperplasique (75 %), soit de type glandulokystique multiple (PGK) secondaires à la prise d'IPP sur le long terme ☺[76]. Rechercher et traiter Hp.

Les polypes *hyperplasiques* sont généralement asymptomatiques et souvent multiples mais présentent un faible potentiel malin. Tout polype hyperplasique > 1 cm doit être réséqué. Chez les patients à risque (atrophie muqueuse importante ou histoire familiale de cancer gastrique), un contrôle est souhaitable à 12 mois.
Les polypes *glandulokystiques* (PGK) corporéo-fundiques sont multiples et bénins mais ceux de plus de 1 cm doivent être réséqués pour analyse histologique. Ils ne nécessitent toutefois aucun suivi endoscopique et peuvent régresser à l'arrêt des IPP. En cas de PGK chez un patient sans IPP, rechercher une polypose adénomateuse familiale (PAF) à l'anamnèse (antécédents familiaux de cancers coliques ?). Demander d'emblée un avis gastro-entérologique.
Si l'histologie parle pour un *adénome* (10 % des polypes gastriques), il faut répéter d'emblée l'endoscopie pour résection car le risque de transformation maligne est important surtout en présence d'une dysplasie dans un polype de grande taille.
Rechercher et traiter Hp. Pour tous les autres polypes (par exemple tumeurs neuroendocrines [TNE pour carcinoïde], GIST), se référer d'emblée à un gastro-entérologue.

Si le diagnostic d'*œsophagite de reflux* est posé, il convient d'introduire un traitement aux IPP (voir page 453).

Si l'examen endoscopique est normal :
Demander une **échographie abdominale supérieure** transcutanée, si elle n'a pas déjà été pratiquée. Il existe peut-être :
- un *calcul vésiculaire* qui se présente par des crises atypiques. Dans cette situation, le rôle du calcul dans la dyspepsie est souvent difficile à préciser. Généralement la cholécystectomie n'est pas indiquée car elle ne soulage pas les ballonnements, la flatulence, les éructations ni les intolérances alimentaires ☺[77], ☺☺[78,79] ;
- une *cholédocholithiase* sans ictère ni perturbation biologique chez un patient avec calcul(s) vésiculaire(s). Le diagnostic est difficile avec l'échographie transcutanée. Dans le doute, demander une IRM des voies biliaires ou une échoendoscopie. La probabilité d'un *cancer de la vésicule biliaire* est faible car le cancer de la vésicule est rare avant 60 ans ;
- une *pancréatite chronique* compliquée (pseudokystes ou dilatations du Wirsung) : la pancréatite chronique est une cause rare de dyspepsie mais peut inaugurer une dyspepsie aspécifique ☺☺[80] ;
- une *stase gastrique* importante avec accroissement du diamètre antral à jeun indiquant un trouble de la vidange gastrique. Son rôle causal dans les douleurs est controversé ☺[81] ;
- un autre problème hépatique rare et à présentation atypique :
  - un hépatocarcinome sans cirrhose : confier le cas au spécialiste,

- un abcès sans fièvre (parasitaire) : reprendre l'anamnèse personnelle,
- des métastases d'évolution lente : penser à une tumeur neuro-endocrine
- une collection sous-phrénique : rarement sans état fébrile ;

– une dilatation pyélocalicielle ou une tumeur rénale droite : qui peut mimer une affection biliaire ;
– une compression du tronc cœliaque confirmée par le doppler. Chez les patients jeunes et d'âge moyen, la présence d'épigastralgies postprandiales avec souffle abdominal et perte de poids doit faire envisager ce diagnostic. L'angiographie est l'examen de choix [82].

Si ces 2 examens sont normaux, vous vous trouvez en face d'un patient toujours symptomatique, souvent depuis plusieurs mois, sans cause organique évidente.
Il s'agit d'une **dyspepsie fonctionnelle** qui se définit comme la présence de symptômes au cours des 3 derniers mois chez un patient symptomatique depuis 6 mois. Elle se caractérise par la présence d'un ou plusieurs des 4 symptômes suivants : une douleur ou une brûlure épigastrique, une sensation de satiété précoce et l'impression de digestion lente sous forme d'une réplétion postprandiale (critères de Rome IV) ☺[8] sans cause organique. Cette situation est très fréquente en ambulatoire (75 % des dyspepsies chroniques) et souvent difficile à prendre en charge. Les symptômes dyspepsiques sont durables (74 % à 2 ans).

La cause de la dyspepsie fonctionnelle est multiple. Plusieurs études laissent suspecter le rôle d'une dysfonction de la vidange gastrique associée à une hypersensibilité caractérisée par des douleurs à la distension gastrique, à la stimulation acide ou à d'autres stimuli de la muqueuse gastroduodénale ☺☺[83,84].
Le rôle de Hp dans la dyspepsie fonctionnelle est peu probable comme en témoigne l'amélioration symptomatique modeste sur le long terme d'une minorité de patient après éradication du germe.
Le rôle d'une dysbiose dans la dyspepsie fonctionnelle est suspecté par l'observation des symptômes dyspepsiques après dysenterie bactérienne ☺[85].
La dyspepsie fonctionnelle pourrait résulter également d'une interaction complexe entre des facteurs psychosociaux et psychologiques. Elle est fréquemment associée avec l'état anxieux, les troubles somatoformes et l'état dépressif ☺[86,87].

L'approche thérapeutique s'effectue selon les modalités suivantes ☺[88] : voir également « Docteur, j'ai mal au ventre » page 585.

– Rassurer le patient en lui expliquant les causes principales possibles de ses douleurs. Cette étape représente une démarche initiale capitale car la mise en cause uniquement du stress est très mal perçue par le patient qui se sent rejeté et mal écouté. Elle possède un effet thérapeutique certain.

Le patient est plus observant et plus motivé lorsqu'il comprend que ses douleurs sont prises en considération et sont la conséquence de troubles physiologiques complexes et mal compris et non pas uniquement de nature psychologique.

- Éviter les facteurs alimentaires précipitants parfois très personnels et sans base scientifique (par exemple oignons, jus de citron, épices et café). Proposer l'arrêt ou la réduction de consommation de tabac et d'alcool. Conseiller plutôt de fréquents petits repas, éviter les graisses et les repas tard le soir. L'efficacité de ces manipulations diététiques n'a toutefois pas été confirmée dans la littérature.

- Rechercher et éventuellement traiter à nouveau Hp si ce germe infeste la cavité gastrique. L'effet de l'éradication dans la dyspepsie fonctionnelle est controversé. Il semble offrir à long terme un léger bénéfice symptomatique (NNT = 12) ☺☺☺[89-91]. Les facteurs prédictifs d'une réponse favorable à l'éradication restent largement inconnus. Au plan pratique, l'indication à éradiquer dans la dyspepsie fonctionnelle doit être individualisée en fonction de chaque cas et de chaque situation clinique. Il est toutefois difficile de ne pas proposer l'éradication d'un germe potentiellement responsable du cancer gastrique. Beaucoup de patients tendent à attribuer tous leurs symptômes à la présence de Hp. Le médecin devra fournir des explications complémentaires et les rassurer.

- Reprendre un traitement aux anti-H2 ou aux IPP, éventuellement en changeant de molécule (effet placebo ?), aux mêmes doses ou à double dose en une prise pendant 4 à 8 semaines supplémentaires ☺☺☺[92]. Les IPP sont peu efficaces chez les patients avec plaintes de type moteur (nausées, satiété précoce, éructations et ballonnement). Les antiacides de contact souvent rajoutés aux IPP sont peu efficaces.

- Adjoindre un procinétique aux antisécréteurs. Les procinétiques ont tous la caractéristique d'accélérer le transit intestinal. Il s'agit avant tout du métoclopramide et du dompéridone (procinétique de type dopaminergique). De façon globale, le NNT pour les procinétiques est de 4 à 6 mais il faut signaler que les études ont été effectuées avec le cisapride qui a été retiré du marché ☺☺☺[93]. De nombreuses molécules testées récemment n'ont pas montré d'effet supérieur au placebo.

- Envisager un traitement avec un neuromodulateur d'action centrale (le terme « antidépresseur » est souvent mal reçu par le patient), même en l'absence d'un état dépressif manifeste après 8 semaines en cas d'échec des antisécréteurs. Les inhibiteurs de la recapture de la sérotonine n'ont pas fait l'objet de publication permettant d'affirmer que ces molécules apportent un bénéfice dans la dyspepsie fonctionnelle en l'absence d'état dépressif. L'utilité d'un neuromodulateur d'action centrale de type tricyclique dans la dyspepsie fonctionnelle reste aussi toujours incertaine. Commencer avec une petite dose de 10 mg/j jusqu'à 100 mg/j en fonction des effets secondaires et de l'efficacité ; le NNT est de 4 ☺☺☺[94]. Des doses plus élevées (100 mg/j) sont parfois nécessaires en cas de dépression concomitante. Dans la dyspepsie fonctionnelle, certains auteurs proposent également l'emploi de la buspirone et de la mirtazapine (voir également « Docteur, j'ai mal au ventre » page 595).

- Envisager une approche thérapeutique de type psychologique : psychothérapie ☺☺☺[95,96], thérapie de type relaxation, thérapie cognitivocomportementale (TCC), hypnothérapie ☺☺☺[97] ou toute autre approche susceptible d'aider le patient (par exemple biofeedback, activité sportive). Il n'existe pas de trait psychopathologique du dyspepsique dont l'affection est plutôt la résultante d'une pathologie biopsychosociale On relève parfois une notion d'abus sexuel dans l'enfance ☺[98]. Plusieurs études ont montré que ces approches pouvaient apporter un bénéfice symptomatique ou une réduction de la médication antidépressive, mais leur revue systématique ne permet pas de conclusions définitives.

- L'approche par des méthodes complémentaires alternatives (par exemple phytothérapie, acupuncture, homéopathie) peut parfois améliorer les symptômes chez le patient dyspepsique mais le résultat des méta-analyses est difficile à interpréter.

Si les douleurs persistent, malgré un bilan complet et après traitement d'épreuve, il convient d'élargir le diagnostic différentiel aux causes rares comme une porphyrie aiguë intermittente, une intoxication aux métaux lourds ou une connectivite. Voir également « Docteur, j'ai mal au ventre », page 565.

OUI B) Vous avez répondu « oui » à une ou plusieurs des questions essentielles

1. Âge > 60 ans et/ou présence d'indices de gravité

Le patient a plus de 60 ans

Dans cette situation, il existe un risque plus important de maladie organique comme un cancer œsogastrique, vésiculaire ou pancréatique. Pratiquer d'emblée un bilan ciblé biologique, endoscopique et éventuellement radiologique. La limite de 60 ans est arbitraire pour l'endoscopie car les recommandations actuelles sont variables d'un pays à l'autre (OGD de 45 à 65 ans) essentiellement en fonction du risque local de cancer gastrique et de la provenance du patient ☺☺[99,100] (voir page 459).

Le patient présente des indices de gravité

Hospitaliser d'emblée en cas :
- d'hypovolémie importante, de déshydratation ;
- de péritonite localisée avec contracture, une défense et/ou une douleur nette à la détente localisée ;
- d'hématémèse (sang frais ou noirâtre), méléna, vomissements fécaloïdes, hématochézie ou diarrhée sanglante chez un patient hémodynamiquement instable.

Vous pouvez débuter les investigations en ambulatoire par une œsogastroscopie en cas d'épigastralgies avec :
- signes d'anémie (faiblesse, palpitations, vertiges, dyspnée, pâleur) ou présence d'une anémie;
- perte de poids involontaire (> 5 % du poids corporel au cours des 6 derniers mois) ;
- dysphagie progressive ou vomissements > 1 semaine ;
- douleurs nocturnes.

Dans l'anémie ferriprive sans cause apparente, l'éradication de Hp semble utile ☺☺☺[101].

Cibler les investigations en cas :
- de signes de péritonite localisée sans défense ni contracture ;
- de fièvre, de frissons ;
- d'ictère ;
- de diarrhée, de constipation aiguë.

Voir les « Docteur, j'ai » respectifs.
Voir plus haut : « Résultat de l'endoscopie », page 441.

2. Le patient a déjà été investigué pour les mêmes symptômes et/ou est connu pour présenter des facteurs de risque de cancer gastrique : status postgastrectomie, status postcancer gastrique, lymphome de MALT, gastrite corporéale avec lésions prénéoplasiques, maladie de Biermer, achalasie, syndrome de Lynch ou adénome gastrique ?

Le patient a déjà été investigué pour un problème gastrique et ne présente pas de facteur de risque

Chez le patient connu pour une *dyspepsie fonctionnelle*, ayant déjà eu un bilan complet avec une endoscopie dans les 3 ans et sans facteur de risque ni symptômes nouveaux, il n'existe pas d'indication à répéter d'emblée un examen.

Si le statut Hp est connu, nous proposons :

- *Si le patient est Hp négatif*, un traitement d'épreuve aux anti-H2 ou aux IPP pendant 7 à 14 jours. En cas d'échec partiel des IPP, essayer de rajouter un procinétique. Il faut essayer de cibler l'essai thérapeutique en fonction des succès thérapeutiques précédents et des intolérances médicamenteuses connues.
- *Si le patient est Hp positif* et qu'il a déjà bénéficié d'un traitement éradicateur, il faut proposer d'office une nouvelle tentative d'éradication avec un traitement ciblé (voir page 436).
- *Si le statut Hp n'est pas connu*, on peut prescrire un IPP selon les directives de la page 423 en attendant des informations sur le dossier du patient.

Le patient a déjà été investigué pour un problème gastrique et présente un (des) facteur(s) de risque suivant(s) :

- Chez le patient connu pour un ***UD***, une nouvelle œsogastroduodénoscopie est indiquée seulement en cas d'indices de gravité (voir « Les questions essentielles »). Chez les patients qui n'ont pas besoin d'une endoscopie, rechercher à nouveau Hp par un test respiratoire, après l'arrêt des IPP pendant 15 jours et de toute prise d'antibiotique pendant 4 semaines, puis éradiquer avec un traitement dirigé par la sensibilité du germe grâce à une PCR sur les biopsies antérieures. Contrôler l'efficacité à 4 semaines par un test respiratoire. Si Hp n'infecte pas la cavité gastrique, faire un traitement aux IPP et pratiquer une endoscopie seulement en cas d'échec.

  Répéter l'anamnèse dans l'idée d'une prise d'AINS ou d'aspirine.

  En cas d'UD, faire une gastrinémie à la recherche d'un Zollinger-Ellison et doser la calcémie.

  Prescrire des IPP aux doses standard. Éviter les AINS, l'alcool et le tabac et les aliments précipitant les douleurs.

- Chez le patient qui est connu pour un ***UG***, le risque de récidive est toujours possible. Il existe également un faible risque de cancer gastrique. En cas de récidive précoce des douleurs, répéter l'endoscopie si l'examen n'a pas été effectué dans les 3 à 6 mois pour éliminer formellement un cancer ou une lésion prénéoplasique (surtout une dysplasie) manquée lors de l'endoscopie précédente. Éradiquer Hp au besoin avec un traitement ciblé. Traiter avec des doses standard d'IPP pendant 6 à 8 semaines puis discuter un traitement d'entretien aux IPP.

- Chez le patient qui a bénéficié d'une ***gastrectomie partielle pour un cancer gastrique***, il existe un risque de récidive. En présence de symptômes d'alarme, répéter l'endoscopie. En l'absence de symptômes d'alarme, demander un avis gastro-entérologique.

- Chez le patient qui a bénéficié d'une ***gastrectomie partielle pour une affection bénigne*** (ulcère), il existe un risque de cancer sur le moignon ☺[102,103].

Le risque de récidive est lié à l'âge au cours duquel le patient a été opéré (risque dégressif à partir de 45 ans), du type de chirurgie (surtout après les Billroth II où le reflux alcalin est important) et de la provenance géographique du patient (voir « zones à risque », page 459.) En présence de symptômes d'alarme, répéter l'endoscopie. En l'absence de symptômes d'alarme, demander un avis gastro-entérologique.

- Chez le patient connu pour une ***gastrite chronique atrophique (GCA)***, le risque de cancer gastrique est augmenté. La GCA (surtout étendue et corporéale) avec ou sans métaplasie intestinale (MI) peut évoluer vers la dysplasie de bas grade (DBG), la dysplasie de haut grade (DHG) puis le carcinome *in situ* et le cancer gastrique. Au plan clinique, le risque de cancer est majoré chez les patients consommant un régime riche en sel ☺[104] et en viande, pauvre en fibres, fruits et poissons ainsi que chez les fumeurs ☺[105], mais pas chez les patients consommant de l'alcool ☺☺[106]. La MI comme la dysplasie de tout grade sont réversibles.

  En présence d'une DHG dont la prévalence est forte dans les zones à risque, la progression vers le carcinome *in situ* est toutefois importante (> 50 %) ☺☺[107].
  Un suivi endoscopique est impératif en cas de dysplasie ☺[108], ☺☺[109,110]. Dans tous les cas de dysplasie, il faut demander un second avis anatomopathologique.

  Remarques : Le bypass pour traitement d'une obésité morbide impose chez le patient dyspepsique la recherche de lésions prénéoplasiques ainsi que celle de Hp, son éradication, et impérativement le contrôle de l'éradication avant la chirurgie. La présence de lésions prénéoplasiques importantes (scores OLGA/OLGIM > 3) devrait faire préférer un montage chirurgical n'isolant pas la cavité gastrique ou une gastrectomie.

- Chez le patient connu pour un ***polype gastrique***. En présence de symptômes d'alarme, répéter l'endoscopie. La majorité des polypes gastriques est généralement bénigne (hyperplasiques ou de type glandulokystique) et ne nécessite pas de suivi. En l'absence de symptômes d'alarme, demander un avis gastro-entérologique.

- Chez le patient connu pour une ***achalasie*** (traitée ou non), le risque de cancer œsophagien de type épidermoïde est augmenté ☺[111,112]. Le risque semble plus important après la première année du diagnostic et persiste au cours des années qui suivent. Cependant le très faible risque de cancer ne justifie pas systématiquement une surveillance endoscopique ☺[113]. En présence de symptômes d'alarme, répéter l'endoscopie.

- Chez le patient connu pour une ***anémie pernicieuse (AP) ou maladie de Biermer***. L'AP est une gastrite chronique auto-immune avec présence d'auto-anticorps qui comporte un risque évolutif vers la dysplasie et le carcinome gastrique. En l'absence de dysplasie initiale ou de tumeur neuro-endocrine (TNE), le risque évolutif est très faible. Le but théorique de la surveillance gastrique par endoscopie est la détection des lésions prénéoplasiques ou néoplasiques, notamment de la dysplasie. En l'absence de ces lésions, certains auteurs ne conseillent pas de suivi endoscopique ☺[114]. L'éradication de Hp dans l'anémie pernicieuse est conseillée.

Résumé des surveillances des lésions et des conditions prénéoplasiques	
Nous proposons :	Surveillance par endoscopie*
Lésions prénéoplasiques	
Score OLGA/OLGIM ≥ 3	contrôle à 3 ans ou de cas en cas si autres facteurs de risque
Présence d'une dysplasie de bas grade :	
– sans lésion visible	contrôle à 6 mois puis tous les ans
– avec lésion visible à l'endoscopie	résection endoscopique puis contrôle à 6 mois puis tous les ans
Présence d'une dysplasie de haut grade :	
– sans lésion visible à l'endoscopie	contrôle à 3 mois puis tous les 3 à 6 mois
– avec lésion visible à l'endoscopie	résection endoscopique puis contrôle à 3 mois puis tous les 3 à 6 mois
Conditions prénéoplasiques	
Maladie de Biermer	de cas en cas en fonction du degré de métaplasie, d'atrophie et de la présence d'une TNE ou d'une dysplasie
Polype gastrique adénomateux	à 1 an, puis de cas en cas
Antécédent de gastrectomie partielle	15 à 20 ans après la gastrectomie
Achalasie	pas de suivi

* Remarque : la surveillance des lésions et des conditions prénoéplasique est très variable selon la provenance géographique du patient. Les directives sont également variables d'une société savante à l'autre. Demander un avis gastro-entérologique en cas de doute.
TNE : tumeur neuroendocrine

En présence d'antécédents non œsogastriques

Le patient a déjà été investigué pour une affection vésiculaire

Le patient est cholécystectomisé
Il existe peut-être un calcul récidivé dans la voie biliaire, un cancer, ou un névrome du moignon cystique. Demander un avis spécialisé.
Le patient n'est pas cholécystectomisé
Il est porteur d'un calcul vésiculaire et a refusé l'opération. Voir page 443 pour l'attitude.

Le patient a déjà été investigué pour une affection colique
Discuter l'indication à une coloscopie. Voir également « Docteur, j'ai mal au ventre », page 594.

Le patient a déjà été investigué pour une affection hépatique ou pancréatique
Il existe des notions d'hépatite chronique, de cirrhose ou de pancréatite alcoolique. Les symptômes surviennent souvent après un excès de boissons, qui déterminent l'évolution par poussées de la maladie. Pratiquer rapidement un bilan biologique complet avec tests hépatiques et pancréatiques, y compris le dosage du TP couplé à une échographie. Le patient présente dans cette situation souvent déjà des signes d'insuffisance hépatocellulaire avec ictère, ascite et encéphalopathie. Demander d'emblée un avis spécialisé pour guider le bilan et le traitement (par exemple corticothérapie dans une poussée d'hépatite alcoolique aiguë sévère). Voir également « Docteur, je suis jaune », page 479.

3. Présence d'un pyrosis ou de régurgitations acides

Le patient présente des symptômes de reflux fréquents (> 2 fois par semaine) et invalidants avec parfois la perception d'acidité dans l'arrière-gorge (régurgitations acides) ☺[115]. Il existe un chevauchement important entre la dyspepsie et la maladie de reflux. Les patients avec douleurs rétrosternales secondaires à un reflux ont généralement des symptômes typiques (pyrosis), mais l'anamnèse de reflux a une mauvaise valeur prédictive dans le diagnostic de la douleur rétrosternale ☺☺☺[116]. En cas de doute sur la présence d'un reflux, chercher d'autres symptômes associés indicateurs de reflux (odynophagie, nausées, dysphonie, toux et affections ORL chroniques).

S'il s'agit de symptômes de reflux d'apparition récente ou jamais traités dans les mois qui précèdent chez un patient de moins de 50 ans et sans symptômes d'alarme
Nous ne proposons pas d'endoscopie. Débuter un traitement chez les patients peu symptomatiques avec des anti-H2 pendant 4 semaines afin de diminuer l'utilisation des IPP et leurs effets secondaires (par exemple famotidine 20 mg 2 ×/j, ranitidine ou nizatidine 150 mg 2 ×/j) ☺[117]. L'adjonction d'antiacides de contact est souvent bénéfique mais l'augmentation des doses d'anti-H2 en cas

d'échec est inutile. L'apparition d'une tachyphylaxie au-delà de 6 semaines en limite l'utilisation sur le long terme.

En cas d'insuccès, d'échec préalable ou en présence de symptômes importants, introduire d'emblée les IPP d'abord à faibles doses puis augmenter la posologie au besoin : débuter par exemple avec de l'oméprazole 20 puis 40 mg/j, du lansoprazole 15 puis 30 mg/j, du pantoprazole 20 puis 40 mg/j, du rabéprazole 10 puis 20 mg/j p. o., de l'ésoméprazole 20 puis 40 mg/j p. o.
Les IPP doivent être pris impérativement à jeun le matin. L'administration à la demande est possible mais moins efficace car l'inhibition acide n'est obtenue qu'après 5 jours. Les IPP ont une action plus rapide et sont plus efficaces sur les symptômes que les anti-H2. Il n'y a pas de différence majeure d'efficacité entre les IPP, ni de gain symptomatique ou thérapeutique (guérison des lésions ulcérées) entre les différents IPP.

Les mesures hygiénodiététiques habituelles ont peu d'impact sur l'évolution des symptômes hormis la perte de poids et la surélévation de la tête du lit.

Si le reflux est récurrent et chronique (> 6 à 12 mois) chez un patient de plus de 50 ans
Chez un patient jamais traité ni investigué ou chez un patient déjà traité à l'aveugle à plusieurs reprises, mais avec des symptômes récidivants dès l'arrêt des IPP, il convient de pratiquer une œsogastroduodénoscopie.

Résultats de l'endoscopie

L'examen endoscopique est normal
Si la moitié environ des patients avec reflux ont une endoscopie normale, l'absence de lésion muqueuse n'est pas synonyme de symptômes mineurs, ni de réponse rapide aux IPP.
Lors d'une endoscopie normale, en cas de doute diagnostique, la réalisation d'une pH-impédancemétrie est une aide diagnostique précieuse. Il s'agit peut-être d'un reflux fonctionnel ou d'un œsophage hypersensible. Demander un avis spécialisé.

Il convient également de rechercher Hp lors de l'endoscopie et de l'éradiquer si ce germe infeste l'antre pour enrayer l'apparition de lésions prénéoplasiques de la muqueuse gastrique dans la gastrite chronique à Hp (métaplasie et atrophie) ☺☺☺[118]. Il n'existe pas de preuve que l'éradication de Hp aggrave le reflux ☺☺☺[119-122].

L'examen endoscopique est anormal

- **Il existe une *œsophagite de reflux*** (50 % des patients non traités au préalable ce qui représente une situation rare dans la pratique). Reprendre les IPP pendant 6 à 8 semaines Traiter au besoin une surinfection à Candida. Pour les œsophagites importantes déterminées par des scores de gravité (les plus utilisés : score de Los Angeles : grade C et D, score de Savary Miller : grade III à IV), répéter l'OGD à 6 à 8 semaines afin de vérifier la guérison des lésions muqueuses et d'exclure un endobrachyœsophage (EBO). Si HP colonise la cavité gastrique, nous en proposons l'éradication car elle ne perturbe pas la guérison de l'œsophagite.

Le traitement médical d'entretien aux IPP

Deux tiers des patients avec une maladie de reflux sans lésion érosive et la totalité des patients avec lésions érosives récidivent à l'arrêt du traitement antisécréteur. Cependant les patients avec peu de lésion muqueuse doivent bénéficier d'une tentative de sevrage médicamenteux.
Le traitement aux IPP doit être administré en continu à la plus petite dose nécessaire à juguler les symptômes. Les doses alternées (un jour sur deux), à la demande ou un traitement uniquement le week-end, sont moins efficaces qu'une demi-dose journalière d'IPP.

Le traitement antisécréteur élimine les symptômes (diurnes) mais un reflux acide peut persister, notamment la nuit ☺☺☺[122], ☺☺[123]. En cas de prise chronique d'IPP à des doses d'entretien (demi-dose), même chez un patient asymptomatique, il est souhaitable de contrôler l'apparition d'un éventuel EBO par une endoscopie au moins une fois tous les 5 ans, surtout en cas de symptômes de reflux intercurrents.

L'innocuité des IPP n'est pas démontrée sur le long terme. Si les effets secondaires graves sont rares, la reconduite d'un traitement doit toujours être justifiée car l'utilisation inadéquate des IPP peut devenir significative en termes de santé publique. Les effets secondaires confirmés des IPP sont essentiellement la colite microscopique, un surrisque de pneumopathie communautaire et d'ostéoporose chez les patients à risque de fractures osseuses. Cette dernière caractéristique ne justifie toutefois pas l'arrêt des IPP ☺[125,126]. Il convient de tenir compte également des interactions médicamenteuses par exemple avec le clopidogrel à prendre à distance des IPP.

La mauvaise réponse ou l'absence de réponse thérapeutique aux IPP prescrits à double dose 2 ×/j définit le **reflux réfractaire**. Les mécanismes en sont multiples : prise des IPP après les repas, mauvaise observance, reflux fonctionnel, œsophage hypersensible, reflux peu acide, alcalin ou biliaire, échappement nocturne ☺[127]. L'examen clé est la pH-impédancemétrie couplée au besoin à une manométrie œsophagienne ☺[128]. Demander un avis spécialisé avant d'insister avec les IPP.

L'indication à une chirurgie antireflux

Doit être envisagée essentiellement dans les situations suivantes :
- dépendance au traitement médical chez un jeune patient ne désirant plus prendre des IPP, en cas d'intolérance aux IPP à hautes doses ou de reflux volumique ;

et
- chez un patient qui a bien répondu au traitement médical (par exemple un jeune patient avec hernie hiatale).

Remarques :
- La mauvaise réponse aux IPP fait suspecter qu'une intervention antireflux sera inefficace.
- L'efficacité symptomatique, la guérison des lésions muqueuses et le coût à long terme du traitement médical et chirurgical semblent similaires ☺☺☺[129,130].
- Un nombre important de patients (parfois plus de 50 %) sont obligés de continuer les IPP en postopératoire.
- L'opération n'a pas d'indication confirmée dans le traitement des manifestations extra-digestives du reflux, comme la laryngite et l'asthme.
- Les complications de la chirurgie sont la dysphagie postopératoire et le « gas-bloat syndrome » en raison de l'impossibilité d'éructer.

Une manométrie est impérative avant l'intervention pour éliminer un trouble moteur œsophagien. La pH-impédancemétrie préopératoire est incontournable dans les cas où la réponse clinique aux IPP n'est pas optimale et en l'absence de lésions muqueuses du bas œsophage.
La place des méthodes endoscopiques antireflux reste à démontrer (efficacité à long terme et sécurité des techniques) ☺[131,132].

- **Il existe un *endobrachyœsophage* (EBO ou œsophage de Barrett)**

Ce diagnostic est uniquement histologique. L'œsophage de Barrett se définit par la présence d'une métaplasie acquise de type intestinal dans le bas œsophage. Elle est la conséquence du reflux chronique et prédispose au développement d'une dysplasie et de l'adénocarcinome de l'œsophage. La prévalence de l'EBO est variable (moins de 10 %) et le patient ne présente généralement pas un reflux important. Les facteurs prédisposants sont l'âge de plus de 50 ans, le sexe masculin, le tabagisme, l'hernie hiatale, l'obésité et l'œsophagite chronique et surtout érosive grave. La longueur des languettes

d'EBO détermine le risque de dégénérescence (plus de 3 cm) ☺☺[133]. La biopsie n'a une sensibilité que de 80 % pour le diagnostic.
Nous proposons dans le Barrett un traitement médical aux doses standard habituelles dans le reflux sur le long terme malgré le fait que le patient avec un EBO soit souvent asymptomatique et qu'il n'existe pas de corrélation entre l'importance des symptômes et les mesures objectives du reflux par pH-impédancemétrie. Un traitement agressif aux IPP devrait permettre théoriquement d'éviter l'évolution vers la dysplasie et le cancer ☺☺[134], ☺[135]. La régression partielle de l'EBO après traitement médical ou chirurgical est même signalée mais sans bénéfice certain sur l'incidence du cancer ☺☺☺[136]. L'utilisation de l'aspirine, des AINS et des statines semble associée à une baisse de l'incidence du carcinome œsophagien dans l'EBO ☺☺[137].

Le traitement chirurgical du reflux par rapport au traitement médical n'offre aucun avantage sur un suivi de plus de 10 ans pour empêcher l'apparition de la dysplasie et du cancer ☺[138].

La surveillance de l'EBO est très variable selon les sociétés savantes ☺[139-141]. Elle se justifie surtout chez les patients avec facteur(s) de risque : présence d'un EBO long (plus de 3 cm chez 3 à 5 % des patients avec un reflux chronique), patients de plus de 50 ans, reflux chronique, présence d'une hernie hiatale et d'une obésité.
L'incidence annuelle de l'adénocarcinome dans l'EBO est basse mais augmente avec l'âge (0,1 à 0,4 % par an). Le risque annuel de progression de la dysplasie au cancer est de 0,2 à 14 %. Le dépistage permet théoriquement le diagnostic d'une dysplasie de bas grade (DBG) qui peut évoluer vers une dysplasie de haut grade (DHG) puis vers le carcinome *in situ*.

La cadence des contrôles de l'EBO sera dictée par la présence de facteurs de risque et la présence éventuelle d'une dysplasie. Nous proposons la surveillance suivante :

– En l'absence de dysplasie, discuter avec le patient des risques et bénéfices du suivi endoscopique. En cas de suivi, faire une endoscopie avec biopsies
tous les 5 ans si l'EBO mesure < 3 cm
tous les 3 ans si > 3 cm < 6 à 10 cm
avis spécialisé si > 10 cm

– En cas de DBG, répéter l'endoscopie et les biopsies, faire revoir les coupes par un autre anatomopathologiste. Donner des IPP à double dose pendant 2 à 3 mois avant de nouvelles biopsies. En cas de persistance de la DBG, discuter avec le patient des 2 options possibles : résection endoscopique ou suivi endoscopique à 6 mois la première année puis tous les ans

- En cas de dysplasie indéterminée, faire contrôler par un autre anatomopathologiste. Répéter une endoscopie avec de nouvelles biopsies à 1 à 2 mois après une double dose d'IPP

- En cas de DHG, faire contrôler par un autre anatomopathologiste. Donner des IPP à double dose pendant 1 à 2 mois avant de nouvelles biopsies. En cas de persistance de la DHG, chez un patient < 50 ans, discuter une ablation endoscopique de l'EBO dont les modalités restent à préciser (mucosectomie, ablation par radiofréquence [sonde de Stretta]) et en cas d'insuccès, de carcinome invasif ou de récidive, proposer impérativement une option chirurgicale

Remarques

Si les biopsies sont effectuées en présence de lésions muqueuses, il existe un risque de faux diagnostic de dysplasie (faux positifs). Répéter les prélèvements seulement après guérison muqueuse.

4. Prise AINS et dyspepsie (AINS)

Les AINS et l'aspirine même à faible dose sur le tractus digestif supérieur provoquent des troubles dyspepsiques, des lésions endoscopiques et des ulcères symptomatiques ou compliqués ☺[142,143]. Les lésions de la muqueuse sont très fréquentes après prise d'aspirine ou d'AINS mais la plupart n'ont aucune traduction clinique ni complication. Le risque de complications ulcéreuses fatales est multiplié par un facteur de 7 à 8. Il est de l'ordre de 3 à 4,5 pour 100 patients par année.

L'apparition d'épigastralgies même importantes chez un patient sous AINS n'est pas un facteur prédictif de complications digestives (ulcères hémorragiques ou perforants). Ces dernières surviennent dans la majorité des cas sans signe d'alarme ☺☺[144].

La toxicité des AINS et de l'aspirine est dose-dépendante. Une dose d'aspirine de 10 mg/j peut toutefois déjà induire des lésions muqueuses ☺☺[145], ☺☺☺[146].

Le risque de complication est surtout élevé avec les AINS non sélectifs ☺[147,148] dont la toxicité est variable d'une molécule à l'autre (par exemple toxicité importante pour l'indométacine et le naproxène).

Le mode d'administration et les formes galéniques ne modifient pas significativement le risque de complication mais la durée du traitement est un facteur important. Il existe un grand nombre de facteurs de risque confirmés et d'autres qui restent discutés : sexe féminin, comorbidité (cardio-vasculaire, rhumatisme inflammatoire, diabète), tabagisme et alcoolisme, antidépresseurs de type inhibiteur de la sérotonine, monothérapie aux glucocorticoïdes, aux anticalciques et dérivés nitrés, mais dont la présence peut aider à la décision de l'endoscopie ☺☺[149].

Les inhibiteurs sélectifs de type COX-2 ont probablement un peu moins d'effets toxiques sur les muqueuses gastriques et duodénales mais pas sur le reste du tractus digestif (grêle et côlon) ☺☺☺[150,151]. L'effet bénéfique modeste des COX-2 sélectif est par ailleurs supprimé en cas d'utilisation concomitante de l'aspirine à faible dose pour des problèmes cardio-vasculaires.

Groupe de patients à risque :

Facteurs de risque liés au malade :	Augmentation du risque
âge ≥ 65 ans	5 à 6 ×
antécédent d'ulcère gastroduodénal	?
antécédent de complications ulcéreuses (par exemple d'hémorragie)	4 à 5 ×
Facteurs de risque liés au traitement :	
dose élevée d'AINS	10 ×
association AINS – aspirine à faible dose (≤ 325 mg/j) ?	
association AINS – corticoïdes	4 à 5 ×
association AINS – anticoagulants	10 à 15 ×

Prévention secondaire

– Le patient dyspepsique est sous AINS ou aspirine, mais n'appartient pas à un groupe à risque, ne présente pas de symptômes d'alarme (voir « Les questions essentielles », page 421) et est âgé de moins de 50 ans, il n'est pas nécessaire de pratiquer d'emblée une œsogastroduodénoscopie.

Il faut :

– cesser les AINS si possible, réduire les doses au maximum ou changer éventuellement de molécule (par ex. paracétamol, célécoxib, étodolac, méloxicam) ;
– éviter les cofacteurs (tabac et alcool) ;
– prescrire un IPP pendant la durée du traitement aux AINS ou pendant 6 à 8 semaines (guérison d'une œsophagite potentielle), puis cesser le traitement avec observation des symptômes (œsophagite de reflux, néoplasie).
  Ne pratiquer une endoscopie que si les douleurs persistent plus de 2 à 3 jours ou en cas d'apparition d'indices de gravité.

- Si le patient sous AINS ou aspirine fait partie d'un groupe à risque, présente des symptômes d'alarme (voir « Les questions essentielles », page 421), ou est âgé de plus de 50 ans, nous proposons d'emblée une œsogastroduodénoscopie ☺[152-159], ☺☺[160].

À l'endoscopie, si le patient présente un UD ou UG, il faut :
- cesser les AINS si possible, ou au minimum réduire les doses au maximum ou changer éventuellement de molécule (par exemple paracétamol, célécoxib, étodolac, méloxicam) ;
- éviter les cofacteurs (tabac et alcool).
- prescrire un IPP à dose standard, au choix, par exemple oméprazole 40 mg/j p. o., lansoprazole 30 mg/j p. o., pantoprazole 40 mg/j p. o., rabéprazole 20 mg/j p. o., ésoméprazole 40 mg/j p. o., pendant 4 à 6 semaines pour l'UD, pendant 6 à 8 semaines pour l'UG ou au long cours si les AINS sont maintenus ☺☺☺[161], ☺☺[162] ;
- rechercher et éradiquer Hp si le germe infecte la cavité gastrique. Hp est un cofacteur de risque chez les patients prenant des AINS. Chez les patients dyspepsiques, l'infection à Hp et la prise d'AINS ou d'aspirine représentent des facteurs de risque indépendants et synergiques dans l'apparition d'une lésion ulcéreuse compliquée ou non ☺[163], ☺☺[164,165] ;

En l'absence de lésion muqueuse, l'attitude est la même, mais les IPP peuvent éventuellement être cessés après 2 à 4 semaines.

Prévention primaire ☺[167,168], ☺☺☺[169-171]

Pour les patients sans facteurs de risque gastro-intestinal et sans risque cardiaque, la prescription d'un AINS seul, peu gastrotoxique, est possible à petite dose et sur une courte période.

Les patients à hauts risques gastro-intestinaux et cardiaques ne devraient recevoir aucun AINS, sélectif ou non.

Pour les patients avec facteurs de risque gastro-intestinal, avant de débuter un traitement prolongé avec un AINS sélectif ou non, même à faible dose, une infection à Hp devrait être recherchée et traitée. Cependant l'éradication n'élimine pas à long terme le risque de faire un ulcère gastroduodénal et impose en plus un traitement aux IPP. De plus, la réduction de l'incidence des ulcères n'est observée que chez les patients n'ayant jamais pris d'AINS alors que les consommateurs anciens d'AINS, même occasionnels, ne tirent pas de bénéfice de l'éradication ☺☺☺[171]. Il n'y a pas d'étude publiée concernant la prévention primaire des ulcères et des hémorragies liées à la prise d'aspirine à faible dose.

Pour les patients sans facteurs de risque gastro-intestinal mais avec risque cardiaque, surtout en cas de plaintes dyspepsiques et/ou de reflux (risque modéré), nous proposons un IPP avec un AINS non sélectif ou avec l'aspirine à faible dose.

Chez les patients à risque gastro-intestinal sans risque cardiaque, la prescription d'un AINS sélectif ou non avec un IPP est proposée.

Les anti-H2 sont inefficaces et l'aspirine en protection enrobée n'apporte pas d'avantage en prophylaxie.

5. Le patient est connu pour une histoire familiale et/ou provient d'une zone à risque de cancer œsogastrique

Le risque de développer un cancer du tractus digestif est plus important en cas d'histoire familiale. Chez un patient de plus de 40 ans présentant un facteur de risque familial (1 cas du premier degré), le risque de développer un cancer gastrique est augmenté de 2 à 3 fois. En présence de 2 cas du premier degré, le risque est augmenté de 10 fois. Nous proposons d'emblée une endoscopie pour rechercher des lésions prénéoplasiques dans la muqueuse gastrique.

Si le patient est originaire d'une zone à incidence élevée de cancer œsogastrique, l'indication à pratiquer une endoscopie en cas de dyspepsie d'apparition récente doit être posée plus rapidement. On note une forte incidence de cancer gastrique en Asie (Japon, Chine), en Europe de l'Est (par exemple ex-Yougoslavie, Russie), en Amérique du Sud (Chili, Andes) et dans certaines zones d'Europe de l'Ouest (Portugal). L'incidence du cancer de l'œsophage est importante en Chine, en Iran, en Turquie et en Afrique du Nord.

6. Présence de situations spécifiques à risque

En cas de facteur de risques cardio-vasculaires, d'antécédent d'infarctus, de pontage coronarien ou de gros vaisseaux, notion d'ischémie mésentérique
En cas de douleurs abdominales sus-ombilicales chez un patient porteur de facteurs de risque cardio-vasculaires (hypertension, tabagisme, diabète, hypercholestérolémie, anamnèse familiale, hyperuricémie ou inactivité physique), vous devez systématiquement pratiquer un ECG et des enzymes cardiaques pour exclure un infarctus myocardique (essentiellement diaphragmatique ou droit).
Comparer le tracé avec des tracés antérieurs. Observer d'éventuelles modifications en cas de tracé suspect.

Si le doute persiste, hospitaliser pour surveillance rythmique, enzymatique et des paramètres vitaux. Voir également « Docteur, j'ai mal à la poitrine », page 339.

En cas de prise d'un nouveau médicament
Il est possible que la prise d'un nouveau médicament (par exemple antibiotiques [érythromycine], fer, orlistat, digoxine, théophylline, potassium, acarbose) explique les symptômes douloureux mais cette éventualité n'est pas confirmée dans la littérature en dehors des AINS et de l'aspirine. Il est toutefois logique de proposer une fenêtre thérapeutique avant de commencer les investigations ou un traitement.

En cas de dépendance à l'alcool et au tabac
- de *toxicomanie*, de *séropositivité VIH (risque d'hépatite et de pancréatite)* ;
- d'une *affection connue*, par exemple diabète sucré, troubles métaboliques (hypercalcémie), dysthyroïdie, affections hépatobiliaires ou pancréatiques, maladie de Crohn, ischémie digestive.

Nous proposons d'office un bilan biologique et éventuellement endoscopique en fonction de la suspicion clinique car le risque de présenter une affection digestive organique ou d'une autre origine qu'œsogastrique est plus élevé. Si le bilan est normal, et en l'absence de signe ou de symptôme d'alarme, faire un traitement d'épreuve.

En cas d'épisodes antérieurs :
- d'anémie ferriprive ou de carence martiale sans anémie,
- d'anémie par carence en B12 ou de carence sans anémie

- En cas d'anémie ferriprive ou de carence martiale sans anémie
- Plusieurs études ont conclu que Hp était un facteur de risque d'anémie par carence en fer secondaire à la malabsorption du fer non réduit en sels ferriques par l'achlorhydrie, par hémorragie occulte sur microérosions ou par consommation du fer par Hp en cas de gastrite active. La recherche et l'éradication de Hp sont donc recommandées par les experts de l'anémie par carence martiale ☺☺☺[101,172,174], ☺[173,175].

- En cas d'anémie par carence en B12 ou de carence sans anémie

La gastrite chronique secondaire à Hp ou de type immunologique dans la maladie de Biermer (voir aussi page 447) évolue vers l'atrophie et s'accompagne d'une diminution de la sécrétion acide et du pepsinogène indispensable à la dissociation de la vitamine B12. On rapporte toutefois même en l'absence d'atrophie glandulaire une carence en vitamine B12 en rapport avec l'infection à Hp elle-même. Dans ce contexte, certains auteurs proposent l'éradication du germe ☺[176], ☺☺[177].

En présence d'un purpura thrombocytopénique idiopathique
Chez l'adulte, il existe quelques petites études randomisées ou non qui semblent confirmer que l'éradication de Hp augmente le nombre des thrombocytes ☺[178,179]. Nous recommandons donc dans cette situation l'éradication.

7. L'examen clinique est anormal

Présence en particulier :
- d'un péritonisme, de signes de subiléus ou d'iléus ;
- d'une hypotension orthostatique, d'une hypovolémie ;
- d'une fièvre ;
- des signes d'insuffisance hépatocellulaire (ascite, œdème des membres inférieurs, ictère, encéphalopathie portosystémique) ;
- d'une masse palpable, d'une hépatomégalie (douloureuse ou nodulaire), d'une splénomégalie ou des adénopathies ;
- d'un signe de Murphy, ou d'une douleur au point de Mac Burney.

Dans ces situations, il faut investiguer d'emblée car le risque d'une affection organique est très élevé. Les douleurs sont bien localisées dans l'épigastre, mais un autre organe est manifestement en cause. Voir également « Docteur, j'ai mal au ventre », page 610.

Bibliographie

1. Talley N. J., Ford A. C., *et al.* Functional dyspepsia. *N Engl J Med.* 2015;373:1853-63.
2. Moayyedi P. M., Lacy B. E., Andrews C. N. ACG and CAG clinical guideline: management of dyspepsia. *Am J Gastroenterol.* 2017;112:988-1013.
3. Delaney B. C., Moayyedi P. M., Forman D. Initial management strategies for dyspepsia. *Cochrane Database Syst Rev.* 2005;4:CD001961.
4. Lacy B. E., Talley N. J., Locke G. R., *et al.* Review article: current treatment options and management of functional dyspepsia. *Aliment Pharmacol Ther.* 2012;36:3-15.
5. McColl K. E. Clinical practice. Helicobacter pylori infection. *N Engl J Med.* 2010;362:1597-604.
6. Moayyedi P., Ford A. C. Dyspepsia. *Curr Opin Gastroenterol.* 2012;28:662-8.
7. Bytzer P., Talley N. J. Dyspepsia. *Ann Intern Med.* 2001;134:815-22.
8. Stanghellini V., Chan F. K., Hasler W. L., *et al.* Gastroduodenal disorders. *Gastroenterology.* 2016;150:1380-92.
9. Hammer J., Eslick G., Howell S., *et al.* Diagnostic yield of alarm features in irritable bowel syndrome and functional dyspepsia. *Gut.* 2004;53:666-72.
10. Meineche-Schmidt V., Jørgensen T. « Alarm symptoms » in patients with dyspepsia: a three-year prospective study from general practice. *Scand J Gastroenterol.* 2002;37:999-1007.
11. Vakil N., Moayyedi P. M., Fennerty B., *et al.* Limited value of alarm features in the diagnosis of upper gastrointestinal malignancy systematic review and meta-analysis. *Gastroenterology.* 2006;131:390-401.
12. Veldhuyzen van Zanten S. J., Chiba N., Armstrong D., *et al.* A randomized trial comparing omeprazole, ranitidine, cisapride, or placebo in Helicobacter pylori negative, primary care patients with dyspepsia. The CADET-HN study. *Am J Gastroenterol.* 2005;100;1477-88.
13. Harvey R. F., Lane J. A., Nair P., *et al.* Clinical trial: prolonged beneficial effect of Helicobacter pylori eradication on dyspepsia consultations-the Bristol Helicobacter Project. *Aliment Pharmacol Ther.* 2010;32:394-400.
14. Wang J., Xu L., Shi R., *et al.* Gastric atrophy and intestinal metaplasia before and after Helicobacter eradication : a meta-analysis. *Digestion.* 2011;83:253-60.
15. Wu C. Y., Kuo K. N., Wu M. S., *et al.* Early Helicobacter pylori eradication decreases risk of gastric cancer in patients with peptic ulcer disease. *Gastroenterology.* 2009;137:1641-8.

16. Lee Y. C., Chiang T. H., Chou C. K., *et al.* Association between Helicobacter pylori eradication and gastric cancer incidence: a systematic review and meta-analysis. *Gastroenterology.* 2016;150:1113-24.
17. Bang C. S., Baik G. H., Shin I. S., *et al.* Helicobacter pylori eradication for prevention of metachronous recurrence after endoscopic resection of early gastric cancer. *J Korean Med Sci.* 2015;30:749-56.
18. Yoon S. B., Park J. M., Lim C. H., *et al.* Effect of Helicobacter pylori eradication on metachronous gastric cancer and endoscopic resection of gastric tumors: a meta-analysis. *Helicobacter.* 2014;19:243-8.
19. Lu B., Chen M. T., Fan Y. H., *et al.* Effects of Helicobacter pylori eradication on atrophic gastritis and intestinal metaplasia: a 3-yearfollow-up study. *World J Gastroenterol.* 2005;11:6518-20.
20. Wong B. C., Lam S. K., Wong W. M., *et al.* Helicobacter pylori eradication to prevent gastric cancer in a high-risk region of China: a randomized controlled trial. *JAMA.* 2004;291:187-94.
21. Fukase K., Kato M., Kikuchi S., *et al.* Effect of eradication of Helicobacter pylori on incidence of metachronous gastric carcinoma after endoscopic resection of early gastric cancer: an open-label, randomised controlled trial. *Lancet.* 2008 ;372 :392-7.
22. Fuccio L., Zagari R. M., Eusebi L. H., *et al.* Meta-analysis: can Helicobacter pylori eradication treatment reduce the risk for gastric cancer?. *Ann Intern Med.* 2009;151:121-8.
23. Ley C., Mohar A., Guarner J., *et al.* Helicobacter pylori eradication and gastric preneoplasic conditions: a randomized, double-blind, placebo-controlled trial. *Cancer Epidemiol Biomarkers Prev.* 2004;13:4-10.
24. Leung W. K., Lin S. R., Ching J. Y., *et al.* Factors predicting progression of gastric intestinal metaplasia: results of a randomised trial on Helicobacter pylori eradication. *Gut.* 2004;53:1244-9 .
25. You W. C., Brown L. M., Zhang L., *et al.* Randomised double-blind factorial trial of three treatments to reduce the prevalence of precancerous gastric lesions. *J Natl Cancer Inst.* 2006;98:974-83.
26. Ford A. C., Forman D., Hunt R. H., *et al.* Helicobacter pylori eradication therapy to prevent gastric cancer in healthy asymptomatic infected individuals: systematic review and meta-analysis of randomised controlled trials. *BMJ.* 2014;348:g3174.
27. Suzuki H., Moayyedi P. Helicobacter pylori infection in functional dyspepsia. *Nat Rev Gastroenterol Hepatol.* 2013;10:168-74
28. Moayyedi P., Deeks J., Talley N. J. An update of the Cochrane systematic review of Helicobacter pylori eradication therapy in nonulcer dyspepsia resolving the discrepancy between systematic reviews. *Am J Gastroenterol.* 2003;98:2621-6.
29. Moayyedi P., Soo S., Deeks J., *et al.* Eradication of Helicobacter pylori for non-ulcer dyspepsia. *Cochrane Database Syst Rev.* 2003;1:CD 002096.
30. Zhao B., Zhao J., Cheng W. F., *et al.* Efficacy of Helicobacter pylori eradication therapy on functional dyspepsia: a meta-analysis of randomized controlled studies with 12-month follow-up. *J Clin Gastroenterol.* 2014;48:241-47.
31. Ford A. C., Moayyedi P. M., Jarbol D. E., *et al.* Meta-analysis: Helicobacter pylori « test and treat » compared with empirical acid suppression for managing dyspepsia. *Aliment Pharmacol Ther.* 2008;28:534-44.
32. Moayyedi P., Feltbower R., Brown J. *et al.* Effect of population screening and treatment for Helicobacter pylori on dyspepsia and quality of life in the community: a randomised controlled trial. Leeds HELP Strudy Groupe. *Lancet.* 2000;355;1665-9.
33. Harvey R. F., Lane J. A., Nair P., *et al.* Clinical trial: prolonged beneficial effect of Helicobacter pylori eradication on dyspepsia consultations – the Bristol Helicobacter Project. *Aliment Pharmacol Ther.* 2010;32:394-400.
34. Delaney B., Ford A. C., Forman D., *et al.* Initial management strategies for dyspepsia. *Cochrane Database Syst Rev.* 2005;(4):CD001961.
35. Ford A. C., Qume M., Moayyedi P., *et al.* Helicobacter pylori « test and treat » or endoscopy for managing dyspepsia: an individual patient data meta-analysis. *Gastroenterology.* 2005;128:1838-44.
36. Venerito M., Krieger T., Ecker T., *et al.* Meta-analysis of bismuth quadruple therapy versus clarithromycin triple therapy for empiric primary treatment of Helicobacter pylori infection. *Digestion.* 2013;88:33-45.
37. Eusebi H. L., Rabitti S., Artesiani M. L., *et al.* Proton pump inhibitors : Risks of long- term use. J of Gastroenterol and Hepatol 2017 ; 32;1295-1302.,
38. Abraham N. S. Proton pump inhibitors: potential adverse effects. *Curr Opin Gastroenterol.* 2012;28:615-20.
39. Vaezi M. F., Yang Y. X. ,Howden C. W.Complications of Proton Pump Inhibitor Therapy. *Gastroenterol.* 2017;153:35-48.
40. Bourne C., Charpiat B., Charnon N., *et al.* Effets indésirables émergents des inhibiteurs de la pompe à protons. *Presse Med.* 2013;42:e53-62.
41. Scolapio J. S., Camilleri M. Nonulcer dyspepsia. *Gastroenterologist.* 1996;4:13-23.
42. Quartero A, de Wit N. J., Lodder A. C., *et al.* Disturbed solid-phase gastric emptying in functional dyspepsia: a meta-analysis. *Dig Dis Sci.* 1998;43:2028-33.
43. Drossman D. A. Functional gastrointestinal disorders: history, pathophysiology, clini-

cal features and Rome IV. *Gastroenterology.* 2016;150:1262-179.
44. Chey W. D., Leontiadis G. I., Howden C. W., *et al.* ACG clinical guideline: treatment of Helicobacter pylori infection. *Am J Gastroenterol.* 2017; 112:212-238.
45. Malfertheiner P., Megraud F., O'Morain C. A., *et al.* Management of Helicobacter pylori infection-the Maastricht V/Florence Consensus Report. *Gut.* 2017;66:6-30.
46. Lamarque D., Burucoa C., Courillon-Mallet A., *et al.* Révision des recommandations françaises sur la prise en charge de l'infection par *Helicobacter pylori. Hépato-Gastro.* 2012;19:475-502.
47. Ford A. C., Gurusamy K. S., Delaney B., *et al.* Eradication therapy for peptic ulcer disease in Helicobacter pylori-positive people. *Cochrane Database Syst Rev.* 2016 Apr 19;4:CD003840.
48. Wong C. S., Chia C. F., Lee H. C., *et al.* Eradication of Helicobacter pylori for prevention of ulcer recurrence after simple closure of perforated peptic ulcer: a meta-analysis of randomized controlled trials. *J Surg Res.* 2013;182:219-26.
49. Gisbert J. P., Khorrami S., Carballo F. A., *et al.* H. pylori eradication therapy versus antisecretory non-eradication therapy (with or without long-term maintenance antisecretory therapy) for the prevention of recurrent bleeding from peptic ulcers. *Cochrane Database Syst Rev.* 2003;4:CD004062.
50. Quadri A., Vakil N. Health-related anxiety and the effect of open-access endoscopy in US patients with dyspepsia. *Aliment Pharmacol Ther.* 2003;17:835-40.
51. Heikkinen M., Pikkarainen P., Takala J., *et al.* Etiology of dyspepsia: four hundred unselected consecutive patients in general practice. *Scand J Gastroenterol.* 1995;30:519-23.
52. Gisbert J., Pajares J. M. Review article: 13C-urea breath test in the diagnosis of Helicobacter pylori infection- a critical review. *Aliment Pharmacol Ther.* 2004;20:1001-17.
53. Graham D. Y., Opekun A. R., Hammoud F., *et al.* Studies regarding the mechanism of false negative urea breath tests with proton pump inhibitors. *Am J Gastroenterol.* 2003;98:1005-09.
54. Shimoyama T., Kato C., Kodama M., *et al.* Applicability of a monoclonal antibody-based stool antigen test to evaluate the results of Helicobacter pylori eradication therapy. *Jpn J Infect Dis.* 2009 May;62(3):225-7.
55. Gisbert J. P., de la Morena F., Abraira V. Accuracy of monoclonal stool antigen test for the diagnosis of H. pylori infection: a systemic review and meta-analysis. *Am J Gastroenterol.* 2006;1101:1921-30.
56. Calvet X., Lario S., Ramírez-Lázario M. J. Accuracy of monoclonal stool tests for determining cure of Helicobacter pylori infection after treatment. *Helicobacter.* 2010;15:201-5.
57. Leal Y. A., Flores L. L., García-Cortés L. B., *et al.* Antibody-based detection tests for the diagnosis of Helicobacter pylori infection in children: a meta-analysis. *PloS One.* 2008;3:e3751.
58. Fauchère R. A., Charlier-Bret N., Courillon-Mallet A., *et al.* Évaluation comparative de 29 trousses commercialisées pour le diagnostic sérologique de l'infection par *Helicobacter pylori* : étude multicentrique du Groupe français des Helicobacter (GEFH). *Feuillets de biologie.* 2011;298:25-32.
59. Fallone C. A., Chiba N., van Zanten S. V., *et al.* The Toronto Consensus for the treatment of Helicobacter pylori infection in adults. *Gastroenterology.* 2016;151:51-69.
60. Lamarque D., Burucoa C., Courillon-Mallet A., *et al.* Recommandations sur le traitement de l'infection à l'*Helicobacter pylori* chez l'adulte. *Hépato-Gastro.* 2017;24:157-70.
61. Deroux A., Maillet M., Dentan C., *et al.* Syndrome de la côte glissante ou syndrome de Cyriax. *La Presse médicale.* 2011;40:318-9.
62. Volpi A., Gross G., Hercogova J., *et al.* Current management of herpes zoster: the European view. *Am J Clin Dermatol.* 2005;6:317-25.
63. Weinberg J. M., Scheinfield N. S. Cutaneous infections in the elderly: diagnosis and management. *Dermatol Ther.* 2003;16(3):195-205. Review.
64. Chappell C. A., Wiesenfeld H. C. Pathogenesis, diagnosis, and management of severe pelvic inflammatory disease and tuboovarian abscess. *Clin Obstet Gynecol.* 2012;55:893-903.
65. Koop H., Koprdova S., Schürmann C. Chronic abdominal wall pain. A poorly recognized clinical problem. *Dtsch Arztebl Int.* 2016;113:51-7.
66. Srinivasan R., Greenbaum D. S. Chronic abdominal wall pain: a frequently overlooked problem. Practical approach to diagnosis and management. *Am J Gastroenterol.* 2002;97:824-30.
67. Locke G. R., Murray J. A., Zinsmeister A. R., *et al.* Celiac disease serology in irritable bowel syndrome and dyspepsia: a population-based case-control study. *Mayo Clin Proc.* 2004;79:476-82.
68. Lassen A., Hallas J., de Muckadell O. B. The risk of missed gastroesophageal cancer diagnoses in users and nonusers of antisecretory medication. *Gastroenterology.* 2005;129:1179-86.
69. Nishizawa T., Suzuki H. Mechanisms of Helicobacter pylori antibiotic resistance and molecular testing. *Front Mol Biosci.* 2014;1:19.
70. Montalban C., Norman F. Treatment of gastric mucosa-associated lymphoid tissue lymphoma: Helicobacter pylori eradication and beyond. *Expert Rev Anticancer Ther.* 2006;6:361-7.
71. Zullo A., Hassan C., Andriani A., *et al.* Eradication therapy for Helicobacter pylori in patients with gastric MALT lymphoma: a pooled data analysis. *Am J Gastroenterol.* 2009;104:1932-7.
72. Capelle L. G., de Vries A. C., Haringsma J., *et al.* The staging of gastritis with the OLGA system by

using intestinal metaplasia as a accurate alternative for atrophic gastritis. *Gastrointest Endosc.* 2010;71:1150-8.
73. Dinis-Ribeiro M., Areia M., de Vries A. C., *et al.* Management of precancerous conditions and lesions in the stomach (MAPS): guideline from the European Society of Gastrointestinal Endoscopy (ESGE), European Helicobacter Study Group (EHSG), European Society of Pathology (ESP), and the Socieda de Portuguesa de Endoscopia Digestiva (SPED). *Endoscopy.* 2012;44(1):74-94.
74. Gisbert J. P., Calvet X. Review article: Helicobacter pylori-negative duodenal ulcer disease. *Aliment Pharmacol Ther.* 2009;30:791-815.
75. Hopper A. N, Stephens M. R., Blackshaw G. R., *et al.* Relative value of repeat gastric ulcer surveillance gastroscopy in diagnosing gastric cancer. *Gastric Cancer.* 2006;9:217-22.
76. Lesur G. Polypes gastriques : les reconnaître, savoir lequels enlever. *Gastroentérologie clinique et biologique.* 2009;33:233-9.
77. Kraag N., Thijs C., Knipschild P. Dyspepsia-how noisy are gallstones? A meta-analysis of epidemiologic studies of biliary pain, dyspeptic symptoms, and food intolerance. *Scand J Gastroenterol.* 1995;30:411-21.
78. Weinert C. R., Arnett D., Jacobs D. Jr, *et al.* Relationship between persistence of abdominal symptoms and successful outcome after cholecystectomy. *Arch Intern Med.* 2000;160:989-95.
79. Berger M. Y., van der Velden J. J., Lijmer J. G., *et al.* Abdominal symptoms: do they predict gallstones? A systematic review. *Scand J Gastroenterol.* 2000;35:70-6.
80. Sahai A. V., Mishra G., Penman I. D., *et al.* EUS to detect evidence of pancreatic disease in patients with persistent or nonspecific dyspepsia. *Gastrointest Endosc.* 2000;52:153-9.
81. Talley N. J. Review article: functional dyspepsia-should treatment be targeted on disturbed physiology?. *Aliment Pharmacol Ther.* 1995;9:107-11.
82. Kim E. N., Lamb K., Moudgil N., *et al.* Median arcuate ligament syndrome-review of this rare disease. *JAMA Surg.* 2016;151:471-7.
83. Farré N. J., Vanheel H., Vanuyts T., *et al.* In functional dyspepsia, hypersensitivity to postprandial distention correlates with meal-related symptom severity. *Gastroenterology.* 2013;145:566-73.
84. Van Oudenhove L., Vandenberghe J., Dupont P., *et al.* Abnormal regional brain activity during rest and (anticipated) gastric distension in functional dyspepsia and the role of anxiety: aH(2)(15)O-PET study. *Am J Gastroenterol.* 2010:105:913-24.
85. Pike B. L., Porter C. K., Sorrell T. J., *et al.* Acute gastroenteritis and the risk of functional dyspepsia: a systematic review and meta-analysis. *Am J Gastroenterol.* 2013;108:1558-63.
86. Goodwin R. D., Cowles R. A., Galea S., *et al.* Gastritis and mental disorders. *J Psychiatr Res.* 2013;47:128-32.
87. Mak A. D., Wu J. C., Chan Y., *et al.* Dyspepsia is strongly associated with major depression and generalised anxiety disorder- a community study. *Aliment Pharmacol Ther.* 2012;36:800-10.
88. Camilleri M., Stanghellini V. Current management strategies and emerging treatments for functional dyspepsia. *Nat Rev Gastroenterol Hepatol.* 2013;10:187-94.
89. Moayyedi P., Soo S., Deeks J., *et al.* Eradication of Helicobacter pylori for non-ulcer dyspepsia. *Cochrane Database Syst Rev.* 2011;CD002096.
90. Du L. J., Chen B. R., Kim J. J., *et al.* Helicobacter pylori eradication therapy for functional dyspepsia: systematic review and meta-analysis. *World J Gastroenterol.* 2016;22(12):3486-95.
91. Mazzoleni L. E., Uchoa D. M., Sander G. B., *et al.* Helicobacter pylori eradication in functional dyspepsia. *Arch Intern Med.* 2011;171:1929-36.
92. Moayyedi P., Delaney B. C., Vakil N., *et al.* The efficacy of proton pump inhibitors in nonulcer dyspepsia: a systematic review and economic analysis. *Gastroenterology.* 2004;127:1329-37.
93. Soo S., Moayyedi P., Deeks J., *et al.* Pharmacological interventions for non-ulcer dyspepsia. *Cochrane Database Syst Rev.* 2000;(2):CD001960.
94. Talley N. J, Locke G. R., Saito Y. A., *et al.* Effect of amitriptyline and escitalopram on functional dyspepsia: a multicenter, randomized controlled study. *Gastroenterology.* 2015;149:340-9.
95. Soo S., Forman D., Delaney B., Moayyedi P. A systematic review of psychological therapies for nonulcer dyspepsia. *Am J Gastroenterol.* 2004;99:1817-22.
96. Hamilton J., Guthrie E., Creed F., *et al.* A randomized controlled trial of psychotherapy in patients with chronic functional dyspepsia. *Gastroenterology.* 2000;119:661-9.
97. Calvert E. L., Houghton L. A., Cooper P., *et al.* Long-term improvement in functional dyspepsia using hypnotherapy. *Gastroenterology.* 2002;123:1778-85.
98. Talley N. J., Fett S. L., Zinsmeister A. R., *et al.* Gastrointestinal tract symptoms and self-reported abuse: a population-based study. *Gastroenterology.* 1994;107:1040-9.
99. Song H., Ekheden I. G., Zheng Z., et al. Incidence of gastric cancer among patients with gastric precancerous lesions: observational cohort study in a low risk Western population. *BMJ.* 2015;351:h3867.
100. You W. C., Blot W. J., Li J. Y., *et al.* Precancerous gastric lesions in a population at high risk of stomach cancer. *Cancer Res.* 1993;53:1317-21.
101. Yuan J. W., Li Y., Yang K., *et al.* Iron deficiency anemia in Helicobacter pylori infection: a meta-analysis of randomized controlled trials. *Scand J Gastroenterol.* 2010;45:665-76.

102. Takeno S., Hashimoto T., Maki K., *et al.* Gastric cancer arising from the remnant stomach after distal gastrectomy: a review. *World J Gastroenterol.* 2014;20:13734-40.
103. Komatsu S., Ichikawa D., Okamoto K., *et al.* Progression of remnant gastric cancer is associated with duration of follow-up following distal gastrectomy. *World J Gastroenterol.* 2012;18:2832-36.
104. Liu C., Russell R. M. Nutrition and gastric cancer risk: an update. *Nutr Rev.* 2008;66:237-49.
105. Ladeiras-Lopes R., Pereira A. K., Nogueira A., *et al.* Smoking and gastric cancer: systematic review and meta-analysis of cohort studies. *Cancer Causes Control.* 2008;19:689-701.
106. Barstad B., Sørensen T. I., Tjønneland A., *et al.* Intake of wine, beer and spirits and risk of gastric cancer. *Eur J Cancer Prev.* 2005;14:239-243.
107. Yoshida T., Kato J., Inoue I., *et al.* Cancer development based on chronic active gastritis and resulting gastric atrophy as assessed by serum levels of pepsinogen and Helicobacter pylori antibody titer. *Int J Cancer.* 2014;134:1445-57.
108. Song H., Ekheden I. G., Zheng Z., *et al.* Incidence of gastric cancer among patients with gastric precancerous lesions: observational cohort study in a low risk Western population. *BMJ.* 2015;351:h3867.
109. Yamada H., Ikegami M., Shimoda T., *et al.* Long-term follow-up of gastric adenoma/dysplasia. *Endoscopy.* 2004;36:390-6.
110. Rugge M., Cassaro M., Di Mario F., *et al.* The long term outcome of gastric non-invasive neoplasia. *Gut.* 2003;52:1111-6.
111. Zendehdel K., Nyrén O., Edberg A., *et al.* Risk of oesophageal adenocarcinoma in achalasia patients, a retrospective cohort study in Sweden. *Am J Gastroenterol.* 2011;106:57-61.
112. Zaninotto G., Rizzetto C., Zambon P., *et al.* Long-term outcome and risk of oesophageal cancer after surgery for achalasia. *Br J Surg.* 2008;95:1488-94.
113. Vaezi M. F., Pandolfo J. E., Vela M. F. ACG clinical guideline: diagnosis and management of achalasia. Am J Gastroenterol. 2013;108:1238-49.
114. Vannella L., Lahner E., Osborn J., *et al.* Systematic review: gastric cancer incidence in pernicious anaemia. *Aliment Pharmacol Ther.* 2013;37:375-82.
115. Vakil N., van Zanten S. V., Kahrilas P., *et al.* The Montreal definition and classification of gastroesophageal reflux disease: a global evidence-based consensus. *Am J Gastroenterol.* 2006;101:1900-20.
116. Kahrilas P. J., Hughes N., Howden C. W. Response of unexplained chest pain to proton pump inhibitor treatment in patients with and without objective evidence of gastro-oesophageal reflux disease. *Gut.* 2011;60:1473-8.
117. Sigterman K. E., van Pinxteren B., Bonis P. A., *et al.* Short-term treatment with proton pump inhibitors, H2-receptor antagonists and prokinetics for gastro-oesophageal reflux disease-like symptoms and endoscopy negative reflux disease. *Cochrane Database Syst Rev.* 2013;CD002095.
118. Lundell L., Havu N., Miettinen P., *et al.* Changes of gastric mucosal architecture during long term omeprazole therapy: results of a randomized clinical trial. *Aliment Pharmacol Ther.* 2006;23:639-47.
119. Moayyedi P., Bardhan C., Young L., *et al.* Helicobacter pylori eradication does not exacerbate reflux symptoms in gastroesophageal reflux disease. *Gastroenterology.* 2001;121:1120-6.
120. Yaghoobi M., Farrokhyar F., Yuan Y., *et al.* Is there an increased risk of GERD after Helicobacter pylori eradication?: a meta-analysis. *Am J Gastroenterol.* 2010;105: quiz 1006, 1014.
121. Kuipers E. J., Nelis G. F., Klinkenberg-Knol E. C., *et al.* Cure of Helicobacter pylori infection in patients with reflux oesophagitis treated with long term omeprazole reverses gastritis without exacerbation of reflux disease: results of a randomised controlled trial. *Gut.* 2004;53:12-20.
122. Harvey R. F., Lane J. A., Murray L. J., *et al.* Randomised controlled trial of effects of Helicobacter pylori and its eradication on heartburn and gastro-oesophageal reflux: Bristol Helicobacter project. *BMJ.* 2004;328:1417-20.
123. Ouatu-Lascar R., Triadafilopoulos G. Complete elimination of reflux symptoms does not guarantee normalization of intraesophageal acid reflux in patients with Barrett's esophagus. *Am J Gastroenterol.* 1998;93:711-6.
124. Katz P. O., Anderson C., Khoury R., *et al.* Gastro-oesophageal reflux associated with nocturnal gastric acid breakthrough on proton pump inhibitors. *Aliment Pharmacol Ther.* 1998;12:1231-4.
125. Macaigne G. Inhibiteurs de la pompe à protons : pourquoi des recommandations de bonne pratique sont-elles nécessaires ?. *Hépato-Gastro.* 2016;23:538-51.
126. Reinberg O. Inhibiteurs de la pompe à protons (IPP) : peut-être pas si inoffensifs que cela. *Rev Med Suisse.* 2015;11:1665-71.
127. Fass R. Therapeutic options for refractory gastroesophageal reflux disease. *J Gastroenterol Hepatol.* 2012;27:Suppl 3:3-7.
128. Pritchett J. M., Aslam M., Slaughter J. C., *et al.* Efficacy of esophageal impedance/pH monitoring in patients with refractory gastroesophageal reflux disease, on and off therapy. *Clin Gastroenterol Hepatol.* 2009;7:743-8.
129. Garg S. K., Gurusamy K. S. Laparoscopic fundoplication surgery versus medical management for gastro-oesophageal reflux disease (GORD) in adults. *Cochrane Database Syst Rev.* 2015;CD003243.
130. Galmiche J. P., Hatlebakk J., Attwood S., *et al.* Laparoscopic antireflux surgery vs esomeprazole treatment for chonic GERD: the LOTUS randomized clinical trial. *JAMA.* 2011;305:1969-77.

131. Jafri S. M., Arora G., Triadafilopoulos G. What is left of the endoscopic antireflux devices?. *Curr Opin Gastroenterol.* 2009;25:352-7.
132. Funk L. M., Zhang J. Y., Drosdeck J. M., *et al.* Long-term cost-effectiveness of medical, endoscopic and surgical management of gastroesophageal reflux disease. *Surgery.* 2015;157:126-36.
133. Prasad G. A., Bansal A., Sharma P., *et al.* Predictors of progression in Barrett's esophagus: current knowledge and future directions. *Am J Gastroenterol.* 2010:105;1490-502.
134. El-Serag H. B., Aguirre T. V., Davis S., *et al.* Proton pump inhibitors are associated with reduced incidence of dysplasia in Barrett's esophagus. *Am J Gastroenterol.* 2004;99:1877-83.
135. Singh S., Garg S. K., Sing P. P., *et al.* Acid-suppressive medications and risk of oesophageal adenocarcinoma in patients with Barrett's oesophagus: a systematic review and meta-analysis. *Gut.* 2014;63:1229-37.
136. Peters F. T., Ganesh S., Kuipers E. J., *et al.* Endoscopic regression of Barrett's oesophagus during omeprazole treatment; a randomised double blind study. *Gut.* 1999;45:489-94.
137. Nguyen D. M., Richardson P., El-Serag H. B. Medications (NSAIDs, statins, proton pump inhibitors) and the risk of esophageal adenocarcinoma in patients with Barrett's esophagus. *Gastroenterology.* 2010; 138:2260-6.
138. Maret-Ouda J., Konings P., Lagergren J., *et al.* Antireflux surgery and risk of esophageal adenocarcinoma: a systematic review and meta-analysis. *Ann Surg.* 2016;263:251-7.
139. Shaheen N. J., Falk G. W., Iyer P. G., *et al.* ACG clinical guideline: diagnosis and management of Barrett's esophagus. *Am J Gastroenterol.* 2016;111:30-50.
140. Wani S., Rubenstein J. H., Vieth M., *et al.* Diagnosis and management of low-grade dysplasia in Barrett's esophagus: expert review from the clinical practice updates committee of the American Gastroenterological Association. *Gastroenterology.* 2016; 151:822-35.
141. Bennett C., Moayyedi P., Corley D. A., *et al.* BOB CAT: a large-scale review and Delphi consensus for management of Barrett's esophagus with no dysplasia, indefinite for, or low-grade dysplasia. *Am J Gastroenterol.* 2015;110:662-82.
142. Straus W. L., Ofman J. J., MacLean C., *et al.* Do NSAIDs cause dyspepsia? A meta-analysis evaluating alternative dyspepsia definitions. *Am J Gastroenterol.* 2002;97:1951-8.
143. Ofman J. J., Maclean C. H., Straus W. L., *et al.* Meta-analysis of dyspepsia and nonsteroidal antiinflammatory drugs. *Arthritis Rheum.* 2003;49:508-18.
144. Laine L., Bombardier C., Hawkey C. J., *et al.* Stratifying the risk of NSAID-related upper gastrointestinal clinical events: results of a double-blind outcomes study in patients with rheumatoid arthritis. *Gastroenterology.* 2002;123:1006-12.
145. Laine L. Review article: gastrointestinal bleeding with low-dose aspirin-what's the risk?. *Aliment Pharmacol Ther.* 2006;24:897-908.
146. McQuaid K. R., Laine L. Systematic review and meta-analysis of adverse events of low-dose aspirin and clopidogrel in randomized controlled trials. *Am J Med.* 2006;119:624-38
147. Richy F., Bruyere O., Ethgen O., *et al.* Time dependent risk of gastrointestinal complications induced by non-steroidal anti-inflammatory drug use: a consensus statement using a meta-analytic approach. *Ann Rheum Dis.* 2004;63:759-66.
148. Weideman R. A., Kelly K. C., Kazi S., *et al.* Risks of clinically significant upper gastrointestinal events with etodolac and naproxen: a historical cohort analysis. *Gastroenterology.* 2004;127:1322-8.
149. Masclee G. M., Valkhoff V. E., Coloma P. M., *et al.* Risk of upper gastrointestinal bleeding from different drugs combinations. *Gastroenterology.* 2014;147:784-92.
150. Silverstein F. E., Faich G., Goldstein J. L., *et al.* Gastrointestinal toxicity with celecoxib vs nonsteroidal anti-inflammatory drugs for osteoarthritis and rheumatoid arthritis: the CLASS study: a randomized controlled trial. Celecoxib long-term arthritis safety study. *JAMA.* 2000;284:1247-55.
151. Singh G., Fort J. G., Goldstein J. L., *et al.* Celecoxib versus naproxen and diclofenac in osteoarthritis patients: SUCCESS-I Study. *Am J Med.* 2006;119:255-66.
152. Thiéfin G. Complications digestives des anti-inflammatoires non stéroïdiens. *Gastroenterol Clin Biol.* 2003;27:495-523.
153. Hawkey C. J. Nonsteroidal anti-inflammatory drug gastropathy. *Gastroenterology.* 2000;119: 521-35.
154. Cappel M. S., Schein J. R. Diagnosis and treatment of nonsteroidal anti-inflammatory drug-associated upper gastrointestinal toxicity. *Gastroenterol Clin North Am.* 2000;29:97-124.
155. Hunt R. H., Bazzoli F. Review article: should NSAID/low-dose aspirin takers be tested routinely for H. pylori infection and treated if positive? Implications for primary risk of ulcer relapse after initial healing. *Aliment Pharmacol Ther.* 2004;19(Suppl.1):9-16.
156. Lamarque D. Physiopathologie, risque et prévention des lésions ulcérées gastroduodénales en cas de prise d'anti-inflammatoires non stéroïdiens. *Hépato-Gastro.* 2001;8:103-11.
157. Chan F. K., Graham D. Y. Review article: prevention of non-steroidal anti-inflammatory drug gastrointestinal complications – review and recommendations bases on risk assessment. *Aliment Pharmacol Ther.* 2004;19:1051-61.
158. Thiéfin G., Bannwarth B. Prise en charge du risque digestif chez les patients traités par AINS. Synthèse et perspectives. *Gastroenterol Clin Biol.* 2004;28:C96, C102.
159. Singh G., Lanes S., Triadafilopoulos G. Risk of serious upper gastrointestinal and cardiovascular

thromboembolic complications with meloxicam. *Am J Med.* 2004;117:351:100-6.

160. Voutilainen M., Mäntynen T., Färkkilä M., *et al.* Impact of non-steroidal anti-inflammatory drug and aspirin on the prevalence of dyspepsia and uncomplicated peptic ulcer disease. *Scand J Gastroenterol.* 2001;36:817-21.

161. Chang F. K., Wong V. W., Suen B. Y., *et al.* Combination of a cyclo-oxygenase-2 inhibitor and a proton-pump inhibitor for prevention of recurrent ulcer bleeding in patients at very high risk: a doubled-blind, randomised trial. *Lancet.* 2007;369:1261-6.

162. Goldstein J. L., Johanson J. F., Hawkey C. J., *et al.* Clinical trial: healing of NSAID-associated gastric ulcers in patients continuing NSAID therapy- a randomized study comparing ranitidine with esomeprazole. *Aliment Pharmacol Ther.* 2007;26:1101-11.

163. Papatheodoridis G. V., Archimandritis A. J. Role of Helicobacter pylori eradication in aspirin or nonsteroidal anti-inflammatory drug users. *World J Gastroenterol.* 2005;11:3811-6.

164. Chang F. K., Ching J. Y., Suen B. Y., *et al.* Effects of Helicobacter pylori infection on long-term risk of peptic ulcer bleeding in low-dose aspirin users. *Gastroenterology.* 2013;144:528-35.

165. Chan F. K., Chung S. C., Suen B. Y., *et al.* Preventing reccurrent upper gastrointestinal bleeding in patients with Helicobacter pylori infection who are tacking low-dose of aspirin or naproxen. *N Engl J Med.* 2001;344:967-73.

166. Bhatt D. L., Scheiman J., Abraham N. S., et al. ACCF/ACG/AHA 2008 expert consensus document on reducing the gastrointestinal risks of antiplatelet therapy and NSAID use. *Am J Gastroenterol.* 2008;108:2890.

167. Targownik L. E., Metge C. J., Leung S., *et al.* The relative efficacies of gastroprotective strategies in chronic users of nonsteroidal anti-inflammatory drugs. *Gastroenterology.* 2008;134:937-44.

168. Abraham N. S., Hlatky M. A., Antman E. M., *et al.* ACCF/ACG/AHA 2010 expert consensus document on the concomitant use of proton pump inhibitors and thienopyridines: a focused update of the ACCF/ACG/AHA 2008 expert consensus document on reducing the gastrointestinal risks of antiplatelet therapy and NSAID use. *Am J Gastroenterol.* 2010;105: 2533-49.

169. Tang C. L., Ye F., Liu W., *et al.* Eradication of Helicobacter pylori infection reduces the incidence of peptic ulcer disease in patients using nonsteroidal anti-inflammatory drugs: a meta-analysis. *Helicobacter.* 2012;17:286-96.

170. Scheiman J. M., Yeomans N. D., Talley N. J., *et al.* Prevention of ulcers by esomeprazole in at-risk patients using non-selective NSAIDs and COX-2 inhibitors. *Am J Gastroenterol.* 2006;1101:701-10.

171. Laine L., Curtis S. P., Cryer B., *et al.* Assessment of upper gastrointestinal safety of etoricoxib and diclofenac in patients with oesteoarthritis rheumatoid arthritis in the Multinational Etoricoxib and Diclofenac Arthritis Long-term (MEDAL) programme: a randomised comparison. *Lancet.* 2007;369:465-73.

172. Huang J. Q., Sridhar S., Hunt R. H., *et al.* Eradication of Helicobacter pylori and risk of peptic ulcers in patients starting long-term treatment with non-steroidal anti-inflammatory drugs: a randomized trial. *Lancet.* 2002;359:9-13.

173. Muhsen K., Cohen D. Helicobacter pylori infection and iron stores: a systematic review and meta-analysis. *Helicobacter.* 2008;13:323-40.

174. Sakai K, Koichi F, Soku T, *et al.* Eradication of Helicobacter pylori for iron deficiency. Cochrane Database of systematic Reviews 2015;(1):CD011480.

175. Qu X. H., Huang X.-L., Xiong P., *et al.* Does Helicobacter pylori infection play a role in iron deficiency anemia? A meta-analysis. *World J Gastroenterol.* 2010;16:886-96.

176. Stabler S. P. Vitamin B12 deficiency. *N Engl J Med.* 2013;368:20141-2.

177. Marino M. C., de Oliveira C. A., Rocha A. M., *et al.* Long-term effect of Helicobacter pylori eradication on plasma homocysteine in elrderly patients with cobalamin deficiency. *Gut.* 2007;56:469-74.

178. Stasi R., Sarpatwari A., Segal J. B., *et al.* Effects of eradication of *Helicobacter pylori* infection in patients with immune thrombocytopenic purpura: a systematic review. *Blood.* 2009;113:1231-40.

179. Neunert C., Lim W., Crowther M., *et al.* The American Society of Hematology 2011 evidence-based practice guideline for immune thrombocytopenia. *Blood.* 2011;117:4190-207.

Docteur,

je suis jaune

Laurent Spahr et Nicolas Goossens

Préambule

Les causes les plus fréquentes d'ictère ne justifiant pas d'une hospitalisation sont les hépatites virales aiguës et les hépatites médicamenteuses. Celles motivant une hospitalisation sont les cancers du pancréas ou des voies biliaires (20 %), la lithiase biliaire (13 %) et l'hépatite alcoolique (10 %). Dans une série hollandaise, 45 % des 702 patients avaient une maladie cholestatique et 18 % une cirrhose. Chez les patients de plus de 70 ans, il s'agissait dans 75 % des cas d'un ictère obstructif sur un calcul ou une tumeur ☺[1].

À l'exception des hépatites aiguës virales (ALAT > 20 × N), la démarche diagnostique est guidée par l'échographie abdominale, prolongement naturel de l'examen clinique. La prise en charge dépend du niveau anatomique de la cholestase : si celle-ci est intrahépatique (sans dilatation des voies biliaires), l'étiologie sera déterminée par un bilan biologique et, au besoin, par une biopsie hépatique. Si la cholestase est extrahépatique (avec dilatation des voies biliaires), une prise en charge multidisciplinaire (radiologue interventionnel, chirurgien, endoscopiste et anatomopathologiste) décidera de la place des investigations spécialisées : cholangiographie par résonance magnétique (MRCP), échoendoscopie (EUS), brossage ou biopsie par cholangio-pancréatographie rétrograde (ERCP) ☺[2].

1re consultation

Les questions essentielles

1. Présence de symptômes d'alarme ? • fièvre • hémorragie digestive • désorientation, « flapping tremor » (astérixis), inversion du rythme du sommeil	OUI	**p. 478**
2. Douleur aiguë de l'hypocondre droit ou du creux épigastrique ?	OUI	**p. 478**
3. Notion de consommation excessive d'alcool ?	OUI	**p. 478**
4. Antécédents ou suspicion d'une hépatopathie chronique ?	OUI	**p. 479**
5. Présence d'une insuffisance cardiaque ?	OUI	**p. 482**
6. Grossesse ?	OUI	**p. 482**
7. Immunosuppression ?	OUI	**p. 484**
8. Chirurgie récente, en particulier chirurgie biliaire récente ?	OUI	**p. 486**

NON **Vous avez répondu non à toutes ces questions essentielles**

Vous vous trouvez devant un patient ictérique, non algique, afébrile, sans évidence d'hémorragie digestive, d'insuffisance hépatique ou cardiaque, sans antécédents d'hépatopathie chronique ou de consommation excessive d'alcool, de grossesse, d'immunosuppression ou de chirurgie récente.

L'attitude dépend de la valeur des ALAT, du TP et du facteur V si les ALAT $> 20 \times$ N, de la présence d'une hémolyse et enfin du résultat de l'échographie abdominale.

→ Doser les ALAT en urgence

→ Doser (pas en urgence) la bilirubine libre et conjuguée, la phosphatase alcaline et la gamma-glutamyltransférase (gGT)

Garder du sang pour un dosage ultérieur des éléments suivants :
- TP et facteur V ;
- IgM anti-VHA (hépatite A), IgM anti-HBc (hépatite B) ;
- Anticorps anti-HCV et HCV ARN (hépatite C)
- IgM anti-HEV et éventuellement HEV ARN (hépatite E) ;
- tube EDTA pour FS et bilan d'une hémolyse.

Le résultat des ALAT doit être obtenu dans l'heure qui suit.

1. Les ALAT sont normales

Avec des ALAT normales, suspecter une hyperbilirubinémie non conjuguée (syndrome de Gilbert) qui représente 3,4 % des ictères hospitalisé ☺[1]. Le syndrome de Gilbert affecte 2 à 5 % de la population dont seule une minorité présente un ictère cliniquement visible. L'hyperbilirubinémie se fait aux dépens de la bilirubine non conjuguée et les autres tests hépatiques sont normaux. Rechercher des épisodes d'ictère récidivant, en particulier à la suite d'un état fébrile ou d'un jeûne. En présence des éléments ci-dessus, ne pas faire d'autres investigations. Rassurer le patient, le pronostic est excellent.

2. Les ALAT sont moins de 20 fois supérieures à la norme

Rechercher une hémolyse

Obtenir le résultat de la formule sanguine dans l'heure qui suit.
Si l'hémolyse est confirmée : prendre un avis spécialisé. Hospitaliser si l'anémie est cliniquement mal supportée.

En l'absence d'hémolyse, demander une échographie abdominale

→ Les voies biliaires sont dilatées

Le diagnostic de présomption est un ictère par obstruction de la voie biliaire principale : vous devez **hospitaliser** le patient d'emblée pour une prise en charge multidisciplinaire (radiologue interventionnel, chirurgien, endoscopiste, anatomopathologiste).

Les diagnostics les plus fréquents sont :

- une lithiase de la voie biliaire principale. Une cholangiographie rétrograde, habituellement précédée d'une échoendoscopie biliaire diagnostique, permettra une sphinctérotomie endoscopique et une libération de la voie biliaire. Une cholécystectomie en général par laparoscopie se pratiquera d'emblée chez le patient jeune. Chez le patient âgé, à risque chirurgical important, le traitement se limitera à la sphinctérotomie endoscopique sans cholécystectomie. Le risque de récidive de la lithiase de la voie biliaire principale est de 3 % la première année.
- une tumeur (20,1 % de la totalité des ictères) : tête du pancréas, ampullome, convergence hépatique ☺[1].

La sensibilité et la spécificité des principales techniques d'imagerie sont synthétisées dans le tableau 1.

→ Les voies biliaires ne sont pas dilatées

- *Il y a des lésions hépatiques à l'échographie, un ou plusieurs nodules par exemple*

	US ☺, ☺[2-3]	CT ☺☺[4]	EUS ☺☺[4]	MRCP ☺, ☺[5-6]
Pour une dilatation voies biliaires				
sensibilité	55-90 %	95-100 %	95-100 %	95-100 %
spécificité	70 %	67-75 %	60-95 %	72-98 %
Pour une lithiase cholédocienne				
sensibilité	20-80 %	40-82 %	90-100 %	80-100 %
spécificité	80-95 %	85-90 %	90-100 %	85-100 %

Tableau 1 : Comparaison de la sensibilité des différentes techniques d'imagerie pour le diagnostic d'une dilatation des voies biliaires ou d'une lithiase du cholédoque
US : échographie
CT : CT-scan
EUS : échoendoscopie
MRCP : cholangiographie par résonance magnétique

Contacter un gastro-entérologue pour discuter d'une biopsie de la lésion et du foie présumé normal et de l'attitude thérapeutique au sein d'un groupe multidisciplinaire.

– *Il n'y a pas de lésions à l'échographie*

Une hépatite virale reste possible, de même qu'une hépatite médicamenteuse (voir « 2e consultation ») ou auto-immune ; envoyer le sang pour les dosages des IgM anti-VHA, IgM anti-HBc, anticorps anti-HCV et IgM anti-HEV et continuer la prise en charge comme ci-dessous, point 3.

3. Les ALAT sont plus de 20 fois supérieures à la norme

Il s'agit d'une hépatite aiguë.

Doser le TP/INR et le facteur V en urgence

Garder le patient jusqu'à réception du résultat de ces deux examens.

Il y a indication à une hospitalisation :

- si le taux de prothrombine ou le facteur V sont < 50 % ;
- s'il y a des symptômes ou signes d'encéphalopathie (troubles de la vigilance, confusion, *flapping tremor*) ;
- si le patient vit seul ;
- si le patient présente des nausées et des vomissements empêchant toute alimentation.

S'il n'y a pas d'indication à une hospitalisation :

1 – Rechercher dans les 6 mois qui précèdent l'ictère un ou plusieurs facteurs de risque, pour l'hépatite A et E :
- un voyage récent en pays d'endémie (en se souvenant qu'il existe des cas d'hépatite E autochtones en Suisse) ;
- l'ingestion de viande de porc ou de cerf (hépatite E).

2 – une notion de contage pour les hépatites B et C :
- une toxicomanie (voie parentérale, « sniff ») ;
- des traces d'injections, de piercings, des tatouages ;
- une sexualité à risque ou violente ;
- originaire d'une région à haute prévalence d'hépatites virales B et/ou C.

3 – Envoyer le sang pour les dosages des IgM anti-VHA, IgM anti-HBc, et IgM anti-HEV.

4 – Conseiller au patient :
- d'arrêter toute consommation d'alcool ;
- de cesser si possible toute prise de médicaments non vitaux, y compris pilule contraceptive ;
- de poursuivre une alimentation normale : l'anorexie ou la présence de nausées limite souvent le patient à des repas légers et il n'y a pas de régime recommandé lors d'une hépatite virale ;
- d'éviter les rapports sexuels non protégés ; les autres précautions sont inutiles ;
- de consulter immédiatement en cas de saignements ou ecchymoses spontanés, de confusion/désorientation ;
- de s'assurer qu'il ne vit pas seul en raison du danger d'installation rapide d'une encéphalopathie.

4 – Prescrire un traitement de vitamine K 20 mg/j p. o. si le TP et/ou le facteur V sont < 70 %.

Remarques

Le traitement par la vitamine K a une efficacité très limitée en cas d'ictère ou d'atteinte hépatocellulaire (facteur V abaissé). Les multiples hépatoreconstituants et détoxifiants sur le marché n'ont pas d'efficacité prouvée et peuvent être toxiques.

Une hépatite aiguë grave (y compris de cause non liée au paracétamol) avec un TP < 50 % et une encéphalopathie hépatique débutante justifient une hospitalisation urgente et l'administration de N-acétylcystéine en milieu hospitalier qui améliore le pronostic ☺☺[7].

Si vous n'avez pas hospitalisé le patient, vous devez revoir le patient à une semaine (2e consultation). Vous devez demander à votre patient de consulter plus tôt s'il y a :
- des nausées et des vomissements empêchant toute alimentation ;
- des saignements spontanés ;
- une désorientation ou une confusion.

2e consultation

→ Vous devez doser à nouveau les ALAT et le TP
→ Vous devez agir en fonction des résultats de la première consultation

Si les ALAT sont très élevées (> 20 × N) et que :

1. les IgM anti-VHA sont positives

→ Il s'agit d'une hépatite aiguë A
Si le TP est normal :
- prévoir un contrôle des ALAT un mois plus tard, en avertissant le patient de consulter en cas de symptômes d'alarme ;
- un dosage mensuel des transaminases est suffisant pour la surveillance de l'hépatite virale aiguë ; des dosages plus fréquents sont inutiles, anxiogènes, coûteux et sans valeur pronostique.

Si le TP est anormal (< 50 %), doser le facteur V :
- est < 50 % : hospitaliser sans délai ;
- s'il est > 50 % : prescrire un traitement de vitamine K et contrôler le TP une semaine plus tard.

Remarque

L'hépatite A ne passe jamais à la chronicité, mais l'ictère peut se prolonger ou récidiver particulièrement chez les individus de 40 ans et plus. Il n'y a pas d'indication à un traitement de stéroïdes.

2. les IgM anti-HBc sont positives

→ Il s'agit d'une hépatite aiguë B
Si le TP est normal : prévoir un contrôle des ALAT chaque mois. L'Ag HBs et les anticorps anti-HBs sont à répéter à 3 mois, éventuellement 6 mois. L'apparition des anticorps anti-HBs signe la guérison de l'hépatite B et la présence d'une immunité ; leur absence à 6 mois avec persistance de l'Ag HBs indique le passage à la chronicité.

Si le TP est anormal (< 50%), doser le facteur V :
- est < 50 % : hospitaliser sans délai
- s'il est > 50 % : prescrire un traitement de vitamine K et contrôler le TP une semaine plus tard

Remarques

Si le patient est infectieux (sang, relations sexuelles), tester tout l'entourage familial (IgM anti-HBc totales) et vacciner les personnes négatives à 0, 1 et 6 mois. Chez l'adulte, l'hépatite B passe à la chronicité dans 5 % des cas. En l'absence d'apparition d'anticorps anti-HBs à 6 mois, obtenir une consultation auprès d'un gastro-entérologue en vue d'une biopsie hépatique et d'un éventuel traitement antiviral.

Si les sérologies pour les hépatites A et B sont négatives, il faut doser les anticorps anti-VHC et l'ARN viral C circulant : ce dernier apparaît 1 à 2 semaines après contamination, tandis que les anticorps anti-VHC ne sont démontrables qu'après 4 à 8 semaines ☺[8]. Ne pas oublier de doser les IgM anti-HEV et l'ARN du virus de l'hépatite E.

3. l'ARN viral C est positif

→ Il s'agit d'une hépatite C

Seulement 10 % des hépatites C sont diagnostiquées à l'occasion d'un épisode aigu et encore moins à l'occasion d'un ictère. 50 % des patients vont éliminer spontanément le virus au cours des 12 semaines qui suivent le début des symptômes ; pour ceux qui gardent un ARN viral C positif à 8 semaines, il faut déterminer le génotype et proposer un traitement par un antiviral direct après avoir pris un avis spécialisé de gastro-entérologie. L'hépatite C n'évolue que rarement de manière fulminante, mais passe à la chronicité dans environ 70 à 80 % des cas avec un risque d'évolution vers la cirrhose et le carcinome hépatocellulaire.

4. les IgM anti-HEV et l'ARN viral E sont positifs

→ Il s'agit d'une hépatite E

L'hépatite E est une cause très fréquente d'hépatite aiguë, y compris dans nos contrées. Le diagnostic repose sur la mise en évidence d'Ac anti-HEV et de l'ARN viral dans le sang ou les selles ☺[10]. D'évolution le plus souvent bénigne, elle peut donner lieu à une perturbation chronique des transaminases chez les immunosupprimés ☺[11]. Dans ce cas, un traitement de ribavirine est indiqué après avis spécialisé d'hépatologie ☺☺[12].

5. l'hépatite n'est ni virale A (IgM anti-VHA négatifs), ni virale B (IgM anti-HBc négatifs), ni virale C (ARN viral C négatif), ni virale E (ARN viral E négatif)

→ **Il peut s'agir d'une :**

a) hépatite médicamenteuse (entre 3 et 5 % des cas d'ictère) ou toxique

Répéter une anamnèse médicamenteuse soigneuse.

La plupart des cas aigus sont dus aux antibiotiques (44 % des cas) – amoxicilline/acide clavulanique, minocycline, nitrofurantoïne –, à l'amiodarone (22 %), aux IEC, aux sartans, aux AINS et aux psychotropes.

L'hépatotoxicité médicamenteuse rend compte d'environ 50 % des cas d'insuffisance hépatique aiguë. En présence d'un ictère et d'ALAT à 3 × la normale, il y a, dans 10 % des cas, décès ou nécessité d'une transplantation hépatique (« Hy's law ») ☺, ☺[13-14].

Critères diagnostiques d'imputabilité d'un médicament ☺, ☺[15 16] :

- chronologiques :
  - l'intervalle entre la mise en route du traitement et le début de l'atteinte hépatique est de 1 semaine à 3 mois ;
  - l'atteinte hépatique régresse avec l'arrêt du traitement ;
  - il y a récidive rapide de l'atteinte hépatique après réadministration accidentelle du médicament.
- cliniques :
  - âge de plus de 50 ans ;
  - polymédication ;
  - maladie hépatique préexistante : hépatites B et C [17] ;
  - prise d'un médicament dont l'hépatotoxicité est connue ;
  - élimination d'une autre cause d'atteinte hépatique.

On trouve différents tableaux cliniques ☺[16] :

- **l'hépatite aiguë :** les médicaments incriminés sont les AINS, les antidépresseurs (tricycliques, fluoxétine), les antirétroviraux (didanosine, zidovudine, zalcitabine, stavudine, ritonavir, indinavir, saquinavir), les IEC, l'isoniazide (INH), le kétoconazole, le paracétamol, les psychotropes (tacrine, paroxétine, sertraline), le pyrazinamide, les sulfonamides, l'acide valproïque.
- **la cholestase aiguë** ☺[18] **:**
  - **cholestase pure :** sont incriminés les contraceptifs oraux (œstrogènes), macrolides, androgènes, tamoxifène, azathioprine.
  - **hépatite cholestatique aiguë :** sont incriminés les phénothiazines, AINS, macrolides, sulfonamides, bêta-lactames, antibiotiques, antidépresseurs tricycliques, carbamazépine, amoxicilline/acide clavulanique, sels d'or, médicaments antirétroviraux (didanosine, zidovudine, stavudine, ritonavir).

- **cholangite aiguë :** sont incriminés les phénothiazines, carbamazépine, antidépresseurs tricycliques, macrolides, amoxicilline/acide clavulanique, dextropropoxyphène.
- **cholangite chronique :** sont incriminés les phénothiazines, dérivés de l'arsenic, antidépresseurs tricycliques, macrolides, thiabendazole, tétracyclines, fénofibrate.

Il faut avertir le patient du danger de la réexposition.
En l'absence de toute prise de médicaments :

- Il faut demander au patient s'il prend des tisanes, des préparations pour réduire son poids (« Ma Huang »), des thés ou autres infusions naturelles (surtout si achetées en dehors de magasins à grande surface), qui sont devenus de plus en plus populaires. Un certain nombre de traitements par les herbes se sont en effet révélés hépatotoxiques ☺, ☺[19-20].
- Il faut penser à la prise de cocaïne ou d'ecstasy.

En l'absence de diagnostic, vous devez confier votre patient au gastro-entérologue.

b) hépatite auto-immune

En particulier chez les femmes (75 % des cas) entre 14 et 25 ans et après la ménopause, souvent associée à de la fièvre et à des arthralgies.

Il faut :

- rechercher une hypergammaglobulinémie (taux IgG totaux $> 2 \times$ la limite supérieure de la norme) ;
- rechercher la présence d'auto-anticorps : anticorps antinucléaire, antimuscle lisse, plus rarement anticorps anti-LKM, anti-*soluble liver antigen* ;
- faire pratiquer une biopsie hépatique rapidement ;
- obtenir un avis spécialisé pour l'éventuelle mise en route d'un traitement de prednisone ou de budésonide, éventuellement associé à l'azathioprine, qui améliore le pronostic vital à 10 ans (63 % des patients traités sont vivants comparés à 27 % dans le groupe contrôle [$p = 0,03$]) ☺☺, ☺☺, ☺☺[21-23].

Si vous n'avez toujours pas de diagnostic, il peut encore s'agir d'une maladie chronique du foie révélée souvent à un stade évolué ou compliqué : par exemple cholangite biliaire primitive (CBP) (3 %), cholangite sclérosante primitive (4,7 %), cirrhose + infection (pas de fièvre !), maladie de Hodgkin ☺[1].

OUI **Vous avez répondu « oui » à une ou plusieurs des questions essentielles**

1. Il existe un symptôme d'alarme

- Un état hautement fébrile : le diagnostic de présomption est une cholangite infectieuse.
- Une hémorragie digestive, une encéphalopathie : le diagnostic de présomption est une maladie chronique du foie décompensée.

Dans ces situations, vous devez d'emblée hospitaliser le patient.

2. Il existe des douleurs aiguës de l'hypocondre droit ou du creux épigastrique

Vous devez pratiquer d'emblée une imagerie abdominale (échographie).
- Si les voies biliaires sont dilatées, vous devez hospitaliser votre patient (voir ci-dessus p. 471).
- Si les voies biliaires ne sont pas dilatées, en présence de fièvre, de douleurs de l'hypocondre droit ou du creux épigastrique, il persiste une forte probabilité d'un obstacle sur les voies biliaires. L'imagerie de choix est une **cholangiographie par résonance magnétique** (MRCP ou cholangio-IRM).

En effet, l'échographie peut manquer :
- une lithiase de la voie biliaire principale avec une obstruction de courte durée, qui n'a pas amené de dilatation des voies biliaires ;
- une pancréatite ;
- une cholangite sclérosante primitive, une cholangiopathie auto-immune (IgG4 élevés) ☺[24] ;
- un cancer débutant de la tête du pancréas ;
- un ampullome ;
- des anomalies congénitales des voies biliaires (par exemple une maladie de Caroli).

Si la cholangio-IRM est normale, mais la suspicion d'une obstruction des voies biliaires toujours présente, il faut faire pratiquer une échoendoscopie biliaire par un gastro-entérologue. En l'absence de suspicion d'obstruction des voies bilaires il faut :
- évoquer l'indication à pratiquer une **échoendoscopie biliaire par un gastro-entérologue** ;
- refaire l'anamnèse médicamenteuse, rechercher la prise de tisanes, d'herbes médicinales ;
- déterminer le taux sanguin total d'IgG4 ;
- puis, au besoin, faire pratiquer une biopsie hépatique à la recherche d'une infiltration hépatique (par exemple par une maladie de Hodgkin ou un lymphome).

3. Notion de consommation excessive d'alcool

Dix pour cent des ictères qui motivent une hospitalisation sont secondaires à une cirrhose alcoolique, 2,8 % à une hépatite alcoolique aiguë ☺[1].

Pour le dépistage de la consommation excessive d'alcool, utiliser le dosage de marqueurs biologiques (gGT, volume globulaire moyen) et des questionnaires (voir « Docteur, je désire un check-up », p. 5 : Le patient boit-il de manière exagérée ?).
Une hépatite alcoolique dans une forme grave doit être recherchée en priorité en calculant le score de Maddrey : *4,6* × (TP (patient) − TP (témoin) (en secondes)) + bilirubine (micromol/l)/17.
Si le score est ≥ 32 (avec un TP < de 45 %, le score sera nécessairement de plus de 32) : il faut hospitaliser le patient pour une biopsie hépatique par voie transjugulaire et pour discuter de la mise en route d'une corticothérapie (en l'absence d'histologie, le diagnostic d'hépatite alcoolique est erroné et potentiellement dangereux dans 20-30 % des cas).

L'analyse des patients avec un score de Maddrey ≥ 32 (3 RCT les plus récents), comprenant 113 patients traités par la prednisolone et 102 patients contrôles, révèle que la survie à 28 jours des patients traités est supérieure à celle des patients placebos : 84,6 + 3,4 % *versus* 65,1 + 4,8 % (p = 0,001). Environ 7 patients doivent être traités pour prévenir un décès ☺, ☺☺☺[25-26]. Une méta-analyse récente incluant plus de 400 patients à confirmé le bénéfice de survie chez les patients avec hépatite alcoolique sévère recevant une corticothérapie ☺☺☺[27].

Le score MELD (« model for end-stage liver disease score ») basé sur la bilirubine, la créatinine et l'INR est un modèle statistique de prédiction de la survie en cas de cirrhose de diverses étiologies (calcul de ce score à l'aide de calculateur en ligne, type MedCalc ou https://sasl.unibas.ch) ; ce score se compare au score de Maddrey et permet de prédire la mortalité à 30 et 90 jours en cas d'hépatite alcoolique grave avec une sensibilité et une spécificité de 75 % en sélectionnant une valeur seuil de 21 ☺☺[28]. Aucune étude thérapeutique prospective basée sur ce score n'a cependant encore été publiée.

4. Il existe des antécédents ou une suspicion de maladie chronique du foie (5,3 % des cas d'ictère) ☺[1]

Le patient a déjà été hospitalisé pour un problème hépatique ou il existe à l'examen des signes manifestes d'hépatopathie chronique (par exemple érythrose palmaire, angiomes stellaires, atrophie musculaire, baisse de la pilosité). Le diagnostic de présomption est un ictère par insuffisance hépatocellulaire.
Vous devez pratiquer le bilan suivant :

- **TP en urgence.** Si le TP est < 50 % : hospitaliser ;
- formule sanguine complète, facteur V ;

- Na, K, urée, créatinine, glucose ;
- bilirubine totale et conjuguée, ASAT, ALAT, phosphatase alcaline, gGT ;
- albumine, alpha-fœtoprotéine, C-reactive protéine ;
- hémocultures si état fébrile.

– Rechercher une cause de décompensation, par exemple infectieuse, abdominale ou extra-abdominale (ascite, urine, poumon, peau).
– Rechercher une étiologie de l'hépatopathie chronique, et en cas d'hépatite chronique B rechercher l'ADN viral B circulant.
– Faire une échographie systématique à la recherche d'ascite indécelable à l'examen clinique, d'une tumeur hépatique associée à l'hépatopathie chronique ou d'une dilatation des voies biliaires.
– En l'absence de diagnostic étiologique, demander un avis spécialisé et discuter l'indication à une biopsie hépatique.

Ascite

En cas d'ascite, ponctionner systématiquement ☺, ☺, ☺[29-31] pour :

– **compte des neutrophiles :** plus de 250 neutrophiles/mm^3 dans le liquide d'ascite avec ou sans clinique de fièvre, de douleurs abdominales, de troubles du transit sont diagnostiques d'une péritonite bactérienne spontanée. L'usage de bandelettes réactives (stix) ne peut pas remplacer l'examen de répartition cellulaire.
– **dosage de l'albumine (sang et ascite) :** afin de calculer le gradient d'albumine entre le sérum et l'ascite (dosage à effectuer le même jour) :
  - si le gradient est ≥ 11 g/l, l'ascite est en lien avec une hypertension portale (cirrhose, insuffisance cardiaque, syndrome néphrotique) ;
  - si le gradient est < 11 g/l, il peut s'agir d'un pathologie péritonéale, d'un cancer, d'une pancréatite, d'une TBC ☺[32].
– **culture :** l'ascite doit être ensemencée au lit du malade dans des flacons pour hémoculture pour aérobies et anaérobies ; cela permet l'identification de 72 à 90 % des cas, alors que l'ascite envoyée au labo dans un container stérile ne permet d'identifier que 40 % des organismes responsables de la péritonite bactérienne spontanée ☺[33]. La présence de plusieurs germes doit faire suspecter une péritonite secondaire à une perforation d'organes.
– **cytologie :** à condition d'avoir suffisamment de volume.

En présence de plus de 250 neutrophiles/mm^3, commencer immédiatement un traitement antibiotique de ceftriaxone 2 × 1 g pendant 5 jours ☺[34], qui couvre la majorité de la flore isolée de l'ascite, ou une quinolone ☺☺☺, ☺☺[35-36] (ciprofloxacine 200 mg IV 2 /j ou ofloxacine 2 × 400 mg/j p. o.) pendant 7 jours en l'absence d'autres complications ☺, ☺[30-31]. Environ 8 % des patients avec de l'ascite et une cirrhose décompensée vont présenter une péritonite bactérienne spontanée. Sans traitement, 50 % des patients meurent, 69 % récidivent à 1 an avec à nouveau une mortalité de 50 % ☺[37]. La mortalité a été réduite à 10 % en associant au traitement antibiotique une expansion du volume plasmatique par de l'albumine 1,5 g/kg/j les 6 premières heures, puis

1 g/kg/j ☺☺☺[38]. L'incidence du syndrome hépatorénal est également réduite par ce traitement.
Une prophylaxie secondaire par l'administration de norfloxacine 400 mg/j p. o. chez les patients traités pour un épisode de péritonite bactérienne spontanée réduit la probabilité à 1 an de récidive de 68 à 20 %. La survie après un 1er épisode de péritonite bactérienne spontanée est de 30 à 50 % à 1 an et de 25 à 30 % à 2 ans. L'indication à une transplantation hépatique doit être discutée chez ces patients ☺, ☺[30-37]. Une prophylaxie primaire de la péritonite bactérienne spontanée (ciprofloxacine, norfloxacine, ceftriaxone) pendant 7 jours doit être administrée en cas d'hémorragie digestive haute, surtout en cas d'insuffisance hépatique marquée (Child B, C) ☺☺[39]. La prophylaxie secondaire par norfloxacine 400 mg/j est indiquée ☺☺☺[40].

Cirrhose

En cas de cirrhose, faire une œsogastroduodénoscopie systématique à la recherche de varices œsophagiennes pour un éventuel traitement prophylactique par bêtabloquants, par exemple propranolol 40 mg 2 ×/j ☺[41]. Selon des recommandations récentes, l'OGD pourrait être évité si le taux de plaquettes est > 150 g/l et la valeur d'élastométrie par Fibroscan est < 20 kPa ☺☺[42]. Si la fonction hépatique est conservée (Child A), le carvédilol (6,25 à 12,5 mg/j) est une alternative reconnue efficace ☺[43]. En cas d'ADN viral B circulant positif et de décompensation due à une infection par le virus de l'hépatite B en phase de réplication, mettre en route un traitement d'entécavir 0,5 mg/j ou de ténofovir 245 mg/j afin de négativer la réplication virale ☺[44].

Traitements de la cirrhose

- En cas d'ascite :
  - restriction en sel (4,6-6,9 g de sel/j), ce qui correspond à l'absence d'ajout de sel sur une nourriture normale ; il n'y a pas d'indication à la restriction hydrique en l'absence d'hyponatrémie grave (≤ Na 125 mmol/l) ☺[31].
  - spironolactone 100 *ad* 400 mg/j p. o. à augmenter progressivement ;
  - y associer systématiquement un diurétique de l'anse (furosémide ou torasémide) p. o., progressivement, jusqu'à la dose maximale de 100 mg et 60 mg, respectivement ☺[31].
- En cas d'ascite importante ou réfractaire :

paracentèse totale, qui doit vider le maximum d'ascite, associée dès le début du geste à une expansion du volume par le l'albumine IV (8 g/l d'ascite évacuée) ☺[37]. Adresser le patient à un gastro-entérologue pour d'autres options thérapeutiques.

- Prise en charge nutritionnelle de la cirrhose :
  - alimentation équilibrée, pauvre en sel (90 mmol ou 5,2 g/j), avec un apport en calories et protéines suffisant : 2 000 kcal/j et 1 à 1,5 g/kg/j de protéines ;

  - substitution en vitamines : complexe B, acide folique, vitamine K. Une malnutrition est présente chez 20 à 60 % des patients atteints d'une maladie chronique du foie ☺, ☺[45-46].
- En cas d'antécédents d'encéphalopathie ☺[47] :
  - éviter la restriction protidique qui aggrave la malnutrition ;
  - lactitol ou lactulose 10 à 30 g/j p. o. ☺☺☺[48] ;
  - si le patient a déjà présenté au moins 2 épisodes d'encéphalopathie hépatique, ajouter rifaximine 550 mg 2 ×/j ☺☺☺[49] ;
  - éviter les facteurs aggravants : analgésiques, sédatifs, hypnotiques, infections, insuffisance prérénale (diurétiques), hypokaliémie et alcalose, hémorragie digestive.

Vous devez contrôler votre patient à 24 heures et redoser le TP et le facteur V : hospitaliser si < 50 %, pour un avis spécialisé et l'éventuelle indication à un bilan prétransplantation.

5. Il existe une insuffisance cardiaque aiguë (4,8 % des cas d'ictères) ☺[1]

Le patient peut présenter des douleurs de l'hypocondre droit (hépatalgie), des nausées et des vomissements. Une hépatomégalie est présente dans 90 à 95 % des cas, de l'ascite dans 25 % des cas, des œdèmes des membres inférieurs dans 75 % des cas et un épanchement pleural dans 20 à 25 % des cas ☺[50]. Les transaminases sont en général peu élevées, sauf en cas d'insuffisance cardiaque grave associée à une instabilité hémodynamique (choc), où elles peuvent être aussi élevées qu'en cas d'hépatite virale aiguë (> 10 × N). La phosphatase alcaline et la gGT sont en général élevées.
Le patient doit être pris en charge rapidement en milieu de soins intensifs.

6. La patiente est enceinte

La cause la plus fréquente d'ictère au cours de la grossesse est l'hépatite virale. Les maladies spécifiques de la grossesse sont ☺, ☺[51-52] :

Au 2e trimestre

Si l'ictère est associé à un prurit, sans autre symptomatologie :
- pratiquer un bilan sanguin comprenant :
  - formule sanguine, TP, bilirubine libre et conjuguée, ASAT, ALAT, phosphatase alcaline, gGT (en général normale),
  - IgM anti-VHA, IgM anti-HBc, IgM anti-HEV ;
- demander une échographie systématique pour exclure une dilatation des voies biliaires.

Le diagnostic le plus probable, si les sérologies sont négatives et l'échographie normale, est celui de **cholestase intrahépatique de la grossesse**. La prévalence se situe entre 2 et 7 cas pour 1 000 accouchements en France ☺, ☺[52-53]. Il existe un ictère, qui accompagne le prurit dans environ 10 % des cas ; les transaminases peuvent être élevées à > 10 fois la valeur supérieure de la normale. Rechercher un épisode semblable lors d'une grossesse précédente ou à la suite de la prise d'œstrogènes, et une anamnèse familiale (PFIC 1-3 : « progressive familial intrahepatic cholestasis » types 1-3 ; BRIC : « benign recurrent intrahepatic cholestasis »).

Dans cette situation, vous devez demander au gynécologue des contrôles réguliers du fœtus : il y a risque de souffrance fœtale et d'accouchement prématuré. La délivrance à la 36e semaine permet d'éviter une souffrance fœtale.

Traiter symptomatiquement le prurit avec de l'acide ursodésoxycholique (UDCA) 8-10 mg/kg/j p. o. L'UDCA comparé à la cholestyramine réduit significativement le prurit (66,6 % *versus* 19 %, $p < 0,005$), de même que la bilirubine totale et les transaminases ☺☺, ☺☺☺[54-55]. La souffrance fœtale est réduite avec un accouchement qui peut se faire plus proche du terme ☺☺, ☺☺☺[54-55]. Il n'y a pas de toxicité rapportée de l'UDCA chez l'enfant.

Prévoir un contrôle clinique et biologique après l'accouchement : le prurit doit disparaître et les tests hépatiques se normaliser. Si ce n'est pas le cas, il faut adresser la patiente à un hépatologue pour investigations.

Remarques

Une érythrose palmaire et des angiomes stellaires peuvent apparaître au cours de la grossesse sans qu'ils correspondent à une hépatopathie chronique. La phosphatase alcaline peut être augmentée au cours du 3e trimestre de la grossesse : il s'agit d'une phosphatase alcaline d'origine placentaire.

Au 3e trimestre

La cholestase intrahépatique de la grossesse peut persister, isolée ☺[51]. S'il existe des nausées, des vomissements, des douleurs épigastriques, des signes de prééclampsie (chez 50 % des patientes : hypertension artérielle, œdèmes périphériques, protéinurie, élévation de la créatinine et thrombopénie) : hospitaliser en urgence.

Les autres diagnostics de présomption sont :
- **la stéatose aiguë de la grossesse :** incidence de 1 cas pour 7 000 à 16 000 naissances ;

- **la toxémie gravidique**, en particulier un syndrome HELLP (« haemolysis, elevated liver enzymes and low platelets ») : incidence de 1 cas pour 1 000 naissances ☺[56]. **Le traitement est la délivrance en urgence.**

Remarques

En cas de stéatose aiguë de la grossesse, la patiente peut développer de l'ascite dans 50 % des cas et présente un risque hémorragique grave. Le bilan biologique révèle une leucocytose, la présence de plaquettes géantes et une hyperuricémie. Les glycémies peuvent être très basses. En cas de toxémie gravidique avec hémolyse (syndrome HELLP), il s'agit d'une atteinte plurisystémique (rein, cerveau, utérus, foie) par une hypertension grave qui peut entraîner des hémorragies hépatiques (infarctus, hématomes, ruptures) ☺[57] et une CIVD. Le bilan biologique révèle une insuffisance rénale et une thrombopénie. Le traitement comprend en plus de la délivrance en urgence le contrôle de l'HTA et de l'insuffisance rénale aiguë.

7. Il existe une immunosuppression connue ou soupçonnée

Pratiquer le bilan sanguin initial suivant : formule sanguine complète, TP, facteur V ; C-reactive protéine ; bilirubine totale et conjuguée, ASAT, ALAT, phosphatase alcaline, gGT, lipase ; sérologie pour les hépatites virales A, B, C et E.

En cas d'infection par le VIH

Les atteintes hépatiques et biliaires étaient relativement fréquentes avant l'avènement des thérapies antirétrovirales efficaces. Actuellement, la cholangiopathie du sida (« AIDS-related cholangiopathy »), au cours de laquelle une infection à germes opportunistes était souvent évoquée, est devenue rare ☺[58]. Une hépatotoxicité médicamenteuse en lien avec les thérapies antirétrovirales sont rapportées chez environ 10 % des patients, particulièrement chez les malades porteurs d'une maladie hépatique avancée et dont les tests hépatiques sont anormaux au début du traitement ☺, ☺, ☺[59-61]. Des lésions hépatiques en lien avec une consommation excessive d'alcool ne sont pas rares ☺, ☺, ☺, ☺[59-62]. Demander systématiquement une échographie en plus du bilan biologique.

1) Les voies biliaires sont dilatées ou anormales (épaississement des parois, dilatations segmentaires)

Hospitaliser pour une prise en charge multidisciplinaire (radiologue interventionnel, chirurgien, endoscopiste) : indication à une cholangio-IRM.
On évoque les diagnostics suivants ☺[62] :
- une cholangiopathie du sida (surtout si les CD4 sont très abaissés) ;

- un obstacle de nature tumoral au niveau de la papille, une compression extrahépatique des voies biliaires par des adénopathies.

La décision de cholangiographie rétrograde par voie endoscopique avec sphinctérotomie est prise lors d'une réunion multidisciplinaire.

2) Les voies biliaires sont normales

Adresser le patient au gastro-entérologue pour pratiquer une biopsie hépatique.

Il peut s'agir de lésions infectieuses (hépatite virale, cytomégalovirus, *M. avium intracellulare*, *M. tuberculosis*, *Pneumocystis*), d'une hépatite médicamenteuse (antirétroviraux), d'une maladie alcoolique du foie ☺[62].

En raison d'un risque accru de complications hémorragiques lors d'infection par le VIH, la biopsie hépatique est pratiquée par voie transjugulaire.

La biopsie sera percutanée échoguidée (associée à une colle biologique) s'il y a des lésions hépatiques circonscrites, à la recherche essentiellement d'un lymphome ou d'un abcès.

Attention

La plupart des médicaments prescrits en cas d'infection par le VIH sont potentiellement hépatotoxiques, par exemple l'isoniazide, le triméthoprime-sulfaméthoxazole, le kétoconazole, les antirétroviraux (didanosine, zidovudine, zalcitabine, stavudine, ritonavir, indinavir, saquinavir).

En cas de chimiothérapie pour cancer ou de traitement immunosuppresseur

Il faut surtout rechercher par des sérologies des affections pour lesquelles il existe un traitement spécifique :

- infection par le virus de l'hépatite B (VHB) (réplication virale favorisée par l'immunosuppression) : mettre en route un traitement d'entécavir 0,5 mg/j ou de ténofovir 245 mg/j ☺[44] ;
- infection à cytomégalovirus (CMV) : diminuer le traitement immunosuppresseur et traiter par du valganciclovir.

Remarques

– Il existe un risque de réactivation d'une hépatite B au cours d'un traitement immunosuppresseur ☺[63]. Un traitement préemptif doit être instauré pendant la durée de l'immunosuppression, et jusqu'à restauration de la fonction immune.

– L'hépatite herpétique se caractérise par un état hautement fébrile (T°C > 38,5), des ALAT très élevées, une leucopénie et une thrombopénie ; il faut hospitaliser pour traiter en urgence avec de l'aciclovir.

8. Le patient a été opéré récemment (de 0 à 50 jours) ☺, ☺64-65

- Pratiquer le **bilan biologique** suivant :
  - formule sanguine complète, réticulocytes, haptoglobine, crase ;
  - bilirubine libre et conjuguée, ASAT, ALAT, phosphatase alcaline, gGT, C-reactive protéine, lipase ;
  - hémocultures si état fébrile et frissons.
- Pratiquer une **échographie** systématiquement, le plus souvent complétée par un CT-scan.

Remarques

L'ictère postopératoire est souvent multifactoriel, impliquant notamment des médicaments et une infection bactérienne. Certaines conditions contribuent à aggraver l'intensité de l'ictère, telles que :
- transfusions massives ;
- maladie chronique du foie préexistante ;
- insuffisance rénale ;
- hémolyse.

Si le bilan révèle :
- *une élévation isolée de la bilirubine non conjuguée :* rechercher un syndrome de Gilbert ou une hémolyse ;
- *une élévation de la bilirubine conjuguée et de la phosphatase alcaline* (cholestase isolée), en fonction du résultat de l'échographie :
  - *si les voies biliaires sont normales*, rechercher une étiologie médicamenteuse. En cas de doute, cesser si possible tous les médicaments. Du 2e au 15e jour postopératoire : il peut s'agir d'une cholestase postopératoire bénigne (cause inconnue) ; du 15e au 30e jour postopératoire, la cholestase peut être parfois secondaire à une nutrition parentérale et disparaît à l'arrêt de celle-ci,
  - *si les voies biliaires sont dilatées*, rechercher un calcul ou une sténose biliaire postopératoire par une cholangio-IRM éventuellement complétée par une échoendoscopie biliaire ;
- *une élévation de la bilirubine, de la phosphatase alcaline et des aminotransférases d'apparition précoce*, suspecter :
  - une hépatite médicamenteuse ; exposition à des AINS, antibiotiques, paracétamol (hépatotoxicité possible à doses thérapeutiques chez des patients gardés à jeun ou en mauvais état nutritionnel). L'hépatite à l'halothane (fièvre, douleurs de l'hypocondre droit), classique, est devenue exceptionnelle car ce produit n'est quasiment plus utilisé en anesthésie,
  - un foie de choc secondaire à une insuffisance circulatoire aiguë (« hépatite ischémique »),
  - une septicémie ;

- *une élévation de la bilirubine, de la phosphatase alcaline et des transaminases d'apparition plus tardive* : suspecter une hépatite virale (VHB, VHC, CMV) avec une incubation souvent courte (dès le 7e jour postopératoire).

Bibliographie

1. Reisman Y., Gips C. H., Lavelle S. M., *et al.* Clinical presentation of (subclinical) jaundice – the Euricterus project in The Netherlands. United Dutch Hospitals and Euricterus Project Management Group. *Hepatogastroenterology.* 1995;43(11):1190-5.
2. Bronstein J. A., Caumes J. L., Richecoeur M., *et al.* Conduite à tenir devant une cholestase. *EMC – Hépatologie.* 2004;1(3):113-21.
3. Moon J. H., Cho Y. D., Cha S. W., *et al.* The detection of bile duct stones in suspected biliary pancreatitis: comparison of MRCP, ERCP, and intraductal US. *Am J Gastroenterol.* 2005;100(5):1051-7.
4. Rösch T., Meining A., Frühmorgen S., *et al.* A prospective comparison of the diagnostic accuracy of ERCP, MRCP, CT, and EUS in biliary strictures. *Gastrointest Endosc.* 2002;55(7):870-6.
5. Romagnuolo J., Bardou M., Rahme E., *et al.* Magnetic resonance cholangiopancreatography: a meta-analysis of test performance in suspected biliary disease. *Ann Intern Med.* 2003;139(7):547.
6. Vaishali M. D., Agarwal A. K., Upadhyaya D. N., *et al.* Magnetic resonance cholangiopancreatography in obstructive jaundice. *J Clin Gastroenterol.* 2004;38(10):887-90.
7. Lee W. M., Hynan L. S., Rossaro L., *et al.* Intravenous N-acetylcysteine improves transplant-free survival in early stage non-acetaminophen acute liver failure. *Gastroenterology.* 2009;137(3):856-64, 64 e1.
8. Farci P., Alter H. J., Wong D., *et al.* A long-term study of hepatitis C virus replication in non-A, non-B hepatitis. *N Engl J Med.* 1991;325(2):98-104.
9. Kowdley K. V., Gordon S. C., Reddy K. R., *et al.* Ledipasvir and Sofosbuvir for 8 or 12 weeks for chronic HCV without cirrhosis. *N Engl J Med.* 2014;370(20):1879-88.
10. Kamar N., Bendall R., Legrand-Abravanel F., *et al.* Hepatitis E. *Lancet.* 2012;379(9835):2477-88.
11. Kamar N., Selves J., Mansuy J.-M., *et al.* Hepatitis E virus and chronic hepatitis in organ-transplant recipients. *N Engl J Med.* 2008;358(8):811-7.
12. Kamar N., Izopet J., Tripon S., *et al.* Ribavirin for chronic hepatitis E virus infection in transplant recipients. *N Engl J Med.* 2014;370(12):1111-20.
13. Holt M. P., Ju C. Mechanisms of drug-induced liver injury. *AAPS J.* 2006;8(1):E48-54.
14. Lewis J. H., Ahmed M., Shobassy A., *et al.* Drug-induced liver disease. *Curr Opin Gastroenterol.* 2006;22(3):223-33.
15. Bénichou C. Criteria of drug-induced liver disorders. *J Hepatol.* 1990;11(2):272-6.
16. Chalasani N. P., Hayashi P. H., Bonkovsky H. L., *et al.* ACG Clinical Guideline: the diagnosis and management of idiosyncratic drug-induced liver injury. *Am J Gastroenterol.* 2014;109(7):950-66; quiz 67.
17. Núñez M. Hepatotoxicity of antiretrovirals: incidence, mechanisms and management. *J Hepatol.* 2006;44:S132-9.
18. Larrey D. Drug-induced liver diseases. *J Hepatol.* 2000;32:77-88.
19. Larrey D. Hepatotoxicity of herbal remedies. *J Hepatol.* 1997;26:47-51.
20. Stickel F., Patsenker E., Schuppan D. Herbal hepatotoxicity. *J Hepatol.* 2005;43(5):901-10.
21. Kirk A. P., Jain S., Pocock S., *et al.* Late results of the Royal Free Hospital prospective controlled trial of prednisolone therapy in hepatitis B surface antigen negative chronic active hepatitis. *Gut.* 1980;21(1):78-83.
22. Cook G. C , Mulligan R., Sherlock S. Controlled prospective trial of corticosteroid therapy in active chronic hepatitis. *QJM.* 1971;40(2):159-85.
23. Murray-Lyon I., Stern R. B., Williams R. Controlled trial of prednisone and azathioprine in active chronic hepatitis. *Lancet.* 1973;301(7806):735-7.
24. Pariente A. Cholangite sclérosante lympho-plasmocytaire à IgG4 : la lésion biliaire de la maladie à IgG4. *Hépato-Gastro.* 2015;22(10):896-904.
25. Mathurin P. Corticosteroids for alcoholic hepatitis – what's next? *J Hepatol.* 2005;43(3):526-33.
26. Mathurin P., Mendenhall C. L., Carithers R. L., *et al.* Corticosteroids improve short-term survival in patients with severe alcoholic hepatitis (AH): individual data analysis of the last three randomized placebo controlled double blind trials of corticosteroids in severe AH. *J Hepatol.* 2002;36(4):480-7.
27. Mathurin P., O'Grady J., Carithers R. L., *et al.* Corticosteroids improve short-term survival in patients with severe alcoholic hepatitis: meta-analysis of individual patient data. *Gut.* 2011;60(2):255-60.
28. Papastergiou V., Tsochatzis E., Pieri G., *et al.* Nine scoring models for short-term mortality in alcoholic hepatitis: cross validation in a biopsy proven cohort. *Aliment Pharmacol Ther.* 2014;39(7):721-32.
29. Rimola A., García-Tsao G., Navasa M., *et al.* Diagnosis, treatment and prophylaxis of spontaneous bacterial peritonitis: a consensus document. *J Hepatol.* 2000;32(1):142-53.
30. Runyon B. A. Introduction to the revised American Association for the Study of Liver Diseases Practice Guideline management of adult patients with ascites due to cirrhosis 2012. *Hepatology.* 2013;57(4):1651-3.

31. Liver EAFTSOT. EASL clinical practice guidelines on the management of ascites, spontaneous bacterial peritonitis, and hepatorenal syndrome in cirrhosis. *J Hepatol.* 2010;53(3):397-417.
32. Runyon B. A, Montana A. A., Akriviadis E. A., *et al.* The serum-ascites albumin gradient is superior to the exudate-transudate concept in the differential diagnosis of ascites. *Ann Intern Med.* 1992;117(3):215.
33. Runyon B. A, Umland E. T., Merlin T. Inoculation of blood culture bottles with ascitic fluid. Improved detection of spontaneous bacterial peritonitis. *Arch Intern Med.* 1987;147(1):73-5.
34. Baskol M., Gursoy S., Baskol G., *et al.* Five days of ceftriaxone to treat culture negative neutrocytic ascites in cirrhotic patients. *J Clin Gastroenterol.* 2003;37(5):403-5.
35. Navasa M., Follo A., Llovet J. M., *et al.* Randomized, comparative study of oral ofloxacin versus intravenous cefotaxime in spontaneous bacterial peritonitis. *Gastroenterology.* 1996;111(4):1011-7.
36. Angeli P., Guarda S., Fasolato S., *et al.* Switch therapy with ciprofloxacin vs. intravenous ceftazidime in the treatment of spontaneous bacterial peritonitis in patients with cirrhosis: similar efficacy at lower cost. *Aliment Pharmacol Ther.* 2006;23(1):75-84.
37. Tító L., Rimola A., Ginès P., *et al.* Recurrence of spontaneous bacterial peritonitis in cirrhosis: frequency and predictive factors. *Hepatology.* 1988;8(1):27-31.
38. Sort P., Navasa M., Arroyo V., *et al.* Effect of intravenous albumin on renal impairment and mortality in patients with cirrhosis and spontaneous bacterial peritonitis. *N Engl J Med.* 1999;341(6):403-9.
39. Bernard B., Grangé J. D., Khac E. N , *et al.* Antibiotic prophylaxis for the prevention of bacterial infections in cirrhotic patients with gastrointestinal bleeding: a meta-analysis. *Hepatology.* 1999;29(6):1655-61.
40. Ginés P., Rimola A., Planas R., *et al.* Norfloxacin prevents spontaneous bacterial peritonitis recurrence in cirrhosis: results of a double-blind, placebo-controlled trial. *Hepatology.* 1990;12(4):716-24.
41. Poynard T., Calès P., Pasta L., *et al.* Beta-adrenergic-antagonist drugs in the prevention of gastrointestinal bleeding in patients with cirrhosis and esophageal varices. *N Engl J Med.* 1991;324(22):1532-8.
42. de Franchis R., Faculty BV [Baveno VI Faculty]. Expanding consensus in portal hypertension: Report of the Baveno VI Consensus Workshop: stratifying risk and individualizing care for portal hypertension. *J Hepatol.* 2015;63(3):743-52.
43. Reiberger T., Ulbrich G., Ferlitsch A., *et al.* Carvedilol for primary prophylaxis of variceal bleeding in cirrhotic patients with haemodynamic non-response to propranolol. *Gut.* 2013;62(11):1634-41.
44. Liver EAFTSOT. EASL clinical practice guidelines: management of chronic hepatitis B virus infection. *J Hepatol.* 2012;57(1):167-85.
45. Nutritional status in cirrhosis. *J Hepatol.* 1994;21(3):317-25.
46. Purnak T., Yilmaz Y. Liver disease and malnutrition. *Best Pract Res Clin Gastroenterol.* 2013;27(4):619-29.
47. Vilstrup H., Amodio P., Bajaj J., *et al.* Hepatic encephalopathy in chronic liver disease: 2014 Practice Guideline by the American Association for the Study of Liver Diseases and the European Association for the Study of the Liver. *Hepatology.* 2014;60(2):715-35.
48. Blanc P., Daures J.-P., Rouillon J.-M., *et al.* Lactitol or lactulose in the treatment of chronic hepatic encephalopathy: results of a meta-analysis. *Hepatology.* 1992;15(2):222-8.
49. Bass N. M., Mullen K. D., Sanyal A., *et al.* Rifaximin treatment in hepatic encephalopathy. *N Engl J Med.* 2010;362(12):1071-81.
50. Giallourakis C. C., Rosenberg P. M., Friedman L. S. The liver in heart failure. *Clin Liver Dis.* 2002;6(4):947-67.
51. Guettrot-Imbert G., Plessier A., Hillaire S., *et al.* Pathologies hépatiques et grossesse. *La Revue de médecine interne.* 2015;36(3):211-8.
52. Bacq Y. Hépatopathies gravidiques. *Hépato-gastro & oncologie digestive.* 2013;20(8):583-92.
53. Sentilhes L., Bacq Y. La cholestase intrahépatique gravidique. *Journal de gynécologie obstétrique et biologie de la reproduction.* 2008;37(2):118-26.
54. Kondrackiene J., Beuers U., Kupcinskas L. Efficacy and safety of ursodeoxycholic acid versus cholestyramine in intrahepatic cholestasis of pregnancy. *Gastroenterology.* 2005;129(3):894-901.
55. Palma J., Reyes H., Ribalta J., *et al.* Ursodeoxycholic acid in the treatment of cholestasis of pregnancy: a randomized double-blind study controlled with placebo. *J Hepatol.* 1997;27(6):1022-8.
56. Sibai B. M., Ramadan M. K., Usta I., *et al.* Maternal morbidity and mortality in 442 pregnancies with hemolysis, elevated liver enzymes, and low platelets (HELLP syndrome). *Am J Obstet Gynecol.* 1993;169(4):1000-6.
57. Nunes J. O., Turner M. A., Fulcher A. S. Abdominal imaging features of HELLP syndrome: a 10-year retrospective review. *AJR Am J Roentgenol.* 2005;185(5):1205-10.
58. De Angelis C., Mangone M., Bianchi M., *et al.* An update on AIDS-related cholangiopathy. *Minerva Gastroenterol Dietol.* 2009;55(1):79-82.
59. Kovari H., Sabin C. A., Ledergerber B., *et al.* Antiretroviral drug-related liver mortality among HIV-positive persons in the absence of hepatitis B or C virus coinfection: the data collection on adverse events of anti-HIV drugs study. *Clin Infect Dis.* 2013;56(6):870-9.
60. Jones M., Núñez M. Liver toxicity of antiretroviral drugs. *Semin Liver Dis.* 2012;32(2):167-76. Thieme Medical Publishers.
61. Vogel M., Rockstroh J. K. Hepatotoxicity and liver disease in the context of HIV therapy. *Curr Opin HIV AIDS.* 2007;2(4):306-13.

62. Price J. C., Thio C. L. Liver disease in the HIV-infected individual. *Clinic Gastroenterol Hepatol.* 2010;8(12):1002-12.
63. Di Bisceglie A. M., Lok A. S., Martin P., *et al.* Recent US Food and Drug Administration warnings on hepatitis B reactivation with immune-suppressing and anticancer drugs: just the tip of the iceberg?. *Hepatology.* 2015;61(2):703-11.
64. Becker S. D., Lamon J. T. Postoperative jaundice. *Semin Liver Dis.* 1988;8(2):183-90. © 1988 by Thieme Medical Publishers, Inc.
65. Faust T. W., Reddy K. R. Postoperative jaundice. *Clin Liver Dis.* 2004;8(1):151-66.

Docteur,

j'ai la diarrhée

Laurence Rochat, Philippe Staeger et Serge de Vallière

Préambule

Dans les pays développés, les diarrhées aiguës représentent un motif fréquent de consultation en médecine de premier recours avec une incidence atteignant 45 cas par 100 personnes-années dans une étude hollandaise ☺[1]. Une autre étude aux États-Unis, où 179 millions de cas de diarrhées aiguës sont répertoriés chaque année, montre que 3 à 7 % des adultes interrogés ont rapporté au moins un épisode de diarrhée dans le mois précédent la collection des données ☺[2].
Les diarrhées aiguës se définissent comme l'émission de ≥ 3 selles/ 24 heures pour une durée < 14 jours.
L'anamnèse minutieuse (par exemple âge, présence de comorbidités, antibiothérapie ou voyage récents) et l'examen clinique (par exemple état fébrile, selles sanglantes, douleurs abdominales localisées ou signes de déshydratation) sont deux éléments essentiels dans la prise en charge du patient diarrhéique. Les étiologies des diarrhées aiguës sont nombreuses. Toutefois, la majorité des épisodes de diarrhée aiguë s'avèrent spontanément résolutifs et le patient ne consulte pas ☺[3]. Il s'agit en effet le plus souvent d'une infection virale, d'une ingestion de toxines bactériennes ou d'une infection bactérienne non invasive pour laquelle un bilan n'est généralement pas nécessaire ☺[4].

1re consultation

Les questions essentielles

1. Durée des symptômes depuis 7 jours ou plus ? OUI **p. 502**

2. Présence de symptômes et/ou signes de gravité ? OUI **p. 502**
À savoir :
- température > 38 °C
- signes de déshydratation
- hypotension orthostatique
- confusion ou léthargie
- impossibilité à s'alimenter
- signes de péritonite
- présence de selles sanglantes

3. Présence de situations à risque de complication ? OUI **p. 503**
À savoir :
- âge > 65 ans
- prise d'antibiotiques au cours des 6 dernières semaines, hospitalisation dans les 3 derniers mois ou institutionnalisation (EMS)
- voyage récent dans un pays à faible niveau socio-économique
- antécédents digestifs (par exemple maladies inflammatoires chroniques intestinales telles que maladie de Crohn ou rectocolite hémorragique)
- immunosuppression
- contact avec un toxique (par exemple insecticides, champignons) ou consommation de produits contenant des édulcorants de synthèse
- prise régulière d'un médicament modifiant l'acidité gastrique ou hypochlorhydrie primaire
- hommes ayant des relations sexuelles avec des hommes
- femmes enceintes

4. Présence de douleurs localisées ? OUI **p. 506**

5. Anamnèse d'intoxication alimentaire (symptômes similaires parmi l'entourage après un repas en commun ou consommation d'aliments à risque) ? OUI **p. 507**

6. Patient travaillant dans l'industrie alimentaire ou la restauration ? OUI **p. 507**

NON Vous avez répondu « non » à toutes ces questions essentielles

Vous pouvez pratiquer un traitement symptomatique sans investigations.
La plupart des diarrhées aiguës acquises dans nos contrées sont d'origine virale ☺[4] et ne nécessitent pas d'antibiotiques. Il en va de même pour un certain nombre d'infections bactériennes non invasives car elles guérissent spontanément en quelques jours.

Le traitement symptomatique

Prévenir les pertes hydriques chez les patients ne présentant pas de signes de déshydratation par du thé noir/tisane sucré(e). Si la diarrhée est sévère, privilégier des boissons riches en électrolytes telles que le bouillon de légumes. Augmenter l'apport salin par des biscuits salés ou du riz blanc et d'autres sources d'amidon (pommes de terre, pâtes, céréales) additionnés de sel. Compenser les pertes potassiques avec des bananes ou des fruits secs ☺[5].
La consommation de produits laitiers demeure temporairement déconseillée par beaucoup d'experts. De même, les jus de fruits concentrés devraient être évités au vu de leur hyperosmolarité pouvant conduire à une aggravation des symptômes.

Une solution de réhydratation orale peut être préparée en ajoutant à 1 litre d'eau :
- 1/2 cuillère à café de sel ;
- 8 cuillères à café de sucre ;
- 1 verre de jus d'orange ou 2 bananes.

Préconiser 1 à 2 litres/24 heures pour 5-10 selles/24 heures (chez les adultes).
La vitesse de la réhydratation orale doit être ajustée en fonction de l'évolution des symptômes (parfois jusqu'à 1 litre par heure).

Des préparations d'électrolytes en sachets sont également commercialisées en pharmacie.
Cesser la réhydratation dès que le transit se réduit à 2-3 selles par jour.

Remarques

Des vomissements importants ou une déshydratation sévère nécessitent la mise en place d'une réhydratation intraveineuse (voir ci-dessous).

En cas de douleurs abdominales, donner des spasmolytiques, par exemple bromure de butylscopolamine. Pour les nausées ou vomissements, prescrire au besoin des antiémétiques, par exemple dompéridone en comprimés linguaux ou métoclopramide en suppositoires.

Les ralentisseurs du transit intestinal, par exemple chlorhydrate de lopéramide, sont généralement déconseillés, car ils peuvent théoriquement prolonger les symptômes. Leur emploi peut être cependant utile en voyage ☺☺☺[6,7] En cas d'état fébrile, les ralentisseurs du transit ne devraient être utilisés qu'en association avec une antibiothérapie.

Le charbon végétal activé ainsi que le bismuth salicylate possèdent un pouvoir d'adsorption conduisant à une diminution de la durée des symptômes. Cet effet a été prouvé avec le bismuth salicylate ☺☺☺[8]. La prise de ces substances réduit les effets de médicaments administrés par voie orale, d'où la nécessité d'espacer les prises d'au moins 2 heures. Attention en cas de contraception orale.

Le recours à des probiotiques (suppléments alimentaires microbiens vivants) pour « rééquilibrer » l'écosystème bactérien colique en cas de diarrhées, très souvent pris en automédication ou demandés avec insistance par les patients, a montré une diminution de la durée et de la sévérité de la diarrhée aiguë lorsqu'ils sont utilisés concomitamment à des mesures de réhydratation. Néanmoins, les données manquent sur le probiotique le plus adapté à chaque patient, notamment en fonction du type de pathogène incriminé ☺☺☺[9]. Attention en cas d'immunodéficience : les probiotiques sont alors formellement contre-indiqués.

Dire au patient de consulter à nouveau rapidement si :
- l'hydratation orale devient impossible ;
- les symptômes persistent malgré le traitement symptomatique ;
- les symptômes s'aggravent (par exemple état fébrile, signes de déshydratation, apparition de selles sanglantes ou de douleurs localisées).

Sinon, une deuxième consultation n'est généralement pas nécessaire.

2e consultation

L'hydratation orale devient impossible

La question d'opter pour une réhydratation intraveineuse se pose dès que la perte de poids corporelle dépasse 10 %. Donner par exemple une perfusion de NaCl 0,9 % avec 40 mmol/l de KCl à raison de 2 à 3 litres/24 heures, à ajuster selon la tension artérielle et la diurèse.
Vous devez évaluer la nécessité d'une hospitalisation, qui demeure indiquée surtout si les diarrhées sont graves chez un patient âgé en mauvais état général (présence de signes de déshydratation sévère, d'une hypotension, d'une confusion ou d'une impossibilité à s'alimenter). Dans certaines villes, il existe des centres de prise en charge ambulatoire permettant la pose d'une perfusion, ce qui permet parfois d'éviter une hospitalisation.

Les symptômes persistent ou s'aggravent

Vous devez vous reposer les « questions essentielles » (par exemple état fébrile, signes de déshydratation, apparition de selles sanglantes ou de douleurs localisées) et pratiquer un bilan qui comprend :
- une prise de sang avec créatinine, électrolytes et protéines en cas de signes de déshydratation ;
- une prise de sang avec formule sanguine et CRP, ainsi que des hémocultures en présence d'un état fébrile > 38 °C ;
- une imagerie abdominale (échographie ou CT-scan) en présence d'un état fébrile > 38 °C et de douleurs localisées ;
- une analyse des selles : par coproculture traditionnelle pour les germes habituels (*Salmonella, Shigella, Campylobacter*) ou par PCR multiplex pour une recherche d'entéropathogènes en présence d'un état fébrile > 38 °C ou de selles sanglantes

De nombreux laboratoires proposent désormais des tests moléculaires rapides pour détecter simultanément plusieurs entéropathogènes dans un même prélèvement ☺[10] (PCR multiplex). En fonction des produits sur le marché, ces PCR multiplex peuvent détecter des virus (adénovirus, astrovirus, norovirus, rotavirus, sapovirus), des bactéries (*Salmonella*, *Shigella, Campylobacter*, *Clostridium difficile*, *Plesiomonas shigelloides*, *Yersinia enterocolitica*, *Vibrio*, *E. coli* diarrhéogène tel que EAEC, EPEC, ETEC, STEC, O157, EIEC) et des protozoaires (*Cryptosporidium*, *Cyclospora cayetanensis*, *Entamoeba histolytica*, *Giardia lamblia*). Les techniques moléculaires offrent l'avantage d'une meilleure sensibilité et d'une plus grande rapidité des résultats (quelques heures) que la culture. Néanmoins, en ciblant le matériel génétique, la PCR ne permet pas de distinguer une infection aiguë d'une infection guérie, voire d'une colonisation sans lien avec les symptômes. Au vu du taux élevé de portage asymptomatique ☺☺[11], ceci peut compliquer l'interprétation des résultats. En cas de résultat positif pour une étiologie bactérienne, les techniques moléculaires doivent toujours être complétées par une culture standard afin de déterminer l'antibiogramme.

Instructions au patient pour le prélèvement des selles : pincer un papier journal entre la cuvette et la lunette des toilettes, tout en laissant un espace pour que les urines aillent directement dans la cuvette. Acheminement au laboratoire de selles natives conservées à 4° C sous 24 heures pour la coproculture; de selles natives ou dans un milieu de transport SAF à température ambiante sous 3 jours pour la PCR.

Remarques

- Les recherches de leucocytes et d'érythrocytes dans les selles ne sont pas recommandées en routine, mais peuvent être utiles si les investigations microbiologiques sont négatives. La recherche de leucocytes peut se faire par microscopie, par le dosage de la calprotectine ou de la lactoferrine avec des sensibilités de 73, 93 et 92 %, respectivement ☺☺[12]. La recherche d'érythrocytes dans les selles peut se faire par un test rapide pour sang occulte. Ces tests rapides ont une sensibilité au moins équivalente à la microscopie (sensibilité de 62-79 % pour le test Hemoccult Sensa ☺☺ et de 79-88 % pour le test immunochromatographique) ☺☺[13].
- Pour la recherche d'entéropathogènes, une seule culture ou une seule PCR multiplex est généralement suffisante. En cas de diarrhées sanguinolentes, surtout sans fièvre, rechercher *E. coli* O157 H7, pouvant être responsable d'un syndrome hémolytique urémique surtout lors d'administration d'antibiotiques.

À ce stade, dans l'attente des résultats d'une coproculture, on peut être amené à administrer un **antibiotique « à l'aveugle »** (voir tableau 1, page suivante) dans les situations suivantes :
- en cas de syndrome dysentérique, c'est-à-dire état fébrile, > 6 selles/24 heures, douleurs abdominales, diarrhées sanglantes ;
- en cas d'immunosuppression ;
- en cas de risques d'infection endovasculaire (prothèse valvulaire, valvulopathie, patient âgé avec plaques d'athérome) ;
- chez un patient qui doit impérativement se livrer à ses activités professionnelles (par exemple un homme d'affaires) ou qui a une situation sociopro-

fessionnelle particulière (par exemple cuisinier, personnel soignant dans un EMS).

La rapidité de la PCR permet par contre d'attendre les résultats avant d'initier un traitement même si une adaptation est peut-être nécessaire en fonction du résultat de l'antibiogramme.

Traitement anti-infectieux à l'aveugle

Nous proposons, dans l'attente des résultats de la coproculture, un traitement oral (traitement « à l'aveugle ») pendant 3 à 5 jours.

Donner chez l'adulte comme premier choix de l'azithromycine 500 mg le premier jour, puis 250 mg/j, ou une fluoroquinolone telle que la ciprofloxacine 2 × 500 mg/j, la norfloxacine 2 × 400 mg/j, l'ofloxacine 200 mg 2 ×/j ou la lévofloxacine 500 mg 1 ×/j ☺☺☺[14-16].

Alternative:

- Triméthoprime 160 mg et sulfaméthoxazole 800 mg (TMP-SMX 160/800) 2 × 1 cp/j ☺[14].

Les quinolones sont contre-indiquées chez la femme enceinte ou chez l'enfant jusqu'à la fin de la croissance.

Tableau 1 : administration d'un antibiotique « à l'aveugle »

La suite de la prise en charge dépend de la persistance des symptômes lors de la réception des résultats et du type de germe rencontré.

Si la coproculture ou la PCR multiplex est positive et le patient toujours symptomatique

Commencer le traitement selon les directives sous-mentionnées. Celui-ci sera adapté en fonction de l'antibiogramme (tableau 2, page suivante). Vous pouvez communiquer le résultat microbiologique à votre patient par téléphone et lui envoyer au besoin une ordonnance.

Annoncer les cas à déclaration obligatoire aux autorités sanitaires pour enquête épidémiologique selon la législation locale.

Organismes	Antibiotiques	Remarques
Shigelles	Fluoroquinolone[1] TMP-SMX[2] Azithromycine[3]	
Salmonelles non *Typhi*	Fluoroquinolone[1] TMP-SMX[2]	Seulement pour : cas graves, âge > 65 ans ou < 12 mois, immunosuppression, prothèses valvulaires, valvulopathie, artériosclérose sévère, profession à risque
Salmonelles *Typhi* ou *Paratyphi*	Fluoroquinolone[1] Azithromycine[3]	Azithromycine si voyage récent en Asie du Sud-Est
Campylobacter	Azithromycine[3]	Traitement seulement des cas graves ou si symptômes > 7 jours
Yersinia	Fluoroquinolone[1] TMP-SMX[2]	Ne traiter que les cas graves
ETEC, EIEC	Fluoroquinolone[1] TMP-SMX[2] Azithromycine[3]	
E. coli O157 H7	Ne pas donner d'antibiotique car risque accru de syndrome hémolytique urémique	
Clostridium difficile	Métronidazole[4] Vancomycine[5]	Vancomycine si échec ou effets secondaires du métronidazole

Tableau 2 : Traitement spécifique des infections bactériennes
[1]Fluoroquinolone : ciprofloxacine 2 × 500 mg/j, norfloxacine 2 × 400 mg/j, ofloxacine 200 mg 2 ×/j ou lévofloxacine 500 mg 1 ×/j
[2]Triméthoprime : 160 mg et sulfaméthoxazole 800 mg (TMP-SMX 160/800) 2 × 1 cp/j
[3]Azithromycine : 500 mg le premier jour, puis 250 mg/j
[4]Métronidazole : 3 × 500 mg/j
[5]Vancomycine : 4 × 125 mg/j

Si la coproculture est positive mais le patient n'est plus symptomatique

Ne pas traiter sauf pour *Shigella*. Dans cette situation, certains proposent un traitement systématique pour des raisons de santé publique (très haute contagiosité) ☺[5]. En dehors de ces situations, observer l'évolution. En cas de réapparition des symptômes, traiter.

Si la coproculture ou la PCR multiplex est négative et le patient symptomatique

- Poursuivre les investigations (voir la « 3e consultation »).
- Cesser les antibiotiques.
- La recherche de globules blancs et de sang occulte dans les selles est utile pour orienter les recherches vers un autre diagnostic, comme une maladie inflammatoire chronique de l'intestin.

Dire au patient de consulter immédiatement si :
- l'hydratation orale devient impossible ;
- les symptômes persistent malgré le traitement symptomatique et/ou antibiotique ;
- les symptômes s'aggravent (par exemple état fébrile, signes de déshydratation, apparition de selles sanglantes ou de douleurs localisées).

3e consultation

- L'hydratation orale devient impossible : se référer à la « 2e consultation ».
- Les symptômes persistent ou s'aggravent malgré le traitement symptomatique et/ou antibiotique : se reposer les « questions essentielles » (par exemple état fébrile, selles sanglantes ou douleurs localisées) et continuer les investigations.
  - Au cas où une coproculture a été faite initialement : demander une PCR multiplex incluant une recherche de bactéries et de protozoaires au cas où le laboratoire propose des panels fractionnés.
  - Si PCR multiplex indisponible : faire une coproculture à la recherche de *Yersinia enterocolitica* (notamment en cas de polyarthrite réactionnelle) et rechercher des protozoaires par microscopie dans 3 échantillons de selles prélevés à 24 heures d'intervalle et acheminés au laboratoire dans un milieu de transport SAF ☺[17].

Acheminement au laboratoire de selles natives sous 2 heures pour la recherche de protozoaires.

Remarques

La première coproculture peut être *faussement négative* si :
- le patient a reçu un traitement antibiotique même court ;
- le temps d'acheminement au laboratoire a été trop long ;
- la recherche a été mal orientée ;
- l'émission des germes est discontinue.

Les protozoaires les plus fréquemment retrouvés lors d'une microscopie ou lors d'une PCR multiplex des selles sont les suivants :

- *Entamoeba histolytica :* donner un imidazolé. Dès la fin de ce traitement, donner obligatoirement un amœbicide de contact ☺[14] ; voir Tableau 3.

La microscopie de 3 spécimens de selles à la recherche d'amibes a une sensibilité d'environ 90 %, mais ne permet pas de faire la différence entre *E. histolytica* (pathogène) et *E. dispar* (non pathogène). Une sérologie est utile lors de la recherche d'une amibiase invasive.

- *Entamoeba coli, Entamoeba hartmanni et Endolimax nana :* ces protozoaires ne sont pas considérés comme pathogènes, de même que *Blastocystis hominis*. Pour ce dernier, certains auteurs proposent un traitement en cas d'infestation massive.
- *Giardia lamblia :* donner un imidazolé ; voir Tableau 3.

D'autres parasitoses inhabituelles peuvent se rencontrer chez un patient immunocompétent ou non :

- *Cystoisospora belli* (anciennement *Isospora belli*) *:* impliqué dans les gastro-entérites spontanément résolutives chez le patient immunocompétent rentrant de zone tropicale. Le diagnostic se fait par examen direct des selles avec coloration spécifique. La PCR n'est, pour l'instant, pas disponible en Suisse.
- *Cryptosporidium* spp. *:* les voyageurs, les enfants en crèche et les personnes travaillant avec du bétail sont les plus exposés ☺[18]. Le diagnostic se fait par un examen direct des selles avec coloration spéciale (Ziehl-Neelsen modifié ou immunofluorescence, à demander spécifiquement au laboratoire) ou PCR. En général, cette affection est spontanément résolutive chez le patient immunocompétent. Pour les options thérapeutiques, voir le tableau 3, p. 501.
- *Cyclospora cayetanensis :* responsable d'épidémies saisonnières, par exemple au Népal ou au Pérou. Se retrouve surtout chez les voyageurs en provenance du sous-continent indien ou d'Amérique du Sud. À l'origine de diarrhées pouvant durer jusqu'à 6 semaines, anorexie, perte de poids, nausées, crampes abdominales, flatulences. Le diagnostic se fait par examen direct des selles avec coloration spéciale ou PCR.
- *Microsporidia :* à l'origine de diarrhées spontanément résolutives chez la personne immunocompétente même si ce pathogène a été incriminé dans quelques cas de diarrhées chroniques chez la personne âgée et chez le voyageur. Chez le patient avec infection VIH et CD4+ très bas (< 50 cellules/mm^3), les *Microsporidia* peuvent également causer un syndrome diarrhéique chronique. Le diagnostic se fait par examen direct des selles avec coloration spécifique. La PCR n'est, pour l'instant, pas disponible en Suisse.

Organismes	Antibiotiques	Remarques
Entamoeba histolytica	Tinidazole 1 × 2 g × 5 j ou Ornidazole 2 × 500 mg/j × 5 j ou Métronidazole 3 × 750 mg/j × 7-10 j **suivi de** Paromomycine 3 × 500 mg/j × 7-10 j	
Entamoeba coli et *hartmanni, Endolimax nana*	Pas de traitement	
Giardia lamblia	Tinidazole 1 × 2 g en dose unique ou Ornidazole 2 × 500 mg/j × 5 j ou Métronidazole 3 × 500 mg/j × 7 j	
Blastocystis hominis	Métronidazole 500 mg 3 ×/j × 10 j	En cas d'infestation massive
Cystoisospora belli	TMP-SMX 160/800 mg 2 ×/j × 7-10 j	Si immunosuppression : traitement pendant 21 j
Cryptosporidium spp.	Nitazoxanide 500 mg 2 ×/j × 3 j	Si immunosuppression : traitement jusqu'à disparition des symptômes et absence d'oocystes dans les selles
Cyclospora cayetanensis	TMP-SMX 160/800 mg 2 ×/j × 7-10 j	Si immunosuppression : traitement pendant 21 j
Microsporidia	Albendazole 2 × 400 mg/j × 7 j	Si immunosuppression : albendazole 2 × 400 mg/j ×2-4 semaines

Tableau 3 : Traitement des infections par protozoaires[19]

Remarques

Les helminthes ne causent que très rarement des diarrhées aiguës. Exceptions : *Trichinella spiralis*, *Trichuris trichiuria*, *Strongyloides stercoralis*, et plus rarement *Schistosoma spp* et *Capillaria spp.* Ne recherchez des helminthes que si les diarrhées persistent au-delà de 14 jours et en cas d'exposition potentielle. Cet examen se fait par microscopie sur trois prélèvements plongés dans un milieu de transport SAF.

3e consultation

À ce stade des investigations, en l'absence de diagnostic, votre patient présente des diarrhées depuis environ 2 semaines. Vous vous trouvez maintenant devant un problème de diarrhées chroniques.
Voir « Docteur, j'ai continuellement la diarrhée », p. 509 pour la suite des démarches diagnostiques et thérapeutiques en fonction de ce qui a déjà été fait.

OUI Vous avez répondu « oui » à une ou plusieurs des questions essentielles

1. Les diarrhées durent depuis 7 jours ou plus

Dans cette situation, le diagnostic de diarrhées aiguës banales est peu probable ☺[8].
Il faut pratiquer un bilan des selles (coproculture ou PCR multiplex). Se référer à la « 2e consultation », p. 495.

2. Présence de symptômes et signes de gravité

Le patient présente plusieurs des critères de gravité suivants :

- température > 38 °C ;
- signes de déshydratation ;
- hypotension orthostatique ;
- confusion ou léthargie ;
- impossibilité à s'alimenter ;
- signes de péritonite ;
- présence de selles sanglantes.

Dans ce cas, vous devez vous poser la question d'une hospitalisation, surtout chez le patient âgé. Si l'hospitalisation n'est pas d'emblée nécessaire, se poser la question de réhydrater par voie intraveineuse le patient s'il présente des signes de déshydratation sévère ou si l'alimentation orale est impossible.
En cas de selles sanglantes, vous devez pratiquer d'emblée des examens de selles. Si l'état du patient l'exige et qu'il n'est pas possible d'obtenir immédiatement une PCR multiplex à la recherche d'entéropathogènes, commencer une antibiothérapie à l'aveugle ; voir p. 497 Pour le traitement et la prise en charge, voir aussi « Docteur, j'ai du sang dans les selles », p. 631.

3. Présence de facteurs de risque

Âge > 65 ans

Chez la personne âgée, il faudra être particulièrement attentif aux signes de déshydratation et de décompensation de comorbidités (par exemple diabète, insuffisance cardiaque, insuffisance rénale).

Prise d'antibiotiques au cours des 6 dernières semaines, hospitalisation dans les 3 derniers mois ou institutionnalisation (EMS)

Dans cette situation, il faut penser à une infection à *Clostridium difficile*. Les colites à *C. difficile* acquises en dehors de l'hôpital restent rares, même si leur incidence a augmenté ces dernières années ☺[20].

- Rechercher *Clostridium difficile* par test immunochromatographique (sensibilité de 94 % et spécificité de 90 % pour le test C. Diff Quik Check ☺[21]), par culture ou par PCR. Commencer le traitement symptomatique si la diarrhée est modérée (se référer à la « 1re consultation »). Si l'état du patient l'impose, commencer immédiatement le traitement avec le métronidazole dans l'attente du résultat. Si la recherche de toxine ou la PCR est positive, continuer le traitement pendant 10 jours.
- Cesser toute prise d'antibiotique instauré antérieurement au diagnostic de *C. difficile* si possible

Remarques

Il faut savoir qu'il existe 10 à 20 % de récidive de diarrhée à *Clostridium difficile* après la fin du traitement de métronidazole. Traiter alors avec vancomycine 4 × 125 mg/j pour 10 jours. Le traitement par transplantation fécale a montré des résultats très spectaculaires ☺☺☺[21b]. Cependant ce traitement n'est pas encore disponible partout.

Voyage récent dans un pays à faible niveau socio-économique

Au moins un tiers des voyageurs vont développer une « tourista » au cours de leur séjour en région tropicale. En règle générale, les symptômes de la diarrhée du voyageur apparaissent pendant les 2 premières semaines de voyage et s'estompent après 3 à 5 jours sans traitement spécifique.

Une étiologie bactérienne est la plus courante (ETEC, *Campylobacter jejuni*, *Salmonella et Shigella*), suivie d'une infection virale (norovirus et rotavirus) et parasitaire (*Giardia lamblia*, *Entamoeba histolytica* et *Cryptosporidium* spp.) ☺[22]. À relever que les helminthes sont rarement associés à des diarrhées aiguës au retour de voyage.

- *En cas de diarrhées sans critères de gravité < 7 jours :* proposer les mesures symptomatiques décrites plus haut. Au vu de l'étiologie majoritairement bactérienne de la diarrhée du voyageur, une antibiothérapie à l'aveugle peut être discutée si les symptômes perturbent beaucoup les activités quotidiennes. Privilégier la ciprofloxacine pour les voyageurs en provenance d'Afrique et d'Amérique du Sud. Préférer l'azithromycine pour les personnes de retour d'Asie en raison d'une prévalence élevée de *Campylobacter* résistant aux fluoroquinolones ☺[23] (voir tableau 1, p. 497).

- *En cas de diarrhées fébriles et/ou sanglantes < 7 jours :* effectuer une coproculture ou une PCR multiplex (panel bactérien), ainsi qu'une recherche de malaria. En fonction de l'anamnèse, rajouter une sérologie VIH. Commencer une antibiothérapie à l'aveugle afin de couvrir une fièvre typhoïde (voir page 498) ou traiter en fonction du pathogène détecté par la PCR. Adapter le traitement en fonction de l'antibiogramme.

- *En cas de diarrhées aiguës sans critères de gravité ≥ 7 jours :* rechercher des protozoaires par microscopie dans 3 échantillons de selles prélevés à 24 heures d'intervalle et acheminés au laboratoire dans un milieu de transport SAF. Alternativement, il est possible de faire une recherche de protozoaire par PCR (panel protozoaires) sur un seul échantillon de selles. Traiter en conséquence.

- *En cas de diarrhées fébriles et/ou sanglantes ≥ 7 jours :* effectuer en plus des investigations précédemment décrites une recherche d'*Entamoeba histolytica* par microscopie dans 3 échantillons de selles ou par PCR multiplex sur 1 échantillon comprenant le panel protozoaires. Considérer une sérologie pour amibiase. Rechercher aussi la toxine de *Clostridium difficile.* Commencer une antibiothérapie à l'aveugle (voir page 497) ou traiter en fonction du pathogène détecté par la PCR. Adapter le traitement en fonction de l'antibiogramme.

Au-delà de deux semaines de symptômes ou en présence d'une éosinophilie à la formule sanguine complète, rechercher les helminthes par trois examens microscopiques de selles (pas de PCR disponible actuellement).

En cas de persistance des diarrhées sans parasites démontrables dans les selles, effectuer un bilan élargi (voir « Docteur, j'ai continuellement la diarrhée », voir page 509).

Antécédents digestifs

Dans cette situation, vous devez toujours vous méfier de la réactivation d'une maladie intestinale chronique (par exemple une maladie de Crohn ou une RCH) qui peut se présenter comme une diarrhée banale. En l'absence d'amélioration des symptômes par le traitement symptomatique, demandez un avis gastro-entérologique.

Immunosuppression

– *Infection VIH* (tableau 3, voir page 501)

De nos jours, la grande majorité des patients VIH positifs ont des CD4 > 200 cellules/ml grâce aux traitements antirétroviraux hautement efficaces. Ces patients ne sont pas à risque d'infections opportunistes et l'étiologie des diarrhées aiguës infectieuses demeure donc en général la même que chez les patients immunocompétents. Certains troubles digestifs chroniques chez le patient VIH positif résultent parfois du traitement antirétroviral, notamment des antiprotéases (tableau 3).

– *Autres cas d'immunosuppression*

Les risques d'une affection bactérienne débilitante sont plus importants. Vous devez agir selon les directives de la « 2e consultation ».

Contact avec un toxique (par exemple insecticides ou champignons) ou consommation de produits contenant des édulcorants de synthèse

S'il existe une notion de contacts professionnels, par exemple avec des insecticides, demander immédiatement un avis à un centre antipoison.

En cas d'absorption récente de champignons, faire hospitaliser le patient pour surveillance et traitement symptomatique.

Certains produits de consommation diététiques fréquemment consommés, notamment par les diabétiques et les patients sous régime amaigrissant, peuvent contenir des agents potentiellement responsables de diarrhées aiguës tels des édulcorants de synthèse (par exemple du sorbitol, du mannitol ou du xylitol). Ces substances, par leurs effets gastro-intestinaux dose-dépendants, peuvent mimer des symptômes de côlon irritable ☺☺[24].

Cesser toute consommation des produits incriminés et réévaluer la situation après quelques jours.

Prise régulière d'un médicament modifiant l'acidité gastrique ou hypochlorhydrie primaire

Les patients avec une hypochlorhydrie ont un risque accru de gastro-entérite bactérienne en raison d'un pH gastrique moins protecteur ☺☺☺[25]. Ainsi, même un inoculum peu important peut causer une infection. Se référer aux directives de la « 2e consultation ».

Hommes ayant des relations sexuelles avec des hommes

Penser à une infection à *Salmonella*, *Shigella*, *Campylobacter* et à protozoaires intestinaux, transmis par voie féco-orale, ainsi qu'à une proctite à *Chlamydia trachomatis* ou gonocoques, ou encore à une infection par le VIH ☺[26]. La recherche de chlamydia et gonocoques peut se faire par PCR sur un frottis anal.

I. Votre patient a des CD4+ supérieurs à 200/mm^3 : Démarche diagnostique et traitement identique au patient VIH négatif. Si un traitement antirétroviral a été introduit récemment, penser à une possible toxicité médicamenteuse.
II. Le patient a un taux de CD4+ inférieur à 200/mm^3 : Celui-ci est à risque pour une infection par les pathogènes intestinaux habituels, mais aussi par des opportunistes. Le cas est à discuter avec son infectiologue. Inclure dans les investigations coprologiques une recherche de *Cryptosporidium*, *Cyclospora*, *Cystoisospora*, *Microsporidia* par techniques traditionnelles ou PCR lorsque celles-ci sont disponibles. Si ces résultats sont négatifs, discuter une iléocoloscopie avec biopsies iléales et coliques. Si la coloscopie n'est pas conclusive, effectuer une OGD avec biopsie de la deuxième partie du duodénum.

Tableau 4 : Prise en charge du patient VIH positif avec des diarrhées

Femmes enceintes

Pratiquer d'emblée une PCR multiplex afin d'obtenir un résultat rapidement. Compléter par une culture spéciale à la recherche d'une listériose.

4. Présence de douleurs localisées

Dans la fosse iliaque droite

Penser surtout à :
- une appendicite ;
- une diverticulite du côlon droit ;
- une colite à *Yersinia* (surtout chez le patient jeune) ;
- une maladie inflammatoire ou un cancer colique.

Dans la fosse iliaque gauche

Penser à :
- une diverticulite ;
- des fausses diarrhées par impaction fécale ;
- une colite ischémique ;
- une maladie inflammatoire de type rectocolite ulcérohémorragique ;
- un cancer colique (type de présentation rare).

Pour l'attitude diagnostique et le traitement, voir aussi « Docteur, j'ai mal au ventre », p. 602.

5. Anamnèse d'intoxication alimentaire (symptômes similaires parmi l'entourage après un repas en comun ou consommation d'aliments à risque) ?

Le début est souvent brutal dans les heures qui suivent le repas (< 6 heures), souvent sans fièvre, avec nausées et vomissements.
Dans ces situations, le traitement est avant tout symptomatique. Il peut être intéressant de trouver l'aliment incriminé pour le faire analyser par un laboratoire spécialisé. Avertir les autorités sanitaires si l'intoxication touche plusieurs personnes. Il s'agit le plus souvent d'une toxine préformée d'un staphylocoque doré, d'un *Bacillus cereus* ou d'un *Clostridium perfringens* ☺[27]. Si le patient a ingéré des fruits de mer ou des poissons mal cuits, il peut s'agir d'un *Vibrio parahaemolyticus* ☺[28]. Si le patient a mangé du bœuf mal cuit (par exemple hamburger), il peut s'agir d'un *E. coli* 0157 H7, potentiellement responsable d'un syndrome hémolytique urémique ☺[29].

6. Patient travaillant dans l'industrie alimentaire ou la restauration ?

Dans cette situation, il faut pratiquer une coproculture ou une PCR multiplex et traiter selon le germe incriminé. Dans l'attente des résultats, imposer un arrêt de travail.
Une excrétion persistante de *Salmonella* est fréquente après une infection. Certains auteurs estiment qu'il est impératif de traiter les porteurs sains, car ils peuvent être la source d'épidémies à salmonelles ☺[30]. Ceci nécessiterait donc un arrêt de travail jusqu'à ce que les examens reviennent négatifs. Cette attitude s'avère discutable, car selon d'autres auteurs, traiter les porteurs sains de salmonelles ne permet pas de réduire la prévalence du portage ☺[31]. Nous ne proposons donc pas de dépister la persistance d'une salmonellose en l'absence de diarrhée.

Bibliographie

1. de Wit M. A., Hoogenboom-Verdegaal A. M., Goosen E. S., Sprenger M. J., Borgdorff M. W. A population-based longitudinal study on the incidence and disease burden of gastroenteritis and Campylobacter and Salmonella infection in four regions of the Netherlands. *Eur J Epidemiol.* 2000;16(8):713-8.
2. Roy S. L., Scallan E., Beach M. J. The rate of acute gastrointestinal illness in developed countries. *J Water Health.* 2006;4:Suppl 2:31-69.
3. DuPont H. L. Acute infectious diarrhea in immunocompetent adults. *N Engl J Med.* 2014 Apr 17;370(16):1532-40.
4. Scallan E., Hoekstra R. M., Angulo F. J., Tauxe R. V., Widdowson M. A., Roy S. L., Jones J. L., Griffin P. M. Foodborne illness acquired in the United States--major pathogens. *Emerg Infect Dis.* 2011 Jan;17(1):7-15.
5. DuPont H. L. and the Practice Parameters Committee of the American College of Gastroenterology. Guidelines on acute infectious diarrhea in adults. *Am J Gastroenterol.* 1997; 92:1962-75.
6. Kaplan M. A, Prior M. J., McKonly K. I., DuPont H. L., Temple A. R., Nelson E. B. A multicenter randomized controlled trial of a liquid loperamide product versus placebo in the treatment of acute

diarrhea in children. *Clin Pediatr (Phila).* 1999 Oct;38(10):579-91.
7. Johnson P. C., Ericsson C. D., DuPont H. L., Morgan D. R., Bitsura J. A., Wood L. V. Comparison of loperamide with bismuth subsalicylate for the treatment of acute traveler's diarrhea. *JAMA.* 1986;255:757-60.
8. DuPont H. L., Sullivan P., Pickering L. K., Haynes G., Ackerman P. B. Symptomatic treatment of diarrhea with bismuth subsalicylate among students attending a Mexican university. *Gastroenterology.* 1977 Oct;73(4 Pt 1):715-8.
9. Allen S. J., Martinez E. G., Gregorio G. V., Dans L. F. Probiotics for treating acute infectious diarrhoea. *Cochrane Database Syst Rev.* 2010 Nov 10;(11):CD003048.
10. Platts-Mills J. A., Liu J., Houpt E. R. New concepts in diagnostics for infectious diarrhea. *Mucosal Immunol.* 2013 Sep;6(5):876-85.
11. Lääveri T., Antikainen J., Pakkanen S. H., Kirveskari J., Kantele A. Prospective study of pathogens in asymptomatic travellers and those with diarrhoea: aetiological agents revisited. *Clin Microbiol Infect.* 2016 Jun;22(6):535-41.
12. Gill C. J., Lau J., Gorbach S. L., Hamer D. H. Diagnostic accuracy of stool assays for inflammatory bacterial gastroenteritis in developed and resource-poor countries. *Clin Infect Dis.* 2003;37:365-75.
13. Lin J. S., Piper M. A., Perdue L. A., Rutter C. M., Webber E. M., O'Connor E., Smith N., Whitlock E. P. Screening for Colorectal Cancer: Updated Evidence Report and Systematic Review for the US Preventive Services Task Force. *JAMA.* 2016 Jun 21;315(23):2576-94.
14. Farthing M., Salam M. A., Lindberg G., Dite P., Khalif I., Salazar-Lindo E., Ramakrishna B. S., Goh K. L., Thomson A., Khan A. G., Krabshuis J., LeMair A.; WGO. Acute diarrhea in adults and children: a global perspective. *J Clin Gastroenterol.* 2013 Jan;47(1):12-20.
15. Thielman N. M., Guerrant R. L. Clinical practice. Acute infectious diarrhea. *N Engl J Med.* 2004 Jan 1;350(1):38-47.
16. McMahan Z. H., DuPont H. L. Review article: the history of acute infectious diarrhoea management--from poorly focused empiricism to fluid therapy and modern pharmacotherapy. *Aliment Pharmacol Ther.* 2007 Apr 1;25(7):759-69.
17. Hiatt R. A., Markell E. K., Ng E. How many stool examinations are necessary to detect pathogenic intestinal protozoa?. *Am J Trop Med Hyg.* 1995;53:36-9.
18. Keusch G. T., Hamer D., Joe A., Kelley M., Griffiths J., Ward H. Cryptosporidia – Who is at risk?. *Schweiz Med Wochenschr.* 1995;125:899-908.
19. Neuymar A. *Antiparasitic Treatement Recommandations. A Practical Guide to Clinical Parasitology.* 2016.
20. Kyne L., Merry C., O'Connel B., Keane C., O'Neill D. Community-acquired Clostridium difficile infection. *J Infect.* 1998;36:287-8.
21. Zheng L., Keller S. F., Lyerly D. M., Carman R. J., Genheimer C. W., Gleaves C. A., Kohlhepp S. J., Young S., Perez S., Ye K. Multicenter evaluation of a new screening test that detects Clostridium difficile in fecal specimens. *J Clin Microbiol.* 2004 Aug;42(8):3837-40.
22. Konturek P. C. Successful therapy of Clostridium difficile infection with fecal microbiota transplantation. *J Physiol Pharmacol.* 2016 Dec;67(6):859-66.
23. Barrett J., Brown M. Travellers' diarrhoea. *BMJ.* 2016 Apr 19;353:i1937.
24. DuPont H. L. Travellers' diarrhea: Contemporary approaches to therapy and prevention. *Drugs.* 2006;66:303-14.
25. Jain N. K., Rosenberg D. B., Ulahannan M. J., Glasser M. J., Pitchumoni C. S. Sorbitol intolerance in adults. *Am J Gastroenterol.* 1985;80:678-81.
26. Bavishi C., DuPont H. L. Systematic review: the use of proton pump inhibitors and increased susceptibility to enteric infection. *Aliment Pharmacol Ther.* 2011 Dec;34(11-12):1269-81.
27. Laughon B. E., Druckman D. A., Vernon A., Quinn T. C., Polk B. F., Modlin J. F., Yolken R. H., Bartlett J. G. Prevalence of enteric pathogens in homosexual men with and without acquired immunodeficiency syndrome. *Gastroenterology.* 1988;94:984-93.
28. Schlinkmann K. M., Razum O., Werber D. Characteristics of foodborne outbreaks in which use of analytical epidemiological studies contributed to identification of suspected vehicles, European Union, 2007 to 2011. *Epidemiol Infect.* 2017 Avr;145(6):1231-8.
29. Martinez-Urtaza J., Simental L., Velasco D., DePaola A., Ishibashi M., Nakaguchi Y., Nishibuchi M., Carrera-Flores D., Rey-Alvarez C., Pousa A. Pandemic Vibrio parahaemolyticus O3:K6, Europe. *Emerg Infect Dis.* 2005 Aug;11(8):1319-20.
30. King L. A., Mailles A., Mariani-Kurkdjian P., Vernozy-Rozand C., Montet M. P., Grimont F., Pihier N., Devalk H., Perret F., Bingen E., Espié E., Vaillant V. Community-wide outbreak of Escherichia coli O157:H7 associated with consumption of frozen beef burgers. *Epidemiol Infect.* 2009 Jun;137(6):889-96.
31. Dryden M. S., Keyworth N., Gabb R., Stein K. Asymptomatic foodhandlers as the source of nosocomial salmonellosis. *J Hosp Infect.* 1994;28:195-208.
32. Rossier P., Urfer E., Burnens A., Bille J., Francioli P., Méan F., Zwahlen A. Clinical features and analysis of the duration of colonisation during an outbreak of Salmonella braenderup gastroenteritis. *Schweiz Med Wochenschr.* 2000 Aug 26;130(34):1185-91.

Docteur,

j'ai des diarrhées persistantes

Sophie Restellini, Alan Barkun et Omar Kherad

Préambule

Les médecins de premier recours sont fréquemment confrontés à des patients présentant des épisodes de diarrhée aiguë, dont la nature est généralement bénigne et l'évolution spontanément résolutive ☺☺[1]. (Voir également « Docteur, j'ai la diarrhée », p. 491). Alors que dans la diarrhée aiguë, l'origine infectieuse est largement au premier plan, les mécanismes physiopathologiques des diarrhées chroniques sont plus complexes et souvent intriqués ☺☺[2-4].

Les diarrhées chroniques se définissent classiquement par la présence de plus de 3 exonérations de selles molles ou liquidiennes par 24 heures pendant plus de 4 semaines ☺☺[4,5]. Cependant, la corrélation entre cette définition et le ressenti des patients est mauvaise. Certains patients souffrent en réalité de fausses diarrhées (ou pseudodiarrhées avec une augmentation de la fréquence de défécation sans diarrhée), d'une alternance de selles formées et défaites ou d'une incontinence anale ☺[2]. L'interrogatoire est un élément essentiel de l'examen de même que la caractérisation des selles.

La réelle prévalence des diarrhées chroniques est difficile à déterminer en raison des différentes définitions retrouvées dans la littérature et des différences géographiques ☺[6]. On estime toutefois qu'environ 5 % de la population souffre de diarrhées chroniques ☺☺[7].

Si les atteintes fonctionnelles du tube digestif (« functional bowel disorders [FBD] » en anglais) telles que le syndrome de l'intestin irritable (SII en français ou « irritable bowel syndrome » [IBS] en anglais) et les diarrhées fonctionnelles indolores sont les causes les plus fréquentes de diarrhées chroniques dans les pays industrialisés ☺☺[8], un large éventail de maladies, telles que les maladies inflammatoires chroniques de l'intestin ((MICI) comprenant la maladie de Crohn et la rectocolite hémorragique), les colites microscopiques, les infections parasitaires ainsi que certaines néoplasies du tube digestif peuvent également être incriminées ☺☺[2]. D'autres diagnostics sont également à évoquer comme les diarrhées postchirurgicales (principalement postcholécystectomie, gastrectomie et résection intestinale), la pullulation bactérienne, les troubles moteurs, l'insuffisance pancréatique exocrine, les syndromes postradiques et les abus de laxatifs.

Afin d'orienter le diagnostic, il est possible de subdiviser les diarrhées en 3 catégories en se basant sur leur aspect ☺[6]: les diarrhées aqueuses (osmotiques ou sécrétoires), les diarrhées inflammatoires (glaireuses et sanguinolentes) et les diarrhées graisseuses (maldigestion avec stéatorrhée). Ces catégories descriptives sont données à titre indicatif et ne permettent pas de poser un diagnostic de certitude. Elles peuvent néanmoins orienter les examens complémentaires. Il n'existe pas de protocole de prise en charge clairement établi pour un patient souffrant de diarrhées chroniques ☺[3,6]. Les investigations doivent néanmoins se faire de préférence par étapes en observant l'évolution des symptômes sur une période parfois prolongée, afin d'éviter des examens inutiles et parfois coûteux.

1re consultation

Les questions essentielles

1. La diarrhée est aussi nocturne ou continuelle et/ou dure < 3 mois ?	OUI	**p. 528**
2. Présence de selles dures et desséchées avec des selles liquidiennes ?	OUI	**p. 529**
3. Anamnèse d'incontinence anale ?	OUI	**p. 529**
4. Présence d'indices de gravité ? À savoir: • hypotension ou état de choc • état confusionnel, asthénie sévère • selles sanglantes et/ou selles mucopurulentes • douleurs abdominales importantes et localisées • perte de poids (> 5 % en 6 mois) • état fébrile, arthralgies, flush • ictère	OUI	**p. 530**

5. Antécédents digestifs personnels ou familiaux médico-chirurgicaux ?	OUI	**p. 531**
6. Antibiothérapie, introduction récente d'un traitement médicamenteux ou d'un produit conditionné industriellement ou avec propriété laxative ?	OUI	**p. 534**
7. Immunosuppression connue ou soupçonnée (par exemple sida) ?	OUI	**p. 535**
8. Le patient a séjourné dans un pays tropical ?	OUI	**p. 536**
9. L'examen physique est anormal ?	OUI	**p. 537**

NON **Vous avez répondu « non » à toutes ces questions essentielles**

Votre patient présente une diarrhée chronique, essentiellement diurne sans signe de gravité. S'il a moins de 50 ans, il s'agit le plus vraisemblablement d'une atteinte fonctionnelle du tube digestif qui représente la cause la plus fréquente de trouble du transit chronique en ambulatoire ☺[8]. En plus du SII, ces atteintes fonctionnelles comprennent les diarrhées fonctionnelles, qui contrairement au SII sont le plus souvent indolores. Elles sont également peu abondantes, plutôt postprandiales avec la présence de résidus alimentaires ☺[8]. Les critères de Rome IV, révisés en 2016, peuvent aiguiller le diagnostic vers un SII en présence d'une douleur abdominale survenant au moins un jour par semaine durant les trois derniers mois avec un début des symptômes au-delà de 6 mois avant le diagnostic, associée à au moins deux des critères suivants ☺☺[9] :

- liée à la défécation ;
- survenue associée à une modification de la fréquence des selles ;
- survenue associée à une modification de la consistance des selles.

La prévalence du SII en Europe et en Amérique du Nord varie de 10 à 15 %[10]. Ce syndrome touche plus souvent les femmes que les hommes (ratio 2/1) et les patients de moins de 45 ans, mais le sous-type diarrhéique (IBS-D en anglais) touche toutefois autant les hommes que les femmes[8]. En l'absence de critère de gravité, les critères de Rome permettent de retenir le diagnostic avec un haut niveau de certitude (VPP 98 %) en évitant d'effectuer des examens complémentaires à ce stade ☺☺[11,12]. Ces critères ne sont toutefois pas faciles à appliquer en clinique ☺[13] et certains experts estiment qu'à ce stade des examens complémentaires limités restent indispensables pour écarter d'autres diagnostics, tels que la maladie cœliaque qui peut parfaitement mimer les symptômes du SII☺☺[6,8] ou les MICI.

La maladie cœliaque semble en effet présenter une prévalence supérieure chez les personnes souffrant de SII par rapport à la population générale, particulièrement chez les jeunes où le risque est jusqu'à 4 fois plus élevé en présence de symptômes classiques ☺☺[12,14]. Dans la maladie cœliaque, en raison de l'atteinte des villosités intestinales, le patient souffre d'une malabsorption et la diarrhée est donc de type mixte, à la fois osmotique et graisseuse (stéatorrhée).

À ce stade, il convient de pratiquer des analyses limitées pour réduire le risque de maladie organique avant de retenir une atteinte fonctionnelle du tube digestif.

1) Formule sanguine

- Avec répartition et plaquettes pour rechercher : une leucocytose, une anémie microcytaire de type ferriprive ou macrocytaire carentielle ; une éosinophilie dans le cadre d'une parasitose, d'une vasculite, d'une néoplasie ou d'une colite.

2) Chimie

- Protéine C réactive (CRP) : une revue systématique a révélé que la CRP détectait une diarrhée inflammatoire avec une sensibilité de 49 % et une spécificité de 73 % ☺[15]. Une CRP normale ne permet donc pas d'exclure une MICI.
- Na^+, K^+, urée, créatinine, protéines et albumine plasmatique, pour rechercher des conséquences électrolytiques (par exemple une hypokaliémie en cas de prise de laxatifs ou de tumeur villeuse), hémodynamiques consécutives à la diarrhée (hypovolémie avec insuffisance rénale), ou carentielles (hypoalbuminémie en cas de malabsorption ou d'entéropathie exsudative).
- Dosage des IgA antitransglutaminase (ATG) et IgA totaux pour exclure une maladie cœliaque ☺[16,17]. Le dosage des ATG est recommandé en cas de diarrhées chroniques, et ce avant l'instauration d'un régime d'éviction qui pourrait rendre ces anticorps négatifs. Ce test a une sensibilité de 95 % et une spécificité de 94 %. Quand la suspicion de maladie cœliaque est basse (probabilité prétest < 5 % en l'absence d'histoire familiale), un résultat négatif permet d'exclure la maladie sans biopsie du grêle ☺[17]. En cas de suspicion prétest modérée à élevée (> 5 % en présence d'histoire familiale de maladie cœliaque), un test positif peut confirmer la maladie[16]. Une biopsie est toutefois proposée pour obtenir un diagnostic de certitude avant de commencer un régime d'éviction du gluten qui peut être astreignant et coûteux. La recherche génétique des marqueurs HLA-DQ2 et/ou DQ8 n'est pas recommandée en première intention. Ces derniers peuvent toutefois être demandés si le patient suit déjà un régime d'éviction du gluten qu'il ne souhaite pas arrêter ou en cas de déficit en IgA total[18]. Il faut retenir que s'ils sont négatifs, cela exclut formellement une maladie cœliaque, mais

une intolérance au gluten « non cœliaque » reste encore possible. Bien que débattu, ce syndrome est en effet souvent rapporté par les patients et de plus en plus décrit dans la littérature ☺[19].

3) Analyse des selles

- Si vous suspectez une MICI, le dosage de la **calprotectine fécale** (**CF**) peut se justifier ici ☺☺[20,21].

Plusieurs études ont confirmé l'utilité de la CF pour différencier un SII d'une MICI chez des patients avec des symptômes digestifs évocateurs d'une atteinte organique[20,21]. La CF est une protéine présente dans le cytoplasme des polynucléaires et des cellules mononucléées infiltrant la paroi du tube digestif. La sensibilité du dosage de la CF est de 64 % pour le test rapide, et de 74 % pour le test Elisa. La spécificité est respectivement de 53 et 47 %, avec une valeur prédictive négative (VPN) entre 81 et 84 %[22]. À la valeur seuil de 50 µg/g la sensibilité du test pour une atteinte organique est de 82 %, la spécificité de 77 %, la VPN de 98 % et la VPP de 28 %. En augmentant la valeur seuil à 150 µg/g, la VPN diminue de 1 %, mais la VPP monte à 71 %. En d'autres termes, une valeur de CF inférieure à 50 µg/g permet raisonnablement d'écarter une MICI. Lorsqu'un patient présente une valeur de CF se trouvant dans la « zone grise » (50-150 µg/g), il est proposé de répéter ce dosage après 3 mois de traitement empirique pour un SII si les symptômes persistent. Si la CF est élevée, il existe sans doute une inflammation muqueuse. Dans la pratique, le respect de ces seuils de CF réduit les demandes d'endoscopie de 10 % au prix de 4 cas manqués de MICI. À noter que la prise d'anti-inflammatoire non stéroïdiens ou la présence d'une gastro-entérite infectieuse peuvent rendre le résultat de CF faussement positif.

- Recherche de globules blancs par examen microscopique direct ou par recherche de la lactoferrine fécale (agglutination au latex), avec une sensibilité de 88 % et une spécificité de 79 %[23], témoins d'une probable lésion muqueuse regroupée sous le terme « diarrhées inflammatoires », c'est-à-dire infectieuses (bactériennes, virales ou parasitaires), secondaires à une MICI, tumorales ou ischémiques ☺. Les performances diagnostiques de ces tests sont toutefois inférieures à celles de la calprotectine fécale et leur utilité dans l'orientation diagnostique est débattue.

Prise en charge thérapeutique

Avant même d'obtenir les résultats du bilan initial des conseils alimentaires et un traitement empirique peuvent être mis en place :

1) Modification du régime (voir également « Docteur j'ai des ballonnements », p. 569).

Seule une minorité des patients souffre d'une véritable intolérance ou encore plus rarement d'une allergie alimentaire qui traduit une véritable réaction immune ☺[24]. Toutefois jusqu'à 80 % des patients souffrant du SII décrivent une aggravation ou une amélioration de leurs symptômes en lien avec la consommation de certains aliments ☺☺[8] . L'apport de fibres peut être utile. Les fibres solubles telles que le psyllium (par exemple Metamucil) engendrent moins de ballonnements et sont à privilégier par rapport aux formes non solubles (« bran » en anglais)[25]. Malgré une absence de consensus dans la littérature sur le niveau d'évidence de ces différents régimes, vous pouvez à ce stade discuter de l'éviction de certains aliments :

- Éviction des *produits laitiers* pendant une semaine (lait, crème, yaourts, fromages à pâte molle et sauces). Penser à une intolérance au lactose (= disaccharides correspond à la lettre **D** de FODMAP) dont la prévalence peut atteindre 35 % chez les patients atteints de SII. Il existe souvent un excès de flatulences avec selles acides. La diarrhée est typiquement de type osmotique. Ce régime est moins contraignant qu'une éviction de tous les FODMAP et suffit parfois à améliorer les symptômes de certains patients.
- Toutes *les boissons alcoolisées* (surtout la bière) : l'alcool a de multiples effets toxiques sur l'intestin grêle et aggrave notamment la diarrhée.
- Le gluten même en l'absence de maladie cœliaque (ATG négatifs), car certains patients peuvent présenter une intolérance non cœliaque au gluten qui répond à l'éviction du gluten contenu principalement dans le blé, l'orge, et le seigle.
- Les *FODMAPs* (voir également « Docteur, j'ai des ballonnements » p. 569, tableaux 1 et 2). Le terme « FODMAP » est un acronyme dérivé de l'anglais : « FODMAP = **F**ermentescibles (rapidement fermentés par les bactéries du côlon) **O**ligosaccharides (fructanes et galacto-oligosaccharides ou GOS) **D**isaccharides (lactose) **M**onosaccharides (fructose en excès du glucose) And (et) **P**olyols (sorbitol, mannitol, xylitol et maltitol retrouvés dans les boissons et soda light) ». Ce sont des hydrates de carbone, dits « fermentescibles », qui sont présents sous forme naturelle dans de nombreux aliments. Des études récentes ont démontré que les FODMAPs ne sont pas aussi bien digérés chez tous les patients, et qu'ils peuvent favoriser des symptômes du SII. Un régime d'éviction des FODMAPs semble beaucoup plus efficace que les conseils diététiques standard pour lutter contre les symptômes du SII[26], et permettrait une amélioration allant jusqu'à 75 % des cas ☺☺[8].

La mise en route d'un régime sans FODMAP est toutefois complexe et demande du temps.

Il comprend 3 phases :

• Phase 1 : pendant 2 à 6 semaines tous les aliments riches en FODMAPs doivent être éliminés. Lors de cette première phase on s'attend à une importante amélioration, voire à la disparition complète des symptômes.

• Phase 2 : lors de la seconde phase on tente de déterminer la tolérance propre du patient aux FODMAPs en identifiant les types et la quantité d'aliments qui peuvent être tolérés.

• Phase 3 : la dernière phase est une phase de maintien. Les aliments sont progressivement réintégrés jusqu'au seuil de tolérance permettant le moins d'inconfort digestif et le retour à un régime équilibré[27].

2) Traitements médicamenteux

Traitements
1. Les spasmolytiques
Mébévérine (Duspatalin®) 200 mg 2 ×/j
Pinavérium (Dicetel®) 1 cp 50 mg 3 ×/j
Butylscopolamine (Buscopan®) 10 mg 3 ×/j
Huile de menthe poivrée (« Peppermint oil ») caps 2-3 ×/j
2. Les antidiarrhéiques
Lopéramide (Imodium®) 2 mg 3-4 ×/j p. o.
Cholestyramine (Quantalan®) 4 g 2-3 ×/j
3. La modification du microbiote
a. Ajout de fibre dans l'alimentation (prébiotiques)
Mucilage de psyllium (Metamucil®) 1-3 cuillerées à café/j
b. Probiotiques
Entérocoques (Bioflorin®) 3 caps/j
Saccharomyces boulardii (Perenterol®) 250 mg 2-3 caps/j
c. Antibiotique non absorbable (rifaximine*)
*Pas reconnu en Suisse dans cette indication
4. Les antidépresseurs
a. Tricycliques
Amitriptyline (Seroten® ret) débuter avec 25 mg/j
Trimipraminum (Surmontil®) débuter avec 25 mg/j
b. SSRI
Citalopram (Seropram®) débuter avec 10-20 mg/j
Escitalopram (Cipralex®) débuter avec 5-10 mg/j

Tableau 1 : Médicaments à disposition en Suisse pour le traitement du SII avec diarrhées (IBS-D) (adapté de ref ☺☺[11])

En plus des modifications de régime alimentaire, plusieurs traitements sont proposés dans les troubles fonctionnels et particulièrement chez les patients atteints du SII[11]. Il faut préciser que ces traitements diffèrent qu'il s'agisse du sous-groupe diarrhéique (IBS-D) ou constipé (IBS-D). Seuls ceux utilisés dans le SII associés à des diarrhées (IBS-D) sont récapitulés ici. Malgré de nombreuses études s'étant intéressées à ce sujet, les évidences rapportées dans les recommandations internationales sont souvent de faible niveau en raison de résultats conflictuels dans la littérature (tableau 1).

Remarques

Le lopéramide et les spasmolytiques (y compris l'huile de menthe poivrée) sont souvent utilisés en pratique notamment en raison de leur profil de sécurité élevé ☺☺[11,28]. Ils devraient toutefois se limiter à des traitements de courte durée en cas de symptômes invalidants, car leur utilisation prolongée pourrait masquer une affection organique.

Une malabsorption idiopathique des sels biliaires semble jouer un rôle dans la physiopathologie des patients souffrant d'IBS-D. Un test d'épreuve par un chélateur des sels biliaires de type cholestyramine (Quantalan® 2 g 3 ×/j) peut se justifier chez les patients IBS-D pour diminuer les diarrhées ☺☺[8].

Malgré une recherche prometteuse, il n'existe pas encore suffisamment d'évidence pour recommander l'utilisation systématique de probiotiques pour modifier le microbiote. Ces traitements peuvent toutefois s'avérer efficaces pour diminuer les ballonnements [11]. La rifaximine, un antibiotique non absorbable, a montré des résultats plus convaincants chez les patients atteints du SII avec diarrhée, mais cet antibiotique n'est pas encore reconnu dans cette indication en Suisse et les effets secondaires au long terme sont méconnus.

Les antidépresseurs semblent avoir leur place pour traiter les symptômes du SII et notamment les tricycliques en raison de leur effet anticholinergique pouvant réduire les diarrhées (NNT = 4) ☺[29].

Les experts insistent toutefois sur une approche par paliers et multidisciplinaire, y compris la médecine alternative (voir « Docteur, j'ai mal au ventre ») ainsi que sur la relation médecin-patient ☺☺[8]. Il convient en effet de montrer de l'empathie et créer un climat de confiance tout en corrigeant les fausses idées reçues par le patient et lui expliquant le contexte biopsychosocial du SII. Un soutien psychologique peut aussi être entrepris à ce stade.

Après avoir débuté le traitement empirique, vous devez revoir votre patient après 10 à 15 jours.

Il est important de l'informer de consulter plus rapidement si de nouveaux symptômes apparaissent ou si son état général s'aggrave.

Chez tous les patients de plus de 50 ans ou ceux de moins de 50 ans avec un risque personnel ou familial de polypes ou de cancer colorectal (voir « Docteur, je veux un check-up », pp. 28, 32), vous devrez néanmoins faire réaliser une coloscopie complète ☺☺☺[30].

2e consultation

Les diarrhées ont disparu ou nettement diminué et le bilan initial est normal

Le diagnostic de troubles fonctionnels est très probable. Vous pouvez continuer le traitement symptomatique. Si le patient a répondu plus spécifiquement à l'éviction des produits laitiers, il est possible de confirmer le diagnostic d'une hypolactasie par un test respiratoire H2 (« breath test ») pour éviter de prolonger inutilement l'éviction ☺☺[31]. Ce test peut se pratiquer en ambulatoire après arrêt de toute antibiothérapie pendant 4 semaines. Il s'agit du test de référence avec une sensibilité et une spécificité de 78 et 98 % respectivement ☺☺[32]. Toutefois, des résultats faussement positifs sont possibles en cas de déséquilibre de la flore bactérienne de l'intestin grêle ou de la cavité buccale (décrit chez les fumeurs, après mastication de chewing-gum, ou en cas de mauvaise hygiène bucco-dentaire). Les faux négatifs peuvent s'observer à la suite d'une antibiothérapie, ou en cas de colonisation du côlon par des bactéries produisant du méthane qui utilisent rapidement l'hydrogène avant qu'il ne parvienne dans l'air expiré. Il existe aussi des tests respiratoires pour d'autres glucides tels que le fructose ou le sucrose mais ces derniers ne sont pas encore bien validés et leur utilité clinique est contestable. Le dépistage sanguin (test génétique de polymorphisme pour l'intolérance primaire au lactose) n'est pas recommandé en raison de son manque de spécificité et ne semble jouer aucun rôle en pratique clinique de routine. À noter enfin qu'en plus du changement de régime, l'enzyme manquante (lactase) peut être prise sous forme de comprimés à mâcher (Lacdigest®).

Le bilan est anormal

Vous devez poursuivre les investigations en suivant la piste biologique.

- Si les ATG sont positifs, demander une gastroscopie pour apporter des preuves histologiques. Une fois le diagnostic établi, le bilan initial de la maladie cœliaque doit comporter un dosage sanguin de certains électrolytes et micronutriments (calcium, magnésium, fer, folates, vitamine B12), un temps de prothrombine, un bilan hépatique et une ostéodensitométrie à la recherche d'une ostéopénie. Le traitement repose sur le régime sans gluten. Les farines de blé, de seigle, d'orge contiennent des peptides toxiques pour la muqueuse intestinale des sujets cœliaques. Tous les aliments ou médicaments contenant ces farines ou leurs dérivés doivent être supprimés. Le maïs et le riz sont utilisables sans réserve, et l'avoine, considérée autrefois comme délétère, est maintenant autorisée. L'aide d'une diététicienne semble indispensable à ce stade et les patients peuvent être orientés vers différentes associations d'aide aux malades existant en Suisse (par exemple ARC [Association romande de

la cœliakie]). En cas d'échec du régime (maladie réfractaire), voir p. 532 « Le patient est connu pour une maladie cœliaque », **voir question essentielle 5**.
- Si la valeur de CF est > 150 µg/g, il convient d'organiser une coloscopie pour écarter une cause inflammatoire, notamment une MICI. Si la valeur de CF se trouve dans la « zone grise » (50-150 µg/g), le test devra être répété dans les 3 mois avant de réaliser une coloscopie après avoir scrupuleusement exclu la prise d'AINS dans les semaines qui précèdent l'examen (risque de faux positifs) ☺☺[8].

Le bilan est normal, et le patient toujours symptomatique

Vous devez :
- vous reposer les « questions essentielles » ;
- répéter un examen physique ;
- approfondir l'anamnèse familiale (à la recherche d'une pathologie tumorale ou de maladies endocriniennes multiples [exceptionnelle]) ;
- continuer le traitement symptomatique.

À ce stade, il convient d'élargir le bilan chez tous les patients si les diarrhées persistent.

1) Compléter l'analyse sanguine

- Glycémie, HbA1c, calcium, magnésium, TP, acide folique, B12, bilan martial avec le dosage de la ferritine et du coefficient de saturation (même en l'absence d'une anémie), vitamine D, INR comme témoins d'une malabsorption ;
- ASAT, ALAT, bilirubine, gGT et phosphatase alcaline, à la recherche d'une infiltration métastatique ou d'une atteinte hépatique dans le cadre d'une MICI ;
- TSH, T4 : pour rechercher une hyperthyroïdie responsable d'une diarrhée motrice (rechercher aussi d'autres indices tels que des tremblements, une tachycardie, ou des signes oculaires) ;
- VIH si suspicion.

2) Faire une seconde analyse des selles

- Afin d'exclure définitivement une fausse diarrhée, une quantification des selles peut se justifier même si elle est difficile en pratique :

< 200 ml/24 h, penser à une incontinence anale ;
> 500 ml/24 h, une cause organique est probable.

- Culture des selles : la culture des selles dans la diarrhée chronique a moins d'intérêt que dans la diarrhée aiguë, car les affections bactériennes évoluant depuis plus de 4 semaines sans diagnostic sont rares. Elle est toutefois indiquée à ce stade pour écarter les germes communs et inhabituels en cas de facteurs de risque, par exemple consommation d'eau souillée (*Aeromonas*, *Plesiomonas*[33]).
- Recherche du *Clostridium difficile* (toxine et culture) même en l'absence de prise d'antibiotique au préalable (40 % des *Clostridium difficile* sont acquis en communauté) ☺☺[34].

- Parasites (× 3) : pour rechercher une giardiase (méthode Elisa[35]), une amibiase (présence d'*Entamoeba histolytica*) ou une autre parasitose en dehors d'une immunosuppression par des techniques spéciales (*Cryptosporidium*, *Isospora belli*, *Cyclospora*, *Microsporidia*) : Voir également « Docteur, j'ai la diarrhée », p. 491. Une recherche de parasites ne permet pas d'écarter le diagnostic (sensibilité d'environ 70 %). En cas de suspicion clinique, une sérologie à la recherche d'helminthes peut être ajoutée bien que les diarrhées ne soient que rarement au premier plan.

Vous devez revoir votre patient après 1 semaine avec ce deuxième bilan. Vous devez lui recommander de consulter à nouveau sans délai si d'autres symptômes apparaissent ou si son état général s'aggrave.

Vous devez le contacter sans délai en cas d'anomalie grave du bilan biologique.

3e consultation

Les symptômes se sont améliorés et le deuxième bilan est normal

Le diagnostic de troubles fonctionnels est très probable. Vous pouvez continuer le traitement symptomatique. Cesser les investigations.

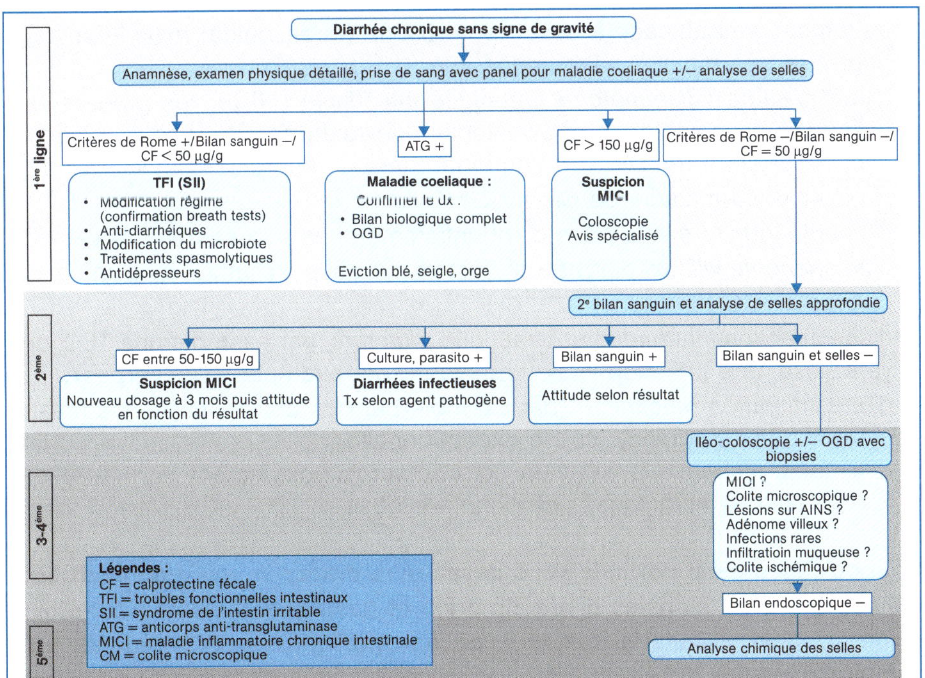

Figure 1 : Algorithme de prise en charge

Le bilan révèle une anomalie spécifique

Poursuivre les investigations en suivant la piste biologique ou commencer un traitement spécifique lié au résultat (par exemple métronidazole 250 mg 4x/j po si présence de *Clostridium* et de sa toxine, pendant 10 jours) ☺☺☺[34]. S'il existe une TSH basse ou un diabète, demander un avis endocrinologique avant de commencer le traitement.

Le bilan ne révèle pas une anomalie spécifique et le patient est toujours symptomatique

Vous devez organiser une **coloscopie** optique avec biopsies iléocoliques ☺☺[36]. Les performances diagnostiques de cet examen sont excellentes notamment pour exclure des diarrhées malabsorptives sur lésions de la muqueuse. Il peut s'agir :

- d'une *colite microscopique* : lymphocytaire ou collagène se traduisant par une diarrhée mixte par sécrétion et malabsorption hydroélectrique. Il existe une lymphocytose intra-épithéliale, une discrète cryptite, et un infiltrat inflammatoire lymphoplasmocytaire de la *lamina propria*. Dans la colite collagène, on trouve également une bande collagénique sous-épithéliale pathognomonique. Les colites microscopiques représentent une cause fréquente de diarrhée chronique chez les patients de plus de 50 ans ☺☺[37]. Il existe un traitement très efficace à base de cortisone (budésonide) mais le sevrage peut être très difficile, voire impossible ;
- d'une *maladie inflammatoire chronique intestinale* (MICI) : les préparations coliques à base de phosphate de sodium devraient être évitées en raison du risque d'atteinte rénale et l'induction de lésions aphtoïdes pouvant simuler les lésions de maladie de Crohn ☺☺[38] ;
- d'*ulcères* induits par la prise d'anti-inflammatoires non stéroïdiens (AINS) ;
- d'un *adénome villeux* (diarrhée sécrétoire avec hypokaliémie) ou d'un *cancer colorectal* (CCR) ;
- d'une *infection inattendue et beaucoup plus rare*, par exemple une TBC, une yersiniose, une infection virale chronique (par exemple CMV, herpès) ;
- d'une *infiltration muqueuse* (par exemple par des éosinophiles, des mastocytes ou de l'amyloïde) : cause exceptionnelle ;
- une colite ischémique avec un côlon macroscopiquement normal et des lésions histopathologiques pathognomoniques.

Si la coloscopie est normale vous devez faire pratiquer une œsogastroduodénoscopie avec biopsies d'intestin grêle et gastrique. Il existe peut-être :

- une atrophie villositaire cœliaque ou non cœliaque à ATG négatifs : une entéropathie sur déficit en IgA ou Igs globales, un lymphome du grêle avec infiltrat lymphoplasmocytaire ;
- une maladie de Crohn ;

- une parasitose (une giardiase avec une recherche dans les selles faussement négatives), une anguillulose, une affection fongique ou une mycobactérie ;
- très rarement, une infiltration grêle pathognomonique (par exemple présence de granules PAS positive dans la maladie de Whipple, coloration au rouge Congo positive en cas d'amyloïde, présence de mastocytes ou d'éosinophiles) ;
- un (des) ulcère(s) peu symptomatique(s) avec diarrhée dans le cadre exceptionnel d'un syndrome de Zollinger-Ellison.

Si ces examens sont macroscopiquement et microscopiquement normaux, votre patient présente une diarrhée chronique demeurant inexpliquée en dépit d'un bilan endoscopique. À la lumière des examens susmentionnés, vous avez raisonnablement exclu une diarrhée inflammatoire ou malabsorptive sur une anomalie de la muqueuse digestive (lésionnelle).

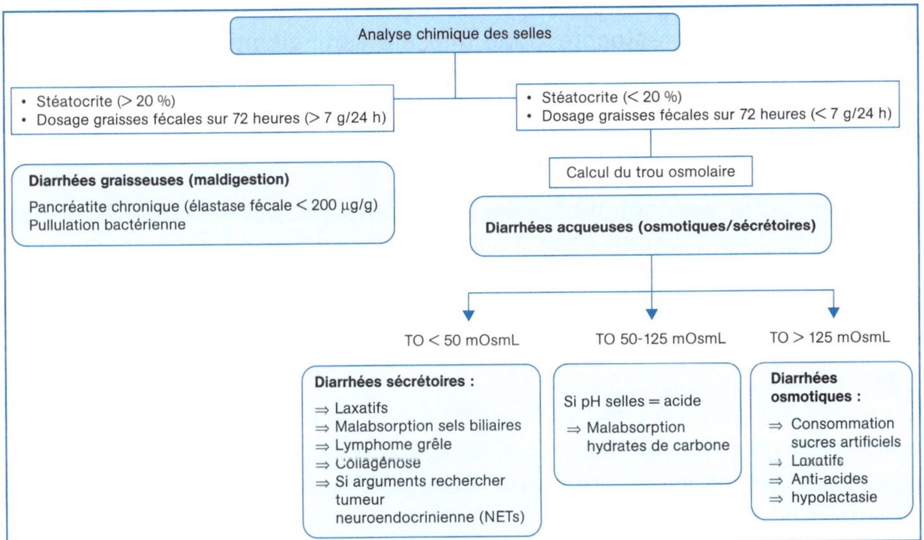

Figure 2 : Algorithme selon analyse chimique des selles

Une approche orientée sur **l'analyse chimique des selles** permettra d'objectiver le mécanisme de la diarrhée et de faire la distinction entre une diarrhée graisseuse sur maldigestion (insuffisance pancréatique ou pullulation bactérienne) et une diarrhée aqueuse (osmotique ou sécrétoire) (figure 2) ☺[39].

Le bilan comprend :

- **Le dosage des graisses fécales sur 72 heures** (valeur > 7 g/24 h) ☺☺[39] : pour rechercher une malabsorption (peu probable en l'absence de perte de poids) après un régime riche en graisse (100 g/j pendant 72 h). Des selles flottantes ne suggèrent pas une stéatorrhée mais plutôt une production de gaz par les bactéries coliques[39].

Cesser les laxatifs et tous les médicaments non essentiels. Éviter de pratiquer conjointement d'autres tests (par exemple test au lactose ou examen baryté). Les selles sont récoltées et maintenues dans des bidons tarés et fournis par le laboratoire (réfrigérateur ou balcon en hiver). Il s'agit de la méthode de référence.
La récolte des selles sur 72 heures pouvant être contraignante et semble ne plus être réalisée par certains laboratoires. Il existe deux autres tests pouvant se réaliser sur un simple échantillon de selles :
i) Le test qualitatif de Sudan au microscope qui peut détecter jusqu'à 90 % des cas de stéatorrhée. Il existe toutefois une grande variabilité dans les résultats de ce test limitant ses performances diagnostiques ☺[40]. La sensibilité peut monter à 94 % et la spécificité à 95 % en comptant et en mesurant la taille des globules rouges graisseux[41].
ii) La mesure de la stéatocrite acide (mesure semi-quantitative des graisses, normale < 20 %) dans un petit échantillon de selles. La sensibilité de cette technique est de 100 % avec une spécificité de 95 % et une valeur prédictive positive de 95 % en comparaison avec la récolte sur 72 heures ☺☺[42].

- Mesure de la concentration d'**élastase** dans les selles (exprimée en µg d'enzyme/g de selle) en cas de suspicion d'insuffisance pancréatique. Les valeurs < 200 µg/g sont pathologiques ☺☺[43].

• **Doser le Na^+, K^+ pour le calcul du trou osmotique ainsi que l'osmolalité des selles[44].**

On retient le chiffre en principe constant de 290 mOsm/kg. Envoyer les selles rapidement pour analyse car leur stockage augmente le trou anionique. But : déterminer le type sécrétoire ou osmotique de la diarrhée.

• **Mesurer le pH des selles.**

Vous devez revoir votre patient après une semaine pour analyser le bilan et évaluer l'effet du traitement d'épreuve.
Vous devez lui demander de consulter à nouveau sans délai si de nouveaux symptômes apparaissent ou si son état général s'aggrave (déshydratation, impossibilité de s'alimenter, apparition de signes ou symptômes de gravité).

4e consultation

Les symptômes se sont améliorés

Vous pouvez continuer au besoin le traitement symptomatique. Cesser les investigations.

Les symptômes persistent

Vous avez reçu le troisième bilan coprologique.

Le 3e bilan coprologique est anormal

1. > 7 g d'acides gras/24 h ou une stéatocrite > 20 %

Il s'agit par définition d'une stéatorrhée qui se caractérise par un excès de graisses dans les selles. Les 2 mécanismes en cause sont la malabsorption et la maldigestion de graisse. Le premier est consécutif à une anomalie de la muqueuse (atrophie [cœliaque], infiltration, inflammation ou parasitose) et aurait dû être visualisé sur les examens endoscopiques. Il reste donc à exclure les diarrhées sur maldigestion intraluminale dont les causes les plus fréquentes sont l'insuffisance pancréatique (secondaire à une pancréatite chronique ou à un cancer avec une élastase fécale < 200 µg/g) et la pullulation bactérienne. Les rares cas de maldigestion par carence en sels biliaires sont soit primaires (cholestase, fistule biliaire), soit secondaires (résection iléale).

Pancréatite chronique avec insuffisance pancréatique

La pancréatite chronique aboutit à une modification irréversible de la structure du pancréas combinant une inflammation chronique, une atrophie glandulaire, des modifications morphologiques des canaux pancréatiques et enfin l'apparition de fibrose ☺[45]. Une association avec le cancer du pancréas est également établie. Les manifestations cliniques sont caractérisées par des douleurs abdominales, une stéatorrhée, une perte de poids et des problèmes psychosociaux. En cas de stéatorrhée avec une élastase < 200 µg/g, un substitut d'enzymes pancréatiques doit être initié (Creon®max 10 000 U/kg/j).
Confier votre patient au gastro-entérologue pour rechercher une lésion organique responsable de la maldigestion. Il existe peut-être une lésion pancréatique notamment du canal principal. Le diagnostic est simple avec toutes les méthodes utilisées (ultrasonographie [US], tomographie computérisée [CT], endosonographie [EUS], endoscopique rétrograde cholangiopancréaticographie [ERCP], cholangiopancréaticographie par résonance magnétique [MRCP], imagerie par résonance magnétique [IRM]). La sensibilité et la spécificité de ces diverses méthodes montrent toutefois une grande marge de fluctuation dans les différentes études. Les tests directs de la fonction pancréatique exocrine ne sont effectués que dans certains centres spécialisés[46]. Ne pas

oublier toutefois de rechercher un diabète sur une insuffisance endocrine avec un dosage de l'HbA1c.

Pullulation bactérienne

La pullulation bactérienne (PB) est caractérisée par un nombre excessif de bactéries dans l'intestin grêle (> 105 CFU/ml) qui peut provoquer une malabsorption en déconjugant les selles biliaires ☺☺[47]. Les facteurs prédisposant à la PB résultent soit d'une anomalie anatomique (anse borgne, sténose, diverticules géants du grêle), soit d'une anomalie fonctionnelle (trouble de la motilité, achlorhydrie).

Plusieurs méthodes sont disponibles pour diagnostiquer une PB. La sensibilité et la spécificité de ces techniques restent variables. L'examen direct par la culture d'aspiration jéjunale est considéré comme le gold standard mais cet examen est invasif et nécessite beaucoup de ressources. L'examen indirect par « breath test » à l'hydrogène expiré est donc le plus fréquemment utilisé en raison de sa simplicité. Dans la pratique, deux « breath tests » sont utilisés : un premier avec du glucose et un second avec du lactulose. Le traitement antibiotique constitue la pierre angulaire du traitement de la PB (par exemple 7 à 10 jours de ciproxine et/ou associée au métronidazole). La rifaximine semble avoir des effets supérieurs aux autres antibiotiques mais son coût élevé est encore limitant. Les médicaments pouvant ralentir le transit devraient être arrêtés.

2. < 7 g d'acides gras/24 h ou une stéatocrite < 20 %

Vous êtes face une diarrhée aqueuse sans stéatorrhée. À noter qu'une diarrhée aqueuse importante de type osmotique ou sécrétoire peut tout de même provoquer une malabsorption avec jusqu'à 14 g de graisses/24 h dans les selles sans atteinte pancréatique ou lésion muqueuse du grêle (stéatorrhée dite d'« entraînement[48] »).

Les diarrhées aqueuses incluent les diarrhées osmotiques dues à l'ingestion de substances mal absorbées, et les diarrhées sécrétoires dues à une atteinte du transport des électrolytes à travers l'épithélium. Elles peuvent aisément être différenciées par une réponse à la mise à jeun dans les diarrhées osmotiques. Il est également possible de les distinguer grâce à la mesure du trou osmotique et du pH dans les selles.

Calcul du trou osmotique avec la formule suivante ☺[44] :

Osmolalité calculée (mOsm/kg) = 2 × (Na + K), puis utiliser la formule suivante pour calculer le trou osmotique :

290 – 2 × [Na$^+$ (mmol/l) + K$^+$. (mmol/l)].

Si le trou osmotique **est :**

- **> 125 mOsm/kg :** il existe des substances osmotiquement actives (ou sucres) responsables d'une diarrhée osmotique pure, non électrolytique, qui cesse avec le

jeun. La diarrhée osmotique est souvent mousseuse avec météorisme et douleurs abdominales. Il existe souvent à l'anamnèse une malabsorption de disaccharides, une consommation importante de sucres artificiels (par exemple chewing-gums, confiseries ou boissons édulcorées) ☺☺[49], une prise d'anti-acides ou de laxatifs salin (à base de magnésium, laxatifs, polyéthylène glycol, lactulose)[49]. Elle peut néanmoins aussi se rencontrer dans la pullulation bactérienne. La diarrhée osmotique se complique souvent d'une stéatorrhée (7-14 g/24 h) par malabsorption.
Commencer un régime d'éviction pour confirmer le diagnostic.

Si dans ce contexte le pH des selles est acide, c'est-à-dire < 5,3, cela parle en faveur d'une malabsorption d'hydrates de carbone (par exemple une hypolactasie ou une consommation de sucres de synthèse [sorbitol]) car les bactéries coliques vont fermenter ces sucres et produire des chaînes d'acides gras. Il sera alors important de rependre l'anamnèse diététique.

- **de 50 à 125 mOsm/kg :** la diarrhée est aussi de type osmotique, mais une composante sécrétoire et graisseuse est possible (par exemple malabsorption d'hydrates de carbone).
- **< 50 mOsm/kg :** il n'existe pas de trou osmotique. Il s'agit d'une diarrhée électrolytique pure de type **sécrétoire**. La diarrhée est abondante et liquidienne, persistante à jeun, parfois compliquée d'une hypokaliémie, d'une acidose métabolique hyperchlorémique et plus rarement d'une insuffisance rénale fonctionnelle. Il existe plusieurs causes aux diarrhées sécrétoires : un abus de laxatifs de type sulfates ou phosphates de sodium, une malabsorption de sels biliaires, ou une autre affection rare comme un lymphome du grêle, une collagénose, un carcinome médullaire de la thyroïde ou une autre cause exceptionnelle comme un syndrome de Zollinger-Ellison ou un vipome.

En cas de diarrhées sécrétoires, penser tout d'abord à des diarrhées sur abus de laxatifs avant de poursuivre le bilan à la recherche des autres causes plus rares. Ce diagnostic concerne surtout les jeunes patientes. Elles représentent 20 % des diarrhées chroniques adressées à des centres de référence et 30 % des diarrhées sécrétoires ☺☺[50].
Vous devez évoquer ce diagnostic quand :
- vous n'avez jamais pu objectiver les diarrhées (la récolte est jugée irréalisable par le patient) ;
- tout le bilan est normal ;
- votre patient ne présente aucune altération de l'état général ;
- il existe des signes anamnestiques et cliniques pour des troubles psychologiques (anorexie-boulimie, hystérie, troubles émotionnels ou syndrome de Münchhausen) ;
- il existe une mélanose colique à l'endoscopie.

Vous pouvez confirmer le diagnostic par :

- une alcalinisation des selles : coloration en rouge des selles en présence de phénolphtaléine ou d'anthraquinones (rhubarbe), en bleu en cas de bisacodyl et de ses dérivés ;
- une analyse des urines par spectrophotométrie ou chromatographie : détection du bisacodyl, de la phénolphtaléine, ou de l'anthraquinone plus de 32 heures après une prise, puis mesurer au besoin les sulfates et phosphates de laxatifs dans les selles ;
- une fouille de la chambre du malade (par les parents ou l'entourage).

Remarques

Si le trou osmotique est > 50 mOsm/kg, faire un dosage du magnésium dans les selles. Le magnésium est a > 45 mmol/l ou 30 meQ/j en cas de prise de laxatifs ☺☺[51].

Si le trou osmotique est < 50, suspecter la prise de laxatifs salins. Il existe souvent une hypokaliémie et une stéatorrhée moyenne (de 7 à 14 g/24 h).

La mesure de l'osmolarité dans les selles peut être utile pour détecter des fausses diarrhées causées par l'apport d'eau diluée (< 290 mOsm/kg). Inversement, une osmolarité élevée peut résulter de l'apport de sels hypertoniques ou d'un effet de stockage volontairement prolongé des selles[39].

Enfin, lors de la coloscopie, une pseudomélanose colique peut parler en faveur d'un abus de laxatifs de type anthraquinone comme le séné.

5e consultation

Si vous n'avez toujours pas de diagnostic précis, vous pouvez poursuivre le bilan en hospitalisant votre patient. Cette solution est indiquée si vous suspectez des diarrhées factices sur prise de laxatifs. Sinon vous pouvez poursuivre le bilan en ambulatoire, ce qui représente la majorité des cas.

Les symptômes se sont améliorés et le 3e bilan est normal

Cesser les investigations sauf si récidive des diarrhées.

Le diagnostic de troubles fonctionnels est toujours possible même s'il existe > 200 g selles/24 h.

Le 3e bilan est anormal avec des diarrhées de type sécrétoire

Vous pouvez rechercher à ce stade des affections rares voire exceptionnelles, responsables d'une diarrhée typiquement sécrétoire retrouvée dans les **tumeurs neuroendocrines gastropancréatiques bien différenciées (NETs)**, qui persiste à jeun et sans stéatorrhée. Votre démarche diagnostique est guidée par la clinique :

- Doser la gastrine, surtout en présence d'épigastralgies, pour dépister un syndrome de Zollinger-Ellison ☺☺[52]. (Attention à la prise d'inhibiteur de la pompe à protons qui peut augmenter de la gastrine tout en provoquant également des diarrhées.) Dans 10 à 40 % des cas, la diarrhée est le seul symptôme d'appel et il existe parfois une stéatorrhée avec hypokaliémie. Il s'agit d'une diarrhée abondante parfois avec déshydratation. Rechercher un gastrinome bénin ou malin, isolé ou survenant dans le cadre d'une néoplasie endocrinienne multiple.
- Doser le « vasoactive intestinal polypeptide » (VIP) : la diarrhée est de type sécrétoire, abondante (> 1 litre) avec hypokaliémie et acidose. Il s'agit du syndrome de Verner-Morisson ou Vipome ☺☺[53].
- Doser dans les urines de 24 heures le 5-HIAA, surtout en présence d'un flush, avec hypotension, pour dépister un syndrome carcinoïde malin. Dans 10 % des cas, il existe des diarrhées sans flush ☺☺[54]. La sensibilité du 5-HIAA est mauvaise en l'absence du syndrome carcinoïde et ce test peut revenir faussement positif en cas d'ingestion d'aliments riches en tryptophane (par exemple avocats, ananas, kiwi) et certains médicaments (par exemple coumarine).
- La chromogranine s'élève dans une variété de NETs avec une sensibilité de 75 % et une spéficité de 85 % ☺[55]. Il s'agit néanmoins d'un marqueur à doser dans le cadre du suivi de la maladie plutôt que dans celui du dépistage en raison d'un nombre important de faux positifs (par exemple prise d'inhibiteurs de la pompe à protons).
- Effectuer un CT abdominal pour exclure un processus tumoral ou une tumeur neuroendocrine. L'IRM digestive a la meilleure sensibilité pour détecter les métastases hépatiques des NET ☺☺[56]. La plupart des tumeurs neuroendocrines expriment des récepteurs à la somatostatine et peuvent donc être détectées par des explorations scintigraphiques utilisant un analogue de la somatostatine marqué à l'indium 111 (scintigraphie Octréoscan). L'association avec une tomographie par émission de positons (SPECT) elle-même fusionnée avec des images de CT (SPECT-CT) augmente la sensibilité de détection ☺☺[57]. Demandez un avis spécialisé avant d'effectuer un de ces examens.
- Doser la calcitonine pour rechercher un carcinome médullaire de la thyroïde pouvant s'inscrire dans une néoplasie endocrinienne multiple (MEN 2ab[58]). Il existe parfois une stéatorrhée. La diarrhée est continuelle malgré le jeûne et il n'existe pas de trou osmotique.

Enfin, il vous reste à pratiquer:
– **un test thérapeutique aux antibiotiques:**
De 10 à 15 jours, dans l'idée d'une pullulation bactérienne, sans malabsorption (pas de perte de poids) et sans anémie. Essayer de la ciprofloxacine 2 × 500 mg/j p. o. et/ou du métronidazole 3 × 500 mg/j p. o. Il s'agit d'une diarrhée mixte de type sécrétoire et graisseuse. En cas d'amélioration sous ce traitement, rechercher une anomalie anatomique (anse borgne, sténose partielle du grêle, diverticules) ou fonctionnelle (sclérodermie, pseudo-obstruction intestinale chronique, hypogammaglobulinémie). Demander un avis gastro-entérologique. La sclérodermie se signale souvent par une atteinte des téguments, et des troubles de la motricité digestive.
– **un test thérapeutique aux chélateurs de sels biliaires:**
Dans l'idée d'une malabsorption idiopathique de selles biliaires. Une revue systématique a démontré qu'un quart des patients avec des diarrhées fonctionnelles ou un IBS ont de troubles de l'absorption des selles biliaires. La prévalence des diarrhées biliaires est aussi élevée que celle de la maladie cœliaque. S'il n'a pas été effectué plus tôt dans votre algorithme décisionnel, un test empirique doit être essayé en administrant un chélateur (cholestyramine Quantlan 2 g 3 ×/j). Il existe aussi des marqueurs de malabsorption des selles biliaires dans les selles qui sont essentiellement utilisés dans le cadre d'essai clinique ☺☺[4].

Dans une minorité des cas, il n'existe pas de cause malgré ce bilan extensif. Il peut s'agir d'une **diarrhée chronique idiopathique**. Tout le bilan est normal, biologique, endoscopique et histologique. Dans 100 % des cas, la rémission est spontanée en moyenne après 15 mois. Il n'existe pas de récidive décrite ☺☺[59]. Cette entité est décrite depuis longtemps mais sa prévalence est inconnue en raison de l'absence de consensus quant à sa définition. En règle générale, un malade sans altération de l'état général peut être surveillé cliniquement sans nouveau bilan. Au contraire, une altération continue de l'état général incite à hospitaliser le patient pour réexaminer l'ensemble des données et effectuer une observation clinique.

OUI Vous avez répondu « oui » à une ou plusieurs des questions essentielles

1. Les diarrhées sont également nocturnes et continuelles et/ou durent depuis moins de 3 mois

Les diarrhées chroniques qui durent depuis moins de 3 mois ou qui ont un caractère nocturne et continuel sont rarement fonctionnelles. Elles nécessitent d'emblée un bilan plus approfondi. Se référer directement à la « 2e consultation » (voir p. 517).

2. Il existe des selles dures et desséchées au sein de selles liquidiennes

Doit faire évoquer le diagnostic de *fausse diarrhée du constipé* (*ou pseudodiarrhée*). Le toucher rectal trouve des selles dans l'ampoule. L'expulsion de petites selles dures est fréquente et l'irritation de la muqueuse colique entraîne une hypersécrétion responsable des selles liquidiennes mélangées aux selles dures. Il faut dans cette situation conseiller une meilleure hydratation avec régime riche en fibres et résidus. Donner paradoxalement des laxatifs (par exemple du macrogol) et pratiquer au besoin des lavements. Voir « Docteur, je suis constipé », p. 547.

3. Présence d'une anamnèse d'incontinence anale

Il s'agit ici aussi d'une fausse diarrhée par incontinence fécale.
Les selles sont peu abondantes. Le patient présente plutôt un trouble du transit évoluant de longue date, avec alternance de selles compactes et défaites, voire liquidiennes, qui peuvent aggraver une incontinence.

À l'anamnèse (souvent délicate)

Préciser :
- les habitudes du transit ;
- les possibilités de contrôler ou non les gaz, les matières ou les liquides ;
- les circonstances de survenue d'éventuels accidents (souillure des sous-vêtements ? au repos, à l'effort, à la toux ?) ;
- la nécessité ou non de porter des protections ;
- l'existence concomitante d'une incontinence urinaire (vous demanderez une consultation urologique par la suite).

Ces questions vous permettront d'évaluer la gravité de l'incontinence, qui peut représenter une infirmité grave entraînant toute une réorganisation de la vie socioprofessionnelle et familiale du patient.

À l'examen physique

Il faut rechercher avant tout une cause organique pouvant expliquer l'incontinence. Adopter une attitude systématique :
- Inspecter la marge anale et le périnée : il existe peut-être des lésions cutanéo-muqueuses, des cicatrices, un prolapsus spontané.
- Pratiquer un toucher rectal : afin d'évaluer le tonus du canal anal au repos, et lors de la contraction volontaire (sangle puborectale et sphincter anal externe). Rechercher une lésion sphinctérienne ancienne, secondaire à un traumatisme obstétrical (par exemple accouchement difficile) ou anal (par exemple status post-hémorroïdectomie).
- Pratiquer une anuscopie : il existe peut-être une lésion du canal anal (hémorroïdes, tumeur).

- Faire un examen neurologique soigneux : tester la sensibilité périanale pour rechercher une cause médullaire (par exemple compression radiculaire d'une ancienne fracture) ou centrale (par exemple une démence débutante) pouvant expliquer l'incontinence.

En présence d'une lésion organique, demander d'emblée un avis gastro-entérologique spécialisé en vue d'investigations (manométrie anorectale, endosonographie, électromyographie des sphincters et défécographie).

En l'absence de cause organique évidente, il s'agit probablement d'une incontinence idiopathique (2/3 des cas).
Si l'incontinence est mineure sans répercussion grave sur le quotidien, vous pouvez essayer maintenant un traitement d'épreuve : essayer des fibres et de petites doses de lopéramide 3 × 2 mg/j po.

Si l'incontinence est majeure, perturbant la vie du patient, ou en cas d'échec du traitement d'épreuve, chez un patient orienté, collaborant et indépendant, vous devez demander un avis gastro-entérologique spécialisé en vue d'investigations pour déterminer la place :
- du traitement médical par le biofeedback : cette technique de rééducation anorectale s'applique à des patients capables de comprendre et de corriger une fonction déficiente. Même chez les patients âgés, cette technique peut donner des résultats excellents ;
- du traitement chirurgical, réservé aux incontinences graves et/ou en présence d'une lésion organique sphinctérienne avérée.

4. Il existe des indices de gravité

- Un état confusionnel.
- Une hypotension ou un état de choc : hospitaliser d'emblée sans pratiquer d'investigations ambulatoires.
- Des selles sanglantes et/ou des selles mucopurulentes :
  - chez les patients de plus de 50 ans ou 40 ans avec antécédents familiaux de cancer colorectal (ou 10 ans avant l'âge de présentation du membre de la famille), penser surtout à un cancer colique, ou en l'absence d'antécédent oncologique, à des diverticules compliqués. Discuter l'indication à la coloscopie. S'il existe une athérosclérose, un souffle abdominal avec des douleurs abdominales diffuses et postprandiales, souvent périombilicales avec perte de poids chez un patient âgé : il s'agit peut-être d'une ischémie. Demander un avis spécialisé.
  - chez les patients de moins de 50 ans, pensez surtout à une maladie infectieuse, une MICI (plus fréquemment une RCH en cas de sang de la selles ou maladie de Crohn colique). Dans les 2 situations, faire pratiquer une coloscopie.

- Une douleur abdominale intense et localisée: voir « Docteur, j'ai mal au ventre », p. 585.
- Une perte de poids (> 5 % du poids corporel en 6 mois) souvent avec état fébrile: il s'agit très probablement d'une diarrhée organique, par exemple une néoplasie (cancer digestif ou lymphome), un syndrome de malabsorption, une hyperthyroïdie ou une maladie inflammatoire de l'intestin (RCH, Crohn). Se référer d'emblée à la « 2e consultation », p. 517.
- Un état fébrile, des arthrites et/ou des lésions cutanées. Pensez surtout à:
  - une maladie inflammatoire de l'intestin; une colite microscopique;
  - une maladie de Whipple;
  - une maladie infectieuse bactérienne commune à présentation inhabituelle (par exemple brucellose, leptospirose ou encore légionellose avec diarrhées, nausées et vomissements dans un tiers des cas);
  - une maladie parasitaire (par exemple amibiase). Demander un avis gastro-entérologique pour guider les examens.
- Présence d'un flush: rechercher un carcinoïde, un phéochromocytome ou un vipome. Doser les 5-HIAA et les métanéphrines dans les urines de 24 heures, le « vasoactive intestinal polypeptide » (VIP) et la sérotonine dans le sang. Demandez un avis spécialisé pour effectuer un SPECT-CT, une IRM ou éventuellement une échoendoscopie.
- Présence d'un ictère (voir « Docteur, je suis jaune », p. 469).

5. Antécédents abdominaux personnels ou familiaux médicochirurgicaux

Chirurgicaux

Essayer de se procurer les comptes-rendus opératoires.

Status post-gastrectomie ou postfundoplicature (lésion du nerf vague) ou postchirurgie bariatrique

- Partielle ou complète: les diarrhées sont fréquentes, essentiellement postprandiales avec sudations, palpitations, nausées et vertiges postprandiaux précoces (10 à 20 minutes après le repas). Il s'agit probablement d'un « dumping syndrome » qui peut apparaître après n'importe quel type d'opération gastrique. Paradoxalement les diarrhées sont plus fréquentes après pyloroplastie et vagotomie tronculaire (vidange gastrique trop rapide) qu'après gastrectomie subtotale. Le traitement est essentiellement diététique (fractionnement des repas, baisse des hydrates de carbone et des boissons pendant les repas, apport de fibres alimentaires [par exemple de type mucilages]). En l'absence de réponse au régime, essayer le lopéramide ou la cholestyramine (2 à 4 g p. o. × 3/j pendant les repas) dans l'idée d'une diarrhée secondaire aux sels biliaires.
  En cas d'échec et de persistance d'une altération de l'état général (perte de poids, anémie), faire pratiquer une gastroscopie puis demander un avis chirurgical pour une éventuelle nouvelle intervention.

Status post-résection iléocæcale

- Il s'agit d'une diarrhée cholérique due à l'effet irritant des sels biliaires provenant du colon. La diarrhée est matinale, parfois mousseuse. Essayer la cholestyramie et le régime pauvre en graisses, car il existe peut-être une diarrhée due aux sels biliaires (diarrhée sécrétoire). En cas d'échec, demander un avis spécialisé.

Status post-résection du grêle > 1 mètre

- Il existe souvent une diarrhée par manque de surface d'absorption, accélération du transit, malabsorption des sels biliaires avec stéatorrhée. La cholestyramine est inefficace. Essayer les ralentisseurs du transit. En cas d'échec, demander un avis spécialisé.

Status post-cholécytectomie

- Il existe souvent déjà un trouble du transit avant le geste chirurgical. La diarrhée postcholécystectomie se retrouve chez 5 % des patients et est généralement peu importante. Il s'agit d'une diarrhée de type moteur et sécrétoire qui répond au lopéramide. En cas d'insuccès, encore une fois, on peut essayer la cholestyramine (4 g avant chaque repasJ[60]).

Status post-pancréatectomie

- Il existe souvent une carence enzymatique. Ajuster les apports et prescrire une substitution enzymatique maximale ainsi que des inhibiteurs de la pompe à protons.

Status post-chirurgie des MICI

- Dans cette situation, les causes de diarrhée sont multiples : sténose anastomotique, pullulation bactérienne du grêle, pochite (inflammation de la poche iléale). Demander d'emblée un avis spécialisé.

Toutes les situations postopératoires peuvent se compliquer également d'une pullulation bactérienne ou de diarrhées cholériques.

Médicaux

Une maladie cœliaque (voir « 1re consultation », p. 510)

Si les diarrhées sont présentes malgré un régime d'éviction bien conduit, il peut s'agir d'une maladie cœliaque réfractaire. La prise en charge de ces patients est du ressort du spécialiste qui répétera des examens endoscopiques afin d'exclure une autre étiologie, telle qu'un lymphome intestinal ou une infection (par exemple « Whipple », « Gardia », « Sprue tropical »).

Une dépendance alcoolique

Le patient abuse surtout de bière ou de vin. Il existe une diarrhée de type sécrétoire qui diminue avec la baisse de la consommation d'alcool.

Une hyperthyroïdie
Ajuster le traitement.

Un diabète
Il s'agit d'un diabète insulinorequérant évoluant depuis plusieurs années et souvent difficile à équilibrer. La diarrhée est intermittente, récurrente ou chronique, caractérisée par l'émission de 6 à 10 selles par jour, mais de faible volume, exemptes de sang ou de pus. Elle est souvent nocturne ou matinale, plus fréquemment postprandiale, parfois avec besoins impérieux, et calmée par le jeûne. Il existe souvent une rétinopathie et une protéinurie. Systématiquement, on retrouve des signes d'atteinte neurovégétative, comme une hypotension orthostatique, une impotence ou des anomalies pupillaires. La présence d'une atteinte sphinctérienne avec incontinence des selles et une pullulation bactérienne est fréquente. Il n'existe pas d'autre symptôme digestif d'appel.

La diarrhée est mixte de type sécrétoire, osmotique et graisseuse (insuffisance pancréatique exocrine et pullulation bactérienne).
Le bilan se fait par étapes comme proposée dès la 2e consultation (voir p. 509), mais le recours à des investigations morphologiques du côlon chez les jeunes patients n'est parfois pas systématiquement nécessaire, en raison de l'absence d'éléments d'orientation pour une affection inflammatoire ou tumorale et du faible risque de CCR. Le bilan biologique et coprologique est souvent peu perturbé (poids des selles peu augmenté, discrète stéatorrhée, trou osmotique peu important). En présence d'une stéatorrhée importante, penser à une insuffisance pancréatique exocrine, à une maladie cœliaque ou à un cancer chez le patient plus âgé.
Les traitements habituels sont généralement insatisfaisants, sauf le lopéramide (jusqu'à16 mg/j) et les antibiotiques en cas de pullulation.

Un status post-radique
Il existe peut-être une sténose, une fistule, une pullulation bactérienne, une rectite radique. Demander un avis gastro-entérologique.

Une affection oculaire, cutanée ou articulaire
Orienter les investigations vers une MICI ou une maladie de Whipple (plus rare). Demander un avis gastro-entérologique pour guider les examens.

Une affection digestive chronique en poussée
Une MICI, des diverticules. Une notion familiale ou personnelle de polypes ou de cancer colique. Discuter l'indication à une endoscopie.

Une pancréatite chronique avec insuffisance exocrine
Il existe une anamnèse de dépendance alcoolique grave. L'échographie ou le scanner montre des signes de pancréatite chronique (calcifications, dilatation

du Wirsung) ou une tumeur. Demander un avis spécialisé avant de recourir à des examens plus invasifs.

Une sclérodermie

Les diarrhées sont secondaires à la pullulation bactérienne (dilatation et hypomotricité grêle ou diverticulose importante).

6. Antibiothérapie, introduction récente d'un traitement médicamenteux ou d'un produit conditionné industriellement

Dans un délai de 6 semaines après la prise d'antibiotiques, il faut penser à une infection à *Clostridium difficile*, surtout en cas de diarrhées fébriles avec altération de l'état général. Cultiver le *Clostridium* et rechercher la toxine ☺☺. Si l'état du patient l'impose, commencer le métronidazole 250 mg × 4/j po en attendant le résultat de la recherche de toxine. Si celui-ci est positif, continuer pendant 10 jours. Voir également « Docteur, j'ai la diarrhée », p. 498.

En l'absence de prise d'antibiotiques, cesser tous les médicaments potentiellement responsables de diarrhées chroniques, surtout de type moteur, sécrétoire ou osmotique.

Il s'agit essentiellement des médicaments suivants :
- hypolipémiants, biguanides, aspartame ;
- digitaline, bêtabloqueurs, quinidine, inhibiteurs calciques, veinotoniques, ticlopidine, certains diurétiques ;
- antimitotiques, colchicine, facteur de croissance hématopoïétique ;
- AINS, aspirine, diphosphonates, colchicine, calcitonine, hypo-uricémiants ;
- antihypertenseurs (alphaméthyldopa) ;
- prostaglandines, antiacides, anti-H2, laxatifs, inhibiteurs de la pompe à protons, acides biliaires ;
- certains antidépresseurs (lithium, antisérotoninergiques [sertraline]), anxiolytiques, hypnotiques, anticonvulsivants (acide valproïque) ;
- théophylline ;
- cromoglycate de sodium, alphabloquants, acétylcystéine, fer, potassium, magnésium, vitamine C.

Il peut s'agir également d'additifs alimentaires dans des produits préparés industriellement avec sorbitol (chewing-gums), fructose (boissons gazeuses), mannitol (produits alimentaires), responsables d'une diarrhée osmotique avec excès de flatulence.

7. Présence d'une immunosuppression connue ou soupçonnée

Le test VIH est positif. La diarrhée chronique s'observe dans 50 à 90 % des cas de sida ☺☺[61,62], mais depuis l'introduction des traitements antiviraux (HAART), l'incidence des diarrhées infectieuses a nettement diminué. Le risque de diarrhée est corrélé avec la baisse des CD4+ et l'homosexualité masculine (0,9 % si CD4+ > 700/mm^3 et 6 % si < 250/mm^3). La prévalence et le spectre des pathogènes digestifs varient également en fonction de certaines caractéristiques du patient :

- homosexualité mâle (facteur de risque pour le cytomégalovirus [CMV]) ;
- perte de poids et durée de la diarrhée (50 à 85 % de pathogènes retrouvés dans les selles en cas de diarrhées chroniques) ;
- sévérité du déficit immunologique (CMV et complexe *Mycobacterium avium* [MAC : *M. avium* et *M. intracellulare*] seulement si le taux de CD4+ < 100/mm^3) ;
- origine géographique du patient ;
- exposition aux antibiotiques (pour le *Clostridium difficile*) ;
- intensité des recherches (par exemple CMV détecté uniquement sur les biopsies avec présence de grosses cellules contenant des inclusions intranucléaires et intracytoplasmiques caractéristiques).

Il convient de différencier la diarrhée chronique véritable d'une fausse diarrhée (rectite chez les homosexuels et cancer anal). En cas de fausse diarrhée, on note de fréquentes exonérations avec faux besoin et diarrhée afécale (par exemple rectite herpétique ou à CMV). Il existe également des causes non infectieuses plus rares telles que le sarcome de Kaposi ou des lymphomes.
Une démarche en 3 étapes peut être proposée, à savoir ☺[63] :

1) pratiquer une **analyse de selles complète** avec :

- recherche de la calprotectine, du sang et de leucocytes (permet le diagnostic différentiel avec une diarrhée cryptogénique sans lésion muqueuse) ;
- culture : recherche de salmonelles et shigelles. Pour *Campylobacter* et yersiniose, spécifier la demande au laboratoire car cultures sur milieux spéciaux ;
- recherche de parasites (*Giardia lamblia*, *E. histolytica*). Si les CD4+ sont < 200/mm^3, rechercher également les coccidies (*Isospora belli*, *Cryptosporidium*) et les microsporidies ;
- recherche de la toxine du *Clostridium difficile*.

Si les $CD4^+$ sont < 100/mm^3, faire une coproculture pour MAC, toujours couplée à des hémocultures pour MAC même en l'absence d'état fébrile franc.

Si le patient est fébrile, faire des hémocultures (bactéries, mycobactéries).
À ce stade, certains auteurs proposent une antibiothérapie à l'aveugle dans l'attente des résultats en particulier ciblant les salmonelloses (par exemple ciprofloxacine couplée avec du métronidazole si antibiothérapie préalable).

Si ce bilan est positif, traiter l'agent causal en modifiant au besoin le traitement entrepris à l'aveugle.
Si ce bilan est négatif, répéter les cultures.

En cas d'échec du traitement, poursuivre avec :
2) une **coloscopie**, surtout en cas de diarrhées sanglantes avec des $CD4^+$ $< 100/mm^3$ avec biopsies pour recherche essentiellement de cytomégalovirus, adénovirus, MAC, *Mycobacterium genavense*, *Herpes simplex* et (plus rare) cryptosporidiose[64].

Remarques

Si les $CD4^+ > 100/mm^3$, une **sigmoïdoscopie** semble suffisante ☺☺[65].

Si ce bilan est positif, traiter l'agent causal.
Si ce bilan est négatif ou en cas d'échec du traitement, poursuivre avec :
3) une **gastroscopie** avec biopsies du 2e duodénum pour rechercher essentiellement une atrophie villositaire, des parasites (surtout microsporidies, cryptosporidies), des inclusions de CMV (lorsque la sérologie est positive [IgG]) et de MAC.

En l'absence de diagnostic, penser à un lymphome non hodgkinien pouvant se manifester par des diarrhées. Faire une scanner et une entéroclyse. Dans un certain nombre de cas, la diarrhée reste inexpliquée. Il s'agit probablement d'une diarrhée par effet pathogène direct du VIH ☺[66]. La diarrhée est de type sécrétoire, avec malabsorption et atrophie villositaire. Il peut s'agir également fréquemment de troubles du transit consécutifs aux effets secondaires des trithérapies ou d'une toute autre affection révélée à l'occasion d'un voyage (par exemple une maladie inflammatoire de l'intestin ou un cancer colique).

8. Le patient a séjourné dans un pays tropical

Si le patient a séjourné, même brièvement, dans un pays tropical, pratiquer d'emblée des coprocultures avec recherche de parasites à 3 reprises.
En l'absence de diagnostic, se référer à la « 2e consultation ». Il pourrait s'agir également soit d'une affection parasitaire inhabituelle (par exemple une schistosomiase si le patient a séjourné en zone d'endémie par exemple en Égypte), ou d'une anguillulose. Une sérologie pourra poser le diagnostic. Si le patient a résidé pendant 2 à 3 ans en pays tropical et qu'il existe une diarrhée chronique, accompagnée d'anorexie et de perte de poids, penser surtout en l'absence d'une autre cause évidente à une entéropathie tropicale.
Il existe souvent une malabsorption, caractérisée par une anémie mégaloblastique. Le diagnostic est confirmé par une bonne réponse au traitement

d'épreuve de folates 5 mg/j et de tétracyclines 250 mg 4 ×/j p. o. pendant quelques mois et selon l'évolution clinique.
Cependant, en pratique, le diagnostic le plus fréquent est celui de troubles fonctionnels intestinaux post-gastroentérite.

9. L'examen physique est anormal

Vous constatez :

Un problème cutané

Une hyperpigmentation cutanée : rechercher une maladie d'Addison, une maladie cœliaque ou un Whipple. Faire respectivement un test au synactène et un bilan endoscopique.
Un érythème ou une urticaire pigmentaire : une mastocytose. Biopsier les lésions cutanées suspectes. Faire une histaminémie.
Une dermatite eczématiforme : un glucagonome. Doser le taux plasmatique de glucagon. Il existe souvent une anémie et un diabète.
Une dermatite herpétiforme : penser à la maladie cœliaque. Doser les anticorps ATG.
Une autre lésion cutanée : par exemple un érythème noueux ou un *Pyoderma gangrenosum* dans une MICI, et une sclérodactylie dans la sclérodermie.
Un ictère : voir « Docteur, je suis jaune », p. 469.

Une stomatite

Penser à une rectocolite hémorragique (RCH), une carence en vitamines (dans une stéatorrhée) ou une affection auto-immune avec diarrhée (par exemple lupus érythémateux disséminé ou polyartérite noueuse).

Un goitre avec un nodule

Rechercher des adénopathies dans l'idée d'un cancer à cellules C ou d'un carcinome médullaire de la thyroïde. Penser à une hyperthyroïdie. La diarrhée est de type moteur.

Une tachycardie, un souffle cardiaque

Pensez d'emblée à une hyperthyroïdie. Palper la thyroïde : doser la TSH et la T4. Doser l'hémoglobine : il existe peut-être une anémie (secondaire à une tumeur ou une maladie inflammatoire).

Une hypotension

Rechercher une maladie d'Addison. Doser le potassium et le sodium.

Une hypertension

Penser à un phéochromocytome. Doser le VMA et les catécholamines urinaires.

Des adénopathies

Il existe peut-être un lymphome, un Whipple, un cancer. Faire en priorité un bilan endoscopique et ultrasonographique ou scanographique.

Une organomégalie ou une masse abdominale

Un gros foie métastatique, une amyloïdose, ou une masse palpable, par exemple de la fosse iliaque droite (tumeur, lymphome, tuberculose, carcinoïde). Faire en priorité un bilan ultrasonographique ou scanographique puis éventuellement endoscopique.

Une fissure, une fistule anale

Avec des diarrhées, évoquer le diagnostic de maladie de Crohn : faire un bilan endoscopique.

Un toucher rectal anormal

- Une masse palpable : demander d'emblée une coloscopie.
- Une impaction de selles dures : il s'agit en fait d'une fausse diarrhée, surtout chez un patient âgé, en présence d'antécédent de constipation avec prise de laxatifs.

Faire des lavements, au besoin un évidement manuel de la cavité rectale. Ajuster les laxatifs pour éviter la récidive.

- Un prolapsus : il peut s'agir d'une incontinence plutôt que d'une vraie diarrhée chronique (voir p. 529).
- Un tonus sphinctérien faible : penser à une incontinence, éventuellement aggravée par une diarrhée.

Un œdème des membres inférieurs, une ascite

Il existe peut-être une hypoprotéinémie (malabsorption, néphropathie, insuffisance cardiaque) ou une entéropathie (faire une clairance à l'α-antitrypsine [normale $<$ 12 ml/24 h ☺[67]]).

Une arthrite

Rechercher une MICI, une colite microscopique ou un Whipple.

S'il existe une ou des arthralgies, avec des douleurs abdominales diffuses, une stomatite ou une dysphagie : il s'agit peut-être d'une maladie auto-immune comme une périartérite noueuse, un lupus érythémateux disséminé ou une sclérodermie. Demander un avis immunologique avant de débuter un bilan immunologique.

Une perturbation des réflexes ou de la sensibilité, de type symétrique et bilatérale

Penser surtout à un diabète (avec atteinte neurovégétative), à une polyneuropathie éthylique (carentielle), à une affection auto-immune (par exemple périartérite noueuse), à une amyloïdose ou une maladie cœliaque réfractaire.

Bibliographie

1. Juckett G., Trivedi R. Evaluation of chronic diarrhea. *Am Fam Physician*. 2011;84(10):1119-26.
2. Fine K., Schiller L. American Gastroenterological Association medical position statement: guidelines for the evaluation and management of chronic diarrhea. *Gastroenterology*. 1999;116(6):1461-3.
3. Thomas P. D., Forbes A., Green J., *et al.* Guidelines for the investigation of chronic diarrhoea, 2nd edition. *Gut*. 2003;52 Suppl 5:v1-15.
4. Camilleri M., Sellin J. H., Barrett K. E. Pathophysiology, evaluation, and management of chronic watery diarrhea. *Gastroenterology*. 2016.
5. www.who.int/topics/diarrhoea/fr/. 2016, 2016.
6. Schiller L. R., Pardi D. S., Sellin J. H. Chronic Diarrhea: diagnosis and management. *Clinic Gastroenterol Hepatol*. 2016.
7. Sandler R. S., Stewart W. F., Liberman J. N., Ricci J. A., Zorich N. L. Abdominal pain, bloating, and diarrhea in the United States: prevalence and impact. *Dig Dis Sci*. 2000;45(6):1166-71.
8. Mearin F., Lacy B. E., Chang L., *et al.* Bowel Disorders. *Gastroenterology*. 2016.
9. http://theromefoundation.org/rome-iv/whats-new-for-rome-iv/. 2016. Accessed 2016.
10. Lovell R. M., Ford A. C. Global prevalence of and risk factors for irritable bowel syndrome: a meta-analysis. *Clinic Gastroenterol Hepatol*. 2012;10(7):712-21 e714.
11. Ford A. C., Moayyedi P., Lacy B. E., *et al.* American College of Gastroenterology monograph on the management of irritable bowel syndrome and chronic idiopathic constipation. *Am J Gastroenterol*. 2014;109 Suppl 1:S2-26; quiz S27.
12. Zisimopoulou S., Guessous I. [Irritable bowel syndrome: an exclusion diagnosis?]. *Rev Med Suisse*. 2012;8(355):1821-5.
13. Olafsdottir L. B., Gudjonsson H., Jonsdottir H. H., Jonsson J. S., Bjornsson E., Thjodleifsson B. Irritable bowel syndrome: physicians' awareness and patients' experience. *World J Gastroenterol*. 2012;18(28):3715-20.
14. Ford A. C., Chey W. D., Talley N. J., Malhotra A., Spiegel B. M., Moayyedi P. Yield of diagnostic tests for celiac disease in individuals with symptoms suggestive of irritable bowel syndrome: systematic review and meta-analysis. *Arch Intern Med*. 2009;169(7):651-8.
15. Menees S. B., Powell C., Kurlander J., Goel A., Chey W. D. A meta-analysis of the utility of C-reactive protein, erythrocyte sedimentation rate, fecal calprotectin, and fecal lactoferrin to exclude inflammatory bowel disease in adults with IBS. *Am J Gastroenterol*. 2015;110(3):444-54.
16. Dieterich W., Laag E., Schopper H., *et al.* Autoantibodies to tissue transglutaminase as predictors of celiac disease. *Gastroenterology*. 1998;115(6):1317-21.
17. Rubio-Tapia A., Hill I. D., Kelly C. P., Calderwood A. H., Murray J. A., American College of Gastroenterology. ACG clinical guidelines: diagnosis and management of celiac disease. *Am J Gastroenterol*. 2013;108(5):656-76; quiz 677.
18. Kaukinen K., Partanen J., Maki M., Collin P. HLA-DQ typing in the diagnosis of celiac disease. *Am J Gastroenterol*. 2002;97(3):695-9.
19. Verdu E. F., Armstrong D., Murray J. A. Between celiac disease and irritable bowel syndrome: the « no man's land » of gluten sensitivity. *Am J Gastroenterol*. 2009;104(6):1587-94.
20. Tibble J. A., Sigthorsson G., Foster R., Forgacs I., Bjarnason I. Use of surrogate markers of inflammation and Rome criteria to distinguish organic from nonorganic intestinal disease. *Gastroenterology*. 2002;123(2):450-60.
21. Kok L., Elias S. G., Witteman B. J., *et al.* Diagnostic accuracy of point-of-care fecal calprotectin and immunochemical occult blood tests for diagnosis of organic bowel disease in primary care: the Cost-Effectiveness of a Decision Rule for Abdominal Complaints in Primary Care (CEDAR) study. *Clin Chem*. 2012;58(6):989-98.
22. Pavlidis P., Chedgy F. J., Tibble J. A. Diagnostic accuracy and clinical application of faecal calprotectin in adult patients presenting with gastrointestinal symptoms in primary care. *Scand J Gastroenterol*. 2013;48(9):1048-54.
23. Mosli M. H., Zou G., Garg S. K., *et al.* C-Reactive Protein, Fecal Calprotectin, and Stool Lactoferrin for Detection of Endoscopic Activity in Symptomatic Inflammatory Bowel Disease Patients: A Systematic Review and Meta-Analysis. *Am J Gastroenterol*. 2015;110(6):802-19; quiz 820.
24. Boyce J. A., Assa'ad A., Burks A. W., *et al.* Guidelines for the diagnosis and management of food allergy in the United States: report of the NIAID-sponsored expert panel. *J Allergy Clin Immunol*. 2010;126(6 Suppl):S1-58.
25. Bijkerk C. J., de Wit N. J., Muris J. W., Whorwell P. J., Knottnerus J. A., Hoes A. W. Soluble or insoluble fibre in irritable bowel syndrome in primary

care? Randomised placebo controlled trial. *BMJ.* 2009;339:b3154.

26. Halmos E. P., Power V. A., Shepherd S. J., Gibson P. R., Muir J. G. A diet low in FODMAPs reduces symptoms of irritable bowel syndrome. *Gastroenterology.* 2014;146(1):67-75. e65.

27. Moayyedi P., Quigley E. M., Lacy B. E., *et al.* The effect of dietary intervention on irritable bowel syndrome: a systematic review. *Clin Transl Gastroenterol.* 2015;6:e107.

28. Efskind P. S., Bernklev T., Vatn M. H. A double-blind placebo-controlled trial with loperamide in irritable bowel syndrome. *Scand J Gastroenterol.* 1996;31(5):463-8.

29. Ford A. C., Quigley E. M., Lacy B. E., *et al.* Effect of antidepressants and psychological therapies, including hypnotherapy, in irritable bowel syndrome: systematic review and meta-analysis. *Am J Gastroenterol.* 2014;109(9):1350-65; quiz 1366.

30. Force USPST, Bibbins-Domingo K., Grossman D. C., *et al.* Screening for colorectal cancer: US Preventive Services Task Force Recommendation Statement. *JAMA.* 2016;315(23):2564-75.

31. Strocchi A., Corazza G., Ellis C. J., Gasbarrini G., Levitt M. D. Detection of malabsorption of low doses of carbohydrate: accuracy of various breath H2 criteria. *Gastroenterology.* 1993;105(5):1404-10.

32. Gasbarrini A., Corazza G. R., Gasbarrini G., *et al.* Methodology and indications of H2-breath testing in gastrointestinal diseases: the Rome Consensus Conference. *Aliment Pharmacol Ther.* 2009;29 Suppl 1:1-49.

33. Höring E., Göpfert D., Schröter G., von Gaisberg U. Frequency and spectrum of microorganisms isolated from biopsy specimens in chronic colitis. *Endoscopy.* 1991;23(6):325-7.

34. Surawicz C. M., Brandt L. J., Binion D. G., *et al.* Guidelines for diagnosis, treatment, and prevention of Clostridium difficile infections. *Am J Gastroenterol.* 2013;108(4):478-98; quiz 499.

35. Rosenblatt J. E., Sloan L. M., Schneider S. K. Evaluation of an enzyme-linked immunosorbent assay for the detection of Giardia lamblia in stool specimens. *Microbiol Infect Dis.* 1993;16(4):337-41.

36. Geboes K., Ectors N., D'Haens G., Rutgeerts P. Is ileoscopy with biopsy worthwhile in patients presenting with symptoms of inflammatory bowel disease?. *Am J Gastroenterol.* 1998;93(2):201-6.

37. Nyhlin N., Bohr J., Eriksson S., Tysk C. Systematic review: microscopic colitis. *Aliment Pharmacol Ther.* 2006;23(11):1525-34.

38. Martel M., Barkun A. N., Menard C., Restellini S., Kherad O., Vanasse A. Split-dose preparations are superior to day-before bowel cleansing regimens: a meta-analysis. *Gastroenterology.* 2015;149(1):79-88.

39. Sweetser S. Evaluating the patient with diarrhea: a case-based approach. *Mayo Clin Proc.* 2012;87(6):596-602.

40. Khouri M. R., Ng S. N., Huang G., Shiau Y. F. Fecal triglyceride excretion is not excessive in pancreatic insufficiency. *Gastroenterology.* 1989;96(3):848-52.

41. Fine K. D., Ogunji F. A new method of quantitative fecal fat microscopy and its correlation with chemically measured fecal fat output. *American journal of clinical pathology.* 2000;113(4):528-34.

42. Amann S. T., Josephson S. A., Toskes P. P. Acid steatocrit: a simple, rapid gravimetric method to determine steatorrhea. *Am J Gastroenterol.* 1997;92(12):2280-4.

43. Leeds J. S., Oppong K., Sanders D. S. The role of fecal elastase-1 in detecting exocrine pancreatic disease. *Nat Rev Gastroenterol Hepatol.* 2011;8(7):405-15.

44. Eherer A. J., Fordtran J. S. Fecal osmotic gap and pH in experimental diarrhea of various causes. *Gastroenterology.* 1992;103(2):545-51.

45. Steer M. L., Waxman I., Freedman S. Chronic pancreatitis. *N Engl J Med.* 1995;332(22):1482-90.

46. Ketwaroo G., Brown A., Young B., *et al.* Defining the accuracy of secretin pancreatic function testing in patients with suspected early chronic pancreatitis. *Am J Gastroenterol.* 2013;108(8):1360-66.

47. Leung Ki E. L., Roduit J., Delarive J., Guyot J., Michetti P., Dorta G. [Small intestine bacterial overgrowth]. *Rev Med Suisse.* 2010;6(233):186-8, 190-181.

48. Fine K. D., Fordtran J. S. The effect of diarrhea on fecal fat excretion. *Gastroenterology.* 1992;102(6):1936-9.

49. Rumessen J. J., Gudmand-Höyer E. Functional bowel disease: malabsorption and abdominal distress after ingestion of fructose, sorbitol, and fructose-sorbitol mixtures. *Gastroenterology.* 1988;95(3):694-700.

50. Duncan A., Morris A. J., Cameron A., Stewart M. J., Brydon W. G., Russell R. I. Laxative induced diarrhoea – a neglected diagnosis. *J R Soc Med.* 1992;85(4):203-5.

51. Duncan A., Cameron A., Stewart M. J., Russell R. I. Diagnosis of the abuse of magnesium and stimulant laxatives. *Ann Clin Biochem.* 1991;28(Pt 6):568-73.

52. Tomassetti P., Salomone T., Migliori M., Campana D., Corinaldesi R. Optimal treatment of Zollinger-Ellison syndrome and related conditions in elderly patients. *Drugs Aging.* 2003;20(14):1019-34.

53. Song S., Shi R., Li B., Liu Y. Diagnosis and treatment of pancreatic vasoactive intestinal peptide endocrine tumors. *Pancreas.* 2009;38(7):811-4.

54. Robertson R. G., Geiger W. J., Davis N. B. Carcinoid tumors. *Am Fam Physician.* 2006;74(3):429-34.

55. Campana D., Nori F., Piscitelli L., *et al.* Chromogranin A: is it a useful marker of neuroendocrine tumors? *J Clin Oncol.* 2007;25(15):1967-73.

56. Dromain C., de Baere T., Lumbroso J., *et al.* Detection of liver metastases from endocrine tumors: a prospective comparison of somatostatin receptor scintigraphy, computed tomography, and magnetic resonance imaging. *J Clin Oncol.* 2005;23(1):70-8.

57. Sadowski S. M., Neychev V., Millo C., *et al.* Prospective study of 68Ga-DOTATATE positron emission tomography/computed tomography for detecting gastro-entero-pancreatic neuroendocrine tumors and unknown primary sites. *J Clin Oncol.* 2016;34(6):588-96.
58. Roy M., Chen H., Sippel R. S. Current understanding and management of medullary thyroid cancer. *Oncologist.* 2013;18(10):1093-100.
59. Abraham B. P., Sellin J. H. Drug-induced, factitious, & idiopathic diarrhoea. *Best Pract Res Clin Gastroenterol.* 2012;26(5):633-48.
60. Fort J. M., Azpiroz F., Casellas F., Andreu J., Malagelada J. R. Bowel habit after cholecystectomy: physiological changes and clinical implications. *Gastroenterology.* 1996;111(3):617-22.
61. Oldfield E. C., 3rd. Evaluation of chronic diarrhea in patients with human immunodeficiency virus infection. *Rev Gastroenterol Dis.* 2002;2(4):176-88.
62. Wilcox C. M., Schwartz D. A., Cotsonis G., Thompson S. E., 3rd. Chronic unexplained diarrhea in human immunodeficiency virus infection: determination of the best diagnostic approach. *Gastroenterology.* 1996;110(1):30-7.
63. Blanshard C., Francis N., Gazzard B. G. Investigation of chronic diarrhoea in acquired immunodeficiency syndrome. A prospective study of 155 patients. *Gut.* 1996;39(6):824-32.
64. Bini E. J., Cohen J. Diagnostic yield and cost-effectiveness of endoscopy in chronic human immunodeficiency virus-related diarrhea. *Gastrointest Endosc.* 1998;48(4):354-61.
65. Kearney D. J., Steuerwald M., Koch J., Cello J. P. A prospective study of endoscopy in HIV-associated diarrhea. *Am J Gastroenterol.* 1999;94(3):596-602.
66. Cummins A. G., LaBrooy J.T., Stanley D. P., Rowland R., Shearman D. J. Quantitative histological study of enteropathy associated with HIV infection. *Gut.* 1990;31(3):317-21.
67. Strygler B., Nicar M. J., Santangelo W. C., Porter J. L., Fordtran J. S. Alpha 1-antitrypsin excretion in stool in normal subjects and in patients with gastrointestinal disorders. *Gastroenterology.* 1990;99(5):1380-7.

Docteur,

je suis constipé

Alexandre Restellini, Jean Pierre Dederding et David Bertolini

Préambule

La constipation chronique est un symptôme fréquent ☺[1-4], souvent bénin mais responsable de coûts importants ☺[5], dont la prévalence est d'environ 14 % dans la population générale selon les divers critères de définition ☺[6]. La constipation est plus fréquente chez la femme adulte et augmente avec l'âge. Chez les patients de plus de 65 ans, elle concerne 26 % des hommes et 34 % des femmes. 10 à 18 % des patients âgés utilisent quotidiennement des laxatifs et jusqu'à 74 % des résidents des établissements de retraite ☺[7,8]. Les principaux facteurs de risque sont le sexe féminin, l'inactivité physique, les abus sexuels dans l'enfance, l'état dépressif et certains médicaments ☺[9], ☺☺[10]. La constipation dyschésique (constipation terminale) est associée à une nette altération de la qualité de vie lorsqu'elle est investiguée à l'aide de questionnaires appropriés (SF-36 et PAC-QOL) ☺☺[11,12]. La définition de la constipation chronique de type fonctionnelle a été précisée récemment lors d'une réunion d'experts (critères de Rome IV), mais reste difficile à utiliser dans la pratique quotidienne☺[13]. Le diagnostic est retenu si le patient présente des symptômes depuis plus de 6 mois et au moins deux des caractéristiques suivantes sur les 3 derniers mois dans plus de 25 % des exonérations : des selles dures ou fragmentées, difficiles à expulser avec effort d'exonération, une sensation d'évacuation rectale incomplète, une sensation de blocage anorectale, l'utilisation de manœuvres digitales et moins de 3 évacuations par semaine. Il convient de rechercher les plaintes associées à la constipation (douleurs abdominales, douleurs anales, sang dans les selles) et de définir quels sont les patients qui nécessitent des investigations ☺[14-17]. Sur le plan thérapeutique, il est recommandé d'essayer de différencier par l'anamnèse, l'examen clinique et des examens complémentaires, le type de constipation chronique par ordre de fréquence décroissante : constipation par dyschésie (difficulté à l'exonération), à transit intestinal normal (pseudoconstipation de l'intestin irritable) et à transit lent ☺[18-20].

1re consultation

Les questions essentielles

1. Le patient est âgé de plus de 50 ans et présente une constipation d'apparition récente (< 3 mois) ?	OUI	**p. 556**
2. Présence d'indices de gravité ? **À savoir :** • péritonite (contracture, défense et/ou détente diffuse [irritation péritonéale diffuse] ; empâtement douloureux) • iléus (arrêt du transit et des gaz ; distension abdominale importante, généralisée et constante ; absence de bruits ou bruits de lutte) • anémie, hypovolémie (faiblesse, palpitations, vertiges, dyspnée, pâleur) • diarrhée sanglante, hématochézie • perte de poids involontaire (> 5 % du poids corporel au cours des 6 derniers mois) • état fébrile, frissons • douleurs anales	OUI	**p. 557**
3. Notion personnelle ou familiale de polypes ou de cancer colique et/ou d'autres antécédents médico-chirurgicaux digestifs ou d'autres organes intra-abdominaux ?	OUI,	**p. 558**
4. Introduction récente d'un régime ou d'une prise de médicaments susceptibles de modifier le transit ?	OUI	**p. 559**
5. Le patient a déjà eu un traitement d'épreuve ?	OUI	**p. 559**
6. L'examen physique est anormal ?	OUI	**p. 560**
7. Le patient est sous opiacés ?	OUI	**p. 560**

NON Vous avez répondu « non » à toutes ces questions essentielles

Vous vous trouvez devant un patient de moins de 50 ans avec une constipation de plus de 3 mois, sans indice de gravité, sans risque particulier pour un cancer colique, ni indice d'orientation diagnostique. Il s'agit vraisemblablement d'une constipation essentielle ou idiopathique. La constipation se caractérise par les symptômes suivants par ordre de fréquence : effort d'exonération (79%), selles dures (71%) douleurs abdominales (62%), ballonnement (57%), exonérations peu fréquentes (< 3 selles /semaine) et sensation d'évacuation incomplète (57%)☺[21]. Vous pouvez sans autre proposer un traitement d'épreuve sans investigation. Vous devez évaluer la qualité des selles par l'anamnèse car il est souvent difficile pour le patient d'estimer si ses selles sont normales : selles dures en boules sèches et détachées, selles en forme de boules collées ou selles en forme de boudin à structure friable (respectivement type 1, 2 et 3 selon l'échelle de Bristol).

Echelle de Bristol

Type 1	Boules dures séparées difficiles à expulser.	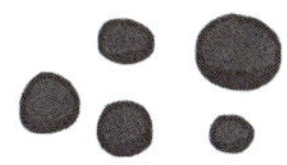
Type 2	Selles moulées mais faites de grumeaux apparents.	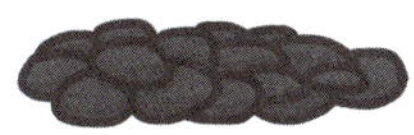
Type 3	Selles moulées et craquelées.	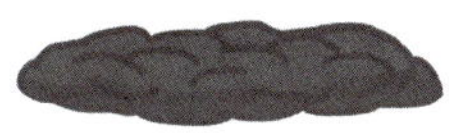
Type 4	Seles moulées lisses et molles	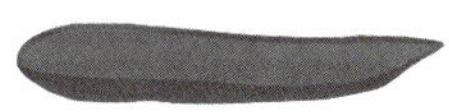
Type 5	Morceaux solides mais mous, clairement séparés les uns des autres.	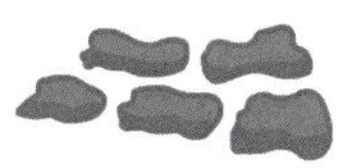
Type 6	Selles molles à très molles avec des morceaux solides non distincts les uns des autres.	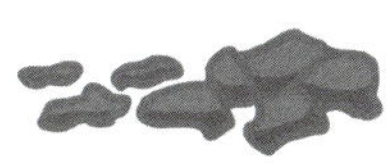
Type 7	Selles liquides, sans structure.	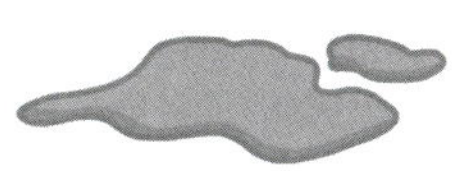

Figure 1 : L'échelle de Bristol

Il existe 2 cas de figure :

1. La constipation est modérée

Rassurer le patient et lui expliquer la notion de transit normal afin d'éviter l'abus fréquent et chronique de laxatifs. Le transit normal est irrégulier, dépendant notamment du type d'alimentation, de l'activité physique et du stress. Il faut corriger certaines habitudes hygiénodiététiques et encourager l'activité physique. Augmenter l'apport hydrique quotidien (au minimum 1,5 litre), surtout avec des eaux riches en magnésium (par exemple Eptinger, Badoit, Contex, Aproz), et la ration journalière en fibres naturelles comme les fruits (surtout figues, kiwis, prunes et rhubarbe), les légumes et les céréales qui stimulent le développement de la flore intestinale et accroissent la masse fécale. La dose de fibres recommandée est de 25 à 30 g/j ☺[22-24]. L'impact de ces mesures reste souvent modeste. Chez les personnes âgées, il faut encourager la vidange rectale à une heure régulière, soit 30 minutes après le petit déjeuner mais ne pas faire plus de 5 minutes d'effort d'exonération. En cas d'échec des mesures diététiques habituelles, prescrire un supplément en fibres à effet de masse (laxatifs de lest). Celles-ci restent la base du traitement de toute forme de constipation, en veillant à une bonne hydratation ☺[25]. Ce type de fibres est présent dans les céréales dont la paroi résiste à la digestion bactérienne et retient l'eau. Il existe une relation dose-réponse entre la quantité de fibres ingérées, l'eau absorbée, la taille des fibres et la masse fécale☺☺☺[26],☺[27-31]. Vous pouvez prescrire au choix en augmentant au besoin progressivement les doses :

- du son de blé, des graines de lin (fibres insolubles) : 1 à 3 cuillerées à café/j ;
- du mucilage de psyllium (fibre soluble), par exemple 1 à 3 cuillerées à café ;
- du *Plantaginis ovatae semen*: 2 à 4 cuillerées à café/j ;
- de la gomme de *Sterculia:* 1 à 3 cuillerées à café/j ;
- de l'*Ispaghulae testa:* 1 à 2 cuillerées à café 1 à 2 ×/j ;
- de la gomme de karaya: 1 à 2 cuillerées à café 1 à 2 ×/j.

Toutes les fibres sont détruites à divers degrés dans le côlon selon leur type, leur nature physique, leur solubilité et leur surface. La fermentation des fibres alimentaires au niveau du côlon entraîne souvent une flatulence avec distension abdominale. Pour les fibres solubles, l'amélioration globale sur les symptômes est de 86,5 versus 47,4 % avec le placebo. Il semblerait que les résultats pour les fibres insolubles soient plus mitigés. Ces phénomènes régressent généralement dès la 2e semaine. Encourager le patient à supporter ce désagrément initial et commencer le traitement de préférence avec de petites doses.

2. La constipation est aiguë et importante (absence de selles depuis plusieurs jours) surtout chez les patients âgés ou déments

En présence d'un fécalome ☺[32,33], souvent associé à une incontinence, il faut débuter le traitement par une évacuation initiale manuelle prudente par fragmentation, parfois sous anesthésie, souvent nécessaire avant l'application de lavements par clystère. Le fécalome représente une urgence en raison de l'intensité des plaintes et des complications (insuffisance rénale obstructive, perforation rectale et péritonite). Rechercher les circonstances de survenue : chirurgie proctologique, cause médicamenteuse (morphine), immobilisation prolongée ou atteinte neurologique centrale.

En l'absence de fécalome ou après la désobstruction, il faut d'emblée proposer une solution de préparation orale pour coloscopie, par exemple du picosulfate de sodium ou un laxatif osmotique salin (1er choix : polyéthylène glycol), par exemple 8 sachets contenant 13,125 g de macrogol + sels dans 1 litre d'eau par jour pendant 2 à 3 jours au besoin.

Ultérieurement et si nécessaire, il faut stimuler ponctuellement le réflexe de défécation en recourant à des suppositoires à base de bisacodyl ☺☺[34], de glycérine ou d'effervescents contenant du dihydrogenate sodique de carbone associé au besoin à un produit à base de macrogol. En population gériatrique, les laxatifs peuvent réduire les troubles de la continence.

Dans cette situation, il faut impérativement éviter les fibres et les laxatifs de lest qui peuvent aggraver la constipation.

L'essai thérapeutique doit se poursuivre pendant 1 à 2 semaines au maximum et vous devez impérativement revoir votre patient après ce traitement d'attaque afin de planifier la suite de la prise en charge et du traitement.

Vous devez lui demander de vous contacter plus tôt si la constipation s'aggrave malgré le traitement ou si des signes ou symptômes d'alarme apparaissent (voir « Les questions essentielles »).

2e consultation

La constipation était modérée et le traitement a amélioré le transit

Rassurer le patient et poursuivre le traitement de fibres pendant 4 à 6 semaines supplémentaires. Vous devez insister sur la bénignité des troubles, ce qui en facilite souvent l'acceptation en cas d'amélioration partielle. Au besoin, vous pouvez continuer les fibres pendant 3 à 6 mois. Une coloscopie n'est pas nécessaire dans ce contexte.

La constipation était modérée ou aiguë mais le traitement n'a pas vraiment amélioré, voire a aggravé le transit

Il apparaît un ballonnement abdominal douloureux après la prise de fibres médicales (laxatifs de lest). Vous devez suspecter une obstruction. Faire un abdomen sans préparation (ASP) et en cas de niveaux hydroaériques, faire un scanner ou hospitaliser pour surveillance et traitement en cas de besoin. En l'absence de niveau, vous devez poursuivre le bilan en ambulatoire **avec une coloscopie** qui est la méthode de choix pour éliminer une pathologie endoluminale ☺☺[35]. Si pour des raisons techniques la coloscopie est incomplète, il faut poursuivre si possible le jour même par une coloscopie virtuelle ☺[36], ce qui a l'avantage d'épargner au patient une nouvelle préparation colique. Si l'endoscopie est anormale : il s'agit d'une constipation secondaire, par exemple, à une tumeur colique toujours possible avant 50 ans ou une maladie diverticulaire sténosante. Traiter l'affection organique en cause.

En cas de coloscopie normale : vous devez pratiquer systématiquement un ***bilan biologique*** orienté afin d'éliminer les affections pouvant également induire une constipation.
Le bilan comprend :
- une formule sanguine complète, une protéine C réactive pour rechercher une maladie inflammatoire du tube digestif ou une anémie ferriprive ;
- un dosage du calcium, du magnésium et du potassium pour rechercher des troubles électrolytiques (hypokaliémie, hypercalcémie) ;
- un dosage de l'urée et de la créatinine (la constipation est fréquente dans l'insuffisance rénale chronique) ;
- une glycémie pour rechercher un diabète avec neuropathie viscérale ;
- une TSH pour rechercher une hypothyroïdie fruste sans autre signe d'appel.

Si le bilan est anormal, investiguer la piste causale éventuelle. Nous proposons également dans cette situation un scanner abdominopelvien car il peut exister :
- des niveaux : contexte de subiléus avec arrêt des selles à un endroit précis ;
- une dilatation massive du côlon et du rectum dans un contexte de mégacôlon ;
- une masse ou une organomégalie.

Si les bilans sanguin et radiologique sont normaux, vous devez maintenant préciser, par une anamnèse dirigée, un examen physique minutieux anorectal et quelques examens complémentaires, les différents types de constipation

fonctionnelle. Cette nouvelle étape est essentielle pour une approche thérapeutique ciblée.
Vous devez surtout rechercher une **constipation terminale** ou dyschésie (difficulté à l'exonération) qui représente une situation fréquente☺[37-39].
La dyschésie ou constipation terminale représente 13 à 20 % de la constipation dans la population générale. Les mécanismes responsables peuvent être soit :
- fonctionnel et consécutif à un **anisme** (défécation dyssynergique) ;

ou

- organique et consécutif à un **trouble de la statique pelvirectale**.

Les signes évocateurs d'une dyschésie sont :

- la perte de la perception du besoin ;
- une impossibilité ou difficulté d'exonération avec efforts de poussée ;
- un sentiment d'évacuation incomplète avec blocage anal ;
- des selles dures ;
- le recours fréquent à des manœuvres digitales (anales, vaginales, para-anales) et à des massages abdominaux☺[40].

Reprendre l'anamnèse et surtout les antécédents obstétricaux, chirurgicaux, neurologiques et endocriniens. Les éventuels abus sexuels doivent être évoqués. Rechercher des troubles de la miction et une incontinence d'effort.
L'examen est réalisé en position gynécologique et en décubitus latéral : examen du périnée au repos et en poussée, évaluation du tonus sphinctérien, et recherche d'une rectocèle.
Il faut se poser d'emblée à ce stade la question de l'utilité de pratiquer un bilan fonctionnel. Vous pouvez mettre en route un bilan fonctionnel si les symptômes altèrent la qualité de vie des patients surtout motivés, observants et capables de comprendre et de corriger une fonction déficiente.

Cette étape diagnostique est très importante afin d'éviter l'abus fréquent et chronique des laxatifs.

Le bilan débute par **une manométrie anorectale (MAR)**.
Il s'agit d'une exploration non douloureuse à l'aide d'une sonde rectoanale munie d'un ballonnet en position rectale. La sonde est soit perfusée, soit munie de capteurs électroniques (haute résolution) et permet de mesurer un profil de pression. L'examen dure environ 30 à 40 minutes. Une électromyographie (EMG) du SAE est réalisée simultanément à la mesure des pressions radiaires anales et permet ainsi de déterminer de manière plus précise la contribution de ce sphincter (système résistif) dans la physiopathologie de la défécation. La séance se poursuit par une mesure des différents seuils de perception à la distension (sensibilité rectale) et se termine par la mesure de la compliance

rectale qui représente une évaluation de la capacité de réservoir de l'ampoule rectale (système capacitif) et par le test d'expulsion d'un ballonnet rectal ou d'un barostat qui est une évaluation de la capacité d'évacuation (force propulsive) du contenu rectal ☺☺[41-43], ☺[44-46], ☺☺[47], ☺[48-49].

La MAR permet de dépister :

- un défaut de perception du besoin (distension rectale) ;
- un anisme : il s'agit d'une contraction paradoxale du sphincter anal externe et/ou par un défaut de relaxation de la pression anale au repos et/ou par une poussée abdominorectale inadéquate lors d'effort d'exonération ;
- un mégarectum souvent associé à une impaction rectale (compliance rectale) chez les patients mentalement déficients ;
- une absence de relaxation du sphincter anal interne lors de la distension rectale (maladie de Hirschsprung) ;
- une hypertonie stable du SAE comme rencontrée dans l'intestin irritable.

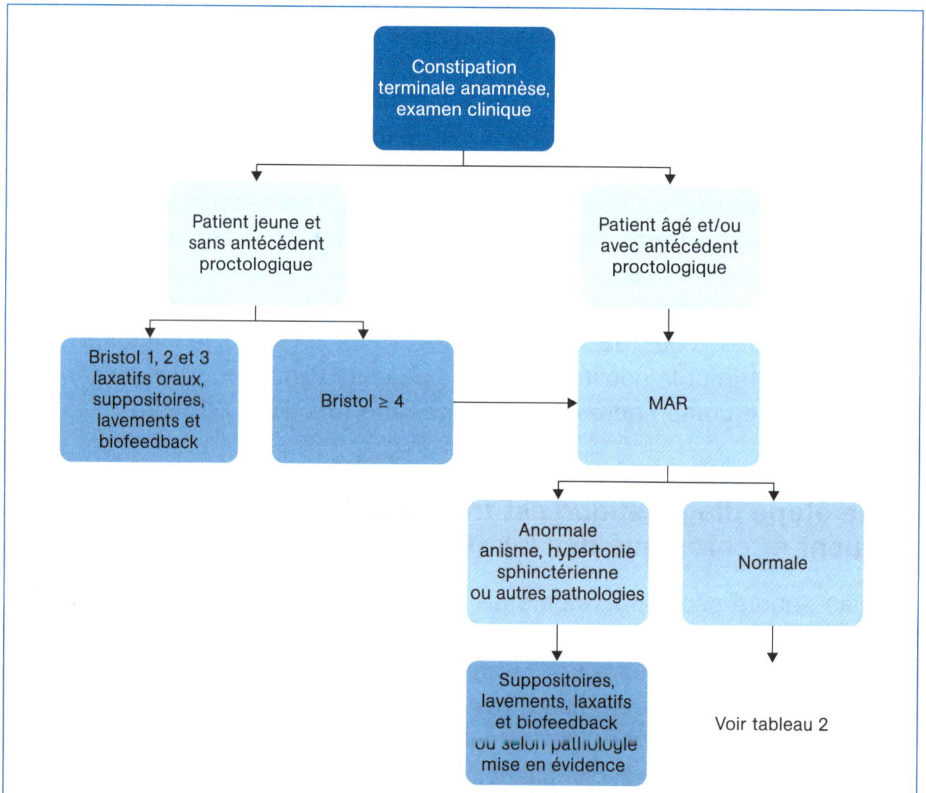

Tableau 1

Légende : MAR : manométrie anorectale

L'interprétation des résultats

La MAR est anormale

- Il existe un *anisme* : la défécation normale implique une coordination entre la relaxation involontaire du sphincter anal interne (SAI), l'augmentation volontaire de la pression intra-abdominale et la relaxation volontaire du sphincter anal externe (SAE). Dans l'anisme, il existe une mauvaise relaxation du SAE et des muscles puborectaux, qui est d'origine multifactorielle. Le SAE ne se dilate pas lors de la défécation, voire, paradoxalement, se contracte. À noter que 71 % des patients souffrant de syndrome de l'intestin irritable avec constipation ont des troubles dyschésiques ☺[50].

  Chez tout patient jeune, sans antécédent proctologique et/ou sans grossesse, vous pouvez proposer d'emblée un traitement d'épreuve par biofeedback. Le biofeedback est ici le traitement de choix ☺☺[51-53], ☺☺☺[54-56]. Il s'agit d'une rééducation de la défécation par rétroaction biologique. Prescrire au moins 6 à 9 séances dans un centre de kinésithérapie spécialisé.
  Le traitement devra certainement être temporairement associé à des modifications hygiéniques, un apport en fibres, une approche comportementale, des mucilages, et à des suppositoires de glycérine ou effervescents à dégagement gazeux de dioxyde de carbone ou des petits lavements qui augmentent l'efficacité des stratégies de rééducation de l'anisme.
  Les laxatifs de masse et les laxatifs osmotiques sont surtout recommandés en cas de selles de Bristol 1, 2 ou 3. L'injection de la toxine botulinique fait actuellement l'objet de nombreuses études.
- Il existe une *hypertonie du SAE* : cette augmentation de la pression basale de repos peut se voir dans l'intestin irritable (voir « Docteur, j'ai mal au ventre », p. 588). Essayer les onguents à base d'anticalciques ou de nitroglycérine.
- Il existe une *hypotonie anale* : un prolapsus du rectum et/ou une lésion postobstétricale du sphincter anal est possible. Il peut aussi s'agir d'un trouble associé de la statique rectoanale. Il faut poursuivre le bilan complémentaire par une défécographie et une endosonographie endoanale (voir p. 553).
- Il existe une *maladie de Hirschsprung* : absence d'ouverture du canal anal lors de la défécation par absence du réflexe rectoanal inhibiteur (RRAI). Cette affection commence dans l'enfance et est donc rare chez l'adulte. Le traitement est chirurgical.

La MAR est normale

À ce stade des investigations, dans les situations où la manométrie et l'EMG du sphincter anal externe ne permettent pas de poser un diagnostic certain et où le biofeedback est un échec, vous devez poursuivre le bilan par une défécographie et une endosonographie anale pour rechercher une lésion organique consécutive à un trouble de la statique pelvirectale ☺[37-39]. Cette situation se présente surtout chez les patients constipés de longue date.

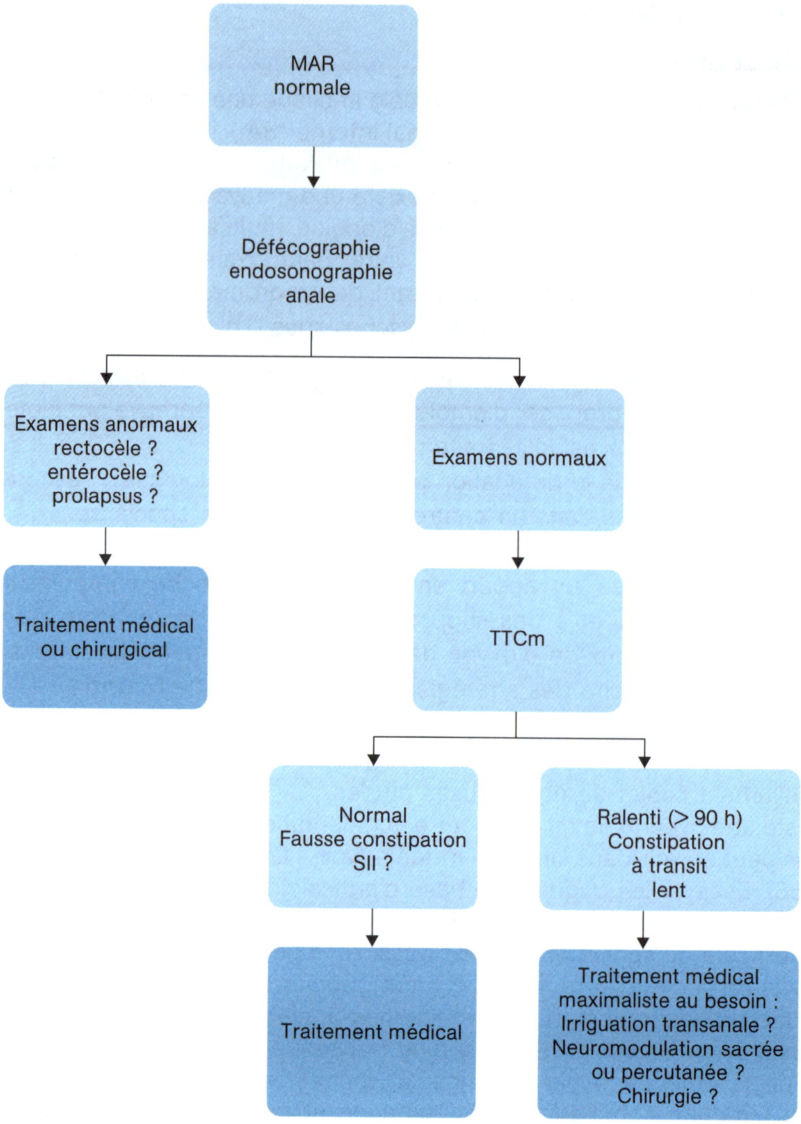

Tableau 2

Légende : TTCm : temps de transit colique aux marqueurs
SII : syndrome de l'intestin irritable

La défécographie

Les troubles de la statique pelvirectale représentent la cause principale d'une dyschésie ☺☺☺[54-56], ☺[57]. Cet examen est fait par IRM ou radiologie conventionnelle avec introduction, dans le rectum, de baryte de la même densité que les selles. Il est à même de confirmer une anomalie souvent suspectée par l'examen clinique. L'examen démontre les modifications anatomiques au repos et en dynamique de l'appareil rectoanal :

- un prolapsus du rectum non extériorisé ou extériorisé ;
- une rectocèle (hernie basse du rectum avec protrusion antérieure dans la cloison rectovaginale) ;
- une descente périnéale (motilité anormalement basse du plancher pelvien vers le bas) ;
- une élytrocèle (hernie pelvienne du cul-de-sac de Douglas dans la cloison rectovaginale).

Au cours du bilan, lorsqu'un trouble de la statique est mis en évidence, il est souvent difficile de différencier ceux qui sont responsables des symptômes de la constipation terminale de ceux qui sont une découverte fortuite sans conséquence sur l'exonération. De ce fait, la décision thérapeutique repose sur l'évaluation de la plainte fonctionnelle dont l'objectif principal est d'améliorer la fonction défécatoire et la qualité de vie.

Le traitement comprend l'utilisation des laxatifs osmotiques et de masse, ou l'utilisation de suppositoires et de lavements. La rééducation anopéritonéale est recommandée ainsi que le biofeedback en cas de dyssynergie anorectale avant une éventuelle chirurgie.

Les anomalies organiques, souvent d'interprétation difficile et variable, peuvent faire discuter une attitude thérapeutique plutôt chirurgicale dont le bénéfice thérapeutique est contesté en dehors des cas où la responsabilité de l'anomalie dans la constipation terminale est fortement suspectée (rectocèle de plus de 3 cm, existence de manœuvres digitales rectales ou vaginales ou stagnation du produit de contraste dans l'ampoule rectale après exonération lors de la défécographie).

L'ultrasonographie endoanale

Une sonde munie d'un émetteur d'US rotatif est introduite dans le canal anal ☺[61] et permet la reconnaissance précise des muscles du sphincter anal, à savoir la musculature lisse du sphincter anal interne et la musculature striée du sphincter anal externe, ainsi que la sangle puborectale. Cet examen est effectué lors d'une hypotonie du canal anal accompagnant parfois un syndrome du périnée descendu, un prolapsus du rectum, ou lors d'une incontinence fécale, et permettra de préciser l'existence ou non d'une lésion du SAI et/ou du SAE. L'étiologie de ces lésions est habituellement obstétricale, parfois postchirurgicale ou accidentelle. Une lésion du SAE est susceptible d'une correction chirurgicale par sphinctéroplastie ☺[62].

3e consultation

Vous vous trouvez maintenant en face d'un patient constipé, dont le large bilan biologique, endoscopique, et fonctionnel n'a pas mis en évidence de troubles spécifiques. Avant de débuter un traitement de laxatifs sur le long terme, il est souhaitable de tenter d'affiner le diagnostic par un temps de transit aux marqueurs. Vous pouvez également adresser votre patiente directement chez un spécialiste pour la poursuite de ce bilan.
Il peut s'agir des 2 cas de figure suivant :

- une constipation à transit intestinal normal ;
- une constipation à transit intestinal lent.

Le temps de transit colique aux marqueurs (TTCm)

Le patient doit cesser tout laxatif ou lavement pendant toute la durée du test, ce qui peut l'inquiéter. Il faut absorber quotidiennement, à la même heure et pendant 6 jours consécutifs, une capsule contenant 10 petits marqueurs radio-opaques ☺[63], puis faire une radio de l'abdomen sans préparation (ASP) au 7e jour, couché. Le nombre de marqueurs retenus et leur localisation permettent de calculer un temps de transit colique total et segmentaire (côlon droit, côlon gauche et rectosigmoïde). Pour se procurer les capsules, contacter au besoin un gastro-entérologue.

L'interprétation du TTCm

Le TTCm est normal

Il s'agit dans ce cas d'une fausse constipation avec un temps de transit intestinal normal. Cette pseudoconstipation est fréquemment rencontrée dans le cadre d'un intestin irritable et caractérisée par une inefficacité relative des laxatifs, une mauvaise appréciation du transit par le patient avec de fréquents troubles psychiques en accompagnement. Rechercher également d'autres plaintes et interpréter comme une « constipation » (ballonnements, douleurs, flatulence). Vous pouvez alors faire un traitement d'épreuve avec un spasmolytique par exemple :

- mébévérine 2 × 200 mg/j;
- bromure de pinavérium 3 × 50 mg/j;
- trimébutine 3 × 100 à 200 mg/j.

Voir également « Docteur, j'ai mal au ventre », p. 585.

Le TTCm est ralenti (> 90 h)

Si les marqueurs prédominent au niveau rectosigmoïdien, il s'agit d'une constipation terminale. À ce stade des investigations, ce diagnostic a logiquement déjà été éliminé par la MAR (voir p. 549).

Si les marqueurs stagnent sur l'ensemble du cadre colique, et particulièrement au niveau du côlon droit, il s'agit d'une constipation à transit lent ou idiopathique. Il s'agit d'une constipation chronique (qui remplit ou non les critères de constipation fonctionnelle) souvent sévère mais plutôt rare (10 % des cas) ☺[64]. Il s'agit souvent d'une femme, sans douleur abdominale, souffrant de troubles psychologiques importants.
Elle peut être le premier symptôme d'une neuropathie autonome ☺[65], mais peut aussi être associée à une dysfonction anorectale ou être la conséquence d'une paresse colique secondaire à des habitudes alimentaires ou culturelles chez des patients stressés.
Vous devez à ce stade éliminer à nouveau par l'anamnèse et au besoin par un bilan biologique une affection systémique de type auto-immune (sclérodermie) ou une amyloïdose (biopsie rectale).
L'inertie colique est également représentée par une anomalie organique encore mal connue avec dysfonction des plexus myentériques ☺☺[66,67], ☺[68,69]. Ces patients ne présentent pas d'augmentation de l'activité motrice colique post-prandiale ou après stimulation par le bisacodyl.
Il convient d'entreprendre après avoir proposé les mesures hygiénodiététiques habituelles (voir page 546), un traitement d'entretien qui doit être personnalisé en fonction de la tolérance et des préférences du patient.
Nous proposons au choix ou en association :

- *un laxatif iso-osmotique salin* : polyéthylène glycol 3350 (PEG), de 1 à 4 sachets/j, sachets contenant 2,95 à 13,125 g de macrogol + sels de magnésie (hydroxyde, citrate ou sulfate de magnésium), sels de sulfate ou phosphate dont l'efficacité est supérieure à celle du lactulose ☺☺☺[70,71]. Se méfier du risque potentiel de troubles électrolytiques (hypermagnésémie en cas d'insuffisance rénale) ;
- *un laxatif osmotique à base de sucre non résorbé* ☺☺[72], au choix du :
  - lactitol monohydrate 10 à 20 mg/j p. o. en une prise.
  - lactulose 6 à 24 mg/j p. o. ou sorbitol 20 g/j.

Il s'agit de laxatifs à effet lent (24 à 48 heures) qui exercent un effet osmotique dose-dépendant et accélérateur de la vidange colique par dégradation complète. L'effet secondaire le plus fréquent est un ballonnement parfois invalidant ;

- *une fibre enrichie de séné ou de bourdaine* : petite dose de ce laxatif stimulant la motricité colique : 5 g/j ;

et au besoin

- *un laxatif irritant*, par exemple du bisacodyl, du séné pur, ou un laxatif d'action sur le transport électrolytique et la motricité (picosulfate de sodium). Il convient de dédiaboliser ce type de laxatifs fréquemment utilisés en ambulatoire ☺[73,74], ☺☺☺[75]. Leur efficacité n'est cependant pas supérieure aux agents osmotiques, mais ils peuvent être très utiles chez les patients très âgés ou sous opiacés.

En cas d'insuccès, nous proposons un laxatif de nouvelle génération. Il s'agit du :
- lubiprostone ☺☺☺[76,77], qui agit par activation des canaux chlorides des cellules épithéliales intestinales. La dose est de 2 × 1 cp/j (soit 2 × 24 mcg/j). Les effets secondaires les plus fréquents sont des céphalées et des nausées ;
- linaclotide ☺☺☺[78,79] qui est un agoniste du récepteur de la guanylate cyclase avec une activité analgésique au niveau viscéral. Il est le traitement de choix en cas de SII avec douleurs. La dose suggérée est de 1 cp de 290 mcg/j. L'effet secondaire le plus fréquent est la diarrhée qui impose l'arrêt du traitement dans 4 % des cas ;
- prucalopride ☺☺☺[80-82], qui est un agoniste récepteur de la sérotonine 5-HT4. La dose est de 1 à 4 mg/j en une prise (cp à 1 et 2 mg, contenant du lactose). Les effets secondaires les plus fréquents sont des céphalées, des diarrhées et des douleurs abdominales.

Les effets secondaires et les bénéfices sur le long terme de ces nouvelles molécules ne sont pas encore connus.

Remarques : L'utilisation de probiotiques semble augmenter la fréquence des exonérations et ramollir les selles ☺☺☺[83].

Le recourt à d'autres nouvelles méthodes demande confirmation (irrigation transanale par un système de pompe avec ballonnet obturateur, neuromodulation des racines sacrées ou stimulation transcutanée par courant interférentiel avec patchs ventraux et dorsaux).

L'indication à une chirurgie colique peut être également discutée de cas en cas avec prudence après un bilan complet et un échec de toutes les autres approches diagnostiques et thérapeutiques ☺☺[84], ☺[86]. Il s'agit des patients présentant une constipation chronique et grave, ne répondant pas au traitement médical bien conduit et maximaliste (voir p. 546), sans signe de pseudo-obstruction radiographique ou manométrique et sans douleur abdominale.

OUI Vous avez répondu « oui » à une ou plusieurs des questions essentielles

1. Le patient a plus de 50 ans et présente une constipation d'apparition récente (< 3 mois)

Il faut d'emblée pratiquer une coloscopie à la recherche d'une tumeur.

Le grand âge n'est pas une contre-indication à la coloscopie. Cet examen reste la technique de choix, car elle à la fois est diagnostique et thérapeutique (polypectomie et réduction de masse en cas de tumeur inopérable). Si l'examen endoscopique est incomplet pour des raisons techniques, il faut compléter par une coloscopie virtuelle le jour même.

Si l'examen est normal, se rapporter à la page 546 en cas de constipation modérée et à la page 547 en cas de constipation aiguë.

2. Présence d'un ou de plusieurs signes et symptômes d'alarme, à savoir :

- péritonite (contracture, défense et/ou détente diffuse [irritation péritonéale diffuse] ; empâtement douloureux) ;
- iléus (arrêt du transit et des gaz, distension abdominale importante, généralisée et constante, absence de bruits ou bruits de lutte) ;

Dans ces 2 cas de figure, hospitaliser d'emblée le patient. En présence de signes cliniques de subocclusion avec douleur, ballonnement et constipation (syndrome de Kœnig), confirmer le diagnostic par une radiographie de l'abdomen sans préparation puis hospitaliser.

- anémie (par exemple faiblesse, palpitations, vertiges, dyspnée, pâleur) ou hypovolémie ;
- hématochézie, diarrhée sanglante : voir « Docteur, j'ai du sang dans les selles », p. 631 ;
- perte de poids involontaire (> 5 % du poids corporel au cours des 6 derniers mois) : le risque de cancer est élevé (voir également « Docteur, je perds du poids », p. 139) ;
- état fébrile, frissons : rechercher une diverticulite par un bilan biologique (inflammation). En cas de doute, confirmer le diagnostic par un scanner ;
- douleurs aiguës anales, accompagnées de saignements : la fissure anale provoque une douleur à la marche, en position assise et à la défécation. Le traitement est d'abord médical (oxyde de zinc, dérivés nitrés ou anticalciques en onguent) puis chirurgical en cas de chronicité ☺[87].
  - La *thrombose hémorroïdaire* externe peut avoir les mêmes caractéristiques cliniques que la fissure, mais est aisément visible et palpable sous la forme d'un nodules bleuté au niveau de la marge anale. L'incision radiaire est la technique de choix en cas de thrombose fraîche (< 72 heures) et sous tension.
  - L'*abcès anal* est souvent palpable et associé à un état subfébrile à fébrile, parfois à des ganglions inguinaux ; il réunit habituellement les signes cliniques caractéristiques de chaleur, rougeur, douleur. Demander un avis chirurgical avant de commencer les antibiotiques.
  - L'*anite hémorroïdaire* ne se palpe pas, mais le passage des selles est douloureux. Le bilan commence par un examen proctologique parfois sous sédation et une anuscopie. La douleur et/ou l'hypertonie anale peuvent contrarier l'examen ou parfois le rendre impossible. Le traitement est médical ; mais il est chirurgical en présence d'un abcès anal. En cas d'échec du traitement médical et si le saignement persiste, faire une coloscopie☺[88]. Si l'examen est normal, confier votre patient au chirurgien pour une prise en charge appropriée du status hémorroïdaire.

3. Notion personnelle ou familiale de polypes ou de cancer colique et/ou d'autres antécédents médicochirurgicaux digestifs et d'autres organes intra-abdominaux

- En cas d'antécédents personnels ou familiaux de polypes ou de cancer colorectal : se référer d'emblée au chapitre « Docteur, je veux un check-up », p. 32.
- En cas antécédents médicaux digestifs ou autres

Le patient est connu pour :

- un syndrome de l'intestin irritable, accompagné d'autres symptômes comme une alternance avec une diarrhée et des douleurs abdominales : les laxatifs de masse sont souvent contre-indiqués car ils peuvent aggraver les douleurs. Voir « Docteur, j'ai mal au ventre », p. 588 ;
- un trouble métabolique connu, comme un diabète (constipation secondaire sur atteinte neurologique périphérique), une insuffisance rénale décompensée ou une porphyrie ;
- une affection endocrinienne avec un hyperparathyroïdisme décompensé : doser la calcémie, ou des troubles thyroïdiens : doser la TSH ;
- une diverticulose connue : il faut rechercher une surinfection (leucocytose, augmentation de la CRP, présence d'une défense et/ou détente). Faire d'emblée un scanner avec opacification digestive à la gastrografine pour confirmer le diagnostic.
- une maladie inflammatoire chronique intestinale (MICI) : il faut se méfier des sténoses dans la maladie de Crohn et ne pas négliger un cancer sous-jacent (Crohn et RCH). Demander un avis gastro-entérologique ;
- une affection neurologique médullaire ☺[89] (SEP, *Spina bifida*) ou centrale (par exemple parkinson, sclérose en plaques, AVC) : dans ces situations, évoquer la possibilité d'un cancer colique masqué par la chronicité des plaintes. L'emploi de laxatifs irritants et de lavements est souvent inévitable chez ces patients car l'inactivité, l'hydratation réduite, le régime pauvre en fibres et l'emploi de certains médicaments aggravent la constipation. L'irrigation transanale (système de type Peristeen®) et la neuromodulation sacrée peuvent être discutées dans ces cas.

- En cas antécédents chirurgicaux digestifs ou autres

Si le patient a été opéré d'une hernie, de diverticules, d'un cancer colorectal, ou d'un autre organe intra-abdominal, il faut chercher une récidive ou penser à une ischémie, à un subiléus sur bride, à une sténose anastomotique ou à la récidive de la maladie causale.

Le patient a bénéficié d'une chirurgie anorectale (par exemple hémorroïdectomie). L'évaluation préopératoire du risque de constipation est importante avec adaptation des doses de laxatifs habituels. Certains facteurs périopératoires peuvent également modifier la vitesse du transit (par exemple emploi

de dérivés morphinés). Le choix du laxatif dans cette situation doit se faire de cas en cas avec l'aide du patient.
Il existe une notion de traumatisme de la colonne avec lésion médullaire résiduelle basse (par exemple lésion de la « queue de cheval ») expliquant la constipation. Dans les lésions médullaires hautes, le réflexe de défécation reste intact et peut être stimulé par un doigt dans le canal anal.
En l'absence d'anomalie, se rapporter à la page 546 en cas de constipation modérée et à la page 547 en cas de constipation aiguë.

4. Notion de régime récent ou prise de médicaments susceptibles de modifier le transit

Le transit peut avoir été altéré par une modification diététique récente (restriction des fibres alimentaires, hydratation insuffisante, ou régime amaigrissant). Tout nouveau médicament peut être responsable d'une constipation☺[90]. Il s'agit avant tout des :
- antalgiques contenant des opiacés ;
- anticholinergiques : spasmolytiques, antidépresseurs (surtout de type tricyclique), antipsychotiques (neuroleptiques), antiparkinsoniens et antihistaminiques ;
- agents cationiques : fer, aluminium (antiacides, sucralfate), calcium, suppléments calciques, bismuth ;
- médicaments agissant sur le système nerveux central : opiacés, anticonvulsivants, ganglioplégiques, antiépileptiques, antagonistes des canaux calciques (antihypertenseurs) ;
- autres : diurétiques, laxatifs (!) en excès, anti-inflammatoires non stéroïdiens, clopidogrel, inhibiteurs de la pompe à protons et antidiabétiques oraux.

Dans la mesure du possible, changer de médicament ou le cesser, mais à nouveau, le seul risque ici est de manquer une tumeur colique sous-jacente masquée par la chronicité des plaintes.
En cas d'échec et si vous avez répondu à nouveau « non » à toutes les « questions essentielles », vous pouvez pratiquer un traitement d'épreuve et suivre la démarche habituelle en cas d'échec, voir p. 555.

5. Le patient a déjà eu un traitement d'épreuve

La constipation persiste ou s'aggrave malgré un traitement d'épreuve bien conduit. Dans cette situation, vous devez pratiquer une coloscopie, car le risque principal chez un patient constipé de longue date est de manquer un cancer colique dont les signes et symptômes d'appel peuvent être masqués par des plaintes chroniques. En l'absence d'anomalie, se rapporter à la page 555, car il s'agit d'une constipation sévère sans lésion colique.

6. L'examen physique est anormal

Il existe à l'examen physique des signes évocateurs d'une affection organique, par exemple :
- une neuropathie dans le cadre d'un diabète avancé ;
- des bruits de lutte dans le contexte d'un subiléus ;
- des douleurs diffuses sans péritonisme dans l'intestin irritable ;
- une masse palpable dans un contexte de cancer colique.

Il existe à l'examen proctologique :
- une masse palpable au toucher rectal : investiguer par une anuscopie et une coloscopie. Il existe peut-être une tumeur ou un ulcère solitaire du rectum ;
- une perte de la sensation cutanée périanale : il existe peut-être une atteinte neurologique médullaire. Demander un avis neurologique ;
- une absence de selles dans l'ampoule rectale : il existe peut-être une lésion obstructive sus-jacente ou une maladie de Hirschsprung. Demander une coloscopie et au besoin des tests fonctionnels ;
- une douleur au toucher rectal : il existe peut-être une fissure et/ou des hémorroïdes qui peuvent être responsables d'une hypertonie du SAE. Traiter (voir « Docteur, j'ai du sang dans les selles », p. 641) ;
- une rectocèle ou une invagination recto-rectale ressentie au toucher rectal.

Demander un avis gastro-entérologique.

7. Le patient est sous opiacés

Le diagnostic de constipation induite par les opiacés se fait par l'apparition ou l'aggravation d'une constipation suite à l'introduction du traitement, à sa modification ou à l'augmentation des doses d'opiacés avec au moins 2 ou plus des critères définissant la constipation fonctionnelle ☺[13] (voir p. 543). La présence de selles liquides est rare sans l'utilisation de laxatifs.
La prise en charge diagnostique est la même (voir questions essentielles p. 544).
Au plan thérapeutique, en plus des mesures hygiénodiététiques habituelles, dans cette situation spécifique, l'emploi de laxatifs forts est d'emblée indiqué.
Les fibres n'ont généralement pas de place.
Nous proposons en association ☺[91] :
- un laxatif osmotique salin (sels de magnésie, sels de sulfate ou phosphate) ;

et/ou

- un laxatif osmotique sucré de type lactitol monohydrate 10 à 20 mg/j p. o. en une prise ou du lactulose 6 à 24 mg/j p. o. ou sorbitol 20 g/j ;

avec au choix
- un laxatif irritant, par exemple du bisacodyl, du picosulfate de sodium ou du séné pur.

et avec au besoin un laxatif de nouvelle génération de type lubiprostone linaclotide ou prucalopride.

Finalement, on peut discuter l'emploi d'autres molécules dans ce contexte spécifique. Il s'agit de médicaments soit :
- d'action centrale comme la naloxone et la nalbuphine mais qui peuvent précipiter un sevrage ☺[92] ;
- d'action périphérique de type antagoniste sélectif des récepteurs périphériques aux opiacés avec 3 nouvelles molécules soit injectables sous-cutanées, comme le méthylnaltrexone ☺☺[93], soit par la voie orale, comme le naloxégol ou l'alvimopan ☺☺☺[94].
Demander un avis spécialisé.

Bibliographie

1. Suares N. C, Ford A. C. Prevalence of, and risk factors for, chronic idiopathic constipation in the community: systematic review and meta-analysis. *Am J Gastroenterol.* 2011;106:1582-91.
2. Sethi S., Mikami S., Leclair J., *et al.* Inpatient burden of constipation in the United States: an analysis of national trends in the United States from 1997 to 2010. *Am J Gastroenterol.* 2014;109:250-6.
3. Gallegos-Orozco J. F., Foxx-Orenstein A. E., Sterler S. M., *et al.* Chronic constipation in the elderly. *Am J Gastroenterol.* 2012;107:18-25.
4. Leung L., Riutta T., Kotecha Y., *et al.* Chronic constipation: an evidence-based review. *JABFM.* 2011;b24:436-51.
5. Koloski N. A., Jones M., Wai R., *et al.* Impact of persistent constipation on health-related quality of life and mortality in older community-dwelling women. *Am J Gastroenterol.* 2013;108:1152-8.
6. Bharucha A. E., Pemberton J. H., Locke G. R. 3rd. American Gastroenterological Association technical review on constipation. *Gastroenterology.* 2013;144:218-38.
7. Talley N. J., Fleming K. C., Evans J. M., *et al.* Constipation in an elderly community: a study of prevalence and potential risk factors. *Am J Gastroenterol.* 1996;91:19-25.
8. Talley N. J. Definitions, epidemiology, and impact of chronic constipation. *Rev Gastroenterol Disord.* 2004;4 Suppl 2:S3.
9. Leroi A. M., Berkelmans I., Denis P, *et al.* Anismus as a marker of sexual abuse. Consequences of abuse on anorectal motility. *Dig Dis Sci.* 1995;7:1411-6.
10. Stewart W. F., Liberman J. N., Sandler R. S., *et al.* Epidemiology of constipation (EPOC) study in the United States: relation of clinical subtypes to sociodemographic features. *Am J Gastroenterol.* 1999;94:3530-40.
11. Ruiz-López M. C., Coss-Adam E. Quality of life in patients with different constipation subtypes bases on the Rome III criteria. *Rev Gastroenterol Mex.* 2015;80:13-20.
12. Bigot F., Castinel A., Juguet F., *et al.* Qualité de vie, symptômes de dyschésie et anatomie après correction d'un trouble de la statique rectale par voie basse. *Gastroenterol Clin Biol.* 2001;25:154-60.
13. Lacy B. E., Mearin F., Chang L., *et al.* Bowel disorders. *Gastroenterology.* 2016, 150:1393-407.
14. Spiroudhis L., Pigot F., Godeberge P., Darmon H., *et al.* Defecation disorders: a French population survey. *Dis Colon Rectum.* 2005;49:219-27.
15. Jouët P., Coffin B., Cuillerier E., *et al.* La motricité colique chez l'homme. Données récentes physiologiques, physiopathologiques et pharmacologiques. *Gastroenterol Clin Biol.* 2000;24:284-98.
16. Koch A., Voderholzer W. A., Klauser A. G., *et al.* Symptoms in chronic constipation. *Dis Colon Rectum.* 1997;40:902-6.
17. Drossman D. A. Functional gastrointestinal disorders: history, pathophysiology, clinical features and Rome IV. *Gastroenterology.* 2016;150:1262-79.
18. Siproudhis L., Damon H., Vitton V., *et al.* Recommandations pour le traitement de la constipation : une aide efficace de plus à la décision thérapeutique ! (première et deuxième partie). *Hépato-Gastro.* 2017;24:326-56.

19. Rao S. S., Go J. T. Update on the management of constipation in the erderly: new treatment options. *Clin Interv Aging.* 2010;5:163-71.
20. Bouras E. P., Tangalos E. G. Chronic constipation in the elderly. *Gastroenterol Clin North Am.* 2009;38:463-80.
21. Johansen J.F., Kralstein J.Chronic constipation: a survey of the patient perspective. Aliment Pharmacol Ther. 2007;25:599-608.
22. Baffy N., Foxx-Orenstein A.E. Harris L.A., *et al.* Intractable Constipation in the Elderly. *Curr Treat Options Gastroenterol* 2017;15:363-81.
23. Suares N. C., Ford A. C. Systematic review: the effects of fibre in the management of chronic constipation. *Aliment Pharmacol Ther.* 2011;33:895-901.
24. Siegel J. D., Di Palma J. A. Medical treatment of constipation. *Clin Colon Rectal Surg.* 2005;18:76-80.
25. Lindeman R. D., Romero L. J., Liang H. C., *et al.* Do elderly persons need to be encouraged to drink more fluids?. *J Gerontol A Biol Sci Med Sci.* 2000;55:M361.
26. Attulari A., Donahoe R., Valestin J., *et al.* Randomised clinical trial: dried plums (prunes) vs. psyllium for constipation. *Aliment Phramacol Ther.* 2011;33:822-8.
27. Ramkumar D., Rao S. S. Efficacy and safety of traditional medical therapies for chronic constipation: systematic review. *Am J Gastroenterol.* 2005;100:936-71.
28. Voderholzer W. A., Schatke W., Mühldorfer B. E., *et al.* Clinical response to dietary fiber treatment of chronic constipation. *Am J Gastroenterol.* 1997;92:95-8.
29. Eastwood M., Kritchevsky D. Dietary fiber: how did we get where we are?. *Annual Rev Nutr.* 2005;25:1-8.
30. Flourié B., Nancey S. Fibres alimentaires. Traité de nutrition clinique de l'adulte, Flammarion, 2001;147-52.
31. Fernández-Bañares F. Nutritional care of the patient with constipation. *Best Pract Res Clin Gastroenterol.* 2006;20:575-87.
32. Read N. W., Abouzekry L., Read M. C., *et al.* Anorectal function in elderly patient with fecal impaction. *Gastroenterology.* 1985;89:959-66.
33. Gallagher P., O'Mahony D. Constipation in old age. *Best Pract Res Clin Gastroenterol.* 2009;23:875-87.
34. Kamm M. A., Mueller-Lissner S., Wald A., *et al.* Oral bisacodyl is effective and well-toleated in patients with chronic constipation. *Clin Gastroenterol Hepatol.* 2011;9:577-83.
35. Rockey D. C., Paulson E., Niedzwiecki N., *et al.* Analysis of air contrast barium enema, computed tomographic colonography, and colonoscopy: prospective comparison. *Lancet.* 2005;365:305-11.
36. Kim D. H., Pickhardt P. J., Hanson M. E., *et al.* CT colonography: performance and program outcome measures in an older screening population. *Radiology.* 2010 Feb;254(2):493-500.
37. Staumont G. Diagnostic et traitement d'une dyschésie. *Gastroenterol Clin Biol.* 2006;30:427-38.
38. Rao S. S., Welcher K. D., Leistikow J. S. Obstructive defecation: a failure of rectoanal coordination. *Am J Gastroenterol.* 1998;93:1042-50.
39. Preston D. M., Lennard-Jones J. E. Anismus in chronic constipation. *Dig Dis Sci.* 1985;30:413-8.
40. Gosselink M. J., Schouten W. R. The perineorectal reflex. *Dis Colon Rectum.* 2002;45:370-6.
41. Rao S. S., Mudipalli R. S., Stessmann M., *et al.* Investigation of the utility of colorectal tests and Rome II criteria in dyssynergic defecation (anismus). *Neurogastroenterol Motil.* 2004;16:589-96.
42. Waldron D., Bowes K. L., Kingma Y. J., *et al.* Colonic and anorectal motility in young women with severe idiopathic constipation. *Gastroenterology.* 1988;95:1388-94.
43. Chiarioni G., Kim S. M., Vantini I., *et al.* Validation of the balloon evacuation test: reproducibility and agreement with findings from anorectal manometry and electromyography. *Clin Gastroenterol Hepatol.* 2014;12:2049-54.
44. Andromanakos N. P., Pinis S. I., Kostakis A. I. Chronic severe constipation: current pathophysiological aspects, new diagnostic approaches, and therapeutic options. *Eur J Gastroenterol Hepatol.* 2015;27:204-14.
45. Fox M., Thumshirm M., Fried M., *et al.* Barostat measurement of rectal compliance and capacity. *Dis Colon Rectum.* 2006;49:360-70.
46. Diamant N. E., Kamm M. A., Wald A., *et al.* AGA technical review on anorectal testing technics. *Gastroenterology.* 1999;116:735-60.
47. Kang H. R., Lee J.-E., Lee J. S., *et al.* Comparison of high-resolution anorectal manometry with water-perfused anorectal manometry. *J Neurogastroenterol Motil.* 2015;21:126-32.
48. Benezech A., Bouvier M., Vitton V. Manométrie anorectale haute résolution : quelles avancées ?. *Hépato-Gastro.* 2015;22:537-48.
49. Lee T. H., Bharucha A. E. How to perform and interpret a high-resolution anorectal manometry test. *J Neurogastroenterol Motil.* 2016;22:46-59.
50. Rao S. S., Singh S. Clinical utility of colonic and anorectal manometry in chronic constipation. *J Clin Gastroenterol.* 2010;44:597-609.
51. Chiaroni G., Whitehead W. E., Pezza V., *et al.* Biofeedback is superior to laxatives for normal transit constipation due to pelvic floor dyssynergia. *Gastroenterology.* 2006;130:657-64.
52. Chiaroni G., Salandini L., Whitehead W. E. Biofeedback benefits only patients with outlet dysfunction, not patients with isolated slow transit constipation. *Gastroenterology.* 2005;129:86-97.
53. Jodorkovsky D., Dunbar K. B., Gearhart S. L., *et al.* Biofeedback therapy for defecatory dysfunction: « real life » experience. *J Clin Gastroenterol.* 2013;47:252-5.
54. Koh C. E., Young C. J., Young J. *et al.* Systematic review of randomized controlled trials of the effectiveness of biofeedback for pelvic floor dysfunction. *Br J Surg.* 2008;95:1079-87.

55. Rao S. S., Seaton K., Miller M., *et al.* Randomized controlled trial of biofeedback, sham feedback, and standard therapy for dyssynergic defecation. *Clin Gastroenterol Hepatol.* 2007;5:331-8.
56. Heymen S., Scarlett Y., Jones K., *et al.* Randomized, controlled trial shows biofeedback to be superior to alternative treatments for patients with pelvic floor dyssynergia-type constipation. *Dis Colon Rectum.* 2007;50:428-41.
57. Shorvon P. J., McHugh S., Diamant N. E., *et al.* Defecography in normal volunteers: results and implications. *Gut.* 1989;30:1737-49.
58. Karlbom U., Nilsson S., Påhlman L., *et al.* Defecographic study of rectal evacuation in constipated patients and control subjects. *Radiology.* 1999;210:103-8.
59. Klingele C. J., Bharucha A. E., Fletcher J. G., *et al.* Pelvic organ prolapse in defecatory disorders. *Obstet Gynecol.* 2005;106:315-20.
60. Rentsch M., Paetzel C., Lenhart M., *et al.* Dynamic magnetic resonance imaging defecography: a diagnostic alternative in the assessment of pelvic floor disorders in proctology. *Dis Col Rectum.* 2001;44:999-1007.
61. Roche B, Marti M. C. Value of endo-anal ultrasonography in the assessment of anal incontinence. *Schweiz Med Wochenschr.* 1996;79:69S.
62. Tan M., O'Hanlon D. M., Cassidy M., *et al.* Advantages of a posterior fourchette incision in anal sphincter repair. *Dis Colon Rectum.* 2001;44:1624-9.
63. Meier R., Beglinger C., Dederding J. P., *et al.* Alters-und geschlechtsspezifische Normwerte der Dickdarmtransitzeit bei Gesunden. *Schweiz Med Wochenschr.* 1992;122:940-3.
64. Schiller L. R. Review article: the therapy of constipation. *Aliment Pharmacol Ther.* 2001;15:749-63.
65. Altomare A. F., Portincasa P., Rinaldi M., *et al.* Slow-transit constipation: solitary of a systematic gastrointestinal disease. *Dis Colon Rectum.* 1999;42:231-40.
66. Preston D. M., Lennard-Jones J. E. Pelvic motility and response to intraluminal bisacodyl in slow-transit constipation. *Dig Dis Sci.* 1985;30:289-94.
67. Bassotti G., Chiarioni G., Imbimbo B. P., *et al.* Impaired colonic motor response to cholinergic stimulation in patients with severe chronic idiopathic (slow transit type) constipation. *Dig Dis Sci.* 1993;38:1040-5.
68. Knowles C. H., Martin J. E. Slow transit constipation: a model of human gut dysmotility. Review of possible aetiologies. *Neurogastroenterol Mot.* 2000;12:181-96.
69. He C. L., Burgart L., Wang, L., *et al.* Decreased interstitial cell of cajal volume in patients with slow-transit constipation. *Gastroenterology.* 2000;118:14-21.
70. Attar A., Lémann M., FergusonA., *et al.* Comparison of a low dose polyethylene glycol electrolyte solution with lactulose for treatment of chronique constipation. *Gut* 1999;44:226-30
71. Dipalma J. A., Cleveland M. V., McGowan J., et al. A randomized, multicenter, placebo-controlled trial of polyethylene glycol laxative for chronic treatment of chronic constipation. *Am J Gastroenterol.* 2007;**102**:1436-41.
72. Skoog S. M., Bharucha A. E., Camilleri M., *et al.* Effects of an osmotically agent on colonic transit. *Neurogastroenterol Motil.* 2006;18:300-6.
73. Wald A. Is chronic use of stimulant laxatives harmful to the colon?. *J Clin Gastroenterol.* 2003;36:386-9.
74. Brenner D., M. Stimulant laxatives fort he treatment of chronic constipation: is it time to change the paradigm? *Gastroenterol* 2012: 402-4.
75. Mueller-Lissner S., Kamm M.A., WaldA., *et al.* Multicenter 4-week, double blind, randomised, placebo-controlled trial of sodium picosulfate in patients with chronic constipation. *Am J Gastroenterol.* 2010:105:577-583
76. Drossman D.A., Chey W.D., Johanson J.F, *et al.* Clinical trial: lubiprostone in patients with constipation-associated irritable bowel syndrome – results of two randomized, placebo-controlled studies. *Aliment Pharmacol Therapeut* 2009;29:329–341.
77. Barish C. F., Drossman D., Johanson J. F. Efficacy and safety of lubiprostone in patients with chronic constipation. *Dig Dis Sci.* 2010;55:1090-7.
78. Lembo A. J., Schneier H. A., Shiff S. J., *et al.* Two randomized trials of linaclotide for chronic constipation. *N Engl J Med.* 2011;365:527-36.
79. Quigley E.M.M., Tack J., Chey WD., *et al.* Randomised clinical trials: linaclotide phase 3 studies in IBS-C – a prespecified further analysis based on European Medicines Agency-specified endpoints. *Aliment Pharmacol Therapeut* 2013;37:49–61.
80. Quigley E. M., Vandeplassche L., Kerstens R., *et al.* Clinical trial: the efficacy, impact on quality of life, and safety and tolerability of prucalopride in severe chronic constipation--a 12-week, randomized, double-blind, placebo-controlled study. *Aliment Pharmacol Ther.* 2009;29:315-28.
81. Müller-Lissner S., Rykx A., Kerstens R. A double-blind, placebo-controlled study of prucalopride in elderly patients with chronic constipation. *Neurogastroenterol Motil.* 2010;22:991-8, e255.
82. Cinca R., Chera D., Gruss H. J., *et al.* Randomised clinical trial: macrogol/PEG 3350+electrolytes versus prucalopride in the treatment of chronic constipation – a comparison in a controlled environment. *Aliment Pharmacol Ther.* 2013;37:876-86.
83. Chmielewska A., Szajewska H. Systematic review of randomised controlled trials : probiotics for fonctional constipation. *World J Gastroenterol.* 2010;16:69-75.
84. Nyam D. C., Pemberton J. H., Ilstrup D. M., *et al.* Long-term results of surgery for chronic constipation. *Dis Colon Rectum.* 1997;40:273-9.
85. Pikarsky A. J., Singh J. J., Weiss E. G., *et al.* Long-term follow-up of patients undergoing colectomy for colonic inertia. *Dis Colon Rectum.* 2001;44:179-83.
86. Gladman M. A., Scott S. M., Lunniss P. J. Systematic review of surgical options for idiopathic megarectum and megacolon. *Ann Surg.* 2005;241:562-74.

87. Madoff R. D., Fleshmann J. W. AGA technical review on the diagnosis and care of patients with anal fissure. *Gastroenterology.* 2003;124:235-45.
88. Alonso-Coello P., Mills E., Heels-Ansdell D., *et al.*. Fiber for the treatment of hemorrhoids complications: a systematic review and meta-analysis. *Am J Gastroenterol.* 2006;101:181-8.
89. Krogh K., Olsen N., Christensen P., *et al.* Colorectal transport during defecation in patients with lesions of the sacral spinal cord. *Neurogastroenterol Motil.* 2003;15:25-31.
90. Brand R. L., Butt T. F. Drug induced constipation: Adverse Drug Reaction Bulletin. August 2009;257:987-90.
91. Ford A. C., Brenner D. M., Schoenfeld P. S. Efficacy of pharmacological therapies for the treatment of opioid-induced constipation: systematic review and meta-analysis. *Am J Gastroenterol.* 2013;108:1566-74.
92. Brenner D. M., Chey W. D. An evidence-based review of novel and emerging therapies for constipation in patients taking opioid analgesics. *Am J Gastroenterol.* 2014;2:38-46.
93. Thomas J., Karvers S., Cooney G. A., *et al.* Methylnaltrexone for opioid-induced constipation in advanced illness. *N Engl J Med.* 2008:358:2332-43.
94. Chey W. D., Webster L., Sostek M., *et al.* Naloxegol for opioid-induced constipation in patients with noncancer pain. *N Engl J Med.* 2014;370:2387-96.

Docteur,

j'ai des ballonnements

Alexandre Restellini

Préambule

Le ballonnement abdominal est un motif de consultation très fréquent, surtout chez les femmes (10 à 30 % de la population) ☺[1]. Il englobe généralement plusieurs plaintes qualifiées « d'excédent de gaz », comme des éructations, un gonflement abdominal, une constipation et un excès de flatulence accompagné parfois d'une importante émission de gaz à l'anus ☺[2-4]. L'excédent de gaz intestinal peut résulter de l'absorption excessive d'air (aérophagie), de l'augmentation de la production de gaz par malabsorption des nutriments et de la baisse de l'absorption des gaz lors d'une obstruction. Le volume des gaz intra-intestinaux est de 200 ml dans la période de jeun mais également dans celle postprandiale. Il est composé essentiellement de 5 types de molécules (N_2, O_2, CO_2, H_2 et CH_4) produites en différentes quantités et à différents étages du tractus digestif dont seulement une infime partie est malodorante (sulfides, scatols et indoles) ☺[5],☺☺[6-12].

Le terme « ballonnement » est ambigu car il représente à la fois une sensation subjective et objective de distension abdominale intéressant soit l'épigastre soit l'ensemble de l'abdomen. Dans la toute grande majorité des cas, son origine est fonctionnelle mais ses conséquences invalidantes surtout au plan psychologique. Le diagnostic de ballonnement fonctionnel est retenu si le patient présente des symptômes depuis plus de 6 mois avec au cours des 3 derniers mois essentiellement les deux caractéristiques suivantes, à savoir un ballonnement avec une distension abdominale un jour par semaine au moins sans autre critère diagnostique d'intestin irritable, de constipation fonctionnelle, de diarrhée fonctionnelle ou de malaise post-prandial ☺[3]. Le ballonnement (fonctionnel ou non) est secondaire à un ensemble d'anomalies physiopathologiques encore mal élucidées qui diffèrent d'un individu à l'autre, imposant le plus souvent une approche empathique, personnalisée, parfois empirique, plutôt qu'une véritable stratégie thérapeutique ☺[13,14], ☺☺[15-17,19], ☺[18]. Le patient est très souvent demandeur d'une solution miracle et rapide ce qui rend la prise en charge par le praticien souvent délicate et frustrante. Le seul impératif est de ne pas manquer une lésion organique tumorale sous-jacente, ce qui représente toutefois une situation rare.

1re consultation

Les questions essentielles

1. **Présence d'indices de gravité ?** OUI p. 576
   - péritonite localisée ou diffuse
   - iléus
   - état hautement fébrile
   - hématémèse (sang frais ou noirâtre), méléna ou vomissements fécaloïdes, hématochézie
   - douleur abdominale localisée ou diffuse importante, surtout nocturne
   - troubles du transit aigu (diarrhée ou constipation)
   - perte de poids involontaire (> 5 % du poids corporel au cours des 6 derniers mois)
   - anémie ferriprive
   - nausées, vomissements, brûlures, pyrosis
2. **Le ballonnement est localisé, constant pendant la journée, ou est apparu récemment pour la première fois ?** OUI p. 576
3. **Présence d'antécédents médicochirurgicaux digestifs ou non digestifs ?** OUI p. 577
4. **Il existe une suspicion de grossesse ?** OUI p. 578
5. **Présence de facteurs déclenchants manifestes ?** OUI p. 578
   - modification diététique
   - prise d'un nouveau médicament
6. **L'examen physique est anormal ?** OUI p. 579

NON **Vous avez répondu « non » à toutes ces questions essentielles**

Vous êtes en face d'un patient, dans la grande majorité des cas une femme, qui présente souvent depuis plusieurs mois, un ballonnement diffus, quotidien mais souvent inconstant, plutôt vespéral, sans symptôme d'alarme suggérant une affection abdominale grave ni antécédent médicochirurgical.
Il s'agit sans doute d'un ballonnement fonctionnel ou non, à savoir très souvent accompagnés d'autres symptômes soit dyspepsiques d'origine gastrique soit colique évoquant un intestin irritable (SII). Cette problématique représente une cause très fréquente mais souvent négligée de consultation.
La physiopathologie du ballonnement est complexe, multifactorielle et partiellement élucidée.
Dans 25 % des cas, la sensation est uniquement subjective, c'est-à-dire sans augmentation réelle du diamètre abdominal, sans modification majeure de la composition ni du volume des gaz intestinaux ☺[20-21].
Le ballonnement est parfois secondaire à l'augmentation du contenu abdominal par augmentation du volume intraluminal (gaz, liquides et selles) et extraluminal (œdème et congestion vasculaire par exemple pendant la période menstruelle) ☺[22,23], ☺☺[24-29].

Dans la majorité des cas, la sensation de ballonnement, objective ou subjective, résulte de plusieurs facteurs dont les effets peuvent s'additionner :
- *un trouble de la motricité* du grêle avec accumulation segmentaire du contenu intraluminal (augmentation de la résistance des parois intestinales et mauvaise propulsion du contenu intraluminal) sans augmentation réelle du contenu abdominal ☺☺[30-34] ;
- *un déficit de la perception viscérale* avec sensation subjective de ballonnement sans changement objectivable de la taille (hypersensibilité intestinale au contenu comme dans le SII et hypersensibilité de la paroi secondaire à des cicatrices abdominales) ☺☺[35-39] ;
- *un déficit du contrôle médullaire de la perception douloureuse* avec hyperexcitabilité spinale nociceptive par excès de stimulation des fibres sensitives du système nerveux entérique. Cette hyperstimulation serait secondaire à de multiples anomalies du microenvironnement muqueux intestinal : microbiote, perméabilité muqueuse, dysrégulation immunitaire locale et sécrétion entéro-endocrine ☺☺ [40]. Dans le sens inverse, le système nerveux central influencerait déjà depuis l'enfance l'apparition et l'évolution des douleurs du syndrome de l'intestin irritable ☺[41-42] ; voir également « Docteur, j'ai mal au ventre page 595)
- *une dysbiose* expliquant l'amélioration de la flatulence par l'utilisation de pré ou probiotiques ☺[43-46], ☺☺[47-49] ;
- *une incoordination du réflexe abdominophrénique* avec abaissement paradoxal du diaphragme en cas de production même modérée de gaz intra-abdominaux se traduisant par une protrusion abdominale ☺☺[50-54] ;

- *une accumulation de gaz* dans les angles coliques droit et gauche (syndrome de l'angle colique droit et gauche) produisant une distension avec spasme douloureux ☺☺[55].

Sur le plan clinique, le ballonnement physiologique, fonctionnel ou non, est dû surtout à l'accumulation de gaz ou à sa redistribution dans l'intestin et s'aggrave pendant la journée ☺☺[56] pour disparaître totalement pendant la nuit dans la majorité des cas. Il intéresse surtout l'hémi-abdomen inférieur. Le ballonnement est plus marqué en position verticale et assise en raison du relâchement de la sangle abdominale. Il est aggravé par le stress et pendant le période périmenstruelle ☺[57].

La majorité des patients porteurs de SII souffre de ballonnement qui représente une plainte jugée souvent plus invalidante que les douleurs par les patients.

Le ballonnement qui accompagne une **constipation** avec ou sans SII représente un cas de figure classique (80 %), qui est souvent soulagé par la reprise du transit ☺☺☺[58], ☺[59-62].

Le ballonnement qui accompagne **des diarrhées** doit faire évoquer le diagnostic de malabsorption, par exemple au lactose ou au fructose ☺[63], ☺☺[64-70], ☺☺☺[71]. La quantité d'hydrates de carbone journalière est de 330 g en moyenne dont 5 % sous forme de lactose et 3 % sous forme de fructose. Le diagnostic d'intolérance au lactose est posé par un test respiratoire uniquement chez les patients qui ne souhaitent pas s'astreindre à une diète pauvre en lactose ☺[72]. Chez une partie des patients signalant une intolérance aux produits laitiers, la gravité de la diarrhée n'est pas en relation avec la quantité ingérée de lactose ☺[73], ☺☺☺[74]. Les patients intolérants au lactose ne devraient pas éliminer totalement leur consommation de produits laitiers afin de maintenir un apport quotidien mais modéré de calcium et de vitamine D. Pour les patients intolérants souhaitant maintenir leur consommation de produits laitiers, il convient de prescrire des enzymes de remplacement (lactase).

La flatulence (production de gaz) n'est pas nécessairement accompagnée de ballonnement mais est surtout rencontrée chez les patients souffrant de SII avec troubles viscéromoteurs. Elle résulte de la transformation des substrats non digérés par la flore colique et de la balance entre les bactéries produisant les gaz et celles les consommant. Ces substrats sont essentiellement représentés par les fibres (par exemple pectine) ☺☺[75], ☺[76], certains amidons (par exemple dans le pain blanc et les macaronis) ☺[77], certains oligosaccharides (par exemple raffinose dans certains légumes) ☺ ☺[78] et surtout certains sucres (par exemple sorbitol et fructose dans certains fruits et le miel) ☺☺[79-85]. Il n'est pas certain que les patients qui se sentent ballonnés souffrent d'un excès de flatulence notamment dans le SII mais plutôt d'un trouble de la sensibilité viscérale avec rétention des gaz au niveau du grêle ☺[86-88], ☺☺☺[89]. Le volume journalier des gaz rectaux varie de 500 à 1 500 ml et s'évacue en 10 à 20 fois chez les patients normaux comme chez ceux qui se plaignent d'un excédent subjectif de flatulence ☺[90].

Le ballonnement localisé plutôt dans l'épigastre fait partie du cortège des plaintes dyspepsiques caractérisé par une pesanteur postprandiale avec une digestion lente et des éructations. Il est majoré dans la période postprandiale ☺[91], surtout après les gros repas gras.

La cause la plus fréquente de **l'éructation** est l'aérophagie, qui représente une absorption d'air (O_2 et N_2) lors de l'alimentation dans l'estomac, voire uniquement dans l'œsophage ☺[92-93], et non d'une production de gaz intragastrique contrairement aux convictions des patients. Les éructations pathologiques handicapent le quotidien et se définissent par des symptômes ayant débuté depuis 6 mois et survenant pendant plus de 3 jours par semaine au cours des 3 derniers mois ☺[2]. Ce phénomène est aggravé chez les patients anxieux et stressés, disparaît pendant le sommeil mais est majoré lorsqu'ils mangent trop rapidement, consomment de grande quantité de boissons gazeuses et de chewing-gum ou lorsqu'ils qui fument.

Le traitement du ballonnement

La prise en charge d'un patient souffrant d'un ballonnement impose de tenir compte de l'effet additionnel des multiples facteurs coresponsables. Il n'existe pas de recette miracle pour « faire dégonfler le ventre », comme le demande souvent le patient.
Une étape capitale est de prendre le temps nécessaire pour expliquer au patient les différentes causes du ballonnement. Cette approche a déjà un impact thérapeutique très important.
Les recommandations thérapeutiques doivent être individualisées en fonction de chaque plainte principale.

A. Mesures générales

L'approche diététique : le régime pauvre en FODMAP

La diète d'éviction représente l'approche la plus logique et importante chez tous les patients ballonnés avec excès de flatulence. De façon générale, l'éviction des aliments produisant des gaz est recommandée.
De façon plus spécifique, il convient de recommander une diète pauvre en FODMAP, à savoir l'éviction des oligosaccharides fermentescibles, des disaccharides, des monosaccharides et des polyols ☺[94-96], ☺☺[97-100] ☺☺☺[101-103] (voir Tableaux 1 et 2). Voir également « Docteur, j'ai des diarrhées persistantes » page 513).

Afin d'obtenir un résultat probant et si possible rapide, nous proposons d'emblée un régime pauvre en FODMAP strict pendant 4 à 6 semaines. Ce régime est astreignant et parfois difficile à appliquer mais apporte souvent des résultats rapides et spectaculaires. La mise en œuvre de ce type de régime peut se faire par le généraliste. Par la suite, avec l'aide d'une diététicienne, il conviendra d'établir un régime spécifique à chaque patient, moins contraignant après avoir réintroduit progressivement et sélectivement certaines catégories d'aliments.

Fermentescibles	dégradation des glucides par les bactéries intestinales avec production de gaz (H_2, CH_4, CO_2)
Oligo-saccharides	aliments riches en fructanes (par exemple blé, oignons, artichaut), en fructo-oligosaccharides (FOS) (par exemple inuline) et en galactanes (légumineux)
Disaccharides	lactose (lait, fromages, yaourts)
Monosaccharides	fructose (par exemple miel, pommes, abricot)
And	et
Polyols	mannitol dans certains fruits, légumes et édulcorants (par exemple choux-fleurs, petits pois, maïs) sorbitol dans certains fruits et édulcorants (par exemple abricot, poires, prunes, dates), maltitol, xylitol

Tableau 1 : Définition des **FODMAP**

	Aliments conseillés, pauvres en FODMAP	Aliments déconseillés, riches en FODMAP
Produits laitiers	– Lait sans lactose ou pauvre en lactose, lait végétal, (par exemple soja, coco, amande, riz) – Yaourt sans lactose ou pauvre en lactose, yaourt au lait végétal – Fromages affinés : à pâte molle (par exemple camembert, brie, munster, mozzarella), bleu (par exemple roquefort, Auvergne), à pâte non cuite (par exemple gouda, édam, cantal, reblochon), à pâte dure (par exemple emmental, comté, beaufort) – Fromages de chèvre et de brebis	– Lait (vache, chèvre, brebis) en boisson, en poudre, concentré, et dérivés (par exemple sauce béchamel, flan) – Crème glacée et dessert lacté – Fromages frais (fromages blancs, mozzarella) – Yaourts, petits-suisses

	Aliments conseillés, pauvres en FODMAP	Aliments déconseillés, riches en FODMAP
Fruits	– Banane, myrtille et autres baies mauves, framboise, fraise, ananas, raisin, mandarine, orange, pamplemousse, melon, citron, orange, fruit de la passion, papaye, rhubarbe, noix de coco, kiwi, amandes < 10, graines de courge	– Pomme, poire, cerise, prune, abricot, pastèque, mangue, mûre, nectarine, pêche, kaki, fruits secs et oléagineux (noisettes, noix de cajou, pistaches, amandes > 10, noix de coco), litchis
Légumes, légumineux	– Carotte, céleri, endive, cœur de palmier, haricot vert, laitue, panais, courge, courgette, maïs, poivron, blette, aubergine, épinard, olive, pomme de terre, tomate, concombre, pousse de bambou	– Artichaut, asperge, choux et dérivés (choux-fleurs, de Bruxelles, brocoli), poireau, aubergine, avocat, ail, oignon, échalote, betterave, petit pois, légumes secs (pois chiche, haricot rouge, lentille), champignons, fève, flageolet, soja, farine de soja (à limiter)
Viandes, poissons, œufs, crustacés, tofu (en petite quantité)	– Tous	
Produits céréaliers	– Sarrasin, épeautre, riz, avoine, polenta, millet, tapioca, quinoa (sous toutes ses formes), pomme de terre, maïs, produits sans gluten	– Blé en grande quantité et tous les dérivés (boulgour, semoule, farine, pain, biscotte), orge, seigle
Préparations industrielles	– Toutes sauf celles de la colonne de droite	– Plats cuisinés contenant du fructose : sauce barbecue, tomate contrée, aigre-doux, – Miel – Sirop d'érable, sirop de maïs
Édulcorants	– Glucose, sucre intégral	– Isomalt, maltitol, mannitol, sorbitol, xylitol
Produit contenant des polyols		– Aliments diététiques édulcorés, sucreries sans sucre

Tableau 2 : Exemples de conseils diététiques pour un régime pauvre en FODMAP (liste non exhaustive)

La composition d'un repas peut également influencer l'absorption de certains nutriments ; les fibres perturbent la digestion de l'amidon ☺☺[104] et les haricots la digestion des hydrates de carbone ☺☺[105-107].

Si l'éviction des produits laitiers améliore les symptômes, on peut raisonnablement retenir le diagnostic d'intolérance au lactose. Un test respiratoire ne nous semble pas indispensable. On peut également prescrire simplement au patient des suppléments enzymatiques de lactase à titre de traitement d'épreuve. Les pré et probiotiques pourrait améliorer la flatulence ☺[3,108] et l'hypnose ☺[109,110] le ballonnement chez les patients avec SII.

B. Mesures spécifiques à chaque situation

Le traitement du ballonnement avec éructation

Le traitement des éructations d'origine supragastrique, qui représentent le cas le plus fréquent, consiste à expliquer le phénomène au patient, à le rassurer, à traiter un éventuel reflux et à lui donner les conseils diététiques habituels (éviter surtout les chewing-gums, la cigarette et les boissons gazeuses. En cas d'insuccès le clinicien peut faire appel à un logopédiste ☺[111] ou éventuellement à un psychiatrique si les méthodes de relaxation habituelles ont échoué. Pour le traitement de l'éructation d'origine gastrique, les conseils diététiques sont les mêmes. Les éructations sont facilitées par certains types d'aliments qui diminuent la contraction du sphincter œsophagien inférieur (le chocolat, les graisses et les menthes) ☺[112]. En cas d'insuccès, l'emploi du baclofène (agoniste des récepteurs GABA B pré- et post-synaptiques) permet de réduire la fréquence des relaxations du sphincter oésophagien ☺[113]. Il est utile dans les deux types d'éructations.

Le traitement du ballonnement avec constipation

Il convient de rechercher avant tout une constipation de type terminale et d'envisager de mesures non médicamenteuses comme le biofeedback ☺[114-117]. Chez un patient constipé et ballonné, le traitement par les fibres ou par le lactulose n'est pas souhaitable, en tout cas initialement. En effet, l'adjonction de fibres aggrave souvent le ballonnement non seulement par augmentation éventuelle de production de gaz, mais surtout par leur effet de masse intraluminale ☺☺[118,119]. Notre préférence va aux laxatifs doux de type iso-osmotique, par exemple un macrogol. L'utilisation de nouvelles molécules comme le lubiprostone et le linaclotide peut être envisagée car parfois efficace sur les ballonnements (voir « Docteur, je suis constipé », p. 556).

Le traitement du ballonnement dans l'excédent pondéral et l'obésité

La prise de poids, surtout au niveau abdominal, aggrave la sensation de ballonnement ☺☺[120]. Outre les mesures hygiénodiététiques habituelles (ajustement

calorique avec baisse de consommation des lipides qui ralentissent le transit intestinal ☺☺[33], augmentation de l'activité physique, approche psychothérapeutique), il convient de proposer au patient des exercices de musculation de la sangle abdominale. Voir également « Docteur, je veux perdre du poids », p. 157.
À noter que la clairance des gaz est accélérée en position verticale ou lors des exercices modérés ☺☺[121,122].

Le traitement du ballonnement lors d'un déficit postural
Le relâchement de la musculature abdominale, la chute des épaules et l'hyperlordose participent également à l'aggravation du ballonnement pendant la journée. Il conviendra d'expliquer ce phénomène au patient avant tout pour dédramatiser la situation. Des conseils de maintien postural sont également utiles.

C. Le traitement médicamenteux spécifique de la flatulence avec ballonnement

Il n'existe aucun médicament susceptible de guérir efficacement le patient souffrant de flatulence avec ballonnement et production de gaz.

Aucune étude concernant les médicaments luttant contre les gaz et leurs effets délétères n'est convaincante. Il s'agit des prescriptions contenant de la siméthicone ☺☺☺[123-126], les chélateurs des gaz (charbon) ☺☺[127-130] ainsi que les préparations avec enzymes pancréatiques ☺☺☺[131]. Dans ces situations, l'effet placebo est considérable et il n'est ni faux ni incohérent de les prescrire chez certains patients demandeurs en utilisant des médicaments bon marché et à petites doses.
L'utilisation de procinétiques ou de spasmolytiques, théoriquement utiles, n'a également pas fait preuve d'efficacité certaine dans le ballonnement ☺ [132]. Les procinétiques peuvent se montrer toutefois utiles chez des patients avec dyspepsie et trouble moteur (pesanteur postprandiale), et les spasmolytiques chez les patients avec SII et douleurs abdominales (voir « Docteur, j'ai mal au ventre » page 588).
L'utilisation d'antibiotiques non absorbables (par ex. de la rifaximine), à court terme, pourrait procurer un bénéfice sur une courte période ; l'effet à long terme sur le ballonnement reste inconnu et il existe un risque de développement de résistance ☺☺☺[133].

Vous devez dire à votre patient de vous consulter à nouveau :
- immédiatement en cas d'apparition de signes ou symptômes d'alarme (voir « Les questions essentielles ») ;
- si les symptômes persistent sans aucune amélioration après 10 à 15 jours ;
- en cas de récidive des symptômes à l'arrêt du traitement d'épreuve ou quelques semaines après ce dernier.

Vous devez revoir votre patient à 7 à 10 jours.
Vous devez lui dire de vous consulter plus rapidement en cas d'aggravation des symptômes ou si des éléments nouveaux apparaissaient .

2e consultation

De nouveaux symptômes sont apparus : vous devez vous reposer les « questions essentielles ».

Des signes d'alarme sont apparus : vous disposez d'une piste clinique.

En l'absence de ces deux cas de figure, si le patient présente toujours un ballonnement important ou invalidant malgré les approches thérapeutiques proposées, il est difficile à ce stade de ne pas poursuivre les investigations à la recherche d'un facteur causal organique (situation rare) par un bilan biologique incluant le dosage de :

- protéine C réactive : pour rechercher un syndrome inflammatoire avec une affection organique à présentation inhabituelle ;
- formule sanguine complète, TP ;
- ASAT, ALAT, γGT, lipase ;
- glycémie : pour rechercher un diabète mal équilibré avec trouble moteur du tractus digestif ;
- Na, K, Ca, protéines, urée, créatinine : pour rechercher un trouble électrolytique ou une insuffisance rénale avec troubles du transit et ballonnement consécutif ;
- anticorps antitransglutaminase (ATG) IgA et IgG avec dosage des IgA : pour rechercher une maladie cœliaque avec excès de flatulence secondaire à la malabsorption ☺[134] , diagnostic qui doit être éliminé à ce stade. Ce test a une sensibilité de 95 % et une spécificité excellente de 94 %. Il est important de s'assurer que le patient consomme du gluten au moment de la prise de sang afin d'éviter un résultat faussement négatif. Une probabilité basse expose à de très nombreux faux positifs (test positif sans maladie). Pour l'interprétation des tests de dépistage de la maladie cœliaque, voir « Docteur, j'ai mal au ventre « page 591 »
- un sédiment urinaire : pour rechercher une infection avec trouble du transit.

À ce stade, il nous faut également faire pratiquer :

- une échographie abdominale complétée en cas de doute d'une scanographie abdominopelvienne ou d'examen incomplet (par exemple présence d'air, organomégalie ou masse tumorale, ascite) ;

- une analyse des selles en cas de consistance molle, voire liquidienne : recherche des globules blancs et rouges, culture, recherche de giardiase et dosage de la calprotectine (voir « Docteur, j'ai des diarrhées persistantes », p 513).

Vous devez dire à votre patient de consulter à nouveau dans les jours qui suivent pour discuter du bilan sanguin, coprologique et radiologique.

3e consultation

De nouveaux symptômes sont apparus : vous devez vous reposer les « questions essentielles ».

Des signes d'alarme sont apparus : vous disposez d'une piste clinique.

Le bilan radiologique et biologique est positif : vous disposez d'une piste. Cette situation représente une minorité des cas.

Dans le cas contraire, si le bilan est non contributif et si le patient présente toujours un ballonnement important ou invalidant malgré les approches thérapeutiques proposées, il faut poser l'indication à une endoscopie en fonction de l'âge du patient et des facteurs de risque personnels et familiaux. Voir également « Docteur, je désire un check-up », p. 28, 32.

Nous proposons même chez les patients sans risque personnel ou familial de cancer colorectal et qui présentent des signes d'appel, même discrets, une coloscopie de sécurité surtout chez les patients de plus de 40 ans.

Si tout le bilan est normal, réitérer les conseils d'ordre hygiénodiététique :
- poursuivre un régime strict pauvre en FODMAP pendant plusieurs semaines ;
- augmenter l'activité physique ;
- s'efforcer de muscler la sangle abdominale ;
- répéter quotidiennement des exercices de maintien de la posture ;
- écouter et encourager son patient sur le long terme.

Et proposer éventuellement un neuromodulateur d'action centrale de type tricyclique ou inhibiteur du recaptage de la sérotonine (le terme « antidépresseur » est souvent mal reçu par le patient), une prise en charge psychothérapeutique, de l'hypnose ou une autre technique de relaxation corporelle .

OUI Vous avez répondu « oui » à une ou plusieurs des questions essentielles

1. Présence de symptômes d'alarme

Hospitaliser immédiatement en cas de ballonnement avec :

- péritonite localisée ou diffuse (douleur, contracture, défense et détente localisée ou diffuse) ;
- iléus (arrêt du transit et des gaz, distension abdominale importante, généralisée et constante) ;
- état hautement fébrile ;
- hématémèse (sang frais ou noirâtre), méléna ou vomissements fécaloïdes, hématochézie.

Investiguer en ambulatoire en cas de ballonnement avec :

- douleur abdominale localisée ou diffuse importante ;
- troubles du transit aigu (diarrhée ou constipation) ;
- hématochézie ou méléna sans altération des signes vitaux ;
- perte de poids (> 5 % du poids corporel au cours des 6 derniers mois) ;
- nausées ou vomissements, brûlures et pyrosis.

Voir les « Docteur, j'ai » respectifs.

2. Le ballonnement est localisé ou constant pendant la journée ou il est apparu récemment pour la première fois ?

Rechercher une masse abdominale ou pelvienne, solide ou liquidienne, de l'ascite ou une organomégalie (foie, rate). Il convient de pratiquer d'emblée une échographie abdominale complète.
Si l'échographie est incomplète ou de mauvaise qualité, poursuivre par un scanner abdominopelvien avec opacification digestive pour mieux visualiser les structures pelviennes. Poursuivre les investigations en fonction des pistes radiologiques.
En l'absence de piste, chez un patient de plus de 50 ans, le principal risque est de manquer un cancer du côlon. Discuter l'indication à une coloscopie.

3. Présence d'antécédents médicochirurgicaux, surtout abdominaux

A. Il existe un problème médical souvent déjà documenté digestif

- Le patient présente un syndrome de l'intestin irritable (SII) : dans cette situation le ballonnement est fréquent. Voir « Docteur, j'ai mal au ventre », p. 589. Il existe parfois concomitamment une intolérance au lactose ou au fructose. Penser également à une pullulation bactérienne ou à une giardiase.
- Le patient est connu pour une entéropathie de type cœliaque ou pour une autre entéropathie : le ballonnement est souvent consécutif à un écart alimentaire, une maldigestion secondaire au lactose ou plus rarement à une complication néoplasique ☺☺☺[135]. Demander un avis gastro-entérologique.
- Le patient est connu pour une maladie inflammatoire intestinale (MICI pour Crohn et RCH) : se méfier d'une sténose ou d'un cancer ou d'une maldigestion secondaire du lactose dans le Crohn. Demander un avis gastro-entérologique.
- Le patient présente une dépendance à l'alcool : le ballonnement est secondaire à un excès de flatulence ou à l'apparition d'ascite. S'il existe une notion d'abus d'alcool récent, pratiquer un bilan biologique avec tests hépatiques et pancréatiques (voir p. 470). Demander une échographie à la recherche d'ascite, de nodule hépatique ou de signes en faveur d'une pancréatite alcoolique (anomalies du Wirsung, calcifications, pseudokystes).
- Le patient est connu pour une affection hépatique ou pancréatique : le ballonnement est augmenté surtout par la consommation d'hydrates de carbone.
- Le patient est connu pour des diverticules : se méfier d'une poussée de diverticulite peu symptomatique avec ballonnement important et trouble du transit. Rechercher un syndrome inflammatoire avec dosage de la CRP, des leucocytes et de la calprotectine. Envisager rapidement un scanner.
- Le patient est connu pour une affection gastrique ou œsophagienne (œsophagite, gastrite, ulcère) : se méfier d'une stase gastrique sur sténose pylorique, investiguer et traiter la maladie causale.
- Le patient est connu pour des épisodes de pseudo-obstruction : il s'agit d'une affection rare mais grave, primitive ou secondaire nécessitant une démarche rigoureuse. Demander d'emblée un avis spécialisé.

B. Il existe un problème chirurgical souvent déjà documenté, digestif ou non digestif

- Le patient a été opéré d'un cancer : penser à une récidive locorégionale ou à distance (métastases hépatiques avec hépatomégalie et ascite).
- Il existe une complication immédiate (abcès) ou lointaine de l'opération (iléus grêle sur bride) : faire une échographie ou une scanner abdominopelvien et référer au chirurgien. En cas de suspicion de pullulation bactérienne, un test thérapeutique aux antibiotiques par exemple avec de la rifaximine 3 × 550 mg/j pendant 7 à 10 jours devrait se discuter ☺[136].

- Le patient a été opéré d'une hernie hiatale : il existe un ballonnement postprandial avec impossibilité d'éructer et souvent de vomir. Il s'agit d'un « gas-bloat », syndrome consécutif au montage chirurgical. Hormis les conseils diététiques habituels (manger plus souvent en petites quantités), il convient en cas de phénomènes trop invalidants avec perte de poids de demander un avis chirurgical pour une dilatation endoscopique ou un éventuel démontage du Nissen ☺[137].
- Le patient est connu pour des antécédents cardio-vasculaires : en cas de ballonnement avec douleurs abdominales, surtout rythmées par les repas, penser à une ischémie mésentérique, tout particulièrement en cas de troubles du rythme. Dans le doute, hospitaliser car l'évolution est parfois rapidement fatale. Voir également « Docteur, j'ai mal au ventre », p. 621.
- La patiente est connue pour des kystes ovariens opérés ou non : référer d'emblée au gynécologue. La patiente a été opérée d'une tumeur, surtout ovarienne : se méfier d'une récidive locorégionale ou d'un ensemencement péritonéal avec ascite carcinomateuse.

C. Il existe un problème médical souvent déjà documenté, non digestif

- Le patient est connu pour une hémopathie de type lymphome hodgkinien ou non : il faut suspecter une récidive avec hépatosplénomégalie et adénopathies.
- Le patient est diabétique : il peut s'agir d'une gastroparésie ou d'une atonie essentiellement par inertie grêle ou colique. Se méfier d'une pullulation grêle avec fermentation. En cas de doute, faire un traitement d'épreuve aux antibiotiques par exemple avec de la rifaximine 3 × 550 mg/j pendant 7 à 10 jours ☺☺☺[136].
- Le patient est connu pour un trouble métabolique ou endocrinien : se méfier d'une hyperparathyroïdie décompensée avec stase digestive et ballonnement. Doser la calcémie, faire la TSH en cas de ballonnement chez un patient avec signes de dysthyroïdie.

4. Il existe une suspicion de grossesse

En cas de suspicion de grossesse, confirmer le diagnostic par un dosage urinaire des ß-HCG (test sensible et positif dès la deuxième semaine après la conception).

5. Présence de facteurs déclenchants manifestes

En cas de modification diététique récente susceptible d'expliquer l'apparition d'un ballonnement (augmentation de fibres lors d'une constipation), ajuster les habitudes alimentaires et réévaluer après 2 à 3 semaines. En cas d'insuccès, voir « Les questions essentielles ».

En cas de prise d'un nouveau médicament : toutes les molécules sont susceptibles de provoquer des troubles du transit donc un ballonnement. Dans la mesure du possible, changer de médicament ou cesser le traitement.

En cas de dépendance à l'alcool, le ballonnement est secondaire soit à un excès de flatulence, soit à l'apparition d'ascite. S'il existe une notion d'abus d'alcool récent, pratiquer un bilan biologique avec tests hépatiques et pancréatiques (voir p. 470). Demander une échographie à la recherche d'ascite, de nodule hépatique ou de signes en faveur d'une pancréatite alcoolique.

6. L'examen physique est anormal

Vous pouvez investiguer en ambulatoire en cas :
- de masse palpable abdominale ou pelvienne, solide ou liquidienne, ou de suspicion d'ascite : faire une échographie. Si celle-ci est incomplète ou de mauvaise qualité, poursuivre par un scanner abdominopelvien avec opacification digestive pour mieux visualiser les structures pelviennes ;
- d'adénopathies et/ou d'hépatosplénomégalie : faire une formule sanguine et demander un avis spécialisé. Voir « Docteur, j'ai un ganglion », p. 173 ;
- d'un toucher rectal douloureux : se méfier d'un abcès pelvien avec sub-iléus (par exemple diverticulite compliquée, problèmes gynécologiques), demander un avis spécialisé ;
- de souffle vasculaire évoquant une ischémie ;
- d'ictère : surtout dans un contexte d'hépathopathie chronique. Voir « Docteur, je suis jaune », p. 470 ;
- de signes de malabsorption (malnutrition, glossite, œdème, purpura) ;
- d'examen neurologique anormal : il existe une constipation par lésion médullaire ou centrale avec excès de flatulence et de selles ;
- de globe urinaire : dans un contexte d'infection avec trouble du transit.

Bibliographie

1. Sandler R. S., Stewart W. F., Liberman J. N., et al. Abdominal pain, bloating, and diarrhea in the United States: prevalence and impact. Dig Dis Sci. 2000;45:1166-71.
2. Stanghellini V., Chan F., K., L. Hasler W.L. *et al.* Gastroduodenal Disorders. *Gastroenterology.* 2016;130:1380-92.
3. Lacy B. E., Mearin F., Chang L., *et al.* Bowel Disorder. *Gastroenterology.* 2016;150:1393-407.
4. Burbige E.J. Irritable bowel syndrome: diagnostic approaches in clinical practice: *Clin Exp Gastroenterol.* 2010:127-137.
5. Roccarina D., Lauritano E. C., Gabrielli M., *et al.* The role of methane in intestinal diseases. *Am J Gastroenterol.* 2010;105:1250-6.
6. Lasser R. B., Bond J. H., Levitt M. D. The role of intestinal gas in functional abdominal pain. N Engl J Med. 1975;293:524-6.
7. Bedell G. N., Marshall R., Bubois A. B., *et al.* Measurement of the volume of gas in the gastrointestinal tract; values in normal subjects and ambulatory patients. *J Clin Invest.* 1956;35:336-45.
8. Tomlin J., Lowis C., Read N. W. Investigation of normal flatus production in healthy volunteers. *Gut.* 1991;32:665-9.
9. Salvioli B., Serra J., Azpiroz F., *et al.* Origin of gas retention and symptoms in patients with bloating. *Gastroenterology.* 2005;128:574-9.
10. Moore J. G., Jessop L. D., Osborne D. N. Gas-chromatographic and mass-spectro-

metric analysis of the odor of human feces. Gastroenterology. 1987;93:1321-9.
11. Suarez F. L., Springfield J., Levitt M. D. Identification of gases responsible for the odour of human flatus and evaluation of a device purported to reduce this odour. *Gut.* 1998;43:100-4.
12. Levitt M. D. Volume and composition of human intestinal gas determined by means of a intestinal washout technic. *N Engl J Med.* 1971;284:1394-8.
13. Zhu Y., Zheng X., Cong Y., *et al.* Bloating and distention in irritable bowel syndrome: the role of gas production and visceral sensation after lactose ingestion in a population with lactase deficiency. *Am J Gastroenterol.* 2013;108:1516-25.
14. Malagelada J. R., Accarino A., Azpiroz F. Bloating and abdominal distension: old misconceptions and current knowledge. *Am J Gastroenterol.* 2017;112:1221-3.
15. Chang L., Lee O. Y., Naliboff B., *et al.* Sensation of bloating and visible abdominal distention in patients with irritable bowel syndrome. *Am J Gastroenterol.* 2001;96:3341-7.
16. Serra J., Azpiroz F., Malagelada J. R. Intestinal gas dynamics and tolerance in humans. *Gastroenterology.* 1998;115:542-50.
17. Harder H., Serra J., Azpiroz F., *et al.* Intestinal gas distribution determines abdominal symptoms. *Gut.* 2003;52:1708-13.
18. Serra J. Gaz digestifs et motricité. *Hepato-Gastro.* 2006;13:39-41.
19. Levitt M. D., Furne J., Aerolus M. R., *et al.* Evaluation of an extremely flatulent patient, case report and proposed diagnostic and therapeutic approach. *Am J Gastroenterol.* 1998;93:2276-81.
20. Maxton D. G., Martin D. F., Whorwell P. J., *et al.* Abdominal distension in female patients with irritable bowel syndrome: exploration of possible mechanisms. *Gut.* 1991;32:662-64.
21. Koide A., Yamaguchi T., Odaka T., *et al.* Quantitative analysis of bowel gas using plain abdominal radiograph in patients with irritable bowel syndrome. *Am J Gastroenterol.* 2000;95:1735-41.
22. Rao S. S. Belching, bloating, and flatulence. How to help patients who have troublesome abdominal gas. *Postgrad Med.* 1997;101:263-9, 275-8.
23. Zar S., Benson M. J., Kumar D. Review article: bloating in functional bowel disorders. *Aliment Pharmacol Ther.* 2002;16:1867-76.
24. Houghton L. A., Lea R., Agrawal A., *et al.* Relationship of abdominal bloating to distention in irritable bowel syndrome and effect of bowel habit. *Gastroenterology.* 2006;131:1003-10.
25. Maxton D. G., Whorwell P. J. Abdominal distension in irritable bowel syndrome: the patient's perception. *Eur J Gastroenterol Hepatol.* 1992;4:241-43.
26. Heitkemper M. M., Cain K. C., Jarrett M. E., *et al.* Relationship of bloating to other GI and menstrual symptoms in women with irritable bowel syndrome. *Dig Dis Sci.* 2004;49:88-95.
27. Lembo T., Naliboff B., Munakata J., *et al.* Symptoms and visceral perception in patients with pain-predominant irritable bowel syndrome. *Am J Gastroenterol.* 1999;94:1320-6.
28. Sach J., Bolus R., Fitzgerald L., *et al.* Is there a difference between abdominal pain and discomfort in moderate to severe IBS patients?. *Am J Gastroenterol.* 2002;12:3131-8.
29. Wiklund I. K., Fullerton S., Hawkey C. J., *et al.* An irritable bowel syndrome-specific symptom questionnaire: development and validation. *Scand Gastroenterol.* 2003;38:947-54.
30. Camilleri M. Peripheral mechanisms in irritable bowel syndrome. *N Engl J Med.* 2012;367:1626-35.
31. Agrawal A., Houghton L. A., Reilly B., *et al.* Bloating and distension in irritable bowel syndrome: the role of gastrointestinal transit. *Am J Gastroenterol.* 2009;104:1998-2004.
32. Caldarella M. P., Serra J., Azpiroz F., *et al.* Prokinetic effects in patients with intestinal gas retention. *Gastroenterology.* 2002;122:1748-55.
33. Serra J., Salvioli B., Azpiroz F., *et al.* Lipid-induced intestinal gas retention in irritable bowel syndrome. *Gastroenterology.* 2002;123:700-6.
34. Serra J., Azpiroz F., Malagelada J. R. Mechanisms of intestinal gas retention in humans: impaired propulsion versus obstructed evacuation. *Am J Physiol Gastrointest Liver Physiol.* 2001;281:G138-43.
35. Bouin M., Lupien F., Riberdy M., *et al.* Intolerance to visceral distension in functional dyspepsia or irritable bowel syndrome: an organ specific defect or a pan intestinal dysregulation?. *Neurogastroenterol Motil.* 2004;16:311-4.
36. Accarino A. M., Azpiroz F., Malagelada J. R. Selective dysfunction of mechanosensitive intestinal afferents in the irritable bowel syndrome. *Gastroenterology.* 1995;108:636-43.
37. Coffin B., Azpiroz F., Guarner F., *et al.* Selective gastric hypersensitivity and reflex hyporeactivity in functional dyspepsia. *Gastroenterology.* 1994;107:1345-51.
38. Caldarella M., Azpiroz F., Malagelada J. R. Antro-fundic dysfunctions in functional dyspepsia. *Gastroenterology.* 2003;124:1220-9.
39. Ritchie J. Pain from distension of the pelvic colon by inflating a balloon in the irritable colon syndrome. *Gut.* 1973;14:125-32.
40. Coffin B., Bouhassira D., Sabaté J., *et al.* Alteration of the spinal modulation of nociceptive processing in patients with irritable bowel syndrome. *Gut.* 2004;53:1465-70.
41. Fukudo S., Nomura T., Hongo M. Impact of corticotropin-releasing hormone on gastrointestinal motility and adrenocorticotropic hormone in normal controls and patients with irritable bowel syndrome. *Gut.* 1998;42:845-9.

42. Videlock E. J., Adeyemo M., Licudine A., *et al.* Childhood trauma is associated with hypothalamic-pituitary-adrenal axis responsiveness in irritable bowel syndrome. *Gastroenterology.* 2009;137:1954-62.
43. Dinan T. G., Stilling R. M., Stanton C., *et al.* Collective unconscious: how gut microbes shape human behavior. *J Psychiatr Res.* 2015;63:1-9.
44. Triantafyllou K., Chang C., Pimentel M. Methanogens, methane and gastrointestinal motility. *J Neurogastroenterol Motil.* 2014;20:31-40.
45. Crouzet L., Gaultier E., Del'Homme C., *et al.* The hypersensitivity to colonic distension of IBS patients can be transferred to rats through their fecal microbiota. *Neurogastroenterol Motil.* 2013;25:272-82.
46. Simrén M., Barbara G., Flint H. J., *al.* Intestinal microbiota in functional bowel disorders: a Rome foundation report. *Gut.* 2013;62:159-76.
47. Nobaek S., Johansson M. L., Molin G., *et al.* Alteration of intestinal microflora is associated with reduction in abdominal bloating and pain in patients with irritable bowel syndrome. *Am J Gastroenterol.* 2000;95:1231-8.
48. Le Gall G., Noor S. O., Ridgway K., *et al.* Metabolomics of fecal extracts detects altered metabolic activity of gut microbiota in ulcerative colitis and irritable bowel syndrome. *J Proteome Res.* 2011;10:4208-18.
49. Yano J. M., Yu K., Donaldson G. P., *et al.* Indigenous bacteria from the gut microbiota regulate host serotonin biosynthesis. *Cell.* 2015;161:264-76.
50. Accarino A., Perez F., Azpiroz F., *et al.* Abdominal distention results from caudo-ventral redistribution of contents. *Gastroenterology.* 2009;136:1544-51.
51. McManis P. G., Newall D., Talley N. J. Abdominal wall muscle activity in irritable bowel syndrome with bloating. *Am J Gastroenterol.* 2001;96:1139-42.
52. Houghton L. A., Lea R., Agrawal A., *et al.* Relationship of abdominal bloating to distention in irritable bowel syndrome and effect of bowel habit. *Gastroenterology.* 2006;131:1003-10.
53. Tremolaterra F., Villoria A., Azpiroz F., *et al.* Impaired viscerosomatic reflexes abdominal-wall dystony associated with bloating. *Gastroenterology.* 2006;130:1062-8.
54. Maxton D. G., Martin D. F., Whorwell P. J., *et al.* Abdominal distention in female patients with irritable bowel syndrome: exploration of possible mechanisms. *Gut.* 1991;32:662-4.
55. Palmer E. D., Deutsch D. L., Norman N. S. Clinical experiences with splenic flexure syndrome and the hepatic flexure syndrome. *Am J Dig Dis.* 1955;22:194-7.
56. Lewis M. J., Reilly B., Houghton L. A., *et al.* J. Ambulatory abdominal inductance plethysmography: towards objective assessment of abdominal distension in irritable bowel syndrome. *Gut.* 2001;48:216-20.
57. Chang L. The role of stress on physiologic responses and clinical symptoms in irritable bowel syndrome. *Gastroenterology.* 2011;140:761-5.
58. Ruepert L., Quartero A. O., de Wit N. J., *et al.* Bulking agents, antispasmodics and antidepressants for the treatment of irritable bowel syndrome. *Cochrane Database Syst Rev.* 2011:CD003460.
59. Barba E., Burri E., Accarino A., *et al.* Abdominothoracic mechanisms of functional abdominal distension and correction by bio- feedback. *Gastroenterology.* 2015;148:732-9.
60. Marcus S. N., Heaton K. W. Irritable bowel-type symptoms in spontaneous and induced constipation. *Gut.* 1987;28:156-9.
61. Mertz H., Naliboff B., Mayer E. A. Symptoms and physiology in severe chronic constipation. *Am J Gastroenterol.* 1999;94:131-8.
62. Lea R., Houghton L. A., Whorwell P. J., *et al.* Relationship of abdominal bloating to physical distension in irritable bowel syndrome and effect of bowel habit. *Gastroenterology.* 2006;131:1003-10.
63. Gibson P. R., Newnham E., Barrett J. S., *et al.* Review article: fructose malabsorption and the bigger picture. *Aliment Pharmacol Ther.* 2007;25:349-63.
64. Austin G. L., Dalton C. B., Hu Y., *et al.* A very low-carbohydrate diet improves symptoms and quality of life in diarrhea-predominant irritable bowel syndrome. *Clin Gastroenterol Hepatol.* 2009;7:706-78.
65. Newcomer A. D., McGill D. B., Thomas P. J., *et al.* Prospective comparison of indirect methods for detecting lactase deficiency. *N Engl J Med.* 1975;293:1232-6.
66. Suarez F. L., Savaiano D. A., Levitt M. D. A comparison of symptoms after the consumption of milk or lactose-hydrolyzed milk by people with self-reported severe lactose intolerance. *N Engl J Med.* 1995;333:1-4.
67. Choi Y. K., Johlin F. C. Jr, Summers R. W., *et al.* Fructose intolerance: an under-recognized problem. *Am J Gastroenterol.* 2003;98:1348-53.
68. Rumessen J. J., Gudmand-Høyer E. Functional bowel disease: malabsorption and abdominal distress after ingestion of fructose, sorbitol, and fructose-sorbitol mixtures. *Gastroenterology.* 1988;95:694-700.
69. Nelis G. F., Vermeeren M. A., Jansen W. Role of fructose-sorbitol malabsorption in the irritable bowel syndrome. *Gastroenterology.* 1990;99:1016-20.
70. Zhu Y., Zheng X., Cong Y., *et al.* Bloating and distention in irritable bowel syndrome: the role of gas production and visceral sensation after lactose ingestion in a population with lactase deficiency. *Am J Gastroenterol.* 2013;108:1516-25.

71. Shepherd S. J., Parker F. C., Muir J. G., *et al.* Dietary triggers of abdominal symptoms in patients with irritable bowel syndrome: randomized placebo-controlled evidence. *Clin Gastroenterol Hepatol.* 2008;6:765-71.
72. Gasbarrini A., Corazza G. R., Gasbarrini G., *et al.* Methodology and indications of H2-breath testing in gastrointestinal diseases: the Rome Consensus Conference. *Aliment Pharmacol Ther.* 2009;29 Suppl 1:1-49.
73. Suchy F. J., Brannon P. M., Carpenter T. O., *et al.* National Institutes of Health Consensus Development Conference: lactose intolerance and health. *Ann Intern Med.* 2010;152:792-6.
74. Yang J., Deng Y., Chu H., *et al.* Prevalence and presentation of lactose intolerance and effects on dairy product intake in healthy subjects and patients with irritable bowel syndrome. *Clin Gastroenterol Hepatol.* 2013;11:262-8.
75. Sandler R. S., Stewart W. F., Liberman J. N., *et al.* Abdominal pain, bloating,and diarrhea in the United States: prevalence and impact. *Dig Dis Sci.* 2000;45:1166-71.
76. Wolever T. M., Robb P. A. Effect of guar, pectin, psyllium, soy polysaccharide, and cellulose on breath hydrogen and methane in healthy subjects. *Am J Gastroenterol.* 1992;87:305-10.
77. Grimble G. Fibre, fermentation, flora, and flatus. *Gut.* 1989;30:6-13.
78. Anderson I. H., Levine A. S., Levitt M. D. Incomplete absorption of the carbohydrate in all-purpose wheat flour. *N Engl J Med.* 1981;304:891-92.
79. Steggerda F. R. Gastrointestinal gas following food consumption. *Ann N Y Acad Sci.* 1968;150:57-66.
80. Rumessen J. J., Gudmand-Høyer E. Malabsorption of Fructose-Sorbitol Mixtures Interactions Causing Abdominal Distress. *Scandinavian J of Gastroenterol.* 1987:431-6.
81. Fernández-Bañares F., Esteve-Pardo M., de Leon R., *et al.* Sugar malabsorption in functional bowel disease: clinical implications. *Am J Gastroenterol.* 1993;88:2044-50.
82. Symons P., Jones M. P., Kellow J. E. Symptom provocation in irritable bowel syndrome. Effects of differing doses of fructose-sorbitol. *Scand J Gastroenterol.*1992;27:940-4.
83. Afdhal N. H., Piggott C., Long A. A, *et al.* Carbohydrate handling by colonic flora – is it pathogenic in the irritable bowel syndrome?. *Ir J Med Sci.* 1986; 155: 197-201.
84. Symons P. Jones M.P., Kellow J.E. *Scandinavian J of Gastroenterol* . 1992:11:940-44.
85. McKee A. M., Prior A., Whorwell P. J. Exclusion diets in irritable bowel syndrome: are they worthwhile?. *J Clin Gastroenterol.* 1987;9:526-8.
86. Serra J., Azpiroz F., Malagelada J. R. Impaired transit and tolerance of intestinal gas in irritable bowel syndrome. *Gut.* 2001;48:14-9.
87. King T. S, Elia M., Hunter J. O. Abnormal colonic fermentation in irritable bowel syndrome. *Lancet.* 1998;352:1187-9.
88. Haderstorfer B., Whitehead W. E., Schuster M. M. Intestinal gas production from bacterial fermentation of undigested carbohydrate in irritable bowel syndrome. *Am J Gastroenterol.* 1989;84:375-8.
89. Pimentel M., Chow E. J, Lin H. C. Normalization of lactulose breath testing correlates with symptom improvement in irritable bowel syndrome. A double-blind, randomized, placebo-controlled study. *Am J Gastroenterol.* 2003;98:412-9.
90. Olsson S., Furne J., Levitt M. D. Relationship of gaseous symptoms to intestinal gas production: symptoms do not equal increased production. *Gastroenterology.* 1995;108 Suppl:A28
91. Azpiroz F. Gastrointestinal perception: pathophysiological implications. *Neurogastroenterol Motil.* 2002;14:1-11.
92. Kessing B.F., Bredenoord A.J., Smout A.J. The pathophysiology, diagnosis and treatment of excessive belching symptoms. *Am J Gastroenterol.* 2014; 109:1196-1203.
93. Kessing B.F., Bredenoord A.J, Smout A.J. Mechanisms of gastric and supragastric belching: a study using concurrent high-resolution manometry and impedance monitoring. *Neurogastroenterol Motil.* 2012;24:573-79.
94. Gibson P. R. The evidence base for efficacy of the low FODMAP diet in irritable bowel syndrome: is it ready prime time as a first-line therapy. *J Gastroenterol Hepatol.* 2017;32 (suppl.1): 32-5.
95. Shepherd S. J., Lomer M. C., Gibson P. R. Short-chain carbohydrates and functional gastrointestinal disorders. *Am J Gastroenterol.* 2013;108:707-17
96. Rao S. S., Yu S., Fedewa A. Systematic review: dietary fibre and FODMAP-restricted diet in the management of constipation and irritable bowel syndrome. *Aliment Pharmacol Ther.* 2015;41:1256-70.
97. Tuck C.J., Muir J.G., Barett J.S. Fermentable oligosaccharides, disaccharides, monosaccharaides and polyols: role in the irritable bowel syndrome. *Expert Review of Gastroenterol Hepatol.* 8:819-34.
98. De Roest R. H., Dobbs B. R., Chapman B. A., *et al.* The low FODMAP diet improves gastrointestinal symptoms in patients with irritable bowel syndrome: a prospective study. *Int J Clin Pract.* 2013;67:895-903.
99. Ong D. K., Mitchell S. B., Barrett J. S., *et al.* Manipulation of dietary short chain carbohydrates alters the pattern of gas production and genesis of symptoms in irritable bowel syndrome. *J Gastroenterol Hepatol.* 2010;25:1366-73.
100. Halmos E. P., PowerV. A., Shepherd S. J., *et al.* A diet low in FODMAPs reduces symptoms

of irritable bowel syndrome. *Gastroenterology*. 2014;146:67-75.

101. Biesiekierski J. R., Peters S. L., Newnham E. D., *et al.* No effects of gluten in patients with self-reported non-celiac gluten sensitivity after dietary reduction of fermentable, poorly absorbed, short-chain carbohydrates. *Gastroenterology*. 2013;145:320-8.
102. Böhn L. Störsrud S., Liljebo T., *et al.* Diet low in FODMAPs reduces symptoms of irritable bowel syndrome as well as traditional dietary advice: a randomized controlled trial. *Gastroenterology*. 2015;149:1399-1407.
103. Biesiekierski J. R., Newnham E. D., Irving P. M., *et al.* Gluten causes gastrointestinal symptoms in subjects without celiac disease: a double-blind randomized placebo-controlled trial. *Am J Gastroenterol.* 2011;106:508-14.
104. Hamberg O., Rumessen J. J., Gudmand-Hoyer E. Inhibition of starch absorption by dietary fibre. A comparative study of wheat bran, sugar-beet fibre, and pea fibre. *Scand J Gastroenterol.* 1989;24:103-9.
105. Brugge W. R., Rosenfeld M. S. Impairment of starch absorption by a potent amylase inhibitor. *Am J Gastroenterol.* 1987;82:718-22.
106. 106.Taylor R. H., Barker H. M., Bowey E. A., *et al.* Regulation of the absorption of dietary carbohydrate in man by two new glycosidase inhibitors. *Gut.* 1986; 27:1471-8.
107. Layer P., Zinsmeister A. R., DiMagno E. P. Effects of decreasing intraluminal amylase activity on starch digestion and postprandial gastrointestinal function in humans. *Gastroenterology*. 1986;91:41-8.
108. Ford AC., Quigley EMM., Lacy BE., *et al.* Efficacy of prebiotics, probiotics, and synbiotics in irritable bowel syndrome and chronic idiopathic constipation: systematic review and meta analysis. *Am J Gastroenterol.* 2014; 109:1547-61.
109. Lea R., Houghton L. A., Calvert E. L., *et al.* Gut-focused hypnotherapy normalizes disordered rectal sensitivity in patients with irritable bowel syndrome. *Aliment Pharmacol Ther.* 2003;17:635-42.
110. Whorwell P. J., Hoghton L. A., Taylor E. E., *et al.* effects of emotion: a study via hypnosis. *Lancet.* 1992;340:69-72.
111. Hemmink G.J., Ten Cate L., Bredenoord AJ, *et al.* Speech therapy in patients with excessive supragastric belching – a pilot study. *Neurogastroenterol Motil.* 2010; 22:24-28.
112. Richter J. E., Castell D. O. Gastroesophageal reflux. Pathogenesis, diagnosis, and therapy. *Ann Intern Med.* 1982;97:93-103.
113. Blondeau K., Boecxstaens V., Rommel N., *et al.* Baclofen improves symptoms and reduces postprandial flow events in patients with rumination and supragastric belching. *Clini Gastroenterol Hepatol* .2012;10:379-384.
114. Azpiroz F., Enck P., Whitehead W. E. Anorectal functional testing: review of a collective experience. *Am J Gastroenterol.* 2002;97:232-40.
115. Whitehead W. E., Wald A., Diamant N., *et al.* Functional disorders of the anus and rectum. *In* Drossman D. A., Corazziari E., Talley N., Thompson
116. W. G., Whitehead W. E. eds. Rome II. The functional gastrointestinal disorders. 2nd ed., McLean, VA: Degnon Associates; 2000. p. 483-32.
117. Drossman D. A. Functional gastrointestinal disorders: history, pathophysiology, clinical features, and Rome IV. *Gastroenterology*. 2016;150:1262-79.
118. Levitt M. D, Furne J., Olsson S. The relation of passage of gas and abdominal bloating to colonic gas production. *Ann Intern Med.* 1996; 124:422-4.
119. Hebden J. M, Blackshaw E., D'Amato M., *et al.* Abnormalities of GI transit in bloated irritable bowel syndrome: effect of bran on transit and symptoms. *Am J Gastroenterol.* 2002;97:2315-20.
120. Sullivan S. N. A prospective study of unexplained visible abdominal bloating. *N Z Med J.* 1994;1:428-30.
121. Dainese R., Serra J., Azpiroz F., *et al.* Influence of body posture on intestinal transit of gas. *Gut.* 2003;52: 971-4.
122. Dainese R., Serra J., Azpiroz F., *et al.* Effects of physical activity on intestinal gas transit and evacuation in healthy subject. *Am J Med.* 2004;116:536-9.
123. Metcalf T. J., Irons T. G , Sher L. D., *et al.* Simethicone in the treatment of infant colic: a randomized, placebo-con-trolled, multicenter trial. *Pediatrics.* 1994;94:29-34.
124. Holtmann G., Gschossmann J., Mayr P., *et al.* A randomized placebo-controlled trial of simethicone and cisapride for the treatment of patients with functional dyspepsia. *Aliment Pharmacol Ther.* 2002;16:1641 8.
125. Jain N. K., Patel V. P., Pitchumoni S. Activated charcoal, simethicone, and intestinal gas: a double-blind study. *Ann Intern Med.* 1986;105:61-2.
126. Friis H., Bodé S., Rumessen J. J. Effect of simethicone on lactulose-induced H2 production and gastrointestinal symptoms. *Digestion.* 1991;49:227-30.
127. Suarez F. L., Furne J., Springfield J., *et al.* Failure of activated charcoal to reduce the release of gases produced by the colonic flora. *Am J Gastroenterol.* 1999;94:208-12.
128. Peyrin-Biroulet L. Gaz digestifs. *Hépato-Gastroenterol.* 2005:2:370-387.
129. Potter T., Ellis C., Levitt M. Activated charcoal: in vivo and in vitro studies of effect on gas formation. *Gastroenterology*. 1985;88:620-4.
130. Hall . G., Thompson H., Strother A. Effects of orally administered activated charcoal on intestinal gas. *Am J Gastroenterol.* 1981;75:192-6.
131. Suarez F., Levitt M. D., Adsheat J., *et al.* Pancreatic supplements reduce symptomatic response of healthy subjects to a high fat meal. *Dig Dis Sci.* 1999;44:1317-21.

132. Poynard T., Regimbeau C., Benhamou Y. Meta-analysis of smooth muscle relaxants in the treatment of irritable bowel syndrome. *Aliment Pharmacol Ther.* 2001;15:355-61.
133. .Sharara A. L., Abdul-Baki H., *et al.* A randomized double-blind placebo-controlled trial of rifaximin in patients with abdominal bloating and flatulence. *Am J Gastroenterol,* 2006;101:326-33.
134. Ford A. C., Chey W. D., Talley N. J., *et al.* Yield of diagnostic tests for celiac disease in individuals with symptoms suggestive of irritable bowel syndrome: systematic review and meta-analysis. *Arch Intern Med.* 2009;169:651-8.
135. Vazquez-Roque M. I., Camilleri M., Smyrk T., *et al.* A controlled trial of gluten-free diet in patients with irritable bowel syndrome-diarrhea: effects on bowel frequency and intestinal function. *Gastroenterology.* 2013;144:903-11.
136. Gatta L, Scarpignato C. Systematic review with meta-analysis: rifaximin is effective and safe for the treatment of small intestine bacterial overgrowth. *Aliment Pharmacol Ther.* 2017;45:604-616.
137. Richter J. E. Gastroesophageal reflux disease treatment: side effects and complications of fundoplication. *Clin Gastroenterol Hepatol.* 2013;11:465-71

Docteur,

j'ai mal au ventre

Marc Girardin et Alexandre Restellini, Monique Amaudruz
et Julien Renard

Préambule

Les douleurs abdominales aiguës sont souvent localisées et leur diagnostic se fait dans la grande majorité des cas par l'anamnèse, l'examen physique et des examens complémentaires ciblés ☺[1-9] ☺☺[10]. Elles représentent environ 10 % des consultations dans les centres d'urgence et sont le mode de présentation de nombreuses affections dont les étiologies sont très diverses. Il est impératif de raisonner en termes de fréquence de la maladie et en fonction de l'âge des patients pour orienter les investigations. La présence d'indices de gravité (symptômes d'alarme) est souvent associée à une affection organique ☺☺[11], ☺[12]. L'intensité de la douleur a peu de valeur car elle dépend de la personnalité du patient et de ses antécédents. Devant toute douleur abdominale, la principale préoccupation est de distinguer les patients qui peuvent être observés et traités en ambulatoire de ceux qui présentent une affection grave pouvant mettre en jeu rapidement le pronostic vital et nécessitant une prise en charge hospitalière.

Les douleurs abdominales chroniques sont souvent vagues et d'apparition progressive. Dans la majorité des cas il s'agit de troubles fonctionnels intestinaux (TFI) dont le chef de file est le syndrome de l'intestin irritable (SII). Cette affection touche toutes les couches sociales, tous âge, sexe et race confondus et quel que soit le statu socio-économique du patient ☺[13]. Le diagnostic de SII se base sur l'anamnèse, l'examen physique et quelques examens de laboratoire ☺☺[14]. Dans certaines situations, le bilan comprend une coloscopie et certains tests spécifiques.

La surveillance de l'évolution des symptômes représente une démarche diagnostique majeure dans les douleurs abdominales aigues et chroniques.

1re consultation

Les questions essentielles

1. **Présence d'indices de gravité ? :** • état de choc, hypovolémie grave • péritonisme, iléus • anémie, hématémèse, méléna, vomissements fécaloïdes, hématochézie, diarrhée sanglante • perte de poids involontaire (> 5 % du poids corporel au cours des 6 derniers mois) • état fébrile • ictère • diarrhée, constipation aiguë	OUI	**p. 599**
2. **Âge > 50 ans ou notion d'anamnèse familiale de polypes ou de cancer colorectal**	OUI	**p. 599**
3. **Les douleurs durent depuis plus de 3 mois ?**	OUI	**p. 600**
4. **Les douleurs sont localisées (à anamnèse et à examen clinique) ?**	OUI	**p. 602**
5. **Il existe une notion de traumatisme récent ?**	OUI	**p. 617**
6. **Présence d'antécédents digestifs médicochirurgicaux ?**	OUI	**p. 618**
7. **Il existe un retard de règles, des antécédents gynécologiques ou des plaintes abdominopelviennes ?**	OUI	**p. 619**
8. **Présence de situations spécifiques à risque ?** • présence de facteurs de risque cardio-vasculaire, d'antécédent d'infarctus, de pontage coronarien ou de gros vaisseaux ? • prise d'un nouveau médicament, d'un anti-inflammatoire non stéroïdien (AINS) • toxicomanie, patients immunosupprimés, séropositivité VIH • retour de voyage d'un pays en voie de développement	OUI	**p. 621**
9. **L'examen clinique est anormal ?**	OUI	**p. 622**

NON **Vous avez répondu « non » à toutes ces questions essentielles**

Votre patient est souvent une jeune personne, surtout une femme, qui présente des douleurs abdominales diffuses d'apparition récente, sans indice de gravité ni situation spécifique à risque. La probabilité d'une affection organique est basse et celle d'une amélioration spontanée souvent élevée. Vous pouvez observer l'évolution des symptômes en ambulatoire.

Les douleurs sont généralement des crampes diurnes, variables en durée et en fréquence, souvent abdominales basses mais pouvant se déplacer dans tout le cadre colique et fréquemment soulagées par l'exonération. En général les symptômes sont fluctuants avec des périodes de rémission ou d'amélioration entre des périodes plus symptomatiques souvent qualifiées de « crises » par les patients.
Le transit est souvent irrégulier, parfois modulé par des périodes de stress, avec des épisodes de diarrhées (> 3 selles/j) alternés avec des épisodes de constipation (< 3 selles/semaine), souvent de type terminal avec effort à l'exonération et sensation d'évacuation incomplète. Les selles sont de consistance variable (≥ 3 différentes formes de selles par semaine) avec présence de mucus. Cette dernière particularité est souvent signalée par le patient mais ne représente pas un signe spécifique.
Il s'agit dans la toute grande la majorité des cas d'un syndrome de l'intestin irritable (SII), c'est-à-dire d'un trouble fonctionnel intestinal (TFI), cause la plus fréquente des douleurs abdominales dans la pratique ambulatoire ☺[15-18]. La prévalence mondiale de la maladie est d'environ 11 % ☺[19] et son incidence de 1,35 à 1,5 % ☺[20], ☺☺[21].

La définition du SII a été revue récemment ☺[13]. Elle inclut la présence de douleurs abdominales récurrentes au cours des 6 derniers mois, survenant au moins un jour par semaine durant les 3 derniers mois et associées à ≥ 2 des critères suivants :
Les douleurs sont liées :
- à l'exonération ;
- à une modification de la fréquence des selles ;
- à un changement de leur consistance.

Lorsque le diagnostic de SII est posé, il est utile de distinguer les 3 sous-types suivants :
- Le SII à prédominance de constipation (type 1 et 2 de l'échelle de Bristol, voir « Docteur, je suis constipé » p. 545) ;
- Le SII à prédominance de diarrhée (type 6 et 7 de l'échelle de Bristol) ;
- le SII mixte avec une alternance de constipation et de diarrhée.

Remarques : la classification du SII doit se faire lorsque le patient ne prend aucun médicament à visée digestive et lorsqu'il signale un type de selle anormale dans > 25 % des exonérations comme étant caractéristique de ses périodes d'anomalie du transit, pendant au moins 2 semaines consécutives.

Dans toutes les formes de SII , le patient signale souvent un excédent de flatulence avec ballonnement, borborygmes et émission de gaz à l'anus.

Dans certains cas, le patient se plaint également de dyspepsie avec nausées, d'une sensation de maldigestion, de brûlures épigastriques et de pyrosis. Il existe parfois des manifestations extradigestives, gynécologiques (dysménorrhée, dyspareunie), urinaires (pollakiurie et urgence mictionnelle) et rhumatologiques (douleurs diffuses dans le cadre d'une fibromyalgie) ☺[13].

Le traitement du syndrome de l'intestin irritable demeure largement symptomatique et individualisé. Le patient a souvent essayé de nombreux médicaments et connaît parfois « ses besoins ». Aucun traitement médicamenteux n'a fait preuve d'une efficacité durable en monothérapie dans les TFI ☺[22-25].

La prise en charge du patient fonctionnel doit impérativement commencer par des explications sur la nature de ses douleurs, leur cause et les différentes options thérapeutiques. Cette démarche à visée de réassurance représente en elle-même une thérapie efficace et incontournable mais souvent négligée par le praticien.

Il convient de proposer d'emblée au patient une modification de ses habitudes alimentaires délétères, une activité physique ☺☺☺[26], et si possible une réduction de son stress et une amélioration de la qualité et de la durée de son sommeil .

Le traitement médicamenteux du SII s'oriente en fonction de la nature des plaintes du patient.

– **En cas de SII caractérisé surtout par des douleurs** :
Le choix des spasmolytiques est vaste, la réponse très individuelle et l'effet placebo important ☺[27]. On peut prescrire par exemple :
- N-Butylscopolaminii Bromidum 3 × 1 à 2 cp/j ;
- chlorhydrate de mébévérine 2 × 200 mg/j p. o. ;
- maléate de trimébutine 3 × 100 à 200 mg/j p. o. ;
- bromure de pinavérium 3 × 50 mg/j p. o.

Les spasmolytiques sont souvent bénéfiques mais il n'existe pas de donnée solide dans la littérature attestant de l'efficacité de cette classe de médicaments sur l'état général du patient. Ils sont généralement bien supportés mais peuvent aggraver la constipation

– **En cas de SII caractérisé surtout par une constipation**,
Vous pouvez prescrire des mucilages ou des fibres alimentaires, mais ces dernières peuvent aggraver les douleurs abdominales ☺[27], ☺☺☺[28]. Notre préférence va au laxatif osmotique de type macrogol ☺☺☺[29]. La prise vespérale est conseillée.

En cas d'échec, trois nouvelles molécules font partie de l'arsenal thérapeutique :

- linaclotide 290 µg 1 ×/j ☺☺☺[30-32] ;
- lubiprostone 24 µg 2 ×/j ☺☺☺[33,34] ;
- prucalopride 1 mg 1-2 ×/j ☺☺☺[35-37].

Le linaclotide présente l'avantage d'accélérer le transit et de calmer les douleurs abdominales. Les deux dernières molécules sont surtout indiqués dans la constipation chronique et peuvent provoquer fréquemment des nausées et des céphalées. Voir également « Docteur, je suis constipé », p. 556.

En cas de douleur spasmodique avec ballonnement important asymétrique, demandez d'emblée un abdomen sans préparation (ASP) dans l'idée de subiléus.

- **En cas de SII caractérisé surtout par des diarrhées** ou **en cas d'excès de flatulence avec ballonnement et émission de gaz.**

Le lopéramide est efficace sur les diarrhées mais peu parfois aggraver les douleurs nocturnes ☺☺☺[38]. Les chélateurs des acides biliaires (colestipol) pourraient trouver leur place dans l'arsenal thérapeutique du SII avec diarrhée ☺[39,40].

Vous pouvez d'emblée aborder le problème d'une alimentation trop riche en fibres, fruits et légumes, en boissons sucrées , en jus de fruits ou en chewing gum qui peuvent aggraver tous les symptômes du syndrome de l'intestin irritable. La simple réduction des apports en gluten peu améliorer les symptômes ☺☺☺[41,42].
En cas de flatulence majeure et invalidante, il convient de proposer un régime d'éviction des aliments flatulents de type FODMAP (oligosaccharides fermentiscibles, disaccharides, monosacharides et polyols) ☺☺☺[43-45] voir « Docteur, j'ai des diarrhées persistantes » et « Docteur j'ai des ballonnements », p. 513,569.

- **Les probiotiques** pourraient apporter un effet bénéfique dans le SII avec des douleurs et de la flatulence par le biais de nombreux mécanismes ☺☺☺[46-48]. Il est très fréquent que le patient en ait déjà consommé.

Vous devez dire à votre patient de consulter à nouveau dans les 7 à 10 jours si les douleurs persistent ou s'aggravent.
Vous devez lui dire de consulter immédiatement si :
- de nouveaux symptômes apparaissent ;
- des signes d'alarme apparaissent ;
- les douleurs se localisent.

2e consultation

De nouveaux symptômes apparaissent : vous devez vous reposer les « questions essentielles ».
Des signes d'alarme apparaissent : vous devez hospitaliser votre patient.
Les douleurs se localisent : vous devez vous reporter à la page 602. Il existe par exemple une douleur périombilicale qui a migré en fosse iliaque droite : il peut s'agir d'une appendicite aiguë.
Les douleurs persistent : questionner à nouveau et réexaminer votre patient.

Si la douleur n'est pas rythmée par les repas ou l'exonération, son origine abdominale doit être systématiquement remise en doute (voir p. 602).

Dans la majorité des cas, vous avez pu poser le diagnostic de SII sur la base de l'anamnèse, de la clinique, de votre examen physique et après exclusion des symptômes d'alarme ☺☺[14]. Cependant certaines affections organiques peuvent mimer des symptômes fonctionnels comme une maladie inflammatoire du tube digestif ou une maladie cœliaque ☺☺[11].

Chez un patient jamais investigué, un **bilan biologique de base est incontournable à ce stade et comprend les éléments suivants** :

1) Formule sanguine
- Avec répartition et plaquettes : pour rechercher une anémie (ferriprive par spoliation digestive ?), une éosinophilie (parasitose intestinale ?), une hyperleucocytose (infection, abcédation ?), une thrombocytose (comme indice d'une inflammation ou d'une hémorragie digestive), ou une anomalie morphologique globulaire évoquant une hémoglobinopathie (par exemple drépanocytose) ;

2) – Chimie
- Protéine C réactive et VS : pour rechercher un syndrome inflammatoire : non discriminant mais toujours rassurant si normal. Il peut exister une dissociation entre la VS et la protéine C réactive ;
- Na, K, glucose, créatinine et urée : pour rechercher un diabète décompensé ou une insuffisance rénale responsable des douleurs abdominales diffuses. Se méfier des infections abdominales qui peuvent décompenser un diabète ;
- ASAT, ALAT, bilirubine, γGT, phosphatase alcaline et lipase : pour rechercher une affection causale ou une atteinte secondaire de ces organes (migration d'un calcul, présence d'une maladie inflammatoire du tube digestif). La lipase est l'examen de choix pour la pancréatite aiguë car plus sensible et spécifique que l'amylase. L'élévation des transaminases est rare dans les douleurs abdominales diffuses mais leur dosage est incontournable.
- Calcium, phosphate, albumine et protéines : pour rechercher une hypercalcémie provoquant soit directement des douleurs ou secondairement à une pancréatite ou à une constipation ;

- Dosage des anticorps antitransglutaminase (ATG) IgA avec dosage des IgA totaux : certaines études ont démontré une prévalence parfois élevée de la maladie cœliaque dans le SII typique (jusqu'à 10 %). Compte tenu du risque de manquer ce diagnostic, nous proposons la recherche d'une maladie cœliaque à ce stade des investigations ☺[49,50]. Il est important de s'assurer que le patient consomme du gluten au moment de la prise de sang afin d'éviter un résultat faussement négatif. Pour interpréter le test ATG, il est très important de connaître la probabilité de la maladie avant test, car ces derniers ne sont pas parfaits (risque d'un faux positif à savoir le test est positif sans maladie cœliaque). La probabilité de maladie cœliaque est de 1 % à 4 % dans la population générale. Une probabilité élevée est éliminée à ce stade, car vous avez répondu non aux questions essentielles (à savoir absence des signes d'appel classiques de la maladie cœliaque : diarrhée, perte de poids, anémie, œdème et ostéoporose). Le test ATG est le même test que celui proposé en pharmacie. Leur publicité fait état d'une sensibilité de 98 % et d'une spécificité de 97 %, ce qui correspond aux valeurs de la littérature. Avec ces valeurs de probabilité, de sensibilité et de spécificité, un ATG négatif exclut la maladie.
  Par contre, lorsque le test est positif, avec 1 % de probabilité pré-test il n'y a que 20 % de probabilité d'avoir la maladie. Le praticien se trompe 8 fois sur 10 s'il affirme la présence de la maladie sur cette base. Avec une probabilité de 4 %, le rendement est meilleur avec une probabilité de 51 % ; il reste un risque de se tromper encore d'une fois sur deux. Il convient dans cette situation de faire d'autres examens sanguins. Le choix de ces derniers dépend des disponibilités locales. Nous proposons si les IgA totales sont normales, le dosage des anticorps antigliadine et anti-endomysium IgA. Si les IgA totales sont déficientes, il convient de pratiquer le dosage des anticorps anti gliadine et anti-endomysium IgG. Afin d'augmenter la performance du test diagnostic initial de dépistage, certains auteurs proposent d'emblée le dosage des anticorps ATG IgA couplé à celui des anticorps anti gliadine IgG. Par ailleurs, en cas de tests sérologiques douteux, nous proposons le dosage des HLA-DQ2 et DQ8. Un résultat négatif exclut la maladie. Si ce dosage est positif, en cas de doute sérologique, il convient de discuter avec le spécialiste l'opportunité de pratiquer des biopsies du grêle par endoscopie.
- Test VIH : en présence de facteur de risque

Si ce bilan est normal, une affection organique est peu probable.

Remarques

– La prévalence d'une dysthyroïdie est très variable, de 0,6 à 6 % (5 à 9 % dans une population contrôle) ; sa recherche systématique est donc contestée dans le SII ☺[51].

– La prévalence du déficit en lactase est également très variable entre 2 à 30 % pour l'Europe du Nord, 10 % en Suisse pour la population indigène mais de 60 à 100 % pour l'Europe du Sud, l'Asie et la population noire américaine. Au total, 75 % de la population mondiale présente une hypolactasie de type adulte. Chez les patients souffrant de SII, la prévalence de l'hypolactasie n'est pas plus élevée que dans la population normale. Le profil évolutif des patients porteurs d'un SII n'est pas différent, qu'il existe ou non une intolérance au lactose. Il n'est donc pas utile de s'acharner à démontrer une intolérance par un test respiratoire ☺[52,53] surtout si le patient a été amélioré par un régime sans lactose.

3) Analyse de selles : en cas de diarrhées :

- Dosage de la calprotectine fécale : permet de différencier une diarrhée inflammatoire d'une diarrhée non inflammatoire ☺[54],☺☺[55] (voir également, « Docteur, j'ai des diarrhées persistantes » page 513). Il s'agit d'un test très sensible qui permet en cas de valeur basse d'exclure une Maladie inflammatoire chronique intestinale.
- Recherche de globules blancs, globules rouges et parasites, si possible à 3 reprises (chaque prélèvement espacé de 2 jours) surtout si le patient a voyagé en milieu tropical ;
- Cultures, recherche de *Clostridium difficile* et de sa toxine surtout en cas de prise récente d'un antibiotique. Il existe peut-être une colite inflammatoire ou infectieuse mimant un intestin irritable
- Recherche de parasite : en cas de situation à risque (voyage récent dans une zone à risque)

Assurez-vous que votre patiente a eu un contrôle gynécologique dans les 6 derniers mois.

En cas de ballonnement généralisé ou localisé, **faire une radiographie de l'abdomen sans préparation** (ASP) debout (ou en décubitus latéral gauche chez un patient qui ne peut pas se lever) et couché et si possible après un test de grossesse négatif chez les femmes en âge de procréer.

Il peut exister :

- des niveaux hydroaériques qui permettent le diagnostic de subiléus. Demander un avis chirurgical ;
- une stase stercorale avec un segment digestif en aval sans selle sur l'ASP ; suspecter même chez un patient < 50 ans une sténose colique tumorale. Faire une endoscopie dans les plus brefs délais, sans préparation, jusqu'au niveau présumé de la sténose ;
- une stase stercorale diffuse ; faire un grand lavement et essayer un laxatif irritant, par exemple du bisacodyl en suppositoire ;

- une image radio-opaque. Penser à un calcul des voies urinaires, à des calcifications de la région pancréatique (pancréatite chronique), à un iléus biliaire ou à une masse calcifiée (tumeur, kyste).

Vous devez dire à votre patient de consulter à nouveau dans les 5 à 7 jours. Vous devez lui dire de vous consulter immédiatement si :
- de nouveaux symptômes apparaissent ;
- des signes d'alarme apparaissent ;
- les douleurs se localisent.

Vous devez dire à votre patient de poursuivre le traitement d'épreuve introduit à la première consultation.

3e consultation

→ Si le bilan est anormal : poursuivre les investigations selon les premiers indices diagnostiques. Traiter l'affection causale. Si de nouveaux symptômes sont apparus, vous devez vous reposer les « questions essentielles ». En cas d'indices de gravité, hospitaliser votre patient.

→ Tout le bilan est normal. Le patient a déjà été soulagé, même partiellement, par le traitement et les mesures hygiéno-diététiques. Il n'est pas nécessaire de poursuivre le bilan. Ce cas de figure est fréquent. Demander à votre patient de consulter à nouveau en cas de problème.

→ Si le bilan est normal mais que les douleurs persistent et se localisent : vous devez d'emblée vous reporter à la page 602.

→ Si le bilan est normal mais que les douleurs diffuses persistent pendant plusieurs semaines, sans changement de leur intensité ou de leur caractère et ceci malgré un traitement d'épreuve bien suivi À ce stade, la poursuite du bilan peut se discuter avec le spécialiste et doit se moduler de cas en cas en fonction :
- du caractère et de la localisation préférentiels des plaintes prédominantes (abdomen supérieur ou inférieur, quadrant spécifique) ;
- de l'âge du patient (surtout > 40 ans, zone d'incertitude de 40 à 50 ans) ;
- de l'anxiété du patient et de l'incertitude du médecin ;
- de la prévalence de certaines affections et de la provenance géographique du patient ;
- de la durée des symptômes (plus longs, plus anxiogènes) ;

- des facteurs de risque personnels ou familiaux (alcool, tabac, histoire familiale de problèmes de la sphère digestive). Vous avez déjà normalement éliminé cette hypothèse dans les « questions essentielles ».

Nous proposons **la poursuite du bilan biologique** avec le dosage des paramètres suivants :

- En cas d'anémie, un bilan martial (dosage du fer, ferritine, transferrine et coefficient de saturation), le dosage des folates et de la vitamine B^{12} ;
- cholestérol et triglycérides : une hyperlipidémie importante peut entraîner des douleurs abdominales directement ou secondairement à une pancréatite.
- un examen d'urine sur bandelette ; si l'examen est anormal, compléter avec un sédiment pour rechercher une hématurie (une colique néphrétique évoluant à bas bruit ?), une leucocyturie (une cystite ou une pyélonéphrite ?) ou une cétonurie qui orientent d'emblée le diagnostic. Dans 20 % des cas, le sédiment est normal dans les coliques néphrétiques ;

Remarque

Le dosage des marqueurs tumoraux (par exemple CEA, CA19-9) n'est pas utile dans le bilan étiologique d'une douleur abdominale diffuse (mauvaise sensibilité en l'absence de signes d'appel).

Et de **compléter le bilan biologique** avec :

- **une échographie abdominale transcutanée** ; selon les résultats, compléter au besoin par un scanner avec opacification digestive haute et basse avec angioscanner. Le rendement de l'échographie est difficile à évaluer dans les douleurs abdominales diffuses. 12 % des femmes et 8 % des hommes d'un collectif de 125 patients présentaient une anomalie avec environ 10 % d'anomalies hépatobiliaires. Le rôle de ces découvertes sur l'évolution de la prise en charge et leur rôle dans l'étiologie des symptômes diffus reste à déterminer ☺☺[56] (notamment responsabilité causale d'un calcul vésiculaire) ;

- **une coloscopie**, surtout en cas douleurs avec un SII à prédominance de diarrhées.
  Dans une étude de 306 patients, on trouve 4 anomalies (3 maladies inflammatoires chroniques intestinales [MICI] et une tumeur obstructive) ☺[57]. La coloscopie retrouve plus rarement des polypes de grande taille asymptomatique dont l' excision prévient le développement d'un cancer colorectal. L'effet anxiolytique de la coloscopie sur l'évolution des symptômes est probable comme celui de la gastroscopie dans la dyspepsie, mais n'a jamais encore été démontré.
  Une hypersensibilité colique lors de l'examen se retrouve assez fréquemment lors d'un TFI (sensibilité 95,5 %, spécificité 72 %) ☺[58].

et
- **une œsogastroduodénoscopie** même en présence de signes d'appel gastrique discrets (nausées, brûlures, hoquet).

Vous devez dire à votre patient de consulter à nouveau dans les 5 à 7 jours pour discuter du bilan. Vous devez lui dire de consulter immédiatement si :
- de nouveaux symptômes apparaissent ;
- des signes d'alarme apparaissent ;
- les douleurs se localisent

4e consultation

→ Si le bilan est normal mais que les douleurs diffuses persistent durant plusieurs semaines, voire plusieurs mois, sans modification des symptômes, d'altération de l'état général, ou d'algies pelviennes, **le diagnostic de TFI est pratiquement certain.**

Les TFI englobe les 5 maladies fonctionnelles suivantes : le SII, la constipation fonctionnelle, la diarrhée fonctionnelle, la ballonnement fonctionnel et les TFI non spécifiques ☺[13]. Souvent le patient présente plusieurs plaintes se rapportant à ces différentes caractéristiques cliniques. Nous discuterons ici uniquement du SII. Pour les autres catégories, se rapporter aux autres chapitres concernés.

La prise en charge sur le long terme des SII représente un défi majeur pour le praticien.

Dans la majorité des cas, le patient type est une femme d'âge moyen qui raconte ses plaintes avec détails et souvent de façon théâtrale. Les douleurs sont décrites comme intenses lors de la consultation. La patiente présente souvent des attentes irréalistes quant à sa guérison.

Le traitement de fond du SII a déjà été abordé en page 588. Il consiste :
- À proposer les mesures hygiéno-diététiques habituelles (activité physique, réduction du stress, modification de la diète, amélioration du sommeil) ;
- A lutter de façon ciblée contre les symptômes prédominants (douleurs, constipation, diarrhée et ballonnement (voir également les Doc j'ai respectifs).

Il est impératif d'expliquer au patient qu'il n'existe aucun traitement médicamenteux immédiatement et totalement efficace. Le bénéfice de l'approche thérapeutique uniquement par les médicaments est souvent modeste et marginal. L'effet placebo est important ☺☺☺[59].

À ce stade de la prise en charge où une cause organique a été raisonnablement écartée, il convient à nouveau de parler du syndrome de l'intestin irritable de façon positive en insistant sur la chronicité des symptômes, l'évolution toujours bénigne, l'efficacité modérée de tous les médicaments à long terme et le rôle actif du patient dans sa guérison (compréhension des phénomènes fonctionnels et mesures hygiéno-diététiques,). L'amélioration des symptômes relève souvent plus de l'excellence de la relation médecin-malade que des connaissances scientifiques du praticien.

Il convient d'écouter régulièrement son patient(e) avec empathie et lui expliquer à nouveau la nature du SII. Cette affection représente un handicap important au quotidien car elle est responsable d'une mauvaise qualité de vie, d'une perte d'emploi et d'une importante morbidité ☺[19].

Les aspects biopsychosociaux des TFI ont été abordés récemment dans une excellente revue ☺[60]. La prise en charge des patients souffrant de SII doit tenir compte du fait qu'il s'agit d'une affection multicausale biopsychosociale. L'agrégation familiale du SII est fréquente et semble résulter davantage de facteurs environnementaux (comportement et état psychologique des parents, anxiété, dépression et somatisation de ces derniers) que d'un facteur génétique ☺[61,62]. La prévalence d'abus sexuels dans l'enfance est connue ☺[63]. Les événements stressants (sexuels, physique et émotionnels) ☺[64-66], ☺☺[67] ainsi que l'isolement social ☺[68-71] sont également associés à l'intensité des symptômes du SII et à leur évolution défavorable qui rend compte de la fréquence des consultations . Les comorbidités psychiatriques comme l'état dépressif (30 %) et les états anxieux (30 à 50 %) influent négativement les symptômes du syndrome de l'intestin irritable ☺[72-75]. La fréquence d'apparition du SII après un épisode infectieux (par exemple une gastro-entérite) est accrue de façon plus importante lorsqu'il existe des comorbidités psychiatriques ☺[76].

Les mécanismes neurophysiopathologiques du syndrome de l'intestin irritable sont complexes et incomplètement élucidés. La communication bidirectionelle entre le cerveau et les intestins « brain-gut pathway » est de type neurohumorale. La perception centrale d'une douleur viscérale n'a pas de relation linéaire avec l'intensité du stimulus périphérique afférent car elle est modulée par les zones cérébrales responsables de l'émotion. Cette dépendance explique que les troubles psychologiques et les facteurs psychosociaux influencent négativement l'hypersensibilité viscéral chez les

patients fonctionnels. Au niveau cérébral, en plus des anomalies fonctionnelles en réponse aux stimuli douloureux digestifs, des travaux récents ont décrits des anomalies structurales au niveau de la matière grise du cortex notamment au niveau des zones préfrontales et de la substance blanche ☺[77-79]. Il n'est pas clair si ces anomalies anatomiques sont la cause ou la conséquence du SII.
En résumé, les patients souffrants d'un syndrome de l'intestin irritable se caractérisent non seulement par une réponse cérébrale anormale aux stimuli viscéraux douloureux mais également par des anomalies cérébrales lors d'une stimulation ou au repos couplées à des anomalies structurales cérébrales.

Les états de stress accélèrent la motilité colique ☺[80] et pourraient également avoir un impact non seulement sur la perméabilité de la muqueuse colique mais encore sur l'état micro-inflammatoire de la muqueuse. L'hypothèse d'une communication bidirectionnelle entre le microbiote et le cerveau fait actuellement l'objet de nombreuses études par une voix neurale, endocrinienne et immune « microbiome-gut-brain axis ». La théorie de la communication entre le microbiote et le cerveau ouvre de larges perspectives thérapeutiques dans l'avenir et pourrait expliquer l'effet favorable des probiotiques dans le syndrome de l'intestin irritable ☺[81,82].

Il est intéressant de constater que les patients souffrant de SII subissent davantage d'interventions chirurgicales de type appendicectomie, cholécystectomie et hystérectomie. La question essentielle est de savoir si le recours accru à la chirurgie est une cause ou une conséquence du SII. En d'autres termes, la chirurgie est-elle proposée pour tenter de soulager le patient ou est-elle le facteur prédisposant à la chronicité des symptômes ☺[83].

Les traitements médicaux à visée centrale du SII

Il n'existe que peu d'études relatant l'efficacité des neuromodulateurs d'action centrale (le terme « antidépresseur » est souvent mal reçu par le patient) ☺[84].
Ce type de traitement est réservé aux affections graves qui perturbent la qualité de vie et en cas d'échec des mesures habituelles. Le choix de l'agent est déterminé par la nature des symptômes, la présence de comorbidités (anxiété, dépression), le succès préalable d'un traitement avec une molécule spécifique et les préférences du praticien ☺[85-88],☺☺☺[89] :

Les **antidépresseurs tricycliques** dont l'action se caractérise par l'inhibition double du recaptage de la sérotonine et de la noradrénaline). *Indication de choix* : le SII avec diarrhée.

On peut prescrire :
- La nortriptyline et la désipramine qui sont mieux tolérées (moins d'effets antihistaminiques et anticholinergiques) que l'amitriptyline ou l'imipramine. La dose habituelle de départ est de 25 à 50 mg le soir au coucher jusqu'à 150 mg/j. Les doses utilisées sont moindres en l'absence de dépression.

Les inhibiteurs du recaptage de la sérotonine et de la noradrénaline

Indication de choix : le SII avec constipation ou diarrhée.
La dose de départ est haute, par ex. venlafaxine 225mg/j pour obtenir un effet antalgique.

Les **inhibiteurs du recaptage de la sérotonine** sont moins efficaces sur les douleurs et ne sont généralement pas recommandés en monothérapie.
Indication de choix : traitement adjuvant aux tricycliques ou aux inhibiteurs du recaptage de la sérotonine et de la noradrénaline ou d'emblée chez les patients très anxieux ou constipés.
La dose habituelle de départ est petite par ex. citalopram 20 mg ou duloxetine 30 mg.

Remarques : éviter l'emploi régulier des benzodiazépines plus 3 semaines de suite car il existe un risque de dépendance. Éviter l'emploi d'opiacés dans les douleurs fonctionnelles rebelles, qui sont toujours résistantes à ce type de traitement.

Les traitements non médicaux du SII

Devant l'échec fréquent des approches traditionnelles, certains cliniciens font appel à des psychothérapies au sens large du terme (surtout thérapie cognitivocomportementale (TCC), techniques de relaxation, hypnose ou méditation). Deux méta-analyses concluent à l'efficacité de ces thérapies comparées au groupe contrôle (NNT 2 à 4) ☺☺☺[90,91]. Ces approches semblent avoir un effet favorable mais qui reste modeste sur le long terme .

L'efficacité de autres approches (par ex. phytothérapie, acupuncture) n'est pas scientifiquement démontrée mais elles peuvent être utiles à la prise en charge de patients souffrant de douleurs abdominales chroniques invalidantes.

Le rôle du médecin n'est pas forcément d'identifier la cause des symptômes et de les faire disparaître, mais plutôt d'être à l'écoute du patient avec empathie et d'établir des liens de confiance et de respect médecin-malade.

OUI **Vous avez répondu « oui » à une ou plusieurs des questions essentielles**

1. Présence d'indices de gravité

- état de choc, hypovolémie importante
- signes de péritonite (contracture, défense et/ou détente diffuse [irritation péritonéale diffuse] ; empâtement douloureux)
- signes d'iléus (arrêt du transit et des gaz, distension abdominale importante, généralisée et constante, absence de bruits ou bruits de lutte)
- signes d'anémie grave (faiblesse extrême, perte de connaissance, dyspnée, arythmie)
- hématémèse (sang frais ou noirâtre), méléna ou vomissements fécaloïdes, hématochézie, diarrhée sanglante avec instabilité hémodynamique

Dans toutes ces situations où il existe un risque vital immédiat, il faut :
1) poser une ou deux voies veineuses périphériques de gros calibre (par exemple Venflon gris) et commencer une perfusion de NaCl 0,9 % en cas de choc ;
2) assurer une oxygénation maximale par sonde nasale ou masque. Intuber en cas de trouble de la conscience ou de détresse respiratoire ;
3) hospitaliser en urgence sans pratiquer d'examens.

La vigilance s'impose lorsque le tableau est peu clair chez les patients âgés et/ou immunosupprimés (séropositivité VIH, médicaments immunosuppresseurs, diabète, insuffisance rénale).

Dans les autres situations, le patient peut être investigué en ambulatoire :
- perte de poids involontaire (> 5 % du poids corporel au cours des 6 derniers mois)
- état fébrile
- ictère
- diarrhée ou constipation aiguë

Voir les « Docteur, j'ai » respectifs.

2. Le patient est âgé de plus de 50 ans ou notion d'anamnèse familiale de polypes ou de cancer colorectal

Des plaintes d'allure fonctionnelle, surtout d'apparition récente, chez un patient de plus de 50 ans nécessitent un bilan. La coloscopie est impérative chez un patient qui n'a jamais été investigué.
Chez les patients âgés de plus de 65 ans, les signes et symptômes d'affections digestives sont frustes. La présence ou l'absence d'anomalies du laboratoire (FSC et tests hépatiques) ne permettent pas de distinguer les patients nécessitant une chirurgie en urgence. Dans 13 % des cas, le laboratoire est normal chez les patients nécessitant une hospitalisation. Les affections biliaires, les

diverticulites, les obstructions de la grêle représentent les pathologies les plus fréquentes ☺[92] (voir tableau page 604).
Chez des patients âgés avec cholécystite, 84 % n'avaient pas de douleur épigastrique ou de l'hypocondre droit, et 5 % n'en avaient aucune. Dans plus de la moitié des cas (56 %), les patients étaient afébriles et 13 % n'avaient ni état fébrile ni anomalie biologique ☺[93].
Pensez également à une affection vasculaire chez un patient âgé (par exemple une ischémie mésentérique avec douleurs et diarrhées), ou diverticulaire évoluant à bas bruit à présentation atypique.

Chez les patients dont l'anamnèse révèle un risque familial plus élevée de polypes ou de cancer colorectal, l'indication à pratiquer une coloscopie plus rapidement est posée. Voir « Docteur, je veux un checkup » p. 32.

3. Les douleurs abdominales durent depuis plus de 3 mois

Votre patient est souvent une jeune personne, surtout une femme, qui présente des douleurs abdominales diffuses et chroniques, sans symptômes d'alarme ni situation spécifique à risque. La probabilité d'une affection organique est basse ☺[14]. Souvent, le patient a déjà eu un bilan digestif complet. Il s'agit fréquemment de TFI (voir p. 590). La question principale est de décider s'il est utile de répéter des investigations biologiques, radiologiques ou endoscopiques qui peuvent renforcer l'inquiétude du patient. Le risque est de manquer un cancer colique masqué par la chronicité des plaintes.
Deux cas de figure de risque de cancer colorectal :

- La situation la plus fréquente (75 % cas) est un patient > 50 ans avec des symptômes pouvant suggérer un cancer du côlon. Il faut répéter une coloscopie même si cette dernière a été pratiquée dans les mois précédents car la sensibilité de celle-ci n'est jamais de 100 %. L'incidence du cancer colorectal à 5 ans après une coloscopie normale est très basse. Toutefois, le clinicien doit rester attentif au fait qu'il existe de rares cancers coliques qui se développent rapidement et que des polypes malins peuvent échapper à la vigilance de l'endoscopiste (mauvaise préparation, examen douloureux et faussement complet, rétropulsion de l'endoscope rapide dans un intestin bouclé et sensible).
- Le patient a été identifié à l'anamnèse comme étant à risque ou à haut risque (cancer familial héréditaire) de développer un cancer colorectal (10 à 15 % des cas). Il s'agit des patients présentant un risque personnel ou familial de CCR. Voir « Docteur, je veux un check-up », p. 32. Dans cette situation, chez un patient présentant des symptômes suggérant un cancer du côlon, il faut répéter une coloscopie même si celle-ci a été pratiquée dans les mois précédents. Dans le doute, demander un avis gastroentérologique.

Si le patient présente depuis plusieurs mois des douleurs abdominales diffuses en **crise de quelques jours**, il est préférable de compléter le bilan sanguin pour éliminer formellement d'autres étiologies beaucoup plus rares, voire exceptionnelles, de douleurs abdominales diffuses ☺[94]. Le bilan se base essentiellement sur la piste anamnestique personnelle et surtout familiale.

Les douleurs s'accompagnent de vomissements et de constipation, d'un état fébrile et d'une leucocytose. Les urines sont foncées après les crises. Il existe souvent des manifestations neurologiques et psychiatriques. Vous devez évoquer le diagnostic de **porphyries** et pratiquer un dosage des porphyrines urinaires (porphobilinogène et acide delta-aminolévulinique) ☺[95].

Les douleurs surviennent après les repas de manière sourde et diffuse. Il existe une perte de poids et des borborygmes du haut de l'abdomen. Cette triade doit faire évoquer une ischémie mésentérique chronique. Elle se recherche avec un angioscanner ☺[96]. En cas de doute faire une coloscopie.

Le patient est de race noire. Les douleurs s'accompagnent d'ictère, de douleurs articulaires et osseuses, d'ulcères cutanés et de manifestations neurologiques centrales protéiformes. Il existe probablement **une drépanocytose** ☺[97]. Confirmer le diagnostic par un frottis sanguin et une électrophorèse de l'hémoglobine.

Il existe des douleurs abdominales avec nausées, vomissements et hypotension. Le patient présente une asthénie de longue date et une hyperpigmentation. Il existe une hyponatrémie avec hyperkaliémie. Les douleurs abdominales surviennent lors d'un stress (opération, infection). Il peut s'agir d'**une maladie d'Addison**. Le diagnostic est confirmé par un test de Thorn rapide ☺[94].

Le patient présente des douleurs abdominales avec œdème laryngé. Il existe une histoire familiale. Pensez à **l'angiœdème héréditaire** et doser le complément ☺[98].

Le patient est en contact avec des substances riches en plomb (peintre ou consommation d'aliments dans des ustensiles riches en plomb). Il existe une anémie hypochrome ou hémolytique, des céphalées, une neuropathie périphérique et une ataxie. Doser la plombémie et la plomburie dans l'idée d'**un saturnisme** ☺[94].

Le patient présente des douleurs abdominales et souvent thoraciques. Il s'agit peut-être d'**une fièvre familiale (méditerranéenne)**. Cette affection fait rarement des douleurs pendant plus de 10 jours. Le diagnostic est difficile et se pose après répétition des crises douloureuses abdominales avec sérosité et élévation de la protéine C réactive. Une anamnèse familiale n'est présente que dans 50 % des cas ☺[99].

Le patient présente des migraines typiques. Les douleurs répétitives abdominales doivent faire évoquer le diagnostic de **migraine abdominale** ☺[100,101]. Demander un avis neurologique.

4. Les douleurs abdominales sont localisées à l'anamnèse ou à l'examen clinique

– La douleur n'est pas reproductible à la palpation abdominale

Si de plus la douleur n'est pas rythmée par les repas ou l'exonération, son origine abdominale doit être systématiquement remise en doute. Penser à une douleur référée si la douleur se situe dans l'abdomen supérieur :

- ausculter le thorax à la recherche d'une atteinte pleurale, par exemple secondaire à un foyer pulmonaire parfois peu symptomatique chez les patients âgés. Dans le doute, faire une radiographie du thorax ;
- rechercher une douleur référée de la colonne vertébrale, de la cage thoracique, du bassin ou des hanches. Essayer de reproduire les douleurs par la palpation et la mobilisation des régions concernées. Penser à une luxation des articulations chondrocostales, plus fréquente chez les femmes ☺[102]. Il existe une douleur très localisée au niveau des côtes.
- en cas de douleurs à l'ébranlement de l'hypocondre droit chez une jeune femme, penser à une périhépatite (syndrome de Fitz-Hugh-Curtis) ☺[103-105].
- pratiquer un examen neurologique et dermatologique. Il existe peut-être une neuropathie sur hernie discale ou des lésions cutanées vésiculaires d'un dermatome compatibles avec un zona. Les lésions cutanées peuvent apparaître 72 heures après le début des douleurs ☺[106-107].

– La douleur est reproductible à la palpation abdominale, mais il n'existe pas de péritonisme focalisé

Demander au patient de tendre les muscles de la paroi abdominale. Si vous obtenez une douleur spontanée, il s'agit probablement d'un problème de paroi (hématome, déchirure ou hernie).

– La douleur est reproductible à la palpation abdominale et il existe un péritonisme focalisé

S'il existe en plus une contracture, une défense et/ou une douleur nette à la détente, il faut dans cette situation hospitaliser d'emblée sans pratiquer d'examens pour surveillance rapprochée.

En l'absence de défense nette et/ou de contracture, l'investigation peut débuter en ambulatoire. En cas de besoin, l'administration de petites doses de morphine semble ne pas réduire les performances diagnostiques de l'examen clinique ☺☺☺[108,109], ☺[110].

Pour les douleurs avec un péritonisme modéré et localisé, nous proposons l'attitude et le bilan suivants :

Les investigations

Faire systématiquement un **bilan biologique** :

- protéine C réactive (élevée parfois avec 12 heures de retard par rapport à la clinique)
- formule sanguine complète ;
- ASAT, ALAT, γGT, phosphatase alcaline, bilirubine ;
- lipase ;
- glycose, urée, créatinine ;
- examen urinaire par bandelette à lecture rapide avec glycosurie.

En cas de ballonnement généralisé ou localisé, faire une **radiographie de l'abdomen sans préparation** (ASP) debout (ou en décubitus latéral gauche chez un patient qui ne peut pas se lever) et couché et si possible après un test de grossesse négatif chez les femmes en âge de procréer. Il peut exister :

- de nombreux niveaux hydroaériques qui permettent le diagnostic d'iléus : contacter un chirurgien. Dans 75 % des cas, il s'agit d'adhérences ;
- une stase stercorale avec un segment digestif en aval sans selle sur l'ASP : suspecter, surtout chez un patient > 50 ans, une sténose colique de nature tumorale. Faire une endoscopie dans les plus brefs délais, sans préparation, jusqu'au niveau présumé de la sténose ;
- une stase stercorale diffuse : faire un grand lavement et essayer un laxatif irritant, par exemple du bisacodyl en suppositoire ;
- de l'air sous les coupoles diaphragmatiques : contacter un chirurgien. Il s'agit probablement d'une perforation d'un organe creux (gastrique, colique ou pelvien). La douleur est brutale, d'emblée maximale. Se méfier d'un syndrome de Chilaïditi (angle colique droit préhépatique pouvant se présenter à l'ASP comme une perforation d'organe) ☺[111] ;
- une image radio-opaque : penser à un calcul des voies urinaires, des calcifications de la région pancréatique (pancréatite chronique), un iléus biliaire, une masse calcifiée (tumeur, kyste), un hématome rétropéritonéal.

Pour la suite des investigations, le bilan s'effectue essentiellement en fonction de la localisation de la douleur, mais également :

- **en fonction du sexe,**
- **de l'âge du patient**
- **de la présence de facteurs de risque personnels ou familiaux.**

La douleur et le péritonisme sont focalisés dans la fosse iliaque droite

Chez un (jeune) patient, sans antécédent médicochirurgical et sans autre signe d'appel, le diagnostic de présomption est une **appendicite aiguë** ☺[112-114].

La douleur débute au niveau épigastrique ou périombilical, accompagnée de symptômes non spécifiques (anorexie, état subfébrile, nausées, vomissements ou diarrhée), puis migre dans la fosse iliaque droite.

À l'examen clinique, la douleur est reproduite directement au point de Mac Burney ou indirectement (signe de Rovsing, du psoas et de l'obturateur) ; elle varie en fonction de la localisation de l'appendice. L'observation de l'évolution des symptômes pendant plusieurs heures représente un bon examen complémentaire.

Le bilan biologique est peu discriminant car il n'existe aucun examen sanguin spécifique dans les cas où la clinique n'est pas franche ☺[115-117]. Toutefois la valeur prédictive négative d'une protéine C réactive et de leucocytes polymorphonucléaires normaux semble bonne ☺☺[118].

Adapté selon Kraemer M, Arch Surg 2000 ; 385:470-81 : **répartition des douleurs abdominales aiguës en fonction de l'âge :**

Diagnostic final	Age < 50 ans	Age > 50 ans	Total	P
Douleurs non spécifiques	490 (32 %)	74 (10 %)	564 (25 %)	< 0.001
Appendicite	417 (27 %)	102 (14 %)	519 (23 %)	< 0.001
Affection biliaire	57 (4 %)	145 (20 %)	202 (9 %)	< 0.001
Dyspepsie	146 (9 %)	55 (7 %)	201 (9 %)	< 0.001
Iléus	23 (1 %)	80 (11 %)	103 (5 %)	< 0.001
Calcul urinaire	51 (3 %)	27 (4 %)	78 (3 %)	n.s.
Infection urinaire	62 (4 %)	10 (1 %)	72 (3 %)	0.001
Diverticulite	10 (0,7 %)	61 (8 %)	71 (3 %)	< 0.001
Maladie ulcéreuse	20 (1 %)	19 (3 %)	39 (2 %)	n.s.
Pancréatite	18 (1 %)	19 (3 %)	37 (2 %)	0.02
Autres	243 (16 %)	150 (20 %)	393 (17 %)	0.03
TOTAL	1'537 (100 %)	742 (100 %)	2'279 (100 %)	–

Remarques : a : exclusion d'un cas pour pertes de données ; n.s : non significatif

En cas de doute diagnostique, certains cliniciens proposent soit :

- un scanner qui permet parfois de confirmer le diagnostic (sensibilité 80-90 % et spécificité 91 à 99 %) ou
- une IRM (sensibilité 96 % et spécificité 96 %) mais cette attitude est controversée (encombrement des urgences, report de l'intervention). À noter que

l'IRM chez les femmes enceintes aurait une sensibilité de 94 % et une spécificité de 97 % pour le diagnostic de l'appendicite ☺☺[119-120], ☺[121].

En l'absence de signe de gravité au scanner (absence de stercolithe appendiculaire, de perforation, d'abcès ou de tumeur) chez un patient cliniquement stable, le recours à la chirurgie n'est pas forcément nécessaire et un traitement antibiotique peut éviter une chirurgie sans complications sur une année de suivi ☺☺☺[122].

Le scanner peut montrer :
- des adénopathies : évoquer le diagnostic d'adénite mésentérique primaire ou secondaire ; chez un patient fébrile avec leucocytose, faire une sérologie pour la yersiniose dans l'idée de débuter un traitement antibiotique ;
- une collection ou un abcès : par exemple diverticulaire ou cæcal chez un patient âgé, une iléite distale compliquée, une infection d'un diverticule de Meckel chez un jeune patient ;
- un problème gynécologique (infectieux, tumoral ou mécanique (rupture ou torsion d'un kyste ovarien) ;
- un anévrisme aortique (ou des axes fémoropoplités) en voie de rupture. En cas de forte suspicion clinique de dissection, faire un angioscanner et contacter en urgence un chirurgien cardio-vasculaire ;
- une cholécystite (signe de Murphy, parois épaissies, œdème péri vésiculaire et calcul vésiculaire) ;
- une colique néphrétique avec un calcul ou une dilatation des voies urinaires ;
- une iléite distale (possible maladie de Crohn), une tumeur ulcérée cæcale : rechercher des manifestations extradigestives d'une maladie inflammatoire chronique intestinale (érythème noueux, aphtes, arthrites et fissure anale).
- Une hernie étranglée, un hématome du psoas
- Une stase stercorale droite

À ce stade des investigations, la majorité des affections graves nécessitant une intervention urgente a été éliminée. Il faut suivre l'évolution des symptômes pendant 6 à 12 heures sans pratiquer d'autres investigations.

Si les symptômes persistent, la prochaine investigation est une coloscopie avec intubation de l'iléon terminal, même en l'absence de diarrhée ; malgré le scanner normal, il existe peut-être une iléite distale (par exemple une maladie de Crohn) ou un lymphome.

Vous pouvez observer votre patient après avoir introduit un traitement spasmolytique et laxatif (macrogol) en cas de besoin en cas de coprostase droite.

Voir également « Docteur je suis constipé » page 543.

Revoir le patient en fonction de votre doute diagnostique et de l'évolution des symptômes.

La douleur et le péritonisme sont focalisés dans la fosse iliaque gauche

- Chez un patient > 50 ans, fébrile ou subfébrile avec un syndrome inflammatoire et sans autre signe d'appel, le diagnostic de présomption est une **diverticulite aiguë** ☺[123,124]. Il existe une notion anamnestique de diverticules ou de diverticulite.
  La douleur se présente sous forme de crampes, intenses, à début subaigu en quelques heures ; il existe parfois un empâtement de la région, une masse palpable, un trouble du transit et une pollakiurie. Faire si possible d'emblée un scanner pour dépister des signes de gravité.
  Commencer une antibiothérapie orale si le patient est observant et peut être examiné dans les 12 à 24 heures. Donner de la ciprofloxacine 2 × 500 mg /j p. o. avec du métronidazole 3 × 500 mg/j p. o. pendant 10 à 15 jours. En l'absence de signe de gravité au scanner chez un patient non fébrile, le recours aux antibiotiques n'est toutefois pas forcément systématique si le patient peut être gardé en observation ☺☺☺[125].
  Traiter les douleurs avec un spasmolytique (par exemple N-Butylscopolaminii Bromidum). Un régime sans fibres est en général proposé même si cette attitude ne repose sur aucune évidence.

Si un scanner n'a pas été pratiqué d'emblée, en l'absence d'amélioration en 12 à 24 heures, le demander sans tarder avec opacification digestive par voie haute et basse ☺[126-129]. La présence de signes de gravité (collection, fuite du produit de contraste) impose un suivi hospitalier (traitement antibiotique i.v., drainage, chirurgie en urgence en l'absence d'amélioration clinique franche en 48 heures ou en cas d'apparition d'une péritonite).
En cas de péritonite localisée, il s'agit généralement d'un abcès paradiverticulaire. L'abcès intramésentérique répond à l'antibiothérapie i.v. L'abcès extramésentérique (entre deux anses) ne répond pas à l'antibiothérapie et implique au mieux un drainage sous scanner ou une chirurgie en urgence.
Le scanner permet également de diagnostiquer :

- Une pathologie tumorale colique ;
- Une affection tubo-ovarienne (infectieuse, tumorale ou mécanique) ;
- Une affection rénale (colique néphrétique) ;
- Une affection vasculaire (anévrisme aortique (ou des axes fémoropoplités) en voie de rupture) ou rétropéritonéale ;
- Une hernie étranglée ou un hématome du psoas.

- Chez un patient sans fièvre ni syndrome inflammatoire, lorsqu'il existe une anamnèse de diverticules, traiter simplement avec un spasmolytique et un laxatif en cas de besoin. Répéter le bilan biologique en cas d'aggravation des symptômes. Organiser au choix une sigmoïdoscopie ou une coloscopie en fonction de l'âge.

- Chez un patient âgé, porteur de facteurs de risque vasculaire (fibrillation auriculaire et athéromatose), il peut s'agir d'une colite ischémique avec des diarrhées et une hématochézie. Le scanner peut montrer un épaississement colique mais c'est la coloscopie qui permet de poser le diagnostic.

- Chez un jeune patient, sans antécédent médicochirurgical et sans autre plainte spécifique, le diagnostic de présomption est celui d'appendicite aiguë mésocœliaque ou d'infection d'un diverticule de Meckel. Demander un scanner.

- Chez une jeune femme qui est en âge de procréer, faire un test de grossesse urinaire systématiquement dans l'idée d'une grossesse extra-utérine (GEU). Demander un examen gynécologique. En l'absence de diagnostic, faire un scanner.

En l'absence de diagnostic, à ce stade des investigations, vous avez éliminé la plupart des affections graves nécessitant une intervention urgente.
Vous pouvez observer votre patient pendant 12 à 24 heures après avoir introduit un traitement spasmolytique et laxatif en cas de besoin (macrogol) dans l'idée d'un intestin irritable avec coprostase gauche. Voir également « Docteur, je suis constipé » pages 546,555.
Revoir le patient en fonction de votre doute diagnostique et de l'évolution des symptômes.

La douleur et le péritonisme sont focalisés dans l'hypocondre droit

- Chez un patient anictérique et afébrile, souvent obèse, avec un passé de crise de douleurs tenaces mais de courte durée (< 6 heures) de l'hypocondre droit, le diagnostic de présomption est celui d'une **douleur biliaire**. En dehors des distensions aiguës de la capsule de Glisson lors d'hépatite aiguë, le foie n'est jamais douloureux.
  La douleur biliaire s'installe rapidement en 15 à 30 minutes. Elle est souvent épigastrique et peut irradier dans le flanc droit, le dos et la pointe de l'omoplate. Dans la douleur biliaire simple, la douleur dure de quelques minutes à quelques heures avant de s'atténuer progressivement. Elle correspond à l'enclavement passager d'un calcul dans le collet vésiculaire ☺[130,131].
  Une colique biliaire doit être considérée comme compliquée si elle :
  - dure plus de 6 heures ;
  - s'accompagne d'un état fébrile ;
  - s'accompagne d'anomalies échographiques autres que la présence d'une lithiase vésiculaire ;
  - s'accompagne d'anomalies des tests hépatiques ou pancréatiques.

  Il s'agit alors d'une cholécystite aiguë ☺[132-134] et/ou d'une migration calculeuse dans la voie biliaire. L'examen échographique met en évidence une inhibition respiratoire (signe de Murphy à la sonde), des parois épaissies > 5 mm, un (des) calcul(s) vésiculaire(s) et un œdème pariétal ou périvésiculaire (valeur prédictive positive 92 %).

Il existe une leucocytose avec polynucléose. La phosphatase alcaline, les transaminases et la bilirubine sont normales ou modérément élevées. L'hospitalisation s'impose. Plusieurs études montrent clairement que le traitement de choix reste la chirurgie à pratiquer rapidement sous la forme d'une cholécystectomie laparoscopique ☺☺☺[135].

Si l'échographie montre une hépatomégalie hyperéchogène avec une paroi vésiculaire épaissie (œdème sans relation avec une pathologie vésiculaire ; pseudocholécystite acalculeuse), se méfier d'une poussée inaugurale d'hépatite alcoolique aiguë chez un patient dont l'anamnèse n'a pas permis de dépister un excès de boissons alcoolisées. La forme anictérique est la moins fréquente. Son diagnostic est difficile car la clinique est peu spécifique. Le foie est souvent gros et douloureux. Il existe une hyperleucocytose modérée, une élévation modeste des ASAT (1,5 à 5 fois la norme), et une gGT augmentée. Demander un avis spécialisé pour la poursuite du bilan et une éventuelle ponction biopsie du foie car le diagnostic de l'hépatite alcoolique est histologique. L'indication a une corticothérapie est posée seulement dans les formes graves et après confirmation histologique du diagnostic (voir « Docteur, je suis jaune », p. 479) ☺[136].

- Chez un patient ictérique et fébrile, avec le même tableau anamnestique et clinique, le diagnostic de présomption est une cholédocholithiase avec cholangite ascendante (angiocholite). La triade classique (de Charcot) avec état fébrile, ictère et douleur est rencontrée dans 15 à 75 % des cas ☺[137,138]. Dans 10 à 15 %, l'ictère est isolé. À l'échographie, il existe des signes de cholécystite, une dilatation de la voie biliaire (parfois absente en cas d'ictère récent) et un calcul cholédocien (visualisé dans 50 à 75 % des cas). Il existe une leucocytose avec polynucléose, une élévation de la phosphatase alcaline, des transaminases et de la bilirubine. L'hospitalisation s'impose en raison du risque de septicémie.

Si la dilatation implique toute la voie biliaire, il s'agit généralement d'un calcul cholédocien, d'une tumeur pancréatique ou papillaire ou encore d'un cholangiocarcinome. Les causes plus rares sont représentées par des sténoses postopératoires et des parasites. L'examen diagnostique de choix est la cholangio-IRM. L'échoendoscopie est plus précise mais invasive. Elle peut être utilisée à la place ou en complément de la cholangio-IRM ☺[138]. La cholangiopancréatographie rétrograde endoscopique (ERCP) est un geste diagnostique et thérapeutique (extraction de calculs, pose d'un stent). Dans certains centres, on privilégie l'échoendoscopie en première intention suivie d'une ERCP en cas de nécessité.

Si la dilatation de la voie biliaire n'intéresse que le segment intrahépatique, il s'agit soit d'un calcul dans le canal hépatique commun ou d'une tumeur de la convergence biliaire (tumeur de Klatskin). Les examens diagnostiques de choix sont ici la cholangio-IRM et le scanner. Voir également « Docteur, je suis jaune », p. 471.

Si à l'échographie transcutanée il existe une lésion hépatique :
- chez un patient fébrile, il peut s'agir d'un abcès ou d'un kyste surinfecté. Il faut ponctionner pour culture et drainage, sauf en cas de forte suspicion d'abcès amibien qui peut se traiter sans drainage (voyage dans une zone à risque, sérologie positive) ou de kyste échinococcique. Demander un avis spécialisé.

Chez un patient afébrile, il s'agit peut-être :
- d'une tumeur ou d'une métastase douloureuse car nécrotique ;
- d'un syndrome de Budd-Chiari (obstruction de veines sus-hépatiques avec douleurs, ascite, œdèmes des membres inférieurs, ictère et encéphalopathie hépatique) ;
- d'une thrombose veineuse portale (souvent associé à une cirrhose) ;
- d'une hépatomégalie douloureuse (infiltration tumorale massive, une hépatite, une congestion d'insuffisance cardiaque droite).

À l'échographie, il faut rechercher également :
- une pancréatite de la tête ;
- un épanchement pleural droit ;
- une collection sous-diaphragmatique ;
- une appendicite rétrohépatique ;
- une diverticulite ;
- une Meckelite ;
- un anévrisme aortique en voie de rupture ;
- un anévrisme d'une artère splanchnique (mésentérique ou gastroduodénale)
- un calcul , une dilatation des voies urinaires droites, une pyélonéphrite, un infarctus rénal ;
- une périhépatite (syndrome de Fitz-Hugh-Curtis). Rechercher une infection gynécologique à chlamydia ou gonocoques (10 % des cas). La patiente est souvent fébrile avec un signe de Murphy positif ☺[139].

Si l'échographie est incomplète et de mauvaise qualité, faire un scanner abdominopelvien avec opacification digestive (gastrique et colique) pour mieux visualiser en particulier le pancréas et l'aorte. Des coupes thoraciques basses permettent d'éliminer une pneumonie basale gauche, un épanchement pleural, un pneumothorax et une embolie pulmonaire. Il existe parfois des indices en faveurs d'une colite ischémique segmentaire droite.

En l'absence de diagnostic, il faut poursuivre les investigations par une œsogastroduodénoscopie à la recherche d'un ulcère ou d'une tumeur gastrique en voie de perforation.

À ce stade des investigations, vous avez éliminé la plupart des affections graves nécessitant une intervention urgente.

Vous pouvez observer votre patient pendant 12 à 24 heures après avoir introduit un traitement spasmolytique et laxatif en cas de besoin (macrogol) dans

l'idée d'un intestin irritable avec coprostase droite. Voir également Docteur je suis constipé pages 546,555.
Revoir le patient en fonction de votre doute diagnostique et de l'évolution des symptômes.

La douleur et le péritonisme sont focalisés dans l'épigastre et/ou dans l'hypocondre gauche (voir également « Docteur, j'ai mal à l'estomac »)

- Chez un patient présentant une douleur épigastrique ou de l'hypocondre gauche d'apparition brutale, parfois transfixiante, intense et persistante pendant quelques jours, à caractère sourd, le diagnostic de présomption est une **pancréatite aiguë** ☺[140-143].
  Il existe une anamnèse de douleurs répétitives de l'hypocondre droit, une notion de calcul (pancréatite biliaire) ou d'abus d'alcool (pancréatite alcoolique aiguë ou chronique en poussée).
  Débuter le bilan par une échographie abdominale transcutanée pour exclure un calcul.
  Au besoin, compléter par un scanner complet avec opacification digestive pour juger de la gravité de la poussée (présence de coulées, de collections [nécrose, abcès, pseudokyste], score de nécrose).
  En cas de doute diagnostique avec une forte suspicion clinique (hyperlipasémie, anomalies du Wirsung), demander une échoendoscopie pour éliminer une pancréatite biliaire. La cholangio-IRM permet également le diagnostic d'une lithiase biliaire. En cas de forte suspicion clinique, il faut compléter d'emblée le bilan sanguin avec le dosage des LDH, de la calcémie et des bicarbonates utiles à l'évaluation des critères de gravité (par exemple de Ranson).
  L'hospitalisation s'impose chez les patients très algiques, avec vomissements incoercibles, déshydratation ou en cas de pancréatite avec critères prédictifs de gravité. Ces critères sont basés sur la présence de marqueurs inflammatoires (par exemple protéine C réactive élevée), l'évaluation de scores (par exemple de Ranson ≥ 3) et le bilan scanographique (présence de signes de gravité).
  En cas d'anamnèse de lithiase vésiculaire chez un patient abstinent avec pancréatite aiguë grave et élévation des ALAT $> 3 \times$ la norme, il y a forte suspicion de pancréatite biliaire.
  L'indication à pratiquer une cholangiopancréatographie rétrograde endoscopique avec sphinctérotomie en milieu hospitalier est posée.

À l'échographie, il peut exister également :
- une pathologie hépatique (tumeur nécrosée, abcès, collection sous-phrénique) ;
- un calcul vésiculaire enclavé (la douleur prédomine souvent dans l'épigastre) ;
- une cholécystite ;
- une autre pathologie ou complication pancréatique (kyste, tumeur) ;

- une affection splénique (tumeur, abcès, rupture spontanée, thrombose ou infarctus) ;
- un épanchement pleural gauche ;
- une collection gauche sous-diaphragmatique ou postopératoire ;
- une diverticulite ;
- un problème vasculaire (anévrisme aortique disséquant, un anévrisme d'une artère splanchnique (splénique, mésentérique ou gastroduodénale) ;
- une affection tubo-ovarienne gauche (infectieuse, tumorale, gravidique ou mécanique) ;
- un calcul ou une dilatation des voies urinaires gauches.

Si l'échographie est incomplète et de mauvaise qualité, faire un scanner abdominopelvien avec opacification digestive (gastrique et colique) pour mieux visualiser en particulier le pancréas et l'aorte. Des coupes thoraciques basses permettent d'éliminer une pneumonie basale gauche, un épanchement pleural, un pneumothorax et une embolie pulmonaire. Il existe parfois des indices en faveurs d'une colite ischémique segmentaire gauche.

Chez un patient avec facteurs de risque cardio-vasculaire et éventuellement une dyspnée, une douleur épigastrique peut également évoquer un infarctus du myocarde ou une péricardite.

- Si le patient présente une douleur de type crampe ou brûlures et/ou qu'il existe une anamnèse d'ulcère ou de gastrite, il faut pratiquer d'emblée une œsogastroduodénoscopie à la recherche d'un ulcère , d'une gastrite, d'une œsophagite ou d'une tumeur gastrique en voie de perforation.

Si les symptômes persistent, la prochaine étape diagnostique est une coloscopie : il existe peut-être une tumeur ou une maladie inflammatoire colique.

- Si le patient est jeune et présente une douleur postprandiale avec parfois un souffle abdominal, penser à une compression du tronc cœliaque. Faire un angioscanner pour confirmer le diagnostic ☺[144,145].

À ce stade des investigations, vous avez éliminé la plupart des affections graves nécessitant une intervention urgente.
Vous pouvez observer votre patient pendant 12 à 24 heures après avoir introduit un traitement spasmolytique et laxatif en cas de besoin (macrogol ou fibres). Voir également « Docteur, je suis constipé » page 543.
Revoir le patient en fonction de votre doute diagnostique et de l'évolution des symptômes.

La douleur et le péritonisme sont focalisés dans la région périombilicale et/ou hypogastrique

- Chez un patient avec une douleur intense périombilicale, de type spastique et répétitive toutes les 10 minutes avec nausées, vomissements et ballonnement souvent diffus et absence de gaz, le diagnostic de présomption est un **iléus grêle** ☺[146-149].

Il existe des antécédents chirurgicaux. Dans 90 % des cas, il s'agit d'adhérences (le plus fréquent), d'une hernie étranglée, d'un volvulus ou d'une intussusception. Le laboratoire est non spécifique mais détermine le degré de déshydratation et d'acidose métabolique. La radiographie de l'abdomen sans préparation (ASP) montre de nombreux niveaux hydroaériques et suffit dans la grande majorité des cas à poser le diagnostic. Dans 20 à 30 % des cas, l'ASP est normale ou aspécifique. En cas de forte suspicion clinique, demander un scanner ☺[150], qui est l'examen de choix. Contacter un chirurgien.

Le diagnostic différentiel se fait par le scanner. Il existe éventuellement un iléus paralytique secondaire à :
- une cholécystite ;
- une affection hépatique, pancréatique ou splénique ;
- une appendicite mésocœliaque, une Meckelite ;
- un anévrisme aortique en voie de rupture ;
- une pathologie tubo-ovarienne (infectieuse, tumorale ou gravidique) ;
- un anévrisme d'une artère splanchnique (mésentérique ou gastroduodénale) ;
- un globe vésical.

En l'absence de diagnostic

- Chez un patient avec facteurs de risque cardio-vasculaire (tabac, arythmies, athéromatose, infarctus récent), pensez à une ischémie mésentérique aiguë avec risque d'infarctus. La douleur est d'apparition brutale et importante. Il existe une leucocytose et souvent une acidose métabolique. Discuter de la réalisation d'un angioscanner ☺[151-152], examen de choix dans les ischémies aiguës. Le pronostic est généralement mauvais en l'absence de diagnostic précoce.

  S'il existe à l'anamnèse des douleurs abdominales chroniques rythmées par les repas avec insuffisance cardiaque, hypotension, notion d'infarctus récent ou de dialyse, évoquer le diagnostic d'ischémie chronique. Le patient présente souvent une anorexie avec perte de poids. Le pronostic est généralement bon. L'angioscanner est dans cette situation aussi la méthode diagnostique de choix.

- Chez un patient traité avec des antibiotiques dans les semaines précédentes, pensez à une colite à *Clostridium difficile*. La présence de pseudomembranes est pathognomonique à la rectosigmoïdoscopie et confirme le diagnostic. La douleur et le péritonisme indiquent une forme grave qui peut évoluer vers le mégacôlon toxique et la perforation. Il existe une leucocytose avec état hautement fébrile, une distension abdominale et des diarrhées sanglantes. Rechercher la bactérie et sa toxine puis commencer immédiatement le traitement antibiotique avec du métronidazole à raison de 3 × 500 mg /j p. o. pendant 10 à 14 jours ☺[153-157]. L'administration doit se faire en i.v. en cas de forme grave ou de mégacôlon toxique.

Si les symptômes persistent, la prochaine étape diagnostique est :
- une coloscopie : il existe peut-être une tumeur colique, une maladie inflammatoire ;
- un examen gynécologique ;
- une œsogastroduodénoscopie (maladie ulcéreuse ?).

Devant un tableau de douleurs abdominales diffuses, pensez également aux causes rares d'origine métabolique ou génétiques (voir page 601).

À ce stade des investigations, vous avez éliminé la plupart des affections graves nécessitant une intervention urgente.

Vous pouvez observer votre patient pendant 12 à 24 heures après avoir introduit un traitement spasmolytique et laxatif en cas de besoin (lactulose ou fibres) dans l'idée d'un intestin irritable avec coprostase. Voir également, « Docteur, je suis constipé » pages 546,555.
Revoir le patient en fonction de votre doute diagnostique et de l'évolution des symptômes.

La douleur et le péritonisme sont focalisés dans la loge rénale ou le flanc avec irradiation dans les organes génitaux ou les fosses iliaques

- Chez un patient afébrile, agité et sans position antalgique présentant une douleur intense, d'apparition brutale, paroxystique sur fond continu, unilatérale, lombaire ou lombo-abdominale, et irradiant vers la fossse iliaque parfois jusqu'aux organes génitaux externes, le diagnostic de présomption est une **colique néphrétique**. La prévalence de cette affection est en augmentation. Environ 10 % de la population présentera un épisode de colique néphrétique. Il existe des nausées avec vomissement et dysurie ☺[158]. La localisation de la douleur est déterminée par le niveau de localisation du calcul qui varie avec sa progression. Dans 80 % des cas, il s'agit d'un calcul calcique urétéral (jonction, uretère lombaire, iliaque ou pelvien). Il existe une histoire personnelle ou familiale de colique néphrétique. À l'examen des urines, on note une hématurie sans pyurie. L'absence d'hématurie ne permet pas d'éliminer formellement une lithiase urinaire ; 10 à 30 % des coliques néphrétiques ne font pas d'hématurie ☺[159]. La sensibilité du test est déterminée par l'intervalle qui sépare le début des douleurs et l'examen des urines ☺[160].

  Pratiquer un ASP qui sera associé à une échographie rénale, en l'absence de suspicion de grossesse, qui est la première démarche pour tenter de localiser le calcul . La sensibilité et la spécificité de l'association de ces 2 examens est respectivement de 90 % et de 75 à 100 %.

En cas de forte suspicion clinique avec un ASP non contributif, l'examen de choix est l'uroscanner sans produit de contraste ☺☺[161] ou en cas de grossesse, l'uro-IRM ☺[162]. Ces deux techniques permettent de confirmer ou d'affiner le diagnostic : calcul, autre obstacle, taille , localisation, pyélonéphrite ? l'uroscanner permet de visualiser les calculs inférieurs à 3 mm avec une sensibilité de 95 à 98 % et une spécificité de 100 %. Il est indiqué en première intention surtout chez les patients fébriles ou dont l'IMC est supérieur à 30. L'IRM en revanche ne permettra pas de visualiser la lithiase mais seulement les signes indirects d'une obstruction.

Le scanner standard est également performant (100 % de sensibilité et 95 % de spécificité) mais a l'inconvénient d'une irradiation élevée ☺☺[163-164], ☺[165-167]. Il est aujourd'hui possible d'effectuer des scanners à faibles doses sans produit de contraste qui ont l'avantage de détecter les calculs de plus de 3 mm dans 95 % des cas avec une irradiation superposable à celle d'un ASP chez un patient avec un IMC < 30. Un scanner à faible dose négatif permet uniquement d'éliminer un calcul > 3 mm mais un calcul de plus petite taille a 95 % de passer spontanément.

En l'absence de calcul ou d'obstacle urinaire, le diagnostic différentiel est :
- une affection digestive : appendicite, cholécystite, iléus, ulcère gastrique, pancréatite, hernie, maladie inflammatoire du tube digestif, diverticulite ;
- une autre affection uro-génitale : pyélonéphrite, infarctus, hématome rénal, tumeur,
- un anévrisme ou une dissection de l'aorte ;
- une affection splénique ;
- une affection gynécologique (grossesse extra-utérine, torsion de kyste, salpingite).

La majorité des patients avec lithiase urinaire peut être suivie en ambulatoire avec un traitement conservatoire et des antalgiques. Il s'agit d'une colique néphrétique simple.

Hospitaliser d'emblée s'il existe une colique néphrétique compliquée ☺[168-171] :
- un état fébrile ou une sepsis ;
- une oligo-anurie (calcul sur rein unique ou calculs bilatéraux) ou une insuffisance rénale aiguë ;
- Une colique néphrétique bilatérale
- des vomissements incoercibles (iléus paralytique réactionnel) ;
- en cas d'échec du traitement antalgique.

Les coliques néphrétiques chez un patient à risque nécessitent d'emblée un avis spécialisé :
- en cas de grossesse
- d'insuffisance rénale, rein unique ou greffon rénal
- chez un patient immunosupprimé
- en cas d'anomalie anatomique urologique connue

En cas de première crise, limiter les investigations complémentaires à l'examen d'urine (bandelette ou sédiment).

En présence d'une hématurie avec leucocyturie, demander une culture. Ne pas prescrire d'antibiotiques d'emblée. Si la culture est positive, demander un avis urologique rapidement.

Dans les coliques néphrétiques non compliquées, le traitement est essentiellement l'antalgie qui se fait essentiellement par un anti-inflammatoire ou un opiacé, qui sont d'efficacité équivalente ☺☺[172].
L'administration systématique d'un spasmolytique en i.v. n'est pas recommandée. Nous proposons en i.v. au choix un AINS: le kétorolac 30 mg, le diclofénac 75 mg ou de la morphine 0,1 mg/kg.
En cas de bonne réponse à l'antalgie, continuer au choix avec un traitement oral de kétorolac 2 × 10 mg/j, de diclofénac retard 2 × 100 mg/j et/ou de tramadol 50 mg/4 ×/j. En cas de mauvaise réponse, demander un avis urologique (chirurgie, lithotripsie ?).
Le rôle des alphabloquants, est actuellement discuté mais il apparaît que la tamsulosine 400 mcg/j par la voie orale facilite et donc accélère le passage spontané d'une lithiase, notamment distale ☺[173].

En plus du traitement antalgique, il faut :
- proposer une restriction hydrique 1 litre/24 heures. Se méfier de l'apparition d'une insuffisance rénale ;
- faire filtrer les urines par le patient pour analyse du calcul ;
- mesurer la taille du calcul. Cet élément détermine la probabilité de son passage spontané ☺☺[174]. 80 % des calculs sont spontanément expulsés dans les 40 jours qui suivent la première crise douloureuse. Si le calcul mesure moins de 4 mm, la progression spontanée est possible dans 95 % des cas dans les jours à semaines qui suivent selon sa taille et sa localisation. Si le calcul est de plus de 4 mm, demander un avis urologique car seuls 53 % des calculs de 4 à 6 mm vont passer spontanément et moins de 25 % si > 5 mm (1 % pour un calcul > 6 mm).

En théorie, il faut une obstruction complète de 4 semaines pour voir apparaître des lésions rénales irréversibles. Au-delà de 6 semaines, le taux de complications infectieuses triple ☺[175]. Si le pH urinaire est acide (pH < 5), penser à une lithiase d'acide urique (le calcul n'est pas radio-opaque) : alcaliniser les urines par du citrate de potassium, solution à 1 mEq/l (préparation magistrale) p. o. 2 × 20 ml/j. En présence de nitrite, demander un avis urologique rapidement.

- Chez un patient fébrile avec à l'examen des urines une pyurie isolée, le diagnostic de présomption est une pyélonéphrite ☺[176-178].
  En présence d'une hydronéphrose associée à un état fébrile, il est impératif d'orienter en urgence le patient vers un urologue car le traitement qui s'impose est celui d'un drainage de la voie urinaire (endoscopique ou percutané).

Si les symptômes persistent, la prochaine étape diagnostique est une coloscopie : il existe peut-être une tumeur colique, une maladie inflammatoire, des diverticules.

À ce stade des investigations, vous avez éliminé la plupart des affections graves nécessitant une intervention urgente.

Vous pouvez observer votre patient pendant 12 à 24 heures après avoir introduit un traitement spasmolytique et laxatif en cas de besoin (lactulose ou fibres) dans l'idée d'un intestin irritable avec coprostase. Voir également « Docteur, je suis constipé » pages 546,555.
Revoir le patient en fonction de votre doute diagnostique et de l'évolution des symptômes.

La douleur et le péritonisme sont focalisés dans la région pelvienne

- Chez une jeune patiente afébrile qui peut être enceinte, le diagnostic de présomption doit être celui de **grossesse extra-utérine** (GEU) ☺[179,180]. Il représente environ 1 % des grossesses. La douleur est d'apparition brutale ou progressive, il existe parfois un spotting sanglant vaginal, souvent une masse palpable et une tension des seins. Pratiquer un test de grossesse dans les urines. S'il est négatif, demander un dosage sanguin de la ß-HCG et de la progestérone. Dans 10 à 15 % des cas, les règles sont normales malgré la présence d'une GEU et les symptômes de grossesse peuvent être frustes. L'échographie est parfois non concluante mais permet le diagnostic différentiel avec un problème tumoral ou mécanique (torsion ovarienne).

- Chez une jeune patiente fébrile, le diagnostic de présomption est une salpingite, une infection urinaire compliquée ou une appendicite. Il existe des douleurs annexielles souvent bilatérales, à début progressif et parfois une masse palpable ☺[181].

- Chez un jeune patient, il s'agit peut-être d'une prostatite, d'une épididymite aiguë ou d'une torsion testiculaire. Palper les testicules et faire un toucher rectal. Penser à un testicule ectopique. Demander un avis urologique en urgence.

- Chez un patient âgé, le diagnostic de présomption est une diverticulite (voir p. 606). Ne pas oublier la possibilité d'un globe urinaire ou une cystoprostatite aiguë.

En l'absence de diagnostic, la poursuite du bilan se fait par une échographie ou d'emblée par un scanner. Il existe :
- une abcédation (diverticulaire) ;
- un anévrisme aorto-iliaque en voie de rupture ;
- une affection vésicale (tumorale perforante) ;
- une appendicite ;
- une affection urologique.

En l'absence de diagnostic, nous proposons de poursuivre le bilan avec une sigmoïdoscopie. Il existe peut-être :
- une tumeur nécrosante ou un infarctus sigmoïdien ;
- une maladie inflammatoire (perforante), des diverticules.

À ce stade des investigations, vous avez éliminé la plupart des affections graves nécessitant une intervention urgente. Vous pouvez observer votre patient pendant 12 à 24 heures après avoir introduit un traitement spasmolytique et laxatif en cas de besoin dans l'idée d'un intestin irritable avec coprostase sigmoïdienne. Voir également « Docteur, je suis constipé » pages 546,555.

Revoir le patient en fonction de votre doute diagnostique et de l'évolution des symptômes.
En cas de persistance des douleurs, il convient également à ce stade d'éliminer chez une femme une douleur abdominopelvienne chronique de cause organique mais rare.

5. Traumatisme récent

Avec des signes de gravité (voir « Les questions essentielles ») ou en cas de traumatisme ouvert (avec lésion ouverte de la paroi abdominale) : hospitaliser en urgence.

Sans signes de gravité :
- en cas de traumatisme important, faire un angioscanner (bilan des lésions vasculaires) et éventuellement un cholangioscanner (fuite biliaire ?) ;
- en cas de traumatisme mineur, faire une échographie (rupture de rate en deux temps).

6. Présence d'antécédents digestifs médicochirurgicaux

Il existe un problème médical souvent déjà documenté

– **Un calcul vésiculaire ou un ulcère bulbaire**

Les douleurs sont identiques et orientent d'emblée le diagnostic. Poursuivre les investigations digestives selon le type des douleurs.

– **Une pancréatite alcoolique**

Le patient a abusé récemment d'alcool. Doser la lipase. Se méfier de l'hépatite alcoolique, de la gastrite ou d'un ulcère associé.

– **Le patient est sidéen et/ou immunosupprimé**

L'apparition de douleurs abdominales parfois intenses est fréquente dans l'évolution de la maladie ☺[182]. Comme chez les patients âgés, les patients immunosupprimés présentent peu de signes ou symptômes abdominaux, peu de manifestations cliniques (par exemple de péritonite) et peu de perturbations biologiques même en présence d'une affection organique grave. Dans la majorité des cas, les douleurs sont en relation directe avec le sida (par exemple œsophagite mycotique/virale, colite à CMV, *M. avium intracellulare*, complications d'un syndrome de Kaposi), mais la prise en charge de ce type de patient ne diffère pas des patients séronégatifs. Dans la plupart des cas, un diagnostic spécifique peut être posé. Dans le cas contraire, demander systématiquement un avis spécialisé avant de mettre fin aux investigations.

– **Il existe un diabète décompensé qui pourrait expliquer les douleurs**

Se méfier des autres causes (par exemple pancréatite). L'hospitalisation s'impose en général dans cette situation.

– **Une insuffisance cardiaque avec troubles du rythme**

Les problèmes vasculaires abdominaux sont plus fréquents (par exemple infarctus mésentérique). Dans le doute, il faut observer l'évolution des symptômes en milieu hospitalier, car l'évolution peut être rapidement fatale.

– **Une maladie auto-immune**

Il existe peut-être une vasculite abdominale, surtout dans la périartérite noueuse. En l'absence de signes ou de symptômes de gravité, poursuivre le bilan en ambulatoire.

– **Une drépanocytose**

Les infarctus d'organes ou les calculs sont plus fréquents.

– **Une fièvre méditerranéenne**

Les patients atteints ont parfois été opérés pour un abdomen aigu sans cause précise. Le diagnostic se fait par la recherche du gène impliqué pour autant que la suspicion clinique soit forte et l'ethnie du patient compatible (Moyen-Orient).

Il existe un problème chirurgical connu

- Le patient a été opéré d'un cancer (récidive ?), d'une cholécystectomie (calcul résiduel ou récidivé dans la voie biliaire chez un patient ictérique ?

Dysfonction du sphincter d'Oddi ?). Demander une échographie pour guider le bilan. Voir aussi « Docteur, je suis jaune », p. 478.
- Il existe une complication immédiate (abcès) ou lointaine de l'opération (iléus sur bride ?). Le risque de récidive d'une obstruction sur bride est de 40 % en 10 ans. Adresser le patient au chirurgien.

7. Retard de règles, antécédents gynécologiques, plaintes abdominopelviennes ?

Une patiente qui présente des douleurs abdominales basses non localisées avec une leucorrhée ou un écoulement sanguin, une notion de retard de règles ou des douleurs systématiquement en relation avec les règles, doit être adressée immédiatement à son gynécologue sans pratiquer d'examens ☺[183].
Chaque femme en âge de procréer peut être enceinte. Toute méthode contraceptive (y compris la ligature des trompes) peut être mise en échec. Par ailleurs, des règles n'excluent pas une grossesse extra-utérine. Il faut faire un test de grossesse systématiquement avant de procéder à un ASP. Vous pouvez utiliser la règle des 10 jours, c'est-à-dire que la radiographie ne peut se faire que si la patiente est dans les 10 premiers jours de son cycle.
Les causes des douleurs abdominales chez les femmes enceintes sont les mêmes que celles des autres femmes du même âge non parturientes. L'examen clinique est rendu difficile par la taille de l'utérus qui déplace les organes du petit bassin en modifiant la localisation typique des douleurs ☺[184].

Ces patientes présentent essentiellement une douleur abdominopelvienne chronique ou algie pelvienne, qui est rarement d'origine purement organique ☺[185-188].
Il s'agit de patientes qui consultent avec des plaintes mal systématisées, souvent après un long périple médical qui implique le gynécologue, le gastro-entérologue, le rhumatologue et le proctologue. La prise en charge de ces patientes souvent anxieuses et dépressives est longue et complexe car les plaintes sont souvent imprécises et la patiente parfois revendicatrice. Les antécédents chirurgicaux mais surtout gynécologiques seront décortiqués.

Le médecin pratique un interrogatoire plus dirigé et minutieux essentiellement de la sphère gynécologique. Il existe parfois :

Des facteurs déclenchants

La présence d'algies pelviennes sourdes accentuées en position verticale évoque un utérus myomateux.

Une dyspareunie profonde s'accompagne d'une douleur posturale avec sédation en décubitus ventral : il s'agit peut-être d'une rupture du ligament large, confirmée par cœlioscopie (syndrome d'Allen Master).

Une chronologie spécifique

Une recrudescence des douleurs en fin de règles avec dyspareunie profonde doit faire penser à une endométriose.

La présence de spasmes anaux violents d'apparition brutale, nocturnes et brefs, est typique des proctalgies fugaces. Le massage-étirement du sphincter anal dès les prodromes est efficace et la seule attitude à proposer.

Une topographie unilatérale

En l'absence de troubles sensitifs, penser à des névralgies du nerf honteux. L'électrophysiologie périnéale est la méthode diagnostique (latence motrice distale, unilatérale et homolatérale au côté douloureux).

À l'inspection du périnée et au toucher rectovaginal, on recherche tout particulièrement :

- un prolapsus d'organe (vésical, génital et rectal) : l'examen se pratique en position accroupie avec efforts de poussées prolongés ;
- une cicatrice d'épisiotomie douloureuse responsable d'une dyspareunie superficielle : demander d'emblée un avis gynécologique ;
- une palpation de « cordes de violon » douloureuses, caractéristiques d'une contracture des releveurs de l'anus. Les massages endo-anaux sont parfois bénéfiques mais il n'existe pas de traitement codifié ;
- une mobilisation anormale et douloureuse du coccyx : il s'agit d'une coccygodynie. Le traitement est essentiellement médical avec infiltrations ou manipulations.

Remarques

La coloscopie a permis à ce stade d'éliminer un ulcère solitaire aussi associé à des algies pelviennes. Confier le patient au gastro-entérologue pour poursuite du bilan (manométrie et défécographie) et avis thérapeutique (biofeedback). Voir aussi « Docteur, je suis constipé », p. 543.

En l'absence de piste évidente à l'anamnèse et à l'examen clinique, demander un avis spécialisé proctologique et gynécologique en confrontant les conclusions. Le bilan spécialisé comprend notamment :

- une échoendoscopie endo-anale : il existe une fistule sous-jacente, un foyer d'endométriose, un abcès intramural rectal chronique ; complétée au besoin par une IRM ou un scanner du pelvis : il existe une infiltration tumorale du nerf honteux par une tumeur.

En l'absence d'une origine organique, après consultations spécialisées, on retient le diagnostic **d'algies ano-rectales essentielles**. Les douleurs sont calmées en position allongée et s'aggravent au cours de la journée. Tout le bilan est normal. Chez des patientes dépressivo-anxieuses, on peut retenir l'origine fonctionnelle de l'algie pelvienne.

8. Présence de situations spécifiques à risque

Présence de facteurs de risque cardio-vasculaire, d'antécédent d'infarctus, de pontage coronarien ou de gros vaisseaux

En cas de douleurs abdominales sus-ombilicales chez un patient porteur de facteurs de risque cardio-vasculaire (hypertension, tabagisme, diabète, hypercholestérolémie, anamnèse familiale, hyperuricémie ou inactivité physique), vous devez systématiquement pratiquer un ECG et des enzymes cardiaques pour exclure un infarctus myocardique (essentiellement diaphragmatique ou droit).
Comparer le tracé avec des tracés antérieurs. Observer d'éventuelles modifications en cas de tracé suspect.
Si le doute persiste, hospitaliser pour surveillance rythmique, enzymatique et des paramètres vitaux. Voir également « Docteur, j'ai mal à la poitrine », p. 339.

Chez un patient âgé, hypertendu et avec des facteurs de risque d'athéromatose, penser à un anévrisme aortique en voie de rupture. Demander en urgence un scanner.
Il peut également exister un infarctus mésentérique, artériel ou veineux, dont le diagnostic est souvent difficile et tardif. Il existe des douleurs abdominales souvent rythmées par les repas avec insuffisance cardiaque, hypotension, notion d'infarctus récent ou de dialyse. Le patient présente souvent une anorexie avec perte de poids.

Prise d'un nouveau médicament

Considérer toujours le nouveau médicament comme potentiellement responsable des symptômes douloureux, surtout en cas de prise d'AINS (par exemple acide méfénamique, ibuprofène ou diclofénac. Interrompre le traitement et observer l'évolution des symptômes.

Toxicomanie, patients immunosupprimés, séropositivité VIH

Retour de voyage d'un pays en voie de développement

Dans ces cas de figure, le risque de maladie organique est plus important. Se référer d'emblée à la deuxième consultation.

9. L'examen clinique est anormal

- Le patient est immobile, algique au moindre mouvement, avec défense et détente : il s'agit d'une péritonite. Le patient est agité, extrêmement algique : il s'agit peut-être d'une colique rénale ou biliaire.

- La tension est basse, le pouls rapide, les extrémités froides : il existe une déshydratation, voire un état de choc. L'absence d'état fébrile chez les patients âgés, en mauvais état général ou immunosupprimés, ne permet pas d'exclure une maladie grave.

- Présence d'une masse palpable (sans signe de gravité hémodynamique) : pratiquer d'emblée une échographie transcutanée ou un scanner en l'absence de contre-indication Il s'agit :

– de l'aorte : il existe une masse pulsatile et expansive. Le diagnostic est celui d'anévrisme aortique en voie de rupture. Hospitaliser en urgence ;
– d'une masse annexielle : en cas de suspicion de grossesse extra-utérine (GEU), hospitaliser en urgence car il y a risque de rupture. Sinon adresser le patient au gynécologue ;
– d'un globe vésical : sonder, cultiver les urines et demander un avis spécialisé ;
– d'une dilatation d'un organe creux, par exemple colique ou gastrique. Référer d'emblée le cas au spécialiste ;
– d'une masse d'un organe solide, par exemple rénale, pancréatique ou gynécologique. Poursuivre les investigations par un scanner et référer au spécialiste ;
– d'une organomégalie (hépatosplénomégalie, vésicule biliaire). Compléter en cas de besoin par un scanner ;
– d'une lésion de la paroi abdominale (par exemple hématome dans le cadre d'une prise d'anticoagulant, diastase des grands droits).

- Présence d'une hernie ou d'une pathologie de paroi : un orifice herniaire (surtout inguinal chez l'homme, surtout fémoral chez la femme, ou ombilical) est douloureux et/ou protubérant.

Le patient présente des douleurs diffuses avec ballonnement fréquent.

Il faut opérer au plus tard 10 à 12 heures après le début des symptômes s'il existe une suspicion d'étranglement (pas de réduction possible en position de repos, augmentation des douleurs lors de la tentative de réduction, présence d'une leucocytose).

- Le toucher rectal est anormal :
- il existe une coprostase chez un patient âgé qui explique les douleurs ; l'ampoule rectale est vide ; se méfier d'une obstruction ;
- l'examen est très douloureux : il existe un abcès dans le Douglas (appendicite rétrocæcale ou affection gynécologique infectieuse).

Si l'examen clinique est normal chez un patient algique, avec hyperesthésie et distribution de la douleur suivant un dermatome, penser à une atteinte nerveuse (*Herpes zoster*, compression radiculaire).

Bibliographie

1. Martinez J., Mattu A. Abdominal pain in the elderly. *Emerg Med Clin N Am.* 2006;24:371-88.
2. Eskelinen M., Selander T., Lipponen P., *et al.* History-taking and the Usefulness Index in the diagnosis of functional dyspepsia. *Isr Med Assoc J.* 2014;16(8):497-501.
3. Mayumi T., Yoshida M., Tazuma S., *et al.* Practice Guidelines for Primary Care of Acute Abdomen 2015. *J Hepatobiliary Pancreat Sci.* 2016;23(1):3-36.
4. Kamin R. A., Nowicki T. A., Courtney D. S., *et al.* Pearls and pitfalls in the emergency department evaluation of abdominal pain. *Emerg Med Clin North Am.* 2003;21(1):61-72.
5. Flasar M. H. Cross R., Goldberg. Acute abdominal pain. *Prim Care Clin Office Pract.* 2006;33:659-84.
6. Fenyö G. Acute abdominal disease in the elderly: experience from two series in Stockholm. *Am J Surg.* 1982;143:751-4.
7. Cartwright S. L., Knudson M. P. Evaluation of acute abdominal pain in adults. *Am Fam Physician.* 2008 Apr 1;77(7):971-8.
8. Trott A. T., Trunkey D. D., Wilson S. P., *et al.* La douleur abdominale aiguë ; quelques pistes pour un diagnostic rapide. *Patient Care* 1999;9:120-37.
9. Fleischer A. B., Gardner E. F., Feldman S. R. Are patients'chief complaint generally specific to one organ system?. *Am J Manag Care.* 2001;7:299-305.
10. Yamamoto W., Kono H., Maekawa H., *et al.* The relationship between abdominal pain regions and specific diseases: an epidemiologic approch to clinical pratice. *J Epidmiol.* 1997;7:27-32.
11. Patel P, Bercik P, Morgan DG, *et al.* Prevalence of organic disease at colonoscopy in patients with symptoms compatible with irritable bowel syndrome: cross-sectional survey. *Scand J Gastroenterol.* 2015;50:816-823.
12. Hammer J., Eslick G. D., Howell S. C., *et al.* Diagnostic yield of alarm features in irritable bowel syndrome and functional dyspepsia. *Gut.* 2004;53:666-72.
13. Lacy B. E., Mearin F., Chang L., *et al.* Bowel disorders. *Gastroenterology.* 2016;150:1393-1407.
14. Begtrup LM, Engsbro AL, Kjeldsen J, *et al.* A positive diagnostic strategy is non inferior to a strategy of exclusion for patients with irritable bowel syndrome. *Clin Gastroenterol Hepatol.* 2013;11:956-962.
15. Houghton L. A., Heitkemper M., Crowell M. D., *et al.* Age, gender, and women's health and the patient. *Gastroenterology.* 2016;150(6):1332-43.
16. Van Oudenhove L., Levy R. L., Crowell M. D., *et al.* Biopsychosocial aspects of functional gastrointestinal disorders: how central and environmental processes contribute to the development and expression of functional gastrointestinal disorders. *Gastroenterology.* 2016;150(6):1355-67.
17. Drossman D. A., Hasler W. L. Rome IV - Functional GI Disorders: Disorders of Gut-Brain interaction. *Gastroenterology.* 2016;150 (6):1257-61.
18. Drossman D. A. Functional gastrointestinal disorders: history, pathophysiology, clinical features and Rome IV. *Gastroenterolgy.*2016;150(6):1262-79.
19. Lovell R.M, Ford A.C. Global prevalence of and risk factors for irritable bowel syndrome: a meta-analysis. *Clin Gastroenterol Hepatol.* 2012;10:712-721.
20. Ford A. C, Forman D, Bailey A.G, *et al.* Irritable bowel syndrome: a 10-yr natural history of symptoms and factors that influence consultation behavior. *Am J Gastroenterol.* 2008;103:1229-1239.
21. Halder SL, Locke GR 3rd, Schleck CD, *et al.* Natural history of functional gastrointestinal disorders: a 12-year longitudinal population-based study. *Gastroenterology.* 2007;133:799-807.
22. Camilleri M., Bueno L., Andresen V., *et al.* Pharmacological, pharmacokinetic, and pharmacogenomic aspects of functional gastrointestinal disorders. *Gastroenterology.* 2016;150(6):1319-31.

23. Heading R., Bardhan K., Hollerbach A., *et al.* Systematic review: the safety and tolerability of pharmacological agents for treatment of irritable bowel syndrome – a European perspective. *Aliment Pharmacol Ther.* 2006;24:207-36.
24. Tack J., Fried M., Houghton L. A., *et al.* Systematic review: the efficacy of treatments for irritable bowel syndrome – a European perspective. *Aliment Pharmacol Ther.* 2006;24:183-205.
25. Lesbros-Pantoflickova D., Michetti P., Fried M., *et al.* Meta-analysis: the treatment of irritable bowel syndrome. *Aliment Pharmacol Ther.* 2004;20:1253-69.
26. Johannesson E., Simrén M., Strid H, *et al.* Physical activity improves symptoms in irritable bowel syndrome: a randomized controlled trial. *Am J Gastroenterol. 2011*; 106:915-922.
27. Ford A.C, Moayyedi P., Lacy BE, *et al.* American College of Gastroenterology monograph on the management of irritable bowel syndrome and chronic idiopathic constipation. *Am J Gastroenterol.* 2014;109(Suppl 1):S2 – S26; quiz S27.
28. Bijkerk CJ., de Wit NJ., Muris JWM., *et al.* Soluble or insoluble fibre in irritable bowel syndrome in primary care? Randomised placebo controlled trial. *BMJ.* 2009; 339:b3154.
29. Chapman RW, Stanghellini V, Geraint M, *et al.* Randomized clinical trial: macrogol/PEG 3350 plus electrolytes for treatment of patients with constipation associated with irritable bowel syndrome. *Am J Gastroenterol.* 2013;108:1508-1515.
30. Rao S., Lembo AJ., Shiff SJ., *et al.* A 12-week, randomized, controlled trial with a 4-week randomized withdrawal period to evaluate the efficacy and safety of linaclotide in irritable bowel syndrome with constipation. *Am J Gastroenterol.* 2012;107:1714-1724.
31. Chey WD., Lembo AJ., Lavins BJ., *et al.* Linaclotide for irritable bowel syndrome with constipation: a 26-week, randomized, double-blind, placebo-controlled trial to evaluate efficacy and safety. *Am J Gastroenterol.* 2012; 107:1702-1712.
32. Quigley EMM., Tack J., Chey WD., *et al.* Randomised clinical trials: linaclotide phase 3 studies in IBS-C – a prespecified further analysis based on European Medicines Agency-specified endpoints. *Aliment Pharmacol Therapeut* .2013;37:49-61.
33. Drossman DA., Chey WD., Johanson JF., *et al.* Clinical trial: lubiprostone in patients with constipation-associated irritable bowel syndrome – results of two randomized, placebo-controlled studies. *Aliment Pharmacol Therapeut.* 2009;29:329-341.
34. Chey WD, Drossman DA, Johanson JF, *et al.* Safety and patient outcomes with lubiprostone for up to 52 weeks in patients with irritable bowel syndrome with constipation. *Aliment Pharmacol Therapeut.* 2012;35:587-599.
35. Quigley EM., Vandeplassche L., Kerstens R., *et al.* Clinical trial: the efficacy, impact on quality of life, and safety and tolerability of prucalopride in severe chronic constipation--a 12-week, randomized, double-blind, placebo-controlled study. *Aliment Pharmacol Therapeut.* 2009; 29:315-28.
36. Müller-Lissner S., Rykx A., Kerstens R., *et al.* A double-blind, placebo-controlled study of prucalopride in elderly patients with chronic constipation. *Neurogastroenterol Motil.* 2010; 22:991-e255.
37. Cinca R., Chera D., Gruss HJ., *et al.* Randomised clinical trial: macrogol/PEG 3350+electrolytes versus prucalopride in the treatment of chronic constipation -- a comparison in a controlled environment. *Aliment Pharmacol Ther.* 2013; 37:876-86
38. Efskind PS, Bernklev T, Vatn MH. A double-blind placebo-controlled trial with loperamide in irritable bowel syndrome. *Scand J Gastroenterol* .1996;31:463-468.
39. Wong BS, Camilleri M, Carlson P, *et al.* Increased bile acid biosynthesis is associated with irritable bowel syndrome with diarrhea. *Clin Gastroenterol Hepatol.* 2012; 10:1009-1015.
40. Bajor A, Tornblom H, Rudling M, *et al.* Increased colonic bile acid exposure: a relevant risk factor for symptoms and treatment in IBS. *Gut.* 2015;64:84-92.
41. Biesiekierski JR., Newnham ED., Irving PM., *et al.* Gluten causes gastrointestinal symptoms in subjects without celiac disease: a double-blind randomized placebo- controlled trial. *Am J Gastroenterol.* 2011;106:508-514.
42. Vazquez-RoqueMI., Camilleri M., SmyrkT., *et al.* A controlled trial of gluten-free diet in patients with irritable bowel syndrome-diarrhea: effects on bowel frequency and intestinal function. *Gastroenterology.* 2013;144:903-911.
43. Moayyedi P., Quigley EM., Lacy BE., *et al.* The effect of dietary intervention on irritable bowel syndrome: a systematic review. *Clin Transl Gastroenterol.* 2015:e107.
44. Halmos EP., Power VA., Shepherd SJ., *et al.* A diet low in FODMAPs reduces symptoms of irritable bowel syndrome. *Gastroenterology.* 2014;146:67-75.
45. Böhn L., Störsrud S., Liljebo T., *et al.* Diet low in FODMAPs Reduces Symptoms of Irritable Bowel Syndrome as Well as Traditional Dietary Advice: A Randomized Controlled Trial. *Gastroenterology.* 2015;149:1399-1407.e2.
46. O'Mahony L., McCarthy J., Kelly P., *et al.* Lactobacillus and bifidobacterium in irritable bowel syndrome: symptom responses and relationship to cytokine profiles. *Gastroenterology.* 2005;128:541-551.
47. Whorwell PJ., Altringer L., Morel J., *et al.* Efficacy of an encapsulated probiotic Bifidobacterium infantis 35624 in women with irritable bowel

syndrome. Am J Gastro- enterol .2006;101:1581-1590.
48. Ford AC., Quigley EMM., Lacy BE., *et al.* Efficacy of prebiotics, probiotics, and synbiotics in irritable bowel syndrome and chronic idiopathic constipation: systematic review and meta-analysis. *Am J Gastroenterol.* 2014; 109:1547-1561.
49. Ford A. C., Chey W. D., Talley N. J., *et al.* Yield of diagnostic tests for celiac disease in individuals with symptoms suggestive of irritable bowel syndrome: systematic review and meta-analysis. *Arch Intern Med.* 2009;169(7):651-8.
50. Van der Windt D.A.1, Jellema P., Mulder C.J., Kneepkens CM, *et al.* Diagnostic testing for celiac disease among patients with abdominal symptoms: a systematic review. JAMA. 2010;303.
51. Helfand M., Redfern C. C. Clinical guideline, part 2. Screening for thyroïd disease: an update. American College of Physicians. *Ann Intern Med.* 1998;129:144-58.
52. Hamm L. R., Sorrells S. C., Harding J. P., *et al.* Additionnal investiguations fail to alter the diagnosis of irritable bowel syndrome in subjects fulfilling the Rome criteria. *Am J Gastroenterol.* 1999;94:1279-82.
53. Alexandre V., Davila A-M., Bouchoucha M, *et al.* L'intolérance au lactose en 2011. *Hepato Gastro et Oncologie digestive* 2011;18:589-94.
54. Waugh N., Cummins E., Royle P., *et al.* Faecal calprotectin testing for differentiating amongst inflammatory and non inflammatory bowel diseases: systematic review and economic evaluation. *Health Technol Assess.*2013; 17:1-211.
55. Menees S.T., Kurlander J., Goel A., *et al.* Meta-analysis of the utility of common serum and fecal biomarkers in adults with IBS. Gastroenterology 2014;146(Suppl):S194.
56. Francis C. Y., Duffy J. N., Whorwell P. J., *et al.* Does routine abdominal ultrasound enhance diagnostic accuracy in irritable bowel syndrome ?. *Am J Gastroenenterol.* 1996;91:1348-50
57. Hamm L. R., Sorrells S. C., Harding J. P., *et al.* Additionnal investiguations fail to alter the diagnosis of irritable bowel syndrome in subjects fulfilling the Rome criteria. *Am J Gastroenterol.* 1999;94:1279-82.
58. Bouin M., Plourde V., Boivin M., *et al.* Rectal distention testing in patients with irritable bowel syndrome: sensitivity, specificity, and predictive values of pain sensory thresholds. *Gastroenterolgy.* 2002;122:1771-7.
59. Patel S. M., Stason W. B., Legedza A., *et al.* The placebo effect in irritable bowel syndrome trials: a meta-analysis. *Neurogastroenterol Motil.* 2005;17(3):332-40.
60. Van Oudenhove L., Levy R.L., Crowell M.D., *et al.* Biopsychosocial Aspects of Functional Gastrointestinal Disorders : How Central and Environmental Processes Contribute to the Development and Expression of Functionnal Gastrointestinal Disorders. *Gastroenterology.*2016 ;150 :1355-67.
61. Campo J.V, Bridge J., Lucas A., *et al.* Physical and emotional health of mothers of youth with functional abdominal pain. *Arch Pediatr Adolesc Med.* 2007;161:131-137.
62. Langer S.L., Romano J.M., Levy R.L, *et al.* Catastrophizing and parental response to child symptom complaints. *Child Health Care.* 2009;38:169-184.
63. Beesley H., Rhodes J., Salmon P. Anger and childhood sexual abuse are independently associated with irritable bowel syndrome. *Br J Health Psychol.* 2010;15(Pt 2):389-99.
64. Murray C.D., Flynn J., Ratcliffe L., *et al.* Effect of acute physical and psychological stress on gut autonomic innervation in iritable bowel syndrome. *Gastroenterology.* 2004;127:1695-1703.
65. Lackner J.M., Gurtman M.B. Pain catastrophizing and interpersonal problems: a circumplex analysis of the communal coping model. *Pain.* 2004;110:597-604.
66. 66. Sperber A.D., Drossman D.A., Quigley E. The global perspective on irritable bowel syndrome: a Rome Foundation-World Gastroenterology Organization symposium. *Am J Gastroenterology.* 2012;107:1602-1609.
67. Drossman D.A., Li Z, Leserman J., *et al.* Effects of coping on health outcome among female patients with gastrointestinal disorders. *Psychosom Med.* 2000;62:309-317.
68. Lackner J.M., Gudleski G.D., Firth R, *et al.* Negative aspects of close relationships are more strongly associated than supportive personal relationships with illness burden of irritable bowel syndrome. *J Psychosom Res.* 2013;74:493-500.
69. Jakobsson Ung E., Ringstrom G., Sjovall H., *et al.* How patients with long-term experience of living with irritable bowel syndrome manage illness in daily life: a qualitative study. *Eur J Gastroenterol Hepatol.*2013;25:1478-1483.
70. Lackner .JM., Brasel A.M., Quigley B.M., *et al.* The ties that bind: perceived social support, stress, and IBS inseverely affected patients. *Neurogastroenterol Motil.* 2010;22:893-900.
71. Conboy L.A., Macklin E., Kelley J., *et al.* Which patients improve: characteristics increasing sensitivity to a supportive patient-practitioner relationship. Soc Sci Med. 2010;70:479-484.
72. Addolorato G., Mirijello A., D'Angelo C., *et al.* State and trait anxiety and depression in patients affected by gastrointestinal diseases: psychometric evaluation of 1641 patients referred to an internal medicine outpatient setting. *Int J Clin Pract.* 2008;62:1063-1069.
73. Bouchoucha M., Hejnar M., Devroede G., *et al.* Anxiety and depression as markers of multiplicity of sites of functional gastrointestinal disorders: a gender issue? *Clin Res Hepatol Gastroenterol.* 2013;37:422-430.

74. Van Oudenhove L., Vandenberghe J., Vos R., *et al.* Factors associated with co-morbid irritable bowel syndrome and chronic fatigue-like symptoms in functional dypepsia. *Neurogastroenterol Motil.* 2011;23:524 – e202.
75. Miller V., Hopkins L., Whorwell P.J. Suicidal ideation in patients with irritable bowel syndrome. Clin Gastroenterol Hepatol. 2004;2:1064-1068.
76. Mearin F. Postinfectious functional gastrointestinal disorders. *J Clin Gastroenterol.* 2011;45 Suppl:S102-5.
77. Seminowicz D.A., Labus J.S., Bueller J.A., *et al.* Regional gray matter density changes in brains of patients with irritable bowel syndrome. *Gastroenterology.* 2010; 139:48-57.e2.
78. Blankstein U., Chen J., Diamant N.E., *et al.* Altered brain structure in irritable bowel syndrome: potential contributions of pre-existing and disease-driven factors. *Gastroenterology.* 2010;138:1783-1789.
79. Ellingson B.M, Mayer E., Harris R.J, *et al.* Diffusion tensor imaging detects microstructural reorganization in the brain associated with chronic irritable bowel syndrome. *Pain.* 2013;154:1528-1541.
80. Fukudo S., Nomura T., Hongo M. Impact of corticotropin releasing hormone on gastrointestinal motility and adrenocorticotropic hormone in normal controls and patients with irritable bowel syndrome. *Gut* 1998;42:845-849.
81. Cryan J.F, Dinan T.G. Mind-altering microorganisms: the impact of the gut microbiota on brain and behaviour. *Nat Rev Neurosci* 2012;13:701-712.
82. Tana C., Umesaki Y., Imaoka A., *et al.* Altered profiles of intestinal microbiota and organic acids may be the origin of symptoms in irritable bowel syndrome. *Neurogastroenterol Motil* 2010;22:512-519; e114 – e115.
83. Longstreth G. F., Yao J. F. Irritable bowel syndrome and surgery: a multivariable analysis. *Gastroenterology.* 2004;126:1665-73.
84. Sobin W.H., Heinrich T.W., Drossman D.A. Central Neuromodulators for Treating Functional GI Disorders: A primer. *Am J Gastroenterol.* 2017:112:693-702.
85. Xie C., Tang Y., Wang Y., *et al.* Efficacy and safety of antidepressants for the treatment of irritable bowel syndrome: a meta-analysis. *PLoS One.* 2015;10(8):e0127815.
86. Drossman D. A. Treatment of residual inflammatory bowel disease symptoms with low-dose tricyclic antidepressants: why not?. *J Clin Gastroenterol.* 2014;48(5):390-2.
87. Iskandar HN., Cassell B., Kanuri N., *et al.* Tricyclic antidepressants for management of residual symptoms in inflammatory bowel disease. *J Clin Gastroenterol.* 2014;48(5):423-
88. Friedrich M., Grady S. E., Wall G. C. Effects of antidepressants in patients with irritable bowel syndrome and comorbid depression. *Clin Ther.* 2010;32(7):1221-33.
89. Kaminski A., Kamper A., Thaler K., *et al.* Antidepressants for the treatment of abdominal pain-related functional gastrointestinal disorders in children and adolescents. *Cochrane Database Syst Rev.* 2011;(7):CD008013.
90. Ford A. C., Quigley E. M., Lacy B. E., *et al.* Effect of antidepressants and psychological therapies, including hypnotherapy, in irritable bowel syndrome: systematic review and meta-analysis. Am J Gastroenterol. 2014;109(9):1350-65.
91. Laird K. T., Tanner-Smith E. E., Russell A. C., *et al.* Comparative efficacy of psychological therapies for improving mental health and daily functioning in irritable bowel syndrome: a systematic review and meta-analysis. *Clin Psychol Rev.* 2017;51:142-52
92. Laurel H., Hansson L.E., Gunnarsson U. Acute abdominal pain among elderly patients. *Gerontol* 2006;52:339-44.
93. Parker L. J., Vukov L. F., Wollan P. C. Emergency department evaluation of geriatric patients with acute cholecystitis. *Acad Emerg Med.* 1997;4:41-5.
94. Ducrotte P. Douleurs abdominales d'origine métabolique ou génétique. *Hépato-Gastro.* 2005;12:42-9.
95. Herrick A. L., McColl K. E. Acute intermittent porphyria. *Best Pract Res Clin Gastroenterol.* 2005;19:235-49.
96. Kolkman J. J., Mensink P. B., van Petersen A. S., *et al.* Clinical approach to chronic gastrointestinal ischaemia: from 'intestinal angina' to the spectrum of chronic splanchnic disease. *Scand J Gastroenterol Suppl.* 2004;241:9-16.
97. Ahmed S., Shahid R. K., Russo L. A. Unusual causes of abdominal pain: sickle cell anemia. *Best Pract Res Clin Gastroenterol.* 2005;19:297-310.
98. Nancey S., André F., André C., *et al.* L'œdème angioneurotique. *Gastroenterol Clin Biol.* 2001;25:896-904.
99. Simon A., van der Meer J. W., Drenth J. P. Familial mediterranean fever – a not so unusual cause of abdominal pain. *Best Pract Res Clin Gastroenterol.* 2005;19:199-213.
100. Zinkin N. T., Peppercorn M. A. Abdominal epilepsy. *Best Pract Res Clin Gastroenterol.* 2005;19:283-74.
101. Mendler M. H., Sautereau D., Pillegand B., *et al.* Un cas d'épilepsie digestive de diagnostic tardif : une pathologie à ne pas méconnaître. *Gastroenterol Clin Biol.* 1998;22:235-9.
102. Barki J., Blanc P., Michel J., *et al.* Le syndrome douloureux du rebord costal (ou syndrome de Cyriax). La Presse médicale. 1996;25:973-6.
103. Banikarim ., Chacko M. R. Pelvic inflammatory disease in adolescents. *Adolesc Med Clin.* 2004;15:273-85.
104. Peter N. G., Clark L. R., Jaeger J. R. Fitz-Hugh-Curtis syndrome: a diagnosis to consider in women with right upper quadrant pain. *Cleve Clin J Med.* 2004;71:233-9.

105. Zeger W., Holt K. Gynecologic infections. *Emerg Med Clin North Am.* 2003;21:631-48.
106. Dworkin R. H., Johnson R. W., Breuer J., *et al.* Recommendations for the management of herpes zoster. *Clin Infect Dis.* 2007;44 Suppl 1:S1-26.
107. Weinberg J. M., Scheinfield N. S. Cutaneous infections in the elderly: diagnosis and management. *Dermatol Ther.* 2003;16:195-205.
108. Thomas S. H., Silen W., Cheema F., *et al.* Effects of morphine analgesia on diagnostic accuracy in Emergency Department patients with abdominal pain: a prospective, randomized trial. *J Am Coll Surg.* 2003;196:18-31.
109. Mahadevan M., Graff L. Prospective randomized study of analgesic use for ED patients with right lower quadrant abdominal pain. *Am J Emerg Med.* 2000;18:753-6.
110. Aghamohammadi D., Gholipouri C., Hosseinzadeh H. *et al.* A evaluation of effect of morphine on abdominal pain and peritoneal irritation signs in patients with acuate surgical abdomen. *J. Cardiovasc Thor Res.* 2012;4:45-8.
111. Saber A. A., Boros M. J. Chilaiditi's syndrome: what should every surgeon know?. *Am Surg.* 2005;71:261-3.
112. Hardin D. M. Acute appendicitis: review and update. *Am Fam Physician.* 1999;60:2027-34.
113. Bhangu A., Søreide K., Di Saverio S., *et al.* Acute appendicitis: modern understanding of pathogenesis, diagnosis, and management. *Lancet.* 2015;386(10000):1278-87.
114. Dominguez E. P., Sweeney J. F., Choi Y. U. Diagnosis and management of diverticulitis and appendicitis. *Gastroenterol Clin North Am.* 2006;35:367-91.
115. Andersson R. E. Meta-analysis of the clinical and laboratory diagnosis of appendicitis. *Br J Surg.* 2004;91:28-37.
116. Flasar M. H., Goldberg E. Acute abdominal pain. *Med Clin North Am.* 2006;90:481-503.
117. Shelton T., McKinlay R., Schwartz R. W. Acute appendicitis: current diagnosis and treatment. *Curr Surg.* 2003;5:502-5.
118. Dueholm S., Bagi P., Bud M. Laboratory aid in the diagnosis of acute appendicitis. *Dis Colon Rectum.* 1989;32:855-9.
119. Duke E., Kalb B., Arif-Tiwari H., *et al.* A systematic review and meta-analysis of diagnostic performance of MRI for evaluation of acute appendicitis. *AJR Am J Roentgenol.* 2016;206(3):508-17.
120. Hong J. J., Cohn S. M., Ekeh A. P., *et al.* A prospective randomized study of clinical assessment versus computed tomography for the diagnosis of acute appendicitis. *Surg Infect (Larchmt).* 2003;4:231-9.
121. Terasawa T., Blackmore C. C., Bent S., *et al.* Systematic review: computed tomography and ultrasonography to detect acute appendicitis in adults and adolescents. *Ann Intern Med.* 2004;141:537-46.
122. Salminen P., Paajanen H., Rautio T., *et al.* Antibiotic therapy vs appendectomy for treatment of uncomplicated acute appendicitis: the APPAC randomized clinical trial. *JAMA.* 2015;313:2340-8.
123. Sartelli M., Catena F., Ansaloni L., *et al.* WSES Guidelines for the management of acute left sided colonic diverticulitis in the emergency setting. *World J Emerg Surg.* 2016;11:37.
124. Pfützer R. H., Kruis W. Management of diverticular disease. *Nat Rev Gastroenterol Hepatol.* 2015;12(11):629-38.
125. 125Unlü C., de Korte N., Daniels L., *et al.* A multicenter randomized clinical trial investigating the cost-effectiveness of treatment strategies with or without antibiotics for uncomplicated acute diverticulitis (DIABOLO trial). *BMC Surg.* 2010;10:23.
126. Stollman N., Smalley W., Hirano I., *et al.* American Gastroenterological Association Institute Guideline on the management of acute diverticulitis. *Gastroenterology.* 2015;149(7):1944-9.
127. Halligan S., Saunders B. Imaging diverticular disease. *Best Pract Res Clin Gastroenterol.* 2002;26:595-610.
128. Farrel R. J., Farell J. J., Morrin M. M. Diverticular disease in the erderly. *Gastroenterol Clin North Am.* 2001;30:485-96.
129. Ambrosetti P. Acute left-sided colonic diverticulitis: clinical expressions, therapeutic insights, and role of computed tomography. *Clin Exp Gastroenterol.* 2016;9:249-57.
130. Shabanzadeh D. M., Sørensen L. T., Jørgensen T. Which abdominal symptoms are associated with clinical events in a population unaware of their gallstones? A cohort study. *J Gastrointest Surg.* 2017;21:831-9.
131. 131Portincasa P., Moschetta A., Petruzzelli M., *et al.* Gallstone disease: symptoms and diagnosis of gallbladder stones. *Best Pract Res Clin Gastroenterol.* 2006;20:1017-29.
132. Kiewiet J. J., Leueuwenburgh M.M., Bipat S., *et al.* A systematic review and meta-analysis of diagnostic performance of imaging in acute cholecystitis. *Radiology* 2012;264;708-20.
133. Privette T. W. Jr, Carlisle M. C., Palma J. K. Emergencies of the liver, gallbladder, and pancreas. *Emerg Med Clin North Am.* 2011;29(2):293-317.
134. Ansaloni L., Pisano M., Coccolini F., *et al.* 2016 WSES guidelines on acute calculous cholecystitis. *World J Emerg Surg.* 2016;11:25.
135. Gutt C. N., Encke J., Köninger J., *et al.* Acute cholecystitis: early versus delayed cholecystectomy, a multicenter randomized trial. *Ann Surg.* 2013 Sep;258(3):385-93.
136. Dugum M. F., McCullough A. J. Acute alcoholic hepatitis, the clinical aspects. *Clin Liver Dis.* 2016;20(3):499-508.
137. Van Erpecum K.J. Gallstone disease. Complications of bile-duct stones: acute cho-

langitis and pancreatitis. *Best Pract Res Clin Gastroenterol.* 2006;20:1139-52.
138. Internal Clinical Guidelines Team (UK). Gallstone disease: diagnosis and management of cholelithiasis, cholecystitis and choledocholithiasis. London: National Institute for Health and Care Excellence (UK);2014 Oct.
139. Nozu T., Komiyama H. Fitz-Hugh-Curtis syndrome. *Intern Med.* 2006;45:221-2.
140. Tenner S., Baillie J., DeWitt J., *et al.* American College of Gastroenterology guideline: management of acute pancreatitis. *Am J Gastroenterol.* 2013;108(9):1400-15.
141. Whitcomb D. C. Clinical practice. Acute pancreatitis. *New Engl J Med.* 2006;354:2142-50.
142. Robinson P., Perkins J. C. Jr. Approach to patients with epigastric pain. *Emerg Med Clin North Am.* 2016;34(2):191-210.
143. Roberts S. E., Morrison-Rees S., John A., *et al.* The incidence and aetiology of acute pancreatitis across Europe. *Pancreatology.* 2017;17(2):155-65.
144. Czihal M., Banafsche R., Hoffmann U., *et al.* Vascular compression syndromes. *Vasa.* 2015;44(6):419-34.
145. Tracci M. C. Median arcuate ligament compression of the mesenteric vasculature. *Tech Vasc Interv Radiol.* 2015;18(1):43-50.
146. Parker M. C., Ellis H., Moran B. J., *et al.* Postoperative adhesions: ten-year follow-up of 12,584 patients undergoing lower abdominal surgery. *Dis Colon Rectum.* 2001;44:829-30.
147. Dite P., Lata J., Novotný I. Intestinal obstuction and perforation – the role of the gastroenterologist. *Dig Dis.* 2003;21:63-7.
148. Kahi C. J., Rex D. K. Bowel obstruction and pseudo-obstruction. *Gastroenterol Clin North Am.* 2003;32:1229-47.
149. Joly F., Amiot A., Coffin B., *et al.* Pseudo-obstruction intestinale chronique. *Gastroenterol Clin Biol.* 2006;30:975-85.
150. Gore R. M., Silvers R. I., Thakrar K. H., *et al.* Bowel obstruction. *Radiol Clin North Am.* 2015;53(6):1225-40.
151. Cudnik M. T., Darbha S., Jones J., *et al.* The diagnosis of acute mesenteric ischemia: a systematic review and meta-analysis. *Acad Emerg Med.* 2013;20(11):1087-100.
152. Zhao Y., Yin H., Yao C., *et al.* Management of acute mesenteric ischemia: a critical review and treatment algorithm. *Vasc Endovascular Surg.* 2016;50(3):183-92.
153. Beaugerie L., Petit J. C. Microbial-gut interactions in health and disease. Antibiotic-associated diarrhoea. *Best Pract Res Clin Gastroenterol.* 2004;18:337-52.
154. Bartlett J. G. Antibiotic-associated diarrhea. *N Engl J Med.* 2002;346:334-9.
155. Surawicz C. M., Brandt L. J., Binion D. G., *et al.* Guidelines for diagnosis, treatment, and prevention of Clostridium difficile infections. *Am J Gastroenterol.* 2013;108:478-98.
156. Kyne L., Farrell R. J., Kelly C. P. Clostridium difficile. *Gastroenterol Clin North Am.* 2003;30:753-76.
157. Khanna S., Shin A., Kelly C. P. Management of Clostridium difficile infection in inflammatory bowel disease: expert review from the Clinical Practice Updates Committee of the AGA Institute. *Clin Gastroenterol Hepatol.* 2017;15(2):166-74.
158. Bader M.J., Eisner B. Porpiglia F., *et al.* Contemporary management of ureteral stones. EAU 2012;61:764-72.
159. Teichman JM. Clinical practice. Acute renal colic from ureteral calculus. *N Engl J Med.* 2004;350:684_93.
160. Kobayashi T., Nishizawa K., Mitsumori K., *et al.* Impact of date of onset on the absence of hematuria in patients with acute renal colic. *J Urol.* 2003;170:1093-6.
161. Regan F., Kuszyk B., Bohlman M. E., *et al.* Acute ureteric calculus obstruction: unenhanced spiral CT versus HASTE MR urography and abdominal radiograph. *Br J Radiol.* 2005;78:506-11.
162. Jung P., Brauers A., Nolte-Ernsting C. A., *et al.* Magnetic resonance urography enhanced by gadolinium and diuretics: a comparison with conventional urography in diagnosing the cause of ureteric obstruction. *BJU Int.* 2000;86:960-5.
163. Poletti P.A., Platon A., Rutschmann O.T., *et al.* Low dose versus standard dose CT protocol in patients with clinically suspected renal colic. *AM J Roentgenology.* 2007;188:927-33.
164. Ha M., MacDonald R. D. Impact of CT scan in patients with first episode of suspected nephrolithiasis. *J Emerg Med.* 2004;27:225-31.
165. Poletti PA, Andreggen E, Rutschmann O, *et al.* Indication au CT low-dose aux urgences. *Rev med suisse* 2009,5:1590-4.
166. Niemann T., Kollmann T., Bongartz G. Diagnostic performance of low-dose CT for the detection of urolithiasis:a meta-analysis. *Am J Roentgenol.* 2008;191:396-401
167. Worster A., Preyra I., Weaver B., *et al.* The accuracy of noncontrast helical computed tomography versus intravenous pyelography in the diagnosis of suspected acute urolithiasis: a meta-analysis. *Ann Emerg Med.* 2002;40:280-6.
168. Saklayer M. G. Medical management of nephrolithiasis. *Med Clin North Am.* 1997;81:785-98.
169. Pak C. Y. C. Southwestern Internal Medicine Conference: medical management of nephrolithiasis – a new, simplified approach for general pratice. *Am J Med Sci.* 1997;313:215-9.
170. Wasserstein A. G. Nephrolithiasis: acute management and prevention. *Dis Mon.* 1998;44:196-213.
171. Moe O.W. Kidney stones: pathophysiology and medical management. *Lancet.* 2006;367:333-44.
172. Holdgate A., Pollock T. Systematic review of the relative efficacy of non-steroidal anti-inflamma-

tory drugs and opioids in the treatment of acute renal colic. *BMJ.* 2004;328:1401.

173. Porpiglia F., Vaccino D., Billia M., *et al.* Corticosteroids and tamsulosin in the medical expulsive therapy for symptomatic distal ureter stones: single drug or association?. *Eur Urol.* 2006 Aug;50(2):339-44.
174. Miller O. F., Kane C. J. Time to stone passage for observed ureteral calculi: a guide for patient education. *J Urol.* 1999;162:688-91.
175. Hubner W. A., Irby P., Stoller M. L. Natural history and current concepts for the treatment of small uretral calculi. *Eur Urol.* 1993;24:172-6.
176. Gupta K., Hooton T. M., Naber K. G., *et al.* International clinical practice guidelines for the treatment of acute uncomplicated cystitis and pyelonephritis in women: a 2010 update by the Infectious Diseases Society of America and the European Society for Microbiology and Infectious Diseases. *Clin Infect Dis.* 2011;52(5):e103-20.
177. Orenstein R., Wong E. S. Urinary tract infections in adults. *Am Fam Physician.* 1999;59:1225-34, 1237.
178. Czaja C. A., Hooton T. M. Update on acute uncomplicated urinary tract infection in women. *Postgrad Med.* 2006;119:39-45.
179. Murray H., Baakdah H., Bardell T.Diagnosis and treatment of ectopic pregnancy. *CMAJ.* 2005 Oct 11;173(8):905-12.
180. Russell D. J. The female pelvic mass. *Med Clin North Am.* 1995;79:1481-93.
181. Anderson J. R. Genital tract infections in women. *Med ClinNorth Am.* 1995;79:1271-94.
182. Cotton M. The acute abdomen and HIV. *Trop Doct.* 2006;36(4):198-200.
183. Kammerer W. S. Nonobstetric surgery in pre-gnancy. *Med Clin North Am.* 1987;71:551-60.
184. Cappell M. S., Friedel D. Abdominal pain during pregnancy. *Gastroenterol Clin North Am.* 2006;32:1-58.
185. Wesselmann U., Burnett A. L., Heinberg L. J. The urogenital and rectal pain syndromes. *Pain.* 1997 Dec;73(3):269-94.
186. Bharucha A. E., Trabuco E. Functional and chronic anorectal and pelvic pain disorders. *Gastroenterol Clin North Am.* 2008;37(3):685-96.
187. 187Jarrell J. F., Vilos G. A., Allaire C., *et al.* Consensus guidelines for the management of chronic pelvic pain. *J Obstet Gynaecol Can.* 2005;27(8):781-826.
188. Bharucha AE., Wald A., Enck P., *et al.* Functional anorectal disorders. *Gastroenterology.* 2016;130:1510-8.

Docteur,

J'ai du sang dans les selles

Sophie Cunningham, Gaëlle Ory, Alexandre Restellini et Bruno Roche

Préambule

L'hématochézie se définit comme l'émission de sang frais ou mélangé à des caillots à travers l'anus. Le terme « rectorragie » est souvent utilisé comme synonyme, or il précise la localisation rectale du saignement tandis que l'hématochézie, plus générale, n'informe pas sur la localisation de l'hémorragie. Ainsi, en attendant de connaître l'origine du saignement, le terme d'hématochézie est plus approprié. Dans la majorité des cas, l'origine est basse (en aval du ligament de Treitz), mais dans 10 à 15 % des cas, le saignement provient du tractus digestif supérieur et est abondant, le plus souvent associé à une instabilité hémodynamique ou une hypotension orthostatique, avec une élévation du rapport urée/créatinine ☺[1,2].

L'urgence est de reconnaître les hémorragies pouvant mettre en jeu le pronostic vital et celles qui nécessitent l'aide rapide d'un gastro-entérologue. La mortalité globale des hémorragies digestives basses est de 2 à 4 % ☺[1]. La sévérité de l'hémorragie digestive basse n'est pas liée à la cause du saignement mais plutôt aux comorbidités du patient ainsi qu'à la prise de médicaments anticoagulants et/ou antiagrégants.

Les causes d'hémorragie digestive basse varient selon l'âge. Chez un patient d'âge moyen (45-65 ans), les principales étiologies sont les saignements hémorroïdaires, les maladies inflammatoires chroniques de l'intestin (MICI) et les polypes. Chez le patient âgé, les hémorragies diverticulaires, les angiodysplasies, les néoplasies colorectales (polypes et cancers) et les colites ischémiques sont plus fréquentes.

Les techniques d'investigation modernes permettent de localiser la source de saignement dans 70 à 90 % des cas ☺[3]. Lors d'un saignement hémorroïdaire, quelques gouttes de sang peuvent rougir totalement la cuvette des toilettes et inquiéter le patient. Le diagnostic principal à ne pas manquer est celui d'un cancer rectosigmoïdien, même chez un jeune patient.

L'hématochézie douloureuse signale principalement une ischémie (chez le patient âgé), une MICI, une colite infectieuse ou plus simplement un problème anal comme une fissure. Plus de 80 % des saignements vont s'arrêter spontanément, mais le taux de récidive est élevé (15 à 20 %) ☺[4, 1].
Le saignement occulte est à différencier de l'hématochézie puisque, par définition, il n'implique pas d'extériorisation macroscopique. Il est évoqué soit devant une anémie ferriprive, soit par une recherche de sang microscopique dans les selles positive. Cette problématique n'est pas traitée dans ce chapitre.

1re consultation

Les questions essentielles

1. **Âge > 45 ans et/ou présence de critères de gravité ?** OUI **p. 637**
   - hypotension orthostatique, tachycardie, état de choc ou saignement actif
   - signe d'anémie (par exemple faiblesse, palpitations, vertige, dyspnée, pâleur)
   - douleurs abdominales
   - perte de poids non volontaire
   - constipation d'installation récente
   - troubles du transit d'installation récente
2. **Présence de douleurs anales ?** OUI **p. 640**
3. **Notion d'antécédent personnel médicochirurgical digestif ou abdominal ?** OUI **p. 642**
4. **Anamnèse familiale de cancer colorectal (CCR) ou de polype(s) du côlon ?** OUI **p. 644**
5. **Prise régulière ou récente d'un médicament ?** OUI **p. 644**
   À savoir :
   - anticoagulants
   - anti-inflammatoires (AINS)
   - antibiotiques

6. Présence de facteurs de risque ? OUI **p. 646**
- retour de voyage
- pratique de rapports sexuels anaux et/ou VIH
- notion de traumatisme rectal récent

7. L'examen clinique est anormal ? OUI **p. 647**

NON Vous avez répondu « non » à toutes ces questions essentielles

Il s'agit donc d'un patient de moins de 45 ans ne présentant aucune douleur, ni symptôme d'alarme, sans antécédents familiaux ou personnels digestifs, sans facteurs de risque, ayant présenté une émission de sang frais par l'anus sans retentissement sur l'état général.

Le diagnostic le plus probable est un saignement hémorroïdaire, qui représente la cause la plus fréquente des saignements digestifs bas. Les saignements sont intermittents, survenant souvent pendant l'exonération, coiffant les selles, souillant le papier ou tombant directement dans la cuvette des toilettes. Parfois l'hémorragie est brutale et abondante ☺[5].

Le toucher rectal ne permet pas le diagnostic d'hémorroïdes internes, sauf s'il existe une thrombose, plus fréquente avec les hémorroïdes externes.

Aucune plainte n'est spécifique à la maladie hémorroïdaire.

Il faut instaurer un traitement d'épreuve selon les directives ci-dessous, sans pratiquer d'examen sanguin ou d'investigation digestive. Le traitement de base de la maladie hémorroïdaire comprend ☺[6-9] :

1. Un traitement local (crème ou pommade) contenant un dérivé corticoïde ou un excipient lubrifiant

À raison de 2 applications par jour, si possible après l'exonération, pendant 10 à 15 jours. Ils ne doivent pas être utilisés à long terme.

Éviter les suppositoires, dont l'action locale est insuffisante, car ils remontent dans l'ampoule rectale.

1re consultation

2. Un supplément de fibres à effet de masse, visant à ramollir les selles

Par exemple mucilage de psyllium (3 cuillerées à café/j), ou un laxatif de type émollient (laxatif osmotique de type macrogol).

Éviter les laxatifs locaux de type lavement pouvant entraîner des traumatismes locaux.

3. Des mesures hygiénodiététiques

- Maintenir la région anale toujours propre et sèche.
- Éviter l'emploi de savon, même ceux qualifiés de neutres ou doux.
- Laver l'anus à l'eau tiède avec la douche.
- Sécher efficacement par tamponnement plutôt que par frottement ; au besoin assécher avec un sèche-cheveux.
- Éviter tous les aliments pouvant provoquer une constipation (par exemple chocolat, riz) ou une irritation de la marge anale (alcools forts, épices).

Vous devez dire à votre patient de vous consulter à nouveau :

- si les saignements s'aggravent ;
- si les saignements persistent après 3 à 5 jours ou récidivent à l'arrêt du traitement ;
- si des symptômes d'alarme apparaissent (voir « Les questions essentielles »).

2e consultation

Votre patient consulte à nouveau car les saignements s'aggravent, récidivent ou persistent malgré le traitement médical.

En cas d'apparition de symptômes d'alarme, voir p. 637.

Vous devez pratiquer d'emblée une **anorectosigmoïdoscopie** dans l'idée d'un saignement hémorroïdaire, d'une maladie inflammatoire ou d'un polype hémorragique, car le risque d'un cancer colorectal (CCR) est moins important dans cette tranche d'âge ☺☺[10].

À l'examen endoscopique, le gastro-entérologue peut mettre en évidence :
- **Des hémorroïdes.** En l'absence de cause endoscopique évidente, les saignements sont considérés comme d'origine hémorroïdaire. À l'examen proctologique, il peut exister :
  - des hémorroïdes angiomateuses rouge violacé, généralement disposées en paquets, bombant dans la lumière du canal anal, non prolabées (stade I) ;
  - des hémorroïdes prolabant à la défécation ou à l'effort, se réduisant spontanément (stade II) ;
  - des hémorroïdes prolabant à la défécation ou à l'effort, nécessitant une réduction manuelle (stade III) ;
  - des hémorroïdes prolabées en permanence (stade IV).

Vous pouvez entreprendre un traitement spécifique en fonction des stades des hémorroïdes ☺[6-8]. Jusqu'au stade III, le traitement peut être médical, à savoir :
- mesures médicales (onguents, fibres alimentaires, veinotonique, mesures hygiéno-diététiques);

et
- traitement instrumental : ligatures élastiques (traitement de choix pour le stade III), photocoagulation aux infrarouges ou injections sclérosantes (pour les stades I et II uniquement).

En cas d'échec ou en cas de stade IV, le traitement est chirurgical.

- **Une rectosigmoïdite** évoquant une maladie inflammatoire du côlon. Débuter un traitement topique par lavement de mésalazine (5-ASA) à raison de 2 à 4 g/j et confier le patient au gastro-entérologue pour bilan et prise en charge spécialisée.
- **Un (ou plusieurs) polype(s) :** si l'histologie confirme qu'il s'agit d'un adénome il faut poursuivre par une **coloscopie complète** à la recherche d'autres polypes synchrones ☺[11,12] quelle que soit sa taille. En présence d'un polype hyperplasique, se comporter comme en l'absence de source de saignement.
- **Un ulcère solitaire du rectum :** il s'agit d'une lésion bénigne résultant d'un trouble défécatoire chronique. Le traitement comprend le ramollissement des selles, un traitement topique de mésalazine ainsi que des séances physiothérapeutiques de biofeedback ☺[13].
- **Pas de source de saignement :** en l'absence de cause retrouvée au cours de la rectosigmoïdoscopie, vous pouvez débuter le traitement antihémorroïdaire. Au cas où les saignements récidivent malgré le traitement locorégional bien conduit, il faut continuer le bilan par une **coloscopie**.

Vous devez dire à votre patient de vous consulter à nouveau :
- si les saignements s'aggravent ;
- si les saignements persistent après 3 à 5 jours ou récidivent à l'arrêt du traitement ;
- si des symptômes d'alarme apparaissent (voir « Les questions essentielles »).

3e consultation

Votre patient consulte à nouveau car les saignements s'aggravent, récidivent ou persistent malgré le traitement médical et le traitement endoscopique. Il faut alors poursuivre par un **examen endoscopique de tout le côlon**.

- **La coloscopie met en évidence** des polypes, voire un cancer colique, des diverticules, ou une angiodysplasie : ces situations sont rares chez le patient de moins de 45 ans. Pour la prise en charge, se référer à la p. 632 sous la rubrique « Le patient a plus de 45 ans ».
- **La coloscopie est normale :** réévaluer le patient sur le plan clinique et biologique (hémoglobine et hématocrite [Hb et Ht]). S'il se plaint de saignement sur le papier ou entourant les selles, qu'il n'a pas d'autre symptôme, qu'il est en bon état général et qu'il n'existe pas d'anémie, on peut le rassurer et stopper les investigations. On retiendra le diagnostic de probable saignement hémorroïdaire ou sur fissure anale.
  - Si vous constatez l'apparition de symptômes d'alarme ou une anémie, nous proposons la réalisation des examens suivants ☺[14,15] :
    - **une œsogastroduodénoscopie** (OGD) : pour éliminer formellement un saignement digestif haut, même en l'absence de symptômes d'alarme ; si cette dernière ne montre pas non plus de source spoliatrice, prévoir :
    - **une vidéocapsule endoscopique**, qui est actuellement la technique de choix pour explorer l'intestin grêle dans sa totalité. Au vu du coût important de cet examen, l'accord de l'assurance maladie est à obtenir au préalable chez les patients ambulatoires.

La technique comprend un « endoscope miniature » sous la forme d'une capsule de 11 × 26 mm qui est avalée par le patient avec un simple verre d'eau, un système de capteur appliqué sur la peau du patient et un enregistreur fixé à sa ceinture. Une préparation colique (1 ou 2 litres) la veille de l'examen est bien entendu nécessaire.

Il faut auparavant s'assurer de l'absence de symptômes d'occlusion intestinale (douleurs spastiques violentes en crise avec ballonnements) ; en cas de doute, réaliser au préalable une entéro-IRM ou une « patency capsule » (capsule radio-opaque autosoluble au bout de 48 heures), permettant d'identifier d'éventuelles sténoses grêles.

Les lésions le plus souvent mises en évidence sont, par ordre de fréquence décroissante, une (ou plusieurs) angiodysplasie(s) (50 % des cas), des tumeurs, des ulcères de causes variées et, en particulier chez l'homme jeune, le diverticule de Meckel. La valeur diagnostique de la vidéocapsule est équivalente à celle de l'entéroscopie, pour ce qui est d'identifier des sources de saignements au niveau du grêle. Leur rendement est d'environ 50 à 60 % ☺[16].

Ainsi, la vidéocapsule est l'examen diagnostique initial de première intention, car non invasif et grevé de peu de complications. En cas d'identification de source(s) hémorragique(s), une entéroscopie à simple ou double ballonnet, plus invasive et réalisée sous anesthésie générale, permet d'effectuer une hémostase (p. ex : coagulation au plasma argon en cas d'angiodysplasie) ou d'éventuelles biopsies ☺[17].

OUI Vous avez répondu « oui » à une ou plusieurs des questions essentielles

1. Le patient a plus de 45 ans et/ou présente des symptômes d'alarme

Le patient a plus de 45 ans

Dans la majorité des cas, la **coloscopie** est impérative car :
- la moitié des néoplasies avancées proximales ne s'accompagnent pas d'adénome dans le côlon distal et ces patients ont donc une rectosigmoïdoscopie normale ☺[18], ☺☺[19] ;
- si l'examen montre un polype ou un cancer dans le sigmoïde, il existe peut-être une autre lésion synchrone sus-jacente (23 % des patients ayant un polype distal avaient un polype proximal ☺ [12] et entre 3,5 et 11,5 % des patients ayant une néoplasie avancée distale avaient une néoplasie avancée proximale) ; ☺[18], ☺☺[20], ☺[21] ;
- si une autre lésion est découverte (par exemple diverticules), le risque d'une lésion tumorale sus-jacente à la zone inspectée reste important dans cette tranche d'âge.

À l'examen endoscopique, le gastro-entérologue peut mettre en évidence :

– Un (ou plusieurs) polype(s) ou un CCR

L'hémorragie est le plus souvent modérée et récurrente. Les polypes sont une cause rare d'hémorragie digestive basse aiguë et leur résection endoscopique correspond au traitement de choix. Si l'excision endoscopique d'une tumeur maligne n'est pas réalisable ou suffisante, confier le patient à une équipe multidisciplinaire composée d'un radiologue, d'un chirurgien et d'un oncologue pour le bilan et la prise en charge thérapeutique.

– Des diverticules

3 à 5 % des diverticules saignent spontanément. Les saignements apparaissent généralement brutalement, ils sont massifs (saignement artériel), le plus souvent indolores et spontanément résolutifs chez 75 % des patients ☺[1]. La survenue d'une hémorragie diverticulaire est favorisée, entre autres, par la

prise d'anti-inflammatoires non stéroïdiens, un âge avancé (≥ 70 ans), une obésité, une hypertension ou une insuffisance rénale chronique ☺☺[22, 23]. La coloscopie représente généralement la méthode diagnostique de choix, mais dans la grande majorité des cas, il s'agit d'un diagnostic d'exclusion car il est rare de visualiser un saignement actif au niveau d'un diverticule.

Si l'origine du saignement est identifiée comme étant diverticulaire, les méthodes endoscopiques hémostatiques utilisées en association comprennent l'injection d'adrénaline, la pose de clips, la ligature élastique, l'électro- ou la thermocoagulation ☺[24-26]. La récidive est fréquente et survient dans 14 à 38 % des cas après le premier saignement, et dans plus de 50 % des cas après le second saignement ☺[1]. En cas de récidive hémorragique malgré un traitement médical bien conduit, discuter une radio-embolisation artérielle sélective (un saignement actif doit être visible au CT) ou une résection colique segmentaire.

– Une (ou plusieurs) angiodysplasie(s)

Le plus souvent localisées au niveau du côlon droit, les angiodysplasies sont des veinules (ou des capillaires) sous-muqueuses tortueuses et dilatées apparaissant en général après 60 ans et responsables de 3 à 10 % des hématochézies ☺[2,4]. Les saignements sont indolores. La récidive est fréquente (50 %). La coloscopie est l'examen diagnostique et thérapeutique de choix (coagulation au plasma argon ou au laser Nd Yag) ☺[27,28]. En cas d'échec, discuter une angiographie avec embolisation hypersélective ☺[29].

En cas d'échec de la coloscopie (techniquement difficile du fait de la présence d'une boucle irréductible, d'adhérences ou d'une carcinose péritonéale) ou en cas de coloscopie incomplète liée à la présence d'une tumeur infranchissable (hors occlusion), nous proposons de poursuivre le bilan si possible le jour même avec une coloscopie virtuelle.

La coloscopie virtuelle, aussi dénommée coloscanner ou colographie tomodensitométrique, est une technique d'imagerie qui permet d'obtenir des représentations tridimensionnelles du côlon. La coloscopie virtuelle est dans cette situation préférable au lavement baryté double contraste en raison de ses meilleures performances ☺☺[30]. Elle n'est pas proposée en première intention aux patients avec hémorragie digestive basse car il s'agit d'un geste diagnostique mais non thérapeutique.

Le patient présente des symptômes d'alarme

Il existe une hypotension orthostatique, un état de choc ou un saignement actif

Dans cette situation, l'hémorragie est généralement constituée de sang rouge exempt de matière. Il peut s'agir d'une hémorragie digestive haute avec extériorisation basse de sang frais (10 à 15 % des saignements actifs).

En cas d'état de choc, poser 2 voies veineuses, débuter un remplissage (macromolécules), mettre le patient sous oxygène par sonde nasale (3-6 l/min) et hospitaliser en urgence.

En l'absence d'état de choc, pratiquer un bilan sanguin qui comprend : Hb, Ht, TP et plaquettes.

En présence d'anémie grave (Hb < 100 g/l) ou mal supportée, hospitaliser le patient. Le bilan hospitalier comprend prioritairement une gastroscopie puis :
- si le saignement est de gravité moyenne (< 4 culots/h), une coloscopie (une hémostase endoscopique peut être réalisée avec succès dans au moins 70 % des cas) ;
- si le saignement est massif (> 4 culots/h), un angioscanner d'emblée avec une éventuelle embolisation.

Dans les autres situations, vous pouvez investiguer en ambulatoire. Adresser votre patient pour :
- une OGD, puis au besoin ;
- une anuscopie et une coloscopie.

Si le bilan endoscopique est négatif, la poursuite des investigations est identique à celle décrite précédemment.

Le patient présente des douleurs abdominales

Dans cette situation, vous devez faire une coloscopie, car le risque de maladie organique est important (CCR surtout).

Pensez aussi aux éventualités suivantes :
- **Une colite ischémique** chez un patient âgé avec un risque cardiovasculaire élevé, en particulier après une chirurgie vasculaire. Il s'agit le plus souvent d'une atteinte non occlusive et multifactorielle de petits vaisseaux plutôt que d'une occlusion d'un gros vaisseau ☺[31]. Dans cette situation, les douleurs abdominales sont essentiellement postprandiales, accompagnées ou suivies d'hématochézies ou de diarrhées sanglantes modérées. La guérison de la muqueuse colique est intégrale dans la majorité des cas. Il n'y a pas

de traitement spécifique et, sauf dans les situations graves (chirurgie dans 20 % des cas), les saignements cessent dans 85 à 90 % des cas avec une réplétion volumique ☺[32-34]. Hormis quelques situations exceptionnelles (par exemple prise anamnestique de cocaïne), un bilan étiologique comprenant un bilan cardiologique à la recherche d'une cardiopathie emboligène et la recherche de thrombophilie doivent être entrepris. Une évaluation des vaisseaux mésentériques doit être discutée au cas par cas, en fonction de l'âge du patient et de la situation clinique ☺[31].

- **Une maladie inflammatoire** du côlon, en général chez un patient jeune (maladie de Crohn, RCH).
- **Une endométriose** chez une patiente encore réglée avec douleurs de la fosse iliaque gauche et hématochézies cycliques. Il existe parfois un syndrome obstructif. Le traitement est généralement chirurgical ☺[35].

Le patient présente une perte de poids non volontaire et/ou une constipation d'installation récente et/ou des signes d'anémie

En cas de perte de poids (> 5 % du poids corporel en 6 mois), en présence d'une anémie ferriprive ou en cas d'échec du traitement d'épreuve de la constipation (voir « Docteur, je suis constipé », p. 544), le risque de maladie organique est important. Proposer d'emblée une **coloscopie**.

Le patient présente des diarrhées d'installation récente

- Si les saignements ont commencé après quelques jours de diarrhées, il s'agit peut-être simplement d'un saignement hémorroïdaire. Faire le traitement d'épreuve. Investiguer en cas de persistance des saignements.
- Si les diarrhées sont d'emblée sanglantes chez un patient fébrile et algique, il s'agit possiblement d'un syndrome dysentériforme (surtout avec *Campylobacter*, salmonelles et shigelles). Faire un examen des selles (coproculture). Si négatif, rechercher des parasites (amibes).

Si tout le bilan infectieux est négatif, faire une **coloscopie**. Le diagnostic différentiel comprend une maladie inflammatoire du côlon (maladie de Crohn, RCH).

Voir également « Docteur, j'ai la diarrhée », p. 491.

2. Le patient présente des douleurs anales

– Il existe un nodule violacé à la marge anale, sous tension, extrêmement douloureux

Il s'agit probablement d'une thrombose hémorroïdaire externe ☺[5-7].

Si les douleurs sont apparues dans les 48 heures, la thrombose n'est pas encore constituée. Le traitement consiste en une section radiaire du nodule avec une lame de bistouri, en anesthésie locale, avec excision du caillot. L'effet antalgique est souvent spectaculaire. Puis donner des anti-inflammatoires, des lubrifiants (suppositoires de glycérine) et une adjonction de fibres alimentaires.

Si les douleurs remontent à plus de 48 à 72 heures, la thrombose est déjà constituée. Le traitement est alors médical : onguent à base de corticoïdes, anti-inflammatoires, phlébotoniques, lubrifiants (suppositoires de glycérine), et conseiller une adjonction d'un laxatif de type fibres ou macrogol.

– La marge anale est normale mais le toucher rectal est impossible car le patient est trop algique

Les douleurs sont spécifiquement déclenchées par l'exonération. Il s'agit probablement d'une fissure anale.

À l'examen, la fissure est visible par simple traction du bord cutané de la marge anale. L'examen endoanal n'est souvent pas possible en raison du spasme anal.

Vous pouvez commencer d'emblée un traitement d'épreuve pendant 10 jours, sans pratiquer d'**examen anorectoscopique**, avec :
- un onguent cicatrisant ;
  un anesthésiant local, par exemple gel de lidocaïne, en particulier avant chaque défécation ;
- un régulateur du transit (de type mucilage ou macrogol) ;
- un régime riche en fibres ;
- un anti-inflammatoire *per os*.

Le taux de guérison est d'environ 50 % ☺[9, 36].

Après 10 à 15 jours de traitement, en cas de persistance des symptômes, faire une **anuscopie**.

→ L'examen est normal : vous pouvez cesser les investigations.

→ L'examen est anormal : il existe une fissure. Continuer le traitement médical pendant encore 2 semaines en proposant, en plus, un traitement topique visant à lever le spasme sphinctérien (sphinctérotomie chimique) :
- pommade de dérivé nitré à 0,2 % 2 ×/j, ou ;
- pommade de nifédipine à 0,2 % ou de diltiazem 5 %, 2 ×/j, ou ;
- injection intrasphinctérienne de toxine botulinique.

Même s'ils sont encore régulièrement utilisés en première intention pour le traitement de la fissure anale chronique, ces traitements topiques n'ont qu'une efficacité très légèrement supérieure au placebo ☺☺☺[37].

Passé ce délai, répéter l'**anuscopie** ou l'examen clinique.

En cas de persistance de la fissure, demander un avis chirurgical pour une sphinctérotomie chirurgicale, considérée comme le « gold standard » pour le traitement de la fissure anale aiguë ou chronique avec spasme du sphincter interne et significativement plus efficace que les traitements médicaux topiques ☺☺☺[38]. Néanmoins, il faut garder à l'esprit que cette chirurgie peut se compliquer de troubles de la continence ☺☺[39].

Le toucher rectal et l'anuscopie sont douloureux mais possibles

Il existe à l'examen anorectoscopique une poussée hémorroïdaire avec thrombose hémorroïdaire interne.

En plus du traitement habituel (voir ci-dessus), nous proposons l'adjonction d'un anti-inflammatoire *per os* (par exemple diclofénac) et/ou d'un phlébotonique (par exemple Daflon®).

> Remarque
>
> Des hémorroïdes ou une fissure anale peuvent entraîner des douleurs anales avec spasme du sphincter anal qui aggrave la constipation et les saignements.

3. Il existe un antécédent personnel médico-chirugical digestif ou abdominal

Par exemple : un cancer, polype ou maladie inflammatoire chronique de l'intestin (rectocolite hémorragique [RCH], maladie de Crohn).

Le patient est connu pour un cancer colique

Faire une **coloscopie** si aucun examen du côlon, complet et dans de bonnes conditions, n'a été pratiqué dans les 3 dernières années. Le risque d'un nouveau cancer colorectal est minime dans ce délai, mais pas nul. Discuter en fonction de chaque cas de répéter plus précocement la coloscopie (mauvaise préparation, coloscopie incomplète auparavant, examen mal préparé).

Chez les patients opérés d'un cancer rectosigmoïdien qui saignent dans les 3 mois postopératoires, il convient de répéter les investigations endoscopiques (la **sigmoïdoscopie** suffit si le patient a eu une coloscopie lors du bilan préopératoire). Dans cette situation, le risque de récidive locale est plus important et précoce, déjà à 3 mois.

Le patient est connu pour un ou plusieurs polypes coliques

La cadence des contrôles après polypectomie est différente selon le nombre, la taille et le type histologique du polype. Faire une **coloscopie** si aucun examen du côlon, complet et dans de bonnes conditions, n'a été pratiqué dans les 3 dernières années.

Voir « Docteur, je veux un check-up », p. 34.

Le patient est connu pour une maladie inflammatoire chronique intestinale (MICI) : maladie de Crohn ou rectocolite hémorragique (RCH)

Dans la maladie de Crohn, un saignement massif est un fait rare, observé dans 0,6 à 4 % des cas, et est le plus souvent attribué à un ulcère creusant ou à un pseudopolype. La source de saignement est généralement colique, voire iléale terminale. Une **coloscopie** est indiquée afin de localiser la source de saignement et tenter une hémostase endoscopique (thermocoagulation, injection d'adrénaline, pose de clip[s]). Le traitement médical de la maladie (5-ASA, corticostéroïdes ou anti-TNF) permet souvent l'arrêt de l'hémorragie. Néanmoins, une embolisation radio-interventionnelle ou une chirurgie sont parfois nécessaires, notamment en cas d'instabilité hémodynamique persistante. La résection chirurgicale doit se limiter au segment atteint ☺[40, 41].

Lorsque les RCH saignent massivement, dans environ 0,1 % des cas, le traitement est souvent d'emblée chirurgical (colectomie totale ou subtotale) ☺[42].

L'apparition d'un cancer dans le contexte d'une maladie inflammatoire du côlon évoluant de longue date (surtout pour la RCH) se voit principalement après une évolution de 6 à 8 ans. Demander d'emblée un avis gastro-entérologique.

Le patient a bénéficié d'une radiothérapie pour une tumeur solide extradigestive (par exemple gynécologique ou prostatique)

Il s'agit d'une colite ou proctite radique. Les saignements apparaissent dans les 6 semaines (aigu) ou de 9 mois jusqu'à 4 voire 30 ans (chronique) après la radiothérapie, rarement au-dessous d'une dose cumulative de 4 000 rad. Le traitement de choix est une coagulation endoscopique au plasma argon ou une formolisation à laquelle sont souvent associés des lavements de sucralfate, de 5-ASA ou de corticoïdes ☺[43-45].

Le patient a bénéficié récemment d'une ligature d'hémorroïdes

Il s'agit peut-être d'une hémorragie sur chute d'escarre.
Rediriger le patient vers le spécialiste qui a pratiqué la ligature.

Le patient a eu récemment une coloscopie avec polypectomie

Après une polypectomie, un saignement peut survenir dans 0,3 à 6 % des cas ☺[46]. Il apparaît immédiatement après le geste de résection (et doit être traité d'emblée), ou dans les 2 à 3 semaines après l'endoscopie. Ce risque augmente en fonction de la taille du polype, de sa localisation dans le côlon droit, de l'expérience du gastro-entérologue ainsi que de la prise (ou reprise précoce après le geste) d'aspirine, d'AINS, d'antiagrégants ou d'anticoagulants ☺[47]. Dans la grande majorité des cas, le saignement se résout spontanément, sans transfusion ni geste endoscopique thérapeutique. En cas de persistance des saignements, une **coloscopie** est indiquée.

4. Il existe une notion de CCR ou de polypes dans la famille

Voir « Docteur, je veux un check-up », p. 36.

5. Prise régulière ou récente d'un médicament

Une prise médicamenteuse favorise une hémorragie digestive basse dans environ 75 % des cas, à savoir :

- anticoagulants (par exemple coumarines) ;
- anti-inflammatoires (AINS) ;
- antibiotiques.

Le patient prend des anticoagulants (AC)

Les AC ne font pas saigner une muqueuse normale. Ces médicaments peuvent donc démasquer une tumeur colique ou une autre lésion ulcérée en la faisant saigner. En fonction de l'âge du patient (par exemple ≥ 45 à 50 ans), en cas d'antécédents personnels ou familiaux de polypes ou CCR, discuter la place d'un **examen endoscopique** court ou d'une coloscopie complète d'emblée.

En cas de suspicion d'une hémorragie active, la réversion de la crase par la transfusion de plasma frais congelé (PFC) est recommandée, bien que cette décision doive être discutée au cas par cas, selon les comorbidités du patient.

Le patient prend des anti-inflammatoires non stéroïdiens (AINS)

Le délai entre l'instauration du traitement d'AINS et le saignement varie de plusieurs jours à plusieurs mois, voire des années ☺[48].

Cesser le traitement.

En cas de persistance des saignements après 24 à 48 heures, réaliser une anorectoscopie :
→ L'examen montre des hémorroïdes : débuter le traitement d'épreuve et, au besoin, le traitement spécifique
→ L'examen ne montre aucune lésion expliquant raisonnablement les saignements, ou en cas de persistance des saignements après traitement des hémorroïdes ; vous devez poursuivre par une coloscopie car :

- les AINS peuvent aussi faire saigner une lésion tumorale ou un diverticule ☺☺[49];
- les AINS peuvent réactiver une maladie inflammatoire chronique du tube digestif (maladie de Crohn, RCH) ☺☺☺[50] ;
- les AINS peuvent évidemment faire des lésions tout le long du tube digestif, allant d'un ulcère unique non spécifique à une véritable colite simulant une maladie inflammatoire chronique ☺[51, 52].

Il n'existe pas de médicament efficace (notamment ni les IPP ni le misoprostol) dans le traitement ou la prévention des lésions entérocoliques dues aux AINS. Les effets secondaires liés aux AINS au niveau intestinal semblent être réduits (mais ne disparaissent pas) par l'utilisation des inhibiteurs sélectifs de la COX 2 ☺☺[53].

En cas de persistance des symptômes malgré l'arrêt des AINS, le diagnostic doit être remis en cause (maladie inflammatoire chronique ?) et une nouvelle coloscopie discutée.

Le patient prend des antibiotiques

Faire d'emblée une **rectosigmoïdoscopie**, que le patient présente ou non des diarrhées :
- s'il existe des hémorroïdes, faire le traitement d'épreuve ;
- s'il existe une lésion muqueuse, il s'agit soit :
  - d'une colite aux antibiotiques (surtout aux pénicillines),
  - d'une colite pseudomembraneuse (*C. difficile*),
  - d'une colite ischémique.

Il faut dans ces situations cesser les antibiotiques et penser avant tout à une infection à *Clostridium difficile*, en particulier en présence de diarrhées fébriles avec altération de l'état général. Rechercher la toxine dans les selles et réaliser des coprocultures (voir également « Docteur, j'ai la diarrhée », p. 491). Si l'état du patient l'impose, dans l'attente du résultat, commencer immédiatement le traitement de métronidazole 3 × 500 mg/j *per os*.

Si le test est positif, continuer le traitement pendant 10 jours.

En l'absence de diagnostic, faire une **coloscopie** complète, car il existe parfois des lésions secondaires aux antibiotiques épargnant le côlon gauche.

Voir également « Docteur, j'ai continuellement la diarrhée », p. 509,520.

6. Le patient présente un facteur de risque ?

Un retour de voyage, surtout d'Amérique du Sud, d'Afrique et d'Asie

Il faut dans cette situation, en plus des coprocultures, rechercher les parasites dans les selles. Pratiquer au moins 3 examens espacés de quelques jours. Les selles doivent être apportées au laboratoire sans délai (dans les 2 heures au maximum).

En l'absence de diagnostic, faire une **sigmoïdoscopie** avec biopsies.

Pratique de rapports sexuels anaux avec ou sans séropositivité pour le VIH

L'anamnèse est ici capitale : existe-t-il des rapports sexuels anaux ?

En cas de réponse positive, et si le patient présente une perte de sang avec douleurs ano-rectales, écoulement anal mucopurulent, ténesmes et éventuellement diarrhées : il s'agit probablement d'une proctite dont le diagnostic différentiel est large.

Vous devez pratiquer un bilan qui comprend ☺[54] :

- un examen complet des selles avec coproculture (*Campylobacter*, salmonelles et shigelles, microsporidies…), Gram, recherche de leucocytes et de parasites (giardiase et amibiase) ;
- une sérologie pour la syphilis (VDRL et tests spécifiques [FTA, TPHA, ELISA]) ;
- une sigmoïdoscopie d'emblée avec biopsies en vue d'un examen histologique ainsi que pour y pratiquer la PCR pour *C. trachomatis*, *N. gonorrhoeae*, herpès et cytomégalovirus ;
- un frottis anal à la recherche de gonocoques (Gram et culture) si la PCR n'est pas disponible.

Dans les rares situations où le bilan infectieux complet est négatif, il pourrait s'agir :
- d'une proctite traumatique (fissure, proctite de « contact » (allergie aux produits lubrifiants), ulcère traumatique) ;
- d'une maladie inflammatoire du côlon (RCH, beaucoup moins fréquemment une maladie de Crohn).

Notion de traumatisme rectal

Il existe une notion anamnestique de traumatisme rectal, comme l'utilisation d'un thermomètre ou l'administration d'un lavement dans les 48 heures qui précèdent les saignements. Vous devez pratiquer une **anorectoscopie** :
- si l'examen montre une ulcération muqueuse isolée, il s'agit probablement d'une lésion traumatique secondaire à l'utilisation du thermomètre ou à la canule du lavement ;
- si les saignements ont cessé, l'abstention thérapeutique est conseillée. Vous pouvez rassurer le patient ;
- si l'examen montre une autre lésion muqueuse (par exemple plusieurs ulcères) ou un ulcère endoscopiquement suspect (par exemple avec bords indurés), ou si les saignements reprennent, demander un avis gastro-entérologique.

Le diagnostic différentiel des ulcères rectaux est large (par exemple ulcère tumoral, inflammatoire, sur prolapsus rectal, infectieux ou médicamenteux [utilisation de suppositoires sur impaction fécale]).

7. L'examen clinique est anormal

- Il existe une lésion cutanée de type *Pyoderma gangrenosum* ou érythème noueux : il faut évoquer une maladie inflammatoire du côlon.
- Il existe un souffle abdominal : il s'agit peut-être d'un anévrisme de l'aorte abdominale ou d'une tumeur vasculaire. Les fistules aorto-entériques sont le plus souvent secondaires à la pose d'une prothèse. Parfois, le saignement cataclysmique est précédé d'une hématochézie sentinelle de quelques heures à quelques jours. Même en cas de diagnostic rapide, la mortalité reste élevée (50 % environ) ☺[55]
- Il existe une masse palpable abdominale : faire d'emblée une coloscopie. En l'absence de diagnostic, compléter le bilan par un scanner abdominal.
- Il existe un nodule bleuté, très douloureux, à la marge anale : il s'agit probablement d'une thrombose hémorroïdaire externe (voir ci-dessus).
- Vous pouvez voir à l'examen proctologique, malgré le spasme anal, une fissure : faire le traitement d'épreuve (voir ci-dessus).
- Il existe une masse palpable dure et très suspecte au toucher rectal. Faire d'emblée une coloscopie pour biopsie de la masse et recherche d'une lésion synchrone.

Bibliographie

1. Farrell J. J. Friedman L.S. Review article: the management of lower gastrointestinal bleeding. *Aliment Pharmacol Ther.* 2005;34(4):643-64.
2. Strate L. L. Lower GI bleeding: epidemiology and diagnosis. *Gastroenterol Clin North Am.* 2005 Dec;34(4):643-64.
3. Rockey D.C. Lower gastrointestinal bleeding. *Gastroenterology.* 2006;130(1):165-71.
4. Arpurt J. P. Lesur G., Heresbach D., *et al.* Hémorragie digestive aiguë basse. 2005:1-16.
5. Mounsey A. L., Halladay J., Sadiq T.S. Hemorrhoids. *Am Fam Physician.* 2011;84:204-10.
6. Madoff R. D., Fleshman J.W. Clinical Practice Committee, American Gastroenterological Association, American Gastroenterological Association technical review on the diagnosis and treatment of hemorrhoids. *Gastroenterology.* 2004;126:1463-73.
7. Trompetto M., Clerico G, Cocorullo G.F., *et al.* Evaluation and management of hemorrhoids: Italian society of colorectal surgery (SICCR) consensus statement. *Tech Coloproctol.* 2015;19(10):567-75.
8. Ganz R.A. The evaluation and treatment of hemorrhoids: a guide for the gastroenterologist. *Clin Gastroenterol Hepatol.* 2013;11(6):593-603.
9. Lohsiriwat V. Anorectal emergencies. *World J Gastroenterol.* 2016;22(26):5867-78.
10. Van Rosendaal G. M., Sutherland L.R., Verhoef M.J., *et al.* Defining the role of fiberoptic sigmoidoscopy in the investigation of patients presenting with bright red rectal bleeding. *Am J Gastroenterol.* 2000;95(5):1184-7.
11. Senore C., Segnan L., Bonelli L., *et al.* Predicting proximal advanced neoplasms at screening sigmoidoscopy. *Dis Colon Rectum.* 2004;47(8):1331-40.
12. McGarrity T. J., Bhatti A. M., Peters D. J., *et al.* Synchronous proximal polyps and cancer in patients with polyps detected at sigmoidoscopy: results of a single, rural-based sigmoidoscopy clinic. *Dig Dis Sci.* 2002;47(2):309-16.
13. AlGhulayqah A., Abu-Farhaneh E., AlSohaibani F., *et al.* Solitary rectal ulcer syndrome: a single-center case series. *Saudi J Gastroenterol.* 2016;22(6):456-60.
14. Pandey V., Ingle M., Pandav N., *et al.* The role of capsule endoscopy in etiological diagnosis and management of obscure gastrointestinal bleeding. *Intest Res.* 2016;14(1):69-74.
15. Fisher L., Krinsky L., Anderson M.A., *et al.* The role of endoscopy in the management of obscure GI bleeding. *Gastrointest Endosc.* 2010;72(3):471-9.
16. Westerhof J., Weersma R. K. Koornstra J. J. Investigating obscure gastrointestinal bleeding: capsule endoscopy or double balloon enteroscopy?. *Neth J Med.* 2009;67(7):260-5.
17. Pennazio M, Spada C, Eliakim R., *et al.* Small-bowel capsule endoscopy and device-assisted enteroscopy for diagnosis and treatment of small-bowel disorders: European Society of Gastrointestinal Endoscopy (ESGE) Clinical Guideline. *Endoscopy.* 2015;47(4):352-76.
18. Imperiale T. F., Wagner D. R., Lin C. Y., L *et al.* Risk of advanced proximal neoplasms in asymptomatic adults according to the distal colorectal findings. *N Engl J Med.* 2000;343(3):169-74.
19. Lieberman D. A., Weiss D.G., Bond J.H., *et al.* Use of Colonoscopy to Screen Asymptomatic Adults for Colorectal Cancer. *N Engl J Med.* 2000;343(3):162-8.
20. Van Leersum N. J., Aalbers A.G., Snijders H.S., *et al.* Synchronous colorectal carcinoma. *Dis Colon Rectum.* 2014;57(4):460-6.
21. Kato T., Alonso S., Muto Y., *et al.* Clinical characteristics of synchronous colorectal cancers in Japan. *World J Surg Oncol.* 2016;14(1):272.
22. Strate L. L., Liu Y. L., Huang E. S., *et al.* Use of aspirin or nonsteroidal anti-inflammatory drugs increases risk for diverticulitis and diverticular bleeding. *Gastroenterology.* 2011,140(5):1427-33.
23. Yamada A., Sugimoto T., Kondo S., *et al.* Assessment of the risk factors for colonic diverticular hemorrhage. *Dis Colon Rectum.* 2008;51(1):116-20.
24. Vinsard D.G., Chen W.C., Gómez V. Endoscopic band ligation in diverticular bleeding: a stepwise approach for successful treatment. *Gastrointest Endosc.* 2017;85(4):863-4.
25. Pilichos C., Bobotis E. Role of endoscopy in the management of acute diverticular bleeding. *World J Gastroenterol.* 2008;14(13):1981-3.
26. Marques S., Barreiro P., Chagas C. Endoscopic band ligation: a safe and effective treatment for active diverticular bleeding. *ACG Case Reports J.* 2016;3(2):77-8.
27. Olmos J. A., Marcolongo M., Pogorelsky V., *et al.* Long-term outcome of argon plasma ablation therapy for bleeding in 100 consecutive patients with colonic angiodysplasia. *Dis Colon Rectum.* 2006 ;49(10):1507-16.
28. Suzuki N., Arebi N., Saunders B. P. A novel method of treating colonic angiodysplasia. *Gastrointest Endosc.* 2006;64(3):424-7.
29. Ierardi A. M., *et al.* Ethylene-vinyl alcohol polymer trans-arterial embolization in emergency peripheral active bleeding: initial experience. *Int Angiol.* 2015;34:28-35.
30. Kumar M., Cash B. D. Screening and surveillance of colorectal cancer using CT colonography. *Curr Treat Options Gastroenterol.* 2017;15(1):168-83.
31. Savoye G., Gangloff A. Colite ischémique. *Journées Francoph d'Hépato-gastroentérologie d'Oncologie Dig.* 2015:229-38.

32. Chavalitdhamrong D., Jensen D.M., Kovacs T.O., *et al.* Ischemic colitis as a cause of severe hematochezia: risk factors and outcomes compared with other colon diagnoses. *Gastrointest Endosc.* 2011;74(4):852-7.
33. Trotter J. M., L. Hunt, and M. B. Peter. Ischaemic colitis. *BMJ.* 2016 Dec;355:i6600.
34. Moszkowicz D., Mariani A., Trésallet C., *et al.* Ischemic colitis: the ABCs of diagnosis and surgical management. *J Visc Surg.* 2013;150(1):19-28.
35. Slaughter K., Gala R. B. Endometriosis for the colorectal surgeon. *Clin. Colon Rectal Surg.* 2010;23(2):72-9.
36. Higuero T. Update on the management of anal fissure. *J Visc Surg.* 2015 2015;152(2 Suppl):S37-43.
37. Nelson R. L., Thomas K., Morgan J., *et al.* Non surgical therapy for anal fissure. *Cochrane Database Syst Rev*, 2012 Feb 15;(2):CD003431.
38. Vaithianathan R., Panneerselvam S. Randomised Prospective Controlled Trial of Topical 2 % Diltiazem Versus Lateral Internal Sphincterotomy for the Treatment of Chronic Fissure in Ano. *Indian J Surg.* 2015;777(Suppl 3);1484-7 (Suppl 3):1484-7.
39. Kement M., Karabulut M., Gezen F. C., *et al.* Mild and severe anal incontinence after lateral internal sphincterotomy: risk factors, postoperative anatomical findings and quality of life. *Eur Surg Res.* 2011;47(1):26-31.
40. Podugu A., Tandon K., Castro F. Crohn's disease presenting as acute gastrointestinal hemorrhage. *World J Gastroenterol.* 2016;22(16):4073-8.
41. Papi C., Gili L., Tarquini M., *et al.* Infliximab for severe recurrent Crohn's disease presenting with massive gastrointestinal hemorrhage. *J Clin Gastroenterol.* 2003;36(3):238-41.
42. Robert J. H., Sachar D. B., Aufses A. H., *et al.* Management of severe hemorrhage in ulcerative colitis. *Am J Surg.* 1990;159(8):550-5.
43. De ParadesV., Bauer P., Marteau P., *et al.* Traitement non chirurgical des rectites radiques chroniques hémorragiques. *Presse Med.* 2008;37(7-8):1113-20.
44. Hanson B., MacDonald R., Shaukat A. Endoscopic and medical therapy for chronic radiation proctopathy: a systematic review. *Dis Colon Rectum.* 2012;55(10):1081-95.
45. Chautems R. C., Delgadillo X., Rubbia-Brandt L., *et al.* Formaldehyde application for haemorrhagic radiation-induced proctitis: a clinical and histological study. *Colorectal Dis.* 2003;5(1):24-8.
46. Rosen L., Bub D. S., Reed J. F., *et al.* Hemorrhage following colonoscopic polypectomy. *Dis Colon Rectum.* 1993;36(12):1126-31.
47. Choung B. S., Kim S.H., Ahn D.S. *et al.* Incidence and risk factors of delayed postpolypectomy bleeding. *J Clin Gastroenterol.* 2014;48(9):784-9.
48. Thiéfin G. Gastrointestinal complications of nonsteroidal anti-inflammatory drugs and low-dose aspirin. *Gastroenterol Clin Biol.* 2003;27(5):498-510.
49. Hreinsson J. P., Palsdóttir S., Bjornsson E. S. The association of drugs with severity and specific causes of acute lower gastrointestinal bleeding. *J Clin Gastroenterol.* 2015;50(5):1.
50. Takeuchi K., Smale S., Premchand P. *et al.* Prevalence and mechanism of nonsteroidal anti-inflammatory drug-induced clinical relapse in patients with inflammatory bowel disease. *Clin Gastroenterol Hepatol.* 2006;4:196-202.
51. Lanas A., Sopeña F. Nonsteroidal anti-Inflammatory drugs and lower gastrointestinal complications. *Gastroenterol Clin North Am.* 2009;38(2):333-52.
52. Lim Y. J., Yang C.-H. Non-steroidal anti-inflammatory drug-induced enteropathy. *Clin Endosc.* 2012;45(2):138.
53. Tsuji S., Miyoshi H., Tomita T. *et al.* Celecoxib, a cyclooxygenase-2 inhibitor, improved upper gastrointestinal lesions in rheumatoid arthritis patients as assessed by endoscopic evaluation. *Mod Rheumatol.* 2012;22(3):353-62.
54. Bolan G. A., Workowski K.A. Centers for Disease Control and Prevention. Sexually transmitted diseases treatment guidelines, 2015. – PubMed – NCBI. 2015. [Online]. Available: www.ncbi.nlm.nih.gov/pubmed/26042815. [Accessed: 12-Mar-2017].
55. Chopra A., Cieciura L., Modrall J. G., *et al.* Twenty-year experience with aorto-enteric fistula repair: gastrointestinal complications predict mortality. *J Am Coll Surg.* 2017;225(1):9-18.

Docteur,

j'ai envie de vomir

Michael Drepper et Alexandre Restellini

Préambule

Les nausées (ou la nausée) se définissent par une sensation vague, désagréable et subjective de vomissement imminent ☺[1]. Elles résultent d'une stimulation faible des mêmes voies neurologiques que celles lors des vomissements. Durant les nausées, le tonus et le péristaltisme gastriques sont réduits; il existe une tachycardie avec hypersalivation ☺[2].
Les nausées sans vomissement (isolées) ne sont souvent pas corrélées à un diagnostic précis, ne nécessitent pas d'investigation d'emblée et disparaissent fréquemment après un traitement symptomatique.
Les vomissements résultent de la contraction rythmique des muscles abdominaux et diaphragmatiques (« retching ») associée à une contraction retrograde antro-duodéno-jéjunale en présence d'une relaxation gastrique et du sphincter œsophagien inférieur aboutissant à l'évacuation du contenu gastrique ☺[2,3]. Ils s'accompagnent d'une bradycardie, parfois d'arythmies (fibrillation auriculaire, tachyarythmies ventriculaires) et d'une exonération ☺[2,4]. Il faut distinguer les vomissements de la régurgitation (reflux passif du contenu œsophagien et gastrique dans la bouche) et de la rumination (reflux passif dans la bouche du contenu œsophagien non acide avec mastications et déglutitions répétées) ☺[2,5,6].
Il n'existe pas d'études contrôlées sur la prise en charge des nausées et vomissements chroniques. Il convient de planifier une stratégie diagnostique car les causes des vomissements avec ou sans nausées sont multiples. L'anamnèse et l'examen clinique permettent souvent de poser un diagnostic sans examen complémentaire.
La principale difficulté est de ne pas manquer une affection organique car les vomissements chroniques (> 1 mois) peuvent entraîner des conséquences cliniques graves (pneumonie d'aspiration, troubles volumiques, électrolytiques et acido-basiques).
En ambulatoire, les étiologies les plus fréquentes sont les gastroentérites et les effets secondaires des médicaments ☺[1].
Les problèmes des nausées et des vomissements liés à l'anesthésie et à la chimiothérapie ne sont pas traités dans ce chapitre.

1re consultation

Les questions essentielles

1. Présence d'indices de gravité ? A savoir : • incapacité à s'alimenter en raison de vomissements incoercibles • douleurs abdominales aiguës localisées ou diffuses avec péritonisme • iléus • état fébrile élevé, choc septique • hématémèse (sang frais ou marc de café), méléna ou vomissements fécaloïdes, hématochézie • anémie, hypovolémie • dysphagie aiguë ou progressive • céphalées avec ou sans hypertension, migraines, vertiges, notion de traumatisme crânien avec ou sans perte de connaissance, déficit neurologique (troubles visuels, déficit sensitif ou moteur) ou méningisme • perte de poids involontaire (> 5 % du poids corporel au cours des 6 derniers mois)	OUI	**p. 661**
2. Les symptômes durent depuis plus de 7 jours ?	OUI	**p. 662**
3. Présence de douleurs rétrosternales, d'antécédent ou de facteur de risque cardio-vasculaire ?	OUI	**p. 662**
4. Notion d'antécédents médicochirurgicaux, surtout digestifs ?	OUI	**p. 662**
5. Présence de situations à risque ? A savoir : • intoxication volontaire ou risque de surdosage d'un médicament; prise d'un nouveau médicament, prise d'une drogue • dépendance à l'alcool • séropositivité VIH et traitement immunosuppresseur • voyages récents en zone tropicale • provenance du patient d'une zone à incidence élevée de cancer œsogastrique • histoire familiale de cancer œsogastrique	OUI	**p. 664**
6. Grossesse connue ou soupçonnée ?	OUI	**p. 665**
7. L'examen clinique est anormal ?	OUI	**p. 666**

NON **Vous avez répondu « non » à toutes ces questions essentielles**

Vous êtes en présence d'un patient qui vomit depuis moins de 7 jours, sans signe ou symptôme d'une affection grave, qui peut encore s'alimenter et pour lequel vous n'avez pas de piste étiologique ou de facteur de risque particulier. Il n'y a pas lieu d'hospitaliser votre patient en urgence.

Il s'agit souvent :
- d'une gastrite ou d'une gastro-entérite (par exemple virale de type rotavirus, échovirus, norovirus ou adénovirus (voir également « Docteur, j'ai la diarrhée aiguë » p. 491)). Dans cette situation, les vomissements sont abondants et explosifs. Un syndrome grippal avec céphalées et myalgies peut être associé. L'infection concerne l'intestin grêle et non l'estomac ☺[7-10]. Il existe une gastroparésie, parfois pendant plus de 1 semaine ☺[11] ;
- d'une intoxication alimentaire après consommation de poissons, crustacés ou champignons. Les germes impliqués sont le *Staphylococcus aureus*, le *Clostridium perfringens* et le *Bacillus cereus* ☺[12]. Dans cette situation, l'incubation est généralement courte (< 12 heures).

Dans les deux cas, vous pouvez rechercher un contage ou une notion de convives malades qui confirment le diagnostic.
Vous pouvez d'emblée prescrire un traitement d'épreuve sans pratiquer d'examens sanguins, des cultures ou d'investigations digestives ☺[13].

Le traitement symptomatique

Proposer l'élimination de certains facteurs irritants alimentaires ou toxiques, comme l'alcool et le tabac.
Réhydrater par voie orale. Le patient nauséeux avec vomissements doit boire de petites gorgées d'une solution salée ou de bouillon pour éviter la déshydratation. Compenser les pertes potassiques avec des bananes ou des fruits secs en cas de diarrhées. Eviter les jus de fruits acidulés et les solutions très sucrées.
Il est parfois nécessaire d'introduire une solution de réhydratation orale (par exemple Normolytoral®), spécialement en cas de diarrhées associées. La vitesse de la réhydratation orale doit être ajustée en fonction de l'évolution des symptômes (environ 1 000 à 1 500 ml/j sauf diarrhées d'accompagnement).
Envisager des perfusions ambulatoirement si la perte de poids corporel dépasse 5 % ou en cas d'alimentation difficile en raison de vomissements. Donner par exemple NaCl 0,9 % 2 à 3 l/24 h avec 40 mmol/l de KCl à ajuster en fonction des paramètres vitaux.

Si les bouillons sont tolérés, proposer des soupes avec des pâtes, du riz et des biscottes en plusieurs petits repas. La consommation de produits laitiers ou de graisses est à éviter car elle retarde la vidange gastrique. Chercher à maintenir un poids stable (environ 1 500 calories/j).

Introduire par la suite des hydrates de carbone sous forme d'amidon de pâtes, de pommes de terre, de riz avec des protéines sous forme de viande blanche ou de poisson bouilli, en plusieurs petits repas. Eviter les graisses, la viande rouge, les crudités et les légumes qui peuvent aggraver la gastroparésie ☺[14].

Le traitement médicamenteux ☺[15]

Les médicaments les plus utilisés sont :
- le métoclopramide jusqu'à 3 × 10 mg/j ; en cas de besoin, administration en i.v. ☺[16]. Si le médicament est vomi dans la demi-heure, considérer qu'il n'a pas été absorbé et répéter la dose ;
- le dompéridone 3 × 10 mg/j p. o. de préférence sous forme orodispersible ☺☺[17].

Ces deux molécules antiémétiques présentent des effets périphériques de type procinétique et centraux de type antagoniste dopaminergique. Toutefois, le métoclopramide qui pénètre la barrière hématocérébrale peut provoquer un syndrome extrapyramidal avec dyskinésie, dystonie, akathisie et crise oculogyre même après l'administration d'une dose unique. L'antidote consiste dans du bipéridène (5 mg i.v.).

En cas de mal de voyage avec nausées, les antihistaminiques (antagonistes H1, par exemple méclozine, diphenhydramine) et les anticholinergiques (antagonistes M1, par exemple scopolamine) sont les médicaments de choix ☺[18,19].

Dans les cas graves de vomissements, des antagonistes sérotoninergiques 5-HT_3 initialement développés pour des vomissements induits par la chimiothérapie peuvent être considérés. Le premier choix est l'ondansétron. Les molécules plus récentes comme le granisétron et le palonosétron ainsi que l'aprépitant, un antagoniste NK1, seront plutôt réservées à l'utilisation oncologique ☺[19]. Les antagonistes dopaminergiques D2 à base de la phénothiazine (par exemple prométhazine, chlorpromazine) ou de la butyrophénone (dropéridol, halopéridol) sont de nos jours des antiémétiques de deuxième choix, en raison des leurs effets secondaires (sédation, hypotension orthostatique et des symptômes extrapyramidaux). Ils restent toutefois utiles dans le traitement des nausées postopératoires et dans le domaine des soins palliatifs ☺[19].

Investiguer et traiter les autres symptômes concomitants :
- un état de stress, qui peut aggraver les nausées et les vomissements ;
- un état fébrile : donner de préférence du paracétamol pour éviter l'irritation gastrique par des AINS ;

- des brûlures épigastriques et/ou un pyrosis : donner un inhibiteur de la pompe à protons (IPP). Les nausées sont parfois le seul témoin d'un reflux dans le bas œsophage. Il existe souvent des troubles moteurs concomitants ☺[20] ;
- des douleurs abdominales, diffuses, aiguës mais sans péritonisme : donner des spasmolytiques en cas de besoin ;
- des douleurs abdominales, localisées, aiguës mais sans péritonisme : la douleur est souvent caractéristique ; elle accompagne par exemple un ulcère ou une cholélithiase ;
- une dyspepsie fonctionnelle ou un syndrome de l'intestin irritable avec trouble de la vidange gastrique ou constipation associée ☺[21], ☺☺[22].

Voir les « Docteur, j'ai... » respectifs.

Vous devez dire à votre patient de consulter à nouveau :
- immédiatement si des symptômes d'alarme ou de nouveaux symptômes apparaissent ;
- après 5 à 7 jours en cas de persistance des nausées ;
- après 48 heures en cas de persistance de vomissements.

2e consultation

Des symptômes d'alarme apparaissent : vous disposez d'une piste clinique. Cibler l'organe responsable et poursuivre les investigations.

De nouveaux symptômes apparaissent : investiguer en fonction de la piste clinique.

Le patient présente toujours des vomissements avec ou sans nausées malgré le traitement symptomatique : vous ne disposez toujours d'aucune piste clinique.
La reprise de l'anamnèse permet parfois d'orienter le diagnostic et les investigations :

En fonction de la composition des vomissements

- Des aliments non digérés suggèrent une origine œsophagienne, par exemple une achalasie, un diverticule de Zenker chez le patient âgé ou une sténose œsophagienne (tumorale ou inflammatoire).
- La bile dans les vomissements permet généralement d'exclure une sténose pylorique ou une obstruction duodénale proximale.
- Des vomissements putrides et nauséabonds (fécaloïdes) suggèrent le diagnostic de stase gastrique prolongée avec pullulation bactérienne gastrique

ou de fistule gastrocolique ; à ce stade de la prise en charge, le diagnostic d'obstruction intestinale grêle est moins probable mais jamais exclu.

- La présence de sang suggère une maladie ulcéreuse gastroduodénale, une œsophagite de reflux, voire une tumeur. Des vomissements incoercibles peuvent parfois lacérer le bas œsophage (syndrome de Mallory-Weiss), voire provoquer, très rarement, une perforation œsophagienne (syndrome de Boerhaave). À noter que le sang peut provenir également de la sphère ORL ou pulmonaire.

En fonction de la maladie sous-jacente

- En cas de maladie ulcéreuse ou d'obstruction grêle, les vomissements soulagent généralement les douleurs, contrairement aux vomissements survenant lors d'affections pancréatiques ou biliaires.
- En cas d'ulcère pylorique, les vomissements apparaissent précocement après le repas ☺[6].

- En cas de stase gastrique mécanique ou lors d'une gastroparésie idiopathique ou secondaire (diabète, pseudo-obstruction intestinale chronique/POIC), les vomissements sont généralement tardifs (> 1 heure après le repas) et composés d'aliments fortement digérés ☺[23,24].

Si les informations anamnestiques ne vous permettent pas d'orienter la cause des vomissements, **il convient de pratiquer un bilan biologique** pour rechercher une affection organique causale ou des perturbations biologiques secondaires aux vomissements, incluant :

- protéine C réactive : pour rechercher un état inflammatoire important. Peu discriminatif mais généralement indicatif d'une affection organique ;
- formule sanguine complète : présence d'une hémoconcentration secondaire aux vomissements, d'une anémie microcytaire par spoliation digestive ou d'une leucocytose dans un contexte d'état inflammatoire ;
- ASAT, ALAT, γGT, phosphatase alcaline, bilirubine et lipase : une affection hépatique ou pancréatique débutante peut se signaler uniquement par des nausées ;
- glycémie : pour rechercher une décompensation diabétique, surtout de type acidocétosique (dosage des corps cétoniques sanguins diagnostiques) ;
- sodium, potassium, magnésium, calcium, protéines, albumine, bicarbonates, créatinine et urée pour rechercher :
  - des troubles électrolytiques secondaires aux vomissements (hypokaliémie, hyponatrémie, hypomagnésémie) et des troubles métaboliques (par exemple alcalose métabolique),
  - des troubles électrolytiques responsables des nausées et des vomissements (par exemple hyper- ou hypocalcémie),
  - une insuffisance rénale dans un contexte d'hypovolémie,

- une hypoalbuminémie, témoin d'une maladie organique chronique ou d'une malnutrition.

La cause des nausées et des vomissements dans les troubles électrolytiques et métaboliques semble consister dans une stimulation proémétique de l'area postrema induit par les taux sanguins déréglés ☺[19].

- Un **sédiment urinaire,** pour rechercher une infection urinaire peu symptomatique. Ne pas chercher des corps cétoniques urinaires en cas d'hyperglycémie, car risque d'une fausse élévation sur le jeûne.
- Une **radiographie de l'abdomen sans préparation** (ASP), pour détecter des signes d'une obstruction grêle ou une dilatation gastrique. Toutefois la sensibilité de détection avec cette technique varie entre 59-93 % selon l'expérience du radiologue, nécessitant un scanner abdominal idéalement avec produit de contraste oral en présence d'une clinique suggestive (douleurs intenses postprandiales calmées par les vomissements ; distension abdominale) ☺[25]. À noter qu'en cas d'une substénose iléale (par exemple dans une maladie inflammatoire chronique des intestins /MICI), un saut de calibre clair avec distension luminale peut être manquant : une entéro-IRM en cas de présence d'un syndrome de Koenig (douleurs postprandiales précoces s'améliorant après passage hydroaérique) peut être utile, même si la sensibilité ne semble pas être supérieure au scanner ☺[26].

Le bilan est anormal

Vous disposez d'une piste. Poursuivre les investigations et traiter l'affection causale.

Le bilan est normal

Vous devez poursuivre les investigations par un bilan digestif.

Si les nausées sont accompagnées **de vomissements importants**, nous proposons comme examen de première intention une **œsogastroduodénoscopie** pour rechercher :

- une affection œsophagienne : un diverticule, une œsophagite de reflux, mycotique ou à éosinophiles, une sténose peptique, un cancer ou un ulcère, une dilatation en dessus du sphincter œsophagien inférieur évoquant une achalasie ;
- une affection gastro-duodénale : une gastrite, un ulcère gastrique ou pylorique, un cancer avec compression mécanique, une obstruction grêle proximale, une infiltration spécifique (gastrite à éosinophiles ou collagène) ☺[27-29] ;
- une gastroparésie : le plus souvent d'origine diabétique, elle peut toutefois être idiopathique (surtout chez le sujet jeune) ou rarement associée à des maladies systémiques (sclérodermie, maladies auto-immunes et amyloïdose) ☺[18,30]. Elle doit être suspectée en cas de résidus alimentaires lors de la gastroscopie après un jeûne de 6 heures dans l'absence

d'obstacle gastroduodénal. Le « gold standard » diagnostique consiste dans la scintigraphie gastrique après un repas marqué au ^{99m}Tc. Une alternative plus simple est le test respiratoire de vidange gastrique d'un repas solide ou liquide marqué au C^{13} avec une sensibilité proche de la scintigraphie ☺[2], ☺☺☺[31] ;

- si l'examen est normal, évaluer l'indication à poursuivre par une échographie.

En cas de nausées **sans vomissements**, nous proposons en première intention une **échographie abdominale transcutanée** pour rechercher :

- des affections pancréatique ou hépatobiliaire infectieuses, inflammatoires ou tumorales qui provoquent des nausées par irritation péritonéale. La distension de l'arbre biliaire explique les nausées et vomissements lors d'une obstruction (lithiasique ou tumorale).

Si l'échographie est incomplète (par exemple pancréas mal visualisé), poursuivre par un scanner abdominal avec injection de produit de contraste à la recherche notamment d'une affection rétropéritonéale (inflammatoire, tumorale ou fibrotique) ou vasculaire (ischémie mésentérique) qui représente des causes rares de nausées ☺[32,33].

Si les nausées sont d'apparition aiguë et s'accompagnent d'épigastralgies ou de douleurs irradiantes dans le dos, pensez surtout à une maladie ulcéreuse gastroduodénale, une pancréatite ou une lithiase vésiculaire. Si les nausées s'accompagnent de diarrhées éventuellement hématochéziques et de douleurs abdominales, il peut s'agir d'une maladie inflammatoire chronique des intestins (MICI) ☺[26].

À ce stade des investigations, vous avez raisonnablement écarté la plupart des maladies organiques graves responsables des nausées et des vomissements.

En cas de doute, vous devez convoquer à nouveau votre patient dans les jours qui suivent.

Vous devez lui dire de consulter :
- immédiatement si des symptômes d'alarme ou de nouveaux symptômes apparaissent ;
- après 7 à 10 jours en cas de persistance des symptômes.

3e consultation

Malgré le traitement d'épreuve, les vomissements avec ou sans nausées persistent. Il s'agit d'une situation rare.

Examiner à nouveau votre patient.
En cas d'altération de l'état général, l'hospitaliser.

Sinon, vous pouvez compléter le bilan en ambulatoire avec :
- une TSH : il peut exister une dysthyroïdie (hypo- ou hyperthyroïdie) responsable de nausées ;
- en cas d'hypotension artérielle avec hyperkaliémie et hyponatriémie : penser à une maladie d'Addison. Dosage du cortisol sérique matinal, et en cas de doute effectuer un test de Thorn (test au Synacthen®) rapide : dosage du cortisol basal puis injecter de l'ACTH (0,25 mg de Synacthen® i.v.). Effectuer un deuxième dosage du cortisol 60 minutes après.

Reprendre l'anamnèse

Certains patients présentent des nausées isolées pendant des mois, voire des années. Souvent les symptômes sont apparus à la suite d'une affection organique (par exemple ulcère, gastro-entérite) sans séquelle organique évidente.

Ces nausées et vomissements dits fonctionnels font partie des troubles gastroduodénaux fonctionnels ☺[5]. Il s'agit de vomissements à raison d'un ou de plusieurs épisodes par semaine sans trouble psychiatrique majeur, ni rumination ou trouble du comportement alimentaire.
Le syndrome de nausées et vomissements chroniques (« chronic nausea and vomiting syndrome/CNVS ») est défini par la présence de nausées au moins quotidiennes et de vomissements au moins hebdomadaires au cours des 3 derniers mois chez un patient symptomatique depuis au moins 6 mois et en l'absence de pathologie organique évidente. Les symptômes répondent à des antagonistes sérotoninergiques 5-HT_3 et à des neuromodulateurs d'action centrale (le terme « antidépresseur » est souvent mal reçu par le patient), notamment la mirtazapine, un antagoniste central noradrénergique et sérotoninergique ☺[5].

Ce syndrome est à distinguer du syndrome de vomissements cycliques (« cyclic vomiting syndrome/CVS »), qui est défini par des épisodes de vomissements aigus persistants moins de 1 semaine avec des intervalles asymptomatiques entre les épisodes. Ce syndrome peut être associé à une prédisposition familiale et à des migraines. Le traitement consiste dans des antagonistes sérotoninergiques 5-HT_3 et une réponse à l'antimigraineux sumatriptan (agoniste sérotoninergique 5-$HT_{1B,1D}$) en cas de migraines concomitantes a été décrite ☺[5].

Finalement reste le syndrome hyperémétique aux cannabinoïdes (« cannabinoid hyperemesis syndrome/CHS ») à distinguer, qui ressemble cliniquement au syndrome de vomissements cycliques en étant associé à une consommation excessive et prolongée de cannabinoïdes. Des prises de bains ou douches chaudes prolongées peuvent être observées chez les patients souffrant de ce syndrome et les symptômes disparaissent souvent après interruption des cannabinoïdes ☺[5]. En cas de besoin, un traitement par benzodiazépines ou halopéridol peut être considéré ☺☺[34].

Si les vomissements avec ou sans nausées se présentent systématiquement pendant ou immédiatement après les repas, une origine psychogène et un trouble du comportement alimentaire devraient être évoqués. Ce phénomène peut accompagner un état dépressif sévère ou un trouble de conversion. Dans ce cas de figure, le patient semble souvent peu concerné par ses symptômes et les vomissements ont un caractère cyclique, à savoir récidivants, à intervalles réguliers ☺[35]. En ce qui concerne les troubles du comportement alimentaire qui peuvent être associés à des vomissements, le *DSM-5* distingue d'une part la boulimie, caractérisée par l'ingestion de grandes quantités d'aliments suivie d'un comportement d'éviction de prise pondérale (vomissements induits, jeûne, exercice extensif), et d'autre part le « binge eating disorder », qui se caractérise par l'ingestion de grandes quantités d'aliments sans sentiment de faim préalable jusqu'à l'apparition d'un inconfort abdominal. Ce comportement induit un sentiment de culpabilité, de dégoût de la personne envers lui-même et n'est pas associé à un comportement d'éviction de prise pondérale ☺[36]. Les femmes jeunes semblent être plus affectées, toutefois les hommes sollicitent d'une manière générale moins de l'aide médicale pour cette affection ☺[37]. Chercher à mettre en évidence un éventuel facteur déclenchant (conflit familial ou de couple, difficultés à l'école/université) ouvrant la possibilité pour une thérapie familiale. Les autres traitements consistent dans la prise en charge de l'éventuelle maladie psychiatrique sous-jacente, la thérapie cognitivo-comportementale et la psychothérapie interpersonnelle ☺[2], ☺☺[38], ☺[39].

Si le patient reste très symptomatique malgré un traitement empirique et en l'absence de diagnostic précis, la poursuite des investigations peut se discuter en milieu hospitalier spécialisé. L'utilité des tests fonctionnels gastriques (scintigraphie et test respiratoire de vidange, capsule de motilité, électrogastrographie, manométrie antro-duodénale) dans la pratique clinique de tous les jours est débattu ☺[40-43]. La FDA (Food and Drug Association) a reconnu la scintigraphie gastrique et la capsule de motilité (SmartPill®- non disponible en Suisse) ainsi que l'électrogastrographie (EGG) comme moyens d'investigation de la vidange et de l'activité neuromusculaire gastrique aux États-Unis ☺[2,44].

En Suisse, ces examens restent surtout réservés à des centres universitaires, avec une préférence pour le test respiratoire de vidange gastrique. En l'absence de symptômes graves, il convient d'observer le patient pendant quelques semaines sous traitement de procinétiques. Souvent, les symptômes s'amendent progressivement, surtout en cas de nausées isolées.

OUI Vous avez répondu « oui » à une ou plusieurs des questions essentielles

1. Le patient présente des critères de gravité

Hospitaliser immédiatement en cas :

- d'impossibilité de s'alimenter, avec risque élevé de déshydratation ;
- de douleur abdominale aiguë localisée avec péritonisme, d'iléus avec distension abdominale et présence de niveaux à l'ASP ;
- d'état fébrile élevé ou de sepsis sévère, voire choc septique ;
- d'hématémèse (sang frais ou marc de café) ou méléna. Si les saignements sont peu abondants et apparaissent après des vomissements violents chez un patient hémodynamiquement stable, le diagnostic le plus probable est celui d'un syndrome de Mallory-Weiss (lacération de la muqueuse à la jonction œsogastrique). L'endoscopie peut se faire en ambulatoire dans l'absence de baisse de l'hémoglobine significative. Le traitement est symptomatique en utilisant des IPP ;
- de céphalées aiguës avec déficit neurologique ou méningisme.

Investiguer en ambulatoire en cas de :

- dysphagie aiguë ou progressive : effectuer une œsogastroduodénoscopie pour exclusion d'une œsophagite ou d'une néoplasie ;
- céphalées, migraines ou vertiges :
  - exclure une encéphalopathie hypertensive (mesure de la tension artérielle et éventuellement fond d'œil). Un traitement antihypertenseur i.v. peut être nécessaire en cas de non-réponse à un traitement p.o.
  - en cas d'hypertension intracrânienne, les vomissements sont généralement en jet et sans nausées au préalable. Voir également pour la prise en charge le chapitre « Docteur, j'ai mal à la tête », p. 269,
  - en cas de traumatisme crânien, effectuer un examen neurologique détaillé et un scanner cérébral,
  - en cas de vertiges rotatoires prédominants, évoquer une névrite vestibulaire ou une cupulolithiase/vertige bénin paroxysmal positionnel : effectuer un test de Hallpike : en cas de positivité, traitement par antihistaminiques (diphenhydramine, méclozine, cyclizine, prométhazine et bétahistidine) et éventuellement des antagonistes serotoninergiques 5-HT_3 associé à des manœuvres d'Epley ☺[45]. Considérer une consultation ORL en cas de non amélioration ;

- perte de poids involontaire (> 5 % du poids corporel au cours des 6 derniers mois). Penser surtout à une néoplasie gastrique, pancréatique, colique ou hépatique. Voir « Docteur, je perds du poids », p. 139 ;

2. Les symptômes durent depuis plus de 7 jours

- L'état général du patient est diminué : il existe une déshydratation ou une altération de l'état de conscience. L'hospitaliser d'emblée.
- L'état général du patient est conservé : débuter un bilan ambulatoire selon le schéma proposé dans la « 2e consultation » (voir p. 655).

3. Présence de douleurs rétrosternales, d'antécédent ou de facteur de risque cardio-vasculaire

Un infarctus inférieur ou postérieur peut se présenter uniquement avec des nausées. Lorsqu'il existe des facteurs de risque ou des antécédents cardiovasculaires, il convient d'exclure une coronaropathie. Voir « Docteur, j'ai des douleurs dans la poitrine », p. 639.
Chez un patient vasculaire, penser également à une gastroparésie ischémique ou un angor cœliaque/mésentérique (qui représente une situation rare). Discuter l'indication à un US Doppler ciblé des artères mésentériques ou à un angio-scanner abdominal.

4. Notion d'antécédents médicochirurgicaux, surtout digestifs ?

Il existe un problème médical digestif

- Le patient est connu pour un *syndrome de l'intestin irritable* (SII) ; 30 % des SII présentent des nausées et une dyspepsie. Pratiquer un bilan ciblé surtout en fonction de l'âge du patient et de l'histoire familiale. Voir « Docteur, j'ai mal au ventre », p. 600.
- Le patient est connu pour une *affection gastrique ou œsophagienne* (œsophagite de reflux, gastrite, maladie ulcéreuse). Se méfier d'une récidive malgré un traitement d'entretien d'IPP ou d'une complication inflammatoire (stase gastrique sur sténose pylorique) ou tumorale.
- Le patient est connu pour une consommation abusive d'alcool associée à une *atteinte chronique hépatique ou pancréatique.* Il présente des symptômes évocateurs d'une exacerbation aiguë de son affection (douleurs épigastriques/dans l'hypocondre droit, ictère, matité déclive). Pratiquer un bilan biologique avec tests hépatiques et pancréatiques. Effectuer un US abdominal, voire un scanner abdominal quatre phases à la recherche d'ascite, de lésions hépatiques, d'une thrombose portale ou des signes en faveur d'une pancréatite aiguë sur chronique ou d'une complication liée à la pancréatite (pseudokystes, nécrose circonscrite/« walled-off necrosis ») ☺[46].

- Un *diabète* (*spécialement de type 1*) : il peut s'agir d'une décompensation de type acidocétosique. Doser en urgence une glycémie, effectuer une gazométrie et doser les corps cétoniques dans le sang. En cas d'acidose, hospitaliser le patient. En l'absence d'une décompensation aiguë : il s'agit peut-être d'une gastroparésie diabétique. Vous devez évoquer ce diagnostic surtout si le diabète est mal équilibré, qu'il existe de longue date et en présence d'une atteinte périphérique neurovégétative. Les traitements de choix sont le métoclopramide et la dompéridone. L'érythromycine, surtout par voie intraveineuse induit également une vidange gastrique efficace, toutefois une perte de l'effet est décrite lors de l'utilisation au long cours ☺[47], ☺☺☺[48]. Des nouvelles molécules sont actuellement en voie de développement, comme par exemple la relamoreline, un agoniste du récepteur de ghréline, qui s'est montrée efficace dans une étude de phase IIb ☺☺☺[49]. En cas d'échec du traitement médicamenteux, l'implantation d'un neurostimulateur gastrique reste une option thérapeutique ☺[30].
- Une *insuffisance rénale aiguë ou aiguë sur chronique* : demander un bilan de la fonction rénale. Les vomissements surviennent préférentiellement le matin à jeun.
- Une *affection systémique* (par exemple amyloïdose, sclérodermie) ou une maladie de Parkinson avec gastroparésie et trouble du transit responsable des nausées ☺[50,51].
- Un *trouble métabolique, électrolytique ou endocrinien* : demander un bilan biologique (voir la « 2e consultation », p. 655) ; se méfier d'une hyperparathyroïdie décompensée avec stase digestive et vomissements. Doser la calcémie et la PTH. Doser la TSH en cas de nausées chez un patient avec maladie thyroïdienne connue et traitée. Penser à une insuffisance surrénalienne décompensée par un stress, une opération, un état fébrile ou un arrêt des corticoïdes. Le patient présente une asthénie, des nausées avec vomissements et des douleurs abdominales. Confirmer le diagnostic par un dosage du cortisol et éventuellement par un test à l'ACTH. Traiter rapidement.
- Une *tumeur intracrânienne* : les vomissements doivent faire penser à l'apparition d'hypertension intracrânienne. Pratiquer un scanner cérébral et demander un avis neurochirurgical ou oncologique selon les résultats. Les vomissements en jet sans nausées ne sont pas pathognomoniques de l'hypertension intracrânienne.
- Des *migraines* : le traitement est éventuellement à réajuster ☺[52]. L'efficacité d'une antalgie par diclofénac ne semble pas être influencée par l'éventuelle gastroparésie réflexe ☺☺☺[53,54]. Demander un avis neurologique.
- Une *épilepsie* : la maladie est peut-être mal contrôlée ; effectuer un dosage plasmatique des antiépileptiques.

Il existe un problème chirurgical digestif

- Le patient a bénéficié d'une intervention abdominale (par exemple appendicectomie) : il existe une complication immédiate (abcès) ou à distance

de l'opération (iléus sur bride). Effectuer un scanner abdominal et référer au chirurgien.
- Le patient a bénéficié d'une cholécystectomie pour cholédocholithiase : penser à un calcul résiduel cholédocien ou la formation d'un nouveau, même dans l'absence de vésicule.
- Le patient a été opéré de l'estomac : penser à un problème anastomotique (sténose, ulcère), une récidive de la maladie de base (en cas d'opération pour un ulcère gastroduodénal), ou à un cancer du moignon (si l'opération remonte à plus de 10 ans).
- Le patient a eu une intervention pour une affection tumorale digestive avancée (par exemple gastrectomie, hémicolectomie, duodénopancréatectomie céphalique) : penser à une récidive régionale (carcinose péritonéale) ou à distance (métastases hépatiques).

Il existe un problème gynécologique médical ou chirurgical
- La patiente est connue pour des kystes ovariens opérés ou non : référer d'emblée au gynécologue.
- La patiente a été opérée d'une tumeur maligne, surtout ovarienne : penser à une récidive locorégionale ou à une carcinose péritonéale (spécialement en présence d'ascite, à ce moment-là probablement carcinomateuse).

5. Présence de situations à risque

- Prise d'un nouveau médicament : il s'agit probablement d'un effet secondaire médicamenteux, qui représente la cause la plus fréquente des nausées aiguës avec ou sans vomissements ☺[2].

Les médicaments les plus fréquemment impliqués sont ☺[6]:
- les agonistes de la dopamine (L-dopa, bromocriptine) ;
- les analgésiques opiacés ;
- la digoxine, les antiarythmiques, les antihypertenseurs (bêtabloqueurs, anticalciques) et les diurétiques ;
- les AINS et l'aspirine ;
- certains antibiotiques (par exemple l'érythromycine, les tétracyclines et les sulfamidés) ;
- la théophylline, la sulfasalazine, l'azathioprine.

Pratiquer une anamnèse rigoureuse ; dans tous les cas, interrompre si possible tout médicament récemment introduit et potentiellement responsable des symptômes. Se méfier également des interactions médicamenteuses. Penser également à une intoxication en cas de prise chronique d'un médicament (par exemple avec la digoxine) : effectuer un dosage sanguin.
- Prise d'une drogue, par exemple ecstasy, cocaïne, cannabis : le cannabis a paradoxalement des propriétés antiémétiques utiles sur le plan clinique ☺☺☺[55].
- Exposition à un toxique et dépendance à l'alcool : il s'agit probablement d'une réaction secondaire au toxique ou à l'alcool. Retirer le produit incri-

miné et contacter au besoin un centre d'intoxication (par exemple Tox Info Suisse : www.toxinfo.ch) et agir en conséquence. L'alcool agit par un effet toxique direct sur la muqueuse gastrique, mais également par une action centrale. Les vomissements surviennent typiquement le matin à jeun.

- Chez les patients sous substitution vitaminique à haute dose, penser à une éventuelle hypervitaminose A et D caractérisée par des nausées et vomissements et éventuellement une atteinte hépatique ☺[56-59].
- En cas de voyages récents en zone d'endémie d'hépatite A, B et E : le patient présente des nausées, un syndrome grippal avec état subfébrile et myalgies. Le statut vaccinal est inconnu. Il existe un comportement sexuel à risque ou une exposition alimentaire. Les urines sont plus foncées en présence d'un ictère sclérique ou cutané et les selles sont plus claires. Voir « Docteur, je suis jaune », p. 469.
- En cas de provenance du patient d'une zone à incidence élevée de cancer œsogastrique (Asie, Russie, Amérique du Sud, Portugal), évaluer l'indication à pratiquer une gastroscopie d'emblée.
- En cas d'histoire familiale de cancer œsogastrique : considérer un examen endoscopique d'emblée. Voir aussi « Docteur, j'ai mal à l'estomac », p. 419.
- En cas de VIH non traité ou de traitement immunosuppresseur, penser aux infections gastro-intestinales à CMV et *Herpes simplex* (qui existent également chez le sujet immunocompétent) ☺[60-62].

6. Grossesse connue ou soupçonnée

Confirmer le diagnostic de grossesse par un dosage urinaire des β-HCG (test sensible et positif dès la deuxième semaine après la conception).

Les nausées (70 % des grossesses) avec vomissements (35 %), surtout au matin avant le petit-déjeuner, sont caractéristiques du premier trimestre de grossesse ☺☺[63], ☺[64,65]. L'étiologie est probablement hormonale sur l'excédent de β-HCG. Souvent elles s'estompent au cours de la grossesse et le pronostic pour la mère et l'enfant est excellent. En cas de persistance malgré une adaptation alimentaire (repas en petite quantité, prise alimentaire avant le lever, éviction d'odeurs pertinentes) un traitement à base de gingembre (thé, jus, bonbons) peut être recommandé ☺☺☺[66]. En cas de non-réponse, une combinaison de pyridoxine (vitamine B6) et de diphenhydramine (antagoniste H1) consiste la prochaine étape thérapeutique avant d'utiliser les antagonistes dompaminergiques (métoclopramide le plus efficace et le plus étudié quant à la sécurité fœtale) ☺☺[67], ☺[68].
En cas de vomissements répétés et incoercibles au cours du premier trimestre, vous devez pratiquer un bilan biologique qui comprend : Hb, Hct, Na, K, créatinine et urée. Il s'agit peut-être d'une *hyperémèse gravidique* définie par la présence d'une déshydratation, cétonurie et d'une perte de plus de 5 % du

poids corporel dans le contexte des vomissements (concerne 0,3 à 2 % des grossesses) ☺[64], ☺☺[69]. Cette complication est plus fréquente chez des femmes afro-américaines et indiennes, de jeune âge, primipares et présentant un BMI élevé ainsi qu'en cas de grossesse gémellaire ☺[64]. Les troubles électrolytiques, vitaminiques et volumiques secondaires peuvent être graves (encéphalopathie de Wernicke sur carence en vitamine B1 et myélinolyse centrale pontine décrite dans ce contexte) et la mortalité est élevée en l'absence de traitement. Le traitement consiste dans le métoclopramide ou dans l'ondansétron (antagoniste sérotoninergique $5\text{-}HT_3$) associé à une réhydratation avec substitution électrolytique et vitaminique intraveineuse ☺[64], ☺☺☺[70]. Le rôle d'un traitement par corticoïdes en cas d'échec reste controversé ☺[64], ☺☺[69].
Si les nausées et les vomissements débutent au cours du troisième trimestre, une stéatose aiguë gravidique ou une prééclampsie, en particulier un HELLP syndrome (« haemolysis, elevated liver enzymes and low platelets »), doivent être évoquées. Effectuer une formule sanguine complète avec tests hépatiques et un sédiment urinaire. Si les transaminases sont élevées avec douleurs abdominales puis en cas d'hypertension artérielle avec protéinurie et éventuellement une insuffisance rénale, il faut hospitaliser la patiente en urgence. Un accouchement, voire une césarienne en urgence, doit être évalué à ce moment-là, car le risque de mortalité maternelle et fœtale est très élevé ☺[71,72].
Voir également « Docteur, je suis jaune », p. 469.

7. L'examen physique est anormal

L'examen physique soigneux a pour but de rechercher à la fois les signes cliniques d'une affection organique ainsi que les conséquences et les complications des vomissements.

Hospitaliser immédiatement en cas :

- d'altération de l'état de conscience. Il existe peut-être une méningite, un hématome cérébral ou un diabète décompensé ;
- d'hypotension pour prise en charge d'un éventuel choc septique, hémorragique ou hypovolémique ;
- d'hypertension grave. Un patient avec une hypertension grave peut souffrir d'une encéphalopathie hypertensive. Si le fond d'œil et l'examen neurologique sont normaux et si le patient répond à un traitement antihypertenseur d'urgence p. o. , vous pouvez éviter une hospitalisation ;
- de suspicion d'iléus (sur bride ou hernie inguinale incarcérée) avec distension abdominale et arrêt du transit.

En l'absence de symptôme d'alarme et en l'absence des signes de gravité listés ci-dessus, vous pouvez prendre en charge votre patient **en ambulatoire** en fonction des signes et des symptômes d'appel, par exemple :

- une adénopathie et/ou une hépatosplénomégalie : faire un bilan sanguin notamment avec sérologie EBV et CMV, une échographie et éventuellement un scanner abdominal ;
- une masse palpable abdominale ou pelvienne, solide ou liquidienne, ou une suspicion d'ascite. Effectuer une échographie abdominale et une paracentèse diagnostique (avec répartition leucocytaire, dosage de l'albumine, des protéines totales et une cytologie) en cas d'ascite. Si l'échographie est incomplète ou de mauvaise qualité, poursuivre par un scanner abdomino-pelvien avec opacification digestive ;
- un orifice herniaire douloureux dans l'absence d'iléus ;
- un examen ORL anormal : penser à une otite moyenne expliquant les nausées avec vertiges, une névrite vestibulaire, une maladie de Ménière ou une tumeur ;
- un souffle abdominal : penser au diagnostic de syndrome de l'artère mésentérique supérieure. L'obstruction chronique du deuxième duodénum par cette artère se traduit par des vomissements biliaires avec réplétion gastrique et douleurs abdominales. Ces dernières sont typiquement soulagées en position génupectorale et aggravées par la position couchée, en hyperlordose. Le diagnostic est confirmé par un transit abdominal et un scanner abdominal ☺[73,74].

Bibliographie

1. Hasler W. L., Chey W. D. Nausea and vomiting. *Gastroenterology.* 2003;125:1860-7.
2. Feldman M., Friedmann L. S., Brandt L.J. Sleisenger and Fordtran's Gastrointestinal and liver disease, 10th edition. Elsevier Saunders. 2016.
3. Lang I. M., Sarna S. K., Dodds W. J. Pharyngeal, esophageal, and proximal gastric responses associated with vomiting. Am J Physiol. 1993;265:G963-72.
4. Wilson C. L., Davis S. J. Recurrent atrial fibrillation with nausea and vomiting. Aviat Space Environ Med. 1978;49:624-5.
5. Stanghellini V., Talley N. J., Chan F., *et al.* Rome IV - Gastroduodenal disorders. *Gastroenterology.* 2016;150:1380-92.
6. Quigley E. M., Hasler W. L., Parkman H. P. AGA technical review on nausea and vomiting. *Gastroenterology.* 2001;120:263-86.
7. Bartnicki E., Cunha J. B., Kolawole A. O., *et al.* Recent advances in understanding noroviruses. *F1000Res.* 2017;6:79.
8. Blacklow N. R., Greenberg H. B. Viral gastroenteritis. *N Engl J Med.* 1991;325:252-64.
9. Glass R. I., Kilgore P. E., Holman R. C., *et al.* The epidemiology of rotavirus diarrhea in the United States: surveillance and estimates of disease burden. *J Infect Dis.* 1996;174 Suppl 1:S5-11.
10. Oude Munnink B. B., van der Hoek L. Viruses causing gastroenteritis: the known, the new and those beyond. *Viruses.* 2016;8:42.
11. Meeroff J. C., Schreiber D. S., Trier J. S., *et al.* Abnormal gastric motor function in viral gastroenteritis. *Ann Intern Med.* 1980;92:370-3.
12. Guerrant R. L., Bobak D. A. Bacterial and protozoal gastroenteritis. *N Engl J Med.* 1991;325:327-40.
13. Carmeli Y., Samore M., Shoshany O., *et al.* Utility of clinical symptoms versus laboratory tests for evaluation of acute gastroenteritis. *Dig Dis Sci.* 1996;41:1749-53.
14. Keld R., Kinsey L., Athwal V., *et al.* Pathogenesis, investigation and dietary and medical management of gastroparesis. *J Hum Nutr Diet.* 2011;24:421-30.
15. Flake Z. A., Scalley R. D., Bailey A. G. Practical selection of antiemetics. *Am Fam Physician.* 2004;69:1169-74.
16. Pasricha P. J., Pehlivanov N., Sugumar A., *et al.* Drug Insight: from disturbed motility to disordered movement--a review of the clinical benefits and medicolegal risks of metoclopramide. *Nat Clin Pract Gastroenterol Hepatol.* 2006;3:138-48.
17. Barone J. A. Domperidone: a peripherally acting dopamine2-receptor antagonist. *Ann Pharmacother.* 1999;33:429-40.
18. Singh P., Kuo B. Central aspects of nausea and vomiting in GI disorders. *Curr Treat Options Gastroenterol.* 2016;14:444-51.
19. Hasler W. L. Newest drugs for chronic unexplained nausea and vomiting. *Curr Treat Options Gastroenterol.* 2016;14:371-85.

20. Brzana R. J., Koch K. L. Gastroesophageal reflux disease presenting with intractable nausea. *Ann Intern Med.* 1997;126:704-7.
21. Koch K.L. Dyspepsia of unknown origin: pathophysiology, diagnosis, and treatment. *Dig Dis.* 1997;15:316-29.
22. Farre R., Vanheel H., Vanuytsel T., *et al.* In functional dyspepsia, hypersensitivity to postprandial distention correlates with meal-related symptom severity. *Gastroenterology.* 2013;145:566-73.
23. Koch K. L. Gastroparesis and neuromuscular disorders of the stomach. *Minerva Gastroenterol Dietol.* 2003;49:107-22.
24. Mathias J. R., Fernandez A., Sninsky C. A., *et al.* Nausea, vomiting, and abdominal pain after Roux-en-Y anastomosis: motility of the jejunal limb. *Gastroenterology.* 1985;88:101-7.
25. Thompson W. M., Kilani R. K., Smith B. B., *et al.* Accuracy of abdominal radiography in acute small-bowel obstruction: does reviewer experience matter? *AJR Am J Roentgenol.* 2007;188:W233-8.
26. Gomollon F., Dignass A., Annese V., *et al.* 3rd European evidence-based consensus on the diagnosis and management of Crohn's disease 2016 : Part 1: Diagnosis and medical management. *J Crohns Colitis.* 2017;11:3-25.
27. Zhang M., Li Y. Eosinophilic gastroenteritis: A state-of-the-art review. *J Gastroenterol Hepatol.* 2017;32:64-72.
28. Furuta G. T., Katzka D. A. Eosinophilic esophagitis. *N Engl J Med.* 2015;373:1640-8.
29. Kamimura K., Kobayashi M., Sato Y., *et al.* Collagenous gastritis: Review. *World J Gastrointest Endosc.* 2015;7:265-73.
30. Wo J. M., Nowak T. V., Waseem S., *et al.* Gastric electrical stimulation for gastroparesis and chronic unexplained nausea and vomiting. *Curr Treat Options Gastroenterol.* 2016;14:386-400.
31. Viramontes B. E., Kim D. Y., Camilleri M., *et al.* Validation of a stable isotope gastric emptying test for normal, accelerated or delayed gastric emptying. *Neurogastroenterol Motil.* 2001;13:567-74.
32. Liberski S. M., Koch K. L., Atnip R. G., *et al.* Ischemic gastroparesis: resolution after revascularization. *Gastroenterology.* 1990;99:252-7.
33. Netzer P., Binek J., Hammer B. Diffuse abdominal pain, nausea and vomiting due to retroperitoneal fibrosis: a rare but often missed diagnosis. *Eur J Gastroenterol Hepatol.* 1997;9:1005-8.
34. Richards J. R., Gordon B. K., Danielson A. R., *et al.* Pharmacologic treatment of cannabinoid hyperemesis syndrome: a systematic review. *Pharmacotherapy.* 2017;37:725-34.
35. Muraoka M., Mine K., Matsumoto K., *et al.* Psychogenic vomiting: the relation between patterns of vomiting and psychiatric diagnoses. *Gut.* 1990;31:526-8.
36. Association A. P. Diagnostic and Statistical Manual of Mental Disorders, Fifth Edition (DSM 5). American Psychiatric Association, Arlington VA. 2013.
37. Forrest L. N., Smith A.R., Swanson S. A. Characteristics of seeking treatment among U.S. adolescents with eating disorders. *Int J Eat Disord.* 2017;50:826-33.
38. Agras W. S., Fitzsimmons-Craft E. E., Wilfley D. E. Evolution of cognitive-behavioral therapy for eating disorders. *Behav Res Ther.* 2017;88:26-36.
39. McGilley B. M., Pryor T. L. Assessment and treatment of bulimia nervosa. *Am Fam Physician.* 1998;57:2743-50.
40. Parkman H. P. Assessment of gastric emptying and small-bowel motility: scintigraphy, breath tests, manometry, and SmartPill. *Gastrointest Endosc Clin N Am.* 2009;19:49-55, vi.
41. Camilleri M., Hasler W. L., Parkman H. P., *et al.* Measurement of gastrointestinal motility in the GI laboratory. *Gastroenterology.* 1998;115:747-62.
42. Arora Z., Parungao J. M., Lopez R., *et al.* Clinical utility of wireless motility capsule in patients with suspected multiregional gastrointestinal dysmotility. *Dig Dis Sci.* 2015;60:1350-7.
43. Verhagen M. A., Samsom M., Jebbink R.J., *et al.* Clinical relevance of antroduodenal manometry. *Eur J Gastroenterol Hepatol.* 1999;11:523-8.
44. Hasler W. L. The use of SmartPill for gastric monitoring. *Expert Rev Gastroenterol Hepatol.* 2014;8:587-600.
45. Chabbert C. Principles of vestibular pharmacotherapy. *Handb Clin Neurol.* 2016;137:207-18.
46. Banks P. A., Bollen T. L., Dervenis C., *et al.* Classification of acute pancreatitis--2012: revision of the Atlanta classification and definitions by international consensus. *Gut.* 2013;62:102-11.
47. Sanger G. J., Pasricha P. J. Investigational drug therapies for the treatment of gastroparesis. *Expert Opin Investig Drugs.* 2017;26:331-42.
48. Janssens J., Peeters T. L., Vantrappen G., *et al.* Improvement of gastric emptying in diabetic gastroparesis by erythromycin. Preliminary studies. *N Engl J Med.* 1990;322:1028-31.
49. Lembo A., Camilleri M., McCallum R., *et al.* Relamorelin reduces vomiting frequency and severity and accelerates gastric emptying in adults with diabetic gastroparesis. *Gastroenterology.* 2016;151:87-96 e6.
50. Fasano A., Visanji N. P., Liu L. W., *et al.* Gastrointestinal dysfunction in Parkinson's disease. *Lancet Neurol.* 2015;14:625-39.
51. Basavaraju K. P., Mansour D., Barnes S., *et al.* A rare cause of dysphagia and gastroparesis. *BMJ Case Rep.* 2009;2009.
52. Akerman S., Romero-Reyes M., Holland P.R. Current and novel insights into the neurophysiology of migraine and its implications for therapeutics. *Pharmacol Ther.* 2017;172:151-70.
53. Lipton R. B., Schmidt P., Diener H.C. Post Hoc subanalysis of two randomized, controlled phase 3 trials evaluating diclofenac potassium for oral

solution: impact of migraine-associated nausea and prior triptan use on efficacy. *Headache.* 2017;57:756-65.

54. Derry S., Rabbie R., Moore R.A. Diclofenac with or without an antiemetic for acute migraine headaches in adults. *Cochrane Database Syst Rev.* 2013:CD008783.
55. Smith L. A., Azariah F., Lavender V. T., *et al.* Cannabinoids for nausea and vomiting in adults with cancer receiving chemotherapy. *Cochrane Database Syst Rev.* 2015:CD009464.
56. Bansal R. K., Tyagi P., Sharma P., *et al.* Iatrogenic hypervitaminosis D as an unusual cause of persistent vomiting: a case report. *J Med Case Rep.* 2014;8:74.
57. Homma Y., Otani N., Ishimatsu S. A Case report of acute vitamin A intoxication due to ocean perch liver ingestion. *J Emerg Med.* 2015;49:15-7.
58. Geubel A. P., De Galocsy C., Alves N., *et al.* Liver damage caused by therapeutic vitamin A administration: estimate of dose-related toxicity in 41 cases. *Gastroenterology.* 1991;100:1701-9.
59. Leo M. A., Lieber C. S. Hypervitaminosis A: a liver lover's lament. *Hepatology.* 1988;8:412-17.
60. Hokama A., Taira K., Yamamoto Y., *et al.* Cytomegalovirus gastritis. *World J Gastrointest Endosc.* 2010;2:379-80.
61. Crespo P., Dias N., Marques N., *et al.* Gastritis as a manifestation of primary CMV infection in an immunocompetent host. *BMJ Case Report.* 2015; pii: bcr2014206991. doi: 10.1136/bcr-2014-206991.
62. Lavery E. A., Coyle W. J. Herpes simplex virus and the alimentary tract. *Curr Gastroenterol Rep.* 2008;10:417-23.
63. Gadsby R., Barnie-Adshead A. M., Jagger C. A prospective study of nausea and vomiting during pregnancy. *Br J Gen Pract.* 1993;43:245-8.
64. Abramowitz A., Miller E. S., Wisner K. L. Treatment options for hyperemesis gravidarum. *Arch Womens Ment Health.* 2017:20:363-72.
65. Baron T. H., Ramirez B., Richter J. E. Gastrointestinal motility disorders during pregnancy. *Ann Intern Med.* 1993;118:366-75.
66. Viljoen E., Visser J., Koen N., *et al.* A systematic review and meta-analysis of the effect and safety of ginger in the treatment of pregnancy-associated nausea and vomiting. *Nutr J.* 2014;13:20.
67. Abas M. N., Tan P. C., Azmi N., *et al.* Ondansetron compared with metoclopramide for hyperemesis gravidarum: a randomized controlled trial. *Obstet Gynecol.* 2014;123:1272-9.
68. Pasternak B., Svanström H., Mølgaard-Nielsen D., *et al.* Metoclopramide in pregnancy and risk of major congenital malformations and fetal death. *JAMA.* 2013;310:1601-11.
69. McParlin C., O'Donnell A., Robson S. C., *et al.* Treatments for hyperemesis gravidarum and nausea and vomiting in pregnancy: a systematic review. *JAMA.* 2016;316:1392-401.
70. Oliveira L. G., Capp S. M., You W. B., *et al.* Ondansetron compared with doxylamine and pyridoxine for treatment of nausea in pregnancy: a randomized controlled trial. *Obstet Gynecol.* 2014;124:735-42.
71. Liu J., Ghaziani T. T., Wolf J. L. Acute fatty liver disease of pregnancy: updates in pathogenesis, diagnosis, and management. *Am J Gastroenterol.* 2017;112:838-46.
72. Dhariwal N. K., Lynde G. C. Update in the management of patients with preeclampsia. *Anesthesiol Clin.* 2017;35:95-106.
73. Zilun L., Henghui Y., Yang Z., *et al.* The Management of superior mesenteric artery aneurysm: experience with 16 cases in a single center. *Ann Vasc Surg.* 2017;42:120-7.
74. Salem A., Al Ozaibi L., Nassif S. M., *et al.* Superior mesenteric artery syndrome: a diagnosis to be kept in mind (case report and literature review). *Int J Surg Case Rep.* 2017;42:120-7

Docteur,

j'ai mal à l'épaule

Sandra Leal et Marc-André Raetzo

Préambule

L'épaule est un carrefour anatomique majeur. Un grand nombre d'affections peuvent se manifester par des douleurs d'épaule, plusieurs problèmes pouvant même coexister. Il s'agit parfois de douleurs référées dans le cadre d'une affection potentiellement grave. Avec quelques informations simples, il est possible de prendre en charge ces patients en toute sécurité ☺[1].

1re consultation

Les questions essentielles

1. Notion de traumatisme ancien ou récent ?	OUI	**p. 684**
2. Présence d'un état fébrile ou de frissons ?	OUI	**p. 684**
3. La douleur est apparue très brutalement ?	OUI	**p. 685**
4. Présence de symptômes associés ? À savoir : • généraux • cardiopulmonaires • digestifs	OUI	**p. 685**
5. Il existe un déficit neurologique à l'anamnèse ou à l'examen clinique ?	OUI	**p. 686**
6. La douleur n'est pas liée à l'utilisation ou la mobilisation du poignet, de la nuque, du coude ou de l'épaule ?	OUI	**p. 688**

NON Vous avez répondu « non » à toutes ces questions essentielles

Votre patient présente des douleurs de l'épaule liées à l'utilisation ou à la mobilisation de la nuque, de l'épaule, du coude ou du poignet. La douleur est apparue graduellement, sans contexte traumatique, sans symptôme associé, sans déficit neurologique ou état fébrile.

Il s'agit d'une douleur mécanique, d'origine vraisemblablement ostéo-articulaire. Vous vous trouvez alors dans quatre situations possibles à l'examen clinique :
- La palpation de l'épicondyle médial ou de l'épicondyle latéral (épitrochlée en ancienne dénomination) est sensible ?
- La flexion forcée de la main en supination déclenche en moins de 60 secondes des paresthésies dans les trois premiers doigts et la moitié radiale du quatrième ?
- Les douleurs apparaissent lors de la mobilisation de la colonne cervicale ?
- L'épaule est douloureuse ?

1. La palpation de l'épicondyle ou de l'épitrochlée est sensible ☺2

Vous devez suspecter une *épicondylite,* qui peut se présenter avec des douleurs irradiant dans tout le membre supérieur, typiquement chez un patient de 30 à 40 ans.

Le diagnostic est posé lorsque vous réveillez les douleurs par la palpation locale, à la flexion passive du poignet et à l'extension contrariée du poignet positionné en pronation, coude en extension.
Vous devez rechercher un mouvement répété du poignet ou des doigts causant l'irritation des tendons (utilisation répétée d'un clavier, lavage de vitres, pratique de sports de raquette, etc.).
Le traitement est souvent difficile. Dans un premier temps, on propose le repos relatif (restriction des activités à l'origine du problème, diversification des activités sportives), de la physiothérapie passive (ultrasons, cryothérapie) jusqu'à l'obtention d'une réduction des douleurs, puis il est indiqué de passer à une prise en charge active (travail musculaire excentrique, étirements). À la prise en charge de physiothérapie s'ajoute impérativement la réalisation quotidienne d'exercices d'autorééducation enseignés par le physiothérapeute et/ou le médecin spécialiste. La durée totale du traitement est approximativement de 12 semaines ☺☺[3].
L'utilisation d'anti-inflammatoires est controversée ; elle n'a de sens que si une inflammation (tendinite) a été démontrée à l'échographie ; le cas échéant, l'utilisation de paracétamol est suffisante ☺☺☺[4].
Le diagnostic est clinique et la réalisation d'examens complémentaires est généralement réservée aux évolutions défavorables, pour exclure d'autres diagnostics différentiels et caractériser l'état de dégénérescence des tendons. En cas de symptômes prolongés, une injection locale de corticostéroïde mélangé avec de la xylocaïne peut être indiquée en cas de composante inflammatoire ☺[5].

Remarque

L'injection peut être paradoxalement très douloureuse pendant 1 à 2 jours (à cause des microcristaux de corticoïdes) et il faut absolument en avertir les patients ☺[6]. Il faut également les avertir du risque d'une atrophie cutanée au point de ponction, risque que l'on essayera de minimiser en évitant si possible de répéter les infiltrations et en utilisant la dose la plus petite possible. Les traitements émergents encore controversés ☺☺[7] comportent l'injection locale de PRP (plasma riche en plaquette) dans les cas réfractaires au traitement conservateur ☺☺[8].

La chirurgie peut être indiquée en cas de douleurs présentes depuis plus de 12 mois, mais les résultats sont très variables. L'efficacité des orthèses (attelles) est limitée et certainement non démontrée de façon rigoureuse. Elles peuvent aider en forçant à un certain repos et dans un but proprioceptif.

2. La flexion forcée de la main en supination déclenche des paresthésies dans les trois premiers doigts et la moitié radiale du quatrième

(signe de Phalen, sensibilité 75 % – spécificité 47 %)
Vous devez suspecter une atteinte du nerf médian, qui peut également se présenter comme une douleur de l'épaule. La percussion du nerf médian sur la face palmaire du poignet peut déclencher une irradiation douloureuse dans le nerf médian (signe de Tinel, sensibilité 60 % – spécificité 67 %).
Il s'agit généralement de femmes d'âge moyen, la douleur est essentiellement nocturne ou en fin de nuit et elle s'accompagne le plus souvent de fourmillements dans le territoire du médian. La patiente est typiquement réveillée par la douleur et doit « secouer » sa main douloureuse (« *flick sign* », sensibilité et spécificité > 90 %).
Le diagnostic est confirmé par l'EMG. Il vaut la peine de rechercher une affection associée (diabète, hypothyroïdie, grossesse, amyloïdose…) présente dans près d'un tiers des cas.

Remarque

La sévérité de l'atteinte électromyographique n'est pas corrélée avec la sévérité de l'atteinte clinique.
La prescription d'une attelle de repos en position neutre, à porter avant tout la nuit, peut être efficace ☺☺[9], et permettre d'éviter ainsi une infiltration locale ☺☺☺[10], infiltration qui permet parfois d'éviter ou de repousser une chirurgie bien codifiée ☺☺☺[11].

3. Les douleurs apparaissent lors de la mobilisation de la colonne cervicale

Si les douleurs sont provoquées par la mobilisation de la colonne cervicale, mais que la mobilisation de l'épaule ne reproduit pas les douleurs, vous pouvez suspecter des douleurs spondylogènes. D'autres symptômes s'y ajoutent souvent, comme des fourmillements et des lancées électriques.
Faire un examen neurologique soigneux, investiguer dans un premier temps par des radiographies standard de la colonne cervicale à la recherche d'une atteinte spécifique rachidienne (arthrose,, infection, fracture, tumeur…).
Si vous constatez un déficit neurologique, demander un EMG pour confirmer une éventuelle atteinte radiculaire.
Traiter par des antalgiques (paracétamol et anti-inflammatoires) ; la physiothérapie doit éviter les tractions et les manipulations qui ne sont pas sans risque de lésion de l'artère vertébrale (voir « Docteur, j'ai mal au dos », p. 693).

Si la prescription d'une minerve ou de corticoïdes *per os* est fréquente, leurs valeurs n'ont jamais été confirmées.
Une scanographie (CT scan) ou une résonance magnétique nucléaire ne sont indiquées qu'en l'absence d'amélioration clinique, avant tout en vue d'une éventuelle sanction chirurgicale, ou une infiltration.

4. L'épaule est douloureuse

Un diagnostic différentiel rapide se base sur la présence de limitations dans la mobilisation soit active, soit passive de cette épaule. Le diagnostic se pose d'abord cliniquement. Chez 34 % de patients **asymptomatiques**, une IRM peut montrer des déchirures de la coiffe, chez 15 % une rupture totale ☺☺☺[12,13]. La demande préalable d'une IRM avant consultation spécialisée ou évaluation clinique *ne se justifie donc pas*.
Des tests globaux permettent d'évaluer rapidement ces limitations, en demandant au patient d'effectuer une distance pouce-C7 (en rotation interne, adduction et extension), puis de toucher les paumes des mains, les bras en extension au-dessus de la tête, suivi d'un « *testing* » plus spécifique de l'élévation, de l'abduction et des rotations interne et externe, seulement en cas d'anomalie.

Vous vous trouvez ensuite devant trois cas de figure :
- les limitations de la mobilité active sont associées à une limitation de la mobilité passive ;
- une mobilisation active est plus ou moins limitée et douloureuse, mais la mobilisation passive est conservée ;
- le mouvement actif est somme toute peu douloureux ou uniquement dans certaines positions extrêmes. Il vaut alors la peine de réévaluer le patient pour une douleur référée ou évoquer une pathologie plus rare comme un syndrome du défilé thoracique (voir plus loin).

Les mouvements actifs et passifs sont limités et douloureux

L'épaule hyperalgique

Dans l'épaule hyperalgique, tout mouvement est pratiquement impossible. C'est généralement la conséquence d'une tendinite calcifiante avec extrusion des cristaux d'apatite dans la bourse sous-acromiale ou directement dans l'articulation glénohumérale, ce qui explique la sémiologie qui est celle d'une arthrite microcristalline aiguë.
Il peut s'agir d'une épaule hyperalgique simple, mais vous devez être attentif à la possibilité d'une arthrite infectieuse de l'épaule. La présence du moindre signe infectieux doit être prise au sérieux et le patient pris en charge de

manière appropriée (voir la question essentielle *2 « Présence d'un état fébrile ou de frissons ? », p. 684)*.

Toute mobilisation active ou passive est plus ou moins impossibleet la palpation est souvent extrêmement douloureuse. On peut observer des signes inflammatoires sous forme de chaleur, et éventuellement une rougeur et un épanchement.

Examens

Une radiographie de l'épaule de face peut démontrer la présence diagnostique de la calcification tendineuse. Elle peut parfois manquer (elle peut être déjà dissoute du côté malade, et elle disparaîtra certainement dans le cours de l'évolution), alors qu'elle est présente sur l'épaule controlatérale. L'utilité de différentes incidences en rotation externe ou interne est limitée, même si elles permettent de mieux dégager occasionnellement la calcification. L'échographie permet de révéler une calcification intratendineuse, de rechercher une bursopathie associée et de faire le bilan de l'état des autres tendons de la coiffe des rotateurs. Cet examen est indiqué en cas d'évolution défavorable après quelques jours de repos et d'un traitement antalgique.

Remarque

Si cette affection est idiopathique dans la plupart des cas, il existe parfois une prédisposition génétique avec des calcifications multiples à plusieurs sites. Dans tous les cas, il s'agit d'une affection de la personne jeune et non pas de la personne âgée comme pour les autres rhumatismes microcristallins.

L'épaule hyperalgique est à considérer comme une maladie microcristalline, que ce soit une bursite ou une arthrite glénohumérale. On peut prescrire des AINS à dose adéquate ou, mieux encore, réaliser une infiltration sous-acromiale ou intra-articulaire de corticoïdes et de xylocaïne, un geste particulièrement gratifiant dans cette indication, le patient étant presque instantanément soulagé. En cas de récidive, il peut être indiqué de prescrire 6 séances d'ondes de choc extracorporelles. Bien que douloureux, ce traitement donne de bons résultats dans les tendinites calcifiantes du sus-épineux et précède des traitements plus invasifs, tels que la ponction-trituration ☺☺[14].

L'épaule gelée

Surtout en présence d'une pathologie plus chronique, parfois suite à un traumatisme mineur, avec limitation importante de la rotation externe active et passive et de l'abduction dans le plan de l'omoplate, l'autre diagnostic à évoquer est la capsulite rétractile ou épaule gelée ☺[15].

Il s'agit d'un phénomène peu clair, proche de l'algoneurodystrophie avec typiquement des douleurs sévères, souvent nocturnes, de développement insidieux. Ce phénomène est accompagné d'une réaction fibreuse de la capsule articulaire qui entraîne une raideur importante de l'épaule et limite tous les mouvements actifs et passifs.

De manière pathognomonique, on note avant tout une perte presque complète de la rotation externe avec un arrêt mou et douloureux en actif et en passif. Si vous forcez, vous provoquez rapidement la douleur. La maladie est rare avant 40 ans, avec un pic à 56 ans et une légère prépondérance féminine.

Attention

Il existe une limitation sévère de la mobilité de l'articulation glénohumérale qui peut passer inaperçue, le patient compensant par une mobilisation de l'articulation omo-thoracique. Ne pas oublier de bloquer l'omoplate lors du « *testing* » *en abduction*.

Remarque

Cette affection peut être associée à plusieurs maladies systémiques, mais le diabète est largement la plus fréquente (incidence estimée entre 10 et 36 % !). Un infarctus du myocarde, un cathétérisme, un accident cérébrovasculaire ou une atteinte pulmonaire sont tous des causes reconnues de capsulite rétractile, mais cette affection est souvent idiopathique.

Examens

À part les radiographies standard pour exclure une autre affection, aucun examen n'est nécessaire.

Traitement

Il faut immédiatement avertir le patient que si le pronostic est bon, l'évolution est lente avec trois phases distinctes. Dans la première phase de 10 à 36 semaines, la douleur est intense et la raideur s'installe progressivement. Suit une phase dite « adhésive » de 4 à 12 mois avec une diminution des douleurs, mais avec persistance d'une limitation grossière de la mobilité de tout mouvement au niveau de l'articulation glénohumérale. Finalement, le patient entre dans la troisième phase de résolution de 12 à 42 mois avec une amélioration progressive de la mobilité.

Le traitement en phase aiguë est avant tout antalgique : anti-inflammatoires ou opioïdes mineurs si nécessaire. L'automobilisation douce et infradouloureuse est indispensable (mouvements pendulaires, tronc penché en avant), afin de maintenir la mobilité résiduelle et de détendre la musculature de la ceinture scapulaire. Une physiothérapie douce, dans les limites de la douleur, à visée principalement antalgique, peut être utile. Ce n'est que dans les phases 2 et 3 que la physiothérapie devient plus active, afin de permettre la récupération de la mobilité, qui doit précéder le travail de récupération de la force musculaire. La physiothérapie passive n'a pas une efficacité très bien établie ☺☺☺[16]. Le rôle des injections de corticoïdes intra-articulaires n'est pas démontré. Dans les cas difficiles, des mesures plus extrêmes comme des manipulations sous anesthésie générale ou des « capsulotomies » arthroscopiques peuvent être envisagées ☺[17]. Elles restent du ressort de l'avis spécialisé.

Le mouvement actif est plus ou moins limité et douloureux, mais la mobilisation passive est conservée

Il peut s'agir :
- d'une pathologie de la coiffe des rotateurs, d'une déchirure ou d'une tendinopathie ;
- d'une atteinte de l'articulation acromioclaviculaire ou sternoclaviculaire ;
- d'une omarthrose ou arthrose glénohumérale.

a) Pathologie de la coiffe des rotateurs

– *L'épaule pseudoparalytique*

En cas de rupture franche, il existe une impotence fonctionnelle active complète alors que les mouvements passifs sont tout à fait normaux ☺[18]. On parle **d'***épaule pseudoparalytique,* la rupture tendineuse correspondant fonctionnellement à une atteinte motrice. Il existe souvent une notion de chute sur le bras ou d'un épisode d'hyperabduction forcée.

Le patient se trouve dans l'incapacité totale d'effectuer une abduction au-dessus de 90°, ou de maintenir le bras dans une position spécifique pour le tendon rupturé.

On effectue des radiographies standard pour exclure un arrachement osseux, une fracture ou une autre pathologie de l'articulation glénohumérale. Une échographie permettra, dans la plupart des cas, de poser un diagnostic initial. En cas de rupture massive de la coiffe des rotateurs, il est indiqué, chez le patient actif de moins de 65 ans, de l'adresser à un orthopédiste ☺[19]. En revanche, une suspicion de rupture ou une rupture partielle de la coiffe des rotateurs n'est pas nécessairement synonyme de sanction chirurgicale – sauf chez le patient jeune ou le travailleur manuel qui méritent tous deux une évaluation par l'orthopédiste pour une éventuelle réparation chirurgicale ; l'attitude générale est donc conservatrice et le traitement similaire à celui d'une épaule douloureuse simple (voir ci-dessous). En cas d'évolution défavorable du traitement conservateur, il est recommandé d'orienter le patient vers un spécialiste (médecin du sport ou orthopédiste) qui jugera de l'indication à réaliser une arthro-IRM pour rechercher une lésion tendineuse transfixiante et/ou du labrum, qui pourrait justifier une intervention chirurgicale.

À noter que souvent, malgré une impression initiale de rupture complète, le patient récupère une mobilité active en l'absence de toute réparation chirurgicale. Il s'agit probablement d'une sidération musculaire sur le traumatisme avec ou sans hématome associé.

> Remarque
>
> La rupture totale du tendon bicipital apparaissant chez la personne âgée après un effort visible sous la forme d'une boule de masse musculaire dans la loge antécubitale ne nécessite que rarement une intervention chirurgicale.

– *L'épaule douloureuse simple*

Il s'agit le plus souvent d'une tendinopathie simple, avec ou sans rupture partielle. La mobilité est complète et conservée, mais douloureuse lorsque le tendon lésé est mis à contribution activement (par exemple l'arc douloureux de l'atteinte du sus-épineux). Lors des différents tests (Jobe, « palm-up »...), la position peut être maintenue, mais est douloureuse :

- le test de Jobe : le patient est assis ou debout, les membres supérieurs en abduction physiologique à 60°, les pouces tournés vers le bas. Face au patient, on oppose une résistance verticale à l'abduction dans cette position. Ce test met en évidence d'éventuelles lésions du supra-épineux.
- *« palm-up » :* le patient est assis ou debout, les membres supérieurs en abduction physiologique à 60°, les paumes vers le ciel. Face au patient, on oppose une résistance aux poignets en direction postérieure et caudale. Ce test met en évidence d'éventuelles lésions du long chef du biceps.

On parle alors volontiers *d'épaule douloureuse simple.* Les atteintes les plus fréquentes sont les tendinopathies (ou tendinites) du sus-épineux et du long chef du biceps, ou la bursite sous-acromiale. Les douleurs se situent volontiers au niveau du V deltoïdien, sensible à la palpation.

Remarque

La distinction entre bursite et tendinite est surtout sémantique. Dans les deux affections, l'espace sous-acromial est le siège de l'inflammation. La dégénérescence des tendons de la coiffe est le *primum movens* pour les deux.

Examens

Une radiographie de l'épaule face et axiale permet d'exclure une autre pathologie (fracture du trochiter, omarthrose, métastases). Cet examen peut également mettre en évidence une calcification tendineuse qui peut être responsable d'épisode aigu hyperalgique (voir ci-dessus) ou d'une gêne mécanique expliquant la tendinopathie si cette calcification est particulièrement massive (un avis spécialisé pour une ponction-trituration, voire une ablation par voie arthroscopique par exemple, peut être utile).

Traitement

L'évolution naturelle est favorable et le pronostic bon. Les objectifs de traitement sont symptomatiques : antalgie et maintien de la mobilité articulaire. Le rôle de la physiothérapie n'est pas établi. Elle peut avoir un effet antalgique et aide à éviter une ankylose secondaire.

Une tonification des abaisseurs de la tête humérale peut être utile en cas de conflit sous-acromial ☺[20].

Le traitement consiste en repos, cryothérapie, ultrasons et anti-inflammatoires ☺☺☺[21,22,23,24]. Le type d'anti-inflammatoires ne joue pas de rôle ☺☺[25]. Les ultrasons thérapeutiques par contre doivent encore démontrer leur efficacité ☺☺☺[26]. En revanche, l'injection sous-acromiale de corticoïdes et de xylocaïne trouve probablement sa meilleure indication dans les problèmes de l'épaule ☺☺[27]. Une étude montre un avantage pour l'injection de corticoïdes par rapport à la physiothérapie ☺[28]. Toutefois, deux autres études ne semblent pas montrer de bénéfice entre injection de corticoïdes plus anti-inflammatoires *versus* anti-inflammatoires seuls ☺☺[29].

Pour cette raison, nous proposons dans un premier temps de faire un essai thérapeutique avec repos, anti-inflammatoires et cryothérapie seuls.

b) Atteinte de l'articulation acromioclaviculaire ou sternoclaviculaire

La palpation de l'articulation acromioclaviculaire est douloureuse. Tester la mobilisation. Vous devez suspecter un problème de l'articulation acromioclaviculaire si la douleur est présente plus spécifiquement entre 150 et 180 ° d'abduction alors que la rotation externe contrariée (coude au corps) n'est pas douloureuse. Un test de « *bodycross* » (adduction passive à l'horizontale de l'épaule avec le coude tendu à travers le corps – « on tire le bras de l'autre côté ») reproduisant la douleur confirme la suspicion.

Le diagnostic est étayé par des radiographies et surtout la disparition de la symptomatologie par une infiltration intra-articulaire de xylocaïne.
L'atteinte est d'origine inflammatoire ou le plus souvent arthrosique chez la personne âgée. Les entorses se rencontrent chez les sportifs et sont suspectées après une chute.
Le traitement se base sur la physiothérapie, l'infiltration avec corticostéroïdes en cas de persistance des douleurs au-delà de 3 mois ou encore la chirurgie dans les rares cas rebelles.

c) Omarthrose ou arthrose glénohumérale

Une omarthrose et une arthrose glénohumérale se présentent avec les mêmes symptômes.
Le diagnostic sera établi par la radiographie. Typiquement, on retrouvera soit une notion de traumatisme ou de luxation dans les antécédents, ou alors une ascension de la tête sur rupture complète de la coiffe avec une néo-articulation acromiohumérale.
Il s'agit d'une arthrose et les possibilités thérapeutiques sont limitées. Traitez par antalgiques et anti-inflammatoires. La physiothérapie a un rôle limité. Attention, elle peut aggraver les douleurs si elle est pratiquée de manière trop intensive. En cas de douleurs persistantes, adressez au spécialiste en vue d'une option chirurgicale à discuter de cas en cas.

Vous devez demander à votre patient de consulter si la symptomatologie s'aggrave ou si de nouveaux symptômes apparaissent.
Vous devez convoquer votre patient à une semaine ou au moins après les trois premières séances de physiothérapie, si vous en avez prescrit.
Les 2e et 3e consultations ci-dessous se rapportent au *mouvement actif limité… mais mobilisation passive conservée* (ce qui est le cas de figure très largement le plus fréquent), le traitement des autres affections étant directement traité dans le paragraphe correspondant de la « 1re consultation ».

2e consultation

Votre patient présentait une limitation du mouvement actif, avec mobilisation passive conservée, vous avez tenté un traitement de repos, cryothérapie et anti-inflammatoires *per os*.

1. Vous constatez une nette amélioration

La plupart des cas d'atteinte péri- ou abarticulaire s'améliorent en une à deux semaines même en l'absence d'infiltration locale.
Vous pouvez maintenant introduire progressivement des exercices actifs à ne pratiquer que lorsque la douleur sévère s'est résolue et que les exercices pendulaires sont effectués sans difficulté.
L'objectif thérapeutique est que le patient retrouve une mobilité complète et indolore dans tous les mouvements (rotation, élévation et abduction).

2. La situation ne s'améliore pas

Se reposer les « questions essentielles ».
Si vous répondez toujours « non » à toutes ces questions, réexaminez le patient (voir sous « 1re consultation »), pour réévaluer éventuellement votre diagnostic.
Plusieurs diagnostics peuvent coexister (tunnel carpien, syndrome radiculaire et bursite sous-acromiale).

Vous confirmez le diagnostic de bursite sous-acromiale ou de tendinite du long chef du biceps, et votre patient ne s'améliore pas sous traitement conservateur

Vous pouvez pratiquer une infiltration sous-acromiale de l'épaule (voir ci-dessus p. 676).
Il est nécessaire également de débuter un programme d'exercices assez rapidement (> 24 heures après l'infiltration), avec des exercices d'abord pendulaires pour rompre le cercle vicieux : douleur – spasme musculaire – immobilité – ankylose, puis activement lorsque la douleur sévère s'est résolue.

Remarque

L'injection sous-acromiale par voie postérieure de corticostéroïdes et de xylocaïne est une excellente indication dans ce type de problématique de l'épaule. Toutefois, il faut être conscient qu'elle est surtout utile en cas de douleurs importantes. Le bénéfice pour une symptomatologie modérée est moins évident. L'infiltration sous-acromiale avec uniquement de la xylocaïne est également un excellent test diagnostic, un examen

totalement normal 15 minutes après l'infiltration confirmant que la problématique se situe au niveau de la coiffe.
Il faut avertir le patient de la possible recrudescence des douleurs quelques heures après l'injection (disparition de l'effet de la lidocaïne), qui s'amendent dès le lendemain sous l'influence des corticoïdes (efficaces après 24 heures). Rappelons encore la stricte asepsie nécessaire à l'infiltration, de même que la nécessité de ne pas injecter contre résistance (danger de rupture tendineuse).

Vous ne pouvez pas vraiment confirmer un diagnostic de tendinite du long chef du biceps ou de bursite sous-acromiale

Pratiquer des radiographies de l'épaule si pas encore réalisées.
Si les radiographies sont normales, tenter encore un traitement symptomatique pour trois semaines.

Vous devez demander à votre patient de reconsulter si le traitement n'améliore pas les douleurs.
Vous devez le convoquer 3 semaines plus tard.

3e consultation

Le patient a-t-il retrouvé la pleine mobilité de son épaule ? Si ce n'est pas encore le cas, il faut poursuivre les exercices actifs.

Si le patient ne s'améliore pas, il faut absolument avoir un avis spécialisé (orthopédiste, rhumatologue ou médecin du sport) et effectuer des examens complémentaires. Se reposer encore une dernière fois les « questions essentielles ».
Une compression du nerf suprascapulaire dans l'échancrure coracoïdienne, une tumeur primaire ou secondaire de l'os (myélome multiple, métastase du sein, poumon, thyroïde, rein ou prostate), une tumeur de Pancoast (du sommet du poumon) et de multiples autres affections plus ou moins rares peuvent être responsables de scapulalgie.
Il est donc important de pratiquer une radiographie du thorax et de l'épaule, si cela n'a pas encore été fait.

OUI **Vous avez répondu « oui » à une ou plusieurs des questions essentielles**

1. Il existe un contexte traumatique récent ou ancien

Il faut pratiquer des radiographies. Toujours demander au moins deux incidences perpendiculaires dans un contexte traumatique. La luxation postérieure de l'épaule est le piège classique, à rechercher sur une incidence transthoracique ou un Neer.
Finalement, ne pas oublier que les tendons et les muscles peuvent aussi être le siège d'une lésion traumatique douloureuse qui ne sera pas visualisée par une radiographie standard. Une échographie par un radiologue spécialisé en appareil moteur pourra la mettre en évidence.
Voir également ci-dessus « L'épaule pseudoparalytique » et « Omarthrose » p. 678 et p. 681.

2. Le patient présente un état fébrile ou des frissons

En cas d'anamnèse de fièvre ou de frissons associés à une impotence fonctionnelle et douloureuse de l'épaule, il faut absolument exclure une arthrite infectieuse, même si une arthrite microcristalline (chondrocalcinose) ou auto-immune peut produire des symptômes identiques. Il est essentiel de préciser rapidement le diagnostic et d'obtenir une ponction articulaire.
Adresser votre patient au spécialiste ou aux urgences si nécessaire (les ponctions d'épaules sont parfois très difficiles et peuvent nécessiter un repérage ultrasonographique).

Remarque

Ne pas oublier d'examiner l'articulation sternoclaviculaire si l'épaule apparaît normale. La mobilisation de l'épaule sera aussi douloureuse.

Si la fièvre n'est pas associée à une impotence fonctionnelle, mais si l'épaule est douloureuse, vous devez considérer les diagnostics de pneumonie, éventuellement de péritonite à bas bruit ou même d'abcès hépatique ou sous-phrénique. L'irritation du diaphragme peut se manifester par des douleurs référées de l'épaule de manière isolée (pour rappel, l'innervation de l'épaule et du diaphragme dépend de la racine C4).
Certains patients, notamment âgés, peuvent souffrir d'une péritonite ou d'une pneumonie avec comme seul symptôme d'appel des douleurs de l'épaule.
Examiner soigneusement et, au moindre doute, demander des radiographies du thorax ou une échographie de l'abdomen.

3. La douleur est apparue brusquement

Il faut se méfier des douleurs d'apparition très brutale sans notion de traumatisme. Penser d'abord à une pathologie grave : ulcère perforé, infarctus myocardique ou dissection aortique avec douleur référée.
Une arthrite peut aussi avoir un début extrêmement brusque. Penser à l'épaule hyperalgique sur tendinite calcifiante, en particulier chez la personne jeune sans facteur de risque pour une autre pathologie (voir « L'épaule hyperalgique », p. 675).

4. Le patient a des symptômes associés

Chez un patient présentant des symptômes associés généraux, cardio-pulmonaires ou digestifs, il est essentiel d'évoquer un rhumatisme inflammatoire systémique ou une affection somatique grave avec douleurs référées dans l'épaule, avant de conclure à une pathologie banale de l'épaule.

Symptômes généraux

Une fatigue, une perte de poids ou un état subfébrile associés à des douleurs d'épaule, en particulier si bilatérales, doivent suggérer une atteinte systémique. On pensera en particulier au diagnostic de *polymyalgia rheumatica* chez la personne âgée. On recherchera le caractère inflammatoire des douleurs (douleurs nocturnes, importante raideur matinale de plus d'une heure s'améliorant pendant la journée), la présence de myalgies, de tuméfactions articulaires et de symptômes suggérant une maladie de Horton. Une vitesse de sédimentation fortement augmentée confortera la suspicion.
La même baisse de l'état général, fatigue ou perte de poids, dans le cadre de douleurs de l'épaule unilatérale suggère davantage une pathologie d'organe. Il faut penser aux pathologies pulmonaires (carcinome, pleurésie, pneumonie) avec irritation de la plèvre ou éventuellement une affection métastatique.

Symptômes cardio-pulmonaires

Lorsque des douleurs de l'épaule sont accompagnées d'une dyspnée, de douleurs thoraciques, d'hémoptysies ou d'une toux, particulièrement dans un contexte de forte probabilité de maladie coronarienne (antécédents coronariens ou facteurs de risque multiples), vous devez demander une radiographie du thorax et un électrocardiogramme à la recherche d'une pathologie pulmonaire ou cardiaque (voir « Docteur, j'ai des douleurs dans la poitrine », p. 339).

Symptômes digestifs

Ausculter et palper attentivement le patient. Même des symptômes banals peuvent avoir de l'importance. À titre d'exemple, citons les douleurs référées de la vésicule biliaire ou une atteinte pleurétique par irritation du diaphragme.

5. Il existe un déficit neurologique

Une atteinte radiculaire (tableau 1, figure 1) fait classiquement évoquer une hernie cervicale, néanmoins selon le contexte il faut penser à une discite, un hématome, un abcès, une métastase osseuse, une syringomyélie ou une radiculite inflammatoire (maladie de Lyme).

Racine	Disque	Déficit moteur	Réflexes	Déficit sensitif
C5	C4-C5	Abduction et rotation externe de l'épaule	Bicipital	
C6	C5-C6	Flexion du poignet, rotation externe de l'épaule		Face externe du bras, bord radial de l'avant-bras, pouce
C7	C6-C7	Extension du coude (triceps), extension des doigts (extenseurs communs des doigts)	Tricipital	Face dorsale de l'avant-bras, 2e, 3e, 4e doigts
C8	C7-D1	Opposition, abduction, flexion distale du pouce		Bord cubital de l'avant-bras, 5e doigt

Tableau 1 : Déficit neurologique radiculaire

Demander d'emblée une IRM lorsque l'un de ces diagnostics est suggéré par la présence d'une baisse de l'état général, de fièvre, de notion de cancer ou de prise d'anticoagulants. Par ailleurs, toujours vérifier qu'il n'y ait pas d'atteinte neurologique plus bas (notamment problèmes de sphincter), ce qui pourrait suggérer une compression médullaire.

La résonance magnétique nucléaire cervicale, si disponible, est l'examen de choix pour l'investigation. Le CT-scan est moins performant, mais plus largement disponible et toujours utile en cas de contre-indications à l'IRM.

À noter qu'environ 20 % de patients totalement asymptomatiques présentent une image de hernie cervicale sur une IRM pratiquée pour d'autres raisons ☺☺[30]. Il est absolument indispensable de faire la corrélation entre les images et la clinique.

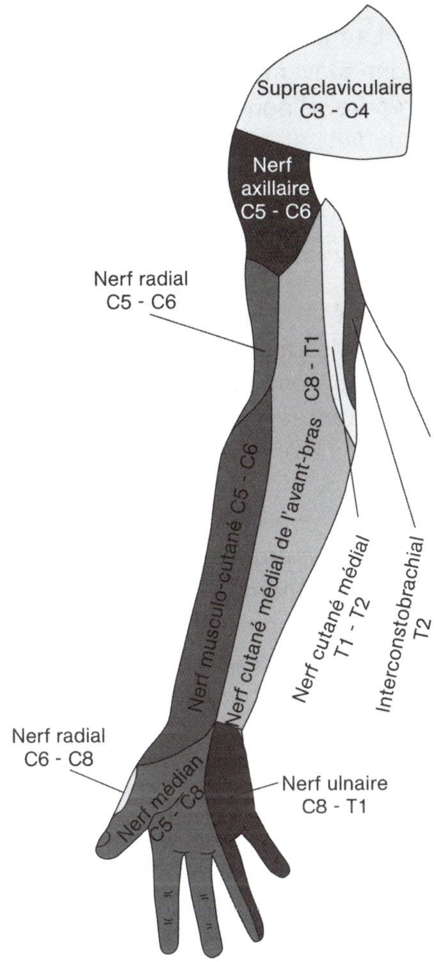

Figure 1 : Dermatomes sensitifs

En l'absence de suspicion d'une compression médullaire, demander un avis spécialisé.

Il existe peu d'études pour décider d'une intervention chirurgicale ☺[31]. L'absence d'évolution ou de réponse à un traitement conservateur est la raison la plus fréquente d'une option chirurgicale. Voir « Docteur, j'ai mal au dos » p. 693.

Déficit neurologique dans le territoire d'un nerf périphérique ou du plexus brachial

Il faut savoir qu'un syndrome canalaire périphérique, au niveau de la main (tunnel carpien ☺[32] ou canal de Guyon), peut commencer par des douleurs dans l'épaule.

Un syndrome du défilé thoracique ☺[33] provoque également des dysesthésies dans le territoire cubital. La manœuvre d'Adson ou la recherche d'un souffle sus-claviculaire permettent souvent de poser le diagnostic.
Manœuvre d'Adson : prendre le pouls radial du patient en abduction forcée de l'épaule, en lui demandant en plus de pratiquer une inspiration forcée, une extension du cou et une rotation de la tête du côté examiné. Le test est positif si le pouls disparaît, en particulier si l'examen est asymétrique par rapport à l'autre membre supérieur. Un examen Doppler peut objectiver la compression vasculaire.
Le traitement est d'ordre kinésithérapeutique, rarement chirurgical.
Une tumeur de Pancoast ou des métastases ganglionnaires axillaires peuvent occasionnellement infiltrer ou comprimer le plexus brachial inférieur et être responsables de douleurs intenses inflammatoires. Une imagerie par CT-scan, IRM ou même PET-scan peut s'avérer très utile, en particulier dans un contexte d'antécédents oncologiques.

Finalement, il faut évoquer le syndrome de Parsonage-Turner (neuronite brachiale), qui touche typiquement l'homme d'âge moyen sous forme d'une douleur très violente de l'épaule, d'abord sans déficit neurologique. Par la suite (jours ou semaines suivantes) apparaît un déficit sensitivomoteur touchant surtout le nerf sus-scapulaire, le nerf axillaire ou encore le nerf radial associé à une amyotrophie. La résolution spontanée en est la règle dans un délai de 2 ans, avec persistance d'une amyotrophie séquellaire. L'origine reste inconnue.

Pseudodéficit moteur

Une rupture de la coiffe ou une sidération musculaire traumatique doit être reconnue pour ce qu'elle est et ne doit pas être confondue avec un déficit moteur (voir « L'épaule pseudoparalytique » p. 678).

6. Vous ne pouvez pas reproduire la symptomatologie du patient en mobilisant son membre supérieur ou sa nuque, et il ne s'agit pas d'un des autres cas de figure évoqués dans les « questions essentielles »

Il s'agit très probablement d'une douleur référée, mais vous êtes relativement rassuré puisque le patient ne présente pas d'éléments inquiétants comme une fièvre, une notion de traumatisme ou des symptômes d'appel cardiopulmonaire aigu.

L'épaule est un carrefour anatomique, et une certaine rigueur et une systématique sont nécessaires pour arriver à un diagnostic :

- Mesurer le périmètre des membres supérieurs ainsi que la tension humérale des deux côtés :
  - des différences ou une asymétrie doivent vous faire suspecter un problème veineux (thrombose du membre supérieur, généralement sur cathéter ou sur cancer métastatique) ou artériel (dissection ou sténose) ;
  - en cas de doute, demander un avis angiologique.
- Ausculter et palper attentivement le patient à la recherche d'une pathologie digestive. L'irritation du diaphragme (nerf phrénique – C4) se manifeste typiquement comme une douleur de l'épaule (par exemple cholécystite peu symptomatique). Si votre patient a subi récemment une opération abdominale, il faut également exclure un abcès sous-phrénique par une échographie, et en cas de doute une scanographie.
- Si l'examen physique est normal, ne pas hésiter à demander des radiographies de l'épaule et du thorax, un ECG ou des examens de laboratoire selon le contexte :
  - la radiographie de l'épaule peut vous mettre sur la piste d'une lésion lytique suspecte ;
  - la radiographie du thorax peut vous démontrer un pneumothorax, une atteinte pleurale ou un infiltrat pulmonaire. Une irritation de la plèvre diaphragmatique peut se traduire uniquement par des douleurs de l'épaule ;
  - l'ECG peut vous montrer une ischémie cliniquement atypique ou éventuellement une péricardite.

Un dosage, selon le contexte, des troponines, des enzymes hépatiques, des enzymes cardiaques ou de divers marqueurs peut vous mettre sur la piste ou confirmer une suspicion clinique.

Bibliographie

1. Holmes R. E., Barfield W. R., Woolf S. K. Clinical evaluation of nonarthritic shoulder pain : Diagnosis and treatment. Phys Sportsmed. 2015 Jul ; 43(3) : 262-8.
2. Barry M., Jenner J. R. ABC of Rheumatology : Pain in neck, shoulder and arm. BMJ. 1995 ; 310 : 183-6.
3. Segretin F., Delarue Y. Rehabilitation and auto-exercise protocols in patients with chronic lateral epicondylitis : 6 months follow-up. *Ann Phys Rehabil Med.* 2016 Sep. 59S ; e109.
4. Pattanittum P., Turner T., Green S. Non-steroidal anti-inflammatory drugs (NSAIDs) for treating lateral elbow pain in adults. *Cochrane Database Syst Rev.* 2013.
5. Assendelft W., Hay E., Adshead R., Bouter L. Corticosteroid injections for lateral epicondylitis : a systematic overview. *Br J Gen Pract.* 1996 ; 46 : 209-16.
6. Assendelft W., Hay E., Adshead R., Bouter L. Corticosteroid injections for lateral epicondylitis : a systematic overview. *Br J Gen Pract.* 1996 ; 46 : 209-16. [Doublon de la note 5, à laisser ?]
7. NICE interventional procedure guidance 438. Autologous blood Injections for Tendinopathy. National Institute for Clinical Excellence, 2013.
8. Murray D. J., Javed S., Jain N., Kemp S., Watts A. C. Platelet-rich-plasma injections in treating lateral epicondylosis : a review of the recent evidence. *J Hand Microsurg.* 2015 ; 7(2) : 320-25.
9. O'Connor D., Marshall S., Massy-Westropp N. Non-surgical treatment (other than steroid injection) for carpal tunnel syndrome. *Cochrane Database Syst Rev.* 2003 ;(1) : CD003219.
10. Armstrong T., Devor W., Borschel L., Contreras R. Intracarpal steroid injection is safe and effective for short-term management of carpal tunnel syndrome. *Muscle Nerve.* 2004 ; 29 : 82-8.
11. Hui A. C., Wong S., Leung C. H., Tong P., Mok V., Poon D., Li-Tsang C. W., Wong L. K., Boet

R. Randomized controlled trial of surgery vs steroid injection for carpal tunnel syndrome. *Neurology*. 2005 ; 64 : 2074-8.
12. Jerry S., Uribe J., Posada A., Murphy B., Zlatkin M. Abnormal Findings on Magnetic Resonance Images of Asymptomatic Shoulders. *J Bone Joint Surg Am*. 1995 ; 77 ; 10-6.
13. Bradley M. P., Tung G., Green A. Overutilization of shoulder magnetic resonance imaging as a diagnostic screening tool in patients with chronic shoulder pain. *J Shoulder Elbow Surg*. 2005 ; 14 : 233-7.
14. Suzuki K., Potts A., Anakwenze O., Singh A. Calcific tendinitis of the rotator cuff : management options. *J Am Acad Orthop Surg*. 2014 Nov ; 22(11) : 707-17.
15. Dias R., Cutts S., Massoud S. Frozen shoulder. *BMJ*. 2005 ; 331 : 1453-6.
16. Yu H., Cote P., Shearer H. M., Wong J. J., Sutton D. A., Randhawa K. A., Varatharajan S., Southerst D., Mior S. A., Ameis A., Stupar M., Nordin M., van der Velde G. M., Carroll L., Jacobs C. L., Taylor-Vaisey A. L., Abdulla S., Shergill Y. Effectiveness of passive physical modalities for shoulder pain : systematic review by the Ontario protocol for traffic injury management collaboration. *Physical Therapy*. 2015 ; 95 : 306-10.
17. Dias R., Cutts S., Massoud S. Frozen shoulder. *BMJ*. 2005 ; 331 : 1453-6. [Garder ce doublon de la note 15 ?]
18. Hermans J., MD, MSc ; Luime J. J., PhD ; Meuffels D. E., MD, PhD ; Reijman M., PhD ; Simel D. L., MD, MHS ; Bierma-Zeinstra S. M., PhD. Does this patient with shoulder pain have rotator cuff disease ? *JAMA*. 2013 ; 310(8) : 837-47. [Garder les « MD », « PhD » surlignées ou supprimer ?]
19. Djahangiri A., Farron A. Quand faut-il opérer une rupture de la coiffe des rotateurs. *Rev Med Suisse*. 2009 ; 5 : 2551-4.
20. Klintberg I. H., Cools A. M., Holmgren T. M., Holzhausen A. C., Johansson K., Maenhout A. G., Moser J. S., Spunton V., Ginn K. Consensus for physiotherapy for shoulder pain. *Int Orthop*. 2015 Apr ; 39(4) : 715-20.
21. Adebajo A., Nash P., Hazleman B. A prospective double blind dummy placebo controlled study comparing triamcinolone hexacetonide injection with oral diclofenac in patients with rotator cuff tendonitis. *J Rheumatol*. 1990 ; 17 : 1207-10.
22. Petri M., Dobrow R., Neiman R., Whiting-O'Keefe Q., Seaman W. Randomised double blind placebo con-trolled study of the treatment of the painful shoulder. *Arthritis Rheum*. 1987 ; 30 : 1040-5.
23. Huskisson E., Bryans R. Diclofenac sodium in the treatment of painful stiff shoulder. *Curr Med Res Opin*. 1983 ; 8 : 350-3.
24. EBM Reviews – Cochrane Database of Systematic Reviews Green, Buchbinder S., Hetrick R. S. Phy-sio-therapy interventions for shoulder pain. Cochrane Musculoskeletal Group *Cochrane Database Syst Rev*. 3, 2006.
25. Duke O., Zecler E., Grahame R. Anti-inflammatory drugs in periarthritis of the shoulder : a double blind between patient study of naproxen and in-do-me-thacin. *Rheumatology and Rehabilitation*. 1981 ; 20 : 54-9.
Thumb N., Kolarz G., Scherak O., Mayrhofer F. The efficacy and safety of fentiazac and diclofenac sodium in periarthritis of the shoulder. A multi-centre double blind comparison. *J Int Med Res*. 1987 ; 15 : 327-34.
Yamamoto M., Sugano T., Kashiwazaki S., Kageyama T., Mizushima T., Kameyama M. Double blind comparison of piroxicam and indomethacin in the treatment of cervico-bracial syndrome and stiff shoulder. *Eur J Rheum Inflam*. 1983 ; 6 : 266-73.
Friis J., Jarner D., Toft B., Christensen K., Cristophersen J., Ibfeldt H., Korsgaard J., Skinhoj A., Andersen F. Comparison of two ibuprofen for-mulation for the treatment of shoulder tendonitis. *Clin Rheum*. 1992 ; 11 : 105-8. [Laisser plusieurs références dans une seule note ?]
26. Van der Heijden G. J., van der Windt D. A., Kleijnen J., Koes B. W., Bouter L. M. Steroid injections for shoulder disorders : a systematic review of rando-mized clinical trials. *Br J Gen Pract*. 1996 ; 46 : 309-16.
27. Cohen A., Cohen R. Short term treatment of acute bursitis of the shoulder. *Pennsylvania Medicine*. 1968 ; 71 : 66-70.
White R., Paull D., Fleming K. Rotator cuff tendo-nitis : Comparison of subacromial injection of long acting corticosteroid versus indomethacin therapy. *J Rheu-matol*. 1986 ; 13 : 608-13.
Winters J. C., Sobel J. S., Groenier K. H., Arendzen H. J., Meyboom-de Jong B. Comparison of physio-therapy, manipulation, and corticosteroid injection for treating shoulder complaints in general prac-tice : Randomised, single blind study. *BMJ*. 1997 ; 314 : 1320-5.
Berry H., Fernandes L., Bloom B., Clarke R., Hamilton E. Clinical study comparing acupunc-ture, physiotherapy, injection and oral anti-inflam-matory therapy in the shoulder. *Curr Med Res Opin*. 1980 ; 7 : 121-6.
28. Berry H., Fernandes L., Bloom B., Clarke R., Hamilton E. Clinical study comparing acupunc-ture, physiotherapy, injection and oral anti-inflam-matory therapy in the shoulder. *Curr Med Res Opin*. 1980 ; 7 : 121-6. [Garder ce doublon de la note précédente ?]
Van der Heijden G. J., van der Windt D. A., de Winter A. F. Physiotherapy for patients with soft tissue shoulder disorders : a systematic review of randomised clinical trials. *BMJ*. 1997 ; 315 : 25-30.
29. Huskisson E., Bryans R. Diclofenac sodium in the treatment of painful stiff shoulder. *Curr Med Res Opin*. 1983 ; 8 : 350-3.
30. Teresi L. M., Lufkin R. B., Reicher M. A., Moffit B. J., Vinuela F. V., Wilson G. M., Bentson J. R., Hanafee W. N. Asymptomatic degenerative disk

disease and spondylosis of the cervical spine : MR imaging. *Radiology.* 1987 ; 164 : 83-8.

31. Fouyas I. P., Statham P. F. X., Sandercock P. A. G. Cochrane review on the role of surgery in cervical spondylotic radiculomyelopathy. *Spine.* 2002 ; 27 : 736-47.
Carette S., Fehlings M. G. Clinical practice. Cervical radiculopathy. *N Engl J Med.* 2005 ; 353 : 392-9.
32. Katz J. N., Simmons B. P. Clinical practice. Carpal tunnel syndrome. *N Engl J Med.* 2002 ; 346 : 1807-12.
Bonnard C. Le « Thoracic outlet syndrome ». Ses limites et les indications à son traitement chirurgical. *Rev Med Suisse Romande.* 1996 ; 116 : 161-9.
33. Doneddu P. E., Coraci D., De Franco P., Paolasso I., Caliandro P., Padua L. Thoracic outlet syndrome : wide literature for few cases. Status of the art. *Neurol Sci.* 2017 Mar ; 38(3) : 383-8.

Docteur,

j'ai mal au dos

Marc-André Raetzo, Claudine Pasqualini et Stéphane Genevay

Préambule

Les douleurs dorsolombaires sont un motif très fréquent de consultation. On estime que 80 % de la population va en souffrir un jour ☺☺[1]. L'impact économique est majeur (arrêts de travail, invalidité). Dans la plupart des cas, en dehors de quelques situations particulières, on se retrouve dans le cadre des dorso-lombalgies « communes ».

L'utilisation des « red flags » pour détecter des tassements vertébraux ou des métastases n'est pas suffisamment performante ☺☺☺[2,3] pour justifier des investigations d'emblée, et si on répond non aux questions essentielles, on peut dans un premier temps considérer un traitement symptomatique sans faire d'examens supplémentaires.

Il faut cependant suivre le patient pour confirmer par une évolution favorable l'absence de maladie grave (tassements vertébraux ostéoporotiques, métastases, spondylarthrite, infection).

Des investigations radiologiques prématurées peuvent paradoxalement aggraver le pronostic en donnant le sentiment au patient d'avoir une maladie grave. Cet élément, avec la kinésiophobie (peur de bouger) et les éventuelles difficultés biopsychosociales, est prédictif d'un risque d'évolution vers la chronicité. Dans ce contexte, le choix des mots et des conseils donnés au patient est primordial.

1re consultation

Les questions essentielles

1. Notion de traumatisme ?	OUI	p. 701
2. Irradiation vers les membres inférieurs, parésies, paresthésies, examen neurologique anormal ?	OUI	p. 702
3. Les douleurs ne sont pas de type mécanique ? (douleurs nocturnes, au repos, soulagées aux mouvements, raideur matinale ?)	OUI	p. 706
4. État fébrile ou infection récente ?	OUI	p. 708
5. Antécédents de néoplasie, perte pondérale inexpliquée ?	OUI	p. 708
6. Âge supérieur à 60 ans ou inférieur à 20 ans ?	OUI	p. 708

NON Vous avez répondu « non » à toutes ces questions essentielles

Vous êtes avec un patient de 20 à 60 ans qui ne présente pas de problèmes neurologiques, sans notion de traumatisme, sans état fébrile, sans antécédents de néoplasie, sans perte de poids. Vous pouvez considérer que votre patient présente des lombalgies non spécifiques, ou lombalgies communes.

Vous n'avez pas besoin de faire des examens radiologiques pendant les premières semaines d'évolution. En effet, il est bien connu qu'on trouve *très fréquemment* des anomalies radiologiques *importantes* chez des patients *asymptomatiques* (tableau 1). Il est donc difficile de faire le lien entre une image radiologique et une symptomatologie. Apprendre à un patient qu'il a par exemple une « hernie discale », alors qu'il n'a aucune atteinte radiculaire et que l'évolution va confirmer qu'il s'agit d'une lombalgie commune, peut augmenter son sentiment de souffrir d'une maladie grave et compliquer la prise en charge.

Prévention du passage à la chronicité

C'est à la première consultation qu'il est important de déterminer pour votre patient le risque de passage à la chronicité. Entre 2 et 7 % des patients présentant des lombalgies aiguës vont évoluer vers des douleurs chroniques invalidantes.

Les principaux facteurs de risque de développer des lombalgies chroniques sont l'importance des douleurs et de leurs répercussions fonctionnelles, la présence d'une irradiation dans le membre inférieur, le tabagisme, l'état physique, la dépression, le catastrophisme, le phénomène de peur-évitement, une importante charge physique au travail ☺☺☺[5] (figure 1).

Imaging finding	**Âge (years)**						
	20	**30**	**40**	**50**	**60**	**70**	**80**
Dégénéréscence discale	37 %	52 %	68 %	80 %	88 %	93 %	96 %
Perte de signal discal	17 %	33 %	54 %	73 %	86 %	94 %	97 %
Perte de hauteur discale	24 %	34 %	45 %	56 %	67 %	76 %	84 %
Arthrose facettaire	4 %	9 %	18 %	32 %	50 %	69 %	83 %
Fissure annulaire	19 %	20 %	22 %	23 %	25 %	27 %	29 %
Hernie discale	30 %	40 %	50 %	60 %	69 %	77 %	84 %
Protrusion circonférentielle	29 %	31 %	33 %	36 %	38 %	40 %	43 %
Spondylolisthésis	3 %	5 %	8 %	14 %	23 %	35 %	50 %

Tableau 1 : Prévalence d'atteinte dégénérative sur des IRM de personnes **asymptomatiques** ☺☺[4]

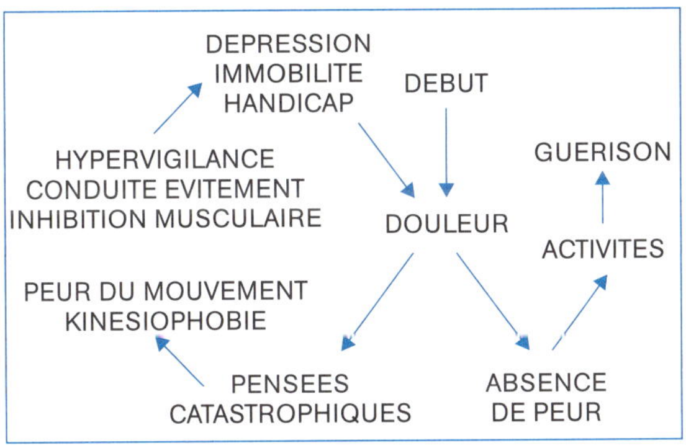

Figure 1 : Peur du mouvement et cercle vicieux ☺[6]

Lorsque les patients sont en arrêt de travail, les principaux déterminant d'une reprise professionnelle rapide sont relativement similaires mais l'on peut y ajouter l'espérance d'une guérison rapide, la satisfaction professionnelle, la possibilité d'une modification du poste de travail et les éléments psychologiques sur le lieu professionnel (soutien, compréhension, etc. ☺☺☺[7]).
Le questionnaire STarT Back Screening Tool permet d'identifier des patients pour lesquels il faut être particulièrement attentif dans la prise en charge ☺☺☺[8,9] (tableau 2)

1 À un moment donné, au cours des 2 dernières semaines, mon mal de dos s'est **propagé dans mon/mes membre(s) inférieur(s).**
2 À un moment donné, au cours des 2 dernières semaines, j'ai eu mal à **l'épaule** ou au **cou.**
3 Je n'ai **parcouru à pied que de courtes distances** à cause de mon mal de dos.
4 Au cours des 2 dernières semaines, **je me suis habillé(e) plus lentement** que d'habitude à cause de mon mal de dos.
5 Il n'est pas vraiment prudent pour une personne dans mon état d'être actif sur le plan physique.
6 ☺'ai souvent été préoccupé(e) par mon mal de dos.
7 ☺e considère que **mon mal de dos est épouvantable** et j'ai l'impression que cela ne s'améliorera jamais.
8 De manière générale, je n'ai pas apprécié toutes les choses comme j'en avais l'habitude à cause de mon mal de dos.
9 Globalement, à quel point votre mal de dos vous a-t-il gêné(e) **au cours des 2 dernières semaines** ? – pas du tout, un peu, modérément : 0 point – beaucoup, extrêmement : 1 point

Tableau 2 : Questionnaire STarT Back Screening Tool
Q1-8 oui 1 point, non 0 point. Si total Q1 à Q9 < 3, pas de problème, si total Q1 à Q9 ≥ 4 et total Q5-9 ≥ 4, risque important de passage à la chronicité ☺☺[10,11].

Les éléments les plus importants sont la peur de bouger (point 5), le catastrophisme (point 7) et la dépression (point 8). Il faut donc anticiper ces éléments par une attitude active.
Vous devez écouter votre patient, l'informer clairement et simplement, le rassurer sans pour autant banaliser. Les épisodes très aigus sont souvent vécus comme traumatisant et associé à un fort degré d'anxiété.

Peur d'avoir une maladie grave
Utiliser des mots simples, éviter les termes techniques qui font penser au patient qu'il a une maladie grave (début de scoliose, atteinte des articulaires postérieurs, spondylose, arthrose, etc.) et les investigations radiologiques (RX standard, IRM). Tout ceci pour ne pas induire chez le patient le sentiment de souffrir d'une maladie grave qu'il ne comprend pas bien.

Kinésiophobie : « No bed rest, stay active »
Le repos au lit est contre-indiqué, conseiller de continuer le plus possible à bouger en fonction des douleurs[12] ☺☺☺. Ceci est surtout important pour les personnes qui ont peur de bouger.

Cette attitude est bien entendu valable pour tous les patients, mais en particulier pour les patients à risque (tableau 2).

Prise en charge en pratique des lombalgies communes ☺☺[13,14]

La plupart des patients vont avoir une évolution favorable dans les 6 premières semaines. Le taux de guérison complète à 6 semaines varie entre 40 et 60 % ; il approche les 80 % à 3 mois ☺☺[15], mais 20 à 40 % des patients rechutent dans la première année ☺☺[16,17,18].

Gestion du stress

Chercher à savoir si le patient se trouve en situation de stress psychosocial, en particulier professionnel, et essayer d'en parler avec lui.
Lui expliquer qu'en période de stress, on a tendance à :
- serrer les dents (crispation des muscles de la face et paracervicaux) ;
- en avoir « plein le dos » (crispation et contractures des muscles paravertébraux).

Ceci peut permettre de faire le lien entre les lombalgies et le stress et orienter le patient vers une prise en charge adaptée.

Traitement médicamenteux

Les traitements pharmacologiques sont souvent utilisés en 1re ligne sans autre intervention, or ils sont peu efficaces.

Le paracétamol n'a pas d'effet supérieur au placebo et seul 1 patient sur 4 (AINS, myorelaxant) ou sur 3 (opioïdes) va avoir un effet cliniquement significatif.

De fait, les récentes recommandations américaines proposent de renoncer aux médicaments en première intention.

Sachant cela, on peut néanmoins utiliser l'effet non négligeable du placebo dans la douleur aiguë (par exemple paracétamol 1 000 mg 3 × 1 cp/j), voire opter pour un AINS (par exemple ibuprofène cp 3 × 600 mg/j). Attention aux effets secondaires digestifs chez les patients à risque et les contre-indications en cas d'anticoagulation. Les myorelaxant ont une efficacité similaire mais provoque plus d'endormissement ; on les réservera pour les cas où le sommeil est perturbé (voir « Docteur, j'ai des problèmes de sommeil, » p. 67). Lorsque les douleurs sont très importantes, on peut utiliser le tramadol (par exemple 50 mg 3 à 4×/j). Leur utilisation doit être limitée dans le temps (risque de dépendance) et doit être associée à une prise en charge globale, éducation, exercices, etc. Utiliser la plus petite dose possible le moins longtemps possible.

Physio- ou kinésithérapie

L'efficacité intrinsèque de la physiothérapie au tout début d'une lombalgie n'est pas démontrée. Néanmoins des études récentes indiquent un bon rapport coût-bénéfice, cette prescription diminuant peut-être le risque global de chronicité[19] ☺☺. Une meilleure stratification du risque de chronicité, par exemple grâce au questionnaire STarT Back Screening Tool (tableau 2), permet un meilleur ciblage.

- En cas de faible risque, une séance d'éducation thérapeutique abordant la lombalgie sous l'angle biopsychosocial est suffisante. En cas de risque modéré, une physiothérapie active (axée autour du mouvement et des exercices, proscrivant les techniques d'électrothérapie et réduisant au minimum l'utilisation de techniques du type massage) sera prescrite pour 6 à 9 séances.
- En cas de risque élevé, l'idéal serait de choisir un physiothérapeute spécialisé dans la reconnaissance et la prise en charge des facteurs psychologiques tels l'anxiété, la kinésiophobie, le catastrophisme et la dépression.
- En cas d'évolution défavorable à 2-3 mois, on demandera un avis spécialisé afin d'organiser une prise en charge multidisciplinaire.

Les manipulations vertébrales

Elles doivent être pratiquées uniquement par des personnes compétentes ; elles sont mentionnées dans la plupart des recommandations lors de lombalgies aiguës et subaiguës. Leur effet est meilleur si elles ne sont pas accompagnées de messages inquiétants (« vous avez une vertèbre déplacée ») et si elles sont accompagnées de recommandations à rester actif.

La consommation de médicaments est moins importante (24 %) dans le groupe ostéopathe que pour celui avec traitement standard (54 %) (NNT 4) ☺☺☺[20]. À 6 mois, peu de différences entre les deux traitements. Ce type de traitement doit être envisagé avec prudence chez des personnes âgées ou dans un contexte traumatique.

Conseils ergonomiques

Le dos n'étant pas dans un état de fragilité, *il est interdit d'interdire* (!) sous peine d'augmenter l'anxiété, la kinésiophobie et donc le risque de chronicité. On peut cependant proposer d'explorer certaines techniques classiques et suggérer de les appliquer transitoirement si elles facilitent la vie et permettent de rester plus actif. :

- porter les objets plus proche du tronc ;
- éviter le port de charge en rotation du tronc ;
- utiliser une flexion partielle des genoux lors de soulèvement de poids ;
- assis, modifier la position de son dos et de ses jambes jusqu'à trouver la meilleure combinaison ;
- en cas de position debout prolongée, avoir un pied surélevé ou appuyer une main ou le front pour soulager le dos.

En groupe, la prise en charge avec exercices de renforcement musculaire, de stretching et de relaxation, accompagnés de conseils pratiques dans une approche comportementale, améliorent le pronostic des lombalgies *chroniques*, mais n'ont pas d'intérêt dans les lombalgies aiguës[21] ☺☺☺

Encourager le patient à effectuer lui-même des exercices régulièrement (étirements, musculation et relaxation) est certainement utile, même si les études sont plutôt négatives dans une situation aiguë ☺☺☺[22].

Montrer un exercice simple de relaxation le dos bien plaqué au sol, à faire par exemple 10 minutes le soir après une journée de travail (figure 2a), et quelques exercices d'étirement (une dizaine de fois pour chaque exercice) (figure 2.b).

Par ailleurs, encourager votre patient à avoir une activité physique régulière (marche, vélo, natation), qui a plus d'effets positifs à long terme (étude sur 18 mois) ☺☺[23].

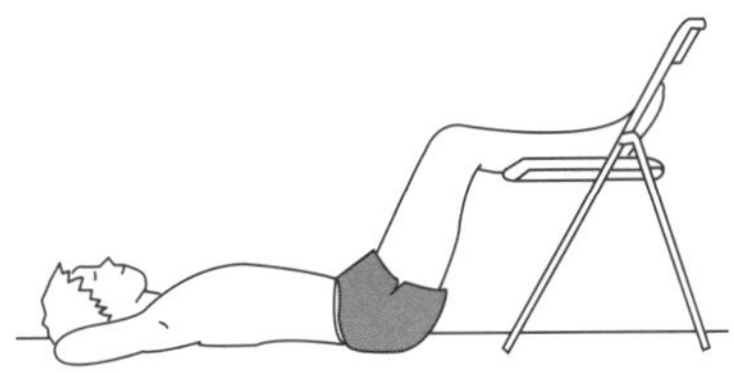

Figure 2 : Exercices de relaxation et d'étirement
2a Exercice simple de relaxation

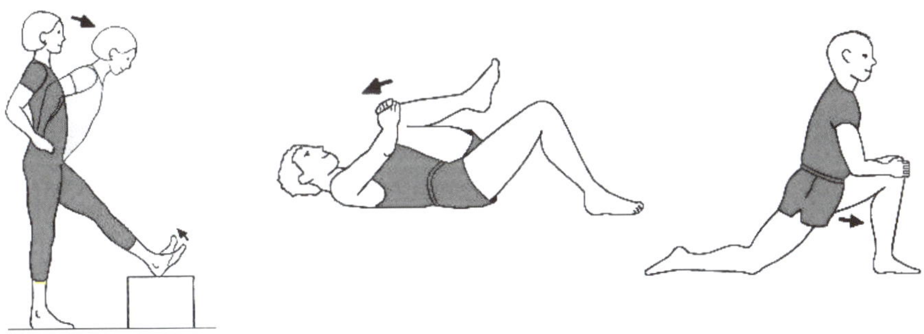

Figure 2 : 2b Exercices d'étirement

Autres traitements ☺[24]

Des injections d'anesthésiques ou de corticoïdes locaux n'ont aucun effet au-delà du placebo dans les lombalgies aiguës ☺☺☺[25].

La traction mécanique de la colonne n'a pas démontré son efficacité ☺☺☺[26].

Prochaine consultation

Vous devez rapidement (2 à 3 jours) revoir le patient :
- s'il existe un doute sur une atteinte neurologique ;

- en cas de douleurs très intenses, afin d'adapter le traitement.

Vous devez demander au patient de consulter à nouveau :

- si les douleurs ne diminuent pas ou s'aggravent malgré l'adaptation des activités ;
- si la douleur change de caractère et irradie vers les membres inférieurs ;
- si une hypoesthésie ou une faiblesse musculaire apparaît ;
- si de la fièvre apparaît.

Sinon, convoquer le patient dans tous les cas après 1 semaine de traitement.

2e consultation

Des lombalgies communes doivent s'améliorer en 1 à 4 semaines. Des lombalgies qui s'améliorent rapidement ne méritent pas d'investigations particulières. Si votre patient revient en consultation alors que son affection est en bonne voie, insister sur une gestion adéquate du stress, l'importance d'une activité physique régulière et une utilisation du dos la plus normale possible.
Si l'état du patient s'améliore peu ou pas du tout après une semaine d'évolution, vous devez :

- **Refaire soigneusement l'anamnèse** et vous reposer les « questions essentielles », à la recherche d'une pathologie inflammatoire, infectieuse, néoplasique ou neurologique.

- **Refaire soigneusement l'examen physique.**

- **L'imagerie n'est pas nécessaire.**

Les radiographies ou les IRM ont très peu d'intérêt, en dehors éventuellement de la mise en évidence de tassements vertébraux ostéoporotique qui sont fréquents chez les femmes de plus de 60 ans (4 % des lombalgies récentes) et doivent faire démarrer une réflexion sur la prise en charge de l'ostéoporose. Voir « Docteur, je veux un check-up », p. 1.
Une spondylose, avec un pincement intervertébral et une arthrose des articulations vertébrales postérieures, se retrouve aussi fréquemment chez les patients symptomatiques que chez ceux qui sont asymptomatiques.
Les images de hernies discales sont également très fréquentes dans la population normale (tableau 1), et une éventuelle IRM n'est indiquée qu'après avoir posé cliniquement l'indication (rare) à une chirurgie et *seulement à ce moment-là*.
Les spondylolyses, spondylolisthésis, *Spina bifida*, vertèbres transitionnelles et maladie de Scheuermann ne sont pas associés de manière significative avec la présence de lombalgies ☺☺[27].

- **Examens sanguins :** la vitesse de sédimentation (VS) et la *C-reactive protein* (CRP) sont peu sensibles et spécifiques ; elles peuvent être normales en cas d'infection ou de métastases et ne sont donc pas forcément rassurantes ; mais le suivi de ces paramètres peut être utile. Une CRP discrètement élevée peut orienter vers une maladie rhumatismale inflammatoire, une VS très élevée peut évoquer un myélome.

Médicaments

Rediscuter la prise médicamenteuse. Ne pas hésiter à proposer si nécessaire l'addition de plusieurs classes médicamenteuses compatibles (antalgiques simples, AINS, myorelaxants, opiacés). Changer de molécule d'une même classe. Rappelez-vous que les médicaments n'ont qu'une très faible efficacité.

Physio- ou kinésithérapie, autres thérapies

Importante lorsque l'évolution n'est pas rapidement favorable (1-2 semaines). Privilégier les thérapies actives : exercices de proprioception, étirements, musculation en plus des conseils pour faciliter les actions malgré les douleurs. Penser à la rééducation posturale globale, à l'approche pilates, etc.

Proposer éventuellement une approche corporelle du stress, par exemple sophrologie, yoga, autohypnose ou méditation en pleine conscience. Cette dernière, aussi appelé « mindfulness based stress reduction, MBSR », a montré un bon effet dans les lombalgies chroniques ☺☺[28].

Prescrire des courtes séries de séances et réévaluer la situation ; ne pas hésiter à demander un avis spécialisé en l'absence d'amélioration rapide.

Si les écoles du dos basées sur le concept biomédical n'ont pas montré d'efficacité, dès que les symptômes se prolongent, une prise en charge multidisciplinaire physique, ergonomique et psychique, incluant des principes de thérapie cognitivocomportementale, apporte une réelle plus-value.

Acupuncture

Pour les atteintes chroniques, l'acupuncture a une certaine efficacité ☺☺[29].

OUI Vous avez répondu « oui » à une ou plusieurs des questions essentielles

1. Il existe un contexte traumatique

On doit pratiquer systématiquement des radiographies d'emblée, au minimum deux incidences. Demander une IRM si le patient est très algique dans un contexte de traumatisme et que les radiographies standard sont normales.

Ces examens permettront de décider, en cas de fracture, si le traitement est ambulatoire (mur postérieur des vertèbres intact) ou hospitalier (instabilité de la vertèbre atteinte).
Attention à la possibilité de fracture des apophyses transverses.

2. Il existe une irradiation vers un membre inférieur avec ou sans déficit neurologique

Il faut rechercher trois éléments en particulier :
- une atteinte neurologique (sensibilité, force, réflexes, sphincters) ; mais également
- un problème local (coxarthrose, périarthrite de la hanche, syndrome du pyramidal) ; ou
- un canal lombaire étroit.

a) Atteinte neurologique

Syndrome de la queue de cheval
- Rechercher une anesthésie en selle (périnée et face postéromédiane de la cuisse) et un problème de sphincter (incontinence ou rétention urinaire). Les patients qui présentent ces symptômes peuvent souffrir d'une compression de la moelle épinière ou d'un syndrome de la queue de cheval (hernie médiane massive), et doivent être immédiatement adressés au neurochirurgien (opération dans les 24 heures pour espérer une meilleure récupération).

Syndrome radiculaire
- Si la douleur suit un trajet radiculaire, on effectue une manœuvre de Lasègue et on recherche une parésie et une hypoesthésie des membres inférieurs, et on teste les réflexes ostéotendineux (rotuliens, jambier antérieur et achilléens) ; voir tableau 3 et figure 3.

INFORMATION	N POINTS
Trajet monoradiculaire de la douleur	6
Lasègue ou Lasègue inverse positif	4
Asymétrie de réflexe	4
Faiblesse unilatérale	3
Douleur dans un seul membre inférieur	3

Tableau 3 : Syndrome radiculaire confirmé si score supérieur à 10 (sensibilité 70 %, spécificité 90 %) (d'après Genevay S et al. Spine ☺. 2017 Oct ; 17(10) : 1464-1471[30].)

Le signe de Lasègue a une sensibilité entre 0,88 et 1, mais une spécificité basse (0,11 à 0,44) ; en revanche le signe de Lasègue croisé a une faible sensibilité (0,23-0,44) mais une spécificité haute (0,86-0,95) ☺☺[30].

Si les éléments sont concordants, on peut poser le diagnostic de syndrome radiculaire. Dans un premier temps, il n'y a pas d'utilité de faire de l'imagerie, il s'agit le plus souvent d'une hernie discale, l'IRM n'est utile qu'en cas de discussion d'une éventuelle Intervention (infiltration rachidienne, chirurgie).

Si l'examen n'est pas concordant, il s'agit d'une lombosciatalgie commune qui se traite comme une lombalgie commune.

Si vous constatez un déficit neurologique, un contrôle doit être effectué à intervalles rapprochés (tous les 2 jours). S'il a des répercussions fonctionnelles ou s'il progresse, un avis chirurgical en urgence peut être proposé.

À savoir qu'une parésie peut récupérer spontanément et que le résultat de la chirurgie sur les parésies à un an est identique au résultat du traitement conservateur ☺[31].

Au début le traitement est superposable à celui d'une lombalgie commune. Si les douleurs prennent des caractéristiques neuropathiques, on peut compléter par des traitements pharmacologiques ciblés. Les bonnes études sont cependant rares et plutôt négatives (gabapentine, prégabaline) sauf pour le tapentadol (Palexia) ☺☺[32,33].

En cas d'évolution défavorable d'un syndrome radiculaire à 4-6 semaines, une imagerie est effectuée. Si elle confirme une hernie discale en bonne corrélation avec la clinique, on peut proposer une infiltration épidurale

Attention : la voie foraminale, qui est la plus efficace, peut dans des cas exceptionnels se compliquer d'une paraplégie suite à un infarctus médullaire. En première intention on préférera donc infiltrer en interlamaire ou par le hiatus sacré.

Après 3 mois, s'il persiste des sciatalgies douloureuses invalidantes malgré un traitement bien conduit, une chirurgie doit être discutée. Son efficacité est très bonne lorsque l'indication est bien posée (bonne corrélation radio-clinique) avec une diminution/disparition rapide

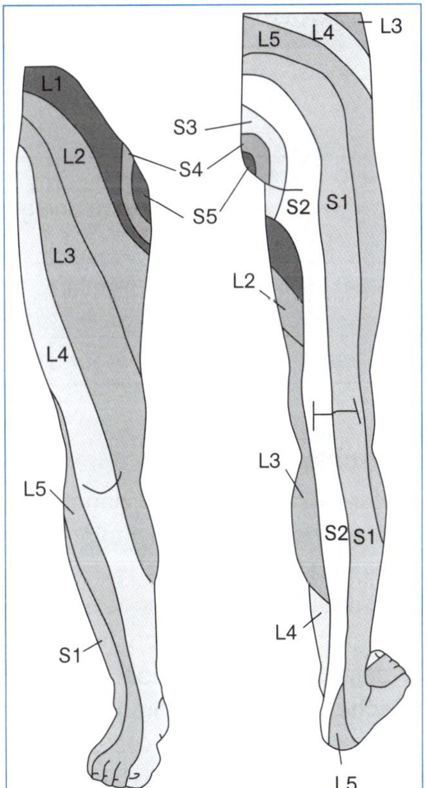

Figure 3 : Dermatomes sensitifs

de la sciatalgie. L'effet est moins bon sur les lombalgies et semble s'amenuiser au-delà de 6 à 12 mois. À savoir que les résultats de la chirurgie ne dépendent pas que de l'importance des éléments cliniques ou radiologiques. Des critères psychosociaux sont également importants ☺☺[34,35].

Test	Explications	Niveau
Extension de la jambe	Le patient résiste lorsqu'on essaie de lui plier le genou, sa jambe étant tendue (mise en tension du quadriceps)	L4
Extension du gros orteil	Le patient étendu sur le dos essaie de redresser son orteil en direction de sa tête	L5
Flexion dorsale du pied	Marche sur les talons	L5
Flexion plantaire du pied	Marche sur le bout des orteils	S1

Tableau 4 : Tests pour mettre en évidence une atteinte d'une racine neurologique

Hernie	Racine	Faiblesse	Hypoesthésie	Réflexe
L3-L4	L4	Extension de la jambe	Face interne de la jambe	Rotulien
L4-L5	L5	Extension du gros orteil/flexion dorsale du pied	Face externe de la jambe/coup de pied	Jambier antérieur
L5-S1	S1	Flexion plantaire pied	Bord externe du pied	Achilléen

Tableau 5 : Éléments en faveur d'une atteinte neurologique

b) Problèmes locaux

Tester la mobilité de la hanche (douleur, limitation ?). Penser à une **coxarthrose :** demander des radiographies du bassin de face en charge plus faux profil de la hanche.

Si la douleur prédomine à la face latérale de la hanche, avec irradiation vers la région lombaire et/ou face latérale du membre inférieur avec douleur à la palpation de la région rétrochantérienne, évoquer une **périarthrite de la hanche, diagnostic clinique**, traitement par de la physiothérapie avec une injection locale de dérivés cortisoniques en cas d'échec.

Si la douleur prédomine dans la fesse, avec irradiation vers la face postérieure du membre inférieur, exacerbée par la position assise et lors de l'adduction et rotation interne contre résistance de la hanche : penser au syndrome du

pyramidal (pseudo-sciatique). La palpation du muscle est douloureuse, souvent associée à une dysfonction d'une articulation sacro-iliaque (douleur à la palpation et pression) ; la sciatalgie peut résulter d'une compression du nerf sciatique lors de son passage dans le muscle pyramidal.
Le traitement de kinésithérapie est efficace (étirements et massages du muscle concerné, mobilisations de l'articulation sacro-iliaque) ; pas d'investigations complémentaires nécessaires dans un premier temps ☺☺[36].

c) Canal lombaire étroit ou syndrome de claudication intermittente neurogène (tableau 6 ☺[37,38])

Des douleurs des jambes (fesses et au-delà) survenant à la marche ou en position debout, s'améliorant en flexion antérieure (par exemple prise d'appui sur un caddie, marche en montée), diminuant en 10 à 15 minutes lorsque le patient s'assied, sont suggestives du diagnostic. En général il n'y a pas de douleur sur un vélo. Il n'y a pas forcément de lombalgies d'accompagnement. Les patients avec un syndrome radiculaire L5 ou S1, eux, sont plutôt mieux en position debout et supportent mal d'être assis ☺[39].

Anamnèse	Points
Âge 60-70	1
Âge > 70	2
Pas de diabète	1
Claudication intermittente	3
Augmentation des symptômes debout	2
Amélioration des symptômes en flexion	3
Examen clinique	
Induction des symptômes en flexion	- 1
Induction des symptômes en extension	1
Pouls périphériques perçus	3
Anomalies ROT achilléens	1
Lasègue positif	- 2

Tableau 6 : Score > 7 : sensibilité 93 %, spécificité 72 % pour un canal lombaire étroit symptomatique ☺☺[41]

L'intérêt de poser un diagnostic de claudication intermittente sur canal lombaire étroit est d'abord pronostique (pathologie chronique mais volontiers fluctuante). Cela permet d'ajuster les mesures physiothérapeutiques (exercices en délordose) et éventuellement le traitement pharmacologique (efficacité de la gabapentine dans un petit essai randomisé). L'utilisation d'infiltrations épidurales est de plus en plus remise en cause (connue pour être moins efficace qu'en cas de hernie et pourrait avoir un effet délétère). Lorsque le handicap fonctionnel persiste malgré plusieurs mois de traitement bien conduit, un avis chirurgical peut être proposé. En cas d'intervention limitée (décompression simple et réduite), l'évolution est souvent favorable pendant les premières années ☺☺☺[40].

3. La douleur n'est pas clairement de type mécanique

Les douleurs de type mécanique sont nettement en relation avec certains mouvements, la
douleur diminue ou disparaît lorsque le patient est au repos.
Si votre patient présente des douleurs surtout au repos, sans vraiment de rapport avec les mouvements, vous devez tout d'abord vous demander :

a) S'agit-il bien du dos ?

On ne peut obtenir un diagnostic positif de douleurs d'origine ostéoarticulaire que s'il existe des douleurs électives à la palpation, à la percussion ou à la mobilisation des vertèbres et des structures paravertébrales.
Si on ne peut pas réveiller les douleurs par ces manœuvres, il faut penser à des douleurs référées, et en rechercher leur cause :
- gastro-intestinale (pancréatite, cholécystite, ulcère perforé) ;
- rétro-péritonéale (calculs rénaux, pyélonéphrite, dissection aortique, néoplasie) ;
- gynécologique (grossesse ectopique, endométriose) ;
- prostatique ;
- zona (les douleurs précèdent parfois les éruptions de plusieurs jours) ;
- testicule (cancer de l'homme jeune).

Si votre patient présente des douleurs de type **inflammatoire** (douleurs réveillant le patient en deuxième partie de la nuit, plutôt calmées par les mouvements ; raideur matinale), vous devez investiguer et refaire soigneusement l'anamnèse (tuméfaction articulaire, talalgie, atteinte oculaire, psoriasis, infection récente gynécologique ou urinaire, anamnèse familiale) et un examen clinique (lésions cutanées, synovite). Les douleurs sont souvent situées au niveau des sacro-iliaques, mais peuvent être lombaires, cervicales ou thoraciques. Il faut alors se poser la question suivante :

b) S'agit-il d'une spondylarthropathie axiale ?

Spondylarthrite ankylosante, rhumatisme psoriasique, maladies inflammatoires du côlon, syndrome de Reiter ou autres arthrites réactionnelles.

La clinique, le laboratoire et les investigations radiologiques permettent de préciser la probabilité de cette affection (radiographies à la recherche d'érosions, IRM mettant en évidence une inflammation des articulations sacro-iliaques) ; voir le tableau 7.

Spondylarthrite ankylosante/Spondylarthrite axiale – Manifestations typiques

	Sensibilité	Spécificité	LR+	LR-
Rachialgie inflammatoire	71-75 %	75-80 %	3.1	0.33
Enthésite (talalgie)	16-37 %	89-94 %	3.4	0.71
Arthrite périphérique	40-62 %	90-98 %	4.0	0.85
Dactylite	12-24 %	96-98 %	4.5	0.85
Uvéite antérieure	10-22 %	97-99 %	7.3	0.80
Psoriasis	10-20 %	95-07 %	2.5	0.94
Maladie inflammatoire de l'intestin	5-8 %	97-99 %	4.0	0.97
IBD ou uvéite	7-36 %	93-99 %	6.4	0.72
Bonne réponse aux AINS	61-77 %	80-85 %	5.1	0.27
Syndrome inflammatoire	38-69 %	67-80 %	2.5	0.63
HLA-B27	83-96 %	90-96 %	9.0	0.11
Sacro-iliite IRM	60-85 %	90-97 %	20.0***	0.31
Sacro-iliite > grade 3 RX	40 %	98 %	20.0***	0.61

Tableau 7 : Sensibilité et spécificité des éléments permettant un diagnostic de maladie rhumatismale inflammatoire
***meilleur estimateur ☺☺[42]

Selon les dernières recommendations internationnales, la présente d'un seul des items du tableau 7 devrait inciter à demander un avis rhumatologique.
Il faut savoir que l'antigène HLA-B27 ne permet pas à lui seul de poser un diagnostic, puisqu'on le retrouve chez 7 % de la population normale asymptomatique.
Pour la spondylarthropathie ankylosante, les AINS sont souvent efficaces, mais une rémission n'est obtenue que dans 30 à 40 % des cas. Lorsque le handicap fonctionnel est important, il faut recourir à des traitements biologiques ciblant le TNF ou l'IL-17. Adresser le patient au spécialiste.

À noter quelques causes rares de douleurs inflammatoires sur ostéome ostéoïde

Le diagnostic se pose par scintigraphie osseuse ou IRM.

4. Présence d'un état fébrile ou d'une infection récente

Un état fébrile d'origine banale peut tout à fait accompagner des lombalgies mécaniques. Si vous n'avez pas d'origine clairement déterminée pour l'état fébrile de votre patient, vous devez investiguer.
Dans la plupart des cas, votre examen clinique vous permettra de déterminer que ce n'est pas le dos qui est en cause, et vous orientera vers une pyélonéphrite, une cholécystite, une pancréatite ou une appendicite.
En cas de doute entre des douleurs lombaires et rénales, un sédiment urinaire est indiqué, et éventuellement une échographie si le sédiment est normal, pour exclure une hydronéphrose.
En cas de syndrome lombo-vertébral important et si les vertèbres sont exquisément douloureuses à la pression ou à la percussion, vous devez demander d'emblée une IRM lombaire à la recherche d'une spondylodiscite ☺[43].
En pratique, la prise en charge de ces cas est hospitalière et une antibiothérapie ne doit pas être débutée avant l'identification d'un germe (sauf en cas d'instabilité hémodynamique).

5. Antécédents de néoplasie, perte pondérale

Les métastases ne sont pas toujours visibles sur la radiographie standard et la vitesse de sédimentation peut être normale en cas d'atteinte tumorale. Si votre patient présente une anamnèse de pathologie néoplasique (en particulier sein, poumon, prostate, tumeur testiculaire), une baisse de l'état général ou une perte de poids, demander une IRM à la recherche de métastases, qui pourraient être une indication à une radiothérapie palliative et/ou une chimiothérapie pour éviter par exemple une compression de la moelle épinière.
Chez l'homme jeune, penser aux tumeurs testiculaires, au-dessus de 60 ans, penser au myélome multiple.
À noter qu'il est rare que des métastases se présentent comme des dorsolombalgies. Sur 1 975 patients, une étude prospective n'en trouve que 0,7 % ☺☺[44].
Si le patient a moins de 60 ans, ne présente pas de troubles neurologiques, pas d'antécédents de néoplasie, une atteinte métastatique est très improbable ☺☺[45].

6. Âge supérieur à 60 ans ou inférieur à 20 ans ?

La probabilité de problèmes non mécaniques augmente fortement avec l'âge ; il faut donc être attentif aux « questions essentielles » et investiguer plus rapidement si l'évolution n'est pas favorable. Penser aux fractures ostéoporotiques.
Pour les patients très jeunes, ne pas oublier les problèmes de scoliose et de spondylolisthésis. Demande un avis spécialisé.

Bibliographie

1. Cassidy J. D., Carroll L. J., Côté P. The Saskatchewan health and back survey : the prevalence of low back pain and related disability in Saskatchewan adults. *Spine*. 1998 ;23 :1860-7.
2. Williams C. M., Henschke N., Maher C. G., van Tulder M. W., Koes B. W., Macaskill P., Irwig L. Red flags to screen for vertebral fracture in patients presenting with low-back pain. *Cochrane Database Syst Rev*. 2013 Jan 31 ;(1) :CD008643.
3. Henschke N., Maher C. G., Ostelo R. W., de Vet H. C., Macaskill P, Irwig L. Red flags to screen for malignancy in patients with low-back pain. *Cochrane Database Syst Rev*. 2013 Feb 28 ;(2) :CD008686.
4. Brinjikji W., Luetmer P. H., Comstock B., Bresnahan B. W., Chen L. E., Deyo R. A., Halabi S., Turner J. A., Avins A. L., James K., Wald J. T., Kallmes D. F., Jarvik J. G. Systematic literature review of imaging features of spinal degeneration in asymptomatic populations. *AJNR Am J Neuroradio*l. 2015 Apr ;36(4) :811-16.
5. Thomas E., Silman A. J., Croft P. R., Papageorgiou A. C., Jason M. I., Macfarlane G. J. Predicting who develops chronic low back pain in primary care : a prospective study. *BMJ*. 1999 ;318 :1662-7.
6. Verbunt A., *et al*. Review Disuse and deconditioning in chronic low back pain : conceptsand hypotheses on contributing mechanisms. *Eur J Pain*. 2003 ;7(1) :9-21.
7. Systematic review of prognostic factors for workers' time away from work due to acute low-back pain : an update of a systematic review. August 2011. www.iwh.on.ca/system/files/sys-reviews/sys_review_acute_lbp_2011b.pdf accédé 18 mars 2017.
8. Hill J. C., Dunn K. M., *et al*. A primary care back pain screening tool : identifying patient subgroups for initial treatment. *Arthritis Rheum*. 2008 ;59 :632-41.
9. Hill C., Vohora K., Dunn K. M., Main C. J., Hay E. M. Comparing the STarT Back Screening Tool's subgroup allocation of individual patients with that of independent clinical experts. *Clin J Pain*. 2010 ;26 :783-7.
10. Hill J. C., Dunn K. M., *et al*. A primary care back pain screening tool : identifying patient subgroups for initial treatment. *Arthritis Rheum*. 2008 ;59 :632-41. [DOUBLON DE LA NOTE 8]
11. Hill C., Vohora K., Dunn K. M., Main C. J., Hay E. M. Comparing the STarT Back Screening Tool's subgroup allocation of individual patients with that of independent clinical experts. *Clin J Pain*. 2010 ;26 :783-7. [DOUBLON DE LA NOTE 9]
12. Hagen K. B., Hilde G., Jamtvedt G., Winnem M. F. The cochrane review of advice to stay active as a single treatment for low back pain and sciatica. *Spine*. 2002 Aug 15 ;27(16) :1736-41.
13. Maher C., Underwood M., Buchbinder. Non-specific low back pain. *Lancet*. 2017 ;18 ;389(10070) :736-47.
14. Guzmán J., Esmail R., Karjalainen K., Malmivaara A., Irvin E., Bombardier C. Multidisciplinary bio-psycho-social rehabilitation for chronic low back pain. *Cochrane Database Syst Rev*. 2002 ;(1) :CD000963.
15. da C. Menezez Costa L., *et al*. The prognosis of acute and persistent low-back pain : a meta-analysis. CMAJ. 2012 Aug 7 ;184(11) :E613-24.
16. Croft P. R., Macfarlane G. J., Papageorgiou A. C., Thomas E., Silman A. J. Outcome of low back pain in general practice : a prospective study. *BMJ*. 1998 ;316 :1356-9.
17. Maher C., Underwood M., Buchbinder. Non-specific low back pain. *Lancet*. 2017 ;18 ;389(10070) :736-47. [DOUBLON DE LA NOTE 13]
18. Hestbaek L., Leboeuf-Yde C., Manniche C. Low back pain : what is the long-term course ? A review of studies of general patient populations. *Eur Spine J*. 2003 ;12 :149-65.
19. Fritz J. M., Kim M., Magel J. S., Asche C. V. Cost-effectiveness of primary care management with or without early physical therapy for acute low back pain : economic evaluation of a randomized clinical trial. *Spine*. 2017 ;42(5) :285-90.
20. Andersson G. B., Lucente T., Davis A. M., Kappler R. E., Lipton J. A., Leurgans S. A comparison of osteopathic spinal manipulation with standard care for patients with low back pain. *N Engl J Med*. 1999 ;341 :1426-31.
21. Moffett J. K., Torgerson D., Bell-Syer S., Jackson D., Llewlyn-Phillips H., Farrin A., Barber J. Randomised controlled trial of exercise for low back pain : clinical outcomes, costs, and preferences. *BMJ*. 1999 ;31 ;319 :279-83.
22. Leclaire R., Esdaile J. M., Suissa S., Rossignol M., Proulx R., Dupuis M. Back school in a first episode of compensated acute low back pain : a clinical trial to assess efficacy and prevent relapse. *Arch Phys Med Rehabil*. 1996 ;77 :673-9.
23. Hurwitz E. L., *et al*. Effects of recreational physical activity and back exercices on low back pain and psychological distress. *Am J Public Health*. 2005 ;95 :1817-24.
24. Furlan A. D., Yazdi F., Tsertsvadze A., *et al*. A systemic review and meta-analysis of efficacy, cost-effectiveness, and safety of selected complementary and alternative medicine for neck and low-back pain. *Evid Based Complement Alternat Med*. 2012 ;2012 :953139.
25. Nelemans P. J., de Bie R. A., de Vet H. C., Sturmans F. Injection therapy for subacute and chronic benign low back pain. *Cochrane Database Syst Rev*. 2000 ;(2) :CD001824.

26. Beurskens A. J., de Vet H. C., Köke A. J., Regtop W., van der Heijden G. J., Lindeman E., Knipschild P. G. Efficacy of traction for nonspecific low back pain. 12-week and 6-month results of a randomized clinical trial. *Spine*. 1997 ;22 :2756-62.
27. Kauppila L. I., Eustace S., Kiel D. P., Felson D. T., Wright A. M. Degenerative displacement of lumbar vertebrae. A 25-year follow-up study in Framingham. *Spine*. 1998 ;23 :1868-73.
28. Cherkin D. C., Sherman K. J., Balderson B. H., Cook A. J., Anderson M. L., Hawkes R. J., Hansen K. E., Turner JA. Effect of mindfulness-based stress reduction vs cognitive behavioral therapy or usual care on back pain and functional limitations in adults with chronic low back pain : a randomized clinical trial. *JAMA*. 201 ;315(12) :1240-9.
29. Furlan A. D., Yazdi F., Tsertsvadze A., *et al.* A systematic review and meta-analysis of efficacy, cost-effectiveness, and safety of selected complementary and alternative medicine for neck and low-back pain. *Evid Based Complement Alternat Med*. 2012 (2012) :953139.
30. ANAES. Prise en charge diagnostique et thérapeutique des lombalgies et lombosciatiques communes de moins de trois mois d'évolution. 2000.
31. Fleury G., Nissen M. J., Genevay S. Conservative treatments for lumbar radicular pain. *Current Pain Headache Rep*. 2014 ;18(10) :452.
32. Mathieson S., Maher C. G., McLachlan A. J., Latimer J., Koes B. W., Hancock M. J., Harris I., Day R. O., Billot L., Pik J., *et al.* Trial of pregabalin for acute and chronic sciatica. *N Engl J Med*. 2017 ;376(12) :1111-20.
33. Baron R., Binder A., Attal N., Casale R., Dickenson A. H., Treede R. D. Neuropathic low back pain in clinical practice. *Eur J Pain*. 2016 Jul ;20(6) :861-73.
34. Loupasis G. A., Stamos K., Katonis P. G., Sapkas G., Korres D. S. Hartofilakidis G. Seven to 20 years outcome of lumbar discectomy. *Spine*. 1999 ;24 :2313-7.
35. Junge A., Fröhlich M., Ahrens S., Hasenbring M., Sandler A., Grob D., Dvorák J. Predictors of bad and good outcome of lumbar spine surgery. A prospective clinical study with 2 years' followup. *Spine*. 1996 ;21 :1056-64.
36. Papadopoulos E. C., Khan S. N. Piriformis syndrome and low back pain : a mew classification and review of the literature. *Orthop Clin North Am*. 2004 ;35 :65.
37. Genevay S., Atlas S. J. Lumbar spinal stenosis. Best Pract Res Clin Rheumatol. 2010 ;24(2) :253-65.
38. Faundez A., Genevay S. Canal lombaire étroit : diagnostic et traitements. *Revue medicale suisse*. 2012, 8(347) :1383-86,88.
39. Katz J. N., Dalgas M., Stucki G., *et al.* Degenerative lumbar spinal stenosis : diagnostic value of the history and physical examination. *Arthritis Rheum*. 1995 ;38 :1236-41.
40. Chou R., Hashimoto R., Friedly J., *et al.* Epidural corticosteroid injections for radiculopathy and spinal stenosis : a systematic review and meta-analysis. *Ann Intern Med*. 2015 ;163 :373-81.
41. Konno S., Hayashino Y., Fukuhara S., Kikuchi S., Kaneda K., Seichi A., Chiba K., Satomi K., Nagata K., Kawai S. Development of a clinical diagnosis support tool to identify patients with lumbar spinal stenosis. *Eur Spine J*. 2007 ;16(11) :1951-7.
42. Rudwaleit M, *et al. Ann Rheum Dis*. 2006 ;65 :1251-2. [sans titre d'article]
43. Waldvogel F. A., Vasey H. Osteomyelitis : the past decade. N Engl J Med. 1980 ;303 :360.
44. Deyo R. A., Diehl A. K. Cancer as a cause of back pain : frequency, clinical presentation, and diagnostic strategies. *J Gen Intern Med*. 1988 ;3 :230-8.
45. Talcott J. A., Stomper P. C., Drislane F. W., *et al.* Assessing suspected spinal cord compression : a multidisciplinary outcomes analysis of 342 episodes. *Support Care Cancer*. 1999 ;7 :31-8.

Docteur,

j'ai des brûlures en urinant

Michael Zellweger et Marc-André Raetzo

Préambule

Une dysurie (algurie, pollakiurie, urgences mictionnelles, douleurs sus-pubiennes ; symptômes d'une infection urinaire basse) doit être investiguée et traitée de manière différentiée selon le contexte clinique, l'âge et le sexe du patient. En cas d'infection urinaire basse simple, les antibiotiques disponibles permettent le plus souvent un traitement ambulatoire, sans pratiquer de culture d'urine.

Cependant, de façon générale, il faut évaluer de façon rigoureuse *l'absence de facteurs de risque de complications*, l'épidémiologie locale et l'évolution des *résistances bactériennes* ainsi que de l'effet de l'antibiothérapie sur le microbiote intestinal. En Suisse, environ 21 % des *E. coli* sont résistantes aux quinolones ☺[1].

Les facteurs de risques de complications sont les anomalies de l'arbre urinaire, le sexe masculin, la grossesse, l'âge avancé (plus particulièrement la fragilité [« frailty »] et les comorbidités), l'immunosuppression et, dans une moindre mesure, l'insuffisance rénale chronique avancée (GFR inférieur 30 ml/min/1,73m2).

Les questions essentielles

1. Présence de fièvre ou frissons ?	OUI	p. 717
2. Présence de douleurs abdominales ou dans les loges rénales ?	OUI	p. 718
3. Présence de nausées/vomissements ou d'instabilité hémodynamique ?	OUI	p. 718
4. Présence de symptôme de vaginite ?	OUI	p. 718
5. Il s'agit d'un homme ?	OUI,	p. 719
6. La patiente est enceinte ?	OUI,	p. 722
7. Présence d'une sonde à demeure, néphrostomie, pigtail ?	OUI	p. 723
8. Infections urinaires à répétition (≥ 4 épisodes/an) ?	oui	p. 725
9. Bactériurie asymptomatique (colonisation urinaire) ?	OUI	p. 728

NON Vous avez répondu « non » à toutes ces questions essentielles

Il s'agit d'une jeune femme en âge de procréer mais qui n'est pas enceinte, qui présente une dysurie et une pollakiurie, qui est afébrile, hémodynamiquement stable, sans douleurs des loges rénales, sans symptômes de vaginite.
Dans cette situation, sans faire d'analyses d'urines, la probabilité d'une infection urinaire aiguë, basse, non compliquée, est de plus de 90 %[2]. Une bandelette positive augmente encore cette probabilité. Une bandelette négative (nitrites, leucocyte estérase, sang) ne permet pas d'exclure une bactériurie significative (valeur prédictive négative 76 %[3]) ☺☺☺.
En l'absence de « red flags » (fièvre ou frissons, douleurs des flancs, nausées ou vomissements, grossesse, immunosuppression ou de symptômes de vaginite), sur un collectif de 3 800 patientes, il n'y a pas de différence entre une prise en charge téléphonique, sans consultation, par rapport au groupe contrôle traité après consultation ☺☺[4].

La cystite aiguë est une pathologie fréquente chez la femme sexuellement active. L'incidence est de 0,5 épisode par année et par femme dans la deuxième décennie de vie et 0,1 dans la troisième décennie ☺☺[5] . Une infection urinaire basse, non compliquée, n'a pas d'effets néfastes sur la fonction rénale à long terme.

Les germes les plus fréquents sont les entérobactéries : *E. coli* (70-95 %), *Proteus mirabilis ou Klebsiella species, Staphylococcus saprophyticus* (10-15 %) ☺☺[6]. Une infection urinaire se développe quand des germes uropathogènes de la flore fécale colonisent la sphère vaginale et/ou périnéale, pour pénétrer dans l'urètre et la vessie. Les rapports sexuels constituent le facteur de risque le plus important ☺[7], surtout si une contraception par un diaphragme spermicide est utilisée ☺☺[8,9].

Vous pouvez donner un traitement empirique et court ☺☺☺[10] sans faire d'investigations supplémentaires (uricult ou culture d'urine).
Un uricult ou une culture ne devrait être pratiqué que dans les conditions suivantes (voir « Les questions essentielles ») :
- suspicion d'une infection compliquée ;
- symptômes atypiques pour cystite aiguë non compliquée ;
- symptômes persistants après un traitement bien conduit ;
- récidive de cystite moins d'un mois après traitement.

Certains médecins ensemencent malgré tout un uricult dans toutes les situations. Cette attitude est actuellement à *encourager*, en raison de la problématique sérieuse et préoccupante de la *résistance aux antibiotiques.*
Cet uricult, s'il est positif, est mis au réfrigérateur en attente, sans demander d'emblée d'identification et d'antibiogramme. Ceci permettra, si la patiente ne répond pas au traitement, d'envoyer ultérieurement cet échantillon pour identification et antibiogramme.

Traitement

Le choix de l'antibiotique devrait reposer principalement sur le spectre de résistances locales (et le risque de sélection de germes résistants), l'efficacité, l'observance, le risque d'effet secondaire et éventuellement le coût et/ou la disponibilité ☺[11]. À noter plus de 20 % de résistances des *E. coli* aux quinolones en Suisse.

Les recommandations actuelles préconisent, en première intention :
- Nitrofurantoïne (Furadantine) 2 × 100 mg/j, 5 jours (*sauf si GFR moins de 30 ml/min/1,72m²*) ☺☺[12,13].
- Fosfomycine (Monuril) 1 × 3 g, dose unique ☺☺[14,15,16,17].
- Triméthoprime-sulfaméthoxazole 160/800 mg (TMP-SMX) (Bactrim F), 2 ×/j, 3 jours.

Ces traitements relativement bon marché, généralement bien tolérés, permettent une observance acceptable avec peu d'effets secondaires.
Il est primordial d'adapter le traitement en fonction du spectre de résistance potentiel dans un milieu donné.

Note sur les traitements

Les « guidelines » IDSA ☺[18] ont comparé les différents traitements et leurs modalités en utilisant des techniques de méta-analyses :
- une dose unique est moins efficace qu'un traitement de 3 jours ☺☺☺[19] ;
- un traitement avec la nitrofurantoïne ou la fosfomycine devrait être considéré en première intention en cas de résistance importante contre TMP-SMX.

Alternatives, seconde ligne

En cas d'allergies ou d'intolérance, suspicion ou résistances avérées :

Bêtalactames orales :

- Amoxicilline-clavulanate (augmentin), 3 × 625 mg, 7 jours.
- Cefpodoxime (podomexef) 2 × 100 mg, 7 jours.
- Cefuroxime (zinat) 2 × 250 mg, 7 jours.

Fluoroquinolones :

- Ciprofloxacine (ciproxine) 2 × 250 mg, 3 jours.
- Norfloxacine (noroxine) 2 × 200 mg, 3 jours.
- Lévofloxacine (tavanic) 1 × 500 mg, 3 jours.
- Ofloxacin (tarivid) 2 × 100 mg, 3 jours.

Remarques

Un traitement (court) de 3 jours avec les antibiotiques de deuxième intention n'est pas adéquat ☺☺[20], sauf pour les quinolones, mais ces dernières devraient être réservées aux situations plus sévères (pyélonéphrites), malgré leur efficacité indéniable en l'absence de résistance ☺[21]. L'amoxicilline sans acide clavulanique est à proscrire en raison de sa faible efficacité mais surtout en raison de résistances fréquentes ☺☺[22,23,24].

En principe, si vous avez répondu « non » à toutes les « questions essentielles » ci-dessus, vous n'avez pas besoin de revoir la patiente.
Vous devez demander à la patiente de reconsulter :
- si elle n'est pas totalement asymptomatique à la fin du traitement ;
- si elle note l'installation d'un état fébrile ;
- si des douleurs dorsales ou abdominales apparaissent.

Une culture d'urine après un traitement efficace n'est pas nécessaire, car si cet examen de contrôle devait mettre en évidence une bactériurie, ce serait alors une bactériurie asymptomatique (p. 724) ; aucun traitement ne serait indiqué ☺☺☺[25], ☺☺[26].

2e consultation

Se reposer les « questions essentielles » et agir en conséquence.

Si votre patiente présente encore une dysurie à cette visite de contrôle :

- pratiquer une culture d'urine (ou envoyer l'uricult ensemencé au laboratoire) ;
- si la patiente présente de la fièvre, des douleurs du flanc/lombaires, éventuellement à caractère de coliques, demander d'emblée une échographie pour exclure une pyélonéphrite compliquée ou une obstruction (lithiase) ;
- débuter immédiatement un traitement empirique de 10 jours : co-trimoxazole ou fluoroquinolones, en changeant impérativement de classe d'antibiotique par rapport au premier traitement, sans attendre le résultat de l'antibiogramme, et adapter par la suite le traitement en fonction du germe et de l'antibiogramme.

La culture d'urine : technique de prélèvement

a) Faire une toilette avec 2 ou 3 compresses d'eau tiède (verge et méat, vulve et méat), sans utiliser de désinfectant.

b) Prendre un échantillon d'urine au milieu du jet.

c) Acheminer l'urine au laboratoire rapidement. Si un délai de plus de 4 heures est prévisible, conserver l'urine au réfrigérateur à 4 °C.

d) Ensemencer l'uricult en le trempant dans l'urine, égoutter sur un papier absorbant, incuber à 37 °C.

e) Si l'uricult est positif, et en fonction des circonstances cliniques, acheminer au laboratoire pour avoir une culture avec identification et antibiogramme.

3e consultation

L'attitude va dépendre de la culture d'urine

La définition reconnue pour une culture *positive* correspond à une numération ≥ 100 000 (10E^5) CFU/ml, *en présence d'une clinique suggestive*. Cependant, une numération inférieure, entre 1 000 et 10 000 CFU/ml (selon le germe) en présence d'une clinique typique et d'une leucocyturie à la bandelette urinaire, doit être considérée également comme positive. Moins de 100 CFU/ml n'est probablement pas significatif.

En cas de discordance entre un tableau clinique évident et une numération inférieure au seuil, la clinique prime.
En revanche, l'absence simultanée de leucocyturie et de nitrites chez une patiente symptomatique rend le diagnostic d'infection urinaire à germes banaux moins probable (VPN ≥ 76 %), et une urétrite ou une infection de la sphère gynécologique doivent être considérées.

Si le résultat de l'uricult ou de la culture est négatif

(Selon la définition ci-dessus.)

- Arrêter le traitement antibiotique.
- Rechercher une vaginite (voir « Présence de symptômes de vaginite » p. 635). Demander un examen gynécologique, particulièrement si votre patiente présente un écoulement ou un prurit.
- En l'absence de vaginite, et si la patiente est toujours symptomatique, considérer une urétrite (voir p. 716).
- En cas de leucocyturie persistante (culture stérile à plusieurs reprises), le contexte peut justifier une recherche de tuberculose. Envoyer à trois reprises des urines du matin. Si tous les examens restent négatifs, et si la leucocyturie et/ou les plaintes persistent, des investigations urologiques (ou éventuellement néphrologiques, néphrite interstitielle) doivent être demandées.

Des agents alcalinisants (par exemple citrate de sodium), des analgésiques et spasmolytiques sont parfois proposés dans ces cas avec culture négative, mais leur utilité n'est pas documentée dans la littérature.

Si le résultat de l'uricult ou de la culture est positif (≥ de 1 000 germes)

- Obtenir une identification et un antibiogramme.
- Compléter les 10 jours de traitement, en adaptant l'antibiotique selon les résultats bactériologiques.

OUI Vous avez répondu « oui » à une ou plusieurs des questions essentielles

1. Présence de fièvre
et/ou
2. Présence de douleurs abdominales ou des loges rénales

Dans cette situation vous devez suspecter une pyélonéphrite. Vous devez systématiquement pratiquer une culture d'urine (voir p. 715) avant de traiter, et des hémocultures doivent être considérées chez les patients fébriles et/ou hémodynamiquement instables.

Vous devez hospitaliser les patients qui présentent :
- des signes de sepsis ;
- une uropathie obstructive connue ;
- une grossesse ;
- des limitations concernant l'observance d'un traitement.

Sinon vous pouvez traiter ambulatoirement ☺[27,28,29,30,31] en l'attente des résultats de la culture.

Si votre patiente est nauséeuse, ou présente des vomissements, commencez avec :
- ceftriaxone 2 g/j i.v./i.m. ou ;
- ciprofloxacine i.v. 400 mg/j 2 ×/j jusqu'à ce que l'on puisse passer à un traitement p. o.

Pour les autres patientes, pyélonéphrite simple, un traitement oral est suffisant ☺[32].
Utiliser par exemple :
- Ciprofloxacin 2 × 500 mg/j, 7 jours ☺☺[33].
- Levofloxacin 1 × 500 mg/j, 7 jours (spectre plus large).
- Ofloxacine 2 × 200 mg/j, 7 jours.

En cas de résistance ou allergie documentées aux quinolones :
- Amoxicilline/acide clavulanique 3 × 625 mg/j ; 10-14 jours.
- Céfixime 2 × 200 mg/j, 10-14 jours.
- Triméthroprime-sulfamothéxazole 160/800 mg 2 ×/j, 10-14 jours.

Remarques

Tenir compte d'une éventuelle résistance attendue aux quinolones, surtout en cas de voyage récent en zone endémique (Inde, Chine), ou en cas d'utilisation récente ou fréquente de quinolones ☺☺[34,35,36].
La norfloxacine, la nitrofurantoïne et la fosfomycine sont à proscrire dans le traitement de la pyélonéphrite en raison d'une mauvaise pénétration tissulaire.

Vous devez toujours revoir votre patiente après 48 heures. Adapter éventuellement le traitement aux résultats de la culture d'urine si la patiente est toujours symptomatique.
Si la patiente reste toujours fébrile après ce délai, vous devez rechercher une pyélonéphrite compliquée ou une obstruction des voies urinaires, en demandant un ultrason des voies urinaires ou un scanner abdominal avec contraste IV.

3. Présence de nausées/vomissements ou d'instabilité hémodynamique

Des hémocultures doivent être considérées pour les patients hémodynamiquement instables. La décision d'hospitaliser ou non un patient dépend des conditions locales, son entourage, mais vous devez hospitaliser les patients qui présentent :
- une hypotension ou instabilité hémodynamique ;
- une déshydratation importante ;
- une impossibilité (nausées/vomissement) à tolérer un traitement antibiotique p. o. ;
- une uropathie obstructive connue ;
- une grossesse.

Sinon, vous pouvez traiter ambulatoirement.

4. Présence de symptômes de vaginite

Il s'agit d'une affection fréquente, le plus souvent reconnue par les patientes elles-mêmes, caractérisée par un prurit, une sensation de brûlures, des symptômes irritatifs, avec un écoulement vaginal inhabituel, inconstant toutefois.
Les symptômes irritatifs et la dysurie peuvent être facilement interprétés, à tort, comme une infection urinaire basse ☺[37].
Les causes des vaginites sont infectieuses dans une grande majorité des cas, soit une vaginose bactérienne, une vulvovaginite à *candida* ou une infection à *trichomonas* ☺[38].
Si la présentation clinique est souvent typique, un *examen gynécologique* est indispensable pour déterminer son étiologie, l'anamnèse seule n'étant pas suffisamment sensible ☺[39,40,41]. Un pH vaginal > 4,5, la présence de « clue

cells » et un test à l'amine positif permettent de diagnostiquer une vaginose bactérienne, alors qu'un examen microscopique avec documentation d'hyphes, ou de trichomonas avec des leucocytes, permet de poser le diagnostic de candidose ou d'une infection à trichomonas, respectivement.
Un traitement présomptif n'est « indiqué » que si un examen gynécologique n'est pas possible.

Traitement de la vaginose bactérienne ☺[42]

Métronidazole 500 mg p. o. ou clindamycine 300 mg ×/j, 2 ×/j pendant 7 jours.
Métronidazole ou clindamycine formulations intravaginales/topiques.

Traitement de la candidose

Fluconazole 150 mg p. o. dose unique ☺☺☺[43,44].
Fluconazole, miconazole, clotrimazole formulations intravaginales/topiques.

Traitement du trichomonas ☺[45]

Tinidazole ou métronidazole 2 g, dose unique.

> Remarque
>
> Le partenaire doit de manière indispensable être traité également ☺[46,47], et idéalement dépisté pour d'autres infections sexuellement transmissibles.

5. Il s'agit d'un homme

L'infection urinaire simple (cystite) n'est pas fréquente chez l'homme, notamment pour des raisons anatomiques, et il est communément admis qu'il s'agit, par définition, d'une infection urinaire à risque de complications.
Il convient d'élargir systématiquement le diagnostic différentiel à la recherche d'une prostatite (aiguë ou chronique) ou d'une urétrite, notamment chez les personnes sexuellement actives. Un toucher rectal ainsi que l'examen des organes génitaux (ulcérations péniennes, écoulement urétral) sont donc indispensables.
L'infection urinaire simple chez l'homme d'âge moyen (moins de 55 ans) est peu fréquente, de l'ordre de 0,9 à 2,4 cas/1 000 hommes/an ☺[48], mais augmente avec l'âge 5-8 cas/1 000/an ☺[49,50,51]. Parmi les facteurs de risque, les relations anales et l'absence de circoncision semblent impliqués chez les hommes jeunes ☺[52], mais aussi des anomalies des voies excrétrices (hyperplasie prostatite, troubles de la vidange vésicale) ou des causes iatrogènes (cathétérisme vésical ou biopsie prostatique par exemple) ☺[53,54,55]. La démarche diagnostique est la même que pour une infection urinaire chez la femme, mais :
- la *bandelette urinaire (forte valeur prédictive positive) est indispensable* ;

- une *culture d'urine d'emblée doit être systématique* (seuil de signification à 10 E^3 CFU/ml) ☺[56] ;
- la recherche d'une cause urologique ☺[57] ;
- le *traitement diffère* en ce sens que ni la nitrofurantoine ni la fosfomycine ou encore les bêtalactames ne constituent le premier choix ;
- la *durée* préconisée du traitement, malgré la paucité des données, est en général plus longue.

La (re)lecture d'un récent article est recommandée ☺[58].

Avant d'aller plus loin, au plan pratique, vous devez en premier lieu déterminer s'il ne s'agit pas d'une urétrite. **Existe-t-il un écoulement urétral ?**
Les symptômes d'une urétrite sont une algurie, une dysurie (sensation de brûlures), un prurit urétral ou un écoulement au méat. Le temps d'incubation est de l'ordre de 4 à 8 jours ☺[59].
Les germes les plus fréquents identifiés sont *Neisseria gonorrhoeae* et *Chlamydia trachomatis*, plus rarement *Mycoplasma genitalium* et *Ureaplasma urealyticum* ☺[60]. Leur présentation clinique est variable, avec une présentation aiguë accompagnée d'un écoulement pour l'urétrite à gonocoques, des symptômes plutôt irritatifs pour les urétrites non gonococciques.
L'incidence de l'urétrite à gonocoques est de 100-150 cas/100 000 aux États-Unis, mais avec de grandes variations régionales ou de milieux socio-économiques ☺[61]. Le diagnostic repose le plus souvent sur la clinique, mais aussi sur un Gram du frottis urétral, une culture ou une PCR sur un prélèvement d'urine du premier jet ou de l'écoulement urétral.
Rechercher des lésions cutanées sur le gland ou le pénis
Vous pouvez mettre en évidence des condylomes, des bourses douloureuses ou une anamnèse suggérant une possible exposition à des maladies sexuellement transmissibles. Un condylome peut se trouver à l'entrée de l'urètre et expliquer la symptomatologie.

En pratique, vous pouvez traiter un écoulement urétral d'emblée *empiriquement* avec :

- Ceftriaxone (rocéphine) 500 mg, IM, dose unique, *associé à* azithromycine 1 000 mg p. o., dose unique ☺[62]. Cette double association couvre *de facto* les coinfections, fréquentes, avec *C. trachomatis* (20 à 40 % des cas) ☺[63].

Les fluoroquinolones p. o. ne sont pas recommandées en raison des résistances existantes ou potentielles.Remarques

Remarque

À noter que les urétrites sont, en Suisse, des maladies à déclaration obligatoire.
Vous devez envoyer le/la partenaire chez son médecin traitant (ou gyné-

cologue) pour qu'il/elle soit également traité(e). Des sérologies pour la syphilis, pour le VIH, pour l'hépatite B et pour l'herpès simplex 1-2 devraient être proposées, avec un suivi et des conseils.
Voir « Docteur, j'ai un ganglion », p. 173.

S'il n'existe pas d'écoulement urétral ni de lésions cutanées

Vous devez envisager le diagnostic d'infection urinaire basse (pas de fièvre, pas de douleurs abdominales ou des loges rénales), soit une cystite ou une prostatite. Les germes habituellement responsables sont les mêmes que chez la femme, dans 80 % des cas des bactéries Gram négatives ☺[64,65], ☺☺[66].

Cependant, chez l'homme, vous devez :
- demander systématiquement une culture d'urine avec identification et antibiogramme, même si c'est le premier épisode ;
- pratiquer un toucher de la prostate. Si la prostate est sensible (± état fébrile et syndrome inflammatoire), on peut retenir le diagnostic de *prostatite aiguë*, traiter avec :
  - quinolone (ciprofloxacine 2 × 500 mg/j, lévofloxacine 500 mg 1 ×/j, ofloxacine 400 mg) ou
  - triméthoprime-sulfaméthoxazole (TMP-SMX) 160/800 mg 2 ×/j.

La durée du traitement est de 2 semaines au minimum, voire davantage 84 semaines selon la situation (prostatite chronique), à adapter selon l'antibiogramme à réception des cultures.
En cas de douleurs, associer des anti-inflammatoires.
En cas d'échec, référer à l'urologue.

En l'absence de prostatite clinique, on conclut à une cystite simple, et on peut commencer un traitement de quinolone ou du triméthoprime-sulfaméthoxazole pour 7 jours.
L'ofloxacine aurait l'avantage par rapport aux autres quinolones d'avoir une meilleure activité sur *Mycoplasma homini.*
La nitrofurantoïne, la fosfomycine, le céfépime et l'amoxicilline-acide clavulanique sont à éviter chez l'homme en *traitement probabiliste*, en raison d'une diffusion tissulaire prostatique insuffisante en cas de prostatite.

Si la culture revient négative (< 10e^3 CFU/ml) :
- interrompre le traitement antibiotique débuté avant culture ; sauf si l'on suspecte une prostatite chronique ;
- rechercher une infection à *Chlamydia trachomatis*, à *Ureaplasma urealyticum* ou à *Trichomonas* par PCR sur des urines fraîches ;
- rechercher également un éventuel Trichomonas, par exemple sous microscopie avec un prélèvement frais ;

- comme alternative, traiter empiriquement pour *Chlamydia* ou *Ureaplasma*, par exemple avec azithromycine, 1 000 mg, dose unique (voir urétrite ci-dessus) et investiguer le cas échéant les échecs thérapeutiques.

Si la culture revient positive (10 E^3 CFU/ml) :
- Adapter le traitement en fonction de l'antibiogramme. Finir le traitement de 7 jours (traitement de 3 jours à éviter chez l'homme) ;
- Contrôler la guérison (uricult 2 semaines après arrêt du traitement).

Remarque

Des hommes jeunes (15-50 ans) peuvent avoir des infections urinaires simples (cystites), et donc pas forcément une prostatite associée. Les facteurs de risque sont l'hétérosexualité (rapports sexuels avec une femme souffrant d'infection urinaire), et la non-circoncision ☺[67].

Rechute ou infection persistante – prostatite

En cas de rechute d'une infection urinaire basse, il faut évoquer une prostatite chronique, surtout si le patient se plaint de douleurs périnéales persistantes (plus de 3 mois). Le dosage du PSA, volontiers élevé dans toute inflammation/ infection de la prostate, n'est pas recommandé pour le diagnostic initial, et un résultat pathologique nécessiterait un nouveau dosage quelques semaines après la fin du traitement.

Diagnostic

On peut proposer le test des deux verres, dit « de Nickel », avec une culture d'urine avant et après un massage prostatique. Le test est positif si la culture est positive uniquement après le massage, ou si le compte leucocytaire augmente de 10 fois dans le deuxième échantillon ☺[68].

Traitement

La durée du traitement est en principe de 4 semaines ☺[69].

6. Votre patiente est enceinte

Une infection urinaire, mais *également une bactériurie asymptomatique* (colonisation gravidique), sont par définition à risque de complications chez la femme enceinte, avec des conséquences pour tant la mère que pour l'enfant, principalement la progression vers une infection urinaire haute, pyélonéphrite, mais également le développement d'une hypertension, d'une insuffisance rénale, d'un petit poids de naissance, voire d'une prématurité ☺☺[70,71], ☺[72]. C'est la raison pour laquelle un « screening » pour une bactériurie asymptomatique (bandelette urinaire) ainsi qu'un traitement sont indiqués dans le premier trimestre ☺[73,74].

Les germes rencontrés ne diffèrent pas de ceux de la femme jeune en âge de procréer.
En revanche, la sensibilité, spécificité, valeurs prédictives positive et négative de la bandelette urinaire sont sujets à controverse. L'estérase leucocytaire (bandelette) ou le sédiment urinaire ont une faible valeur prédictive (23 %) pour une infection urinaire, car beaucoup de femmes enceintes ont une leucocyturie sans bactériurie (beaucoup de faux positifs) ☺[75].
La culture est recommandée d'emblée dans les situations à risque, avec un seuil de 10 E3 CFU/ml (*E. coli, S. saprophyticus*) à 10 E4 CFU/ml définissant l'infection avérée (cystite), 10 E5 CFU/ml pour la colonisation gravidique.

Les traitements sont les mêmes que pour des patientes qui ne sont pas enceintes ☺[76,77,78,79] (voir p. 713), mais il faut tenir compte d'éventuels effets secondaires pour le fœtus :
- triméthoprime-sulfaméthoxazole à n'utiliser que pendant le deuxième trimestre ;
- nitrofurantoïne à éviter pendant le premier trimestre.
- éviter les quinolones (doutes non prouvés sur une atteinte des cartilages).

Pyélonéphrite

Nécessite en général une hospitalisation, en tout cas initialement pour évaluation.

Un contrôle est nécessaire, idéalement à 8-10 jours, car une bactériurie asymptomatique est une indication à un traitement antibiotique chez la femme enceinte.

7. Votre patient est porteur d'une sonde à demeure

Bien que la morbi-mortalité des bactériuries sur sonde soit importante ☺[80] (bactériémie, infections urinaires hautes), il est important de *distinguer la bactériurie symptomatique versus la bactériurie asymptomatique.*
La prévalence de porteurs de sondes urinaires en institution est importante, de près de 10 % des patients. Le facteur de risque principal du développement d'une bactériurie est la durée du portage de la sonde, mais également le sexe féminin, l'âge, et le diabète.
L'infection peut être d'origine extraluminale, biofilm, la plus fréquente, ou intraluminale (problèmes de drainage, erreur de manipulation, d'asepsie lors de la pose ou du changement de poche).
Attention : ni l'apparence de l'urine (aspect trouble, présence de dépôts), ni son odeur, ni la présence d'une leucocyturie isolée ne semblent être des facteurs prédictifs fiables pour diagnostiquer une bactériurie sur sonde.

Le prélèvement bactériologique devrait idéalement être fait après le retrait du cathéter, ce qui en pratique n'est pas toujours réalisable, et il doit donc, le cas échéant, impérativement être fait sur le port d'aspiration (et non dans la poche).

Votre patient avec une sonde urinaire présente une bactériurie *asymptomatique*

Une bactériurie asymptomatique (10 E5 CFU/ml) est fréquente chez les porteurs de sonde à demeure ☺☺[81] et il n'est ***pas indiqué, ni de la dépister, ni de la traiter en l'absence de symptômes***.

Une antibiothérapie « prophylactique » ne modifie ni le pronostic ni le risque de complications (infections ascendantes) et augmente en revanche le risque de résistances ☺[82,83].

Des conditions stériles[84] ☺☺ à la pose de la sonde et la mise en place d'un système fermé peuvent retarder l'apparition d'une bactériurie, mais l'indication à la sonde doit être régulièrement *rediscutée* et des alternatives *discutées* (cathétérisations intermittentes ☺☺☺[85]).

Après ablation d'une sonde à demeure, 30 à 50 % des bactériuries disparaissent spontanément. Une culture 48 heures post-ablation est conseillée, et un traitement de 5 jours (< 65 ans) à 14 jours (> 65 ans) doit suivre, car le risque d'une infection symptomatique est grand ☺☺☺[86].

Votre patient présente une bactériurie symptomatique : fièvre, douleurs abdominales basses ou des loges rénales et une culture positive (≥ 10 E3 CFU/ml). Cette situation augmente la morbidité et la mortalité et ***nécessite un traitement***. Dans ce cas, toujours s'assurer que la sonde n'est pas bouchée.

Attention

La symptomatologie d'une bactériurie sur sonde peut être frustre : un état confusionnel, une hypotension ou encore un syndrome inflammatoire inexpliqué doivent faire évoquer ce diagnostic. Les patients âgés ne font par exemple pas toujours de la fièvre lorsqu'ils présentent une pyélonéphrite sur sonde.

Si votre patient avec sonde urinaire est symptomatique (fièvre, douleurs abdominales ou des loges rénales) :
- demander une culture d'urine ;
- changer de sonde à l'instauration du traitement et/ou rediscuter l'indication à la sonde ☺[87,88] ;
- donner un traitement pour 7-14 jours (selon réponse clinique) avec :
- ceftriaxone (rocéphine)1 g/j i.v.,
- ciprofloxacine (ciproxine) 2 × 250 mg/j p. o. ou 2 × 400 mg/j i.v.,
- lévofloxacine (tavanic) 1 × 250-500 mg/j p; o. ou i.v.

Si le patient est instable, on préférera une antibithérapie à plus large spectre, par exemple :
céfépime (fortam) 1 g i.v. 2 ×/j.

Si le patient est connu pour (ou si l'on suspecte fortement) un germe *BLSE* :
ertapénem (invanz) 1 g i.v. 1 ×/j.
Imipenem (tienam) 0,5-1 g i.v. 3 ×/j.
(caveats : GFR moins de 30 ml/min/1,73 m^2, adapation posologie nécessaire).

Le traitement doit impérativement être adapté en fonction de la culture.
Une culture de contrôle n'est en revanche pas nécessaire si le patient est asymptomatique, car aucun traitement ne sera proposé.

8. Comment gérer les infections urinaires à répétition ?

Pour le traitement de l'affection actuelle, voir sous « Première consultation », pour autant que vous ayez répondu non à toutes les questions essentielles.
On définit le diagnostic d'infections urinaires à répétition par 4 ou plus épisodes d'infections/an, et c'est une problématique très fréquente en pratique ☺[89,90].
Bien que la distinction entre une récidive (même germe) et une réinfection (germe différent) ne soit pas toujours évidente, elle peut s'avérer utile puisque les récidives nécessitent parfois des traitements prolongés mais également dans certaines circonstances des investigations urologiques à la recherche des causes anatomiques ou fonctionnelles, même si de telles causes ne sont finalement que rarement retrouvées ☺[91]
La pathogenèse semble être une sensibilité individuelle, un réservoir (« sanctuaire ») intracellulaire ou des souches bactériennes plus virulentes ☺[92,93].
Chez les femmes jeunes, l'activité sexuelle accrue est un facteur de risque ☺☺[94], alors que chez la femme ménopausée, la modification de la flore vaginale est un facteur contributif, ainsi que certains facteurs urologiques (incontinence, cystocèle, résidu postmictionnel) ☺[95].

En prévention, on peut proposer en première intention des mesures prophylactiques telles qu'une hydratation abondante, des mictions fréquentes et non retenues, notamment postcoïtales, l'éviction des toilettes intimes excessives, des savons basiques, des dispositifs contraceptifs intravaginaux ou des crèmes spermicides.
Ces recommandations, fondées sur le bon sens, empirique, sont dépourvues de preuves solides, mais certainement pas nocives ☺[96]...

Prophylaxie antibiotique

Que cette prophylaxie soit continue, postcoïtale ou en automédication (« self start therapy »), ce sont des mesures efficaces ☺☺[97], ☺[98], mais la problématique du *développement de résistances* devrait être prise en compte de façon sérieuse, et donc le rapport coût/efficacité soigneusement évalué (impact des épisodes infectieux sur la qualité de vie de la patiente).

Continue

En principe pour 6 mois puis réévaluation :
- triméthoprim-sulfaméthoxazole, 40/200 mg, 1 ×/j ou 3 ×/sem ;
- nitrofurantoïne 50-100 mg 1 ×/j ;
- fosfomycine 3 g 1 ×/10 jours.

Postcoïtale ☺☺[99]

Selon la fréquence des rapports :
- triméthoprim-sulfaméthoxazole 80/400 mg, prise unique ;
- nitrofurantoïne 50 ou 100 mg prise unique ;
- ciprofloxacine 125 mg prise unique ;
- norfloxacine 200 mg prise unique.

Automédication ☺☺[100]
- triméthoprim-sulfaméthoxazole, 40/200 mg, 1 ×/jour ou 3 ×/sem ;
- nitro-furantoïne 100 mg 2 ×/j, 7 jours ;
- fosfomycine 3 g, dose unique.

> Remarque
>
> Il existe un risque inhérent à l'utilisation à long terme de la nitrofurantoïne (toxicité pulmonaire, hépatique et neurologique) ☺[101,102].

Prophylaxie non antibiotique

Œstrogènes topiques chez les patientes postménopausiques

Ovules d'œstrogènes ☺[103,104], ☺☺☺[105,106], par exemple gynoflor ovules 3 ×/sem.

Immunoprophylaxie

La prise orale d'extraits de différents sérotypes d'*E. coli* uropathogènes aurait une certaine efficacité pour prévenir les récidives ☺☺[107,108,109]. Uro-vaxum, 1 ×/j, pendant 3 mois.

Diminution de la capacité d'adhésion bactérienne

Différentes substances auraient de potentiels effets compétitifs en se liant à des récepteurs de surface muqueux, parmi lesquels le D-mannose.

Les données scientifiques sont peu solides ☺[110,111], mais leur innocuité semble acquise et ces produits pourraient être des « alternatives » valables.
Hanseler D-mannose 1 × 1 sachet/j.
D-mannose (Femannose) (avec extraits de canneberges) 1 × 1 sachet/j.

Canneberge
Un grand nombre d'études cliniques se sont intéressées aux produits à base d'extraits de canneberge. Malgré des évidences *in vitro* assez convaincantes ☺[112,113,114], une méta-analyse ayant inclus 10 études randomisées mais assez hétérogènes ☺☺☺[115] n'a pas démontré d'effets significatifs en terme de diminution des récidives. Malgré son prix (non remboursé), cela peut rester une option thérapeutique envisageable.
Cyscontrol 2 × 1 cp/j.

Autres
Plusieurs autres modalités ont été expérimentées, mais aucune ne peut être recommandée actuellement sur des critères de jugement solides (ou alors non disponibles), parmi lesquelles les probiotiques (recolonisation vaginale), des substances antiseptiques (modification du pH urinaire), des vaccins, l'instillation intravésicale de souches bactériennes avirulentes, méthénamine hippurate ☺[116] (Hiprex, non disponible en Suisse), la vitamine C ☺[117,118,119].
Plus récemment, des auteurs catalans ☺☺[120] ont publié des données sur l'effet d'un « dispositif médical » (gélatine avec propolis et extrait d'hibiscus), au mode d'action obscur pour le traitement, mais qui pourrait s'avérer utile également dans la prophylaxie, récemment admis en Suisse (Utipro plus).

La situation actuelle reste donc frustrante tant pour les patients que pour les soignants dans la prise en charge d'infections urinaires récidivantes.

Bilan et investigations complémentaires

Si les traitements ci-dessus ne sont pas applicables ou ne sont pas efficaces, des investigations uroradiologiques peuvent être utiles (uro-CT, échographie, éventuellement cystoscopie) pour exclure une uropathie obstructive ou une pyélonéphrite emphysémateuse, ou des diverticules vésicaux. Ces investigations ont souvent peu de rendement, sauf dans certains cas particuliers, comme des infections urinaires à Proteus spp qui peuvent être associées à une maladie lithiasique méconnue.
En revanche, la persistance d'une hématurie ne devrait jamais être banalisée et toujours investiguée.

9. Que faire d'une bactériurie asymptomatique ?

Définition

Il s'agit d'une culture positive, en l'absence de signes ou symptômes cliniques, dans des *conditions de prélèvement adéquates*, 100 000 UFC/ml du même germe, sur deux prélèvements consécutifs chez une femme, ou 100 000 UFC/ml chez un homme sur un examen unique ☺[121].

En premier lieu, vous ne devriez que rarement vous trouver dans cette situation, car il n'est que rarement indiqué de demander une culture chez des patients qui ne présentent pas de symptômes...

Une bactériurie asymptomatique n'est considérée comme dangereuse que dans certains groupes de patients (grossesse, investigations urologiques, période posttransplantation rénale) ☺[122,123].

La recherche de bactériurie (culture chez une personne asymptomatique), suivi d'un traitement si elle est positive, n'est donc recommandée que s'il s'agit :

- d'un enfant avec reflux vésico-urétéral ;
- d'une femme enceinte ;
- d'un patient avant une résection endoscopique de la prostate, ou autre manipulation urologique invasive (lésions de la muqueuse prévisible) ;
- d'un patient transplanté rénal.

Remarque

Il n'est actuellement *plus recommandé* de traiter un(e) patient(e) diabétique asymptomatique, en raison de l'absence de preuve quant à l'efficacité de prévenir une infection urinaire symptomatique, de prévenir la détérioration de la fonction rénale mais également du risque d'émergence de souches résistantes ☺[124].

Bibliographie

1. Bellini C., *et al.* Résistance aux antibiotiques, état des lieux en Europe et en Suisse. *Rev Med Suisse.* 2016 ; 12 : 1699-702
2. Bent S., Nallalmothu B. K., Simel D. L., *et al.* Does this woman have an acute uncomplicated urinary tract infection ?. *JAMA.* 2002 ; 287 : 2701.
3. Little P., *et al.* Validating the prediction of lower urinary tract infection in primary care : sensitivity and specificity of urinary dipsticks and clinical scores in women. *Br J Gen Pract.* 2010 Jul ; 60(576) : 495-500.
4. Saint S., Scholes D., Fihn S. D., Farrell R. G., Stamm W. E. The effectiveness of a clinical practice guideline for the management of presumed uncomplicated urinary tract infection in women. *Am J Med.* 1999 ; 106 : 636-41.
5. Hooton T. M., Scholes D., Hughes J. P., *et al.* A prospective study of risk factors for symptomatic urinary tract infections in young women. *N Engl J Med.* 1996 ; 335 : 468-74.
6. Czaja C. A., Scholes D., Hooton T. M., Stamm W. E. Population-based epidemiologic analysis of acute pyelonephritis. *Clin Infect Dis.* 2007 ; 45 : 273.
7. Bent S., Nallalmothu B. K., Simel D. L., *et al.* Does this woman have an acute uncomplicated urinary tract infection ?. *JAMA.* 2002 ; 287 : 2701.
8. Hooton T. M., Scholes D., Hughes J. P., *et al.* A prospective study of risk factors for symptomatic urinary tract infection in young women. *N Engl J*

Med. 1996 ; 335 : 468.
9. Scholes D., Hooton T. M., Roberts P. L., *et al.* Risk factors associated with acute pyelonephritis in healthy women. *Ann Intern Med.* 2005 ; 142 : 20.
10. Gupta K., Hooton T. M., Naber K. G., *et al.* International clinical practice guidelines for the treatment of acute uncomplicated cystitis and pyelonephritis in women : a 2010 update by the Infectious Diseases Society of America and the European Society for Microbiology and Infectious Diseases. *Clin Infect Dis.* 2011 ; 52 : e103.
11. Gupta K., Hooton T. M., Naber K. G., *et al.* International clinical practice guidelines for the treatment of acute uncomplicated cystitis and pyelonephritis in women : A 2010 update by the Infectious Diseases Society of America and the European Society for Microbiology and Infectious Diseases. *Clin Infect Dis.* 2011 ; 52 : e103. [Laisser le doublon (note 10) ?]
12. Gupta K., Hooton T. M., Roberts P. L., Stamm W. E. Short-course nitrofurantoin for the treatment of acute uncomplicated cystitis in women. *Arch Intern Med.* 2007 ; 167 : 2207.
13. Tlravani A., Klimberg I., Briefer C., *et al.* A trial comparing low-dose, short-course ciprofloxacin and standard 7 day therapy with co-trimoxazole or nitrofurantoin in the treatment of uncomplicated urinary tract infection. *J Antimicrob Chemother.* 1999 ; 43 Suppl A : 67.
14. Stein G. E. Comparison of single-dose fosfomycin and a 7-day course of nitrofurantoin in female patients with uncomplicated urinary tract infection. *Clin Ther.* 1999 ; 21 : 1864.
15. Rodríguez-Baño J., Alcalá J. C., Cisneros J. M., *et al.* Community infections caused by extended-spectrum beta-lactamase-producing Escherichia coli. *Arch Intern Med.* 2008 ; 168 : 189.
16. Q iao L. D., Zheng B., Chen S., *et al.* Evaluation of three-dose fosfomycin tromethamine in the treatment of patients with urinary tract infections : an uncontrolled, open-label, multicentre study. *BMJ Open.* 2013 ; 3 : e004157.
17. McKinnell J. A., Stollenwerk N. S., Jung C. W., Miller L. G. Nitrofurantoin compares favorably to recommended agents as empirical treatment of uncomplicated urinary tract infections in a decision and cost analysis. *Mayo Clin Proc.* 2011 ; 86 : 480
18. Gupta K., Hooton T. M., Naber K. G., *et al.* International clinical practice guidelines for the treatment of acute uncomplicated cystitis and pyelonephritis in women : A 2010 update by the Infectious Diseases Society of America and the European Society for Microbiology and Infectious Diseases. *Clin Infect Dis.* 2011 ; 52 : e103. [Doublon, même note que 10]
19. Katchman E. A., Milo G., Paul M., *et al.* Three day vs longer duration of antibiotic treatment for cystitis in women : Systematic review and meta analysis. *Am J Med.* 2005 ; 118 : 1196.
20. Hooton T. M., Roberts P. L., Stapleton A. E. Cefpodoxime vs ciprofloxacin for short-course treatment of acute uncomplicated cystitis : a randomized trial. *JAMA.* 2012 ; 307 : 583.
21. Hooton T. M., Besser R., Foxman B., *et al.* Acute uncomplicated cystitis in an era of increasing antibiotic resistance : a proposed approach to empirical therapy. *Clin Infect Dis.* 2004 ; 39 : 75.
22. Kahlmeter G., ECO.SENS. An international survey of the antimicrobial susceptibility of pathogens from uncomplicated urinary tract infections : the ECO.SENS Project. *J Antimicrob Chemother.* 2003 ; 51 : 69.
23. Naber K. G., Schito G., Botto H., *et al.* Surveillance study in Europe and Brazil on clinical aspects and Antimicrobial Resistance Epidemiology in Females with Cystitis (ARESC) : implications for empiric therapy. *Eur Urol.* 2008 ; 54 : 1164
24. Zhanel G. G., Hisanaga T. L., Laing N. M., *et al.* Antibiotic resistance in Escherichia coli outpatient urinary isolates : final results from the North American Urinary Tract Infection Collaborative Alliance (NAUTICA). *Int J Antimicrob Agents.* 2006 ; 27 : 468.
25. Kahlmeter G., ECO.SENS. An international survey of the antimicrobial susceptibility of pathogens from uncomplicated urinary tract infections : the ECO.SENS Project. *J Antimicrob Chemother.* 2003 ; 51 : 69.
26. Katchman E. A., Milo G., Paul M., *et al.* Three day vs longer duration of antibiotic treatment for cystitis in women : Systematic review and meta analysis. *Am J Med.* 2005 ; 118 : 1196.
27. Talan D. A., Stamm W. E., Hooton T. M., *et al.* Comparison of ciprofloxacin (7 days) and trimethoprim-sulfamethoxazole (14 days) for acute uncomplicated pyelonephritis pyelonephritis in women : a randomized trial. *JAMA.* 2000 ; 283 : 1583.
28. Peterson J., Kaul S., Khashab M., *et al.* A double-blind, randomized comparison of levofloxacin 750 mg once-daily for five days with ciprofloxacin 400/500 mg twice-daily for 10 days for the treatment of complicated urinary tract infections and acute pyelonephritis. *Urology.* 2008 ; 71 : 17.
29. Sandberg T., Skoog G., Hermansson A. B., *et al.* Ciprofloxacin for 7 days versus 14 days in women with acute pyelonephritis : a randomised, open-label and double-blind, placebo-controlled, non-inferiority trial. *Lancet.* 2012 ; 380 : 484
30. Vellinga A., Tansey S., Hanahoe B., *et al.* Trimethoprim and ciprofloxacin resistance and prescribing in urinary tract infection associated with Escherichia coli : a multilevel model. *J Antimicrob Chemother.* 2012 ; 67 : 2523.
31. Sanchez M., Collvinent B., Miró O., *et al.* Short-term effectiveness of ceftriaxone single dose in the initial treatment of acute uncomplicated pyelonephritis in women. A randomised controlled trial. *Emerg Med J.* 2002 ; 19 : 19.
32. Hooton T. M. Clinical practice. Uncomplicated

urinary tract infection. *N Engl J Med.* 2012 ; 366 : 1028.
33. Sandberg T., Skoog G., Hermansson A. B. Ciprofloxacin for 7 days versus 14 days in women with acute pyelonephritis : a randomised, open-label and double-blind, placebo-controlled, non-inferiority trial. *Lancet.* 2012 (380).
34. Kantele A., Lääveri T., Mero S. Antimicrobials increase travelers' risk of colonization by extended-spectrum betalactamase-producing Enterobacteriaceae. *Clin Inf Dis.* 2015 (60).
35. Kuenzli E., Jaeger V. K., Frei R. High colonization rates of extended-spectrum-lactamase (ESBL)-producing Escherichia coli in Swiss travellers to South Asia – a prosepctive observational multicentre cohort study looking at epidemiology, microbiology and risk factors. *BMC Infect Dis.* 2014 (14).
36. Arcilla M. S., *et al.* Import and spread of extended-spectrum β-lactamase-producing Enterobacteriaceae by international travellers (COMBAT study) : a prospective, multicentre cohort study. *Lancet Infect Dis.* 2017 Jan ; 17(1) : 78-85.
37. Anderson M. R., Klink K., Cohrssen A. Evaluation of vaginal complaints. *JAMA.* 2004 ; 291 : 1368.
38. Sobel J. D. Vulvovaginitis in healthy women. *Compr Ther.* 1999 ; 25 : 335.
39. Landers D. V., Wiesenfeld H. C., Heine R. P., *et al.* Predictive value of the clinical diagnosis of lower genital tract infection in women. *Am J Obstet Gynecol.* 2004 ; 190 : 1004.
40. Allen-Davis J. T., Beck A., Parker R., *et al.* Assessment of vulvovaginal complaints : accuracy of telephone triage and in-office diagnosis. *Obstet Gynecol.* 2002 ; 99 : 18.
41. Carr P. L., Rothberg M. B., Friedman R. H., *et al.* « Shotgun » versus sequential testing. Cost-effectiveness of diagnostic strategies for vaginitis. *J Gen Intern Med.* 2005 ; 20 : 793.
42. Workowski K. A., Bolan G. A., Centers for Disease Control and Prevention. Sexually transmitted diseases treatment guidelines, 2015. *MMWR Recomm Rep.* 2015 ; 64 : 1.
43. Watson M. C., *et al.* Oral versus intra-vaginal imidazole and triazole anti-fungal treatment of uncomplicated vultogainal candidiasis. *Cochrane Database.* 2001 : CDD002845.
44. Pappas P. G., Kauffman C. A., Andes D., *et al.* Clinical practice guidelines for the management of candidiasis : 2009 update by the Infectious Diseases Society of America. *Clin Infect Dis.* 2009 ; 48 : 503.
45. Schwebke J. R., Burgess D. Trichomoniasis. *Clin Microbiol Rev.* 2004 ; 17 : 794.
46. Workowski K. A., Bolan G. A.. Centers for Disease Control and Prevention. Sexually transmitted diseases treatment guidelines, 2015. *MMWR Recomm Rep.* 2015 ; 64 : 1. [Même référence que 42.]
47. Seña A. C., Miller W. C., Hobbs M. M., *et al.* Trichomonas vaginalis infection in male sexual partners : implications for diagnosis, treatment, and prevention. *Clin Infect Dis.* 2007 ; 44 : 13.
48. Griebling T. L. Urologic Diseases in America Project : trends in resource use for urinary tract infections in men. *J Urol.* 2005 ; 173 : 1288-94.
49. Schaeffer A. J., Nicolle L. E. Urinary tract infections in older men. *N Engl J Med.* 2016 ; 374 : 562-71.
50. Nicolle L. E. Urinary tract infections in the elderly. *Clin Geriatr Med.* 2009 ; 25 : 423-36.
51. Rowe T. A., Juthani-Mehta M. Diagnosis and management of urinary tract infectionin older adults. *Infect Dis Clin North Am.* 2014 ; 28 : 75-89.
52. Krieger J. N., Ross S. O., Simonsen J. M. Urinary tract infections in healthy university men. *J Urol.* 1993 ; 149 : 1046.
53. Hooton T. M., Stamm W. E. Diagnosis and treatment of uncomplicated urinary tract infection. *Infect Dis Clin North Am.* 1997 ; 11 : 551.
54. Lipsky B. A. Urinary tract infections in men. Epidemiology, pathophysiology, diagnosis, and treatment. *Ann Intern Med* 1989 ; 110 : 138.
55. Lipsky B. A. Prostatitis and urinary tract infection in men : what's new ; what's true ?. *Am J MedMarch.* 1999 ; 106 : 327-34.
56. Abarbanel J., Engelstein D., Lask D., Livne P. M. Urinary tract infection in men younger than 45 years of age : is there a need for urologic investigation ?. *Urology.* 2003 ; 62 : 27.
57. Nicolle L. E., Bradley S., Colgan R., *et al.* Infectious diseases society of America guidelines for the diagnosis and treatment of asymptomatic bacteriuria in adults. *Clin Infect Dis.* 2005 ; 40 : 643-54.
58. Grabe M., Bjerklund Johansen T. E., Cai T., *et al.* Guidelines on urological infections – European Association of Urology. 2015.
59. Zanella M.-C., Schoofs F., Huttner B., Huttner A., Infections urinaires basses non associees aux sondes urinaires chez l'homme, Uretrite, cystite et prostatite. *Rev Med Suisse.* 2017 ; 13 : 808-14.
60. Schofield C. B. Some factors affecting the incubation period and duration of symptoms of urethritis in men. *Br J Vener Dis.* 1982 ; 58 : 184.
61. Ito S., Hanaoka N., Shimuta K., *et al.* Male non-gonococcal urethritis : from microbiological etiologies to demographic and clinical features. *Int J Urol.* 2016 ; 23 : 325-31.
62. Centers for Disease Control and Prevention. Sexually Transmitted Disease Surveillance, 2015. Atlanta, GA : US Department of Health and Human Services ; October 2016.
63. ToutousTrellu L. Gonorrhée : nouvelles recommandations en matière de diagnostic et de traitement. *Forum Med Suisse.* 2014 (14).
64. Lyss S. B., Kamb M. L., Peterman T. A., *et al.* Chlamydia trachomatis among patients infected with and treated for Neisseria gonorrhoeae in

sexually transmitted disease clinics in the United States. *Ann Intern Med.* 2003 ; 139 : 178.
65. Ulleryd P. Febrile urinary tract infection in men. *Int J Antimicrob Agents.* 2003 ; 22 (Suppl. 2) : 89-93.
66. Ulleryd P., Zackrisson B., Aus G., *et al.* Selective urological evaluation in men with febrile urinary tract infection. *BJU Int.* 2001 ; 88 : 15-20.
67. Grabe M., Bjerklund JTE., Cai T., *et al.* Guidelines on urological infections – European Association of Urology.
68. www.anresis.ch Sentinel Surveillance of Antibiotic Resistance in Switzerland – University of Bern.
69. Lipsky B. A. Prostatitis and urinary tract infection in men : what's new ; what's true ?. *Am J MedMarch.* 1999 ; 106 : 327-34. [Même référence que 54.]
70. Nickel J. C., Shoskes D., Wang Y., *et al.*How does the pre-massage and postmassage 2-glass test compare to the Meares-Stamey 4-glass test in men with chronic prostatitis/chronic pelvic pain syndrome ?. *J Urol.* 2006 ; 176 : 119-24.
71. Schaeffer A. Chronic prostatitis and the chronic pelvic pain syndrome. *New Engl J Med.* 2006 ; 355 : 1690-8.
72. Kazemier B. M., Koningstein F. N., Schneeberger C., *et al.* Maternal and neonatal consequences of treated and untreated asymptomatic bacteriuria in pregnancy : a prospective cohort study with an embedded randomised controlled trial. *Lancet Infect Dis.* 2015 ; 15 : 1324.
73. Romero R., Oyarzun E., Mazor M., *et al.* Meta-analysis of the relationship between asymptomatic bacteriuria and preterm delivery/low birth weight. *Obstet Gynecol.* 1989 ; 73 : 576.
74. Gratacós E., Torres P. J., Vila J., *et al.* Screening and treatment of asymptomatic bacteriuria in pregnancy prevent pyelonephritis. *J Infect Dis.* 1994 ; 169 : 1390.
75. Nicolle L. E. Management of asymptomatic bacteriuria in prenant women. *Lancet Infect Dis.* 2015 ; 15 : 1252.
76. Patterson T. F., Andriole V. T. Detection, signifiante and therapy of bacteriuria in pregnancy. Update in the managed health care era. *Dis Clin North Am.* 1997 ; 1 : 593.
77. Graninger W., Fleischmann D., Schneeweiss B., Aram L., Stockenhuber F. Rapid screening for bacteriuria in pregnancy. *Infection.* 1992 ; 20 : 9-11.
78. Schnarr J., Smaill F. Asymptomatic bacteriuria and symptomatic urinary tract infection in pregnancy. *Eur J Clin Invest.* 2008 ; 38 Supp 2 : 50.
79. Gilstrap L. C., Ramin S. M. Urinary tract infections during pregnancy. *Obstet Gynecol Clin North Am.* 2001 ; 28 : 581.
80. Vazquez J. C., Abalos E. Treatments for symptomatic urinary tract infections during pregnancy. *Cochrane Database Syst Rev.* 2011 : CD002256.
81. Warren J. W., Abrutyn E., Hebel J. R., *et al.* Guidelines for antimicrobial treatment of uncomplicated bacterial cystites and acute pylonephritis in women. Infectious Diseases Society of America. *Clin Infect Dis.* 1999 ; 29 : 745.
82. Gould C. V., Umscheid C. A., Agarwal R. K., *et al.* Guideline for prevention of catheter-associated urinary tract infections 2009. *Infect Control Hosp Epidemiol.* 2010 ; 31 : 319.
83. Tambyah P. A., *et al.* Catheter-associated urinant tract infection is rarely asymptomatic. A prospective study. *Arch Intern Med.* 2000 ; 160 : 678.
84. Hooton T. M., *et al.* Diagnosis, prévention and treatment of catheter-associated urinary tract infection in adults. *Clin Infect Dis.* 2010 ; 50 : 625.
85. Ouslander J. G., *et al.* Does eradicating bacteriuria affect the severity of chronicité urinary incontinence in nursing home residents ?. *Am Int Med.* 1995 ; 122 : 749-54.
86. Prieto-Fingerhut T., Banovac K., Lynne C. M. A study comparing sterile and nonsterile urethral catheterization in patients with spinal cord injury. *Rehabil Nurs.* 1997 ; 22 : 299-302.
87. Duffy L. M., Cleary J., Ahern S., Kuskowski M. A., West M., Wheeler L., Mortimer J. A. Clean intermittent catheterization : safe, cost-effective bladder management for male residents of VA nursing homes. *J Am Geriatr Soc.* 1995 ; 43 : 865-70.
88. Harding G. K., Nicolle L. E., Ronald A. R., Preiksaitis J. K., Forward K. R., Low D. E., Cheang M. How long should catheter-acquired urinary tract infection in women be treated ? A randomized controlled study. *Ann Int Med.* 1991 ; 114 : 713-9.
89. Trautner B. W., Darouiche R. O. Role of biofilm in catheter-associated urinary tract infection. *Am J Infect Control.* 2004 ; 32 : 177.
90. Raz R., Schiller D., Nicolle L. E. Chronic indwelling catheter replacement before antimicrobial therapy for symptomatic urinary tract infection. *J Urol.* 2000 ; 164 : 1254.
91. Stamm W. E., McKevitt M., Roberts P. L., White N. J. Natural history of recurrent urinary tract infections in women. *Rev Infect Dis.* 1991 ; 13 : 77.
92. Hooton T. M., Roberts P. L., Stamm W. E. Effects of recent sexual activity and use of a diaphragm on the vaginal microflora. *Clin Infect Dis.* 1994 ; 19 : 274.
93. Rosen D. A., Hooton T. M., Stamm W. E., *et al.* Detection of intracellular bacterial communities in human urinary tract infection. *PLoS Med.* 2007 ; 4 : e329.
94. Svanborg C., Godaly G. Bacterial virulence in urinary tract infection. *Infect Dis Clin North Am.* 1997 ; 11 : 513.
95. Johnson J. R. Microbial virulence determinants and the pathogenesis of urinary tract infection. *Infect Dis Clin North Am.* 2003 ; 17 : 261.
96. Hooton T. M., Scholes D., Hughes J. P., *et al.* A prospective study of risk factors for symptomatic

urinary tract infection in young women. *N Engl J Med.* 1996 ; 335 : 468.

97. Scholes D., Hooton T. M., Roberts P. L., *et al.* Risk factors for recurrent urinary tract infection in young women. *J Infect Dis.* 2000 ; 182 : 1177. Foxman B., Gillespie B., Koopman J., Zhang L., Palin K., *et al.* Risk factors for second urinary tract infection among college women. *Am J Epidemiol.* 2000, 151 : 1194-205.
98. Gupta K., Stamm W. E. Pathogenesis and management of recurrent urinary tract infections in women. *World J Urol.* 1999 ; 17 : 415. Raz R., Gennesin Y., Wasser J., *et al.* Recurrent urinary tract infections in postmenopausal women. *Clin Infect Dis.* 2000 ; 30 : 152.
99. Scholes D., Hooton T. M., Roberts P. L., *et al.* Risk factors for recurrent urinary tract infection in young women. *J Infect Dis.* 2000 ; 182 : 1177. Hooton T. M. Clinical practice. Uncomplicated urinary tract infection. *N Engl J Med.* 2012 ; 366 : 1028.
100. Albert X., Huertas I., Pereiró II., *et al.* Antibiotics for preventing recurrent urinary tract infection in non-pregnant women. *Cochrane Database Syst Rev.* 2004 ;(3) : CD001209.
101. Stamm W. E., Hooton T. M. Management of urinary tract infections in adults. *N Engl J Med.* 1993 ; 329 : 1328.
102. Stapleton A., Latham R. H., Johnson C., Stamm W. E. Postcoital antimicrobial prophylaxis for recurrent urinary tract infection. A randomized, double-blind, placebo-controlled trial. *JAMA.* 1990 ; 264 : 703-6.
103. Gupta K., Hooton T. M., Roberts P. L., Stamm W. E. Patient-initiated treatment of uncomplicated recurrent urinary tract infections in young women. *Ann Intern Med.* 2001 ; 135 : 9.
104. Oplinger M., Andrews C. O. Nitrofurantoin contraindication in patients with a creatinine clearance below 60 mL/min : looking for the evidence. *Ann Pharmacother.* 2013 ; 47 : 106.
105. Huttner A., Verhaegh E. M., Harbarth S., *et al.* Nitrofurantoin revisited : a systematic review and meta-analysis of controlled trials. *J Antimicrob Chemother.* 2015 ; 70 : 2456.
106. Raz R., Gennesin Y., Wasser J., *et al.* Recurrent urinary tract infections in postmenopausal women. *Clin Infect Dis.* 2000 ; 30 : 152.
107. Stamm W. E. Estrogens and urinary-tract infection. *J Infect Dis.* 2007 ; 195 : 623.
108. Raz R., Stamm W. E. A controlled trial of intravaginal estriol in postmenopausal women with recurrent urinary tract infections. *N Engl J Med.* 1993 ; 329 : 753.
109. Beerepoot M. J., Geerlings S. E., van Haarst E. P., van Charante N. M., ter Riet G. Nonantibiotic prophylaxis for recurrent urinary tract infections : A systematic review and meta- analysis of randomized controlled trials. *J Urol.* 2013 ; 190 : 1981-9.
110. Beerepoot MJ., Geerlings SE., van Haarst EP., van Charante NM., ter Riet G. Nonantibiotic prophylaxis for recurrent urinary tract infections : A systematic review and meta-analysis of randomized controlled trials. *J Urol.* 2013 ; 190 : 1981-9. [Même référence que 106.]
111. Bauer H. W., Rahlfs V. W., Lauener P. A., Blessmann G. S. S. Prevention of recurrent urinary tract infections with immuno- active E. coli fractions : A meta-analysis of five placebo-controlled double-blind studies. *Int J Antimicrob Agents.* 2002 ; 19 : 451-6.
112. Naber K. G., Cho Y. H., Matsumoto T., Schaeffer A. J. Immunoactive prophylaxis of recurrent urinary tract infections : a meta-analysis. *Int J Antimicrob Agents.* 2009 ; 33 : 111-9.
113. Kranjčec B., Papeš D., Altarac S. D-mannose powder for prophylaxis of recurrent urinary tract infections in women : A randomized clinical trial. *World J Urol.* 2014 ; 32 : 79-84.
114. Wellens A., Garofalo C., Nguyen H., *et al.* Intervening with urinary tract infections using anti-adhesives based on the crystal structure of the FimH-oligomannose-3 complex. *PLoS One.* 2008 ; 3 : e2040.
115. Berry R. E., Klumpp D. J., Schaeffer A. J. Urothelial cultures support intracellular bacterial community formation by uropathogenic Escherichia coli. *Infect Immun.* 2009 ; 77 : 2762-72.
116. Schmidt D. R., Sobota A. E. An examination of the anti-adherence activity of cranberry juice on urinary and nonurinary bacterial isolates. *Microbios.* 1988 ; 55 : 173-81.
117. Howell A. B., Botto H., Combescure C., *et al.* Dosage effect on uropathogenic Escherichia coli anti-adhesion activity in urine following consumption of cranberry powder standardized for proanthocyanidin content : a multicentric randomized double blind study. *BMC Infect Dis.* 2010 ; 10 : 94.
118. Jepson R. G., Williams G., Craig J. C. Cranberries for preventing urinary tract infections. *Cochrane Database Syst Rev.* 2012 ; 10 : CD001321.
119. Lee B. B., Simpson J. M., Craig J. C., Bhuta T. Methenamine hippurate for preventing urinary tract infections. *Cochrane Database Syst Rev.* 2007 ;(4) : CD003265.
120. Ocha-Brust G. J., Fernández A. R., Villanueva-Ruiz G. J., *et al.* Daily intake of 100 mg ascorbic acid as urinary tract infection prophylactic agent during pregnancy. *Acta Obstet Gynecol Scand.* 2007 ; 86 : 783-7.
121. Carlsson S., Wiklund N. P., Engstrand L., *et al.* Effects of pH, nitrite, and ascorbic acid on nonenzymatic nitric oxide generation and bacterial growth in urine. *Nitric Oxide.* 2001 ; 5 : 580-6.
122. Carlsson S., Govoni M., Wiklund N. P., *et al.* In vitro evaluation of a new treatment for urinary tract infections caused by nitrate-reducing bacteria. *Antimicrob Agents Chemother.* 2003 ; 47 : 3713-8.
123. García-Larrosa A., Alexe O. Efficacy and safety

of a medical device versus placebo in the early treatment of patients with symptoms of urinary tract infection : a randomized controlled trial. Clin Microbiol. 2016 ; 5 : 210.29.

124. Nicolle L. E., Bradley S., Colgan R., *et al.* Infectious Diseases Society of America guidelines for the diagnosis and treatment of asymptomatic bacteriuria in adults. *Clin Infect Dis.* 2005 ; 40 : 643.

125. Nicolle L. E. Asymptomatic bacteriuria : Important or not ?. *N Engl J Med.* 2000 ; 343 : 1037-9.

126. Lin K., Fajardo K. U.S. Preventive Services Task Force. Screening for asymptomatic bacteriuria in adults : evidence for the U.S. Preventive Services Task Force reaffirmation recommendation statement. *Ann Intern Med.* 2008 ; 149 : W20.

127. Cai T., Nesi G., Mazzoli S., *et al.* Asymptomatic bacteriuria treatment is associated with a higher prevalence of antibiotic resistant strains in women with urinary tract infections. *Clin Infect Dis.* 2015 ; 61 : 1655.

Docteur,

j'ai des troubles de l'érection

Grégoire Mayor et Alexandre Restellini

Préambule

La dysfonction érectile (DE) ou impuissance est définie comme l'incapacité persistante à maintenir une érection suffisante permettant une activité sexuelle satisfaisante. Il s'agit d'un problème souvent négligé dont la fréquence augmente avec l'âge. La prévalence est de 1 à 10 % chez les hommes de moins de 40 ans, de 2 à 9 % entre 40 et 49 ans, de 20 à 40 % entre 50 et 69 ans et de 50 à 100 % à plus de 70 ans. En moyenne, 40 % des hommes entre 40 et 70 ans se plaignent d'impuissance totale ou partielle ☺[1-3]. Dans la majorité des cas, la DE est d'origine mixte, c'est-à-dire à la fois organique et psychogène. Dans un tiers des cas, elle n'est que psychogène ☺[4-7]. Il est difficile de préciser l'origine de la DE par l'anamnèse et l'examen clinique (sensibilité 95 %, spécificité 50 %) ☺[8]. Il faut souligner d'emblée que la DE est un marqueur précoce de la maladie coronarienne qu'il convient d'éliminer rapidement. En plus des maladies cardiovasculaires ☺[9,10] dont elle partage les mêmes risques à savoir l'âge, le diabète sucré ☺[11,12], l'obésité ☺☺☺[13], le tabagisme actif ou ancien ☺[14] et la dyslipidémie, la DE se retrouve dans toutes les maladies systémiques avancées et lors de la prise de médicaments ou de toxiques ☺[15]. La première étape de la prise en charge consiste également en une anamnèse sexuelle et médicochirurgicale détaillée. Il convient de connaître l'historique de la problématique et si le patient a déjà été traité pour ce problème. Dans la grande majorité des cas, la prise en charge des facteurs de risque est indiquée et doit être couplée avec la prescription d'un inhibiteur de la phosphodiestérase de type 5 (IPDE-5). L'efficacité de cette classe de médicaments permet la prise en charge précoce par le médecin traitant sans faire appel aux spécialistes et peut entraîner une récupération rapide. Quelles que soient les causes organiques objectivées, un soutien psychologique est souvent indispensable.

1re consultation

Les questions essentielles

1. Les symptômes sont apparus progressivement et le patient est âgé de plus de 45 ans ?	OUI	p. 743
2. Le patient ne présente jamais d'érections nocturnes ou matinales à l'anamnèse ?	OUI	p. 743
3. Présence d'antécédents médicochirurgicaux ?	OUI	p. 744
4. Prise de médicaments ou de drogues ?	OUI	p. 745
5. Notion d'alcoolisme ou de tabagisme ?	OUI	p. 746
6. L'examen clinique est anormal ?	OUI	p. 746

NON Vous avez répondu « non » à toutes ces questions essentielles

Vous vous trouvez devant un patient de moins de 45 ans, qui présente des érections nocturnes ou matinales, sans antécédent médicochirurgical ni prise de médicament ou de toxique et avec un examen clinique normal.

Une maladie organique est improbable ; cependant, la DE peut être le premier et seul symptôme d'une maladie cardiovasculaire sous-jacente. La littérature rapporte une augmentation des problèmes cardiovasculaires aigus chez les hommes présentant une DE comparativement à ceux du même âge sans DE. Il est donc impératif de rechercher **dès la première consultation** les autres facteurs de risque cardiovasculaire et d'utiliser la classification du 3e consensus de Princeton afin d'identifier les patients à haut risque et leur proposer un avis cardiologique d'emblée si nécessaire ☺[16] avant la poursuite de l'activité sexuelle et la prescription d'un traitement aux IPDE-5. Le tableau ci-dessous résume la classification.

Risque bas*	Risque intermédiaire**	Risque élevé***
• Patient asymptomatique, avec < 3 FR pour un SCA • Angine de poitrine légère stable • IM ancien non compliqué • Insuffisance cardiaque (NYHA I ou II) • Post revascularisation coronarienne • HTA contrôlée • Valvulopathie légère	• 3 FR pour un SCA • Angine de poitrine modérée stable • IM récent (> 2 et < 6 semaines) • Insuffisance cardiaque (NYHA III) • Séquelles d'artériosclérose non cardiaque (AVC, IAMI)	• Haut risque d'arythmie • Angine de poitrine instable ou réfractaire • IM récent (< 2 semaines) • Insuffisance cardiaque (NYHA IV) • Cardiomyopathies hypertrophiques obstructives et autres cardiomyopathies • HTA incontrôlée • Valvulopathie modérée à sévère

Tableau 1 : Stratification du risque cardiaque chez les patients avec un trouble érectile suivant les recommandations des 2e et 3e consensus de Princeton :
* Risque bas : absence de risque cardiaque associé à l'activité sexuelle. Cette catégorie n'a pas besoin de bilan complémentaire en cas d'initiation d'un traitement par IPDE-5.
** Risque intermédiaire : nécessite un bilan au moyen d'un test d'effort. Si celui-ci est négatif, le patient est considéré à bas risque d'événement cardiovasculaire. Le praticien peut poursuivre l'évaluation du trouble érectile et prescrire au besoin un traitement par IPDE-5. S'il se révèle pathologique, un bilan cardiologue est indiqué avant d'initier un traitement par IPDE-5.
*** Risque élevé : demande en premier lieu de stabiliser la pathologie sous-jacente avant de poursuivre l'activité sexuelle en toute sécurité.

Légende SCA : syndrome coronarien aigu ; IM : infarctus myocardique ; IAMI : insuffisance artérielle des membres inférieurs ; NYHA : New York Heart Association.
Tiré de : Dupraz J., Zumkehr J., Mayor G. « Docteur, j'ai un petit problème d'érection ». Rev Med Suisse. 2016 Sept ; 532 : 1607.

Remarque

l'activité sexuelle équivaut à marcher 1,5 km en 20 min ou à monter rapidement 2 étages.

Vous devez vous intéresser à la structure psychologique de votre patient et à sa vie relationnelle. Vous devez tout particulièrement rechercher un problème de couple et faire verbaliser au patient ses difficultés personnelles et relationnelles. En prenant conscience du problème, le patient peut déjà ressentir un soulagement. Le discours doit être simple et empathique, cherchant à démontrer au patient qu'il s'agit d'un problème courant. Poser des questions ouvertes en évitant un interrogatoire strict sur un sujet encore tabou.

Vous devez chercher à savoir exactement la nature du trouble, son début et le degré de gravité de l'impuissance (constante ou intermittente), et s'il a commencé à la suite d'un conflit conjugal. Il est intéressant de savoir si le patient est capable d'une bonne érection par masturbation ou dans une autre circonstance, par exemple avec une autre partenaire, ce qui renforce le diagnostic de trouble psychologique.

Vous devez également dépister dès la première consultation un état dépressif ou anxieux et commencer à le traiter. La prévalence des dysfonctions sexuelles est deux fois plus importante chez les patients déprimés et étroitement en relation avec la sévérité de la dépression. La DE réciproquement influence négativement l'état dépressif.

Il faut chercher à connaître d'éventuels problèmes d'ordre socio-économique pouvant influencer la thymie du patient. Il s'agit surtout du stress et de la fatigue du quotidien, de l'éducation parentale sur la sexualité et de l'anxiété concernant la performance lors de l'acte sexuel.
Il est absolument nécessaire que la partenaire soit impliquée dans la démarche diagnostique et thérapeutique. Il existe peut-être un conflit de couple ou une partenaire dont les exigences sexuelles ne correspondent pas à celles du patient. Vous devez donc conseiller au patient de venir consulter avec sa partenaire s'il est venu seul à la première consultation.

Il existe des questionnaires psychométriques validés qui permettre de suivre l'évolution de la DE. Le plus employé est l'IIEF-5, version abrégée de l'IIEF (International Index of Erectile Function). Le score maximal est de 25 points. Il n'y a pas de DE si le score est > 20. La DE est légère entre 16–20, modérée entre 11–15 et sévère entre 5–10 ☺[17].

Après ce premier entretien et une bonne anamnèse, vous pouvez décider si vous pouvez poursuivre vous-même l'approche psychologique ou s'il faut adresser le patient à un spécialiste (psychologue, psychiatre ou sexologue). Il existe plusieurs thérapies psychosexuelles telles que la thérapie comportementale ou relationnelle entre les partenaires (exercices de relaxation ou de sensibilisation corporelle).

Il convient déjà à ce stade de proposer les mesures hygiénodiététiques habituelles en cas de DE à savoir proposer une activité physique, l'arrêt du tabac, une réduction du stress si possible et une bonne qualité de sommeil. En cas de besoin, il convient de corriger les autres facteurs de risque cardiovasculaire éventuels.

À ce stade de la prise en charge, un traitement d'épreuve par l'un des quatre inhibiteurs de la 5-phosphodiestérase (IPDE-5), le sildénafil, le vardénafil, le tadalafil ou l'avanafil ☺[18], est indiqué. Ces médicaments permettent généralement d'obtenir une érection de bonne qualité lors d'un rapport sexuel. Il est cependant primordial d'apporter quelques précisions d'utilisation concernant le délai et la durée d'action, les effets secondaires et la nécessité d'une stimulation sexuelle. Le choix du médicament dépend de plusieurs facteurs qui sont essentiellement le prix, les effets secondaires et le nombre de rapports durant la semaine.

	Sildénafil	**Vardénafil**	**Tadalafil**	**Avanafil**
Dosage	25, 50 et 100 mg	5, 10 et 20 mg	2,5, 5, 10 et 20 mg	50, 100 et 200 mg
Début de l'effet	30-60 min	30 min	30 min avec pic à 2 h	15-30 min
Durée	> 12 h	4-8 h	> 36 h	½ vie 6-17 h
Effets secondaires les plus fréquents (> 5 %)	Céphalées, bouffées de chaleur	Céphalées, bouffées de chaleur, congestion nasale	Céphalées, dyspepsie, douleurs dorsales et myalgie	Céphalées
Contre-indications principales	Dérivés nitrés ; événement cardiovasculaires grave récent	Identique au sildénafil ; antiarythmiques de classe 1 ou 3 ; syndrome du QT long congénital	Identique au sildénafil	Identique au sildénafil
Interaction avec la nourriture et l'alcool	Interagit avec les repas gras (diminution de l'absorption intestinale) ; pas d'interaction avec l'alcool	Interagit avec la nourriture ; pas d'interaction avec l'alcool	Pas d'interaction avec prise alimentaire ou alcool	Pas d'interaction avec prise alimentaire, mais délais dans l'installation de l'effet

Tableau 2 : Inhibiteurs de la PDE-5 disponibles sur le marché suisse
Tiré de : Dupraz J., Zumkehr J., Mayor G. « Docteur, j'ai un petit problème d'érection ». Rev Med Suisse. 2016 Sept ; 532 : 1607

Vous devez demander à votre patient de consulter à nouveau avec sa partenaire en cas de persistance des troubles malgré vos premiers conseils.
Vous devez le revoir systématiquement après 2 à 3 semaines de traitement aux IPDE-5, aux anxiolytiques ou aux antidépresseurs. Vous devez le revoir après 2 à 3 consultations psychiatriques s'il a été pris en charge par ce spécialiste.

2e consultation

Votre patient vient à cette consultation, accompagné de sa partenaire. Reprenez les points essentiels de l'anamnèse en essayant de la compléter.

Vous avez prescrit un inhibiteur de la PDE-5, un antidépresseur ou un anxiolytique.
- Évaluer l'efficacité du traitement.
- Discuter avec votre patient de ses premières impressions après les entretiens psychiatriques.

Si votre patient ne présente aucune amélioration, vous devez pratiquer un bilan sanguin de base qui comprend au moins :
- une glycémie à jeun, l'HbA1c,
- un profil lipidique,
- le dosage de la testostérone totale à jeun.

En fonction de chaque situation :
- une TSH en cas de signes ou symptômes évocateurs de troubles thyroïdiens. Un dosage de routine n'est pas nécessaire, car il est très rare que l'impuissance soit due à une dysthyroïdie.
- un PSA,
- un dosage de la testosterone total à jeun.

Vous devez poursuivre l'entretien et compléter votre anamnèse selon les directives de la première consultation.
Vous devez revoir votre patient dès réception des résultats.

3e consultation

Le bilan sanguin est anormal

Vous disposez d'une piste. Compléter le bilan au besoin et traiter l'affection potentiellement causale, puis réexaminer la situation à distance. Il existe par exemple une baisse de la testostérone. Répéter le dosage, car il existe souvent de fortes variations physiologiques (stress, anxiété, etc.).

Si le second dosage est à nouveau bas, doser la *FSH, LH et la prolactine* pour différencier un hypogonadisme primaire d'un secondaire. Demander un avis endocrinologique pour la suite du bilan et un éventuel traitement. Les affections endocriniennes représentent une cause rare de troubles organiques impliqués dans l'impuissance et les données de la littérature sont contradictoires ☺[19-21].

Le bilan sanguin est normal

En cas de mauvaise réponse aux IDPE-5, après exclusion des problèmes de compliance et vérification de la bonne utilisation des médicaments et leur provenance (achat par l'internet), il convient de consulter un urologue qui discutera de la pertinence d'examens complémentaires (par ex. US Doppler du pénis avec injection de Caverject®)

Le traitement symptomatique de la DE

1. Traitement médical

a) Un inhibiteur de la PDE-5 (sildénafil, vardénafil, tadalafil ou avanafil) [voir tableau 1 p. 737] peut être proposé ☺[22-25] (NNT 1,4-1,6) chez tous les patients hormis ceux nécessitant un avis cardiologique préalable selon la classification de Princeton (voir p. 736.) et chez ceux traités par des dérivés nitrés.
Les inhibiteurs de la PDE-5 ont pour effet d'augmenter la concentration tissulaire de GMPc dans les corps caverneux en favorisant la relaxation des cellules musculaires lisses permettant l'expansion des corps caverneux ☺[26-27] et l'obtention d'une rigidité suffisante pour une pénétration.
Ce mécanisme se produit pendant l'acte sexuel mais aussi durant les érections nocturnes. La prise régulière du médicament à faible dose (sildénafil 25 mg, vardénafil 5 mg, tadalafil 10 mg) 2 à 3 fois par semaine pendant 3 à 4 semaines, sans obligation de relation sexuelle, permet dans certains cas de récupérer une sexualité spontanée chez le patient sans pathologie avérée. On assistera dans beaucoup de cas à la récupération d'une capacité érectile spontanée sans aide médicamenteuse ultérieure.
En cas de réponse incomplète, il convient de s'assurer de l'observance thérapeutique, de rectifier au besoin la posologie, de contrôler la qualité du produit et la bonne prise du traitement (délais adéquats entre la prise du médicament et la relation sexuelle).
Il peut être utile également de changer de molécule en cas de réponse incomplète après au moins 6 prises médicamenteuses avec la même molécule, cette dernière étant individuelle et variable d'un patient à l'autre.

b) Si votre patient présente essentiellement une diminution de la libido, avec des taux sériques de **testostérone** plutôt bas, il demande souvent une prescription de testostérone. Ce traitement peut être donné :

- à tous les patients dont le bilan est normal (y compris un dépistage du cancer de la prostate) ;

– aux patients âgés avec atteinte organique (vasculaire ou neurologique).

On propose au choix un traitement de testostérone :
- par voie transcutanée : 50 mg/j ;
- par voie parentérale : énanthate de testostérone 250 mg i.m. toutes les 3 semaines ;
- par voie orale : 2 × 80 mg/j d'un décanoate de testostérone pendant 2 à 6 semaines.

La testostérone permettrait d'abaisser le seuil de réponse aux stimuli érotiques et constitue essentiellement un soutien psychologique. Le bénéfice n'est pas clairement démontré, même chez les patients hypoandrogéniques ☺[28-29].

c) Prostaglandines : il s'agit du traitement de 2e ligne ☺☺☺[30], ☺[25,31-36]
Quand le traitement par les inhibiteurs de la PDE-5 est insuffisant, il existe deux médicaments efficaces disponibles en Suisse à base de prostaglandines : l'alprostadil (le Muse®) en instillation intra-urétrale ou en injection intracaverneuse (Caverject®). Le risque de priapisme est faible (< 2 %) mais doit être expliqué au patient.

Muse® : le médicament est introduit par le patient lui-même dans l'urètre distal à l'aide d'un petit embout plastique, environ 20 minutes avant la relation. La verge doit être massée pendant quelques minutes, de préférence en restant debout afin de favoriser la diffusion du principe actif, favorisant une érection renforcée. La dose efficace est généralement de 500 µg, mais la posologie peut être augmentée à 1 000 µg (NNT = 1,7-2,1).
Il n'y a pas de contre-indication formelle à son usage hormis les infections urinaires et locales. Des brûlures urétrales peuvent rendre son usage désagréable

Caverject® : il permet l'injection intracaverneuse des prostaglandines. Le traitement est plus efficace que le Muse® (> 85 % de répondeurs). Le dosage est obtenu par titrage, jusqu'à une dose maximale de 40 µg. L'injection est réalisée sur la face latérale de la verge, bien profondément, et suivie d'un massage de celle-ci. L'érection dure de 30 à 90 minutes environ. La technique est simple et peut être enseignée en 2 à 3 séances. Les effets secondaires principaux sont l'infection (rare), les douleurs (fréquentes : 50 %) et les nodules douloureux (parfois responsables de courbure pénienne). Il faut se limiter à 3 injections par semaine et à une seule par 24 heures ☺[37].

Ce type de traitement est déconseillé chez les patients maladroits dans la pratique des injections, chez les patients malvoyants ou souffrant d'une obésité morbide. Les contre-indications formelles sont les diathèses hémorragiques, l'anticoagulation, la maladie de La Peyronie ou le priapisme idiopathique.

Remarques

il existe une forme d'alprostadil en onguent applicable sur l'extrémité du pénis (Vitaros ®) mais ce médicament n'est pas disponible en Suisse ☺☺☺[38].

2. Traitement mécanique

Il s'agit de l'utilisation d'une pompe à vide.
Il faut placer la pompe à vide sur le pénis au repos. La pression négative engendrée par l'appareil crée une accumulation de sang dans le pénis et une érection. Le patient doit par la suite placer un élastique sur la base du pénis pour éviter une détumescence trop rapide. Le blocage de l'éjaculation est un effet secondaire fréquent ☺[39]. Il s'agit souvent d'un traitement adjuvant, qu'on peut combiner par exemple avec la prise d'un IPDE-5.

3. Traitement chirurgical

Il s'agit d'un traitement de 3e ligne.
Le traitement chirurgical consiste en l'implantation d'une prothèse malléable ou gonflable. Les prothèses sont rarement implantées en Suisse car non remboursées par les caisses maladies, uniquement par l'assurance accident. L'indication est posée par l'urologue.

OUI Vous avez répondu « oui » à une ou plusieurs des questions essentielles

1. Les symptômes sont apparus progressivement et le patient a plus de 45 ans

La perte progressive des capacités érectiles due à l'âge est un phénomène physiologique. Cependant, beaucoup d'hommes demeurent encore sexuellement actifs jusqu'à un âge avancé (jusqu'à 50 % des hommes de 70 à 80 ans !).
Le risque d'une cause organique est plus élevé à partir de 45 ans.
Vous pouvez d'emblée commencer par des investigations comme proposées dans la « 2e consultation ».

2. Absence d'érection nocturne ou matinale normale

L'absence totale d'érections nocturnes et matinales chez un patient qui a bien dormi est hautement suggestive d'une atteinte organique. Il faut dans cette situation investiguer d'emblée, comme proposé à la « 2e consultation » mais se rappeler qu'une érection matinale, même rare, suffit à démontrer l'intégrité physique du système érectile. Un mauvais sommeil lors d'apnées entraîne la disparition des érections nocturnes et souvent un trouble érectile.

3. Antécédents médicochirurgicaux

Il existe un nombre important de comorbidités reconnues comme des facteurs de risque de DE ☺[40-44], ☺☺ [45]

Neurogène
- Centrale : traumatisme cérébral, sclérose en plaques, lésion médullaire, AVC
- Périphérique : polyneuropathie, diabète, chirurgie ou radiothérapie pelvienne

Vasculogène
- Artérielle : macro- ou microangiopathie
- Veineuse : dysfonction veino-occlusive

Endocrinienne
- Hypogonadisme, hyperprolactinémie, hypo- ou hyperthyroïdie

Systémiques
- Maladies hépatiques, rénales, pulmonaires, cardiovasculaires et prostatiques

Tissulaire
- Maladie de La Peyronie, priapisme, traumatisme pelvien ou pénien

Psychiatrique
- État anxieux, dépression, psychopathies

Les facteurs de risque cardiovasculaire ont déjà dû être identifiés lors de la première consultation.
Les autres grandes classes de maladie occasionnant une DE sont les endocrinopathies, les pathologiques neurologiques centrales ou périphériques, les maladies systémiques avancées et toutes les pathologies péniennes (maladie de La Peyronie, etc.).

Il existe un antécédent chirurgical

Certaines interventions peuvent engendrer un trouble de l'érection par une atteinte vasculaire, neurologique ou mixte. Il s'agit essentiellement d'une :
- cystectomie radicale ;
- prostatectomie radicale ;
- urétroplastie bulbaire ;
- amputation abdomino-périnéale ou résection antérieure basse ;

- chirurgie aorto-iliaque ;
- chirurgie de la colonne vertébrale ☺☺ [46].

4. Prise de médicaments ou de toxiques

Le patient est sous traitement médicamenteux

La DE secondaire à la prise de médicaments représente jusqu'à 25 % des cas. Le tableau ci-dessous résume les principales classes de médicaments pouvant causer une DE :

Antiandrogènes centraux ou périphériques
- Agonistes et antagonistes de la LHRH (ex Lucrin®)

Antiprolifératifs
- Chimiothérapie (cyclophosphamide, busulfan)

Antihypertenseurs
- Diurétiques thiazidiques
- β-bloquants
- Anticalciques
- Spironolactone

Antiarythmiques
- Digoxine
- Amiodarone

Antidépresseurs ou psychotropes ☺ [47-49].
- Tricycliques
- Inhibiteur du recaptage de la sérotonine
- Phénothiazines
- Butyrophénones (par exemple halopéridol))

Autres
- Opiacés
- Kétoconazole
- Anti-H2/cimétidine
- Atorvastatine

Dans la mesure du possible, cesser le traitement incriminé ou changer de molécule.

Le patient consomme des toxiques (drogues « récréatives »)

Un grand nombre de drogues ou de substances chimiques peuvent induire une dysfonction érectile. Il s'agit surtout de la marijuana, de la cocaïne, de l'héroïne et de la morphine ☺[50,51].

5. Alcoolisme chronique ou tabagisme

L'alcoolisme entraîne des troubles de l'érection. 60 % des patients alcooliques se plaignent de troubles sexuels. Outre les effets centraux et périphériques, l'alcool provoque un effet toxique direct sur les testicules et l'axe hypothalamo-hypophysaire (atrophie testiculaire et gynécomastie). La dépendance alcoolique entraîne des problèmes psychiques responsables également de l'impuissance. En dehors de l'arrêt de la consommation de boissons alcoolisées, le traitement est ici aussi multifactoriel.

Entre 70 et 80 % des patients avec troubles de l'érection sont de grands fumeurs. La nicotine altère les capacités sexuelles et inhibe le blocage veineux. Tenter un sevrage. En cas d'échec, investiguer.

6. L'examen clinique est anormal

Il existe par exemple :

- une gynécomastie. En l'absence de consommation d'alcool ou de prise de médicament, demander d'emblée un avis spécialisé ;
- une neuropathie. Si la cause est évidente (diabète, alcoolisme), la traiter. Sinon, pratiquer un bilan étiopathogénique ;
- un examen neurologique pathologique. Il existe peut-être un défaut du champ visuel avec une tumeur hypophysaire. Demander un avis neurologique ;
- des signes d'athérosclérose, par exemple absence de pouls ou souffle vasculaire fémoral (syndrome de Leriche). Il existe probablement une composante vasculaire ;
- des signes d'hypogonadisme (baisse de la libido avec petits testicules et baisse de la pilosité). Il existe une atteinte endocrinienne certaine. Vous devez pratiquer le bilan comme proposé à la « 2e consultation » et demander un avis spécialisé ;
- une anomalie du pénis : avec des plaques faisant suspecter une maladie de La Peyronie ;
- une anomalie des testicules : une atrophie, une asymétrie ou une masse. Demander d'emblée un avis spécialisé.

Bibliographie

1. Braun G., Wassmer T., Klotz T. et al. Epidemiology of erectile dysfunction : Results of the 'Cologne Male Survey'. *Int J Impot Res.* 2000 ; 12 : 305-11.
2. Dupraz J., Zumkehr J., Mayor G. « Docteur, j'ai un petit problème d'érection ». *Rev Med Suisse.* 2016 ; 532 : 1607-1613.
3. Bacon C. G., Mittleman M. A., Kawachi I, et al. Sexual function in men older than 50 years of age : results from the health professionals follow-up study. *Ann Intern Med.* 2003 ; 139 : 161-8.
4. RW Lewis R.W., Fugl-Meyer K.S., Corona G. Definitions/epidemiology/risk factors for sexual dysfunction. *J Sex Med. 2010 ; 7 : 1598-1607.*
5. R. Shamloul R., Ghanem H. *Erectile Dysfunction. Lancet.* 2013 ; 381 : 153-65.
6. Lue T.F. Erectile dysfunction. *N Engl J Med.* 2000 ; 1802-13.
7. Guay A. T., Spark R. F., Bansal S., et al. American Association of Clinical Endocrinologists medical guidelines for clinical practice for the evaluation and treatment of male sexual dysfunction : a couple's problem-2003 update. *Endocr Pract.* 2003 ; 9 : 77-95.
8. Davis-Joseph B., Tiefer L., Melman A. Accuracy of the initial history and physical examination to establish the etiology of erectile dysfunction. *Urology.* 1995 ; 45 : 498-502.
9. Fung M. M., Bettencourt R., Barrett-Connor E. Heart disease risk factors predict erectile dysfunction 25 years later : the Rancho Bernardo Study. *J Am Coll Cardiol.* 2004 ; 43 : 1405-11.
10. Vlachopoulos C., Jackson G., Stefanadis C., *et al.* Erectile dysfunction in the cardiovascular patient. *Eur Heart J.* 2013 ; 34 : 2034-46.
11. Ellenberg M. Impotence in diabetes : the neurologic factor. *Ann Intern Med.* 1971 ; 75 : 213-9.
12. Grover S. A., Lowensteyn I., Kaouache M., *et al.* The prevalence of erectile dysfunction in the primary care setting : importance of risk factors for diabetes and vascular disease. *Arch Intern Med.* 2006 ; 166 : 213-9.
13. Esposito K., Giugliano F., Di Palo C., *et al.* Effect of lifestyle changes on erectile dysfunction in obese men : a randomized controlled trial. *JAMA.* 2004 ; 291 : 2978-84.
14. Mannino D. H., Klevens R. M., Flanders W. D. Cigarette smoking : An independent risk factor for impotence ?. *Am J Epidemiol.* 1994 ; 140 : 1003. 166 : 213-17.
15. Wein A. J., Van Arsdalen K. N. Drug-induced male sexual dysfunction. *Urol Clin North Am.* 1988 ; 15 : 20-31.
16. Nehra A., Jackson G., Miner M., *et al.* The Princeton III Consensus recommendations for the management of erectile dysfunction and cardiovascular disease. *Mayo Clin Proc.* 2012 ; 87 : 766-78.
17. Rosen R.C. The international index of erectile function (IIEF) : A multidimensional scale for assessment of erectile dysfunction. *Urology.* 1997 : 49 : 822-30.
18. Zurawin J. L., Stewart C. A., Anaissie J. E., *et al.* Avanafil for the treatment of erectile dysfunction. *Expert Rev Clin Pharmacol.* 2016 ; 9 : 1163-70.
19. Ghanem H.M. SOP : Physical examination and laboratory testing for men with erectile dysfunction. *J Sex Med.* 2013 : 10 : 108-110.
20. Hatzichristou D. Diagnostic steps in the evaluation of patients with erectile dysfunction. *J Urol.* 2002 : 168 : 615-620.
21. Earle C. M., Stuckey B. G. Biochemical screening in the assessment of erectile dysfunction : what tests decide future therapy ?. *Urology.* 2003 ; 62 : 727-31.
22. McMahon C. G. Treatment of erectile dysfunction with chronic dosing of Tadalafil. *Eur Urol.* 2006 ; 50 : 215-7.
23. Tomlinson J., Wright D. Impact of erectile dysfunction and its subsequent treatment with sildenafil : Qualitative study. *BMJ.* 2004 ; 328 : 1037-44.
24. Eardley I., Donatucci C., Corbin J., *et al.* Pharmacotherapy for erectile dysfunction. *J Sex Med* 2010 : 7 : 524-540.
25. Porst H. SOP conservative (medical and mechanical) treatment of erectile *Dysfunction. J Sex Med* 2013 ; 10 : 130-171.
26. Corbin J. D., Francis S. H. Pharmacology of phosphodiesterase-5 inhibitors. *Int J Clin Pract.* 2002 ; 56 : 453-9.
27. Jeremy J. Y., Ballard S. A., Naylor A. M., *et al.* Effects of sildenafil, a type-5 cGMP phosphodiesterase inhibitor, and papaverine on cyclic GMP and cyclic AMP levels in the rabbit corpus cavernosum in vitro. *Br J Urol.* 1997 ; 79 : 958-63.
28. Bhasin S. Testosterone therapy in men with androgen deficiency syndromes : An Endocrine Society clinical practice guideline. *J Clin Endocrinol Metab* 2010 ; 95 : 2536-2559.
29. Idori A.M.A. Critical analysis of the role of testosterone in erectile function : From pathophysiology to treatment-a systematic review. *Eur Urol* 2014 ; 65 : 99-112.
30. Shabsigh R. Intracavernous alprostadil alfadex is more efficacious, better tolerated, and preferred over intraurethral alprostadil plus optional actis : A comparative, randomized, crossover, multicenter study. *Urology* 2000 ; 55 : 109-113.
31. Padma-Nathan H., Hellstrom W. J., Kaiser F. E., et al. Treatment of men with erectile dysfunction with transurethral alprostadil. MUSE Study Group. *N Engl J Med.* 1997 ; 336 : 1-7.
32. Wiliam G., Abbou C. C., Amar E. T., et al. Efficacy and safety of transurethral alprostadil therapy in men with erectile dysfunction. MUSE Study Group. *Br J Urol.* 1998 ; 81 : 889-94.
33. Govier F. E., McClure R. D., Weissman R. M., et al. Experience with triple-drug therapy in a phar-

macologic erection program. *J Urol.* 1993 ; 150 : 1822-4.

34. Giuliano F., Blanchet P., Benoît G., et al. Diagnostic et traitement de l'impuissance : indications des injections intracaverneuses. *La Presse médicale.* 1994 ; 23 : 1257-62.
35. Linet O. I., Ogrine F. G. Efficacy and safety of intracarvenosal alprostadil in men with erectile dysfunction. The Alprostadil Study Group. *N Engl J Med.* 1996 ; 334 : 873-7.
36. Eardley, I., Donatucci C., Corbin J.et al. Pharmacotherapy for erectile dysfunction. *J Sex Med.* 2010 ; 7 : 524-540.
37. Vardi, Y.,Sprecher E., Gruenwald I.*et al.* Logistic regression and survival analysis of 450 impotent patients treated with injection therapy : long-term dropout parameters. *J Urol. 2000* ; 163 : 467-70.
38. Padma-Nathan, H., *et al.* An integrated analysis of alprostadil topical cream for the treatment of erectile dysfunction in 1732 patients. *Urolog.* 2006 ; 68 : 386-91.
39. 39 Tay K. P., Lim P. H. A prospective trial with vacuum-assisted erection devices. *Ann Acad Med* Singapore. 1995 ; 24 : 705-7.
40. Montorsi P., Ravagnani P.M., Galli S., et al. Association between erectile dysfunction and coronary artery disease. Role of coronary clinical presentation and extent of coronary vessels involvement : The COBRA trial. *Eur Heart. J* 2006 ; 27 : 2632-39.
41. Gacci M., I., Eardley I., F Giuliano F. Critical analysis of the relationship between sexual dysfunctions and lower urinary tract symptoms due to benign prostatic hyperplasia. *Eur Urol.* 2011 ; 690 : 809-825.
42. Heidenreich A. EAU guidelines on prostate cancer. Part 1 : Screening, diagnosis, and local treatment with curative intent-update 2013. *Eur Urol* 2014 ; 59 : 61-71.
43. Maggi M. Hormonal causes of male sexual dysfunctions and their management (hyperprolactinemia, thyroid disorders, GH disorders, and DHEA). *J Sex Med* 2013 ; 10 : 661-677.
44. Dossenbach M.R., Hodge A., Anders M. Prevalence of sexual dysfunction in patients with schizophrenia : International variation and underestimation. *Int J Neuropsycho-pharmacol.* 2005 : 8 : 195-201.
45. JY Dong J.Y., Zhang Y.H., Qin L.Q. Erectile dysfunction and risk of cardiovascular disease : Meta-analysis of prospective cohort studies. *J Am Coll Cardiol.* 2011 ; 58 : 1378-85.
46. Siddiqui M.A., Peng B., Shanmugam N. Erectile dysfunction in young surgically treated patients with lumbar spine disease : A prospective follow-up study. *Spine* (Phila Pa 1976) 2012 ; 37 : 797-801.
47. Pollack M.H, Reiter S., Hammerness P. Genitourinary and sexual adverse effects of psychotropic medication. *Int J Psychiatry Med.* 1992 ; 22 ; 205-327.
48. SullivanG., Lukoff D. Sexual side effects of antipsychotic medication : Evaluation and interventions. *Hosp Community Psychiatry.* 1990 ; 41 : 1238-41.
49. Kennedy S. Rizvi S. Sexual dysfunction, depression, and the impact of antidepressants. *J Clin Psychopharmacol.* 2009 ; 29 : 157-164.
50. Grover S., Surendra K., Pendharkar S., et al.Sexual Dysfunction in patients with Alcohol and Opioid dependence. *Indian J Psychol Med.* 2014 ; 36 : 355-65.
51. Zaazaa A, Bella A.J, Shamloul R. Drug addiction and sexual dysfunction. *Endocrinol Metab Clin North Am.* 2013 ; 42 : 585–92.

Docteur,

je me suis blessé

Dave Baer et Marc-André Raetzo

Préambule

Dans la prise en charge efficace d'une blessure, tout doit être mis en œuvre pour obtenir une restitution *ad integrum* aussi parfaite que possible.

La partie visible n'est souvent que le sommet de l'iceberg. Le bilan initial et peropératoire comprend la recherche d'éventuels corps étrangers et l'exploration soigneuse de possibles lésions des structures sous-jacentes : vaisseaux, nerfs, tendons, ligaments, muscles, capsule articulaire, bourse, cartilages et os.

Selon l'examen physique et le bilan lésionnel, le médecin de premier recours pourra décider si le traitement est du ressort de ses compétences. En fonction des atteintes rencontrées, entre autres vasculaire ou esthétique ou en cas de risque infectieux majeur, le recours à un spécialiste ou à une structure hospitalière doit être envisagé.

1re consultation

Les questions essentielles

1. **Présence d'une amputation ou d'une perte de substance importante ?**	OUI	**p. 762**
2. **Suspicion de corps étranger ?**	OUI	**p. 763**
3. **Notion de morsure ?**	OUI	**p. 763**
4. **Une fracture est-elle possible ?**	OUI	**p. 766**
5. **Le délai entre la blessure et la consultation est-il supérieur à 6 heures ?**	OUI	**p. 767**
6. **La plaie est une large déchirure avec un lambeau fin rétracté**	OUI	**p. 769**
7. **S'agit-il d'une brûlure ou d'une lésion par produits chimiques ?**	OUI	**p. 771**
8. **S'agit-il d'une plaie pénétrante, par objet contondant (par exemple couteau, ou arme blanche) ou éventuellement punctiforme (par exemple clou, seringue) ?**	OUI	**p. 774**
9. **Le patient prend-il des stéroïdes ou est-il immunosupprimé ?**	OUI	**p. 775**

NON Vous avez répondu « non » à toutes ces questions essentielles

Un premier contact avec le patient permet de calmer son angoisse ou celle de son entourage. Après le premier triage de gravité selon les questions essentielles, désinfecter la plaie et ses pourtours puis appliquer un pansement provisoire stérile imbibé de NaCl 0,9 % dans l'attente de la suite de la prise en charge. Les douleurs doivent être impérativement évaluées et une antalgie efficace donnée. On choisira, en absence d'allergie ou d'autre contre-indication (grossesse, etc.), du paracétamol ou le cas échéant du tramadol (voir dosages plus loin). Éviter les anti-inflammatoires non stéroïdiens (AINS) en première intention avec leur potentiel antiagrégant.

La prise en charge efficace vise à rétablir et à respecter l'intégrité des structures sous-jacentes et une bonne continuité des berges de la plaie, en respectant au mieux l'esthétique et en prévenant l'infection

La partie visible de la plaie n'est souvent que le sommet de l'iceberg. Le bilan initial et l'exploration soigneuse peropératoire sont indissociables dans la prise

en charge. Le concept fondamental est de ne jamais fermer une plaie avant d'avoir exploré sa base et ses recoins.
Se reposer les questions essentielles tout au long de la prise en charge.
La collaboration du parent chez l'enfant est essentielle. Considérer en cas d'exigence des parents une sédation, une anesthésie générale ou le recours à un chirurgien plasticien. Éviter à tout prix de faire un bras de fer avec l'entourage de l'enfant.

Vous pouvez ensuite traiter la plaie en suivant les recommandations suivantes ☺[1-3], ☺☺☺[72]

Attitude générale

1 – Inspecter et examiner la plaie (mettre des gants jetables).
2 – Observer les axes du membre, évaluer l'importance et le genre du saignement, tester la sensibilité périphérique et la fonction articulaire et musculaire, segment par segment concernés. Palper éventuellement le crâne à la recherche d'une embarrure.
3 – Vérifier le statut vaccinal antitétanique.
4 – Demander au patient s'il est allergique, entre autres à la lidocaïne, à l'iode, au latex ou aux antibiotiques.
5 – S'assurer d'un bon éclairage mobile et orientable.
6 – Surveiller les paramètres vitaux en fonction de la situation clinique.
7 – Prévoir une imagerie complémentaire en cas d'atteinte plus importante.
8 – Le cas échéant, documenter la plaie par photographies avant et après l'intervention.
9 – Installation confortable du patient et du médecin.

> Remarque
>
> La musique diffusée en salle d'intervention peut aider à faire diminuer le stress lié à l'événement et exercer un effet hypnotique et tranquillisant sur le patient ☺☺[4].

Démarche à suivre en fonction de la plaie

1. Vérifier l'intégrité vasculaire

Un saignement en jet pulsatile et/ou une disparition des pouls distaux représente très probablement une atteinte artérielle.
Une compression par un hématome peut également interrompre la circulation distale.

Pour la main ou les doigts, pratiquer un test d'Allen modifié avec oxymétrie de pouls sur l'index ☺☺☺[5-10] :
- demander au patient de fermer le poing avec énergie ;
- comprimer les artères radiale et cubitale ;
- demander au patient d'ouvrir la main, puis relâcher la compression des artères l'une après l'autre.

Une recoloration rapide de la main et la réapparition de l'onde de pouls sur le capteur permettent de confirmer l'intégrité vasculaire. Ce test est fiable à 95 %. Un Doppler artériel peut être utilisé si disponible.

La dévascularisation représente, en cas de blessure, **la seule urgence chirurgicale vraie** avec l'infection. Dans cette situation, adresser immédiatement le patient dans un centre spécialisé, avec un pansement compressif stérile, surélévation et immobilisation du membre. La pose d'un garrot proximal doit être exceptionnelle, à ne pratiquer qu'en dernier recours. Si l'hémorragie est persistante et oblige à mettre un garrot, notez l'heure exacte de son application, et signalez-le clairement sur le patient et aux accompagnants.

2. Tester systématiquement la sensibilité dans le territoire concerné avant de pratiquer une anesthésie ☺[11]

L'atteinte d'un nerf se manifeste le plus souvent par un déficit sensitif et/ou moteur et doit être explorée et suturée d'emblée si possible. Après avoir lavé la plaie, et désinfecté autour, mettre un pansement gras puis adresser le patient à un chirurgien compétent pour les sutures nerveuses. Une suture différée du nerf, en accord avec le spécialiste, peut éventuellement être pratiquée dans les jours qui suivent. Si c'est le cas, il convient de fermer la peau par une suture simple pour prévenir une surinfection en attendant la révision par le spécialiste.

3. Tester systématiquement la mobilité et la stabilité des segments atteints

La mobilisation active et contre résistance permet de rechercher une éventuelle lésion musculotendineuse ou celle d'un nerf moteur. L'intégrité de la musculature périorale et périoculaire se teste par la mimique.
Une instabilité articulaire est généralement secondaire à une atteinte des ligaments et/ou de la capsule articulaire.
Les atteintes nerveuses, musculotendineuses, cartilagineuses (nez, oreilles), articulaires, de bourse articulaire ou de ligaments sont du ressort du chirurgien spécialiste concerné (voir « Exploration de la plaie », p. 755), auquel il convient de référer le patient.

4. En cas de besoin, laver longuement sous l'eau courante, ☺[12], ☺☺☺[13]

En cas de plaie fortement contaminée par de la poussière, de la terre ou des excréments, compléter en nettoyant délicatement, le cas échéant sous anesthésie locale, ou en débridant les berges souillées (sauf au visage ou sur les mains).
Chez l'enfant, appliquer un pansement avec gel de lidocaïne (10 mg/kg), tétracaïne et épinéphrine gel LET ☺☺[14-16] dans la plaie, couverte d'un pansement hermétique, et maintenir pendant 1 heure si la situation le permet.

5. Mettre un masque chirurgical, des lunettes et des gants stériles après désinfection ou lavage soigneux des mains

6. Désinfecter largement le pourtour de la plaie, en frottant fermement mais précautionneusement, avec un désinfectant non alcoolique, par exemple povidone-iodine ☺☺☺[21] en solution aqueuse

En cas d'allergie à l'iode et pour le visage, utiliser par exemple la chlorhexidine.

7. Isoler la plaie avec un champ stérile

8. Pratiquer une anesthésie locale ou locorégionale

Tester l'effet de l'application du gel LET chez l'enfant. La plupart du temps, l'intervention est possible, sinon continuer comme pour l'adulte avec de la lidocaïne 0,5 ou 1 % (dosage 5 mg/kg, max 400 mg chez l'adulte) ☺[22] (figure 1a). Un mélange de lidocaïne et d'adrénaline (1 : 200 000, max 0,25 mg en une application) peut parfois être utile pour des plaies qui saignent beaucoup et pour lesquelles on ne peut poser de garrot (plaie superficielle de l'abdomen par exemple). Dans ce cas, on adjoindra 1 ml de bicarbonate de sodium 8,4 % par 10 ml d'anesthésique ☺☺☺[23,24].
L'adrénaline ne doit jamais être utilisée au niveau des extrémités (doigts, orteils, pénis, oreilles, nez) en raison du risque de nécrose par vasoconstriction. Elle ne doit pas être utilisée de manière générale chez la femme enceinte, les patients coronariens, hypertendus, tachycardes, ou en cas de glaucome.
Pour les blessures des doigts, faire l'anesthésie par bloc commissural ou par voie dorsale commissurale, à la base du doigt (figure 1b).

Attention

Ne pas faire d'anesthésie en bague (risque de syndrome de loge). Préférer l'anesthésie commissurale : bloc interdigital avec infiltration dans l'espace intermétacarpien.

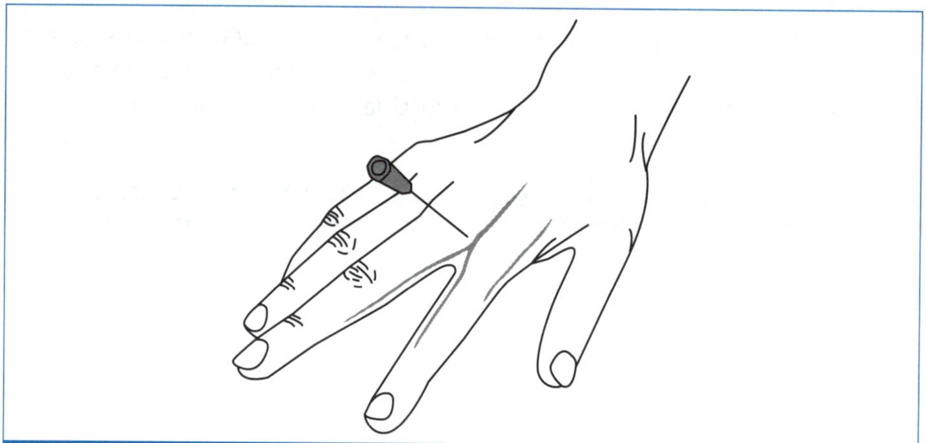

Figure 1 : Anesthésie locale. Bloc interdigital ou commissural

Pour les allergies à la lidocaïne :

– Utiliser des anesthésiques locaux type « ester » telle la chloroprocaïne HC 1 % (dosage 11 mg/kg, max 800 mg chez l'adulte). Si anesthésie avec adjonction d'adrénaline 1 : 200 000 : dosage 14 mg/kg, poids corporel (max : jusqu'à 1 000 mg chez l'adulte).

– Il faut s'assurer d'avoir à disposition de l'épinéphrine pour administration i.v. diluée après avoir posé une voie veineuse à cause des allergies croisées possibles.

Les enfants seront adressés en milieu spécialisé.

10. Si vous devez pratiquer une sédation générale, utiliser un mélange équimolaire O2/protoxyde d'azote (MEOPA)

11. Poser un garrot pour les extrémités

Chaque fois que c'est possible, en enroulant par exemple une bande élastique en partant distalement pour assurer la vidange veineuse, puis en posant un garrot proximal. Une plaie qui ne saigne pas est plus facile à explorer. Une manchette à pression à distance peut également servir de garrot.

Noter l'heure de mise en place. Ne pas laisser plus de 45 minutes sans changer le garrot de place (20 minutes pour un garrot digital).

12. Explorer la plaie ☺[3,17]

- Rechercher et enlever les éventuels *corps étrangers,* les débris nécrotiques et les caillots de sang.
- Nettoyer la plaie dans tous ses recoins avec du NaCl 0,9 % stérile, grâce à une sonde boutonnée ou une gaze imbibée ☺☺☺[13]
- S'assurer qu'il n'existe pas d'atteinte de *capsule articulaire ou d'une bourse.*

En cas d'atteinte articulaire, même minime, vous vous trouvez dans la même situation que pour une fracture ouverte type Gustilo-Anderson I (voir plus loin p. 767) : il convient alors d'immobiliser la région atteinte, de recouvrir la plaie d'un pansement gras stérile, d'administrer des antibiotiques type céfuroxime i.v. pendant 1 jour (vérifier si pas d'allergie) ☺☺☺[18-20], ☺☺☺[70] et de référer votre patient au spécialiste pour une exploration.

13. Vérifier l'intégrité des tendons et des ligaments sous-jacents

En principe, vous avez déjà testé la mobilité et la stabilité des structures de voisinage avant d'explorer la plaie. Cependant, il convient de s'assurer à nouveau par cette exploration que vous n'avez pas manqué une lésion, car une structure tendineuse peut fonctionner même s'il ne persiste que quelques fibres non sectionnées, et le risque de rupture secondaire est élevé. Il faut parfois élargir le champ de vision opératoire en agrandissant la plaie ou en dégageant soigneusement les structures nobles. Un choc tangentiel sur un membre fléchi ou étendu entraîne des lésions tendineuses ou ligamentaires à distance de la plaie cutanée ; il faut donc faire bouger toute la structure et les segments incriminés.

En cas de doute sur l'anatomie, ou pour une suture de ligaments et de tendons, référer au chirurgien spécialiste. Dans ce cas, ne pas suturer, mais transférer immédiatement ou éventuellement en urgence différée (dans les 12 heures, avec l'accord du spécialiste).

Faire un pansement et immobiliser dans une position respectant les autres structures.

14. S'assurer que les bords de la plaie sont de bonne qualité : nets, propres, bien colorés et sans contusion

Exciser au besoin les tissus infiltrés de corps étrangers, dévitalisés, contus ou déchiquetés (figure 2), **sauf aux mains et au visage,** où le manque de substance pourrait avoir des conséquences fonctionnelles ou esthétiques importantes. Le traitement de plaies de ce type est donc du ressort du spécialiste, auquel vous devez référer votre patient.

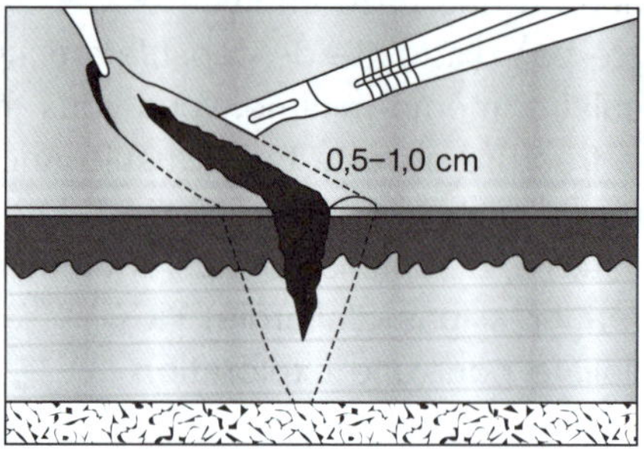

Figure 2 : calcul de la probabilité de maladie et al. Eur Heart J 2003

15. S'assurer que les bords de la plaie seront facilement en contact

Les points de suture ne doivent jamais être sous tension.
Pour cela, il faut libérer les tissus sous-jacents, afin de mobiliser les berges de la plaie, et parfois, si le manque de substance est trop grand, envisager l'utilisation de lambeaux cutanés. Dans ce cas, le patient doit être adressé à un chirurgien spécialisé.

Situations particulières

- Les lésions cartilagineuses (nez, oreilles) des yeux et des paupières ou les lésions proches de structures nobles de la face doivent généralement être référées au spécialiste. Vous vous trouvez dans la même situation que pour une fracture ouverte ou une atteinte de la capsule articulaire avec un très gros risque d'infection, sur une structure très mal vascularisée (voir ci-dessus pour les antibiotiques).
- Les plaies de la sphère génitale nécessitent également une prise en charge spécialisée.
- Les lèvres méritent une suture avec un respect absolu de la continuité du vermillon du rebord labial ; en cas de difficulté également référer au spécialiste.

- Les petites plaies linguales ou du frein de lèvre ou de langue peuvent ne pas être suturées. Les plaies extensives de la langue ou de la cavité buccale seront référées.
- Toute plaie extensive et profonde non explorable aux urgences devra être prise en charge au bloc opératoire.

La suture ☺[3,25]

Vous avez maintenant une plaie propre, explorée, sans corps étrangers, sans lésions sous-jacentes, osseuses, articulaires, tendineuses, ligamentaires, nerveuses ou vasculaires, dont les bords ne sont pas ou ne sont plus déchirés ou contus, et qui sont facilement en contact, sans tension.
Vous pouvez suturer.

L'utilisation de **colle** n'est recommandée ☺☺☺[12,26-29,39] que pour des lacérations de petite taille (< 3 cm pour le fabricant, jusqu'à 8-10 cm selon certains auteurs), peu profondes, sans contusion, non contaminées et sur des berges non écartées et ne saignant pas. Elle est contre-indiquée en territoire muqueux, pour les lèvres ou à proximité des yeux. Elle s'avère très utile lorsqu'il s'agit d'une plaie minime sur le visage d'un enfant, qui redoute particulièrement les piqûres et ne peut être calmé.
Deux types de cyanolacrylates existent : le butyl cyanoacrylate (Histoaccryl®), plus flexible et quatre fois plus résistant que le 2-octyl cyanoacrylate (Dermabond®). Ce dernier a une résistance légèrement inférieure à une suture 5-0.
Appliquer de fines couches successives sans faire de goutte, car la polymérisation cause une réaction thermique potentiellement douloureuse, et sans pénétrer dans la plaie (risque de réaction à un corps étranger). Pour le premier produit, appliquer les berges de la plaie pendant 1 minute, et pendant 3 minutes pour le deuxième produit.
En cas d'accolement indésirable, utiliser de l'acétone ou de l'huile de paraffine.
Reconsulter en cas de rougeur, douleurs ou écoulement purulent.
La pellicule de colle bleue s'en va d'elle-même après 5 à 10 jours.
Dans cette même indication, l'alternative est d'utiliser des **Steri-Strip®** ☺[12].
Ils sont utilisés seuls ou en combinaison avec des sutures simples, un surjet ou de la colle.
Bien dégraisser la peau avec de l'éther plus éventuellement du benjoin.
Éviter des tractions excessives ou l'application circulaire autour des doigts (risque de garrot).
Reconsulter en cas de rougeur, de douleurs ou d'écoulement purulent.
Ne pas mouiller pendant 7-10 jours.
Leur ablation se fait depuis les 2 bords de manière centripète vers la plaie sans provoquer de déhiscence.

Les points de suture

Pour la peau, nous recommandons l'utilisation d'un **monofil non résorbable.** Pour les tissus aponévrotiques et sous-cutanés, vous utiliserez un **monofil résorbable** ☺☺[31,32].

- **En cas d'hémostase difficile** avec saignement veineux diffus, vous devez poser un **drain** dans la plaie car il faut redouter la formation d'un hématome secondaire. L'utilisation de points de Blair-Donati ou Allgöwer-Donati (voir figure 3) permet également l'arrêt du saignement par une fermeture plus adéquate en profondeur et en surface.

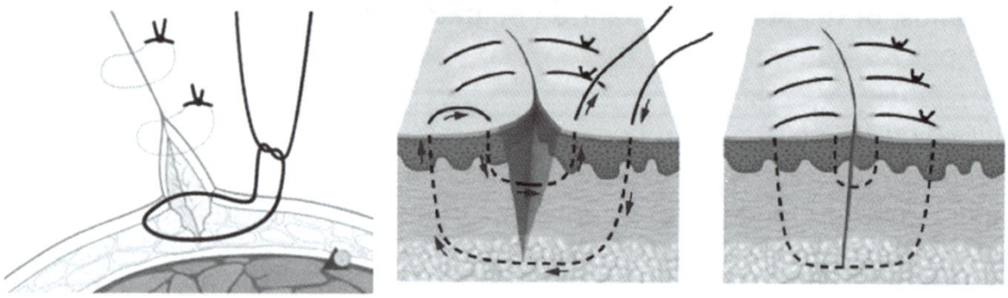

Figure 3: Points de Allgöwer-Donati — Points de Blair-Donati

- **En cas d'atteinte des muqueuses,** au niveau buccal par exemple, vous devez suturer avec du fil résorbable 4-0 ou 5-0, sauf si la plaie est étendue car ce fil se résorberait trop rapidement.
- **En cas d'atteinte des extrémités,** il convient d'utiliser du monofil non résorbable 4-0 ou 3-0.
- **En cas de plaies profondes,** lorsque l'affrontement sans tension des bords de la plaie est difficile par une simple suture cutanée, il convient de pratiquer quelques points profonds de rapprochement, si possible inversés, avec du fil 3-0 ou 4-0 résorbable (figure 4).

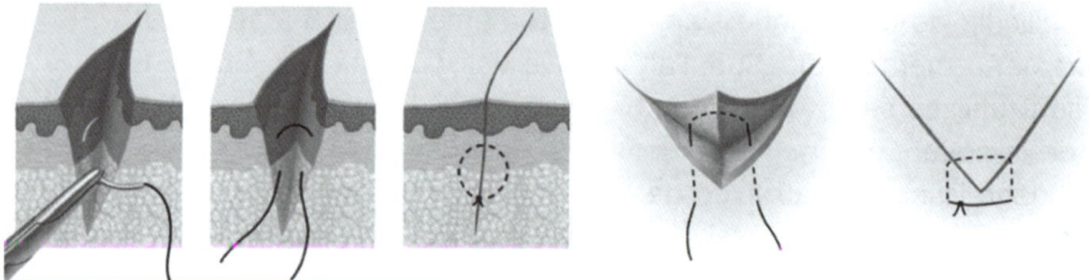

Figure 4 : Points inversés intradermiques — Points d'angles

- **En cas de déchirures superficielles et lacérations étendues sur une peau fragilisée (voir p. 769).**

- **En cas de plaie du visage,** suturer avec du 5-0 ou du 6-0 avant de poser des Steri-Strip® pour diminuer la traction sur les points et immobiliser la région.
- **Pour le cuir chevelu** ☺[33], ☺☺☺[34], le rasage n'est pas indiqué, sauf si des cheveux interfèrent avec la fermeture de la plaie. On peut pratiquement toujours s'en passer en lissant les cheveux méticuleusement de part et d'autre de la plaie, après les avoir humidifiés. Suturer avec du fil 4-0 ou 5-0 en laissant des fragments plus longs pour les retrouver lors de l'ablation. Certains auteurs utilisent des agrafes dans cette indication.

Attention

Ne jamais raser les sourcils ou les cils, car ceux-ci repoussent très mal et les dégâts esthétiques sont importants.

Le pansement

- Appliquer un pansement sec absorbant avec des compresses stériles.

En cas de risque d'adhérence, utiliser un pansement siliconé.

Éviter les bandages circulaires, ou alors prendre la précaution de rembourrer avec une couche de coton, sans serrer. Veiller à contenir sans compresser, cela évite la formation ou la progression des hématomes.

- Les plaies du cuir chevelu ne nécessitent pas de pansement ; celles du visage non plus en dehors des Steri-Strip®, qui servent en même temps à l'immobilisation de la suture. Si la plaie n'est pas protégée, il ne faut pas l'exposer au soleil – recommandation valable pour la cicatrice pendant toute l'année qui suit la plaie.

- Recommander de ne pas salir ni mouiller le pansement.

Un pansement mouillé doit être immédiatement enlevé et changé. Un membre atteint doit être isolé hermétiquement lors des soins hygiéniques du reste du corps.

- En cas de problème avec le pansement, demander au patient de revenir le changer plutôt qu'il ne le fasse lui-même dans des conditions d'asepsie douteuses.

- L'usage d'antibiotiques *per os* ne se justifie pas ☺☺☺[35,36], l'application d'antibiotiques locaux non plus ☺☺[37,38].

L'immobilisation ou la décharge du membre atteint

Pour diminuer les risques d'infection, les plaies doivent être laissées sans sollicitation et immobilisées lorsque cela est possible.

L'immobilisation est particulièrement indiquée si la plaie se trouve dans une région articulaire, où le risque d'infection et de mise sous tension est majeur.

Ne pas oublier de prescrire une décharge par béquilles s'il existe une plaie importante du pied ou de la jambe.
Lors d'une immobilisation prolongée ou de décharge complète du membre inférieur, il faut introduire une anticoagulation prophylactique ☺☺☺[39], par héparine de bas poids moléculaire selon le poids si le patient présente des facteurs de risque (contraception orale, antécédents ou histoire familiale de maladie thromboembolique).

Rappel antitétanique ☺☺☺[71]

Pour les patients de 30-65 ans, pratiquer un rappel s'il n'y en a pas eu depuis 20 ans (en cas de plaie peu souillée), ou depuis 10 ans (en cas de plaie fortement contaminée). Pour les personnes de plus de 65 ans un rappel se fait tous les 10 ans, et 5 ans en cas de plaie souillée.
Étant donné la résurgence de la diphtérie, suite à la baisse de l'immunité de la population, associer une vaccination antidiphtérique. En cas de vaccination incomplète contre la coqueluche et en cas de contact imminent avec des nourrissons de moins de 6 mois, combiner le rappel diphtérie-tétanos avec un rappel antipertussis.
Chez l'enfant, faire amener le carnet de vaccination et vérifier le statut vaccinal. Le cas échéant, l'enfant doit revoir le pédiatre dans les 24 heures pour compléter correctement ses vaccinations.
Si le patient n'a jamais été vacciné, pratiquer une vaccination complète (3 injections) et donner des immunoglobulines antitétaniques spécifiques 250 UI i.m..

Antalgie

Chez les adultes, utiliser un AINS (vérifier si pas d'allergie), par exemple du diclofénac 3 × 50 mg/j p. o. ou de l'acide méfénamique 3 × 500 mg/j p. o., soit éventuellement de l'ibuprofène 3 × 400 mg/j p. o.
Pour les enfants, utiliser du paracétamol, ou du sirop d'ibuprofène ou d'acide méfénamique.
Les antibiotiques de routine ne sont pas indiqués pour des plaies simples ☺☺☺[40].

Prochaine consultation

Vous devez demander à votre patient de consulter à 48 heures pour changer le pansement.
Vous devez dire à votre patient de consulter sans retard en cas d'apparition de douleurs lancinantes, pulsatiles, de tuméfaction, de troubles neurovasculaires ou d'apparition d'un état fébrile, tout au long du processus de cicatrisation.

2e consultation

Changement du pansement

- Il est normal que le pansement soit taché de sang ou de sérosités, mais pas de pus.
- Il faut s'inquiéter si les bords de la plaie sont tuméfiés à distance (halo érythémateux et/ou violacé, induré, douloureux).
- En cas d'infection, faire sauter quelques points, laver et drainer et prescrire des antibiotiques *per os* (voir « Plaie souillée », p. 753).
- Le cas échéant, retirer tous les jours progressivement à chaque changement de pansement le drain mis en place au début.
- Le pansement ne doit plus être changé jusqu'à l'ablation des fils si la plaie est parfaitement calme lors du premier contrôle, et si par la suite le patient reste exempt de douleurs, de paresthésie ou de température et que le pansement reste propre.

Ablation des points de suture

La durée de suture varie avec la localisation anatomique et l'âge du patient (tableau 1) ☺[12.]

Si la plaie a été soumise à une forte tension lors de la suture, il vaut mieux garder les fils quelques jours de plus. Pour les sutures du visage, remettre des Steri-Strip® pour 5-6 jours, si la cicatrice ne paraît pas très solide, ou chez une patiente jeune, pour garantir une cicatrisation la plus esthétique possible. Dans ce dernier cas, garder les Steri-Strip® si possible jusqu'à 20 jours.

Localisation	Enfant	Adulte	Adulte
Cou	3-4 j	7 j	5-6 j
Visage	5 j		
Scalp	7 j	7-14 j	
Tronc, membres supérieurs	7 j	7-10 j	
Membres inférieurs	8-10 j	10-14 j	
Déchirure cutanée			15-21 j

Tableau 1: Durée avant ablation des points de suture en fonction de la localisation

Attention

Penser à compléter le vaccin antitétanos combiné à la diphtérie à 1 et 2 mois, si le patient n'avait pas été vacciné auparavant.
Veiller à la prévention des chéloïdes. Prescrire le cas échéant une pommade évitant les cicatrisations hypertrophiques.

OUI **Vous avez répondu « oui » à une ou plusieurs des questions essentielles**

1. Présence d'une amputation ou d'une perte de substance importante

L'hémorragie est souvent importante, le patient est angoissé de manière bien compréhensible.

Il faut :

- soulager rapidement les douleurs ;
- évaluer la lésion ;
- faire un pansement compressif hémostatique adéquat et poser éventuellement un garrot (noter l'heure et informer les accompagnants) ;
- le cas échéant, mettre une voie veineuse ;
- s'occuper de l'extrémité amputée (doigt, orteil), la laver au sérum physiologique, l'emballer correctement dans une gaze imbibée de solution saline physiologique stérile, puis emballer dans du plastique étanche et mettre dans un bocal plein d'eau avec quelques glaçons (éviter les engelures par contact direct) ;
- transférer dans un centre spécialisé avec la pièce amputée.

En cas de perte de substance, trois cas de figure

a) La plaie est **importante,** profonde, dilacérée avec atteinte probable de structures nobles. Une révision chirurgicale et une greffe cutanée sont nécessaires. Transférer le patient dans un centre spécialisé.

b) La perte de substance est **essentiellement cutanée** (par exemple eczéma du goudron chez le motard). Appliquer les principes de prise en charge des brûlures, voir p. 773.

c) La perte de substance touche une **extrémité** (pulpe digitale) :

- soulager les douleurs ;
- si la racine de l'ongle n'est pas touchée et l'os encore bien recouvert, vous pouvez éventuellement ne pas transférer le patient dans un centre spécialisé et traiter le patient par « repousse dirigée » :

Appliquer un **pansement siliconé** (facilite le changement de pansement car évite de coller) puis en deuxième couche un **pansement gras épais**. Bien rembourrer avec des gazes (appliquer des gazes de 20 × 20 cm pliées en bandes de 5 cm et appliquées en étoile sur le sommet du doigt) pour amortir les chocs, qui sont douloureux. Mettre une bande de gaze et un doigtier de protection en gaze (par exemple Rondodito ©).

- vérifier l'état vaccinal ;
- pas d'antibiotiques de routine.

Changer le pansement après 48 heures puis toutes les 24-48 heures pour activer la repousse avec la même procédure.

2. Un corps étranger est suspecté

Le mécanisme de la blessure permet éventuellement de suspecter la présence de corps étrangers. Dans cette situation, il est important de les identifier et de les retirer à cause du risque d'infection et de fermeture différée de la plaie ☺[3,41,42]. Tout objet facilement visible doit être retiré. Si l'objet est aisément palpable, la plaie peut être agrandie pour le retirer, sans toutefois léser les structures sous-jacentes.
Un corps étranger non irritant, tel un petit bout de verre ou de métal, qui n'est pas dans une zone critique (comme un espace articulaire, ou proche de structures vitales), peut être laissé en place en cas de difficultés d'ablation *(primum non nocere), avec le consentement du patient.*
La palpation peut rater leur détection, particulièrement si la plaie est difficile à explorer ☺[43].
Si on suspecte toujours la présence d'un corps étranger, faire une radiographie dans deux plans.
La sensibilité de détection est de 90 %. Le taux de faux positifs à 10 %, et l'appréciation interobservateur bonne. La détection est plus difficile en dessous de 15 mm de profondeur et ne dépend pas de la couleur ou de la localisation du morceau ☺☺☺[44].
D'autres auteurs utilisent l'échographie pour détecter les morceaux de verre.
Pour la suite de la prise en charge (exploration et fermeture de plaie), voir plus haut.
Rester particulièrement vigilant pour surveiller l'apparition d'une éventuelle infection.

3. Le patient a été mordu ☺[45,46]

Les plaies par morsure ne se suturent en principe jamais. Dans des situations exceptionnelles (visage, main, considérations esthétiques), ou en cas de lésions des parties nobles (tendons, nerfs, vaisseaux) pour lesquelles une suture doit être envisagée, vous devez adresser votre patient au spécialiste.
Avant tout transfert ou en dehors des situations particulières ci-dessus, vous pouvez traiter vous-même une plaie par morsure ☺☺[47-49] en respectant les points suivants :

- laver et nettoyer abondamment la plaie. Utiliser un savon désinfectant, type triclocarban, puis éventuellement du Dakin dilué. Ne pas utiliser un désinfectant non alcoolique, comme de la povidone-iodine en solution aqueuse qui n'est pas suffisante dans cette situation ;
- débrider la plaie sous anesthésie locale, la rincer au Dakin, et mettre un drain en cas de défect profond ;
- ne pas suturer, ou alors uniquement un ou deux points de rapprochement ;

- faire un pansement absorbant ;
- immobiliser systématiquement la région blessée, pour des raisons d'antalgie et surtout pour éviter la propagation d'une infection (en particulier par les gaines tendineuses très mal vascularisées) ;
- utiliser une attelle jambière pour le pied et une attelle BAB (brachio-antébrachiale) pour toute atteinte du membre supérieur. Pour le membre inférieur, la décharge est recommandée (voir « Prophylaxie thromboembolique » ci-dessus) ;
- prescrire systématiquement des antibiotiques (vérifier si pas d'allergie), car une morsure doit toujours être considérée comme infectée. Prescrire l'association acide clavulanique-amoxicilline 3 × 1 g/j p. o., qui est l'antibiotique de choix dans cette situation (chez l'enfant 22,5 mg/kg sans dépasser la dose adulte). En cas d'allergie à la pénicilline, utiliser pour les morsures de :
- chien : clindamycine et triméthoprime-sulfaméthoxazole ;
- chat : céfuroxime ou doxycycline ;
- être humain : clindamycine + ciprofloxacine.
- administrer des antalgiques (vérifier si pas d'allergie), car il existe une contusion musculaire par écrasement due à la pression de la mâchoire de l'animal (broiement par effet pince), et la région peut être très douloureuse durant les premières 48 heures, accompagnée régulièrement d'œdème et de rougeur. Utiliser les anti-inflammatoires non stéroïdiens (AINS) pour les adultes et de préférence le paracétamol pour les enfants. Il existe des AINS en sirop pour les enfants, qui peuvent également être utilisés (méfénacide ou ibuprofène) ;
- rappel ou vaccin antitétanique (voir ci-dessus, p. 760).

Revoir votre patient à 24, 48 et 72 heures, puis espacer si la plaie reste calme. L'immobilisation pourra être retirée à ce moment.

Attention

Les plaies par morsure doivent être contrôlées une fois par jour au minimum pendant les 3 premiers jours, plus longtemps si l'évolution n'est pas clairement favorable.
En cas d'état fébrile ou si l'évolution est défavorable malgré le traitement prescrit, une hospitalisation est recommandée pour un traitement parentéral, une immobilisation stricte et une révision chirurgicale.

Trois types de morsures

Les morsures les plus fréquentes sont dues aux chiens (85-90 %), aux chats (5-10 %), à l'homme (2-3 %) et aux rongeurs (2-3 %).

a) Les morsures de chiens ou de chats

Les chiens provoquent des plaies qui vont de la simple dermabrasion à la lacération, ou de la plaie punctiforme à l'avulsion ou l'écrasement étendu. La plupart des plaies chez l'enfant (50-70 %) ont lieu à la tête. Bien évaluer la profondeur de la lésion pour ne pas rater une plaie transosseuse avec le risque d'infection ou d'abcès intracrânien.

Les plaies par les **chats** sont le plus souvent profondes, localisées au membre supérieur ou au visage avec risque d'inoculation bactérienne osseuse. Les plaies de rongeurs, d'écureuils ou de cochons d'Inde leur sont similaires.

b) Les morsures de serpent

Si le serpent est connu et retrouvé, vous pouvez envisager un traitement ambulatoire, après vous être informé rapidement des précautions à prendre.

Les complications dépendent du venin : nécrose tissulaire locale, neurotoxicité, hypotension, coagulopathie, rhabdomyolyse ou insuffisance rénale.

Si la morsure du serpent en cause ne nécessite pas de traitement particulier (par exemple sérum), traiter la morsure comme ci-dessus ☺☺50

Dans tous les autres cas, adresser le patient à un centre spécialisé, pour surveillance et administration de sérum antivenin (rarement indiqué, car trop allergisant).

Pour le transport, immobiliser et surélever le membre atteint au-dessus du niveau du cœur, poser si possible une voie veineuse.

Envisager une sédation par diazépam 5-10 mg i.v. en cas d'agitation.

c) Les morsures rares (animaux exotiques)

Sont incriminés essentiellement les reptiles d'appartement tels que les iguanes (salmonelles), et plus rarement les alligators (*aeromonas*). Les lacérations mises à part, le risque infectieux dû à des germes plus rares doit être évalué. Des cultures de plaie orientent l'antibiothérapie.

Et la rage ?

Première situation : l'animal en cause provient d'une zone d'endémie de la rage

Selon les recommandations de l'Office fédéral suisse de la santé publique de mai 2006 ☺☺[51], et de février 2012 adaptées aux normes de l'OMS ☺☺☺[52-54], il faut toujours pratiquer une prophylaxie post-expositionnelle (PEP) de la rage sans exception chez toutes les personnes dont une plaie ou une muqueuse a été en contact avec de la salive d'un animal suspect, généralement après morsure (tableau 2).

Si l'animal n'est pas retrouvé, procéder à une prophylaxie immédiate.

Pour les animaux domestiques morts, on peut décider du début de la vaccination après le résultat de l'autopsie de l'animal, avec un délai maximum de 48 heures après l'exposition.

Pour les animaux vivants, après observation rigoureuse par un vétérinaire, on peut interrompre la vaccination si l'animal est asymptomatique après 10 jours.

Deuxième situation : l'animal ne provient pas d'une zone d'endémie

Pour les chiens et les chats, on peut se permettre d'attendre 10 jours d'observation de l'animal par un vétérinaire, sans faire de prophylaxie.

Pour les animaux sauvages, attendre l'autopsie ou au maximum 48 heures, et agir en fonction du résultat. Si l'animal est en fuite, ou si les résultats de l'autopsie ne sont pas disponibles à 48 heures, contacter l'autorité sanitaire pour décider de l'attitude, ceci uniquement en dehors des zones d'endémie.

Zone d'endémie		
Animal suspect	Animal parti	PEP
Animal suspect	Animal mor	PEP selon autopsie (48 h délai max)
Animal suspect	Animal vivant	PEP observation vétérinaire, stop PEP si animal Ok à 10 j
	Chien, chat	Observation vétérinaire, PEP si animal malade
	Animal sauvage	PEP selon autopsie (48 h délai max
		Autres situations : contacter l'autorité sanitaire locale
Patient avec une vaccination complète avant la morsure (professionnels par exemple) Pas d'immunoglobulines. On redonne une dose de vaccin aux jours 0, 3 et 7. Sérologie au jour 14, vaccination et contrôle sérologique 1 ×/semaine pour obtenir un taux d'anticorps > 0,5 UI/ml. Vaccination partielle ou non vacciné Immunoglobulines au jour 0 (rattrapable jusqu'au jour 7 max) : 20 UI/kg PC, 50 % de la dose en injections périlésionnelles, le reste intramusculaire ou 40 UI d'Ig équine. Une dose de vaccin aux jours 0, 3, 7 et 14. Sérologie au jour 21, vaccination et contrôle sérologique 1 ×/semaine pour obtenir un taux d'anticorps > 0,5 UI/ml.		

Tableau 2 : Prophylaxie antirabique postexpositionnelle (PEP) ☺[51]

4. Il existe une possibilité de fracture sous-jacente

Lorsque le mécanisme du traumatisme rend une fracture possible et que l'examen clinique la rend vraisemblable ou la fait suspecter, il faut toujours pratiquer des **radiographies** au minimum dans deux plans, à la recherche d'une fracture sous-jacente, parfois peu symptomatique.

Le risque d'infection osseuse augmente nettement si la fracture est traitée plus de 6 heures après l'accident. Par la suite, ce risque d'infection est directement proportionnel au délai écoulé.
Il convient donc **d'aligner** le membre en cas de désaxation importante (risque de nécrose par compression vasculaire), d'immobiliser puis d'hospitaliser. En effet, s'il existe une fracture, en cas de blessure, il s'agit d'une fracture ouverte, qui correspond à une urgence. La règle est **d'hospitaliser** les fractures ouvertes.

Une fracture ouverte présente un risque très élevé d'infection et il faut dans tous les cas donner un traitement **antibiotique** prophylactique, qui doit être commencé le plus tôt possible, avant ou même pendant le transport en milieu hospitalier.
Les recommandations actuelles ont été revues et adaptées. Selon la classification de Gustilo-Anderson, les fractures ouvertes de type I (moins de 1 cm) reçoivent une dose de céfuroxime i.v., les fractures ouvertes de type II (entre 1 et 10 cm) de 1 à 3 jours de céfuroxime i.v. et les fractures ouvertes de type III (plus de 10 cm et délabrement) 3 jours du même antibiotique ☺☺☺[70].

Rappel ou vaccin antitétanique, voir ci-dessus.

5. Le délai avant consultation dépasse 6 heures ☺☺☺[46,55,68], ☺[3]

Vous devez évaluer le risque d'infection avant de suturer ou de traiter.

Deux possibilités :
- La plaie est infectée de manière évidente avec les signes d'inflammation (« rubor », « calor », « dolor », « tumor ») ou a déjà les aspects d'un phlegmon ou d'un abcès évident (beaucoup plus rare)

Le traitement des plaies infectées est en principe du ressort du spécialiste.
Les infections superficielles peuvent être traitées par le médecin de premier recours.
Il convient d'exciser les berges de la plaie (figure 2), d'inciser un éventuel abcès superficiel et de le cureter. Il faut prendre soin de ne pas inciser de façon perpendiculaire à travers les plis de flexion et respecter les lignes de la peau de Langer (figure 5) (zones de tension créées par les fibres de collagène sous-cutané, danger de rétraction).

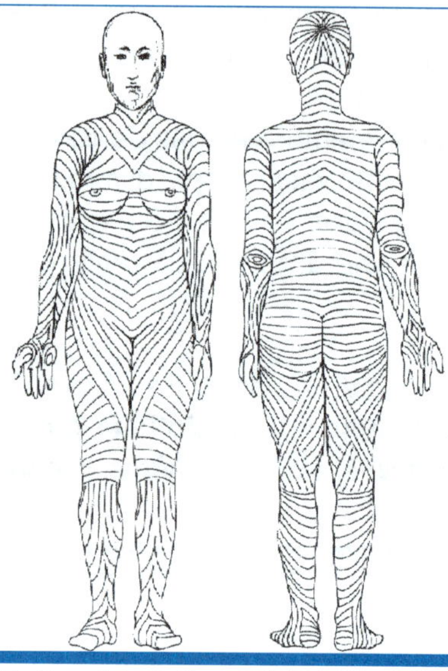

Figure 5: Représentation schématique des lignes de Langer (d'après Simon R et Brenner : Procedures and techniques in emergency medecine, Baltimore, 1982, Williams & Wilkins)

Un pansement absorbant et une immobilisation sont de rigueur.
Surélever la région atteinte si possible.
Effectuer un rappel antitétanique (voir p. 760).
Une antibiothérapie est indiquée systématiquement après prélèvement pour cultures (amoxicilline plus acide clavulanique 3 × 2,2 g/j i.v. ou éventuellement ceftriaxone 2 g/j i.v. ou i.m.).

Surveillance journalière au départ, à ajuster en fonction de l'évolution pour juger de l'évolution et apprécier l'indication à un geste chirurgical. **Ubi pus evacua.**
Les phlegmons des gaines, les abcès profonds ou les atteintes articulaires doivent être traités en milieu hospitalier par des chirurgiens spécialistes.

– **La plaie ne paraît pas infectée, il s'agit uniquement d'une plaie datant de plus de 6 heures.** La fermeture de la plaie se base sur le jugement clinique ☺☺☺[46,55,68,69], ☺[56].

Elle dépend de l'âge, du type de plaie et du degré de contamination.

- Pour les principes généraux de traitement voir plus haut.
- Les plaies occasionnées par des objets contondants propres, aiguisés avec peu ou pas de tissu dévitalisé peuvent être suturées *per primam* jusqu'à

18 heures après l'accident. Des plaies du scalp ou de la face peuvent même être fermées jusqu'à 24 h après la lésion à cause de la riche vascularisation des tissus concernés. Dans des cas sélectionnés et en absence de signes d'infection, avec le consentement du patient, ce délai peut être étendu à 48-72 heures, voire jusqu'à 5 jours lors de déchirure cutanée avec lambeau superficiel chez la personne âgée, voir ci-dessous.

- Une fermeture différée peut être considérée pour les plaies sans complication de patients consultants après 6 heures. Il s'agit de nettoyer et d'aviver chirurgicalement les bords de la plaie par parage. Attendre 4-5 jours sous éventuelle couverture antibiotique puis envisager une fermeture par suture secondaire.
- Pour les petites plaies, les dermabrasions et les petites pertes de substance, le traitement par granulation dirigée *(per secundam)* sont possibles. La désinfection ne doit pas altérer les tissus de granulation, et ne doit pas entrer en contact avec ceux-ci.
- Suivre de près (tous les jours au début) l'évolution de la plaie. Changer le pansement plus souvent s'il est taché, souillé, ou infecté.

Procéder à un rappel antitétanique (voir p. 760).

6. La plaie est une large déchirure avec un lambeau fin rétracté ☺☺☺[46,68-69]

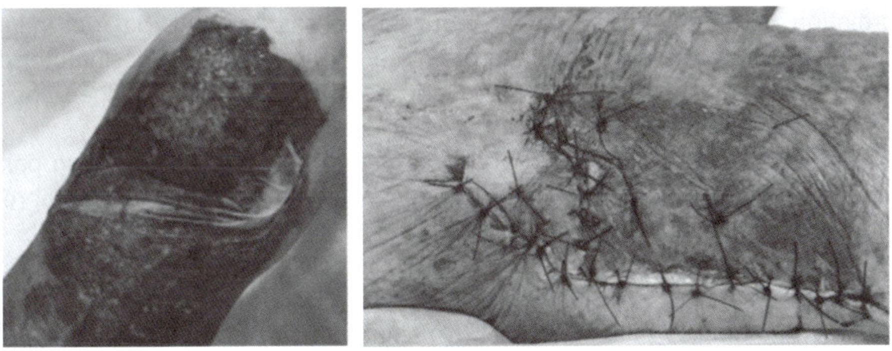

Figure 6: Plaie avec lambeau important rétracté /suture à 48 heures avec points transcutanés

C'est une plaie de la personne âgée avec une peau devenue parcheminée et fine. La déchirure occasionne souvent un décalottage (lambeau cutané avec rétractions), mais la plupart du temps sans perte de substance.

La blessure peut être récente ou dater de 4-5 jours. Les processus de guérison sont toujours là, au ralenti, avec moins de production de fibrine. Malgré le délai, nous proposons une fermeture qui devrait empêcher la transformation en un ulcère cutané chronique.

Après anesthésie locale (absence d'allergie ?), sans vasoconstricteur, le lambeau et la partie sous-cutanée sont soigneusement lavés, décollés, déplissés et nettoyés avec du NaCl 0,9 %. Les caillots sanguins, d'éventuels corps étrangers ou d'autres contaminants sont ainsi éliminés.
Suture : vu la fragilité du lambeau cutané, du fil 4.0 non résorbable est utilisé pour éviter de léser en suturant (les 5.0 ou 6.0 sont comme du fil à couper le beurre). La procédure consiste à fixer le lambeau-greffon en son milieu par plusieurs points d'ancrage transcutanés (technique de Baer, permet de limiter la tension sur le greffon) et de procéder à des mini-incisions de 1-2 mm (par exemple avec aiguille rose 18G ou bistouri fin) pour permettre d'évacuer la formation d'un éventuel hématome secondaire disséquant. Puis les bords seront fixés avec le même genre de fil espacés de 1 centimètre. La couverture cutanée est ainsi optimalisée, et le drainage possible.

Points d'ancrage transcutanés

Pansement : une protection avec interface siliconée souple et microperforée est appliquée, couverte au début d'une éventuelle gaze povidone iodée (si pas d'allergie), le tout recouvert d'un pansement hydrocellulaire siliconé en mousse absorbant les 3 premiers jours.
Le contrôle est effectué quotidiennement les premières 72 heures pour détecter une éventuelle surinfection (traitement voir les principes généraux) ou la formation d'un hématome(drainer ànouveau, le cas échéant, par des mini-incisions). Sinon, laisser en place la première couche siliconée, désinfecter et nettoyer soigneusement par-dessus. Cette dernière peut être changée après 7 jours. Ensuite, 2 pansements par semaine sont à prévoir.
Protection : selon la localisation et l'importance de l'atteinte, prévoir un pansement rembourré par de la ouate, une légère contention pour les membres inférieurs, une immobilisation ou une décharge (voir plus haut les principes généraux). Pas d'applications de pansements collants, risque de déchirures secondaires .
D'autres pathologies (diabète, obésité, malnutrition, insuffisances organiques) ou des traitements immunosuppresseurs ou par corticoïdes peuvent altérer ou différer la guérison. L'évaluation soigneuse rajoutera ou non un antibiotique prophylactique de type amoxicilline-clavulanique pendant 5 jours.
Durée : la suture sera laissée en place selon le processus de guérison de 2 à 3 semaines (voire 4 semaines) et les croûtes superficielles respectées (genre plaques de morphée). Celles-ci tomberont toutes seules à 4 semaines et une crème grasse peut être appliquée.
L'adhérence du patient et la compréhension du traitement envisagé sont fondamentales, car la prise en charge ressemble à la mise en place d'une greffe cutanée.

7. Il s'agit d'une brûlure ou d'une lésion par produits chimiques

En cas de contamination par des produits chimiques

Les agents caustiques basiques provoquent des lésions plus graves. La concentration, le degré de pénétration et la durée d'exposition déterminent la gravité de l'atteinte cutanée ou muqueuse.
Laver abondamment le plus vite possible avec de l'eau tiédie, sauf en cas d'exposition (rare) à la chaux, aux phénols ou à certains métaux (sodium, potassium, oxyde de calcium, magnésium, phosphore). Le soignant ne doit prendre aucun risque pour lui-même.
Par la suite, la plaie ne doit pas être fermée et les tissus atteints doivent être neutralisés topiquement ou excisés. Adresser le patient pour cela à un chirurgien spécialiste ou à un centre spécialisé.
En cas d'atteinte oculaire, laver abondamment pendant 15-20 minutes avec du NaCl 0,9 %, par exemple avec une perfusion en utilisant la tubulure pour rincer l'œil, puis référer à l'ophtalmologue.

En cas de lésion par produits chimiques sous haute pression

Le point d'entrée peut être petit mais la dissémination du produit dans les tissus sous-cutanés doit être recherchée. En cas de toxicité suspectée, prendre contact avec le Tox-Zentrum pour la Suisse ou le centre antipoisons national pour évaluer le produit concerné et les dégâts potentiels occasionnés. Le cas échéant, nettoyer et débrider la plaie par révision chirurgicale en milieu adéquat.

En cas de brûlure ☺[57-59], ☺☺[60-62]

- **Assurer l'antalgie** en refroidissant la zone atteinte (eau froide) et par des AINS *per os* ou des dérivés de la morphine si nécessaire.
- **Évaluer l'importance et la profondeur de la surface corporelle atteinte.** Une règle simple est de considérer que la surface corporelle (SC) atteinte représente un multiple de 9 % de la SC totale ou « règle des 9 » (règle de Wallace) (tableau 3).

On peut utiliser la paume de la main du patient comme repère : elle représente environ 1 % de la surface corporelle totale.
L'évaluation de la profondeur d'une brûlure est décrite dans le tableau 4.

	Antérieur	Postérieur	Total
Tête	4,5 %	4,5 %	1 × 9 %
Cou	1 %	1 %	1 %
Membre sup. droit	4,5 %	4,5 %	1 × 9 %
Membre sup. gauche	4,5 %	4,5 %	1 × 9 %
Tronc	18 %	18 %	4 × 9 %
Membre inf. droit	9 %	9 %	2 × 9 %
Membre inf. gauche	9 %	9 %	2 × 9 %
Organes génitaux	1 %	1 %	
Total			100 %

Tableau 3: Règle des 9 (règle de Wallace)

Profondeur	Caractéristiques de l'atteinte	Évolution
1er degré	Épiderme	Guérison sans séquelle après
	Rougeur	4-5 j
2e degré superficiel	Épiderme et derme superficiel	Guérison 12-15 j spontanée
	Vésicules et phlyctènes	Séquelles minimes
	Fond rouge humide sensible	Chéloïde possible
	Les poils résistent	
2e degré profond	Jusqu'au derme profond	Guérison spontanée impossible
	Rupture des phlyctènes	Greffe puis suivi à long terme
	Fond sec, rosé ou blanc	
	Les poils lâchent	
	Peu ou pas de douleur	
3e degré	Tout le derme plus	Traitement chirurgical
	éventuellement en dessous	Suivi très long
	Peau blanche, cartonnée	
	ou carbonisée indolore	

Tableau 4 : Évaluation de la profondeur d'une brûlure

Hospitaliser d'emblée

- En cas de brûlure superficielle (1er et 2e degrés) de plus de 20 % de la SC chez l'adulte, et chez l'enfant de plus de 2 ans si l'atteinte dépasse 10 % de la SC.
- En cas de brûlure profonde (perte de la sensibilité) de plus de 10 % de la SC.
- L'enfant de moins de 2 ans et le vieillard.
- Les syndromes d'inhalation.
- Les atteintes du visage, du cou, du périnée, des organes génitaux externes, de la main ou du pied. Certains plis fonctionnels en regard d'articulations majeures nécessitent également une hospitalisation en raison des risques d'invalidité liés à une cicatrisation vicieuse.
- En cas de fractures concomitantes.

Sinon, vous pouvez traiter vous-même des brûlures simples :

- Appliquer des pansements en utilisant de la sulfadiazine d'argent (sauf au visage et si pas d'allergie aux sulfamidés) chaque jour, voire deux fois par jour, pendant les 3 premiers jours, puis utiliser des pansements de type hydrofibre ou hydrocellulaire.
- Pour les brûlures superficielles de la face, appliquer pendant plusieurs jours des compresses stériles de NaCl 0,9 %.
- Les phlyctènes seront percées après 48 heures.
- Vérifier que le patient est vacciné contre le tétanos.
- Ne pas prescrire de stéroïdes ou d'antibiotiques prophylactiques.

Et les brûlures électriques ?

Bien examiner le patient, car des lésions difficilement prévisibles ont lieu à distance (autres organes internes, lésion de sortie) en plus de la lésion locale.

- Le courant alternatif 220 V est plus dangereux (arrêt cardiaque).
- Le courant traverse l'organisme par les vaisseaux et les nerfs.
- Des contractures tétaniques peuvent entraîner des fractures associées des membres ou de la colonne ainsi que parfois des luxations.
- La brûlure associée est généralement au 3e degré (tableau 4).
- Les complications touchent le cœur (arythmies), les muscles et le rein (crush).

En général hospitaliser le patient pour surveillance et prise en charge.

Lésions radiques (dues aux radiations ionisantes, ou aux particules α ou β)

Elles sont exceptionnelles sous nos latitudes. Elles peuvent être secondaires à certains traitements médicaux. Se méfier des professions à risque (laborantins, techniciens, personnel de radiologie).

8. Il s'agit d'une plaie pénétrante par objet contondant ou par jet haute pression

Par exemple couteau, ou éventuellement punctiforme ☺☺☺[64], ☺[55] (clou, seringue, écharde) ou par jet haute pression. Il faut considérer par principe que la plaie est souillée ☺[43].

Les plaies pénétrantes par couteau ou armes blanches doivent être bien examinées pour faire un bilan lésionnel et explorées en milieu hospitalier. Évaluer soigneusement l'état clinique et les signes vitaux. Équiper d'une ou de deux voies veineuses pour le transfert en ambulance.

Les plaies par jet haute pression genre Karcher doivent également être prises en charge chirurgicalement.

Si la zone d'entrée est ponctuelle (clou par exemple) et si le bilan ne montre pas d'atteinte des structures nobles sous-jacentes (nerfs, vaisseaux, tendons), vous pouvez suivre votre patient vous-même sans donner d'antibiotiques d'emblée. La suspicion d'une atteinte même superficielle des tendons de la main exige un coup d'œil en milieu spécialisé. Ce sont l'emplacement, la direction, la profondeur de la plaie et les douleurs engendrées lors de mobilisation qui vous orientent vers ce diagnostic.

Si vous suspectez qu'une partie de l'objet contondant se trouve encore dans la plaie, une radiographie des tissus mous doit être pratiquée. Le cas échéant, extraire l'objet sous anesthésie locale s'il est près de la surface, et refaire une radiographie pour démontrer l'ablation complète du fragment. Garder le corps étranger pour le dossier.

- En cas de suspicion d'abcès, d'ostéite, d'arthrite septique sur corps étranger profond, une échographie ou une IRM peut être effectuée.
- La plaie est traitée par lavage abondant, le parage n'est pas toujours indispensable et la suture est déconseillée. Il faut préférer la cicatrisation dirigée (évolution spontanée sans suture).
- L'immobilisation ou la décharge est de rigueur pour les premiers jours.
- Il convient de surveiller étroitement ces patients, et de donner rapidement des antibiotiques au moindre doute (« rubor », « calor », « dolor », « tumor »).
- Vérifier la vaccination antitétanique.

Dans tous les autres cas, adresser le patient au spécialiste.

Attention

La recherche de corps étrangers peut être extrêmement laborieuse, en particulier dans des plaies datant de plus de 6 heures. Mieux vaut laisser un corps étranger non souillé en place dans un premier temps et prévoir l'excision ultérieure par un spécialiste si nécessaire.

Et s'il s'agit d'une aiguille ☺☺☺[65,67] ?

Le risque de transmission du VIH par une seringue contaminée entre utilisateurs de drogue intraveineuse ou de contamination par aiguille infectée est de 0,3 %. En cas d'exposition involontaire, ce risque est encore plus faible.

- Bien désinfecter.
- Vérifier le statut vaccinal **antitétanique**, l'immunisation préexistante à l'hépatite B et la sérologie de l'hépatite C.
- Au besoin, vacciner et immuniser contre l'hépatite B.
- La plupart des experts estiment que l'administration d'une nPEP pour le VIH n'est pas fondée ☺[65] (voir ci-dessus).

9. Le patient est sous stéroïdes ou est immunosupprimé

La guérison des plaies peut être fortement perturbée par une immunosuppression endogène ou exogène. Les insuffisants rénaux, les diabétiques, les patients greffés, les malnutris, les patients sous traitement par corticoïdes ou sous les nouveaux traitements immunomodulateurs (par exemple rhumatologie, neurologie, etc.), ou en cours de chimiothérapie, présentent des altérations de la cicatrisation et un risque infectieux augmenté.

- Laisser les points ou les Steri-Strip ® plus longtemps en place pour éviter une déhiscence.
- Surveiller plus strictement l'apparition d'une infection et en cas de doute traiter dès le début ou suivant l'évolution.

Bibliographie

1. Carter P. R., Hamlin C. H., Yahara D. T. La prise en charge des lésions accidentelles de la main au cabinet médical : première évaluation. Patient Care. 1992, janvier-février : 29-45.
2. Carter P. R., Hamlin C. H., Yahara D. T. La prise en charge des lésions accidentelles de la main au cabinet médical : les soins proprement dits. *Patient Care*. 1992, mars : 20-40.
3. La Scala G. C., Pétroz G. Le traitement des plaies chez l'enfant. *Paediatrica*. 2003 : 14 : 38-43.
4. Menegazzi J. J., Paris P. M., Kersteen C. H., Flynn B., Trautman D. E. A randomized, controlled trial of the use of music during laceration repair. *Ann Emerg Med*. 1991 ; 20 : 348-50.
5. Vu-Rose T., Ebramzadeh E., Lane C. S., Kuschner S. H. The Allen test. A study of inter-observer reliability. *Bull Hosp Jt Dis*. 1997 ; 56 : 99-101.
6. Johnson M., Ford M., Johansen K. Radial or ulnar artery laceration. Repair or ligate ? *Arch Surg*. 1993 ; 128 : 971-4 ; discussion 974-5.
7. 7 Agrifoglio M., Dainese L., Pasotti S., Galanti A., Cannata A., Roberto M., Parolari A., Biglioli P. Preoperative assessment of the radial artery for coronary artery bypass grafting : is the clinical Allen test adequate ? Ann Thorac Surg. 2005 ; 79(2) : 570.
8. Fuhrman T. M., McSweeney E. Noninvasive evaluation of the collateral circulation to the hand. *Acad Emerg Med*. 1995 ; 2 : 195-9.
9. Gelberman R. H., Blasingame J. P. The timed Allen test. *J Trauma*. 1981 ; 21 : 477-9.
10. Duruz H. Les traumatismes ouverts de la main au cabinet du généraliste. *Rev Med Suisse romande*. 1994 ; 114 : 1091-9.
11. Singer A. J., Hollander J. E., Quinn J. V. Evaluation and management of traumatic lacerations. *NEJM*. 1997 : 337 : 1142-8.
12. Cummings P., Del Beccaro M. A. Antibiotics to prevent infection in simple wounds : A meta-analysis of randomized studies, *Am J Emerg Med*. 1995 ; 13 : 396-400.

13. Hodge D., Tecklenburg F. W. Bites and stings. *In* Fleisher G. R., Ludwig S., Henretig F. M. (Eds), *Textbook of Pediatric Emergency Medicine*, 5th ed, Williams and Wilkins, Philadelphia, 2006, p. 1045.
14. Smith G. A., Strausbaugh S. D., Harbeck-Weber C., Cohen D. M., Shields B. J., Powers J. D. Tetracaine-lidocaine-phenylephrine topical anesthesia compared with lidocaine infiltration during repair of mucous membrane lacerations in children. *Clin Pediatr (Phila)*. 1998 ; 37 : 405-12.
15. 15 Balice-Bourgeois C., *et al.* Évaluation de l'efficacité d'un gel anesthésique topique (LET) pour la suture des plaies cutanées simples chez l'enfant. *Paediatrica*. 2008 ; 19 : 2.
16. Adler A. J., Dubinisky I., Eisen J. Does the use of topical lidocaine, epinephrine, and tetracaine solution provide sufficient anesthesia for laceration repair ? *Acad Emerg Med.* 1998 ; 5 : 108-12.
17. Gresser J., Bitz K., Hegglin J. Wundersorgung. *Ther Umschau*. 1992 ; 42 : 423-8.
18. Boxma H., Broekhuizen T., Patka P., Oosting H. Randomised controlled trial of single-dose antibiotic prophylaxis in surgical treatment of closed fractures : The Dutch Trauma Trial. *Lancet.* 1996 ; 347 : 1133-7.
19. Gagey O., Doyon F., Dellamonica P., Carsenti-Etesse H., Desplaces N., Tancrede C., Evrard J. Infection prophylaxis in open leg fractures. Comparison of a dose of pefloxacin and 5 days of cefazolin-oxacillin. A randomized study of 616 cases. (Article in french) *Rev Chir Orthop Reparatrice Appar Mot.* 1999 ; 85 : 328-36.
20. Hauser C. J., Adams C. A. Jr, Eachempati S. R., Council of the Surgical Infection Society Surgical Infection Society guideline : prophylactic antibiotic use in open fractures : an evidence-based guideline. Surg Infect (Larchmt). 2006 ; 7(4) : 379.
21. Gravett A., Sterner S., Clinton J. E., Ruiz E. A trial of povidone-iodine in the prevention of infection in sutured lacerations. *Ann Emerg Med.* 1987 ; 16 : 167-71.
22. Ernst A. A., Marvez-Valls E., Nick T. G., Wahle M. Comparison trial of four injectable anesthetics for laceration repair. *Acad Emerg Med.* 1996 ; 3 : 228-33.
23. Bartfield J. M., Gennis P., Barbera J., Breuer B., Gallagher E. J. Buffered versus plain lidocaine as a local anesthetic for simple laceration repair. *Ann Emerg Med.* 1990 ; 19 : 1387-9.
24. Herrmann M. L'adaptation de l'anesthésie locale pour la chirurgie ambulatoire. *Rev Med Suisse romande.* 1997 : 117 : 801-3.
25. Lawrence W. T., Bevin A. G., Sheldon G. F. Acute Wound Care. *Scientific American, Inc.* 1998 ; 8 : 1-21.
26. Osmond M. H., Quinn J. V., Sutcliffe T., Jarmuske M., Klassen T. P. A randomized, clinical trial comparing butylcyanoacrylate with octylcyanoacrylate in the management of selected pediatric facial lacerations. *Acad Emerg Med.* 1999 ; 3 : 171-7.
27. Singer AJ, Hollander JE, Valentine SM, Turque TW, McCuskey CF, Quinn JV. Prospective, randomized, controlled trial of tissue adhesive (2-octylcyanoacrylate) vs standard wound closure techniques for laceration repair. Stony Brook Octylcyanoacrylate Study Group. *Acad Emerg Med.* 1999 ; 6 : 171-7.
28. Stony Brook Octylcyanoacrylate Study Group. *Acad Emerg Med.* 1998 ; 5 : 94-9.
29. Bruns T. B., Simon H. K., McLario D. J., Sullivan K. M., Wood R. J., Anand K. J. Laceration repair using a tissue adhesive in a children's emergency department. *Pediatrics.* 1996 ; 98 : 673-5.
30. Quinn J., Wells G., Sutcliffe T., Jarmuske M., Maw J., Stiell I., Johns P. A randomized trial comparing octylcyanoacrylate tissue adhesive and sutures in the management of lacerations. *JAMA.* 1997 ; 277 : 1527-30.
31. Torre G.C., De Negri A., Rovida S., Ansaldo G. C., Gasparini C., Mattioli F. P. The use of different suture materials in thyroid surgery. A statistical evaluation of the immediate and long-term results. (Article in italian) *Minerva Chir.* 1992 ; 47 : 1169-75.
32. Sadick N. S., D'Amelio D. L., Weinstein C. The modified buried vertical mattress suture. A new technique of buried absorbable wound closure associated with excellent cosmesis for wounds under tension. *J Dermatol Surg Oncol.* 1994 ; 20 : 735-9.
33. Tang K. Yeh J. S., Sgouros S. The influence of Hair Shave on the infection rate in neurosurgery. A prospective study. *Pediatr Neurosurg.* 2001 ; 35 : 13.
34. Hollander J. E., Singer A. J., Valentine S. M., Shofer F. S. Risk factors for infection in patients with traumatic lacerations. *Acad Emerg Med.* 2001 ; 8 : 716.
35. The Database of Abstracts of Reviews of Effectiveness (University of York), Database no : DARE-952075. *In* The Cochrane Library, Issue 4, 1999. Oxford : Update Software.
36. Howell J. M., Morgan J. A. Scalp laceration repair without prior hair removal. *Am J Emerg Med.* 1988 ; 6 : 7.
37. Langford J. H., Artemi P., Benrimoj S. I. Topical antimicrobial prophylaxis in minor wounds. *Ann Pharmacother.* 1997 ; 31 : 559-63.
38. Dire D. J., Coppola M., Dwyer D. A., Lorette J. J., Karr J. L. Prospective evaluation of topical antibiotics for preventing infections in uncomplicated soft-tissue wounds repaired in the ED. *Acad Emerg Med.* 1995 ; 2 : 4-10.
39. Knudson M. M., Morabito D., Paiement G. D., Shackleford S. Use of low molecular weight heparin in preventing thromboembolism in trauma patients. *J Trauma.* 1996 ; 41 : 446-59.
40. Cummings P., Del Beccaro M. A. Antibiotics to prevent infection of simple wounds : A meta-analysis of randomized studies. *Am J Emerg Med.* 1995 ; 13 : 396-400.
41. Wheeler C. B., Rodeheaver G. T., Thacker J. G., *et al.* Side effects of high pressure irrigation. *Surg Gynecol Obstet.* 1976 ; 143 : 775.

42. Avner J. R., Baker M. D. Lacerations involving glass. The role of routine roentgenograms. *Am J Dis Child.* 1992 ; 146 : 600.
43. Steele M. T., Tran L. V., Watson W. A., Muelleman R. L. Retained glass foreign bodies in wounds : Predictive value of wound characteristics, patient perception, and wound exploration. *Ann Emerg Med.* 1998 ; 16 : 627.
44. Recommandations en matière de prophylaxie postexpositionnelle en dehors du milieu médical – mise à jour 2006. *OFSP-Bulletin*, 36 : 712-4.
45. Ramming K. P. Bites and strings. *In* Sabiston, *Textbook of Surgery*, Philadelphia, 1991, p. 249-57.
46. Berk W. A., Osbourne D. D., Taylor D. D. Evaluation of the golden period for wound repair : 204 cases from a third World emergency department. *Ann Emerg Med.* 1988 ; 17 : 496.
47. Dire D. J., Hogan D. E., Riggs M. W. A prospective evaluation of risk factors for infections from dog-bite wounds. *Acad Emerg Med.* 1994 ; 1 : 258-66.
48. Dire D. J., Hogan D. E., Walker J. S. Prophylactic oral antibiotics for low-risk dog bite wounds. *Pediatr Emerg Care.* 1992 ; 8 : 194-9.
49. Maimaris C., Quinton D. N. Dog-bite lacerations : A controlled trial of primary wound closure. *Arch Emerg Med.* 1988 ; 5 : 156-61.
50. Rochat L., Alcoba C. Morsures de serpents suisses et tropicaux : prise en charge. *Rev Med Suisse.* 2017 ; 13 : 954-62.
51. Recommandations pour la prophylaxie pré- et postexpositionnelle de la rage chez l'homme. Office fédéral suisse de la santé publique en collaboration avec un groupe d'expert. Mai 2006 et février 2012 (mise à jour).
52. WHO Expert Committee on Rabies : eighth report, Technical report series, 824, 1992.
53. WHO recommendations on rabies post-exposure treatment and the correct technique of intradermal immunization against rabies, 1997.
54. WHO expert consultation on rabies, 5-8 October 2004, Technical report series 931, WHO Geneva, 2005.
55. Chisholm C.D., Schlesser J.F .Plantar puncture wounds : Controversies and treatment recommandations. *Ann Emerg Med.* 1989 ; 18 : 1352.
56. Dimick A. R. Delayed wound closure : Indications and techniques. *Ann Emerg Med.* 1988 ; 17 : 1303-4.
57. Demling R. H. Burn care in the immediate ressuscitation period. *Scientific American, Inc.* 2000 ; III, 1 : 1-13.
58. Service sanitaire coordonné. Victimes brûlées, 2006, 3.
59. Valente J. H., Forti R. J., Freundlich L. F., Zandieh S. O. Wound irrigation in children : saline solution or tap water ? *Ann Emerg Med.* 2003 ; 41 : 609.
60. Mertens D. M., Jenkins M. E., Warden G. D. Outpatient burn management. *Nurs Clin North Am.* 1997 ; 32 : 343-64.
61. Waitzman A. A., Neligan P. C. How to manage burns in primary care. *Can Fam Physician.* 1993 ; 39 : 2394-400.
62. Hartford C. E. Care of outpatient burns. *In* Herndon D. (Ed), Saunders W.B. *Total Burn Care.* Philadelphia, 1996, p. 71.
63. Raffoul W., Berger M.M. Les brûlures : de l'ébouillantement à l'électrisation – définitions et traitement. *Forum Med Suisse.* 2006 ; 6 : 243-50.
64. Weber E. J. Plantar puncture wounds : a survey to determine the incidence of infection. *J Accid Emerg Med.* 1996 ; 13 : 274-7.
65. Kaplan E. H., Heimer R. HIV incidence among New Haven needle exchange participants : updated estimates from syringe tracking and testing data. *J Acquir Immune Defic Syndr.* 1995 ; 10 : 175-6.
66. Recommandations en matière de prophylaxie postexpositionnelle en dehors du milieu médical – Mise à jour 2006. *OFSP-Bulletin*, 36 : 712-4 .
67. Henderson D. K., Fahey B. J., Willy M., Schmitt J. M., Carey K., Koziol D. E., Lane H. C., Fedio J., Saah A. J. Risk for occupational transmission of human immunodeficiency virus type 1 (HIV-1) associated with clinical exposures. A prospective evaluation. *Ann Intern Med.* 1990 ; 113(10) : 740.
68. DeLemos D. Closure of minor skin wounds with sutures, UpToDate.com. 29.1. 2017.
69. Baer D. Wundheilungspotenzial der alternden Haut – Oder wie man eine akute Wunde nicht zur chronischen Wunde werden lässt Wund Management. 2017 : 11(1) : 15-6.
70. Gustilo R. B., Anderson J. T. Prevention of infection in the treatment of one thousand and twenty-five open fractures of long bones : retrospective and prospective analyses. *J Bone Joint Surg Am.* 1976 ; 58 : 453-8.
71. Plan de vaccination 2017. OFSP et commission fédérale de vaccination. Janvier 2017.
72. Prise en charge des plaies aux urgences. 12e conférence de consensus. Société francophone de médecine d'urgence. Décembre 2005.

Docteur,

j'ai fait une chute

Marc-André Raetzo et Jésus Arroyo

Préambule

Pour la population générale, la chute est le plus souvent un simple accident avec ou sans conséquences mécaniques. Il convient cependant de se poser systématiquement la question de savoir si un problème médical en est la cause et de le prendre en charge (voir « Docteur, j'ai fait un malaise »).

Pour les personnes âgées, les chutes représentent un problème de santé fréquent. La probabilité de chute sur une année est de 27 % (95 % CI = 19-36 %). Un patient qui a déjà chuté a plus de chance qu'un autre de récidiver (LR = 2,3-2,8). En plus, si vous détectez un trouble de la marche, le risque est augmenté de 2 fois (LR = 1,7-2,4) ☺☺[1,2].

Environ un tiers des personnes de plus de 65 ans auront chuté dans l'année, avec aux États-Unis 2,8 millions de consultations et 800 000 hospitalisations ☺☺[3]. Les complications après une chute sont graves et fréquentes. La mortalité est élevée puisqu'elle peut atteindre jusqu'à 30 % dans l'année qui suit une fracture du col du fémur, complication qui survient environ 1 fois sur 100 lors d'une chute. Les conséquences socio-économiques sont désastreuses. Le coût annuel des soins aigus consacrés aux chutes aux États-Unis est estimé à plus de 10 milliards de dollars ☺☺[4,5,6], ☺[7], ☺☺☺[8].

L'institutionnalisation des personnes âgées survient fréquemment à la suite d'une chute. Ainsi, une étude effectuée au CHUV à Lausanne a montré que dans les 6 mois qui suivent une hospitalisation consécutive à une chute, 24 % des patients vont être définitivement institutionnalisés, contre seulement 9 % des patients hospitalisés « non chuteurs », dans la même classe d'âge (plus de 75 ans) ☺☺[9]. Il est probable que ce n'est pas forcément la chute elle-même, mais l'état de santé antérieur à l'accident qui prévoit cette perte d'autonomie.

Avec un patient âgé qui a chuté, si on ajoute la simple information qu'il vous dit avoir des difficultés pour se déplacer, on sait déjà qu'il a plus de 50 % de probabilité de chuter dans l'année qui vient.

Il faut alors impérativement s'intéresser aux nombreuses approches validées existantes qui permettent de diminuer cette probabilité de tomber à nouveau ☺☺☺[10,11]. Une des difficultés est d'amener le patient à suivre ces programmes ☺☺[12].

1re consultation

Les questions essentielles

1. Le patient vient-il de tomber ? OUI p. 787

2. Existe-t-il une condition spécifique à la chute ? OUI p. 788

- un lieu spécifique
- une activité spécifique
- utilisation d'un moyen accessoire spécifique
- un symptôme spécifique (vertige, malaise)

3. Introduction récente d'un médicament « à risque » ? OUI p. 790

À savoir essentiellement :

- diurétiques
- antidépresseurs, neuroleptiques
- sédatifs, anxiolytiques
- antiparkinsoniens
- hypnotiques
- hypotenseurs
- antiarythmiques
- vasorégulateurs divers

4. Présence d'une anomalie spécifique à l'examen ? OUI p. 791

À savoir essentiellement :

- diminution de la mobilité articulaire
- diminution de la force ou de la proprioception
- hypotension orthostatique
- auscultation cardio-pulmonaire anormale
- troubles de la vue

NON **Vous avez répondu « non » à toutes ces questions essentielles**

Vous êtes en présence d'un(e) patient(e) qui est tombé(e). Vous n'avez pas de cause précise pour expliquer sa chute. Il ne s'agit pas d'un malaise, et il n'y a pas de conséquences à cette chute (voir la question essentielle ci-dessus « Le patient vient-il de tomber ? »).
Souvent, la cause de la chute n'a pas encore été déterminée et le patient qui est déjà tombé a peur de rechuter. Dans la majorité des cas, il s'agit d'un patient âgé. Si les chutes sont fréquentes et que le patient n'arrive pas à identifier clairement les facteurs responsables de la chute, vous devez :

Évaluer le risque de récidive

À l'anamnèse

Les éléments suivants augmentent la probabilité de récidive :
- vit seul
- sexe féminin
- absence d'activité physique
- dépendance fonctionnelle
- état dépressif
- incontinence urinaire
- institutionnalisation
- changement de lieu de vie récent
- pathologies associées (comorbidités)
- peur de (re)chuter

Commentaires

Patient dépendant

Chez un tel patient, il faut rester extrêmement attentif chaque fois :
- qu'il présente une pathologie aiguë (fièvre, décompensation cardiaque, etc.) ;
- qu'on introduit un nouveau traitement ;
- qu'il change de lieu de vie.

Institutionnalisation

Si la récurrence des chutes représente un facteur de risque indépendant important pouvant amener le patient à être « institutionnalisé », l'inverse est également vrai, car les patients placés en institution sont à plus haut risque de chuter ☺☺[13,14].
Lors d'un placement récent en établissement médicosocial, il faut éviter, durant les premiers jours, d'introduire trop de changements à la fois (par exemple modification du traitement et/ou prescription de médicaments dits « à risque »). En effet, la période initiale de toute institutionnalisation constitue un moment particulièrement dangereux susceptible de favoriser les chutes. La perte des repères architecturaux et la « désafférentation » contribuent également à accroître ce risque.

Il faut toutefois être conscient du fait que la survenue des chutes est, quelque part, inévitable. Ainsi, toutes les études sont unanimes sur le fait que chez les patients institutionnalisés, pratiquement un sur deux va chuter une fois ou l'autre. Les programmes de rééducation doivent viser aussi bien la réduction de la fréquence des chutes que celle de leur « gavité ». Dans ce sens, l'utilisation des « protections » qui diminuent l'intensité de l'impact du choc sur la région du col du fémur en cas de chute (protège-hanches) s'est avérée particulièrement efficace ☺☺☺[15].

Peur de (re)chuter

La peur de chuter constitue en soi un facteur de risque ☺☺[16,17,18].

Elle peut s'installer rapidement à la suite d'une, voire de plusieurs chutes, chez les patients âgés particulièrement fragiles. Par ailleurs, elle peut être observée chez des personnes qui ne sont encore jamais tombées. La peur de chuter a pour conséquence le repli sur soi, l'isolement social, le déconditionnement, la dénutrition et la dépression ☺[19,20].

Dans le « syndrome postchute », on observe même une sidération des automatismes moteurs (« syndrome de régression psychomotrice ») avec une perte des réactions motrices réflexes de défense et une réduction progressive de tout mouvement. Il s'a/git là d'une véritable urgence médicale qui nécessite des interventions rééducatives rapides et spécifiques.

Ces sujets « chuteurs », particulièrement fragiles, peuvent bénéficier très largement des programmes de « mobilisation globale », de remise en forme et de « réduction de la peur », dont l'impact favorable en réduisant la survenue de chutes a déjà été bien documenté ☺☺[21], ☺☺☺[22,23,24].

À l'examen physique

– Rechercher une dénutrition

Mange moins depuis 3 mois (manque d'appétit, problèmes digestifs, de mastication ou pour avaler)			
Pas du tout	Un peu	Beaucoup	
2	1	0	
Perte de poids ces 3 derniers mois			
Non	1-3 kg	sais pas	> 3 kg
3	2	1	0
Mobilité			
Je sors	me lève, mais sors pas	reste au lit ou sur la chaise	

2	1	0	
Stress psychologique ou maladie grave ces 3 derniers mois			
Non	Oui		
2	0		
Problèmes neuropsychologiques			
Non	démence légère	démence sévère/ dépression	
2	1		
BMI			
≥ 23	21-23	19-21	<19
3	2	1	0
Diamètre mollet (si pas de BMI)			
≥ 31 cm	< 31 cm		
3	0		

Tableau 1 : Score de dénutrition MNA-SF 12-14 normal, 8-11 à risque, 0-7 dénutrition ☺☺☺[25]

La perte de masse musculaire est un élément qui favorise de manière évidente les chutes. La lutte contre la dénutrition est complexe et dépasse le cadre de ce chapitre, il faut considérer les causes médicales (troubles de la déglutition, de la mastication, maladies, médicaments), sociales (isolement, incapacité de faire à manger), dépression.

Quelques tests sont utiles pour évaluer le risque de récidive :

– *Timed get up and go* ☺[26,27]
Demander au patient, qui est assis sur une chaise, de se lever, de marcher sur trois mètres, de faire demi-tour et de revenir s'asseoir. Le temps total est chronométré. Un score égal ou inférieur à 20 secondes est associé à un statut d'indépendance locomotrice ; un score de plus de 30 secondes dénote un état de dépendance motrice. Ce test aurait une sensibilité de 86 % et une spécificité de 78 % pour la prédiction de chute chez des patients âgés selon certaines études ☺☺[28]. D'autres estiment que ce test ne permet pas vraiment de prédire les patients qui vont chuter ☺☺☺[29].

– *TREMEP* ☺[30] *simplifié*

Demander au patient de passer, sans aide ni appui extérieur, positions debout – agenouillé – debout.
L'échec à ce test constitue, dans une population ambulatoire de sujets âgés en bonne santé, un facteur de risque de chute (4 fois plus de risque de chuter).

– *Double tâche*

Se promener un instant avec le patient et lui poser une question.
S'il doit s'arrêter pour vous répondre, cette attitude témoigne de son incapacité à gérer deux tâches simultanément, ce qui augmente le risque de chute ☺☺[31].

– *Test de la montre*

Le « test de la montre » fait appel à la capacité du patient à dessiner un cadran de montre et à placer correctement sur ordre les chiffres et les aiguilles pour représenter une heure donnée.
La perturbation de ce test témoigne de la présence d'un trouble des fonctions exécutrices, qui a une corrélation positive avec la fréquence des chutes ☺☺[32].

Interventions

Les interventions sont d'autant plus pertinentes que votre évaluation ci-dessus a permis de démontrer de nombreux facteurs de risque pour une récidive.

Dénutrition

Envisager le port de repas. Ce service peut (doit) être considéré comme un moyen de rompre l'isolement social et pas seulement comme une simple livraison. Comme discuté ci-dessus, le problème n'est souvent pas uniquement technique, et le besoin de repas à domicile doit être considéré comme un indicateur de fragilité et entraîner une évaluation globale, médicopsychosociale.

Rechercher des activités à risque

Ce sont des activités pour lesquelles de nombreux patients âgés ont un goût « particulier » (par exemple décrocher/accrocher des rideaux, changer les ampoules électriques au plafond). Être encore capable d'effectuer ces tâches est valorisant (« Je suis encore capable de faire... »), mais c'est également dangereux !
Sensibiliser les sujets âgés à ne pas effectuer seuls certaines activités qui requièrent en même temps un bon équilibre, une bonne force musculaire, une bonne mobilité et un bon fonctionnement des organes sensoriels.

Évaluation au domicile

Évaluer ou faire évaluer les éléments environnementaux à domicile favorisant les chutes. Cette évaluation peut être faite par un ergothérapeute et/ou un kinésithérapeute habitué(s) à cette procédure.

Un rapport précis des aménagements souhaitables vous sera proposé ainsi que la manière de les effectuer.
Bien que près de 40 à 50 % des chutes soient liés à des facteurs de l'environnement, paradoxalement une récente méta-analyse n'a pas permis de chiffrer avec précision le degré d'efficacité des interventions effectuées à domicile, spécifiquement dirigées sur les « barrières » environnementales. Ainsi, il est probable que l'un des points clés de la prévention des chutes se situe essentiellement dans la démarche même de l'évaluation « globale » du patient, qui permet de reconnaître et d'agir en même temps sur différents problèmes.

Mobilisation

- Tester la capacité de votre patient à se relever seul. En cas d'impossibilité (ce qui est fréquent), proposer un enseignement spécifique pour se relever. Le fait de démontrer au patient qu'il a de la peine à se relever seul peut aussi le rendre conscient du risque de chute et l'aider à bouger plus régulièrement.
- Encourager la pratique régulière de la marche (par exemple 30 minutes, 3-4 fois par semaine), ainsi que des exercices quotidiens simples d'assouplissement ; il est à signaler que la marche à « cadence imposée » (style marche militaire) semble avoir des effets particulièrement intéressants sur le contrôle moteur ainsi que sur la régularité et le degré d'automatisation de la marche ☺[33].
- nciter à pratiquer des activités qui font simultanément travailler la mobilité, l'équilibre et la concentration, telles que le taï-chi ☺☺☺[34,35], et la rythmique Jaques-Dalcroze ☺☺☺[36]. Cette dernière activité permet de réduire le risque de chute de 40 % ☺☺☺[37] NNT = 9. C'est une approche interactive et pluridisciplinaire de la musique fondée sur la musicalité du mouvement et l'improvisation. Cette éducation globale qui permet de développer les facultés motrices, affectives et intellectuelles constitue un entraînement parfait aux multitâches, vécu dans l'interaction sociale. L'accompagnement musical, à travers l'improvisation au piano ou l'écoute d'enregistrements adaptés, semble influer de manière durable sur des fonctions cognitives telles que la mémoire, la mémoire motrice et l'attention. Ces exercices permettent de mieux entretenir les automatismes moteurs car ils exigent de l'attention et améliorent la « mémoire motrice ».

Toutes ces stratégies ont largement montré un impact très important avec une réduction des chutes estimée à 40 % (OR = 0,63 [95 % CI = 0,51-0,77]) ☺☺☺[38]. Ces programmes multiactivités permettraient d'éviter environ 11 chutes pour 100 patients qui y participent NNT = 10 ☺☺☺[39].

Alimentation

- Faire consommer suffisamment de calcium pour prévenir l'ostéoporose. Il faut considérer l'utilité d'une substitution calcique appropriée (500 à 1 000 mg *per os* par jour) si l'apport nutritionnel est insuffisant.

1re consultation

- Certaines études considèrent que l'apport en vitamine D pourrait réduire les chutes de 15 à 20 % ☺☺☺[40], mais une revue récente de la littérature semble remettre en question cet effet, en expliquant que la substitution ne serait utile que chez les personnes déficientes en vitamine D ☺☺[41]. Voir « Docteur, je veux un check-up », p. 1, pour la discussion sur le sujet.

Chaussures

Se chausser confortablement avec des chaussures bien adaptées. Les chaussures montantes stabilisent les chevilles et permettent de pallier d'éventuels troubles de la proprioception. Les semelles doivent être fines et fermes, ce qui permet un contact plus étroit du pied avec le sol ☺☺[42,43].
Ne pas hésiter à proposer une aide à la marche, telle une canne, ou un déambulateur à roues en cas d'instabilité marquée. L'utilisation d'une aide à la marche peut cependant être dangereuse (risque accru de chute), si elle ne fait pas l'objet d'un enseignement et d'un apprentissage appropriés !

À la suite de cette approche, vous devez revoir votre patient après que l'évaluation à domicile a été effectuée, ou plus rapidement en cas de nouvelle chute.

2e consultation

Vous devez maintenant vous assurer que la ou les causes de chutes ont été identifiées et, le cas échéant, supprimées.
Si tout n'est pas clair, pour vous aider à explorer les nombreux facteurs qui favorisent la survenue des chutes, vous pouvez proposer au patient de remplir déjà dans la salle d'attente un questionnaire *ad hoc* (voir « Annexe 1 », p. 794). Vous l'aiderez ainsi à prendre conscience du fait qu'il existe des facteurs de risque qui favorisent les chutes et sur lesquels on peut intervenir.
La cause d'une chute est presque toujours multifactorielle. Ne vous contentez pas d'admettre ***trop facilement*** une cause qui semble « banale ».

- Agissez en fonction des pistes anamnestiques et cliniques après avoir répété l'examen physique.
- Reconvoquez votre patient en cas de besoin.
- Complétez et relisez avec le malade le questionnaire proposé (« Annexe 1 », p. 794). Après lecture de ce questionnaire, avec les informations obtenues par une évaluation du lieu de vie et les résultats d'un test simple d'évaluation de la mobilité (par exemple test Timed Get Up and Go), vous aurez probablement démasqué la présence d'anomalies concernant soit l'environnement du patient, soit sa condition physique globale, soit ses facultés cognitives. Vous devez alors

prendre les dispositions nécessaires afin que les changements requis soient effectués.

Ce travail de motivation fait partie intégrante de votre rôle de médecin !

Les activités choisies doivent être « ludiques » et orientées, si possible, vers la « socialisation » de la personne âgée.

À ce propos, il est particulièrement indiqué de proposer au patient de participer aux activités que de nombreux centres de retraités et autres clubs d'aînés organisent régulièrement.

Lors de la pratique de telles activités, il faut savoir accepter un risque « raisonnable » de chute, toujours incertain… chaque fois que l'on bouge !

Votre message doit toutefois être univoque : mieux vaut risquer une chute éventuelle chez un patient physiquement actif… que de le laisser sombrer dans la passivité la plus complète !

OUI Vous avez répondu « oui » à une ou plusieurs des questions essentielles

1. Le patient vient de tomber

Étiologie de la chute

S'agit-il d'un accident ou d'un malaise ?

Vous devez vous faire expliquer avec le plus de précisions possible la chute.

S'il s'agit d'un malaise, voir « Docteur, j'ai eu un malaise », p. 365.

Y a-t-il eu perte de connaissance ?

En cas de perte de connaissance, le patient doit être surveillé de très près, avec surveillance neurochirurgicale (pupilles, force, latéralisation et conscience) toutes les heures pendant au moins 6 heures. L'hospitalisation est souhaitable dans la majorité des cas.

Conséquences de la chute

– L'évaluation de la **colonne vertébrale** doit être d'abord clinique.

Demander au patient de localiser les points douloureux.

Attention

Chez les patients avec des troubles cognitifs importants, l'agitation psychomotrice peut être la seule manifestation d'un état algique que le patient ne peut pas décrire précisément.

Si le patient est algique, il faut lui demander de se mobiliser lui-même. Une mobilisation active de la colonne vertébrale par le médecin, en

particulier au niveau cervical, est potentiellement dangereuse : soyez prudent !
Les radiographies de la colonne ne sont indiquées qu'en cas de suspicion clinique d'un problème spécifique (fractures, tassements) ☺☺[44], ☺[45].

- Au niveau des **membres supérieurs,** une suspicion de fracture du scaphoïde doit être traitée d'emblée comme une « vraie » fracture et doit être immobilisée même si la radiographie semble normale.

Attention

Une seule incidence radiologique est parfois insuffisante pour exclure une fracture.

- Au niveau des **membres inférieurs,** tester systématiquement la mobilité des hanches. Une fracture du col peut être peu symptomatique et ne se manifester que par une fausse mobilité, particulièrement chez les patients âgés.

Puis chercher à comprendre les causes de la chute selon les données de la première consultation.

Attention

- Les chutes avec des conséquences traumatiques importantes surviennent très souvent à la suite d'un vrai malaise (voir « Docteur, j'ai eu un malaise », p. 365).
- Toute douleur persistante non expliquée justifie de revoir le bilan radiologique initial et de le compléter le cas échéant.

- Radiologie :

Une radiographie du crâne est ***inutile***. Le suivi des traumatismes craniocérébraux (TCC) est clinique et non pas radiologique ☺[46], ☺☺[47], car la présence d'une fracture ne change pas la prise en charge. La radiographie est parfois demandée avec insistance par les patients. Elle symbolise souvent l'effet « magique » des examens.

En cas de doute clinique, en particulier sur le risque d'un hématome sousdural (qui peut survenir plusieurs jours ou semaines après une chute), ne pas hésiter à demander une scanographie cérébrale.

2. Il existe une condition spécifique à la chute

Un lieu spécifique

À l'extérieur ou à l'intérieur (par exemple dans la baignoire ou dans les escaliers).

Contrairement à ce que l'on pourrait croire, les facteurs environnementaux sont responsables de la majorité des chutes (entre 40 à 60 % selon les publications) ☺☺☺[48].

Les chutes sont plus fréquentes à l'intérieur et dans les lieux de vie quotidienne, en particulier dans la chambre à coucher et dans la salle de bains. Certaines circonstances favorisent spécifiquement les chutes, par exemple, lorsque le patient sort du lit ou lorsqu'il se déplace aux toilettes la nuit.

Vous pouvez proposer certaines modifications souvent simples et peu coûteuses (par exemple des tapis antidérapants dans la baignoire ou la modification de l'emplacement de certains meubles). D'autres, plus chères (par exemple barres d'agrippement ou lit électrique), nécessitent que l'on puisse d'abord convaincre le patient de leur utilité.

Cette activité préventive fait partie de votre rôle de médecin traitant.

Une activité spécifique

La mise en évidence d'une chute lors d'une activité précise peut vous aider à mieux comprendre certaines plaintes ou problèmes du patient tels qu'une réduction de la mobilité articulaire associée à des douleurs localisées, ou bien les effets nocifs de certains médicaments (par exemple diurétiques → nycturie → chute en se levant la nuit) et l'incontinence urinaire.

Utilisation d'un moyen auxiliaire lors de la chute

Le patient utilisait au moment de la chute une canne ou un déambulateur à roues.

Cannes, rollators et autres aides à la marche représentent souvent une aide précieuse pour le sujet âgé. Cependant, mal utilisés, ces moyens auxiliaires constituent un facteur de risque de chute non négligeable.

Certaines consignes d'utilisation apparemment banales ne sont souvent pas respectées par les utilisateurs :

- une canne se porte du côté sain ;
- le niveau de la prise doit se situer à la hauteur du grand trochanter fémoral ;
- un déambulateur à roues (quadripode ou de type « delta ») ne doit pas placer la personne trop en antépulsion (adapté trop bas), mais surtout pas en rétropulsion (adapté trop haut).

D'autre part, il est absolument essentiel de s'assurer que le patient est bien capable de comprendre les consignes et de les intégrer.

Attention

Se méfier des patients qui présentent des troubles cognitifs, car ils peuvent avoir beaucoup de difficultés à bien intégrer les principes d'utilisation appropriée d'un moyen auxiliaire d'aide à la marche ; ne pas hésiter à les tester de façon simple (par exemple test de la double tâche et test de la montre mentionnés plus haut). Si vous n'êtes pas familier avec certaines de ces nuances, le kinésithérapeute et/ou l'ergothérapeute avec qui vous avez l'habitude de collaborer vous fourniront de précieux conseils.

Un symptôme spécifique (vertige)

Les plaintes de type vertige sont parfois difficiles à analyser en l'absence de données anamnestiques précises (par exemple le « gand vertige » rotatoire) et de signes cliniques suggestifs (par exemple nystagmus spontané et/ou positionnel). En cas de doute, demander un examen ORL et/ou neurologique.
Les sujets âgés parlent souvent de « vertiges » pour évoquer des sensations globales « d'instabilité ».
Les personnes qui ont fait une chute à l'occasion d'un épisode vertigineux « vrai » s'en souviennent en général avec précision.
Les personnes souffrant d'une « vraie » insuffisance vertébrobasilaire rapportent volontiers, à l'anamnèse dirigée, la relation entre leurs plaintes et les mouvements de rotation-extension de la tête.
Voir « Docteur, j'ai des vertiges », p. 313.

3. Introduction récente d'un médicament « à risque »

À savoir essentiellement ☺☺[49] :
- diurétiques
- sédatifs, anxiolytiques
- hypnotiques
- antiarythmiques
- antidépresseurs, neuroleptiques
- antiparkinsoniens
- hypotenseurs
- vasorégulateurs divers

La polymédication touche 40 % des patients de plus de 65 ans plus de 5 médicaments, la moitié des patients ont deux ou plus médecins traitants ☺[50]. Il existe un outil STOPP-START pour évaluer la pertinence de la prescription chez ces patients, certains traitements doivent être arrêtés, d'autres commencés ☺☺[51].
L'automédication chez le sujet âgé est fréquente et dangereuse : insister sur ce point lors de l'anamnèse. Garder à l'esprit certains principes essentiels avant de prescrire un médicament :
- essayer de diminuer le nombre total des médicaments ;
- évaluer à tout moment le risque/bénéfice de chaque nouveau ou ancien médicament ;
- choisir les médicaments qui ont le moins d'effets centraux et vasoplégiques ;
- utiliser des médicaments qui ont la plus courte demi-vie possible ;
- prescrire la plus petite dose efficace ;
- songer aux interactions médicamenteuses ;
- s'il faut malgré tout prescrire un médicament à risque… commencer par la « moitié » de la dose habituelle !

De nombreuses études ont analysé la relation entre l'usage de certains médicaments et la survenue de chutes. Elles permettent clairement de déterminer quelles sont les substances pouvant être qualifiées de médicaments à risque ☺☺☺[52,53,54,55].

Ce risque est plus spécifiquement associé avec :
- les diurétiques, qui obligent à se lever la nuit et/ou à se déplacer rapidement aux toilettes. Ils peuvent également être responsables d'une hypotension sur hypovolémie. Vous devez revoir leur posologie et le moment de leur prise dans la journée ;
- les sédatifs et les anxiolytiques (benzodiazépines et neuroleptiques), qui ont un effet potentiellement négatif sur le tonus musculaire et sur l'état de veille ;
- les hypnotiques, pour les mêmes raisons. Les inducteurs « rapides » du sommeil sont à proscrire chez le sujet âgé. Si certains patients y sont très attachés, conseiller leur prise lorsque le patient est déjà couché ;
- les antidépresseurs et les antiparkinsoniens peuvent être à l'origine d'une hypotension orthostatique. Il faut revoir leur posologie dans un premier temps, puis reconsidérer leurs indications ;
- les hypotenseurs doivent être adaptés en cas de plaintes suggérant une éventuelle posologie excessive (par exemple fatigue, vertiges, sensations de tête vide). Les anticalciques sont certainement les plus dangereux chez le patient âgé ;
- des vasorégulateurs divers sont souvent prescrits dans le but d'améliorer les performances cognitives. La plupart de ces médicaments sont inefficaces à ce niveau, mais ne sont pas dépourvus d'effets secondaires (en particulier par l'aggravation d'une hypotension artérielle). À éviter ;
- les analgésiques à effet central peuvent abaisser le tonus musculaire et provoquer une somnolence.

Essayer de diminuer ou d'arrêter les médicaments potentiellement en cause, les psychotropes étant certainement les plus dangereux.

4. Présence d'anomalies à l'examen physique

- Diminution de la mobilité articulaire.
- Diminution de la force ou de la proprioception.
- Hypotension orthostatique.
- Auscultation cardio-pulmonaire anormale.
- Troubles de la vue.

Diminution de la mobilité articulaire (polyarthrose)

Une difficulté motrice des membres inférieurs représente un important facteur de risque de chute. Les pathologies qui génèrent des restrictions de la mobilité

sont d'autant plus dangereuses qu'elles sont souvent également à l'origine de douleurs locales, soit spontanées, soit provoquées par la mobilisation. Vous devez chercher soigneusement :
- un problème articulaire : coxarthrose, gonarthrose et réduction des mouvements de la cheville (flexion dorsale du pied en particulier) ;
- certaines pathologies « banales », telle une périarthrite de hanche, qui peuvent être extrêmement invalidantes et entraîner une restriction importante de la mobilité, elle-même néfaste car susceptible d'entraîner rapidement un déconditionnement musculaire.

Traitement

Soyez raisonnablement agressif et traitez ces pathologies précocement !
- *Infiltrations locales* (xylocaïne + stéroïdes dépôt) en l'absence de contre-indications
- suspicion d'arthrite septique
- patient anticoagulé
- diabète décompensé
- allergie à la xylocaïne et dérivés
- *Analgésiques* et, en cas de réponse clinique insuffisante, par des anti-inflammatoires à dose adéquate sur une durée courte et préfixée.

Surveillez la fonction rénale et les éventuelles atteintes gastriques !
- *Physiothérapie et mobilisation* (voir p. 785).
- *Moyens auxiliaires* d'aide à la marche (cannes, déambulateur).

Pensez à conseiller l'utilisation de chaussures adaptées, fermées, avec des semelles entraînant peu de friction au sol (fines et fermes), et des talons bas. L'utilisation de baskets en cuir, avec semelles « air », permet de se chausser de manière « confortable ».
Cependant, une étude effectuée sur un petit collectif de sujets âgés suggère que ce type de chaussures pourrait ne pas être adapté à toutes les personnes ayant une démarche instable ☺☺☺[45]. D'autre part, les semelles « épaisses » en atténuant le contact du pied avec le sol peuvent avoir un effet potentiellement défavorable sur la proprioception.

Diminution de la force ou de la proprioception

Ceci représente un facteur de risque en soi en plus de la « perte » d'un facteur de protection (capacité d'agrippement).

Vous devez effectuer un examen neurologique complet et rechercher :
- une séquelle d'un accident vasculaire cérébral ;
- une faiblesse spécifique d'un groupe musculaire donné. Penser à un syndrome radiculaire ou une mononévrite ;
- une faiblesse symétrique distale : polyneuropathie de type diabétique ou carentielle (malnutrition, alcoolisme chronique, hypovitaminose B1 et B12). Prescrire des substitutions vitaminiques le cas échéant ;

- une polyneuropathie, responsable d'une diminution de la sensibilité des MI ;
- un syndrome extrapyramidal ou cérébelleux.

Un affaiblissement peut également être lié à :
- une faiblesse, éventuellement « douloureuse », des ceintures. Penser à : *Polymyalgia rheumatica*/maladie de Horton. Considérer un traitement stéroïdien d'épreuve et, le cas échéant, prévoir une biopsie de l'artère temporale.
- un trouble endocrinien. Doser la glycémie et la TSH.
- une consommation de certains médicaments comme les stéroïdes (surtout les dérivés fluorés) et les hypolipémiants (inhibiteurs de l'HMG-CoA réductase).
- un syndrome paranéoplasique : rechercher des signes en faveur d'une néoplasie ou d'une hémopathie maligne.
- une déperdition naturelle de la force associée à l'âge avancé, l'arrêt de toute activité physique, une éventuelle malnutrition, une affection aiguë débilitante.

L'arrêt de l'activité physique entraîne un déconditionnement neuromusculaire rapide.
L'alitement prolongé constitue un terrible facteur de risque à ce niveau. Certaines attitudes classiques des patients âgés (par exemple en cas de rhume on reste au lit, au chaud et à jeun…) doivent être combattues à tout prix !
La notion de déperdition de la force, dite « naturelle », qui survient avec l'âge, doit être nuancée. Un affaiblissement musculaire peut être tout à fait « réversible » même à un âge très avancé, moyennant la pratique d'exercices de reconditionnement musculaire adaptés (exercices de résistance), combinés avec un entraînement d'endurance ; ce type de remise en forme pourrait ainsi réduire le risque de chute de 40-50 % ☺☺☺[57].

Hypotension orthostatique

Faire un test de Schellong. Le test est pathologique si vous constatez :
- une baisse de la tension artérielle couché/debout de plus de 20 mmHg ;
- une accélération du pouls insuffisante au passage à la position debout ;
- que le patient est symptomatique.

Rechercher la cause de l'hypotension, par exemple médicamenteuse, neurologique (syndrome extrapyramidal) ou volumétrique (déshydratation).
Revoir la liste des médicaments.
Voir également « Docteur, j'ai eu un malaise », p. 365.

Auscultation cardio-pulmonaire anormale

Rechercher un foyer de broncho-pneumonie ou une insuffisance cardiaque ; le cas échéant effectuer une radiographie du thorax.

Rechercher un souffle de sténose aortique.
Rechercher un trouble du rythme ; le cas échéant le documenter par un ECG et envisager un Holter.
Une chute peut constituer, chez un patient âgé, la première manifestation d'un problème cardio-pulmonaire.

Troubles de la vue

La diminution de la vue est un facteur de risque important ☺☺[58].
S'assurer de la bonne adaptation des lunettes. Avec l'âge on perd également l'acuité dans la vision des contrastes et la capacité d'adaptation aux changements de luminosité.
Les sols mal éclairés et ceux qui brillent sont potentiellement dangereux.
Un sujet âgé doit pouvoir détecter un obstacle à environ deux mètres de distance pour être en mesure de l'« anticiper » et d'ajuster son comportement moteur adaptatif.
Un sujet de 85 ans a besoin d'environ quatre fois plus de lumière qu'un jeune de 20 ans, pour bénéficier de conditions d'éclairage similaires.
Le sens de « l'économie » des sujets âgés est problématique à ce niveau ! Les ambiances « sombres » à domicile doivent être combattues !
Veiller à dépister et à proposer le traitement chirurgical de la cataracte et la stabilisation d'un éventuel glaucome. La dégénérescence maculaire liée à l'âge constitue également un problème important qui peut conditionner, de façon importante, les performances visuelles.

Annexe

QUESTIONNAIRE

Les chutes sont potentiellement dangereuses. Certains facteurs susceptibles de les favoriser peuvent être facilement identifiés et corrigés. Lisez attentivement le formulaire suivant et répondez aux questions posées.

1. Dans votre vie quotidienne, avez-vous besoin d'aide pour certaines des activités suivantes ?

Oui	☐	Non	☐		
La toilette	☐	La cuisine	☐	L'habillage	☐
La marche	☐	La continence urinaire	☐		

2. Dans votre vie quotidienne, avez-vous besoin d'aide pour certaines des activités suivantes ?

Oui	☐	Non	☐
Utilisation de l'argent	☐	Effectuer les commissions	☐
Usage du téléphone	☐	Prise de médicaments	☐

3. Avez-vous un système téléalarme à la maison ?

Oui ☐ Non ☐

4. Avez-vous chuté une ou plusieurs fois dans l'année écoulée ?

Oui ☐ Non ☐

Date Fractures ? :
Autres lésions ? :
Type de soins ? :

Date Fractures ? :
Autres lésions ? :
Type de soins ? :

Date Fractures ? :
Autres lésions ? :
Type de soins ? :

---

5. Avez-vous déjà eu d'autres fractures à la suite d'une chute dans le passé ?

Oui ☐ Non ☐
Si oui, à quel niveau ?

Hanches ☐ Genoux ☐ Chevilles ☐ Pieds ☐
Épaules ☐ Bras ☐ Poignets ☐ Autres ☐

6. Ressentez-vous des douleurs ou une limitation de la mobilité au niveau de vos articulations ?

Oui ☐ Non ☐
Si oui, à quel niveau ?

Hanches ☐ Genoux ☐ Chevilles ☐ Pieds ☐
Épaules ☐ Bras ☐ Poignets ☐ Autres ☐

7. Utilisez-vous une aide auxiliaire à la marche (canne, cadre de marche, etc.) ?

Oui ☐ Non ☐

8. Pratiquez-vous une activité physique régulière ?

Oui ☐ Non ☐
Si oui, laquelle ?
Combien de fois par semaine ? :

9. Êtes-vous d'un tempérament « naturellement » anxieux ?

Oui ☐ Non ☐

10. Ressentez-vous des sensations d'instabilité sur vos jambes ?
Oui ☐ Non ☐

11. Souffrez-vous de vertiges ?
Oui ☐ Non ☐
Si oui, surviennent-ils :
- À un moment précis ? Lequel ? :
- Lors d'une activité ou d'un mouvement précis ? Laquelle/lequel ? :

12. En général, avez-vous peur de tomber ?
Oui ☐ Non ☐
- À l'intérieur de chez vous (baignoire, cuisine, etc.) ?
- À l'extérieur (rue, bus, escalier, etc.) ?

13. Avez-vous peur de tomber à certains endroits précis ou lors de certaines activités précises ?
Oui ☐ Non ☐
Si oui, précisez où/quand :

14. Cette appréhension vous empêche-t-elle de sortir de chez vous ?
Oui ☐ Non ☐

15. Bénéficiez-vous d'une aide à domicile fournie par vos proches ?
Oui ☐ Non ☐
Bénéficiez-vous d'une aide à domicile fournie par un réseau de soins (repas, infirmière, aide-ménagère, etc.) ?
Oui ☐ Non ☐
Si oui, précisez lequel :

16. Êtes-vous suivi(e) régulièrement pour des problèmes médicaux ?
Oui ☐ Non ☐

17. Certains problèmes de santé peuvent favoriser les chutes. Souffrez-vous d'une maladie :

- Neurologique ?
- Respiratoire ?
- Cardio-vasculaire ?
- Musculaire/articulaire ?
- Sensorielle (par exemple troubles de la vue) ?
- Autres ? Précisez :

18. Certains médicaments peuvent favoriser les chutes. Prenez-vous actuellement des :

• Antihypertenseurs ?	• Antiparkinsoniens ?
• Somnifères/anxiolytiques ?	• Analgésiques/anti-inflammatoires ?
• Médicaments pour le cœur ?	• Autres ? Précisez :
• Diurétiques ?	

19. Prenez-vous des médicaments protecteurs contre l'ostéoporose ?

Oui ☐ Non ☐
Calcium ☐ Vitamine D3 ☐ Œstrogènes ☐

20. Avez-vous déjà bénéficié d'une évaluation concernant les conditions de sécurité à votre domicile ?

Oui ☐ Non ☐

Si oui, avez-vous déjà procédé à des adaptations particulières (éclairage, tapis antidérapants, barres de sécurité, autres...) ?

Oui ☐ Non ☐

21. Avez-vous déjà essayé de choisir vos chaussures contre d'autres mieux adaptées, en fonction de votre confort et de votre sécurité ?

Oui ☐ Non ☐

Nom :______________ Prénom : ______________

Sexe : M / F Né(e) le : _____ Taille : _____ cm Poids : _____ kg

Vous vivez : Seul(e) à domicile ? Oui ☐ Non ☐
Accompagné(e) à domicile ? Oui ☐ Non ☐
En institution ? Oui ☐ Non ☐

Bibliographie

1. Ganz D. A., Bao Y., Shekelle P. G., Rubenstein L. Z. Will my patient fall?. JAMA. 2007;297(1):77.
2. Bergen G., Stevens M. R., Burns E. R. Falls and fall injuries among adults aged ≥ 65 Years – United States, 2014. *MMWR Morb Mortal Wkly Rep.* 2016 Sep;65(37):993-8.
3. Bergen G., Stevens M. R., Burns E. R. Falls and fall injuries among adults aged ≥ 65 Years – United States, 2014. *MMWR Morb Mortal Wkly Rep.* 2016 Sep;65(37):993-8.
4. Hill K., Schwarz J., Flicker L., Carroll S. Falls among healthy, community-dwelling, older women : a prospective study of frequency, circumstances, consequences and prediction accuracy. Aust N Z J Public Health. 1999;23:41-8.
5. Donald I. P., Bulpitt C. J. The prognosis of falls in elderly people living at home. Age Ageing. 1999;28:121-5.
6. Tinetti M. E., Williams C. S. The effect of falls and fall injuries on functioning in community-dwelling older persons. J Gerontol A Biol Sci Med Sci. 1998;53 :M112-9.
7. King M. B., Tinetti M. E. Falls in community-dwelling older persons. J Am Geriatr Soc. 1995;43:1146-54.
8. Rubenstein L. Z., Josephson K. R. Falls and their prevention in elderly people : what does the evidence show ?. Med Clin North Am. 2006;90:807-24.
9. Seematter-Bagnoud L., Wietisbach V., Yersin B., Büla C. J. Healthcare utilization of elderly persons hospitalized after a noninjurious fall in a Swiss academic medical center. J Am Geriatr Soc. 2006;54:891-7.
10. Gillespie L. D., Gillespie W. J., Robertson M. C., Lamb S. E., Cumming R. G., Rowe B. H. Interventions for preventing falls in elderly people. Cochrane Database Syst Rev. 2003;4 :CD000340
11. Falls : assessment and prevention of falls in older people. Centre for Clinical Practice at NICE (UK). London : National Institute for Health and Care Excellence (UK) ; 2013 June
12. Høst D., Hendriksen C., Borup I. Older people's perception of and coping with falling, and their motivation for fall-prevention programmes. Scand J Public Health. 2011;39(7):742-8.
13. Tinetti M. E., Williams C. S. Falls, injuries due to falls, and the risk of admission to a nursing home. N Engl J Med. 1997;337:1279-84.

14. Weintraub N., Rubenstein L. Z., Vu M. Q. Falls in the nursing home : are they preventable ?. J Am Med Dir Assoc. 2005;6 :S82-7.
15. Meyer G., Warnke A., Bender R., Mühlhauser I. Effect on hip fractures of increased use of hip protectors in nursing homes : cluster randomised controlled trial. BMJ. 2003;326:76.
16. Maki B. E. Gait changes in older adults : predictors of falls or indicators of fear. J Am Geriatr Soc. 1997;45:313-20.
17. Oh-Park M., Xue X., Holtzer R., Verghese J. Transient versus persistent fear of falling in community-dwelling older adults : incidence and risk factors. J Am Geriatr Soc. 2011 Jul;59(7):1225-31.
18. Vellas B. J., Wayne S. J., Romero L. J., Baumgartner R. N., Garry P. J. Fear of falling and restriction of mobility in elderly fallers. Age Ageing. 1997;26:189-93.
19. Yardley L., Beyer N., Hauer K., et al. Development and initial validation of the Falls Efficacy Scale-International (FES-I). Age Ageing. 2005;34:614-9.
20. Kressig R. W., Wolf S. L., Sattin R. W., et al. Associations of demographic, functional, and behavioral characteristics with activity-related fear of falling among older adults transitioning to frailty. J Am Geriatr Soc. 2001;49:1456-62.
21. Simmons V., Hansen P. D. Effectiveness of water exercise on postural mobility in the well elderly : an experimental study on balance enhancement. J Gerontol A Biol Sci Med Sci. 1996;51:M233-8.
22. Chang J. T., Morton S. C., Rubenstein L. Z., et al. Interventions for the prevention of falls in older adults : systematic review and meta-analysis of randomised clinical trials. BMJ. 2004;328:680-3.
23. Steinberg M., Cartwright C., Peel N., Williams G. A sustainable programme to prevent falls and near falls in community dwelling older people : results of a randomised trial. J Epidemiol Community Health. 2000;54:227-32.
24. Tennstedt S., Howland J., Lachman M., Peterson E., et al. A randomized, controlled trial of a group intervention to reduce fear of falling and associated activity restriction in older adults. J Gerontol B Psychol Sci Soc Sci. 1998;53:P384-92.
25. Kaiser M. J., Bauer J. M., Ramsch C., *et al.* Validation of the Mini Nutritional Assessment short-form (MNA-SF) : a practical tool for identification of nutritional status. *J Nutr Health Aging.* 2009 Nov;13(9):782-8.
26. Mathias S., Nayak U. S., Isaacs B. Balance in elderly patients : the « get-up and go » test. Arch Phys Med Rehabil. 1986;67:387-9.
27. Podsiadlo D., Richardson S. The timed « Up & Go » : a test of basic functional mobility for frail elderly persons. J Am Geriatr Soc. 1991;39:104-5.
28. Rose D. J., Jones C. J., Lucchese N. Predicting the probability of falls in community-residing older adults using the 8-Foot Up and Go : a new measure of functional mobility. J Aging Phys Act. 2002;10(4):466-75.
29. Schoene D., Wu S. M., Mikolaizak A. S., Menant J. C., Smith S. T., Delbaere K., Lord S. R. Discriminative ability and predictive validity of the timed up and go test in identifying older people who fall: systematic review and meta-analysis. J Am Geriatr Soc. 2013 Feb;61(2):202-8.
30. Arroyo J. F., Herrmann F., Blanc Y., L'Hostis Y., et al. Intérêt et pratique de l'évaluation des chuteurs âgés en cabinet médical. Méd Hyg. 1994;52:1977-84.
31. Lundin-Olsson L., Nyberg L., Gustafson Y. "Stops walking when talking" as a predictor of falls in elderly people. Lancet. 1997;349:1180.
32. Lavery L. L., Starenchak S. M., Flynn W. B., Stoeff M. A., Schaffner R., Newman A. B. The clock drawing test is an independent predictor of incident use of 34-hour care in a retirement community. J Gerontol A Biol Sci Med Sci. 2005;60:928-32.
33. Kressig R. W., Beauchet O. Gait analysis and tailored exercise prescription in older adults. Z Gerontol Geriatr. 2004;37:15-9.
34. Wolf S. L., Barnhart H. X., Kutner N. G., et al. Selected as the best paper in the 1990s. Reducing frailty and falls in older persons : an investigation of tai chi and computerized balance training. J Am Geriatr Soc. 2003;51:1794-803.
35. Gillespie L. D., Robertson M. C., Gillespie W. J., Sherrington C., Gates S., Clemson L. M., Lamb S. E. Interventions for preventing falls in older people living in the community. Cochrane Database Syst Rev. 2012 Sep 12;(9):CD007146.
36. Kressig R. W., Allali G., Beauchet O. Long-term practice of Jaques-Dalcroze eurhythmics prevents age-related increase of gait variability under a dual task. J Am Geriatr Soc. 2005;53:1187-8.
37. Trombetti A., Hars M., Herrmann F. R., Kressig R. W., Ferrari S., Rizzoli R. Effect of music-based multitask training on gait, balance, and fall risk in elderly people: a randomized controlled trial. Arch Intern Med. 2011 Mar 28;171(6):525-33.
38. El-Khoury F., Cassou B., Charles M. A., Dargent-Molina P. The effect of fall prevention exercise programmes on fall induced injuries in community dwelling older adults : systematic review and meta-analysis of randomised controlled trials. BMJ. 2013 Oct 29;347.
39. Chang J. T., Morton S. C., Rubenstein L. Z., et al. Interventions for the prevention of falls in older adults : systematic review and meta-analysis of randomised clinical trials. BMJ. 2004;328:680-3.
40. Bischoff-Ferrari H. A., Dawson-Hughes B., Willett W. C., Staehelin H. B., Bazemore M. G., Zee R. Y., et al. Effet of Vitamin D on falls : a meta-analysis. JAMA. 2004;291:1999-2006.
41. Gillespie L. D., Robertson M. C., Gillespie W. J., Sherrington C., Gates S., Clemson L. M., Lamb S. E. Interventions for preventing falls in older people living in the community. Cochrane Database Syst Rev. 2012 Sep 12;(9):CD007146.
42. Lord S. R., Bashford G. M., Howland A., Munroe B. J. Effects of shoe collar height and sole hardness on balance in older women. J Am Geriatr Soc. 1999;47:681-4.

43. Robbins S., Gouw G. J., McClaran J. Shoe sole thickness and hardness influence balance in older men. J Am Geriatr Soc. 1992;40:1089-94.
44. Hoffman J. R., Schriger D. L., Mower W., Luo J. S., Zucker M. Low-risk criteria for cervical-spine radiography in blunt trauma: A prospective study. Ann Emerg Med. 1992;21:1454-60.
45. Gonzalez R. P., Fried P. O., Bukhalo M., Holevar M. R., Falimirski M. E. Role of clinical examination in screening for blunt cervical spine injury. J Am Coll Surg. 1999;189:152-7.
46. Hofman P. A., Nelemans P., Kemerink G. J., Wilmink J. T. Value of radiological diagnosis of skull fracture in the management of mild head injury: meta-analysis. J Neurol Neurosurg Psychiatry. 2000;68:416-22.
47. Lloyd D. A., Carty H., Patterson M., Butcher C. K., Roe D. Predictive value of skull radiography for intracranial injury in children with blunt head injury. Lancet. 1997;349:821-4.
48. Sattin R. W., Rodriguez J. G., DeVito C. A., Wingo P. A., et al. Home environmental hazards and the risk of fall injury events among community-dwelling older persons. Study to Assess Falls Among the Elderly (SAFE) Group. J Am Geriatr Soc. 1998;46:669-76.
49. Park H., Satoh H., Miki A., Urushihara H., Sawada Y. Medications associated with falls in older people: systematic review of publications from a recent 5-year period. Eur J Clin Pharmacol. 2015 Dec;71(12):1429-40.
50. Wilson I. B., Schoen C., Neuman P., Strollo M. K., Rogers W. H., Chang H., Safran D. G. Physician-patient communication about prescription medication nonadherence : a 50-state study of America's seniors. J Gen Intern Med. 2007 Jan;22(1):6-12.
51. Lang P.-O., Hasso Y., Belmin J., Payot I., Baeyens J.-P., Vogt-Ferrier N., Gallagher P., O'Mahony D., Michel J.-P. STOPP-START : adaptation en langue française d'un outil de détection de la prescription médicamenteuse inappropriée chez la personne âgée. Canadian Journal of Public Health / Revue canadienne de santé publique, 2009;100:426-31.
52. Leipzig R. M., Cumming R. G., Tinetti M. E. Drugs and falls in older people: a systematic review and meta-analysis : I. Psychotropic drugs. J Am Geriatr Soc. 1999;47:30-9.
53. Leipzig R. M., Cumming R. G., Tinetti M. E. Drugs and falls in older people: a systematic review and meta-analysis: II. Cardiac and analgesic drugs. J Am Geriatr Soc. 1999;47:40-50.
54. Campbell A. J., Robertson M. C., Gardner M. M., Norton R. N., Buchner D. M. Psychotropic medication withdrawal and a home-based exercise program to prevent falls: a randomized, controlled trial. J Am Geriatr Soc. 1999;47:850-3.
55. Park H., Satoh H., Miki A., Urushihara H., Sawada Y. Medications associated with falls in older people: systematic review of publications from a recent 5-year period. Eur J Clin Pharmacol. 2015 Dec;71(12) :1429-40.
56. SSS Sédatifs, hypnotiques, antidépresseurs
57. Buchner D. M., Cress M. E., de Lateur B. J., Esselman P. C., et al. The effect of strength and endurance training on gait, balance, fall risk, and health services use in community-living older adults. J Gerontol A Biol Sci Med Sci. 1997;52:M218-24.
58. Reed-Jones R. J., Solis G. R., Lawson K. A., Loya A. M., Cude-Islas D., Berger C. S. Vision and falls: a multidisciplinary review of the contributions of visual impairment to falls among older adults. Maturitas. 2013 May;75(1):22-8.

Index

N

O

P